内 容 提 要

本书是嵩山“一德堂”六代世医、“太和堂”七代世医、“寿世堂”五代世医与“同德堂”五代世医的真传、秘传。作者参照名医王仁寿的《济世锦囊》、赵琛的《贻谋燕翼》、李础生的《李氏家藏》，结合自身数十年从医经验，历经34年编撰而成。通过辨病与辨症、药理与药性相结合，立足“简”“便”“廉”“验”的为医之道，详细地阐述了内科、妇科常见病的诊治，同时提供了外科、皮肤科、五官科的治疗验方。

本书是农村基层中医难得的参考资料，是中医初学者迈向成功的一条捷径，是医学爱好者切磋交流的平台，是广大患者的健康福音。

图书在版编目（CIP）数据

杏林草根谈/王德康主编．—郑州：河南科学技术出版社，2015.6（2016.1重印）
ISBN 978-7-5349-7564-6

Ⅰ.①杏…　Ⅱ.①王…　Ⅲ.①中西医结合-临床医学-经验-中国-现代
Ⅳ.①R2-031

中国版本图书馆CIP数据核字（2014）第304929号

出版发行：河南科学技术出版社
　　　　　地址：郑州市经五路66号　　邮编：450002
　　　　　电话：（0371）65788613　65788628
　　　　　网址：www.hnstp.cn
策划编辑：吴　沛
责任编辑：吴　沛
责任校对：丁秀荣　王晓红　崔春娟
封面设计：苏　真
版式设计：栾亚平
责任印制：张艳芳
印　　刷：河南省瑞光印务股份有限公司
经　　销：全国新华书店
幅面尺寸：185 mm×260 mm　　印张：49　　字数：1132千字
版　　次：2015年6月第1版　　2016年1月第2次印刷
定　　价：130.00元

一德堂历代医生手迹

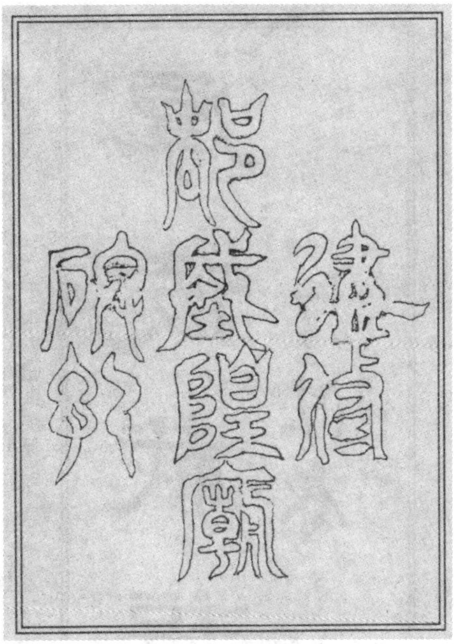

一德堂 12 世王颍源为“建修都城隍庙碑记”篆额

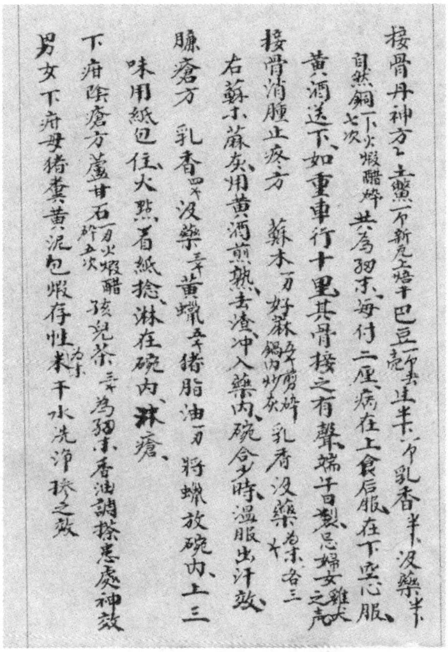

接骨丹神方：土鱉一个，新瓦上焙干，巴豆一个，去皮，生半夏一个，乳香半分，没藥半分，自然銅一下，火煅醋淬七次，共為細末，每付二厘，病在上食后服，在下空心服，黃酒送下，如重車行十里，其骨接之有聲，端午日製，忌婦女雞犬之聲。

接骨消腫止疼方 蘇木一兩 好麻 乳香 没藥

右蘇木、麻灰用黃酒煎熟，去渣，沖入藥内，碗合多時，溫服出汗效

臁瘡方 乳香四分 没藥三分 黃蠟三分 猪脂油一兩 將蠟放碗内，上三味用紙包住，火點着紙，捻淋在碗内，搽瘡。

下疳除瘡方 爐甘石一兩，火煅醋淬五次，孩兒茶三分，為細末，香油調搽患處，神效

男女下疳 母猪糞，黃泥包，煅存性，為末，米干水洗淨，搽之效

一德堂 14 世王研之手迹

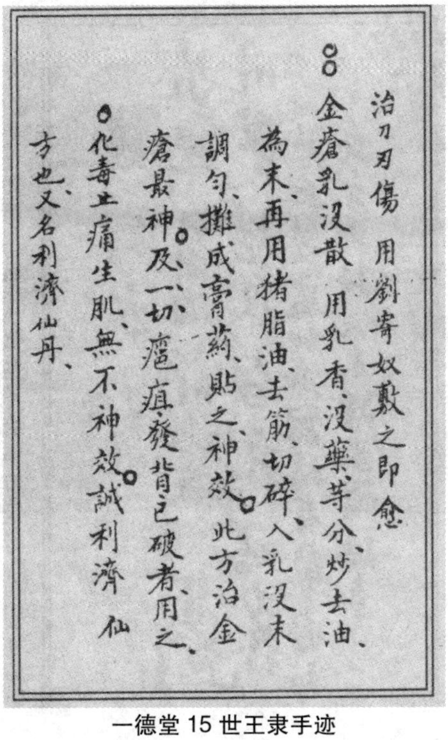

治刀刃傷 用劉寄奴敷之即愈

○金瘡乳没散 用乳香、没藥等分，炒去油、為末，再用猪脂油，去筋，切碎，入乳没末調匀，攤成膏藥，貼之，神效。○此方治金瘡最神。及一切瘡疽發背已破者，用之，○化毒止痛生肌，無不神效。○誠利濟仙方也，又名利濟仙丹。

一德堂 15 世王隶手迹

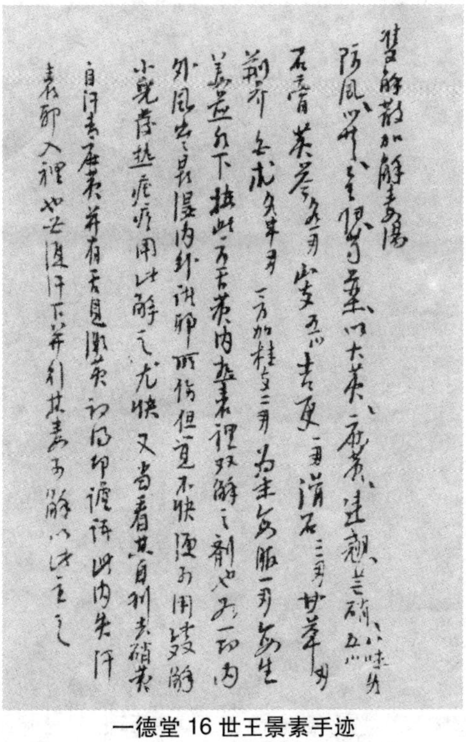

一德堂 16 世王景素手迹

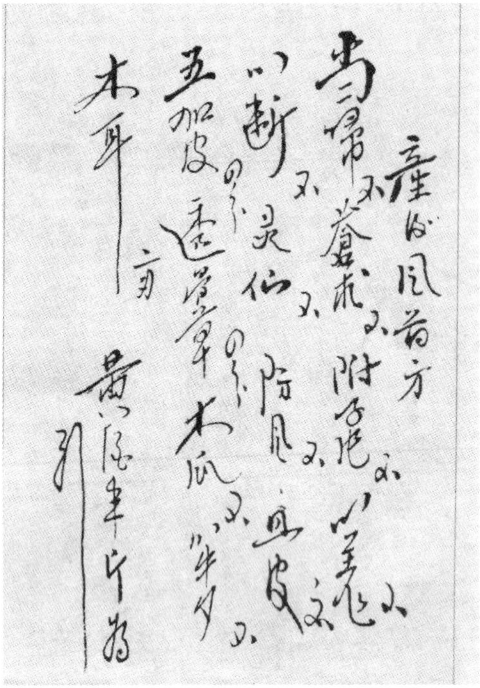

一德堂 17 世王仁寿手迹

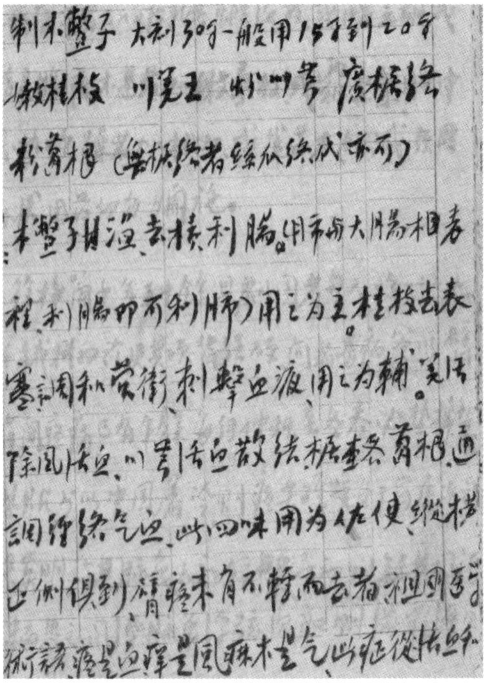

泰和堂赵琛手迹

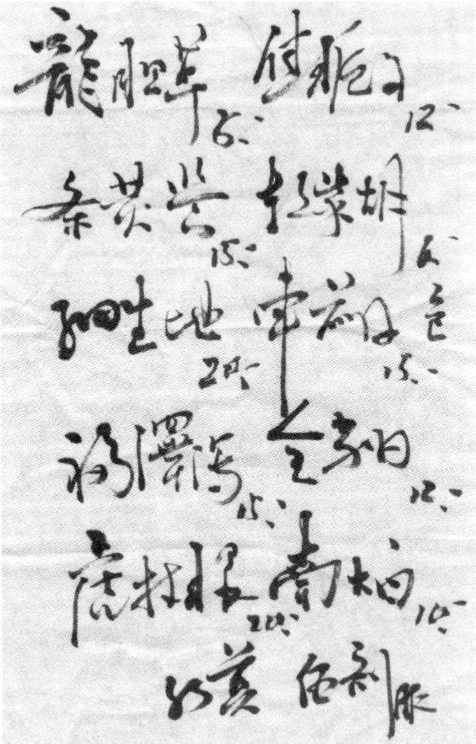

一德堂 18 世王德康手迹

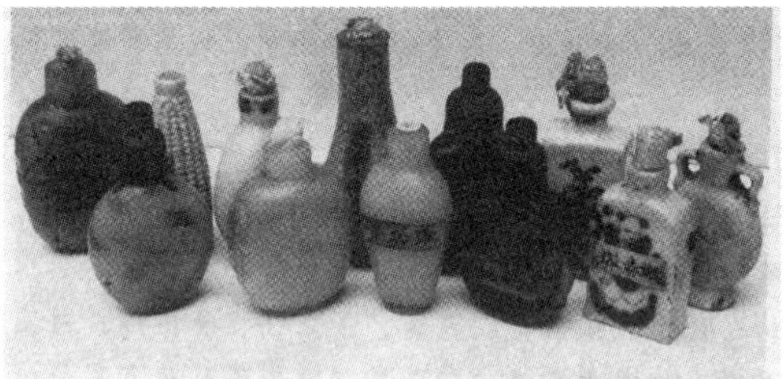

一德堂祖传六代外科宝

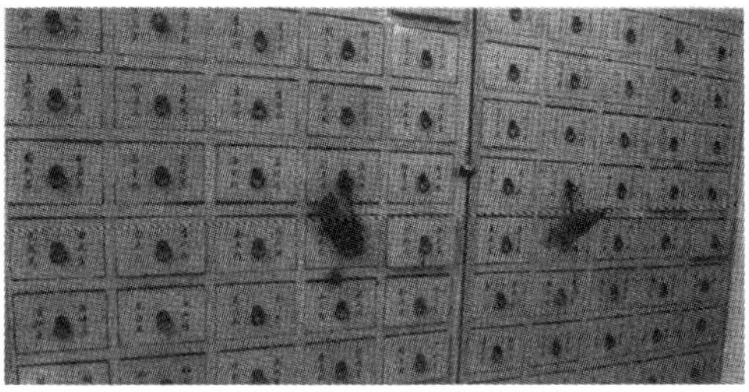

一德堂药柜

编写人员名单

主　编：王德康
副主编：赵克让　王德道　王朝阳　王晏阳
赵　焕
编　委：石省敏　李振生　李青怀　王海青
王新明　赵　涛　赵　鳌　刘环香
王德康　赵克让　王德道　王朝阳
王晏阳　赵　焕　程九普

封面人物　赵　琛（左）　王仁寿（中）　王德康（右）
封面题字　王有政
封面绘画　何彦萍
封底书法
佟　韦　一德堂
王景素　济世锦囊
单志华　德泽洋溢
赵　琛　贻谋燕翼　藏珠
王　超　蔓藤花木　功德无量

作者简介

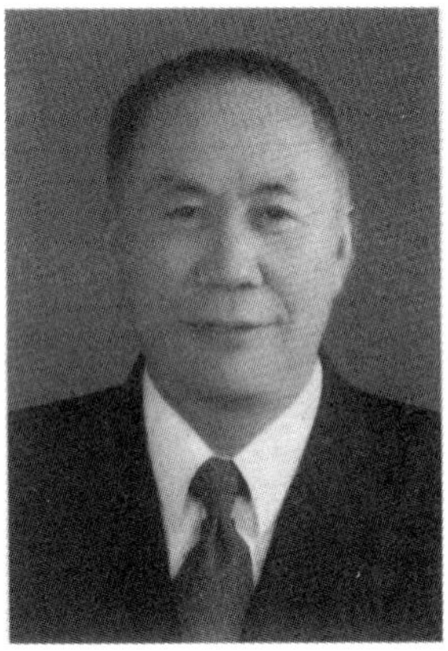

王德康，六代世医，毕业于河南中医学院，中医副主任医师，注册执业药师，从医49年。师从祝谌予（国家中西医结合委员会原副主任、北京协和医院中医科原主任），李士峰、王春华、陈仁（中国人民解放军第153医院名医），庞清智、王子平（河南中医学院附属医院教授），潘延坤（河南省人民医院中医科原主任），赵琛（开封名医）等。擅长辨证施治经、带、胎、产等妇科疑难杂症及内科常见病、多发病。发表多篇医学论文，编著有《土单验方报》《嵩山秘验方》《赵琛医疗经验》《养生荟萃》《长寿宝典》《德道》等。

引 言

作为嵩山脚下的一名普通医生，我像杏林的一棵小草，扎根于芸芸众生之中，沐浴着祖国医学的阳光，济世救人，不辞辛劳。家族上下几代人都与草根相伴，我自幼受家庭熏陶，为草根奋斗至今，与草根结下了不解之缘。此书讲的是草药治病的事，成书的过程也是寻找草根、咀嚼草根的过程，我将品尝草根的味道说出来，顺其自然名之曰《杏林草根谈》了。

（一）深深草根缘

我的家族一德堂，位于河南省登封市颍阳镇，丹灵药妙，杏林飘香。十四世研之公治愈汝州知府温病，获赠靴帽蓝衫，曾在登封、伊川一带，广为传颂。十五世隶公从父习医，涉足医道，留下医论。十六世景素、景隆兄弟两人均以医为业，兄习外科，为豫西外科名医；弟习内科，精研伤寒、温病，尤专土单验方，药廉而效高。

我的父辈也是人才济济，叔父仁魁，针灸有独到之处，因手法稳、准、轻、快，疗效确切，被当地百姓誉为“神针”。堂伯连清，擅长治疗不孕症，家乡方圆几十里小有名气。家父仁寿是新中国成立初期的名医（见《登封市志》），登封县第一届中医代表大会代表。他少年从父学医，青年深造于洛阳一元堂，中年进修于开封地区中医进修班。行医45载，呕心沥血将从医期间临床经验和收集来的土单验方分门别类，整理成册，撰写成《济世锦囊》一书。

父亲的夙愿是子承父业，一生为人民的健康服务，因此他为我起名德康。20世纪80年代，我是病房内科医生，由于工作忙，对熬膏药技术掌握欠佳，当时父亲已身患癌症，骨瘦如柴，躺在病床上不能动弹，由于担忧这门医术就此失传，拼命挣扎着坐起来，声音嘶哑地向我传授熬制膏药“下丹”均匀的要领，并颤动着双手为我示范“滴水成珠”，三日后，老人家就与世长辞了。临终前父亲嘱咐我：“咱当医生的，就是服务。不管穷人，富人，当官的还是老百姓，不管刮大风，还是下雨雪，要早喊早到，晚喊晚到，能花一毛钱治好的病，决不能让花一块钱。咱家几代的经验都在皮箱里，你是大学生，一定将它写成书，流传下去，为老百姓办点实事，办点好事。”我哽咽着回答：“请父亲放心，我一定办到。”

严谨的家风以及父亲的言传身教对我影响深远，老师的谆谆教诲更让我受益匪浅。我的老师赵琛先生，一生对医术追求完美，决不敷衍。在跟赵老师实习期间，我被他严谨的处方，良好的疗效深深地触动着。我暗下决心，一定要弄明白老师的辨证思路、处方规律、用药技巧。为此，我从药房借出老师一年所开的处方，仔细琢磨处方规则、配药技巧，并将他潜心独创、反复验证的良方编成歌诀，烂熟于胸。几个月后，老师拿着他的书稿，语重心长地对我说："德康啊，你很钻研，我家七代人，几百年的从医经验，就委托你整理了，这是《贻谋燕翼》的书稿，是我一生的心血，你一定要把它公布于社会，造福众生！"他为了鼓励鞭策我，用汉隶为我写了两幅字："业精于勤而荒于嬉""藏珠"。

（二）漫漫寻根路

"路漫漫其修远兮，吾将上下而求索"。回顾我的漫漫求医路，从医48年中，我当过赤脚医生、工厂医生、护士，做过麻醉，管过西医病房，兼过卫校教师，任过中医院长，开过个体诊所……无论何时何地，不管清贫小康，我始终牢记要兑现先父和恩师的承诺，完成编书使命。

先来说说我的求学生涯，我是经历了灾荒年、文化大革命的"老三届"学子，寒窗之艰辛不必细说，这里只说一件刻骨铭心的自费进修的事。1971年，我已娶妻成家，经济十分困难，温饱问题尚未解决。然而，为了丰富医学知识，适应临床需要，我向父亲提出，"不要家产，到153医院进修"的要求。老人家十分感动，毅然决定将家中唯一的家产，一件大办钢铁时幸存的药柜变卖了140元钱交给我。一年多的进修生活，仅仅140元花费，其饥饿之苦可想而知。求学期间我给自己约法三章：一是每月生活费不能超11元，二是一年不回家，三是不能再向父母要钱。

为了博采众家之长，我先后到河南中医学院、北京协和医院、河南省人民医院进修深造。为了医、药不脱节，在已有中医副主任医师职称的情况下，又通过考试晋升了执业药师。

几十年来，为了掌握第一手医学数据，我坚持写门诊日志和病例总结，保存门诊病历达35年之久。为了查阅方便，我将所订医学杂志分门别类，按病归档。为了中西医结合，在我的听课读书笔记上，正面记录中医，背面研讨西医。

为了挖掘抢救民间验方精品、造福黎民百姓，我曾自费主办《土单验方报》。为此我常骑单车到处约稿，向深山老农、药农、牧羊人、久病成医者求教。听说谁有妙方，就立刻登门拜访，一探究竟。该报每期大约1万字，刊登验方100个以上，献方者达万人之多。其中怕好方子失传而上门送方者，不计其数。

任登文，颍阳镇年过七旬的老教师，善治疮疡，疗效确切，我多次真诚的求教精神感动了他，他毫不吝惜地将100则疡科验方倾囊相授。

陈世锋，某大学生物学专家，受聘于我好友的甲鱼养殖场。听闻他重视实验，善用新鲜草药治病，我冒雪步行25里赴约，与他畅谈交流达4小时之久。

朱桂芳，登封市医药公司坐堂女世医，对常见病症，药不过10元，剂不超2日，求医者络绎不绝。她诚恳地说："我父亲是医生，当我懂事时，他已过世，我的方是参照他留下的书，试出来的方，我把最好的方子都说给你。"

整理医术经验，是一个学以致用，不断完善的过程。我将家传、师承的经验记载下来，经过临床验证、查阅资料，升华规范后编成歌诀熟读硬背。甚至一点医学见闻，一例痊愈病例，一味有效草药，一个感悟见解，我都不曾放过，赶紧编入我的书稿里。

为了编著此书，我倾注了大量的心血。自1990年起，不管寒冬酷暑，我坚持早晨五点起床，由起初的爬格笔耕，到后来的敲键盘写作，如今已经记读书笔记达500余万字以上，易稿达25次之多。

（三）细细嚼根味

古语云：小隐于野，大隐于市。在我看来，书本的治法，不一定是最好的选择，名医的治法不一定是最好的治法，大学教授不一定认识田间地头的草药，开一辈子处方的中医，不一定知道草药的形态气味，大医院不一定能治好每个病，民间偏偏有某一方面的大医。由于单方具有简、便、廉、验的特点，所以深受老百姓的喜爱。山村百姓自身验证的土单方对某些疾病常常有出奇制胜的效果，久病患者选择用药的体会往往超过医生。没上过大学的民间医生，虽然理论不系统，知识不全面，却可以突破教科书的规条束缚。我接触许多村医，他们提出的观点往往使我汗颜，他们对某病例的探究及疗效的深度远远超过了我。

我的一生特别喜欢"嚼根"，嚼根就是对中草药的琢磨、推敲、反思、引申，就是感悟。不感悟，就会死搬教条、禁锢手脚。多思考，才会进步、完善。一个医学道理，一味草药，一则方剂，在用时都要问一个为什么。有效，要悟一下。无效，也要悟一下。古人留下的、书本上的、老师说的，虽好，但不一定最好，虽对，但不一定全对。通过悟，提出问题，理清思路，就可上新台阶，有新突破。

总之，一闻千悟，通过寻根、识根、嚼根，逐步形成了自己辨证施治特色。即辨病与辨证结合，家传方与师承方结合，中药药性与现代药理结合，擅长土单验方，尽量少用贵重药。本书中"医学心悟"百条以上，都是我咀嚼草根后的品味。

（四）侃侃草根谈

医魂是德。家父和恩师一生视荣华富贵、骄奢淫逸如粪土，视患者如亲人，这样高尚的医德，是我所崇拜和追求的。"但愿世间无疾苦，何妨架上药生尘"，我所编辑的药方力求"简、便、廉、验"。"药简"能检验出医生的水平，"方便"能为病人减少麻烦，"便宜"体现着医生的良心道德，药不"效验"一切都是空谈。

书魂是实事求是。我倾尽所有，尽我所能编撰此书。知无不言、言无不尽，绝不藏头露尾、也不故弄玄虚、夸大其词；本书杜绝使用"神效""立效""药到病除"等不实之词；疗效是相对的，不是绝对的，例如，老师原稿中"几剂有效""几剂痊愈"之述，虽是经验之谈，又怕言过其实，只好在前面加个"一般"了；决定疗效的因素很多，一是诊断是否正确，是辨病还是辨证；二是中西医的差异，症状消失不等于病就好了；三是治标不治本，暂时好了，过几天又复发了；四是与药品的产地、真伪、炮制、剂量等因素有关。

秘方秘而不秘。很多祖传秘方持有者，不愿传人，原因是怕别人学会了，抢走了自己的饭碗。我在办报过程中发现绝大多数秘方，书上都有记载，只是经验证疗效确切罢了。所以，要打破对秘方的盲目迷信，秘方不是如来神掌，秘方只是经过验证有效的方！

衷中参西。中医、西医是医学科学的两个分支，各有优缺。西医不要说中医不治病，你不读哪家书，就不识哪家字。中医也不要说西医只会治急病，不会治慢病。只有中西医结合，才能多出成果，快出成果。中医现代化不是西医化，将中医的道理用现代的医学观念解释清楚，中医就现代化了。因此，业医决不能是非同行异支的医术，要取长补短、扬长避短。

厚书读薄。人生短暂，如何在有限的生命对人类多做贡献，必须将厚书读薄。因此此书不讲医学源流，不叙各家学说，不引经据典。淡化理论，详于治疗。简说少见病，细说常见病。

最后，我还要说说令我心有余悸的事。我不是一个完美的医务工作者，医生的使命和责任使我在整理经验时奋不顾身，但众多经历、教训又使我诚惶诚恐。一般的中药不伤人，个别中药的毒副作用必须重视！书中标出了我常用的药量，但病情有轻重，病程有长短，最好在医生的指导下定量。

我有五怕，一怕读者不识证，寒证用寒药、热证用热药；二怕药量把握不好，尤其是有毒性的药，超量损害肝肾，重则危及生命；三怕大病当小病看，病大药轻，延误病情；四怕该到医院偏不去，误了大事；五怕见效就停药，不知道慢病缓治的道理，以致半途而废。

本书集家传至宝《济世锦囊》《少逸秘传》《仁寿家书》，老师巨著《贻谋燕翼》，本人经验，《土单验方报》有效方剂以及我进修学到的国家、省、市专家经验的精华于一身。另外，还收集了《李氏家藏·妇科集验》《裴励斋活人验方》《老人春秋》等刊物上的有效方剂。本书特色是祖传秘方多，土单验方多，经验体会多。

另外，本书还在【验方荟萃】款下推荐了许多保健知识和小验方，如常梳头可预防脑血管病，睡觉不用枕头治疗颈椎病，压腿治疗关节退行性病变，常转眼可预防白内障，常鼓耳可预防耳聋等，坚持下来，必然有益健康。

杏林同仁们，茶余饭后，将此书看上一眼，或许能给您一丝灵光，起到抛砖引玉的作用。

患者朋友们，本书中有许多名不见经传的小窍门，您可以依照医院诊断，对照自己病情，找个小方试一下，或许药效显著，对您的健康也有所裨益。

王德康

2015 年 5 月 1 日

凡　例

1. 本书共分六卷，第一卷内科，第二卷妇科，第三卷外科，第四卷皮肤科，第五卷五官科，第六卷医学心悟。详于内科、妇科，略于其他科。

2. 本书一般采用现代医学病名，采用以方带证的写法，以中医的辨证施治为主，一般不引经据典，理论阐述较少，实践应用偏多。

3. 内科、妇科的每一疾病款下，分方剂名称、方剂功效、适应症候、方剂组成、使用方法、方剂分析、辨证加减 、画龙点睛、记忆方法、锦囊妙招、验方荟萃等。

4. 【方剂名称】尽量采用经典通用方剂，但也有许多是自拟方或验证方，有时采用传统方名，有时自命名，有时以药名简化组合，力求易懂易记。

5. 【常见类型】一般是第一个证型，具有代表性、概括性，起提纲挈领的作用，是论述的重点。

6. 【适应症候】不一定将望、闻、问、切所获得的资料全部列出，详于疾病特征，只述主要症状，脉象仅供参考，旨在为辨证施治服务。

7. 【方剂组成】考虑到有些患者可能直接到药店取药，标出了药品的常用量，但用量仅供参考，建议在医生的指导下取药。

8. 【使用方法】介绍方剂的应用方法。

9. 【方剂分析】有时从中医传统理论阐明，有时配合现代药理研究，为了加深记忆药品的其他作用，往往也叙述了该药的其他作用。

10. 【辨证加减】中的“证”一般只写证名，药物加减一般不写含量。

11. 【画龙点睛】主要介绍诊断疾病的诀窍、治疗疾病的捷径、用药的技巧、个人用药心得体会等。

12. 【锦囊妙招】主要介绍祖传秘方、临床验证过的、效果良好的处方。

13. 【验方荟萃】主要介绍家传的、师承的，以及从患者那里收集来，经过患者验证的偏方、验方、单方。

14. 【西医治疗】仅见于个别疾病款下，很简单，或片面，或过时，仅供参考。

序一

珠　玑

——读王德康《杏林草根谈》有感

61 年来，我一直在和书稿打交道。说是从事出版编辑工作，但对我来说，其实是一个学习、学习、再学习的过程。因而，一提起编辑，尽管许多作者异口同声地尊之谓“老师”，但，作者才是我真正的老师。业内人士也普遍认为，作者是出版社的支柱，是出版人的衣食父母。

就我合作过的作者而言，无论是黄树则前副部长（卫生部）、河南 20 世纪著名老中医郑颉云，还是当代“草根医生”王德康，都是当之无愧的老师。

黄树则的《春晖寸草集》以简洁的散文形式，凝结了他毕生的从医经验和对党的卫生工作的讴歌；郑颉云的《儿科证治简要》无论是顶梁要药“达原散”“益元散”“三甲散”，还是全书的字里行间，真真切切都是郑老先生心血的凝聚，是简、便、廉、验的升华，是为花最少的钱拯救人民群众疾苦的全面彰显。后继有人，王德康的《杏林草根谈》，文笔潇洒流畅，内容真切无暇，字字珠玑，态度严谨认真，堪称以上二书风格、特色的综合体，且具独树一帜、有所创新的靓丽。读后余音贯耳，不由不赞之为：

集各家之长，铭先贤之训；扬济世活人之德，励勤学奋进之志。

借此改元好问诗一字“鸳鸯绣成任君看”，还“将金针度与人”！并用《易经》一句：“天行健，君子以自强不息；地势坤，君子以厚德载物。”

关景明

2015 年 1 月

序二

嵩山脚下的杏林守望者

嵩山不仅是中华民族的发祥地，还是河洛文化的诞生地。源远流长的文化，哺育了大批中医人才，古有名医景日昣、李础生，近有裴励斋、赵琛、王仁寿、王仁魁、王连清、李德选、李广太等，他们悬壶济世，除疾救难，赢得了百姓的尊敬与爱戴。

德康先生是嵩山杏林中的佼佼者，幼承家学，博采众方，深得嵩山中医诸家真传。我和他素未谋面，但久闻其名，我们都毕业于河南中医学院，他是我的学长，口碑很好，做人做事是我们的榜样。在诸位学长中，他是最有个性的一位。这个个性不是指习性怪异之类，而是指他对中医学那份不同寻常的热爱与追求，“为伊消得人憔悴，衣带渐宽终不悔”，着实令我这个师弟由心钦佩。

德康先生淡漠名利，求是行善。从业四十余载，造福乡里，济人无数。繁忙之余，笔耕不辍，总结几位授业恩师和嵩山一德堂六代行医的经验，搜集民间的土单验方，融入自己的临床新知，去伪存真，反复验证，日复一日，年复一年，仅读书笔记达五百万言，易稿二十五次，终于写成了《杏林草根谈》。面对如此艰难、枯燥而又无经济收益的付出，如果没有一颗中医心，没有历史使命感，是不可能付诸现实的。

德康先生用药“廉”“验”，善治“穷病”。在农村，对医者最大考验是如何为贫困人群看病。我自己也提出过“上工治‘穷’病”观点。德康先生是这方面典范，将中医“简”“便”“廉”“验”发挥地淋漓尽致，尽量不用贵重药，或者用土方验方，为老百姓节约每一分钱。这也是他写《杏林草根谈》的初衷之一。

德康先生自称杏林草根，体现出他为人谦恭。中医本来来源于生活实践，与百姓衣食住行息息相关，中医人也甘愿当一颗为百姓治病的草根。“问渠哪得清如许，为有源头活水来”，中医学之所以历经千年仍生机勃勃，正是有像德康先生这样的源头活水，千千万万的杏林草根扎根基层，守望着农村百姓。

《杏林草根谈》不是阳春白雪，没有高深理论，却在讲述着嵩山杏林的故事，传承着仁心妙术的符号，无疑会造福于百姓，裨益于同行，故特向大家推荐此书并为之序。

北京中医药大学东直门医院院长　王耀献

2015 年 5 月 20 日

目 录

内　科

妇 科

外　　科

皮肤科

五官科

医学心悟

内科

第一章　体质因素病

每一个人都有一种主导的体质特征，健康体质（又称平和体质）的人不容易生病。这种体质的特点是阴平阳秘，其人尊重自己内在的心愿，有良好的心态，随遇而安，认为平静是福、平淡是福、平安是福、平常是福；善于处理人与人的关系，与人为善，大智若愚，视吃亏是福，自觉助人为乐；有适应社会的能力，尤其在逆境中的生存能力，“任凭风浪起，稳坐钓鱼台”；他们体态壮美，矫健有力，脸色红润，头发光泽，耳聪目明，声音洪亮，喜笑颜开，作息有节，饮食得度，倦而能睡，醒而神清，两便正常，舌淡红，苔薄白，脉和缓有力。

偏激体质则有亚健康表现。不同的体质有不同的亚健康表现，并可产生不同的疾病。按照中医基本理论，如阴阳学说、脏腑学说、病因辨证、八纲辨证等，将偏激体质分为九种。

医生了解患者体质的轴心，指导个性化养生，预防疾病的发生、发展、转化，是治疗过程中非常重要的环节。

一、气虚体质

【方剂名称】 四君子黄肉皮汤。

【方剂功效】 健脾化痰，清热理气。

【适应症候】 四肢不举，困而无力，精神倦怠，容易疲乏，气短心慌，声音低弱，动则汗出或劳累后烦热，易感冒或反复感冒，时有食欲不振，舌质淡白或有齿痕，舌苔腻。

【方剂组成】 黄芪 30 克，党参 20 克，茯苓 15 克，白术 15 克，陈皮 10 克，甘草 6 克，肉桂 3 克。

【使用方法】 水煎服，每日 1 剂。

【方剂分析】 黄芪、党参、白术、茯苓、甘草具增加机体免疫功能，可延缓衰老，解除疲劳。黄芪有促雌激素样作用。党参有抗溃疡、治贫血的功能。甘草有增强肾上腺皮质激素的作用。另外，黄芪、白术、茯苓可利尿、抗感染、镇静、抗基因突变。陈皮强心、降脂、消栓、除胀、利胆、平喘，可用于循环系统、消化系统、呼吸系统疾病。肉桂有提高免疫功能、促进血液循环、抑制多种细菌的作用。

【辨证加减】 痰多加半夏、竹茹，汗多加牡蛎、麦麸，五心烦热加麦冬、竹沥油，酸软无力加牛膝、山萸肉，血虚加当归、熟地黄。

【画龙点睛】 四肢不举，时有麻木感，纳呆，神疲，日久烦热，遇劳为甚，病在脾，六君益气化痰，用竹沥、麦冬清心除烦。

四肢乏力兼见腰膝酸软，头晕目眩，病在肾，以滋阴养肝为主，选方增力汤（麦参熟牛肉）。

【锦囊妙招】　加减参苓白术汤：党参、炒白术、茯苓、炒山药各 15 克，扁豆、陈皮、厚朴、白豆蔻（后下）、焦三仙各 10 克，水煎服，每日 1 剂，连服 15 剂。

【验方荟萃】

方一：90 岁老中医朱良春长寿秘诀。绿豆、扁豆、薏苡仁、莲子各 10 克，枸杞子 3 克，大枣 6 克，用 10 克黄芪水炖粥，每日 1 次。理论是补益五脏，补心者莲子、绿豆；补脾者扁豆、薏苡仁（兼补肺）、大枣；补肝肾者枸杞子、核桃。此外，黄芪水能增强免疫功能，强心利尿，食疗妙不可言。朱良春用此方当早餐，历时 35 年，因此延年益寿。

方二：黄芪 30 克、葱姜适量、童子鸡 1 只，煮好后，加黄酒、盐，口服。

方三：山药 30 克、粳米 180 克，熬粥服。

方四：口服玉屏风口服液。

方五：平时食疗。选小米、扁豆、土豆、山药、香菇、芡实等食品。

二、血虚体质

【方剂名称】　四物汤。

【方剂功效】　补血，活血。

【适应症候】　心悸失眠，头晕目眩，面色无华，妇人月经不调，量少或经闭不行，脐腹作痛，崩中漏下，或妊娠胎动不安，或产后恶露不下，脉涩，舌淡。

【方剂组成】　当归 15 克，白芍 15 克，熟地黄 12 克，川芎 10 克。

【使用方法】　水煎服，每日 1 剂。

【方剂分析】　四物汤来源于《和剂局方》。其中，地黄、芍药为血中之血药，当归、川芎为血中之气药。当归养血活血调经，地黄养血滋阴止血，芍药养血柔肝止痛，川芎活血行气止痛，共奏补而不滞、调和营血之作用。广泛应用于经、带、胎、产各种疾病。

【辨证加减】

（1）加羌活、桂枝治经血不畅的表寒实证。

（2）加黄芩、黄连治热迫血行的月经先期证。

（3）加牡丹皮、地骨皮治虚热所致的月经先期证。

（4）加知母、黄柏治日哺虚热。

（5）加柴胡、半夏治寒热往来证。

（6）加党参、黄芪治气血虚弱证。

（7）加四君子汤治气血双亏证。

（8）加黄芪、砂仁治胎动不安证。

（9）加艾叶、阿胶治胎漏腹痛证。

（10）加桃仁、红花治血瘀证。

(11) 加紫苏、陈皮治子悬。
(12) 加二陈汤治痰湿不孕症。
(13) 加五子汤治席汉氏综合征。
(14) 加香附、茯神为交感丸。
(15) 气滞实症加陈皮、枳实。
(16) 脾气虚证加人参、白术。
(17) 瘀症加大黄、桃仁。
(18) 腹痛拒按加元胡、木香。
(19) 经后腹痛加党参、白术、干姜。
(20) 逆经加牛膝、泽兰、韭汁、童便。
(21) 痞证去地黄加枳实、半夏。
(22) 经色紫，风也，加荆芥、白芷。
(23) 经黑者，热也，加黄连、牡丹皮、地骨皮。
(24) 经淡白者，虚也，加人参、黄芪。
(25) 经色如烟尘、行如屋漏，痰也，合二陈加防风、秦艽、苍术。
(26) 经如豆汁者，加黄芩、黄连、大黄。
(27) 经浊者，湿痰也，加陈皮、半夏。
(28) 血崩者，加生地黄、蒲黄。
(29) 赤白带下者加桂枝、香附。
(30) 白淫、白浊者，加龙骨、乌贼骨。

三、阴虚体质

【方剂名称】 加味六味地黄汤。

【方剂功效】 填肾精，滋阴虚。

【适应症候】 头晕目眩，烦躁失眠，齿痛发脱，耳鸣、咽干，两颧发红，五心烦热，遗精盗汗，劳嗽，消渴，梦交，须发早白，腰痛、脊背痛，男痛引睾丸，女痛引少腹，便秘，性交后头痛，用脑后口干，健忘，足跟痛，爪甲干枯，月经量少等。

【方剂组成】 熟地黄、泽泻、山药、茯苓、山萸肉、牡丹皮。

【使用方法】 水煎服，每日 1 剂。

【方剂分析】 肾虚不能藏精，肾火无所附而妄行，影响肝木之生发，肺金之化源。地黄禀甘寒之性，制熟，味更厚，是精不足者，补之以味，用以大滋肾阴，填精补髓，壮水之主。以泽泻为使以泻肾，应一阴一阳天地之道，一开一阖动静之机。然肾虚不补其母，不导其土源，亦无以固封蛰之用。山药凉补，以培癸水之上源；茯苓淡渗，以导壬水之上源；加以山萸肉之酸温，借以收少阳之火，以滋厥阴之液；牡丹皮辛寒以清少阴之火，还少阳之气也。滋化源，奉生气，天癸居其所矣，壮水制火，特其一端耳。

【辨证加减】

(1) 加知母、黄柏治阴虚火旺所致潮热、骨蒸。

（2）加知母、牡蛎治阴不敛阳所致盗汗、遗精、梦交。

（3）加枸杞子、菊花治肝肾不足，眼花歧视，或枯涩眼痛等证。

（4）加五味子治肾虚、气喘、面赤、呃逆、劳嗽、消渴等证。

（5）加五味子、麦冬治肾虚肺热的久嗽口干证。

（6）加肉桂治火不归元的虚火牙痛证。

（7）加肉桂、附子治两肾虚寒的肾阳虚证。

（8）加黄芪、党参治脾肾两虚所致的遗精、滑精、惊悸汗出、眩晕、意淫证。

（9）加人参、桂圆、龟胶治脾肾虚极的神经衰弱证。

（10）加柴胡、白芍、骨碎补治肝肾虚弱的指甲尽脱证。

（11）六味地黄汤去泽泻、牡丹皮之寒，加枸杞子、甘草为纯甘壮水之剂，名曰左归饮，主治噎膈津伤，热病阴伤，腰酸膝软之证。

（12）加金银花、蒲公英、川牛膝治疗齿痛、心烦、失眠。

【画龙点睛】 此类人易得高血压、失眠、性冷淡（阴道干涩导致）、习惯性便秘、更年期综合征、复发性口腔溃疡。

【验方荟萃】

方一：86 岁名老中医李济仁茶疗治疗 50 岁时患的高血压，西洋参 5 克，黄芪、枸杞子、黄精（9 蒸 9 晒）各 10 克，沸水冲后，焖 5~10 分钟，喝完后，再续加一点水，最后将药品吃掉。此方补益气血，填精益髓，可使面色红润，血压正常。

方二：少吃辣椒和烧、烤、煎、炸之品；多吃木耳、银耳、蜂蜜、山药、百合。

四、阳虚体质

【方剂名称】 萸车五骨，覆杞金菟汤（八子汤）。

【方剂功效】 水火并补，少火生气。

【适应症候】 气怯，神疲，少腹拘急，腰痛腰酸，半身以下常有冷感，小便不利或小便反多，大便不实，泻痢频作，肢节麻痹或浮肿。

【方剂组成】 山萸肉、车前子、金樱子、菟丝子、五味子、覆盆子、枸杞子、补骨脂各 10 克。

【使用方法】 水煎服，每日 1 剂。

【方剂分析】 命门之火，乃水中之阳。夫水体本静，而川流不息者，气之动，火之用也，然少火生气，火壮食气，故火不可亢，亦不可衰。若暖脾胃之阳，必先温命门之火，命门有火则肾有生气。

【辨证加减】 气怯加党参、黄芪，神疲加怀牛膝、龙眼肉，少腹拘急加小茴、肉桂，腰痛腰酸加杜仲、狗脊，骨盆冷感加附子、干姜，小便不利或小便反多加益智仁、桑螵蛸。

【画龙点睛】 善补者，阴中求阳。若纯用燥热之品，是枯其所枯；青年肾虚宜节欲，徒伏药物，一曝十寒，虽有名医佳药，也难治愈；老年肾虚，补而不效，是补而不入之故，用羊肾一对，杜仲 6 克服之，物归其类，收效甚佳。

【验方荟萃】

方一：老中医路志正，90岁耳聪目明，吃醋泡生姜40年。他说："高血脂、高血压、高血糖都来自脾胃，而姜养胃护胃，铲除了患病之根，故可长寿。"还说："饭不香，吃生姜。"方法是早吃晚不吃，夏秋不吃冬春吃。

方二：乌鸡血，直接饮服，可治阴冷证。

方三：李振生长寿保命酒，每日10毫升，每日1次，睡前服。处方见轻度神经衰弱五脏俱虚型"验方荟萃"条下。

五、痰湿体质

【方剂名称】苍附二陈三仁汤。

【方剂功效】化湿去浊，醒脾和胃。

【适应症候】体胖腹大，额头油光，脱发，肿眼泡，身无力，易汗出，或胸脘痞闷，或嗜睡纳呆，或口香，或口甜，苔腻，脉滑。

【方剂组成】姜半夏12克，广陈皮12克，白茯苓15克，苍术15克，醋香附15克，炒杏仁12克，白豆蔻（或砂仁）10克，炒薏苡仁15克，生甘草10克。

【使用方法】水煎服，每日1剂。

【方剂分析】半夏减少支气管分泌，促进唾液分泌。陈皮促进胃、支气管、胆分泌液体。茯苓增加机体抵抗力，延缓衰老，减少胃液分泌，有利尿、祛痰、镇静、降糖的作用。香附活血、抗菌、治疣，抑制病理性细胞增殖，缩小肿块。苍术抑菌、降糖、镇静。杏仁抗衰老，活血镇痛，调整碘储备。白豆蔻促进胃液分泌，制止异常发酵，消除肠道胀气。薏苡仁提高免疫功能，镇静消炎，抑菌治疣。

二陈汤加苍术化湿祛痰，香附行气化瘀，杏仁开上焦宣散湿邪，白豆蔻和中焦运化湿气，薏苡仁疏下焦通利湿浊。

【辨证加减】头晕加枳实、天南星，失眠加竹茹、枳实，胸闷加栝楼、黄连，便秘加大黄、芒硝，口香加藿香、佩兰，肥胖加山楂、泽泻，高脂血症加金樱子、决明子，腹胀加厚朴、大腹皮。

【画龙点睛】多见肥胖症、高脂血症、糖尿病。

【验方荟萃】多食葱、蒜、冬瓜、萝卜、橘子、紫菜。

六、湿毒体质

【方剂名称】二三白虎菊丁汤。

【方剂功效】宣畅气机，清利湿热。

【适应症候】心悸易烦，口苦腹胀，恶心纳呆，大便不畅，小便短黄，男性阴囊潮湿，女性白带增多，面见青春痘，多有嗜酒史，易患疮疖、黄疸、热淋等病，舌质偏红，苔黄腻，脉滑数。

【方剂组成】牡丹皮15克，地骨皮15克，杏仁15克，白豆蔻10克，薏苡仁20克，槟榔15克，虎杖20克，菊花10克，紫花地丁20克。

【使用方法】水煎服，每日1剂。

【方剂分析】 牡丹皮、地骨皮是泻白散的主药，清肺之热，消皮之炎。杏仁、白豆蔻、薏苡仁清化三焦湿邪，槟榔、虎杖、菊花、紫花地丁均有不同程度的抑制葡萄球菌、溶血性链球菌、淋球菌、卡他球菌、伤寒杆菌、痢疾杆菌、大肠杆菌、变形杆菌、腺病毒、脊髓灰质炎病毒、乙脑病毒、疱疹病毒、流感病毒等的作用，而且虎杖泻下，增强白细胞的吞噬能力；野菊花降压，又能抗癌；紫花地丁消肿，能增加白细胞数目。槟榔抑制病毒，增加肠蠕动。

【辨证加减】 疼痛加乳没，疙瘩加蒺藜，瘀热加鸡血藤，便秘加大黄。

【画龙点睛】 此类体质易患胆囊炎、胆石症、口腔溃疡、痤疮、疖肿等病。本方扶正、杀菌、解毒、通下。扶正后免疫功能增强，病原体就难以侵入；在病原体难以确定种类的情况下，抑制菌毒，就能防患于未然；“有病无病，打扫干净”，通过泻下，荡涤菌毒，洁净机体。

【锦囊妙招】 热毒：加减二三四五汤（二皮、三黄、四物、五味消毒饮）。牡丹皮15克，地骨皮15克，虎杖20克，槟榔20克，京赤芍15克，当归15克，野菊花15克，紫花地丁（或鱼腥草）20克，蒲公英20克，大血藤20克，水煎服，每日1剂。

【验方荟萃】 多吃红豆、绿豆、薏苡仁、冬瓜、丝瓜、苦瓜、黄瓜、芹菜等。

七、气郁体质

【方剂名称】 新逍遥散。

【方剂功效】 疏肝，解郁，养血，健脾。

【适应症候】 急躁、易怒、愤世、自责、郁闷、太息、忧愁、欲哭、情感脆弱、敏感多虑，或两胁作痛、头痛目眩，或月经不调、乳房胀痛，苔薄白，脉弦。

【方剂组成】 当归15克，白芍15克，柴胡6克，茯神20克，合欢皮20克，百合20克，丹参20克，麦麸30克。

【使用方法】 水煎服，每日1剂。

【方剂分析】 此方是逍遥散去白术，加百合；去茯苓，改茯神。百合为滋阴安神药，茯苓为健脾安神药，并加化瘀安神药丹参，养心安神药麦麸，平肝安神药合欢皮，神安则症除。

【辨证加减】 气滞重加佛手、郁金，郁化热加牡丹皮、栀子，失眠加益智仁、酸枣仁。

【画龙点睛】 此类体质易患脏躁、百合病、梅核气、奔豚、郁症、癫狂等病，是精神系统疾病和神经系统疾病的好发体质。

【验方荟萃】

方一：急躁。生石膏100克，水煎服，每日1剂。

方二：郁闷。橘皮30克，水煎服，每日1剂。

方三：太息、忧愁、欲哭。麦麸50克，水煎服，每日1剂。

八、血瘀体质

【方剂名称】 香丹郁金递增方。

【方剂功效】 活血化瘀、行气止痛。

【适应症候】 皮肤粗糙干燥，身体某部时有疼痛，牙龈出血，色素沉着，皮肤瘀斑，失眠、心烦、胸闷，心悸怔忪，女性月经色暗有块，可有痛经、闭经，舌暗红，边有瘀点或瘀斑，唇暗或两目暗黑，脉涩或弦紧。

【方剂组成】 丹参20克，郁金、香附、当归、川芎、桃仁、三棱、莪术各15克，红花10克。

【使用方法】 水煎服，每日1剂。

【方剂分析】 丹参一味，功同四物。理气药香附、郁金；养血药当归、川芎；活血药桃仁、红花；化瘀药三棱、莪术。

【辨证加减】 气虚加黄芪，血虚加三七，推陈出新加大黄，消食健胃加山楂。

【画龙点睛】 此类体质易患痛经、前列腺增生、冠心病、脑梗死、高血压、精神分裂症、围绝经期综合征、黄褐斑等。

【验方荟萃】 86岁老中医贺普仁56岁时患轻度白内障，他学习苏东坡“眼常转”，每日转眼球，顺时针36次，逆时针36次，兼按承泣穴，坚持30年，目不花。他主张多吃山楂、醋、黄酒、绿茶、胡萝卜、紫菜等。

九、过敏体质

【方剂名称】 过敏煎。

【方剂功效】 养血、祛风。

【适应症候】 喷嚏（冷空气），咳嗽（苯过敏），哮喘（花粉过敏），腹泻（大豆过敏），阴痒（精液过敏），荨麻疹，紫癜，水肿等针对不同过敏原的表现不同。

【方剂组成】 乌梅15克，蝉蜕5克，防风10克，五味子20克（或地肤子15克），甘草20克。

【使用方法】 水煎服，每日1剂。

【方剂分析】 甘草增加肾上腺皮质激素的分泌，调节免疫，抗炎镇痛。乌梅、五味子增强机体免疫功能，降低血管通透性，缓解支气管平滑肌痉挛，抑制多种病原微生物的生长。蝉蜕可防风镇静、解痉、解毒。

【辨证加减】 气虚加黄芪、党参，血热加地黄、水牛角。

【验方荟萃】 百合30克，粳米100克，水煎服，每日1剂。

第二章　传染病

第一节　感　　冒

感冒是由病毒或细菌引起的一种急性呼吸道传染病。起病急，病情轻重不一，发热，乏力，周身肌肉酸痛是主要症状。体温可达39~40℃，并伴有头痛、鼻塞、流涕、打喷嚏、咽痛、干咳等症状，少数患者有鼻衄、食欲不振、恶心、便秘或腹泻等胃肠道症状。有时也会群体发病，传染较为广泛。病情严重者还会合并支气管肺炎或大叶性肺炎。

现代医学对于本病的治疗主要是采用抗病毒药物、抗菌药物和对症治疗等方法，可以减轻病情，缩短病程。预防治疗可接种疫苗。

感冒为常见病，男女老少皆可患，春夏秋冬均有，不治自愈者不少，越治越重者亦多，终生行医却对感冒束手无策者屡见不鲜，为治感冒花去金钱多寡差别亦大。因此，用较大篇幅予以论述本病。

一、感冒的发病机制

祖国医学认为感受风热病毒之邪，肺、卫首当其冲，故会发热、恶寒。风热上犯于头则头痛，上犯于咽喉则咽痛，耗气伤津则口干、乏力。腠理经络为阳邪所遏，故全身疼痛。肺开窍于鼻，其窍为风热所壅，失于宣肃，故会鼻塞、流涕、打喷嚏、咳嗽，伤于血络则鼻衄。肺、胃内应，胃为外邪所伤，升降失司，受纳无权，故食欲减退、恶心或呕吐。肺与大肠相表里，肺受邪，则大肠传道失职，故便秘或腹泻。心主神明，邪风内陷，心神被蒙，或心包热盛，淫及于肝，肝热筋挛，肝风内动，故谵妄或抽搐。高热易厥，可见抽搐。阴竭阳脱，故重则血压下降，休克。

二、感冒的辨证要点

1. 辨涕　涕有清浊之分，清涕质稀，初病属风寒。浊涕质稠，由稀而来，色白或发黄，初为风热，久为热毒。

2. 辨汗　有汗为伤风，无汗为伤寒，自汗为表虚，无汗为表实。感冒日久，失治或误治，汗多不止者，多为气虚或阳虚。

3. 辨寒热　发热恶寒是感冒的症状之一。发热重，恶寒轻是风热；恶寒重，发热轻是风寒；但热不寒，病进，热在气分；入夜热甚，病益进，热在营血；但寒不热，病日久，属脾肾阳虚。

4. 辨兼证 兼脘闷、呕恶、苔腻为肠胃型感冒；兼乏力、纳呆、自汗为气虚感冒；兼脸色白、四肢不温、骨节酸冷为阳虚感冒；兼头晕、心悸、爪甲白为血虚感冒；兼五心烦热、干咳少痰为阴虚感冒。

三、治疗感冒取效关键

1. 掌握分寸，中病即止 仅见鼻塞，流涕的为轻型感冒，食疗或单方即可，勿大汗，表散太过反而伤正助邪，加重病情。也不可补益太早，以免留邪。若出现发热、恶寒可仅用辛温或辛凉解表法，热退寒止即可，勿守法继服。若用复方阿司匹林等解热药，应遵循“有汗不用，微汗即可，热退停药”。因为一汗再汗，不仅伤阴液，损阳气，还易致体虚复感。自觉症状大多消失，仅见小恙者，自当食疗而勿一药再药，加大病情。

2. 清热之法，贯穿始终 感冒患者体内热盛是内因，感受热邪、寒邪、风邪而发病。“热邪”始终贯穿疾病的全过程。若初患感冒，咽喉疼痛，此时应清热解毒，控制疾病的发展。有全身症状者应解表配合清热，涕稠色黄时更宜清热。虚性感冒及反复感冒在扶正的同时，也要清除余热。“有一份恶寒，即有一份表证”，临床勿死搬教条。惧怕泻下，岂不知表邪由表及里，由寒变热，邪热已进阳明，而仍治太阳，是难以取效的。

3. 区分轻重、部位、新久 感冒的预防，祛邪宜白虎菊丁汤，扶正宜油蛋糖盐汤，轻型、风寒者白菜砂糖葱姜汤，风热者白虎菊丁清解汤，内热外寒者白虎菊丁荆防汤。

流感，基本方是白虎菊丁三仁汤，表里型防风通圣散；三阳型三解四黄汤；华盖型升降散；胸膈型凉膈散；膜原型达原饮；胃肠型藿香正气散。虚感，气虚玉屏风汤；血虚归芍桂姜甘草汤；阳虚再造散；阴虚六味地黄汤；正虚邪恋地丹花楂补中汤。

4. 因时选药，因人制宜 春令感冒，多感温邪，宜辛凉平剂，选白虎菊丁汤；夏令感冒，多感暑邪，汗出身热，宜清暑益气，选白虎菊丁清解汤；长夏感冒，多挟湿邪，身重纳呆，宜化暑解表，选白虎菊丁三仁汤；秋令感冒，多感燥邪，宜清宣凉润，选泻白升降散；冬日感冒，多感寒邪，宜辛温解表，选加味葱豉汤。

瘦人多火，解表勿忘清热，多用黄解元禹壳汤；胖人多湿，解表勿忘去湿，多用三仁汤；妇女多病气滞，感冒兼胸脘痞闷者，用香苏散；小儿多病食滞，感冒可选达原饮，兼咳喘者，选九五止咳饮。

气虚体质多配补中益气汤，血虚体质多配当归补血汤，阳虚体质多配参附汤，阴虚体质多配六味地黄汤，湿热体质多配三仁汤，出痘体质多配五味消毒饮。

总而言之，感冒病小，学问甚大，治之不易。临床上要强调辨证施治，审“涕”“汗”“寒热”“兼证”以定型，勿拘泥书本，要知常达变，掌握分寸，灵活用药，才是治疗取效的关键所在。

四、辨证施治

1. 预防感冒

（1）祛邪。

【偏方名称】 白虎菊丁汤。

【方剂功效】 清热解毒。

【适应症候】 同一时期，感冒患者增多，症状相似，可有咽干、乏力、舌尖红。

【方剂组成】 虎杖 20 克，野菊花、槟榔各 10 克，紫花地丁 15 克。

【使用方法】 水煎服，每日 1 剂。

【方剂分析】 虎杖、野菊花、紫花地丁均有不同程度的抑制葡萄球菌、溶血性链球菌、淋球菌、卡他球菌、伤寒杆菌、痢疾杆菌、大肠杆菌、变形杆菌、腺病毒、脊髓灰质炎病毒、乙脑病毒、疱疹病毒、流感病毒等的作用。虎杖兼泻下，且能增强白细胞的吞噬能力；野菊花兼降压，治咽痛有效；紫花地丁兼消肿，又能增加白细胞数目。槟榔抑制流感病毒，增加肠蠕动。四种药共奏扶正、杀菌、解毒、通下的功能。

【辨证加减】 咽痛加九头狮子草，便秘加大槟榔量。

【画龙点睛】 取材容易，价格便宜，效果良好。在感冒流行的环境里，扶正后免疫功能增强，病原体就难以侵入。

【预防保健】

1）加强身体锻炼，增强机体卫外能力，养成户外活动习惯；保持室内环境卫生，注意个人卫生，使室内空气新鲜，并有充足的阳光照射。

2）多饮开水，饮食宜清淡，忌油腻、辛、辣、燥、热，保持充足的睡眠。

3）一洗：晨起冷水洗脸，睡前用热水洗脚；二漱：早晚用淡盐水漱口；三走：晨散步，饭后百步走；四搓：伸手对掌搓 99 次，按摩迎香穴 10 次；五开：开窗通风；六饮：睡前用红糖或白糖 30 克，鲜姜末 3 克，开水泡后冲服；七呼：早晚站端凝神，肩脚同宽，两臂伸直，深呼吸 10 次；八按：按上星、风府二穴；九熏：醋熏房间，每次 5 分钟以上；十穿：秋末或冬初勿穿得过多，出汗时勿马上脱衣摘帽。

4）伤湿止痛膏 1 张外敷双侧涌泉穴，每 2 日更换 1 张。

【验方荟萃】

方一：鲜姜 8 片，大枣 10 枚，红糖适量，先大火烧沸，继而小火煨炖，睡前服。

方二：冰糖适量放入杯底，加进 1 枚鸡蛋，然后注入滚烫的开水，用盖子盖好，半分钟后，掀开盖子，以汤匙搅拌，趁热喝下。

方三：野菊花 30 克，泡茶，频服。

方四：白菜根 2 个，葱白 26 厘米，鲜姜 8 片，煎汤服，咽喉痛加土人参（栌兰）、金银花。

方五：燃烧的木炭，取适量醋淬之，消毒室内空气，每日 1 次。

方六：两手搓热，重点是大鱼际、劳宫穴，搓数百次，然后按压迎香穴、合谷穴、风市穴，每日数次。

方七：好醋 500 克，大蒜（红皮效佳）、老姜各 100 克，共入瓶子内浸泡 7 日即可饮用，睡前饮 2 口。

方八：茵陈 20 克，水煎服，每日 1 剂。

方九：新鲜冬青叶少许，洗净榨汁，3 毫升，每日 3 次，冲服。

（2）扶正。

【偏方名称】 油蛋糖盐汤。

【方剂功效】 扶正固表。

【适应症候】 低热无汗，畏寒纳差，头晕身困，脉紧，舌淡白。

【方剂组成】 香油 60 克（菜籽油、棉花油代替也可），鸡蛋 2 枚，冰糖 30 克，白糖 30 克，青盐 1 粒。

【使用方法】 先将油倒入锅内，油热时再放入鸡蛋，待鸡蛋炸黄时，再倒入开水 400~500 毫升，熬片刻，加入冰糖或白糖和少许盐，于晚睡前趁热服，拂晓可出少量黏汗。

【方剂分析】 此五味食物入五脏，油养心，利血脉；冰糖护肝肺，散寒邪；白糖入脾胃，清燥热；盐斗、鸡蛋入肾，以振奋先天，食疗非药，却可去病。

【验方荟萃】

方一：用 5%碳酸氢钠液滴于鼻内。

方二：耳尖放血。

方三：绿豆 7 粒入煎于适量香油内，再将加入适量蜂蜜的鸡蛋打碎倒入油内煎炒，睡前口服 3~5 日。

2. 轻型感冒

（1）风寒型。

【偏方名称】 白菜砂糖葱姜汤。

【偏方功效】 解表散寒。

【适应症候】 低热乏力，畏冷无汗，咽痒，咳嗽，流清涕，舌淡，苔白润。

【方剂组成】 鲜良姜 12 克，净全葱 5 株，白菜蒂（切碎）2 个，白砂糖 60 克。

【使用方法】 将葱姜二味合熬至 400~500 毫升，倒于大碗内，加入白糖，睡时用下，拂晓身出少量黏汗即愈，若不愈上方再用 1 次，即痊愈。

【辨证加减】 发热者，生谷子 20 克，温开水送服，咳嗽者加陈皮 20 克。

【验方荟萃】

方一：麻黄汤。炙麻黄 10 克（暑月用浮萍草 15 克），桂枝 6 克，杏仁 12 克，炙甘草 3 克。用法：先煮麻黄数沸去沫，再入诸药热服，服后微汗，无汗再服。

方二：面叶煮好后，兑葱、米醋、姜、蒜服。

方三：葱白烧软，放在米醋内揉碎，搓手足心、胸背部，蒙被出汗。

方四：柴胡、白芍各 10 克，陈皮、防风各 5 克，甘草 9 克，生姜 5 片，水煎服，每日 1 剂。头痛加川芎，口渴加葛根，呕吐加半夏，胸闷加厚朴，口黏加苍术，水煎服 1~3 剂。

方五：五谷杂粮各适量，猪毛菜 1 把，煎汤服，半小时后汗出热退。

方六：用小鱼际或掌根顺背部两侧膀胱经，上推 50 次以上，再点按大椎、肺俞、肾俞穴各50次以上，揉按涌泉穴50次以上。

方七：空腹生吃大葱两根，之后饮薄醋（可用醋兑开水）1杯，一般服1剂即愈。

（2）内热外寒型。

【偏方名称】 白虎菊丁荆防汤。

【偏方功效】 祛风清热，调和营卫。

【适应症候】 低热，喉痒，喉痛，鼻塞多涕，汗出恶风。

【方剂组成】 槟榔10克，虎杖20克，野菊花10克，紫花地丁15克，荆芥10克，汜水防风10克。

【使用方法】 水煎服，每日1剂。

【方剂分析】 荆芥、防风增强皮肤血液循环和汗腺分泌，从而解热、镇痛、消炎，还有脱敏、抑菌、抗病毒的作用。

【辨证加减】 痰多加前胡，涕多加苍耳子，鼻塞加辛夷花，热盛加连翘。

（3）风热型。

【偏方名称】 白虎菊丁清解汤。

【偏方功效】 清热解毒，辛凉解表。

【适应症候】 身热面赤，咽痛咳嗽，鼻塞或流涕，舌红，脉数。

【方剂组成】 槟榔10克，虎杖20克，野菊花10克，紫花地丁15克，薄荷叶10克，蝉衣（去头足）5克，生石膏（先煎）30克，甘草10克。

【使用方法】 水煎服，每日1剂。

【方剂分析】 槟榔、虎杖、野菊花、紫花地丁的抑制菌毒作用前方已述。石膏、薄荷、蝉衣明显抑制体温调节中枢，治疗因内毒素引起的发热；石膏抗过敏，且能扶正（增强机体免疫功能）；薄荷抑菌抗毒；蝉衣脱敏，还可解痉；甘草号称国老，和诸药而解百毒，临床应用十分广泛，主要有类肾上腺皮质激素的作用，抗炎症、抗过敏、抗肿瘤，保护咽喉和气管，镇咳（中枢性）、祛痰，抗病毒、原虫、滴虫等病原体，降血脂，抗消化道溃疡。

【辨证加减】 咽痒咳嗽加僵虫、木蝴蝶，剧咳加鱼腥草、九香虫，咳久加桑白皮、地骨皮，小便黄赤加九头狮子草、槐米，神烦不安加栀子、灯芯。

【验方荟萃】

方一：生苦瓜1 000克，生吃或凉拌吃。

方二：生绿豆（捣碎）50粒，青茶叶1捻，冰糖15克，开水泡20分钟，口服。

方三：鬼针草30克，水煎服，连服3剂。

方四：节节草9克，野菊花9克，水煎服。

方五：绿豆120克，白糖30克，先将绿豆煮汤，加白糖冲服。

方六：薄荷60克、生石膏250克，共为末，每次30克，开水冲服，早晚各1次。

方七：车前子30克，水煎服。

方八：白菜根1个，绿豆1把，芦根60克，板蓝根30克，水煎，加白糖服。

方九：发热。取2枚鸡蛋打碎，用纱布蘸蛋清，在前胸、后背、两手心、两足心等六处揉搓微红为止。

方十：龙参（土名为干老娃眼根）10 克，或鲜品 30 克，水煎服，每日 1 剂，连服 3 日。

方十一：蛤蟆草 30 克，水煎，加红糖 30 克冲服。

方十二：淡豆豉、杭菊花、蒲公英、蜜金银花各 30 克，生甘草、醋大黄各 3 克，水煎服，连服 2 剂。

方十三：板蓝根、蒲公英各 60 克，黄芩、柴胡、羌活各 20 克，生甘草 10 克，水煎服，每日服 3~4 次。

方十四：石膏 30 克，水煎服。

（4）伤食型。

【偏方名称】 山神香醋汤。

【方剂功效】 解表、化食。

【适应症候】 发热，口黏，脘痞，时有恶心，舌苔腻。

【方剂组成】 山楂 30 克，神曲、藿香各 10 克，食醋少许。

【使用方法】 水煎服，每日 1 剂。

【方剂分析】 山楂、神曲、藿香均有抗菌解毒的作用；山楂消食降脂、治溃疡；神曲调节神经、助消化；藿香能兴奋汗腺、止吐泻；醋开胃、消食。

【辨证加减】 口黏加佩兰，腹胀加白豆蔻，纳呆加橘皮。

【验方荟萃】

方一：柴平汤。炒苍术、川厚朴、陈皮、姜半夏、炙甘草各 10 克，醋柴胡、条黄芩、党参各 15 克，姜枣引。

方二：白虎汤加参汤合香苏散。淡竹叶、生石膏各 30 克，党参、麦冬、醋香附各 20 克，姜半夏、陈皮、紫苏叶、生甘草各 10 克，水煎服，葱姜引。

（5）表湿型。

【偏方名称】 紫萍汤。

【方剂功效】 解表，化湿。

【适应症候】 暑天感冒，发热，头重头痛，身困沉、微恶寒。

【方剂组成】 紫背浮萍 15 克。

【使用方法】 水煎服，每日 1 剂。

【方剂分析】 浮萍有杀灭微生物的作用，可轻度出汗，因暑天感冒多有汗出，用此药不会大汗淋漓，不致津液受伤，故选用。

【验方荟萃】

方一：藿香、佩兰、薄荷各 10 克，绿豆 1 把，水煎服。

方二：厚朴 10 克，水煎服。

3. 流行性感冒 即“时行感冒”，常暴发流行，急骤起病，迅速传染，症状严重，甚至导致死亡。与咳嗽的发生、发展及慢性咳喘的急性发作关系密切，与心悸、胸痹心痛、水肿、痹病等多种疾病的病情发展及恶化有关，对小儿、年老体弱者威胁较大。

【基本方名】 白虎菊丁达原饮。

【方剂功效】 清热、解毒。

【适应症候】　头痛，身痛，咽喉肿痛，咳嗽，流稀涕或稠涕，色白或黄，舌红，脉数。

【方剂组成】　槟榔、虎杖、野菊花、紫花地丁、黄芩、白芍、知母各15克，厚朴、草果仁、甘草各10克。

【使用方法】　水煎服，每日1剂。

【方剂分析】　槟榔、虎杖、野菊花、紫花地丁作用前已述及。达原饮是治疗瘟疫的主方。黄芩、槟榔、知母、白芍、厚朴、草果仁、甘草均有抗菌作用，黄芩偏于抑毒，槟榔偏于杀虫，知母偏于解热，白芍偏于镇痛，厚朴偏于治胃，草果偏于止咳，甘草能够应激。全方菌毒同治、表里同治、肺胃同治。

【辨证加减】　发热加柴胡、葛根、大黄，寒重加麻黄、桂枝、苏叶，热重加连翘、银花、重楼，风热头痛加桑叶、菊花、蔓荆子，风寒头痛加藁本、川羌活、川芎，前额痛加葛根、白芷、生石膏，身痛加羌活、独活、荆芥，心烦用竹叶、栀子、黄芩，鼻衄加白茅根、栀子、蒲黄，口渴加天花粉、苇根、生石膏，声哑加木蝴蝶、蝉衣、胖大海，咽痛加射干、山豆根、金果榄，鼻塞、涕多加苍耳子、辛夷、蝉衣，目红加蒺藜、木贼、胆草，咳嗽加杏仁、百部、五味子，热呕加藿香、佩兰、竹茹，寒呕加姜半夏、陈皮、生姜，食滞加神曲、麦芽、山楂，惊厥加钩藤、地龙、僵虫。

【辨证针灸】　发热曲池、外关，通阳大椎，散寒合谷，散风风池，风寒列缺，风热少商，鼻塞迎香，咳嗽天突、尺泽。

【画龙点睛】　细菌、病毒、支原体、衣原体、原虫、寄生虫等都是有生命的，临床感冒患者就诊后，不能立即定出是何种病原微生物，用此方模糊治疗，往往收到意想不到的效果。

【验方荟萃】

方一：鲜冬青叶60克，水煎服，每日1次。

方二：槟榔、黄芩各10克，水煎服。

方三：大青叶、紫草各30克，水煎服，连服2剂。

（1）表里型。

【方剂名称】　防风通圣散。

【方剂功效】　解表，清里。

【适应症候】　发热无汗，口苦咽干，便秘溲赤，脉数，苔黄。

【方剂组成】　连翘、黄芩各10克，石膏（先煎）30克，桔梗、防风、荆芥、麻黄、薄荷、大黄、芒硝、栀子、滑石、白芍、川芎、白术、甘草、当归各6克。

【使用方法】　水煎服，每日1剂。

【方剂分析】　连翘、黄芩、石膏、桔梗解表里之热，去诸经之游火。防风、麻黄走汗道解表，荆芥、薄荷走鼻道透脑，大黄、芒硝走谷道清热通里，栀子、滑石走水道利湿，当归、白芍、川芎走血道活肝养血，白术、甘草以健脾固本，此方标本兼治，表里同治，五道祛邪，良方无疑。

【画龙点睛】　常言道："有病无病，防风通圣。"临床多用丸剂。

（2）三阳（太阳、少阳、阳明）型。

【方剂名称】 黄解元禹壳汤。

【方剂功效】 汗、下、利三法并用以去热邪，主治热毒型感冒。

【适应症候】 发热恶寒，背似水浇，耳热如灼，鼻涕灼热，喉痒，咳嗽失眠，便秘溲赤，舌苔黄，脉弦数。

【方剂组成】 黄连、条黄芩、醋大黄、知母、盐黄柏、川羌活、汜水防风、醋柴胡、法半夏、玄参、茯苓、泽泻、炒枳壳各10克，鲜姜2片引。

【使用方法】 水煎服，每日1剂，连服1~2剂。

【方剂分析】 治标者羌活、防风，治里者大黄、知母，治半表半里者柴胡、半夏。黄芩、黄连、黄柏荡涤三焦之邪，玄参预防伤阴之弊，茯苓、泽泻使热有出路，枳壳防过腻，生姜克过寒，全方清热不伤正，寒冷不伤胃，开三焦内外、前后之门，热邪难留必去。

（3）华盖（升降失常）型。

【方剂名称】 升降散。

【方剂功效】 升清降浊，化痰清热。

【适应症候】 三焦温病。症见咳嗽、咽痒，咳连胸胁，痰难出，痰色黄，大便干，脉数，舌苔黄。

【方剂组成】 僵虫6克，蝉衣3克，姜黄9克，大黄12克，升麻10克。

【使用方法】 水煎服，每日1剂。

【方剂分析】 僵虫化痰利咽喉，蝉衣解表抗过敏，姜黄活血散结聚，大黄下行荡涤污浊，升麻上升发散热毒。全方通过上、下、内、外诸渠道将热痰、毒结、瘀浊尽数排出。

【辨证加减】 共为细末，炼蜜为丸名曰太极丸；若发热、口苦、咽干加导赤散、四黄汤，名曰神解散；若发热咳喘，加金银花、泽兰、陈皮、黄芩各6克，生栀子、桔梗、连翘、胆草各3克，名曰清心汤；若呕吐黄痰、发斑、口烂，加石膏、玄参、黄芩、苦参、陈皮、花粉、甘草各10克，曰芳香饮；若耳聋目赤、衄血、喉肿，谵语，加四黄汤、导赤散及牡丹皮、知母、栀子、蝎子等名曰大清凉散；若痞、满、燥、实、坚者应配大承气汤、三黄汤，名曰解毒承气汤。

【验方荟萃】 白芥子、栀子、桃仁、苦杏仁各20克，吴茱萸、樟脑各10克，研末，与鸡蛋清、面粉调匀呈饼状，分贴于双侧涌泉穴，用于感冒咳嗽较重者。

（4）胸膈型。

【方剂名称】 凉膈散。

【方剂功效】 凉膈、泻火、通便。

【适应症候】 胸膈烦热，咽痛吐衄，口舌生疮，便秘溲赤。

【方剂组成】 黄芩20克，栀子、连翘各15克，大黄10克，芒硝（冲服）5克，薄荷10克，甘草10克，竹叶少许。

【使用方法】 水煎服，每日1剂。

【方剂分析】 大黄、芒硝、甘草是调胃承气汤，黄芩、栀子、连翘清热解毒，薄荷、竹叶散胸中积热，全方以下为清。

【辨证加减】　口渴、喉肿加金果榄、桔梗。

【画龙点睛】　清上泻下，以泻代清。急性咽炎、口腔炎、扁桃腺炎、胆囊炎，属于中上焦有热者用之。

（5）膜原型。

【方剂名称】　达原饮。

【方剂功效】　开达膜原，避秽化浊。

【适应症候】　发热恶寒，胸闷呕恶，舌苔垢腻。

【方剂组成】　黄芩20克，白芍、知母各15克，草果仁、槟榔、厚朴、甘草各10克。

【使用方法】　水煎服，每日1剂。

【辨证加减】　见基本方。发热加柴胡、葛根、大黄，苔厚加佩兰、藿香、白豆蔻，细菌感染加虎杖、重楼、野菊花，病毒感染加薏苡仁、茵陈、板蓝根。

6）胃肠型感冒。

【方剂名称】　藿香正气汤。

【方剂功效】　解表、清里、和胃。

【适应症候】　发热，头痛，恶寒，胸脘满闷，或脘腹疼痛，或呕吐泻痢，舌白腻。

【方剂组成】　藿香、大腹皮、陈皮各10克，茯苓、白术、厚朴、甘草各10克，桔梗、紫苏叶各5克，生姜3片，大枣2枚。

【使用方法】　水煎服，每日1剂。

【方剂分析】　藿香、紫苏叶解表清热，二陈汤去湿，陈皮、大腹皮、厚朴理气，桔梗开提肺气，姜枣调和营卫，甘草和药解毒。

【辨证加减】　水泻加车前子、白术，嗳腐加山楂、莱菔子，呕吐用盐配制成0.9%的生理盐水，徐徐饮入。

【画龙点睛】　多用于夏季胃肠炎的患者。

5. 虚感

（1）气虚型（反复感冒）。

【方剂名称】　玉屏风汤。

【方剂功效】　益气固表。

【适应症候】　感冒反复发作，时轻时重，每当伤风受凉，即鼻塞喷嚏，少气乏力或见低热，舌淡，脉弱。

【方剂组成】　生黄芪30克，防风12克，炒白术15克，鲜良姜10克，大枣6枚。

【使用方法】　水煎服，每日1剂。

【方剂分析】　黄芪可提高免疫功能，促进抗体、免疫球蛋白合成，对多种细菌和病毒有抑制作用。白术是滋补强壮剂，可提高白细胞的数量。防风抗菌、脱敏、止泻。

【辨证加减】　虚甚加党参，日久加木灵芝，鼻塞加辛夷花，流涕加苍耳子。

【画龙点睛】　看似扶正，实际既可扶正，又可祛邪。

【锦囊妙招】　玉屏风散，生黄芪180克，汜水防风、炒土白术各60克，共为细末，每次服10克，每日3次，黄酒送服，连服2~3个月。

【验方荟萃】

方一：口服补中益气丸2盒。适用于感冒后自汗乏力、遇风寒复感者。

方二：萝卜切片用半个，用小刀挖空其心，内放冰糖及橘饼，放于碗中置于蒸笼中，待10分钟后即有蜜汁流出，口服，此方对老年人感冒且痰多以及小儿百日咳有效。

方三：黄豆、抓地龙各1把，水煎服，每日1剂，连服2次。

方四：感冒后虚汗不止时，用甘草10克、黑豆8粒、芝麻3粒，白矾1小块，煎汤服，每日1剂，连服2日。

方五：酸酱草、黄豆各30克，水煎服，每日1剂，连服3日。

（2）血虚型（久感不愈）。

【方剂名称】 归芍桂姜甘草汤。

【方剂功效】 补血、温脏。

【适应症候】 感冒经久不愈，四肢软弱无力，面色无华，身恶风寒，舌淡润。

【方剂组成】 当归、炒白芍各15克，肉桂5克，鲜良姜7片，甘草10克。

【使用方法】 水煎服，每日1剂，连服10剂。

【方剂分析】 当归、白芍、肉桂、鲜姜、甘草均能提高机体的免疫功能。当归诱生干扰素，白芍显著抑制金黄色葡萄球菌、溶血性链球菌、大肠杆菌、痢疾杆菌、结核杆菌、幽门螺旋杆菌等细菌及真菌等。肉桂升高白细胞，活血抑菌。甘草提高人的应激性，有类似肾上腺皮质激素的作用。姜提高人的警觉性，维持水、电解质代谢平衡。

【辨证加减】 气虚加黄芪，阳虚重用干姜。

【画龙点睛】 五药组合，提高应激性、警觉性，增强抵抗力、升高白细胞。

【验方荟萃】 黄芪40克，当归、白芍各20克，党参、生地黄、山药、甘草各15克，水煎服，每日1剂。适用于乏力，气短，容易感冒者，也可作感冒的预防药。

（3）阴虚火旺型。

【方剂名称】 六味地黄丸。

【方剂功效】 滋水涵木。主治肾水不足，虚火上炎的流感患者，亦可作为阴虚体质感冒期间的预防药。

【适应症候】 微恶风寒，少汗，身热，手足心热，头昏心烦，口干，干咳少痰，鼻塞流涕，舌红，少苔，脉细数。

【验方荟萃】

方一：双根白虎汤。苇根、茅根各30克，玄参15克，生石膏30克，知母12克，大青叶15克，桑叶、野菊花、甘草各10克，水煎服。

方二：郁热型，丹栀逍遥散加减。

（4）阳虚型。

【方剂名称】 加桂玉屏附子理中汤。

【方剂功效】 温阳解表，引火归原。主治老年人感冒及风湿性关节炎。

【适应症候】 恶寒发热，热轻寒重，无汗肢冷，倦怠嗜卧，面色苍白，脉沉无力。

【方剂组成】 黄芪30克，党参20克，桂枝5克，防风6克，煨姜3克，附子（先煎）10克，甘草3克。

【使用方法】 水煎服，每日1剂。

【方剂分析】 益气温阳党参、黄芪、附子，发汗解寒桂枝、防风、姜。

【验方荟萃】

方一：老姜9克，芥菜（切片）50克，豆腐若干水煎服，治久治不愈的感冒伴咳嗽者。

方二：归芍桂鹿汤。当归、炒白芍、南肉桂、鹿茸片（可用动物肝脏60克或鹿角胶加倍以代替）、煨良姜、炙甘草。

（5）男性精亏表虚型。

【方剂名称】 姜苏玉屏熟牛肉汤。

【方剂功效】 填精、固表、除风。

【适应症候】 除有一般感冒症状外，腰膝酸软，骨节酸楚，四肢乏力，脑力和体力均不持久，稍有劳累则耳鸣，多视则目羞，发枯发脱，肌肤枯涩，脉细。

【方剂组成】 黄芪30克，白术、熟地黄、怀牛膝、山萸肉各15克，防风、生姜、苏叶各10克。

【使用方法】 水煎服，每日1剂。

【方剂分析】 黄芪、白术益气健脾，熟地黄、怀牛膝、山萸肉填精补肾，防风、生姜、苏叶解表祛邪。

【辨证加减】 风寒加麻黄，风热加金银花，热重加重楼，身痛加羌活，胸痛加香附，咳嗽加杏仁，气喘加麻黄，夹湿加藿香，气虚加党参，阳虚加附片。

【验方荟萃】 房劳虚感型，核桃3个（砸烂），茶叶15克，大枣7枚，水煎服，适用于房事后感冒，有身困，恶寒、腰痛症状者。

（6）女性经期易感型。

【方剂名称】 小柴胡汤加味。

【方剂功效】 和解少阳。

【适应症候】 经期易感，病程较长，自觉寒热，目眩，口苦，咽干，心烦，喜呕，脉弦，苔薄。

【方剂组成】 柴胡15克，黄芩、半夏、党参、甘草各12克，生姜9克，大枣4枚。

【使用方法】 水煎服，每日1剂。

【方剂分析】 柴胡散表邪，黄芩清里热，半夏和胃，党参健脾，姜、大枣调营卫，甘草和诸药。

【辨证加减】 恶寒加防风、桂枝，阴虚加玄参、白芍，脾虚加白术、陈皮，纳呆加神曲、山楂。

【画龙点睛】 邪之所凑，其气必虚，妇女在经期血海空虚，外邪余热乘虚而入，少阳经脉起于目外眦，下耳后，入耳中，其支者，会缺盆，下胸中，贯膈循胁，络肝属胆，邪在少阳，火郁化热，故目眩、口苦、咽干、心烦，犯胃者喜呕，邪与阳争为寒，邪与阴争为热，形成寒热往来。

（7）正虚邪恋型。

【方剂名称】 地丹花楂补中汤。

【方剂功效】 益气补中，清血分余邪。

【适应症候】 低热经久不愈，有时口干舌燥，鼻塞头重，咳嗽咳痰不爽，久药不愈，舌淡，脉弱。

【方剂组成】 金银花、生山楂各30克，牡丹皮、地骨皮、土白术各15克，黄芪40克，陈皮、升麻各5克，党参30克，当归20克，炙甘草、醋柴胡各10克，鲜良姜7片，大枣5枚。

【使用方法】 水煎服，每日1剂。

【方剂分析】 补中益气汤补脾益肺，金银花、山楂杀菌解毒治留恋之余邪，牡丹皮、地骨皮活血清热驱血分之藏毒，扶正祛邪故病愈。一般3剂愈。

【辨证加减】 金银花可用白（槟榔）虎（虎杖）菊（野菊花）丁（地丁）汤代替，病重可改用重楼。

【画龙点睛】 脾属土，脾虚则四肢无力，感冒经久不愈，脾土不生肺金。肺司呼吸，主宣发肃降，肺虚则咳嗽、多痰；合皮毛，肺虚则汗出、恶风。脾虚导致肺虚，即所谓土不生金。补中益气汤培土生金，故有效。

【验方荟萃】 白菜根1个（切片），桑白皮15克，生姜片15片，炙杏仁15克，水煎服1~3剂，适用于风寒感冒日久以咳嗽为主，服解热药无效者。

第二节 细菌性痢疾

细菌性痢疾是痢疾杆菌通过污染的手、水、食物和用具经口传染，以结肠弥漫性炎症为主要病变的急性肠道传染病，简称菌痢，多见于夏秋季节。

轻者仅有低热、腹痛、腹泻，大便每日3~5次，有少量黏液，里急后重不明显。重者可见血压低、四肢厥冷、脱水等症状。若在腹泻前出现热毒炽盛的惊厥，蒙蔽心包，引动肝风则为疫毒痢，以儿童为多见；若浊气上攻，胃失和降而成噤口痢；迁延日久，正虚邪恶，时发时止则为休息痢；痢久脾肾阳虚，湿从寒化，可又转为虚寒痢。久治不愈称慢性痢疾。粪便检查有大量脓细胞、红细胞，并有巨噬细胞，粪便培养找到痢疾杆菌。

中医治痢有独到之处。一是针对病原体，选药量大，灭致病之毒素，遏制其病势，修复肠黏膜。如细菌性痢疾重用糖山楂至30~60克，阿米巴痢疾重用白头翁120克，气血瘀滞型痢疾重用当归90克，炒白芍90克。二是久痢，辨寒、热、虚证，选温、清、涩法。增强免疫功能，调整机体内环境。三是痢疾内病选用外治法，结肠黏膜充血、水肿、肠壁增厚、溃疡、出血按疮疡治疗，可取得意想不到的疗效。四是有许多散见民间的单方、验方，药味少，药源广，疗效显著。如马齿苋、地锦草、山楂、大杨花、茜草、白头翁、苦参、仙鹤草、鸦胆子、刘寄奴、冬青叶、苍耳子等对痢疾的治疗也有较好的效果。

一、湿热型

1. 基本方

【基本方名】 归芍楂花三黄汤。

【方剂功效】 清热、利湿、理气、活血。

【适应症候】 阵发性腹痛，腹泻，大便初为糊状或水样，继而转为黏液脓血便，里急后重，同时伴有发热、恶心、全身不适等中毒症状。

【方剂组成】 山楂60克，地榆、金银花各20克，黄芩、黄连、当归、白芍、连翘、枳壳各15克，木香、大黄各10克。

【使用方法】 水煎服，每日1剂。

【方剂分析】 感受时疫毒邪，热毒壅盛肠道，燔灼气血，为疫毒痢的主要病机，黄芩、黄连、地榆、金银花清热解毒，连翘、大黄排脓逼毒外出，当归、白芍活血以护肠壁，枳壳、木香理气以调气机，共建退热、解毒、止痢之功。

【辨证加减】 恶心加藿香，脓多加白蔹，湿热加苦参，血痢加地锦草，昏迷配安宫牛黄丸，抽搐加羚羊角粉，暴痢致脱用参附汤急救。

【画龙点睛】 湿热疫毒之邪侵入胃肠，腑气壅阻，传导失司，气血凝滞，化为脓血，故见腹痛、腹泻，便下脓血，里急后重。

【锦囊妙招】 大蒜1头捣碎取汁，浇面条服用。

2. 偏方

【偏方名称】 杨马楂卧车汤。

【方剂功效】 解毒，活血。主治急、慢性菌痢，肠炎。

【方药组成】 大杨花20克，马齿苋30克，山楂60克，地锦草（小虫卧蛋）10克，车前草30克，茶叶（可用绿豆代替）少许。

【使用方法】 水煎服，每日1剂。

【方剂分析】 集清热解毒、行滞活血、分别清浊为一体。

【辨证加减】 恶心加藿香，纳呆加干姜，呕吐加盐（100毫升药液中加0.9克盐），胃虚配小米，脾虚加花柴皮，肾虚加花椒，血痢加白头翁，阿米巴痢疾用龙眼肉裹鸦胆子煨熟服用，久痢加石榴皮。

【画龙点睛】 解毒活血，分别清浊，保护肠管。

【锦囊妙招】 槟榔15克，焦山楂、生山楂、红糖、车前子各30克，水煎服，每日1剂，连服3日。

【验方荟萃】

方一：实热痢（红多白少），白头翁、白糖各30克，水煎服，连服3日。

方二：湿热痢，香参丸，木香120克，酒苦参180克，甘草500克，熬膏丸如桐子大，每次9克，白痢姜汤下，红痢甘草汤下，噤口痢砂仁、莲肉汤下。

方三：赤痢，木耳、槐米灰、红曲灰、砂糖引，空腹服。

方四：毒痢（血痢），金银花30克，煎汤送香连丸。

方五：脓痢，热、渴、烦，选栀豉薤白汤。栀子仁、淡豆豉、薤白头，恶心加大黄、甘草，瘀血加郁金、牛膝，痢甚加槐花炭、地榆炭，腹痛加木香、炒白芍。

方六：伤食痢，红糖60克，山楂30克，水煎服，每日1剂，连服2剂。

方七：黄瓜根适量，洗净晒干烧成黑炭，与白糖共捣为面，加水调成糊状敷肚脐，连用3日。

方八：青茶叶30克，糯米20粒，盐少许，置砂锅炒至黄色，加水1 000毫升，水煎服，每日2次。

方九：大杨花1把，红糖30克，水煎服，连服1~2次。

方十：铁苋菜（鸡心菜）30克，水煎服，每日2次，连服3日。

方十一：秤金草、酸酱草各适量，水煎服，连服2日。

方十二：槐豆60克，水煎加入适量红糖冲服。

方十三：红白棉花各5朵，洗净（严防农药污染），煎5分钟后，打1枚红皮鸡蛋煮沸，吃蛋喝汤。

方十四：火烧鸡蛋1枚，蘸生白矾2克服。

二、瘀滞痢

【方剂名称】 归芍汤。

【方剂功效】 化瘀、导滞、解毒。

【适应症候】 腹痛、里急后重，下痢赤白脓血。

【方剂组成】 当归90克，白芍、炒萝卜籽各30克，车前子20克（另包），炒枳实、槟榔、生甘草各10克。

【使用方法】 水煎服，每日1剂。

【方剂分析】 当归、白芍对痢疾杆菌有较强的抑制作用，当归活血治便脓，白芍柔肝治腹痛。

【辨证加减】 恶心加大黄、甘草，瘀血加郁金、牛膝，痢甚加槐花炭，腹痛加木香。

【画龙点睛】 当归、白芍可活血柔肝，药理研究抑制痢疾杆菌。用于临床，1剂止，2剂愈。

【验方荟萃】

方一：白芍20克、山楂、槟榔各10克，木香4克，水煎服。适用以下重为主症者。

方二：夏枯草20克，水煎后，白痢兑白糖30克，红痢兑红糖30克，连服2~3次。

方三：香薷600克，藿香300克，苏叶8个，木瓜150克，檀香75克，木香60克，赤苓150克，甘草45克，厚朴150克，枳壳150克，共为细末，炼蜜为丸，每丸6克，每次1丸，白痢姜汤下，红痢木香下，其余开水下，不拘赤白泄泻痢一般3~4剂即愈。

三、疫毒痢（阿米巴痢疾）

【方剂名称】 香连苦参榆翁汤。

【方剂功效】 解毒、杀虫、止血。

【适应症候】 发病急骤，腹痛剧烈，里急后重频繁，痢下鲜紫脓血，呕吐频繁，寒战壮热，头痛烦躁，精神萎靡。

【方剂组成】 木香6克，黄连9克，苦参、黑地榆各15克，白头翁120克，红糖30克。

【使用方法】 水煎服，每日1剂。

【方剂分析】 白头翁、苦参可杀灭阿米巴原虫、阴道滴虫。地榆有减少创面渗出、干燥创面、止血的功效。木香、黄连有抑制多种细菌的作用，属中药的广谱抗菌药。一般3剂药即能控制症状。

【辨证加减】 溃疡者加赤石脂、白及、炒黑姜；大便以脓细胞为主，加地锦草、牡丹皮、虎杖；大便以红细胞为主加熟大黄、赤石脂、地骨皮。

【锦囊妙招】 将鸦胆子9粒包于桂圆肉3个中，煨熟，开水冲服，3日病减，一般10日病愈。

【验方荟萃】

方一：生山药、生白芍、金银花、炒牛蒡子、生甘草、黄连、肉桂各10克，水煎服，每日1剂。

方二：白头翁、金银花、紫花地丁各30克，秦皮、黄柏、黄连、人黄各10克，水煎200毫升保留灌肠，每日1剂。

方三：加减截疟七宝饮为青蒿、草果、槟榔、厚朴、常山、当归、赤芍、白芍、姜半夏、甘草、红藤、白木槿花各10克，水煎服，每日1次。

四、虚寒痢（噤口痢）

【方剂名称】 姜草附椒汤。

【方剂功效】 温补脾肾，温肠养脏。

【适应症候】 痢下物色赤白。质清稀，或白色黏冻，无腥臭，甚则滑脱不禁，或泻下完谷，腹部隐痛，喜按喜温，肛门坠胀，甚则脱肛，或虚坐努责，便后更甚。

【方剂组成】 干姜、生甘草各30克，川花椒、制附片各6克。

【使用方法】 水煎服，每日1剂。

【方剂分析】 干姜维持水、盐等物质的代谢平衡，镇呕、健胃、止泻、止痛，有抗菌的作用。花椒抑制肠道运动，抑制多种细菌生长。附子、甘草有肾上腺皮质激素样作用，前者抗寒冷，后者可对抗应激。

【辨证加减】 脾虚加党参、白术，寒甚加肉桂、肉豆蔻，痛加当归、芍药，泻加赤石脂、罂粟壳，坠加黄芪、升麻，滑脱加芡实、牡蛎。

【画龙点睛】 痢疾日久，由热变寒，致脾肾虚弱，肾不能温煦，脾不能运化，胃不能腐熟，药后大约40分钟可见效。

【锦囊妙招】 真人养脏汤：白芍、当归、人参、白术、肉豆蔻、肉桂、甘草、木香、诃子、罂粟壳，若有虚热，少佐黄连，若不见效，加大诃子用量至20克。

【验方荟萃】

方一：红参15克，红糖少许，煎汤服，每日1次，连用3日。

方二：大蒜烧熟食。

方三：食盐1克，放入肚脐凹陷处，滴开水2~3滴，待盐湿润后，在肚脐上拔火罐。

方四：红糖、白糖、白酒各50克，用火点着，待火快灭时，用半碗凉开水冲下。

五、久痢

【方剂名称】 车术两皮糖米汤。

【方剂功效】 收涩治痢。

【适应症候】 痢疾日久，纳呆腹胀，食后即吐，或泻下完谷，面黄肌瘦，四肢无力，舌淡脉弱。

【方剂组成】 石榴皮（酸陈石榴皮焙干研为细末）、椿白皮各9克，车前子（包煎）20克，炒白术15克。

【使用方法】 红糖、小米引，水煎服，每日1剂。

【方剂分析】 石榴皮提高白细胞吞噬功能，抑制痢疾杆菌、金黄色葡萄球菌、溶血性链球菌、伤寒杆菌、霍乱弧菌、流感杆菌、肠道寄生虫。

【辨证加减】 气虚加党参、黄芪，阳虚加附子、肉桂，疼痛加当归、白芍，脓血便加地榆、白头翁。

【画龙点睛】 前人治痢，有“痢无止法”之说，是指痢疾初起，肠内积热正盛，“通因通用”不致闭门留寇，若泻痢日久，脱肛下坠，滑脱不禁，务必选用收敛固脱之法。

【锦囊妙招】 桐花200克，洗净晒干，和面加盐，用植物油炸成丸子，食后勿喝水，连服3日。

【验方荟萃】

方一：椿白皮、石榴皮各15克，红、白糖各20克，水煎服，每日1剂，连用3日。

方二：柿饼1个，入白蜡1克于内，将纸包好扎住，以水湿透纸，放灰火中烧熟食之，大人2个，小孩1个。

方三：石榴皮30克，红糖5克，水煎服，每日1剂。

方四：芝麻（为末）、红糖各30克，拌匀，车前草30克煎汤，每日分2~3次冲服。

方五：椿白皮、绿豆芽、红糖各120克，水煎浓汁去渣，每日分3~4次服下。

方六：桂圆、罂粟壳、荔枝、莲子（去心）各7个，水煎，空腹服。

方七：酸陈石榴皮焙干研细末，每次9克，米汤饮下，患病已久或百方无效者，服之即止。或用两个新鲜石榴的皮煎汤服。

方八：炒芝麻、白糖等量搅拌后，适量服，每日 2~3 次。

【附】 辨病治痢

1. 结肠黏膜充血水肿期

【方剂名称】 木耳散。

【方剂功效】 吸水、活血。

【适应症候】 新患痢疾，脓血黏液便，腹痛。

【方剂组成】 干木耳 30 克。

【使用方法】 研末，白痢用红糖 30 克，红痢用白糖 30 克，开水冲服。

【方剂分析】 木耳涨发，吸收了脓性分泌物与黏液，糖的高渗脱水作用使细菌死亡，共起洁净肠壁，减较因炎症刺激导致的肠壁水肿与充血。

【辨证加减】 清浊不分加车前子、白术，饮食不化加山楂、莱菔子，脘腹疼痛加干姜、肉桂。

【锦囊妙招】 赤痢用浓苦茶 1 杯，白痢用姜汁 1 杯，赤白痢用浓茶、姜汁各半杯，将冰糖 120 克入内炖服，见粪即愈。

【验方荟萃】

方一：黄瓜叶适量捣汁，兑白糖少许，每日服 1~2 次。

方二：白萝卜 1 000~1 500 克洗净，连皮放石臼内捣碎绞取汁，口服。

方三：醋 250 克煮沸，后将鸡蛋（下痢脓血用全蛋，下痢白脓不要蛋黄）打入醋中，沸后全喝下，一般 1 次可愈。

方四：赤痢、水泻。炒车前子、红曲、赤石脂等份为末，砂糖调服 9 克，开水送下，2 剂见效。

方五：旱莲草 120 克，糖 30 克，水煎服，每日 1 剂。

2. 结肠黏膜溃疡期

【方剂名称】 薏地石姜汤。

【方剂功效】 止血止泻，生肌敛疮。

【适应症候】 下利赤白脓血，里急后重，甚则脱肛。

【方剂组成】 赤石脂 60 克，炮姜 3 克，薏苡仁 15 克，地骨皮 15 克，地榆炭 10 克。

【使用方法】 水煎服，每日 1 剂。

【方剂分析】 赤石脂（含硅酸铝及氧化铁）、地榆干燥创面，止血，愈合溃疡。地骨皮治疮，属半起半长药，对痢疾杆菌有较强的抑制作用。干姜维持水、电解质的代谢平衡，镇呕、健胃、止泻、止痛，有抗菌作用。薏苡仁增加机体免疫功能，利水，抑菌、抗病毒。

【辨证加减】 脓血加地锦草、虎杖，后重加白芍、升麻，便血加参三七、干石榴皮粉。

【画龙点睛】 虽是内科病，按疮疡治疗。

【锦囊妙招】 鲜马齿苋 120 克，山楂 30 克，水煎服，每日 3 次。

【验方荟萃】

方一：榆钱1小把，红糖少许，水煎服，连服2日。

方二：赤石脂30克，枯矾、煅龙骨各15克，田三七1克，甘草3克，共为细末，每次3克，每日3次。

3. 肠壁增厚期（噤口痢）

【方剂名称】 糖枣花胡胃风汤。

【方剂功效】 健脾和胃，开噤进食。

【适应症候】 痢虽日久，仍见赤白脓血，时轻时重，遇劳即发，过劳加重，里急后重，怯寒少气，或呕恶不食，食入即吐。右下腹按之疼痛，有时可触及条状物。

【方剂组成】 红参12克，黄芪30克，白术12克，炒白芍30克，茯苓15克，当归15克，附子（先煎）18克，肉桂6克，干姜10克，补骨脂15克，肉豆蔻12克，香附12克，白花蛇舌草60克，甘草9克，枣树皮15克，胡桃5枚，红糖10克。

【使用方法】 水煎服，每日1剂。

【方剂分析】 胃风汤能提高人体免疫功能。枣树皮、胡桃含有机酸、钙、磷、铁等，有吸附作用，且促进组织再生。补骨脂、白花蛇舌草刺激网状内皮系统的吞噬功能，且有抗菌、消炎、防恶变的功效。白及、地榆止血生肌，缩短凝血时间。元胡、小茴、肉桂旺盛肠血循环，尽快消除瘢痕。

【辨证加减】 不食加石菖蒲、姜汁，纳差加山楂、麦芽，腹胀加枳实、小茴，便血加地榆、白及，黏液加秦皮、黄连。

【画龙点睛】 噤口痢者，大虚大热。慢性非特异性溃疡性结肠炎系热邪留大肠，气血失和，宜清泻大肠之火为主，调气活血为辅。

【锦囊妙招】 大便呈果酱色而量多者，用鸦胆子仁（胶囊分装或用桂圆肉包裹煨熟）每次15粒，每日3次，饭后服用，连服7~10日。

【验方荟萃】

方一：加减芍药汤。当归、炒白芍各15克，黄芩、黄连、醋大黄、木香、槟榔各10克，水煎服，每日1剂。

方二：寒热错杂，虚实互见，病情顽固者，选乌梅丸，照说明服。

方三：久痢伤阴，鲜血黏稠，虚坐努责，量少难出，午后低热，口干心烦，舌红绛或光红，方用驻车丸加减。

方四：人参9克，炒石莲肉6克，黄连3克，鲜荷叶1片，老黄米1撮，水两盅煎六分，入木香末1克，和匀口服，不愈者加山楂6克，槟榔、枳壳各2克。

方五：噤口痢，五谷虫焙干为末，每次0.6~0.9克，米汤下。治米粒不下、百药无效者。

第三节　肺结核

肺结核是由结核杆菌引起的一种慢性肺部感染性疾病，诊断依据是痰液检查找到结核杆菌、血清学特异性抗体敏感试验、血沉加快、X线肺部检查等。病初有轻微咳嗽或咳痰，部分患者胸痛、咯血。常见的全身症状有周身不适，精神萎靡，易倦乏力，性情烦躁，心悸，食欲减退，体重减轻，盗汗，不规则低热，两颧潮红，妇女月经不调。也有无明显症状，仅在胸部X线健康检查时才被发现。在慢性病程中，病情恶化，可有高热畏寒，发绀气促，肺萎缩，肺气肿，渗出性胸膜炎，胸膜增厚等。

西医治疗主要采用抗结核杆菌药物治疗方法。如果肺叶出现空洞，并伴有支气管扩张，肝功能损害及反复咯血和感染，病灶局限于一侧或一叶，则要考虑手术。

中医称“痨瘵”“肺痨”。肺为清虚娇脏，不耐寒热，若痨虫侵蚀于肺，肺清肃之令不行则为咳，虚火灼津而成痰，损伤肺络则咯血；肾阴不足，水不济火，心火扰动，迫津液外泄，则心烦不安，心悸，盗汗；阴精亏损，阴不敛阳，则低热，两颧潮红，形体消瘦，体重减轻；脾肺气虚，则食欲减退，疲乏无力；气血不和，影响冲任，则妇女月经不调。发绀、高热、肺萎缩、肺气肿等均属肺结核的变证。下面将肺结核按活动型、空洞型、慢病缓治分别讨论。

一、活动型

【方剂名称】 紫白大补阴汤。

【方剂功效】 补益肺肾，滋阴降火。

【适应症候】 咳呛气急，痰少质黏，或吐稠黄痰，时时咯血，血色鲜红，或胸胁掣痛，伴形体消瘦，头晕耳鸣，心烦失眠，腰脊酸软，两颧潮红，骨蒸潮热，盗汗，五心烦热，男子遗精，女子经闭。舌质红，苔薄黄少津或光剥，脉细数无力。

【方剂组成】 紫丹参20克，白及、熟地黄、知母、黄柏各15克，龟板10克（可用鳖甲，或煅龙骨、煅牡蛎各15克替代）。

【使用方法】 水煎服，每日1剂。

【方剂分析】 治肺结核用钙剂，可使病灶钙化，所选血肉有情之龟板、鳖甲、龙骨、牡蛎皆含胶原钙，可使病灶钙化，空洞闭合。杀痨虫以绝其根本，故选白及抑制结核杆菌的生长；熟地补益肺肾以滋阴，知母、黄柏平抑相火，通过补真阴、平相火以消除症状。

【辨证加减】 肺热加虎杖、重楼，潮热加地骨皮、秦艽，乏力加黄芪、党参，咳嗽加五味子、百部，咯血加藕节、仙鹤草，胸痛加郁金、三七，肺阴虚加沙参、麦冬，肾阴虚加阿胶、熟地黄。

【画龙点睛】

（1）肺结核四大主症：咳嗽、咯血、潮热、盗汗。

（2）禁用燥烈、苦寒、升散之药。

（3）抗痨中药：大蒜、银杏、葎草、黄芩、黄连、地榆、石榴皮、猫爪草、连翘、苦参、玉竹、黄精、穿破石、百部、夏枯草、金银花、大蓟根、蜈蚣等。

（4）结核病后期要注意胃气。

【病案举例】 周某某，45岁，患肺结核15年，近血管处出现空洞，反复咯血，辗转于北京、南京诸多医院，卧床10年致面部一侧严重变形，骨瘦如柴，潮热、盗汗、乏力、气短，尤其遗精往往使咯血加重，舌红，少苔，脉细无力。证属阴虚火旺，灼伤络脉，扰动精室。治宜滋阴降火，活血钙灶，方选加减大补阴丸（汤剂），服药半年后能坐起，两年后病痊愈。

【养生保健】 饮食应富营养，食疗选生藕、大蓟、马齿苋、大蒜、菠菜等食品以抑制结核菌的生长，多吃鸡蛋增加抵抗力，忌辛辣，戒烟酒；心理要乐观、避风寒，经常呼吸新鲜空气；慎起居，远房事，服药期间每天工作时间不得超过 8 小时；本病属慢性病，耐心吃药，不要急躁；治疗结核病的中药无副作用，对于提高抗病能力有显著效果。

【验方荟萃】

方一：秦艽、醋鳖甲、银柴胡各 90 克，青蒿、乌梅肉、西洋参各 60 克，款冬花 45 克，生黄芪、炒杏仁、神曲各 30 克，以上共研末，用活老鳖血拌药，蜂蜜制为丸。每丸 9 克，每次 1 丸，每日 3 次。适用于浸润型肺结核。

方二：葎草合剂。葎草 1 500 克，百部、白及各 500 克，夏枯草 250 克，白糖 2 000 克，蒸馏浓缩至 5 000 毫升，每日 50 毫升，分 3 次服。

方三：白及散。白及、百部、牡蛎、炮山甲等份，研细，每次 3~5 克，每日 3 次。用于病情稳定者。

方四：炮龟粉 30 克与苦荞麦粉制成糍粑或团子等食品，此为每日量，无需任何药物，一般半年到一年即愈。此方亦治肝病。

二、空洞型

【方剂名称】 百白参粉汤。

【方剂功效】 益气、养阴、敛肺。

【适应症候】 午后潮热，手足心热，夜间盗汗，两颧发赤，皮肤干灼，唇红咽干，形体消瘦，干咳干痰，咳则胸痛或痰中带血，口燥鼻干。皮肤甲错，体瘦如柴，无力动作，舌红，脉细数。胸透显示空洞。

【方剂组成】 玄参、沙参各 30 克，百部、百合、白芍、白及、钟乳粉、珍珠粉（可用牡蛎或穿山甲代替）各 15 克，煎汤或制丸。

【使用方法】 煎汤或制丸。

【方剂分析】 玄参促进肺表面活性蛋白的合成与分泌，增强肺泡的氧气交换功能。沙参升高白细胞，调节免疫平衡，强心化痰。百部、百合化痰止咳，前者抑制结核杆菌，后者提高免疫功能。白芍、白及抑制结核杆菌，前者治疗应激性溃疡，后者止血，修补溃疡，促进结核病灶的吸收与空洞闭合。珍珠粉、钟乳石粉钙化病灶。

【辨证加减】 咳嗽加川贝母、薏苡仁，低热加地骨皮、鳖甲，痰中带血加仙鹤草、白茅根、白及、藕节，骨蒸烦热加银柴胡、胡黄连，声哑加木蝴蝶、凤凰衣，胸痛加郁金、三七。

【画龙点睛】 提高免疫（肺、脾、肾三脏为重点）、抑制结核杆菌、愈合溃疡、钙化病灶。

【锦囊妙招】 龙骨、牡蛎各 21 克，没药、蒲公英、砂仁、黄芩各 12 克，白及 30

克，金银花45克，山药15克，蛤蚧（去头足）2个，水煎服，每日2次，适用于肺结核形成空洞时有骨蒸潮热，咳痰带血，梦遗盗汗，日渐消瘦症状者。

【验方荟萃】

方一：党参9克，白胡椒20个，生蜂蜜120克，冬虫夏草3克，杏仁不拘多少，姜适量，公猪肺1个，炖服。

方二：白及粉10克，鸡蛋2枚，煎汤冲粉服。

方三：糯米30克，熬粥后，加入生白及粉10克食之，一般3个月愈。

方四：香油、猪板血切小块，白糖、蜂蜜、冰糖、核桃仁打碎各200克，打入红皮鸡蛋7枚，煮熟服，吃完为止，不愈再服，可有明显疗效。

方五：月华丸。天冬、麦冬、生地黄、熟地黄、沙参、川贝母、茯苓、山药、百部各15克，广三七3克，杭菊花、桑叶各10克，炼蜜为丸，每次6克，每日3次。

方六：当归、川贝母、杏仁、青皮、茯苓、半夏、陈皮、川芎、甘草、桑皮、冰糖、五味子各6克。用法：重病每周2剂，轻病每周1剂，重病每晚睡前服，轻病隔晚睡前服。

方七：芩部丹。黄芩18克，百部、丹参各9克，水煎服，每日1剂。

三、结核慢病缓治方

【偏方名称】 龟鳖及冬丸。

【方剂组成】 龟胶500克，白及1 500克，天冬1 000克，鳖甲500克。

【使用方法】 以上共为细末，炼蜜为丸，每丸6克，每日3次，每次1丸。

【辨证施治】

（1）热邪犯肺型：全肺汤。金银花150克，玄参90克，粉甘草10克，炒白芍15克，茯苓10克，陈皮10克，生甘草10克，水煎服，连服3剂。

（2）肺络出血型：加味五味消毒饮。金银花120克，野菊花15克，蒲公英30克，紫花地丁15克，党参30克，黄芩10克，川贝母10克，麦冬10克，甘草10克，水煎服。

（3）肺肾阴虚型：生脉地锦贝桔汤。玄参60克，麦冬60克，五味子30克，地锦草30克，川贝母15克，桔梗15克，水煎服，每日1剂。简析：地锦草散血止血，玄参入肾清热，麦、贝、甘、桔清肺，热清则火不灼金。

（4）肺胃阴虚型：胶艾黄精汤。阿胶（烊化）、沙参、黄精、玉竹、天冬、麦冬各15克，桑叶、枇杷叶、生地黄、茅根各10克，水煎服，每日1剂。方解：阿胶补肺，配沙参养肺，黄精益胃，配玉竹健胃，天冬、麦冬润肺，桑叶、枇杷叶泻肺，生地黄清血热、茅根清气热、共奏养肺胃，润肺阴、清肺热之功。

（5）阴虚血热型：加味犀角地黄汤。加金银花、连翘、黄芩、地骨皮、生地榆、白及粉。

【锦囊妙招】 增力汤：肺、脾、肾、肝同补之法。党参、辽沙参、熟地黄各30克，萸肉、枸杞子、麦冬各20克，川牛膝15克，炙甘草10克。

【验方荟萃】

方一：十大功劳叶120克，地骨皮、女贞子各9克，甘草3克，水煎服，每日1剂。

方二：白及250克，白蔹250克，白公鸭1只，不加佐料煮熟食之，2~3日吃完，1~3剂愈。

方三：将蜂蜜涂于活鳖表面，焙干研为细末，每次3克，睡前服，连用3个月，用于肺结核盗汗、胸痛、易感冒者。

方四：鲜小蓟30克，捣汁，1次服。或者用白及粉10克，江米汤送服。

方五：蚱蜢30克（焙干），黑豆50克，水煎服，每日1剂。疗程一般半年。

方六：菠菜籽60克，白及30克，生百部15克，共为细末，每次6克，每日2~3次。

方七：白果30克，百部15克，白及、冬虫夏草各9克，共为细末，每次6克，每日2~3次。

方八：菠菜籽、红糖各150克，黄芪、白干参各15克，共为细末，以大蒜30头煮熟捣烂为丸，每丸6克，每次1丸，每日2~3次。

方九：醋蛋液治疗肺结核。

方十：菠菜常服，以愈为度。

方十一：生姜、核桃、红糖、白糖、蜂蜜、川贝母各250克，共为细末，黄豆秆灰15克，炖化，服之。

第四节　急性病毒性肝炎

引起急性病毒性肝炎的病毒有甲型、乙型、丙型、丁型、戊型。甲型肝炎只有急性型、隐匿型而无慢性型。乙型肝炎除急性型、隐匿型外，还有慢性型。

黄疸型肝炎大多起病较急，有畏寒、发热、纳差、乏力、恶心、呕吐、上腹部不适、腹胀等，有的患者有上呼吸道症状，肝大可不明显，尿色加深，谷丙转氨酶明显升高，发病初期持续数日至1~2周。进入黄疸期，出现巩膜、皮肤黄染，于2~3周达到顶峰，此后发热渐退，一般情况亦见好转，大部分胃肠道症状消失，食欲好转，疾病逐渐痊愈。无黄疸型肝炎，整个病程中始终无黄疸出现，症状和体征则与黄疸型基本相似，此型部分病例在发现时实际上已是慢性。

黄疸分肝细胞性、阻塞性、溶血性。病毒、药物中毒、酒精中毒、妊娠、胆汁瘀积均能导致黄疸。凡因急慢性肝炎、肝硬化、胆囊炎、胆结石、钩端螺旋体病、蚕豆病及某些消化系统肿瘤等疾病而引起黄疸者，均可参照本节辨证施治。

一、热重于湿型

1. 经验方

【基本方名】　退黄汤（白虎蒿酱仙仁平姜汤）。

【方剂功效】　清热、利湿、和胃、退黄。

【适应症候】 目黄、身黄、小便黄，恶心，厌油，纳呆，身乏，口苦，腹胀，胁痛，便干，溲赤，舌红，苔腻，脉滑而数。

【方剂组成】 槟榔 15 克，虎杖、茵陈、败酱草各 30 克，焦三仙、杏仁各 15 克，白豆蔻（后下）10 克，薏苡仁 20 克，苍术 15 克，厚朴 10 克，陈皮 15 克，甘草 10 克，姜 5 克。

【使用方法】 水煎服，每日 1 剂。

【方剂分析】 槟榔、虎杖清热利胆，茵陈、败酱草抗肝炎病毒且降酶，三仁（杏仁、白豆蔻、薏苡仁）去湿和胃，三仙增进饮食，平胃消痞去满，佐温药以制群寒药之偏，合胃药防伤中气之弊。清热解毒用虎杖、槟榔；利湿解毒用茵陈、败酱草。

【辨证加减】 发热是正邪相争，加柴胡、葛根；不欲食是痰浊，加佩兰、白豆蔻；口苦是胆热，加龙胆草、郁金；纳呆是胃热，加佩兰、厚朴；心烦是血热，加牡丹皮、地骨皮；腹胀是升降失常，加枳实、陈皮；小便黄是小肠热，加槐米、郁金；小便不利是湿盛，加车前子、白茅根；尿浊是湿热，加赤茯苓、灯心草；大便不通是毒邪内结，加大黄、芒硝；湿热积久必发黄，治黄要清热，加黄芩、黄连、黄柏、大黄；湿困脾土必生痰，治黄要化痰，行气化痰用橘红、陈皮；健脾化痰用白术、厚朴；醒脾化痰用白豆蔻、佩兰；清热化痰用明矾、竹沥。肝脾大加鳖甲、穿山甲。

【画龙点睛】 病偏于中、上焦者、头痛、头晕、心烦懊恼、呕吐频作、胃脘胀闷。其中热重者，头痛、渴欲饮。湿重者，头重如裹、身重嗜卧、口渴不欲饮。病偏于中下焦者，小便浊、大便黏，或里急后重。根据湿热程度，疾病部位，对症下药。

勿闭门留寇，使毒有出路。先利胆排毒于肠，而后毒从二便出。治肝病，当先护脾胃。用寒药，严防伤脾胃。

【锦囊妙招】 苦丁香研细面吸于鼻内，每日 1 次，吸后鼻流黄水；黄疸必用大黄，其功能是泻下、化瘀、退黄。

【验方荟萃】

方一：茵陈 15 克，苍术 12 克，栀子 10 克，甘草 10 克，泡茶喝。

方二：秦艽、旋覆花、赤茯苓、炙甘草各 10 克，水煎服，每日 1 剂。

方三：紫丁香、白丁香、黑丁香各 3 克，每日 3 次，吹鼻。

方四：打瓜子、核桃仁、生姜皮各 9 克，松萝茶 15 克，红糖 60 克，绿豆皮 6 克，水煎服，每日 1 剂。

方五：人中白（焙干）3 克，适量黄酒冲服。

方六：秦艽 90 克，牛乳 500 毫升，煮后温服。

方七：绿豆 60 克，大茴 5 克，水煎服，连服 10 日。

方八：茵陈、夏枯草各 30 克，开水浸泡后口服，每日 1 次，连服 7 日。

方九：梨切片泡入食醋里，每日 3 次，每次 10 片。

方十：用鲜水芹菜适量捣碎，放于内关穴上 1 寸处，用铜币压紧，1 日后此处流黄水，一般 2 次即愈。

方十一：玉米须 30 克，蒲公英、茵陈各 15 克，水煎服，连服 10 日。

方十二：患者头发 20 根，黄蒿 30 克，大枣 20 枚，煎汤服，每日 1 次，连服 10

日。

方十三：鲜掐不齐 150 克，水煎服，每日 1 剂，连服 10 日。

2. 传统方

【方剂名称】 茵陈蒿汤。

【方剂功效】 利湿清热。

【适应症候】 黄疸较重，兼见发热，口渴，心烦，便干，尿红。舌质红，苔黄腻，脉数。

【方剂组成】 茵陈 30 克，栀子 10 克，大黄 6 克。

【使用方法】 水煎服，每日 1 剂。

【方剂分析】 黄疸形成在于湿热蕴于血分，即“病在百脉”，因此治黄必活血。茵陈利胆，栀子凉血，大黄化瘀通腑。

【辨证加减】 胁痛加郁金、青皮，心烦加黄连、龙胆草，恶心可加橘皮、竹茹，凉血者用牡丹皮、地骨皮，养血者用丹参、当归。

【画龙点睛】 湿邪困遏脾胃，壅塞肝胆，疏泄不利，胆汁泛溢，是黄疸形成的主要病机。治疗大法为化湿，热重通腑，湿重化浊，郁热疏肝，急黄开窍，阴黄温化。

3. 单方

【偏方名称】 白虎蒿酱玉栀汤。

【方剂功效】 解毒、降酶、利胆、活血、通下。

【方剂组成】 茵陈 30 克，败酱草 20 克，槟榔 10 克，虎杖 20 克，广郁金 15 克，山栀子 10 克，玉米须 60 克。

【使用方法】 水煎服，每日 1 剂。

【方剂分析】 茵陈、败酱草、虎杖、槟榔、郁金、栀子均抗病毒，其中茵陈、郁金偏于利胆，败酱草、虎杖偏于降转氨酶，槟榔配虎杖以攻下，栀子配茵陈以保肝（诱导肝脏酶系统，提高胆红素的吸收、结合和排泄能力，防止肝细胞变性、坏死，增强肝细胞修复、再生能力）。玉米须利尿利胆，诱生干扰素，全方通过解毒、降酶、利胆、活血、通下，共奏退黄、保肝之效。

二、湿重于热型

【方剂名称】 茵陈五苓散。

【方剂功效】 利湿、清热。

【适应症候】 黄疸，恶心明显或见呕吐，腹胀满，倦怠，身重，大便溏薄，尿黄，舌苔白腻，脉缓。

【方剂组成】 茵陈 30 克，白术、泽泻、猪苓、茯苓各 15 克，甘草 10 克，大枣 20 枚。

【使用方法】 水煎服，每日 1 剂。

三、湿热并重型

【方剂名称】 银翘散。

【方剂功效】 清热祛湿、芳香开窍。

【适应症候】 黄疸重，心烦、昏迷。高热、谵语、抽搐。脉数，舌黄或紫。

【方剂组成】 金银花 30 克，连翘、牛蒡子各 15 克，桔梗、荆芥、豆豉、薄荷、甘草各 10 克。

【使用方法】 竹叶引，水煎服，每日 1 剂。

【辨证加减】 热闭心包，神昏谵语者，选安宫牛黄丸，内闭昏厥者，配至宝丹，热隔厥阴，神昏而兼痉厥者，用紫雪丹。

第五节　慢性肝炎

慢性肝炎包括慢性迁延性肝炎（简称“慢迁肝”）和慢性活动性肝炎（简称“慢活肝”）两类。两者均可由急性肝炎演变而来（急性期可不明显）。

“慢迁肝”：急性期超过半年以上；肝大质软或偏中等，可有轻度压痛，脾脏多无肿大，亦无肝硬化体征；肝功能可正常或少数指标轻度升高，血清谷丙转氨酶增高，乙肝病毒标志物可呈阳性；肝活检肝小叶结构完整，门脉区境界清晰，伴有慢性炎性浸润，肝实质有炎性浸润，此外还可有急性肝炎的一些征象，偶有极少碎屑样坏死区。

“慢活肝”：无急性肝炎病史，或急性期病情反复发作超过 1 年；有明显的临床症状，或轻度出血倾向，或有持续黄疸，或有肝外病症如关节痛、结肠炎等；体检肝脏肿大，质地中等偏硬，有压痛，多数患者脾脏可扪及或轻度肿大，伴肝硬化者可有少量腹水，肝掌，蜘蛛痣等；肝功能试验明显异常，球蛋白增高，血浆清蛋白降低，伴清蛋白、球蛋白比例变小或倒置，凝血时间延长，白细胞和血小板降低，乙型肝炎病毒标志物可呈阳性；肝活检肝小叶结构紊乱或破坏，门脉区有慢性炎症浸润累及小叶周围，肝细胞有坏死性病变，位于小叶肝细胞界板者为碎屑样坏死，门脉区之间或中央静脉与门脉区之间有桥形坏死，肝小叶内亦可有广泛坏死。

本病西医无特殊治疗方法。除适当休息、注意营养外，可用保肝药物，或抗病毒药物、免疫调节剂等治疗，但疗效均不够理想。本病属于中医的“黄疸”“湿阻”“胁痛”“虚证”“癥积”等范畴。其病因病机多由湿热之邪缠绵，日久正气损伤，由实致虚或虚实夹杂，形成肝郁、肝瘀、肝虚、肝热，脾呆、脾气虚、脾热，肾阳虚、肾阴虚等，治疗多采用清热利湿、疏肝健脾、补益肝肾、活血化瘀等方法。

一、肝郁型

【方剂名称】 金佛汤。

【方剂功效】 疏肝理气。

【适应症候】 胸满胁痛，时痛时止，有时窜痛，心烦善怒，睡眠不安，妇女月经不调，或经期腹痛，舌苔薄白，脉弦。

【方剂组成】 金樱子、佛手、郁金各 15 克，柴胡、元胡、木香各 6 克，香橼、香附各 10 克。

【使用方法】 水煎服，每日1剂。

【方剂分析】 郁金、金樱子、木香、元胡、柴胡、香附均有保肝软肝、抑菌解毒的作用。金樱子、木香增加胃液分泌以助消化；元胡增加肾上腺皮质激素的分泌，镇静、镇痛、催眠；柴胡增强免疫；香附缩小肿块；佛手疏肝解郁、化痰去胀。

【辨证加减】 养血安神加百合、麦麸，化瘀安神加丹参、琥珀，重镇安神加龙骨、牡蛎，化痰安神加茯神、远志，心肾不交安神加夜交藤、合欢皮。

【画龙点睛】 安神药可加强解郁的作用。

【锦囊妙招】 肝郁脾虚可用新逍遥散，见妇科卷。

【验方荟萃】

方一：栝楼薤白降芥汤。全栝楼、薤白头、降真香、炒白芥子各10克，醋柴胡、醋青皮、木香、川厚朴、海昆布各6克，穿山甲（冲服）3克。

方二：漏芦30克，放于母鸡腹中，炖服，每7日吃1只鸡，连吃2只。

二、肝瘀型

【方剂名称】 归芍二金三甲散。

【方剂功效】 活血化瘀，软坚止痛。

【适应症候】 肝区刺痛，触有痞块，纳呆，腹胀，妇女月经色暗，舌暗，脉沉涩。

【方剂组成】 当归、赤芍、郁金、鸡内金、穿山甲、鳖甲、龟板各30克。

【使用方法】 共为细末，每次10克，每日3次。

【方剂分析】 当归、赤芍、郁金促进肝细胞再生，改善微循环，增强免疫力，前二者偏于补血，后者偏于利胆。穿山甲、鳖甲、龟板调整结缔组织代谢。穿山甲偏于改善微循环，鳖甲偏于消肿块，龟甲偏于提高免疫力。鸡内金提高胃液的分泌量、酸度、消化力。

【辨证加减】 气虚加党参、黄芪；胃热加虎杖、槟榔；浮肿加茯苓、白术；湿热加黄柏、苍术。

【画龙点睛】 忌用三棱、莪术、水蛭、土鳖虫等破血伐肝之药。

【锦囊妙招】 金樱子散：金樱子（酒煮去皮核）、醋元胡、醋柴胡各30克，甘草15克，共为细末，早、晚各服9克。

【验方荟萃】

方一：蚂蚁5克，每日3次，连服6个月。

方二：穿山甲、鳖甲、龟板、蜈蚣、当归、芒硝、三棱、莪术、鸡内金、山楂各30克，胡核桃50个，木鳖子16个，共为细末，每次10克，每日3次，冲服。

方三：疏肝散。炒桃仁12克，红花10克，炒白芍15克，当归尾15克，酒川芎20克，大连翘15克，炒枳实10克，醋青皮10克，醋柴胡6克，适用于劳伤所致的肝区疼痛，烦躁，纳呆，欲呕症，一般3剂可愈。

方四：和肝汤（柴栀四物汤）。当归尾、酒川芎、炒白芍各15克，焦生地黄10克，醋柴胡6克，炒栀子9克。

方五：加味香花散。酒香附15克，红花、紫豆蔻、海南沉香、木香、川楝子各10

克，醋元胡、醋郁金各12克，生乳香、琥珀各5克。方中：香附理气，红花活血，紫豆蔻理气由脏至腑，沉香降气自上至下，川楝子和肝，木香理脾，元胡、郁金、琥珀祛瘀生新，生乳香止痛散结。

三、肝虚型

【基本方名】 补肝汤。

【方剂功效】 养血活肝。

【适应症候】 肝区隐痛，劳累后加重，面色萎黄，目眩干涩，视物不清，或见夜盲，身倦肢麻，失眠，妇女月经减少或闭经，唇舌色淡，脉沉细。

【方剂组成】 当归、熟地黄、白芍、川芎各12克，羌活、防风各6克，大枣20枚。

【使用方法】 水煎服，每日1剂。

【方剂分析】 当归、熟地黄、大枣提高免疫力、抗衰老，促进骨髓造血。白芍、川芎、羌活抑制血小板聚集、抗凝血、活血化瘀以止痛。防风抑制病毒且抗过敏，共奏扶正、活血、解毒之功。

【辨证加减】 水不涵木加桂圆，金盛克木加桑白皮，心火盛，子病及母加莲子、栀子，脾土旺，反侮肝木加木香、穿山甲。

【画龙点睛】 “肝无补法，以活为补”，指肝主疏泄，虚则因郁，故虚以四物汤为主，加羌活，防风以舒肝。大凡含孢子体的植物（如灵芝、马灯草等）都有增强免疫功能的作用。

【锦囊妙招】 马灯草10克，装入母鸡腹腔中，煮烂后加冰糖30克，食肉喝汤，约需7只鸡。

【验方荟萃】

方一：枸杞子30克，鸡蛋2枚。盐少许，搅匀，隔水蒸熟，每日1次，连服3日。

方二：黄鼠狼肉烘干为末，每次10克，加白糖少许，开水冲服，连服15~30天。

方三：乌鸡白凤丸，照说明服用1年。

四、肝热型

【基本方名】 石龙芍羊汤。

【方剂功效】 清热平肝。

【适应症候】 头痛眩晕，急躁易怒，面红目赤，胁肋灼痛，口苦口干，尿黄便干，舌红，苔黄，脉弦数。

【方剂组成】 羚羊角尖2克（研磨冲服），石决明、白芍各20克，龙胆草10克。

【使用方法】 水煎服，每日1剂。

【方剂分析】 白芍解痉、降压、抗凝、解毒、降酶，为本方主药。羚羊角抗菌、解毒、止痛、镇静、催眠。石决明、龙胆草镇静降压、清热解毒，其中石决明偏于活血化瘀，龙胆草偏于降转氨酶、助消化。白芍保肝软坚为主，石决明活肝凉肝为辅，龙胆草清肝热，免传于胆，羚羊角清肝热，绝肺热之来路。

【辨证加减】 羚羊角昂贵，可用黄芩、生地黄、柴胡、栀子代替。目赤加夏枯草，胁痛加郁金，尿黄加槐米。

【画龙点睛】 本方重镇安神。

【锦囊妙招】 玉米须60克，茵陈30克，山栀子、广郁金各15克，水煎服。

【验方荟萃】

方一：绿豆60克，大茴5克，水煎服，连服10日。

方二：绿豆、大蒜、构树叶各250克，水煎服。

五、脾呆型

【方剂名称】 退黄汤（白虎蒿酱仙仁平姜汤）。

【方剂功效】 清热利湿，活血解毒。

【适应症候】 恶心，厌油，纳呆，身乏，口苦，腹胀，胁痛，便干，溲赤，全身发黄，舌红，苔腻，脉滑而数。

【方剂组成】 见急性黄疸型肝炎基本方剂。

【辨证加减】 脾阴虚加党参、熟地黄、麦冬以甘寒生津，肝大加元胡、穿山甲、鸡内金以软肝化积，实中有虚加枳实、白术、山药以消补兼施。

【画龙点睛】 脾呆，即湿热蕴结于脾胃，导致脾气呆滞，运化失职。多是急性肝炎治疗不当，或在恢复阶段调理失宜，以致湿热之邪不能彻底清除，故选急性黄疸型肝炎的退黄汤。

【锦囊妙招】 生川乌15克，生草乌9克，茵陈30克，苍术9克，硫黄1.5克，黑矾120克，大枣90枚，将枣入药内煮，去药吃枣（或为粉后装入胶囊），每天1~2剂。

六、脾气虚型

【方剂名称】 加芪减夏香砂六君子汤。

【方剂功效】 补养脾胃，化痰理气。主治脾虚型慢性肝炎。

【适应症候】 面色黄白，不思饮食，消瘦，腹泻，便溏，舌淡，舌体胖，脉弱。

【方剂组成】 黄芪30克，党参、白术、茯苓、甘草、陈皮、木香、砂仁各10克。

【使用方法】 水煎服，每日1剂。

【方剂分析】 党参保肝，清除体内自由基以抗衰老，增加巨噬细胞数量以促免疫，抑制胃酸分泌以疗溃疡，增加血红蛋白以治贫血。黄芪作用类党参外，还有强心、利尿、降糖、抗菌、刺激产生雌激素等作用。白术作用类党参外，还有抗血栓、抗菌、抗病毒等作用。茯苓作用类党参外，还有利尿、降糖、抗菌、解毒等作用。砂仁、木香、陈皮促进消化液分泌，且能抑菌，故能消除肠胀气。半夏镇咳，也能镇吐，但对肝有一定的损害作用，故要少用。

【辨证加减】 纳差加佩兰、砂仁，腹胀加厚朴、白豆蔻，恶心加竹茹、生姜，肝区痛加郁金、佛手，便溏加苍术、扁豆，血虚加当归、白芍，浮肿加猪苓、车前子，有出血倾向加三七、大小蓟。

【画龙点睛】 见肝之病，知肝传脾，当先实脾。在于提高脾的运化能力，不在于消食。

【锦囊妙招】 野兔子 1 只，去五脏不去毛，不加盐，放在笼上蒸熟后，去毛吃肉喝汤，每 5 日 1 只，连服 10 只。兔子肉是低脂高蛋白食品，有保肝的作用。

【验方荟萃】

方一：龙眼肉 10 克，鸡蛋 2 枚，水煎服，连服 30 日。

方二：全真益气汤（参归术附麦熟牛肉）。党参、土白术各 15 克、熟地黄 10 克，五味子、川牛膝、制附片、当归、麦冬各 12 克，水煎服。

七、脾热型

【方剂名称】 生脉蒲地花甲汤。

【方剂功效】 补脾清热，消积软肝。

【适应症候】 饮食无味，口涩口干，心中烦热，胃脘闷胀，肝脾肿大，脉弦数，舌红，少苔。

【方剂组成】 白干参（另煎）10 克，麦冬、五味子、蒲公英、生地黄、金银花各 15 克，穿山甲（冲服）5 克（以廉易贵，用鳖甲、鸡内金各 10 克替代），大枣 10 枚。

【使用方法】 水煎服，每日 1 剂。

【方剂分析】 白干参补脾为君，生地黄、五味子滋阴为臣，蒲公英清热为佐，大枣养胃为使。麦冬助熟地黄以养阴，金银花配蒲公英以清热，醋元胡、鳖甲、鸡内金、穿山甲活血软坚，共奏益气、养肝、清热、软坚、消食之效。

【画龙点睛】 此方是蒲地花甲汤的变方。

【锦囊妙招】 五味子、桃仁、升麻、苍术、苦参、黄芪、茯苓、三七、甘草、柴胡、郁金有一定的抗肝纤维化作用。丹参有明显的降低血清转氨酶、胆红素及消缩肝大作用。

【验方荟萃】 乙肝康：由蜈蚣、三七、山药、郁金、白蒺藜、大黄、鹅不食草等组成，疗程 90 日，总有效率为 83.9%。

八、肾阴虚型

【方剂名称】 去楝加金一贯煎。

【方剂功效】 滋补肾阴，疏理肝气。

【适应症候】 五心烦热，咽干口燥，头鸣耳聋，头晕目眩，失眠健忘，腰膝酸软，可见胸脘胁痛，吞酸吐苦，舌少津，脉虚弦。

【方剂组成】 北沙参、麦冬、当归身各 10 克，生地黄、枸杞子各 20 克，川楝子 5 克。

【使用方法】 水煎服，每日 1 剂。

【方剂分析】 沙参、麦冬、枸杞子、当归、生地黄提高白细胞数目，调节免疫平衡。沙参能使乙肝表面抗原转阴；麦冬杀灭病原体；当归保肝、活血、治贫血；枸杞子、生地黄降糖、降脂、降压，前者兴奋神经，后者治贫血。由于川楝子伤肝，故删去不用，郁金保肝且理气，故选用。

【辨证加减】 小肠有热加槐米、郁金，血分有热加地骨皮、牡丹皮，胆热加龙胆草、青黛，失眠加五味子、枣仁，肝功不正常加丹参、灵芝。

【画龙点睛】 补肝用四物汤加羌活、防风是近治之方，效捷功平；用六味是远治之法，效缓功倍，虚则补其母，滋水涵木乃善后，必经之道也；初期不乱补，后期勿乱泄；分清是肝脏之病，还是肝脾同病。

【锦囊妙招】 枸杞子 30 克，鸡蛋 2 枚，盐少许，搅匀，隔水蒸熟，每日 1 次，连服 3 日。

【验方荟萃】

方一：太子参 30 克，黄芪、虎杖、首乌、女贞子、郁金、白芍各 15 克，水煎服，每日 1 剂。

方二：五味子粉 9 克，冲服，每日 3 次，连服 15 日。

九、肾阳虚型

【方剂名称】 附理八仙长寿汤。

【方剂功效】 补阴求阳，益真壮元。

【适应症候】 肝病日久，纳呆腹胀，形寒肢冷，腰膝疲软，心慌气短，舌淡，脉弱。

【方剂组成】 党参、白术、制附子（先煎）、麦冬、五味子、熟地黄、山药、山茱萸、牡丹皮、茯苓各 15 克（即附子理中丸和八仙长寿丸组成）。

【使用方法】 水煎服，每日 1 剂。

【方剂分析】 肝病日久，传及他脏，母病及子，则心慌气短，子病及母则腰膝酸软，肝病传脾则纳呆腹胀。此方补阴求阳，全真益气。滋水涵木，即虚则补其母，以六味地黄丸（八仙长寿丸乃六味地黄汤加麦冬、五味子）为基本方，治病求本，缓治功倍。

【辨证加减】 纳呆加白豆蔻、厚朴，腹冷加干姜、肉桂。

【画龙点睛】 正虚邪实，扶正能祛邪。

【锦囊妙招】 神曲、麦芽、红糖各 30 克，川椒 10 克，生姜 10 片，与雏鸽肉一起炖服，一般 3 日可见效。

【验方荟萃】 抗纤灵主要药物有熟地黄、巴戟天、仙灵脾等，能改善免疫调节功能，提高细胞活性，使透明质酸、纤维连接蛋白降低。

第六节　寄生虫病

一、蛔虫病

蛔虫病主要是食入的食物或水被虫卵污染，其发育为蚴，寄生于人体小肠，从而所致的疾病。一般无自觉症状，儿童受染后常有不同程度的消化道症状及腹痛。因蛔虫有钻孔习性，常钻入其他脏器，如胆道、阑尾、胰腺或肝，可导致严重后果。治疗以驱虫为主。其他并发症则对症治疗及外科手术。

【方剂名称】 使君楝乌汤。

【方剂功效】 杀虫，驱虫。

【方剂组成】 生使君子（每岁1克，最大量为6克），乌梅10克，苦楝皮6克 。

【使用方法】 水煎服，每日1剂。

【方剂分析】 诸药抑制或麻醉虫体。

【辨证加减】 腹痛先用葱白汁50克，香油调服。

【画龙点睛】 苦楝皮宜煎服，短时无效。

【锦囊妙招】 南瓜籽60~120克，嚼服，煎服无效。

【验方荟萃】

方一：花椒60克，放入香油中轻炸，空腹一次服下，小儿剂量减半。

方二：槟榔、雷丸各9克，加水200毫升，煎至40毫升，空腹顿服，隔2小时服稀粥，5~7日后，再服一次。

方三：槟榔、生桑皮各24克，二味浓煎，加糖口服。

二、胆道蛔虫病

1. 气滞型

【方剂名称】 安蛔汤。

【功能主治】 安蛔、理气、通下。主治气滞型胆道蛔虫症。

【适应症候】 患者自觉剑突下钻顶样痛，常抱腹屈膝，辗转不安，大汗淋漓，呻吟不止，脉数，舌白。

【方剂组成】 槟榔30克，茵陈20克，苦楝皮15克，乌梅、黄连、川椒、藿香、枳实、大黄（后下）各10克，白矾3克。

【使用方法】 水煎服，每日1剂。

【方剂分析】 槟榔、白矾、苦楝皮杀虫，花椒麻醉虫，藿香、枳实中宽利气，大黄、茵陈利胆，逼虫从胆管进入肠道后排出体外。

【辨证加减】 痛甚加木香、细辛，杀虫力弱加使君子、榧子，发热加金银花、连翘，虚加党参、当归；寒加肉桂、附子。

2. 虚寒型

【方剂名称】 乌梅丸。

【功能主治】 温脏、安蛔。主治胆道蛔虫病。

【适应症候】 阵发性剑突下钻顶样痛，烦闷呕吐，时发时止，得食则呕，常自吐蛔，手足厥冷。

【方剂组成】 乌梅、干姜、黄连、黄柏、当归、附子（先煎）各10克，桂枝、人参各6克，细辛、蜀椒各5克。

【使用方法】 水煎服，每日1剂。

【验方荟萃】 花生油两匙先服，大蒜汁若干后服。先安蛔，然后驱虫。

三、绦虫病

绦虫病是绦虫寄生于人体所导致的疾病，主要表现为腹痛，大便发现白色节片，中医称“百虫”。

【方剂名称】 槟榔石榴根皮汤。

【功能主治】 驱杀绦虫。

【方剂组成】 槟榔120克，石榴根皮10克。

【使用方法】 水煎服，每日1剂。

【方剂分析】 槟榔辛温，味苦涩，入胃、大肠二经，杀虫消积，利水化湿，药专力宏。

【画龙点睛】 合熬，空腹一次服下，约15分钟，腹感不适，入厕虫下，疗效优于西药阿的平，而且副作用小。

【验方荟萃】

方一：槟榔90克，川厚朴12克，枳壳、大黄各9克，水煎，空腹服。

方二：雷丸、榧子各9克，使君子2克，乌梅15克，川椒6克，炒槟榔60克。晚睡前服第1煎，晨起空腹服第2煎，连服2日。

方三：石榴皮、炒槟榔、炒二丑各60克，水煎，空腹服，1剂即愈。

方四：南瓜籽200克，嚼服，2小时后服槟榔浓煎液（300克槟榔煎至100毫升）100毫升，然后服50%硫酸镁50毫升。

方五：雷丸粉20克，配少许白糖，空腹服，每日3次，连服3日。

四、钩虫病

钩虫病是十二指肠钩口线虫所致的疾病，皮肤接触钩虫病患者后，皮损处可见出血点、红斑，可有咳嗽带血的症状。

【方剂名称】 榧子大蒜汤。

【功能主治】 杀虫化积。

【适应症候】 乏力、贫血、面黄、腹胀。粪检有钩虫或成虫。

【方剂组成】 榧子（去皮）、大蒜各60克。

【使用方法】 水煎服，每日1剂。连服3日，7日后可重复用药1次。

【画龙点睛】 医者皆知奇病责肝，怪病责胆，然奇者莫过于寄生虫，如胫定时发肿发红，或面有白印，驱虫则愈。

【验方荟萃】

方一：鹤虱80克，加水2倍，煎3小时，口服。5日后再服1次。

方二：槟榔、苦楝皮各30克，水煎服。

方三：大量马齿苋，浓缩后口服。

方四：钩虫尾蚴钻入皮肤所致皮炎，俗称“粪毒”，取新鲜地锦草捣烂反复外敷患处，直至痊愈。

五、蛲虫病

蛲虫病是蛲虫寄生于人体的一种疾病。症状是会阴及肛门处剧烈瘙痒，夜间为甚，久则形成肛周湿疹及皮炎。属于中医“血证”的范畴。

【验方荟萃】

方一：硫黄1克，研细，芝麻香油调成糊状，涂于肛周。

方二：杏仁捣烂为泥，用棉球塞入肛门。

方三：葱白1寸，蘸猪胆汁后，纳入肛门内。

方四：槟榔15克，水煎服。

方五：山楂肉、大黄、二丑各9克，青皮、香附、槟榔各4.5克，枳壳、甘草各3克，姜引。

方六：油煎鸡蛋敷肛门上，夜间用。

方七：雷丸粉15克，口服，连服3日。

方八：槟榔30克，水煎服。(成人量)

方九：绿豆、二丑各9克，共为细面，用红糖水冲服。

方十：新鲜苦楝子去皮，睡前塞入肛门，连用2次。

方十一：黄精60克，水煎服。

方十二：百部30克，55%的乙醇泡后用棉球塞入肛门内。

方十三：烟灰（即旱烟袋灰）适量，用冷开水调成糊状，每晚临睡时涂抹肛门周围。

第七节　破伤风

破伤风是破伤风杆菌所致的一种以肌肉阵发性痉挛和紧张性收缩为特征的急性疾病。起病急缓不一，轻重不同，一般有1~2周潜伏期。早期往往有全身不适，咀嚼不便，已愈合的伤口有刺麻感，肢痛等症状，继而出现肌强直和肌痉挛。肌强直主要累及咬肌、腹肌、颈肌、背脊肌等，表现为张口困难、牙关紧闭、腹肌坚如木板、角弓反张等。肌强直在痉挛间歇期仍存在，这是破伤风的临床特征之一。肌痉挛系阵发性，发作次数及频率不等，伴有吞咽困难、饮水呛咳、喉头阻塞、发绀、全身抽搐、呼吸困难、窒息，便秘或尿潴留等。重症患者可致昏迷。新生儿破伤风多于起病48小时内出现典型症状，患儿初起烦躁不安，继有吸奶困难、吞咽困难、牙关紧闭和全身强直性痉挛，角弓反张多见，易发生窒息，除全身性破伤风外，尚有局限性破伤风、头面部破伤风等。

本病诊断依据是外伤史，或曾有以柴灰等外敷伤口、新生儿旧法接生等病史。当患者出现牙关紧闭、角弓反张、肌痉挛等典型症状，即可确诊。创面分泌物培养也有助于诊断。

现代医学对本病主要采用伤口处理（即清创、扩创）、一般治疗、对症治疗、病因治疗（抗毒素或人破伤风免疫球蛋白治疗）。祖国医学认为“金创得风”，创伤后的感染病灶，失于调治，流血过多，营卫空虚，正气低下，外感风邪，由外达里而发病。肝脏有调节血液的功能，主全身筋脉，如风邪入里传肝，肝血不调，筋脉失于濡养，则见筋脉运动失常的病变；如角弓反张、牙关紧闭、四肢抽搐等症。此为外风引起肝风内动。如未及时控制，就会导致脏腑功能失和，筋脉拘急不止，甚至导致呼吸、循环和全身衰竭。

一、风毒表证型

【方剂名称】 柴葛解肌汤。

【功能主治】 解肌、清热、止痉。

【适应症候】 创伤后出现发热、恶寒、身体疲倦、口苦咽干、头痛，时有角弓反张、四肢抽搐。

【方剂组成】 黄芩15克，石膏30克，柴胡、葛根、甘草、羌活、白芷、芍药各10克，桔梗5克。

【使用方法】 水煎服，每日1剂。

【方剂分析】 柴胡、葛根为君，解肌清热。羌活、白芷为臣一，解表邪；黄芩、石膏为臣二，清里热。白芍、甘草缓急止痉，姜、枣调营和卫，共为佐使。

【画龙点睛】 破伤风用汗法治疗，逼毒外出，勿等闲视之。此方最好一剂能使汗彻，若不退热，可用蛋清搅匀于白酒若干中，用棉球蘸后擦手足心、腹部、额部。

【锦囊妙招】

（1）土坯烧红，米醋浇之，设法使气熏蒸于伤口处12~24小时为宜。

（2）荆芥、防风、柴胡、大艾、大黄各9克，麻黄、甘草、细辛、黄芩各6克，蝉衣3克，枳实4.5克，黄酒、老龙须（即高粱根）为引，用桑柴火煎服，疗效确切。

【验方荟萃】

方一：荆芥、防风、麻黄、桂枝、枳实、大黄、柴胡、细辛、甘草各10克，水煎服，连服3剂，初起配五虎追风散，后期宜用人参养荣汤。

方二：气虚型，黄芪30克，生白术24克，防风、当归、天麻、白芷、蝎子、白附子、僵虫各10克，白矾3克，蜈蚣1条，水煎服，连服5剂。

方三：血虚型，当归15克，川芎10克，川乌、草乌各3克，麻黄6克，杏仁12克，龙胆草、蝎子、僵虫各10克，蜈蚣3条，天竺黄5克，水煎服。

方四：南星（姜汁制）、防风各30克，蝉衣15克，共为细末，每次9克，滚黄酒一碗调服，再吃生葱3~4根，蒙被出汗，汗尽为止，忌烧酒，病重者加鱼鳔30克（炒）研末，每次9克，黄酒调下。

二、风毒袭肝型

【方剂名称】 南天黄蝉衣一两汤。

【方剂功效】 平肝熄风。

【适应症候】 创伤后出现牙关紧急，口撮唇紧，身体强直，角弓反张。

【方剂组成】 蝉衣 30 克，南星 6 克，天麻 6 克，蝎子 7 个，僵蚕 7 个，黄酒 60 克。

【使用方法】 水煎服，每日 1 剂。

【方剂分析】 蝉衣、僵蚕、蝎子、天麻可镇静、解痉，虫类抗菌解毒，天麻活血化瘀。南星化痰，黄酒引经，故对破伤风惊厥有显著疗效。

【辨证加减】 表证少解，内热未去加磨羚羊角 3 克，大便干加大黄，抽搐甚加蜈蚣，恶心加连翘，血热加生地黄，脾虚加高丽参。

【画龙点睛】 选虫类药以搜风止痉，一般 2~3 剂即可，若 4 剂不轻，即气血虚弱，可改为归芪汤，黄芪 60 克，当归身 30 克，川芎、荆芥各 15 克，至病情稳定，气血充足，再用五虎追风汤，边杀灭破伤风杆菌，边提高正气预防复发。

【锦囊妙招】

（1）湿布裹红豆馅加热，趁热放在疮口上，热盖凉换，切莫停息，直至大汗即愈。

（2）破伤风膏药。荆芥、防风、羌活、独活、乳香、没药各 20 克，放入香油内，炸焦捞，待滴水成珠，加血竭、炮人指甲、广丹成膏药，外摊敷患处。

（3）明雄 15 克，放在 500 克豆腐中煮熟，连服 5 日。

【验方荟萃】

方一：牙关紧闭，用巴豆去壳，压油纸上，将油纸做捻，点着吹，令烟入鼻内，流出涎沫即开。

方二：热牛屎拌辣椒面适量，外敷疮口。

方三：全蝎 1 只为末，黄酒调服，每日 3 次。

方四：独胜散。蝉衣 15 克（去头足）为末，好酒煎沸，服之。

三、风毒里证型

【方剂名称】 加减大黄保命丹（南天黄蝉衣一两，黄龙青白防薄银）。

【方剂功效】 清热、除风、利便。

【适应症候】 发热谵语，口噤目直，角弓反张，四肢抽搐，恶闻杂音，小便赤涩，大便干结，甚则数日不便，脉弦数。

【方剂组成】 蝉衣 30 克，大黄 25 克，金银花 20 克，蝎子、僵蚕、羌活、龙胆草、青黛、防风、白附子、姜半夏、薄荷各 10 克，胆南星、天麻各 6 克，元寸 0.3 克。

【使用方法】 水煎服，每日 1 剂。

【方剂分析】 本方中南星、天麻、白附子、羌活、防风为陈实功“玉真散”之组药。玉真散功能搜风止痉，导邪外出，是治疗破伤风之通剂。不论初起或已发痉均可应用，同时除了内服之外，亦可外敷。大黄保命丹中以蝉衣、羌活、防风解表，以大黄攻里，以龙胆草、青黛、金银花除痉毒，以半夏、胆南星祛痰，以三虫配天麻止痉，故取效甚卓。

【锦囊妙招】

（1）槐树里层薄软皮焙干研细末撒在患处。

（2）手足指甲香油炒研，黄酒调服 3 克，出汗即愈。

【验方荟萃】

方一：新生儿破伤风（脐风）：母鸡 1 只，将胸腹毛拔去，用刀割口出血，将血涂于小儿脐上。

方二：南瓜胎晒干焙黑，开水冲下。

方三：寻小儿腭牙根上的粟米样白疱，挑破。

方四：地龙血研麝香少许，服下。

方五：切断蛴螬头，外敷脐部，随小儿呼吸，逐渐将毒液排出。

方六：小儿脐部的白点，用三棱针刺破。

第三章　呼吸系统疾病

第一节　概　　述

呼吸系统疾病的主症为咳嗽，会治咳嗽就掌握了治愈呼吸系统疾病之关键所在。因此本章首先论治咳嗽。

一、分清轻重缓急，把握虚实相兼

咳者轻，无痰而有声，嗽者重，无声而有痰，由咳至嗽者，先轻而后重，由嗽而至咳者，先重而后轻。究之临床，咳、嗽难以截然分开，把握咳嗽的程度和先后，对邪正的盛衰、病势的进退、病程的长短、治疗法则的确立将起到不可低估的作用。譬如：病在肺，以咳为主，病轻，宜清散，一药而愈；病在脾，以嗽为主，咳久而痰多，病重，治宜补脾胃；病在肾，以喘为主，病更重，治宜纳肾气；病在心，以悸为主，气短不得平卧，病尤重，治宜强心安神，通利小肠。

咳嗽有急有缓，缓者，欲速则不达，如结核性咳嗽，乃肺肾阴虚，虚火上炎所导致，若用宣肺散邪之法，只能加重病情；急者，缓治则毙命，如左心衰竭所致的咳嗽乃水气凌心，肺失肃降所引起，急当泻痰行水，下气平喘，若用滋肾养肺之法就错过了抢救机会。

咳嗽属外感者实中有虚，如感冒日久，咳嗽不止，多用补土生金的参苓白术散而收功；咳嗽属内伤者虚中有实，如老年肺气肿，咳嗽眩晕，顽痰胶固，多用峻下顽痰的礞石滚痰丸而取效。临床上只知道外感咳嗽属实，内伤咳嗽属虚的医者治疗是会失误的。

二、无论病进或退，贯穿“祛热”始终

肺为华盖，主一身之气，气为阳，最易热，病理产物“痰”，亦为火邪酿成，难怪现代医学对气管炎、肺炎、支气管扩张、肺脓疡、肺结核等病离不开抗菌消炎药的应用。

寒邪侵袭所致的外感咳嗽，多是内有热而外感风寒。即所谓“寒包热”，多选荆防白虎菊丁汤以疏风清热。痰涎清稀，头眩，心悸的阳虚咳嗽虽为寒嗽，亦寓热其中，据证选用苓桂术甘汤，加黄连、当归。下寒上热者宜温下清上，选乌梅丸。咳嗽多痰，痰白而黏，食纳不佳的痰湿咳嗽，虽为脾虚，但热邪必伏，用二陈汤加黄芩、桑白皮、桔梗，有消化痰液之功。咳嗽经久不愈者，多为热邪作祟，据证察看热邪在何脏腑而

选方，如在肺选用泻白散，在膈选凉膈散，在胃选白虎汤，在肝选升降逍遥散，在胆选用龙胆泻肝汤，在肾选紫白大补阴汤，在大肠选调胃承气汤，在小肠选导赤散合加味芍药甘草汤等，不一而举。

不同脏腑，用药有异。肺热桑皮、地骨皮；膈热大黄、芒硝；胃热石膏、知母；肝热钩藤、僵虫；胆热龙胆草、青黛；肾热熟地黄、黄柏；肠热虎杖、槟榔；小肠热生地黄、木通。要注意去热邪，不能闭门留寇，要使热有出路，热从小便出，用六一散，热从大便出，用川大黄，热邪既去，疾病亦愈。

三、外感要止喉痒，内伤应滋肾水

外感咳嗽，多有喉痒，而咳嗽不能禁，因此，治疗喉痒是治愈咳嗽的关键、捷径，临床上选用疏风清热的蝉衣和化痰散结的僵蚕止喉痒，疗效显著。据药理研究，蝉衣有神经节阻断作用，能使家兔大脑安静，活动减少，横纹肌紧张度降低；僵蚕含有a-羟化酶，有类肾上腺皮质激素作用。这种药理作用产生了止痒效果。

“肺主呼气，肾主纳气”，肾中精气充盛，吸入之气经过肺的肃降作用才能使之下纳于肾，若肾气不足，摄纳无权，气浮于上，就会出现咳喘的病变，治疗上多采用补肾益肺，金水相生的治则。如肺结核多选用朱丹溪的大补阴丸补肾水，控制潮热盗汗，遗精、咳嗽的症状；再如“老慢支”患者在秋冬之际，选增力汤（人参、熟地黄、牛膝、麦冬、山萸肉）来预防疾病的复发。

四、掌握季节时令，分清老少强弱

春温、夏暑、秋燥、冬寒决定了四时咳嗽的不同表现，春伤于气则多用参苏散；夏伤于暑则多用三黄巨胜汤，兼湿选用加味香薷饮；秋伤于燥，则多用桑杏汤；冬伤于寒，表实者用三拗汤，表虚者用桂枝汤加厚朴杏子汤。

一日之间，咳嗽发作的时间不同，病理机制有别，治法则异。起床即嗽，乃患者素嗜烟酒，痰热蓄积于肺，遇冷空气的刺激，出现阵咳，并咯大量痰液，宜清热化痰，选加味二陈汤；午后咳嗽，肺胃热盛者，用三黄巨胜汤加知母、神曲、甘草；肺肾阴虚者，虚火上炎，选四物汤加麦冬、五味子、盐知母；入夜则嗽，亦属阴虚或血虚，酌情选秦艽鳖甲汤或二陈汤加当归、黄连；咳嗽日夜不止，面肿喉痒，属痰热互结，选用赵氏贝母杏仁汤，药用贝母、杏仁、钩藤、蝉衣、麦冬、远志、甘草。

少年咳嗽多属外感，病脏肺，老年患咳嗽，多属内伤，或内伤兼外感，病脏肝、脾、肾；胖人咳嗽而多湿多痰，瘦人咳嗽而多虚多火，可见，体质年龄也不容忽视。

五、究是何脏咳嗽，治病当求其本

中医的辨证要与西医的辨病相结合，咳嗽是一个症状，现代医学认为：上呼吸道感染、急性支气管炎、气管异物、肺炎、肺脓疡、肺结核、支气管扩张、肺气肿、心力衰竭、肺癌、尘肺、神经官能症等均能引起咳嗽，要借助西医的视、触、叩、听及透视化验等检测手段来确定疾病，不能见咳就治咳，心中无数，只有追根溯源定病，望、闻、问、切定证，才会发挥中西医的合力作用，收到显著疗效。

大抵肺痈（肺脓疡）要按热毒结聚治疗，肺胀（肺气肿）要按气虚、水停痰凝治疗，肺萎（肺不张）要按津气外泄、肺脏虚损治疗，肺痨（肺结核）要按肺肾阴虚、虚火上炎治疗，肺癌要按毒邪结聚、瘀血内阻治疗等。

六、重视土单验方，力求选药精良

土单验方是来自民间的简便可行的良方，是经无数患者验证的，临床辨证施治，选药精良，必然事半功倍，现分扶正、祛邪、祛痰、治咳四个方面述及。

1. 扶正　补脾药选华山参（每日量控制在 0.5 克左右，否则易中毒）棉花壳、棉花根等；补肺药选驴皮胶、冬虫夏草、荞麦面、动物肺等；补肾药选棉花籽；胡桃仁、黑芝麻、药黑豆、九香虫、山羊肉、鸡肉、胎盘、脐带等；补肝药选取动物肝、当归、五味子、地龙、僵蚕等；补心药选远志、麦冬、枸杞子、百合等。

2. 祛邪　风邪选荆芥、防风、蝉衣；寒邪选细辛、艾叶、白胡椒、姜；燥邪选蜂蜜、白糖、冰糖等；热邪选木蝴蝶、胖大海、马勃、槐叶、大蒜、白矾、斑蝥等。

3. 祛痰　寒痰选炒皂角、椒目、辣椒角、干姜、白胡椒等；热痰选泡桐花蕾、丝瓜茎或籽、地龙、白矾、黄芩、白花蛇舌草等；痰多选白芥子、葶苈子、苏子等。

4. 治咳　咽痒选蝉衣、僵蚕；干咳选麦冬、五味子、人参、梨等；阵咳选葛根、杏仁；剧咳选半夏、诃子、川贝母、白部等。

总而言之，咳嗽一证，当先辨“病”，审痰定“证”，分清虚实寒热，掌握标本缓急，因人因时拟方选药是治疗取效的关键所在。

第二节　慢性支气管炎

慢性支气管炎是气管—支气管黏膜的慢性炎性疾病，简称慢支。起病多缓慢，病情轻重不一。咳嗽、咳痰是主要症状，终年不断是本病特点。初起大多病轻，咳嗽，咳痰，痰白黏，泡沫样，不易咳出，继发感染时则高热、寒战，咳嗽加剧，痰量增多，白黏或黄脓样，过敏体质的患者在慢性支气管炎病情加重时，可出现喘息、哮鸣音，甚至不能平卧。少数严重患者至后期常并发阻塞性肺气肿，支气管扩张，肺源性心脏病。该病病因尚未明了，可能与大气中的化学毒物，刺激性烟雾，尘埃的污染，吸烟、细菌、病毒的感染，过敏体质，其他如气候寒冷，维生素 C、维生素 A 的缺乏或遗传因素等有关。

诊断依据是咳嗽、咳痰，每年至少持续 3 个月，需连续 2 年以上者。体检可闻及干性或湿性啰音，喘息型有哮鸣音，严重型可见桶状胸。X 线检查可见肺纹理增深，或呈网、条状，肺气肿时两肺透亮度增加，两膈低位。碘油造影发现支气管扩张，或狭窄，或支气管壁小憩室的形成。电镜可见肺泡上皮细胞肿胀、增生，毛细血管基底膜变厚，或纤维样弥漫性增生的肺泡壁。

急性期治疗主要采用抗菌、祛痰、镇咳、扩张支气管等。缓解期采用疫苗注射疗法。中医属“咳嗽”“痰饮”范畴。肺主气，司呼吸，外合皮毛，若邪客于肺部，导致肺气郁闭，发而为咳。脾有运化水谷，吸收营养和升清降浊的功能，若脾不健运，肺失滋养，湿浊上渍于肺，肺气肃降失常，故多痰白而黏。如果寒郁化热，或热邪直袭肺卫，则有高热、寒战、痰黏或脓样，均属热象。若肺气上逆，不得下降，则喘息不能平卧。

一、基本方

【方剂名称】 九五止咳饮。

【方剂功效】 镇咳、化痰、平喘、抑菌、解毒。主治以咳嗽为主症的各种疾病。

【适应症候】 外感咳嗽，风邪者咽痒，寒邪者痰稀薄，痰邪者痰多，燥邪者干渴；内伤咳嗽，痰浊犯肺，咳嗽痰多；肝火犯肺，咳嗽气逆，胸胁疼痛；阴虚咳嗽，痰少而黏，口干舌燥，五心烦热；气虚咳嗽痰多而稀，短气乏力，自汗。

【方剂组成】 紫菀、百部各 12 克，炒杏仁、五味子各 15 克，九香虫、款冬花、木蝴蝶、甘草各 10 克。

【使用方法】 水煎服，每日 1 剂。

【方剂分析】 上述八味药均为抑制咳嗽中枢的镇咳药，都有抑菌解毒的功效。其中九香虫消积，五味子脱敏，百部解痉，紫菀化痰，杏仁平喘，木蝴蝶利咽，甘草保护呼吸道黏膜，不论寒热虚实之咳嗽皆能取效。

【辨证加减】 风寒加荆芥、防风，风热加蝉衣、川贝母，肺热加桑皮、地骨皮，肺燥加百合、百部，痰多加半夏、茯苓，气虚加党参、黄芪，血虚加阿胶、白芍，阴虚加麦冬、玄参，阳虚加干姜、肉桂，脾虚合参苓白术散，阴虚合沙参麦冬汤，阳虚合附子理中丸加补骨脂、菟丝子。

【画龙点睛】 治疗咳嗽一要消灭病原体，二要抑制咳嗽中枢，三要增强免疫功能。本方组成具备解毒、镇咳两大功能，加上辨证求因，调理脏腑，免疫力强，咳嗽自愈。

【验方荟萃】

方一：宣法。属风寒者选止嗽散，风热者选桑菊饮，秋燥者选桑杏汤，寒包热麻杏石甘汤。

方二：降法。咳逆者选泻白散，咳急者选葶苈大枣泻肺汤，气逆者选苏子降气汤，痰逆选三子养亲汤，火逆者升降散。

方三：收法。肺虚者百合固金汤或六君子汤，脾虚者参苓白术汤或香砂六君子汤；肾虚者七味都气汤或枸味增力汤，肝气横逆者逍遥散。

方四：化法。寒饮者选小青龙汤，痰饮者选苓桂术甘汤，痰不爽者旋覆代赭汤，痰液清者二陈汤。

二、单方

【偏方名称】 五味子汤。

【方剂功效】 滋肾、敛肺、止咳。主治各类型的支气管炎。

【适应症候】 同九五止咳饮的适应证。

【方剂组成】 五味子 20 克，肺热配（泻白散）桑皮、地骨皮、甘草；胃热配

（白虎汤）生石膏、知母、甘草；肠热配虎杖根、大黄、槟榔；肝热配钩藤、僵蚕、薄荷；热甚配重楼、鱼腥草、败酱草；燥热配川贝母、百合、知母；咽痒配蝉衣、僵蚕、木蝴蝶；咽痛配射干、豆根、金果榄；咳甚配百部、杏仁、九香虫；寒嗽配干姜、白胡椒、细辛；气虚配人参、黄芪、核桃仁；气陷配黄芪、党参、升麻；血虚配当归、白芍、熟地黄；咳而遗尿配白芍、甘草、附子；咳而矢气配木通、小茴、白干参。

【使用方法】 水煎服，每日 1 剂。

【方剂分析】 五味子的药理作用：

（1）扶正祛邪：滋补免疫系统，清除自由基，提高工作效率。

（2）解毒杀菌：抑制金黄色葡萄球菌、肺炎杆菌、沙门杆菌、结核杆菌、伤寒杆菌、痢疾杆菌、幽门螺旋杆菌、艾滋病病毒等多种病原微生物。

（3）止咳化痰平喘：缓解支气管平滑肌痉挛、抑制咳嗽中枢、减少痰涎分泌而起镇咳、祛痰、平喘的作用。

（4）抗过敏。

【画龙点睛】 五味子有类肾上腺皮质激素的作用，犹如甘草的调和诸药作用。“肺不虚不咳，脾不虚不久咳，肾不虚不咳不喘”是寻找发病脏腑之法。

三、辨证施治

慢性支气管炎可分寒咳、热咳、干咳、痰咳、脾咳、肝咳、肾咳、小肠咳、膀胱咳、下寒上热咳十种类型。

1. 寒咳

【方剂名称】 艾椒糖姜汤。

【方剂功效】 化痰平喘。

【方剂组成】 白胡椒粉 5 粒，艾叶 5 克，鲜姜 3 片，红糖少许。

【使用方法】 水煎服，每日 1 剂。

【方剂分析】 艾叶镇咳、平喘、化痰，且有抑菌、解毒的功能。姜、胡椒温热，旺盛血运，镇静止咳。红糖补虚，产生能量，提高免疫功能。

【画龙点睛】 五味子化痰，干姜温痰，细辛散痰。

【辨证加减】 表证加荆芥，痰多加五味子，咳甚加细辛。

【锦囊妙招】

（1）咳嗽外贴膏。白芥子、元胡各 21 克，细辛 12 克，姜 6 克，五味子、川椒、良姜各 3 克，盛夏每伏（初伏、中伏、末伏）取 1/3 量，姜汁为糊，贴于大椎、肺俞、心俞、膈俞等穴位，痰多加脾俞，喘急加肾俞。

（2）仙灵脾 20 克，煎取汁，与仙灵脾粉 10 克制成丸，口服。此为 1 日量。

【验方荟萃】

方一：霜打南瓜去籽切片，与黑山羊肉炖，冬至后常服。

方二：取大金梨 2 个，将中间挖空，放白胡椒 5 粒（研末），再用荞麦面外包，蒸吃，每日 1 个，连服 7~15 日。

方三：生姜 120 克，白胡椒 10 粒，猪肺 1 具，水煎服，5 日服完。

方四：生姜500克，捣烂取汁，弃渣澄清，再弃上清液，取沉淀物，加蜂蜜120克，搅拌均匀，蒸熟，晚饭后1次服下，卧床休息，微汗。

方五：艾叶10克，放在香油20克内炸至焦黄，去艾叶，每次3毫升，每日3次。

方六：晚茄子棵125克，煎熬至100毫升，连服2次。

方七：荆芥叶若干拌面，棉油炸食。

方八：新鲜萝卜（切片）1个，白胡椒（捣碎）5粒，生姜3片，陈皮10克，水煎服，每日1剂，连服3日。

方九：艾叶适量烧灰，与1个鸡蛋液搅拌均匀，油煎服之。

方十：麻黄10克，杏仁12克，炙甘草6克，生姜3片，水煎服，每日1剂，连服3日。

方十一：鲜姜适量，切成细小碎片后，置于1小勺香油内，加热炸至黑色，取渣放凉后，饮油，每日1次，连用2日。

方十二：核桃仁、鲜姜丝、红糖各适量，共炒食之。适用年老体虚，受寒即咳的患者。

方十三：红糖30克，置于碗内，糖上放置艾条3根，点燃后，将红糖开水冲服。

方十四：白酒、米醋各200毫升，蜂蜜500毫升，三味混匀，每次20毫升，开水冲服。

方十五：生姜（切碎）4片，装入去核的枣内，用棉油炸至黄色，将枣吃下，每日2~3次。

方十六：洋金花1朵，晒干，和烟叶揉在一起，装烟锅内吸，点燃吸之，每日1次，可临时控制症状。

方十七：荆芥、艾叶各适量，研为细面，与麦面搅成糊状，棉籽油炸咸食，连服5日。适用于风寒咳嗽初起者。

方十八：头发1团，洗净晾干，装于红土泥制的凹中，封口炕干，以手摇有响为度，将干泥及血余炭共为细末，取少许开水搅匀后口服，此方亦疗产后受寒所致的气管炎。

方十九：棉花花（新鲜的或晒干的）适量，泡茶喝，连服1~2个月。

方二十：南瓜秧（霜降后）适量烧炭研为细末，勿将白草霜打掉，加菜油适量，取鸡蛋2枚，打碎与瓜秧炭搅匀，煎炒后服，每日1次，连服5~7日。

方二十一：生姜（切成细小块）10克，黄蒿苗（学名小叶青蒿）15克，鸡蛋2枚，菜油煎炒，早晚口服，连服3~7日。

方二十二：鲜韭菜50克，鸡蛋2枚，搅拌后用棉油煎炒，每日1次，连用3日。

方二十三：白萝卜中央挖孔，加热后，将孔内萝卜汁倒出，兑适量蜂蜜，口服，每日1次，连服3日。

方二十四：款冬花12克，冰糖少许，开水沏茶，每日3次，连服3日。

方二十五：硫黄1小块，研末装入鸡蛋内，搅内，面围，麦秆火烧熟，口服，早晚各1次。

方二十六：生姜500克，捣烂取汁，弃渣澄清，再弃上清液，取沉淀物，加蜂蜜

120 克，搅拌均匀，蒸熟，晚饭后一次服下，卧床休息，微汗。

方二十七：松香 50 克，罂粟壳 12 克，枯矾 30 克，甘草 60 克，共为细面，炼蜜为丸，开水送服，适用于冬重夏轻的老年慢支患者。

方二十八：荆芥叶若干，拌面，棉油炸食，适用于因感冒引起的咳嗽。

方二十九：白胡椒 7 粒，二丑 7 粒，杏仁 7 枚，木鳖子 60 克，共为细末，鸡胆 4 个，调为膏状外敷涌泉穴，每日 1 次，外敷 1~3 次。

方三十：丁香叶适量，泡茶服。

方三十一：白果 10 克，细辛 6 克，龟胶、五味子各 15 克，姜 6 克，水煎服。

方三十二：炒白果仁、炒贡胶、干姜各 10 克，辽细辛 5 克，五味子 15 克，连服 2~3 剂。

方三十三：荆芥、大艾、棉花花各 9 克，水煎服。

2. 热咳

【方剂名称】 马蝴海龙汤。

【方剂功效】 清热，止咳。

【方药组成】 马蜂窝、木蝴蝶、胖大海、广地龙各 10 克。

【使用方法】 水煎服，每日 1 剂。

【方剂分析】 马蜂窝、胖大海、木蝴蝶、地龙均有解毒、抑菌的作用。木蝴蝶利咽以止咳，广地龙脱敏以止痒，胖大海润肠以通便。

【辨证加减】 肺热盛加地骨皮、桑白皮，咽痒加蝉衣、僵蚕，便秘加姜黄、大黄。

【验方荟萃】

方一：将马勃研细末置盆中，以冰糖烧熔成珠，噙化，或入煎剂，新久咳嗽均有效。

方二：胖大海 10 克，开水泡茶喝。

方三：白糖适量，大蒜 1 头，蒸 1 小时左右，饭后服 1 剂，每日 2 剂，连服 2 个月。

方四：干地龙 5 克，每日 3 次，开水冲服。

方五：梨 1 个，加白糖、蜂蜜少许，炖服，每日 2 次，连用 3 日。

方六：大黄 20 克，油炸滤渣，加鸡蛋 1 枚，油炒食之，老慢支虚热者宜。

方七：地骨皮（第二层皮）3 根，蛤蟆皮棵 40 棵，霜桑叶 12 克，煎汤放蜜，连服 1~5 剂，用于感冒后久咳属热者。

方八：将丝瓜枝剪断取汁，每日 1 盅，连服 30 日。

方九：鸭蛋变蛋 1 枚，每日 2 次，连吃 15 日。

方十：鸡蛋 2 枚，白糖 30 克，香油 15 克，搅匀炖 20 分钟服，每日 2 次。

方十一：黄蜡 250 克，装入 1 只去过内脏的鸡腹中，槐枝 2 根，放入砂锅内将鸡架起，加水小火炖熟，冬至后，每 9 日吃 1 只鸡。

方十二：肥儿丸 1 片，每日 1 次。肺与大肠相表里，上病下治，是缓解病情之良药。

方十三：金银花、桑白皮、枇杷叶各 10 克，水煎服，每日 1 剂，连服 3 日。

方十四：马蜂窝1个，蜂蜜适量，煎汤服，每日1~2次，连服15日。

方十五：荆芥、防风各10克，马蜂窝1个，棉花花15克，桑螵蛸3个，红糖做引子，水煎服，1~3剂。

方十六：小蓟30克，藕节10克，荷叶15克，仙鹤草15克，水煎服，连服10日。

方十七：肺脓疡。泡桐花蕾1小把，煎汤服，每日1次，连服1个月，此方对支气管炎、肺炎亦有疗效。

方十八：干地龙5克，每日3次，开水冲服。

方十九：炙百合、炙冬花各10克，盐知母、牡丹皮、地骨皮、炙百部、北沙参各12克，适用于阴虚火旺，骨蒸劳咳的患者。

方二十：竹叶石膏汤。淡竹叶30克，生石膏50克，党参、麦冬各20克，五味子15克，水煎服。咳加川贝母、钩藤。适用于肺虚有热者。

方二十一：款冬花、石膏、甘草、硼砂各60克，共为细末，每次3克，每日2次。

方二十二：蒲公英30克，黄芩20克，水煎服。

方二十三：硼酸1.5克，儿茶1克，共为细末，早晚各0.6克。

方二十四：防风通圣散去石膏、薄荷、白术、桔梗，按常规量服用。

方二十五：九香虫30克，棉油30克，将药放入铜勺内炸焦，吃药喝油。

方二十六：泽泻3~10克，马鞭草10~30克，水煎服，每日1剂，连服2日。

方二十七：川贝母、炙杏仁、钩藤、风蝉衣、远志筒、甘草各12克，水煎服，喉痒加皂刺，痰多加诃子，适用于不分昼夜的咳嗽。

方二十八：柏枝尖7个，绿豆7个，葱白3个，指甲3个，用棉油炸药，炸后去渣喝油，每次2滴，每日2~3次。

方二十九：闻蒜味可治咳嗽。

3. 干咳（燥咳）

【方剂名称】 母蝴五仁汤。

【方剂功效】 润燥、止咳。

【方药组成】 川贝母5克，木蝴蝶10克，五味子、杏仁各15克。

【使用方法】 水煎服，每日1剂。

【方剂分析】 川贝母、杏仁都能增强与肺表面细胞代谢功能有关的活性蛋白的合成与分泌，从而起到镇咳、平喘的作用。五味子、木蝴蝶解毒、抗菌，且前者脱敏，后者利咽。

【辨证加减】 痉挛性咳加白芍、甘草，胁痛加青黛、郁金，胸痛加枳壳、栝楼。

【验方荟萃】

方一：荆芥籽、川断、炒白芍各5克，共为细末，与鸡蛋2枚搅匀，用棉油炸服。

方二：川贝母10克，冰糖30克，梨3个，水煎，食梨喝汤，连服3剂。

方三：茯苓、杏仁各30克，阿胶10克，冰糖60克，水煎服，每日1剂，连用3日。适用于下午及晚上病情加重者。

方四：甘草、桔梗、菊花、杏仁各12克，水煎服，每日1剂，连服3日。

方五：木蝴蝶30克，水煎服，每日3次，适用于以冲逆性咳嗽为主者。

方六：川贝母3克，五味子9克，炙罂粟壳9克，炙杏仁6克，水煎服。

方七：钩藤、僵蚕、薄荷、知母、川贝母、百合各10克，水煎服。

4. 痰咳

【方剂名称】 皂苈桔梗汤。

【方剂功效】 化痰、止咳。

【方药组成】 炒牙皂角5克，炒葶苈子15克，陈皮20克，桔梗10克。

【使用方法】 水煎服，每日1剂。

【方剂分析】 葶苈子止咳、平喘、利尿、强心而起利痰作用，炒牙皂角、陈皮、桔梗反射性引起呼吸道黏液分泌而起祛痰作用。

【辨证加减】 寒痰加炮姜、细辛，热痰加僵蚕、竹沥。

【锦囊妙招】 炒牙皂角100克，冰片15克，共为细末，炼蜜为丸，如桐子大，每次3丸，每日2次。

【验方荟萃】

方一：陈皮、法半夏、茯苓、炙甘草各12克，当归15克，黄连10克，连服1~3剂。

方二：陈皮、莱菔子各15克，半夏12克，防风、僵蚕、甘草各10克，干姜6克，水煎服，连服3~5剂。

方三：僵蚕30克为面，棉花根30克煎汤浓缩，与僵蚕粉为丸，分3次口服，连服30日。

方四：小儿感冒后痰咳。泽泻3~10克，马鞭草10~30克，水煎服，每日1剂，连服2日。

方五：白胡椒、二丑、杏仁各7粒，木鳖子60克，共为细末，鸡胆4个，调为膏状外敷涌泉穴，每日1次，外敷1~3次。

方六：市售礞石滚汤丸，每次1包，每日3次，适用于咳嗽性眩晕、顽痰胶固的患者。

方七：炙白芥子、延胡索、辽细辛各21克，甘遂10克，以上共为细末，姜汁调膏，摊饼，外敷肺俞，定喘穴5~10日，每日1次，冬季发作期使用。

方八：五味子、川贝母、杏仁、甘草、桔梗、半夏、茯苓、厚朴、僵蚕、上下甲、大小茴、木香、桂枝各等份为末，每次5克，开水沏后服，每日3次。

方九：冰糖30克，为末后与两枚鸡蛋搅匀，加热炖服，每日1次，连服2日。

方十：洋金花2朵，研末，卷入烟中，吸之。

方十一：炒白果仁30克，炒贡胶15克，上干姜10克，辽细辛5克，五味子15克，2~3剂。

方十二：五倍子、五味子各10克，水煎服。

方十三：全栝楼1个，开口放入白矾6克，焙干后研为细末，姜茶冲服，每日1次，连服3日。

方十四：双肺俞穴处，拔火罐，每日1次。

方十五：斑蝥4个焙干为面，黄芪120克为面，红糖120克，冰糖20克，共蒸为膏，每次 20 毫升，黄酒引，每晚 1 次。

方十六：胡桃仁 500 克，生姜 120 克，共捣如泥，蜂蜜为丸，如芡实大，每晚含化 1 丸，适用于老年性以咳痰为主者。

方十七：葶苈子 30 克煎至 50 毫升，过滤后加 50 毫升白萝卜汁，白糖 20 克，1 日服完，连服 3~5 日，适用于热咳伴有胸胁疼的患者。

方十八：高丽参（另煎）5 克，炒皂角粉 3 克，二丑 6 克，炮姜 10 克，连服 2~3 剂，适用于寒邪犯肺，痰凉且多的患者。

方十九：川贝母、炙杏仁、钩藤、风蝉衣、远志筒、生甘草各 12 克，水煎服，喉痒加皂刺，痰多加诃子，适用于不分昼夜的咳嗽。

方二十：法半夏、陈皮、茯苓、炙甘草、桑白皮、条黄芩、苦桔梗各 12 克，适用于晨咳痰多的患者。

方二十一：躺下后咳嗽，仰卧位，两下肢伸直，静思 5 分钟，咳嗽自止。

方二十二：槐条皮 120 克，棉油炸枯，睡前服。

方二十三：全栝楼 1 个，蜂蜜适量，将栝楼用蜜炙，早晚各服 10 克，开水送下。

方二十四：棉花花 9 克，鸡蛋 2 枚，先将棉花花研为末，与鸡蛋拌匀，用棉油煎熟，每天分 2~3 次服。

5. 脾咳（土不生金型）

【方剂名称】 桔枳腹皮六君汤。

【方剂功效】 补脾宁肺，化痰理气。

【适应症候】 咳嗽日久，声低无力，神疲气短，自汗易感，咳时两胁痛，痛连肩背，舌淡，苔白腻，脉无力。

【方剂组成】 党参 20 克，枳壳、桔梗、大腹皮各 10 克，陈皮、白术、茯苓、姜半夏各 15 克。

【使用方法】 水煎服，每日 1 剂。

【方剂分析】 肺之变动曰咳，若久咳，子病及母也。方中枳壳升，桔梗降，陈皮和胃，大腹皮散结，六君治本，故奏效。

【辨证加减】 乏力加黄芪，便溏加附片，肢冷加肉桂。

【锦囊妙招】 马钱子 10 毫克，加补脾药粉（如鸡内金、山药），为每日量，连服 10 日，间隔 3 日。一般 3 日咳喘即可减轻。

【验方荟萃】

方一：黄芪 30 克，水煎服，每日 1 次。

方二：生山药 30 克，熬汤服，每日 1 次。

6. 肝咳（木火刑金型）

【方剂名称】 升降逍遥散。

【方剂功效】 调理升降，疏肝健脾。

【适应症候】 上气咳逆阵作，咳时面赤，常感痰滞咽喉，咳之难出，量少质黏，或痰如絮状，咳引胸胁胀痛，咽干口苦。症状可随情绪波动而增减。舌红或舌边尖红，舌苔薄黄少津，脉弦数。

【方剂组成】 炒白术 20 克，当归、茯苓、白芍、醋香附、炙甘草各 15 克，枇杷叶（去毛）、炒枳壳（降）各 10 克，软柴胡、薄荷叶各 6 克，苦桔梗（升）5 克。

【使用方法】 水煎服，每日 1 剂。

【辨证加减】 火旺加山栀、牡丹皮；胸闷加葶苈子、栝楼；胁痛加郁金、青皮；痰黏加海浮石、贝母；咽干加北沙参、百合。

7. 肾咳（阴虚火旺型）

【方剂名称】 白紫大补阴汤。

【方剂功效】 补益肺肾，滋阴降火。

【适应症候】 干咳少痰，遗精盗汗，五心烦热为主证的患者。

【方剂组成】 紫丹参 20 克，熟地黄、白及、煅龙牡、知母、黄柏各 15 克。

【使用方法】 水煎服，每日 1 剂。

【药物分析】 见肺结核篇。

【辨证加减】 肺热加虎杖、重楼；潮热加地骨皮、秦艽；乏力加黄芪、党参；咳嗽加五味子、百部；咯血加三七、仙鹤草；胸痛加郁金、元胡。

8. 小肠咳（下元不固型）

【方剂名称】 参梗茴香芍药甘草汤。

【方剂功效】 舒挛缓急，主治久咳不愈导致咳则矢气，遗尿症。

【适应症候】 久咳不愈，咳则矢气，甚则遗尿，多伴四肢无力，畏寒喜温，口中无味，舌淡脉弱。

【方剂组成】 酒白芍 30 克，炙甘草 25 克，炙桔梗、盐小茴、白干参（另煎）各 10 克。

【使用方法】 水煎服，每日 1 剂。

【方剂分析】 心与小肠相表里，肺与大肠相表里，咳嗽日久，心肺气虚，重则气陷，故见咳而遗尿矢气。此方温补、升陷、缓急、故可收功。白芍抑制金黄色葡萄球菌、溶血性链球菌、大肠杆菌、痢疾杆菌、伤寒杆菌、结核杆菌、幽门螺旋杆菌等细菌和真菌。加炙桔梗引气上行以鼓舞肺气，加盐小茴温暖下焦以固有纳肾气，加白干参以峻补中气。

9. 膀胱咳（气化失职型）

【方剂名称】 人参五苓散。

【方剂功效】 补中益脾，化气行水。

【适应症候】 咳嗽经久不愈，咳时遗尿，少腹坠感明显。气短、乏力、脉弱、舌淡。亦或口大渴引饮，每日饮水量超出正常可达 3 000~10 000 毫升不等，但尿比重及尿糖化验均在正常范围。

【方剂组成】 党参、泽泻各 20 克，猪苓片、茯苓、土白术、生甘草各 10 克。

【使用方法】 水煎服，每日 1 剂。

【方剂分析】 党参、白术、茯苓、猪苓、甘草扶正、保肝。白术、茯苓、泽泻、猪苓抑菌解毒。泽泻降脂利尿，白术健脾利尿，扶正祛邪。

【辨证加减】 上气不接加羌活，下气不续加橘红，气虚配补中益气汤，肾虚配六味地黄汤。

【画龙点睛】 口大渴者属膀胱气化失职，津液不能布散，用人参五苓散治疗，效果显著。

10. 下寒上热咳

【方剂名称】 乌梅汤。

【方剂功效】 清上温下，祛邪扶正。主治脾肾虚寒，肺胃有热型支气管炎。

【适应症候】 咳甚发呕，甚则吐蛔，嗽甚泛酸，咳久不愈，畏寒肢冷，舌水白，尖独赤。

【方剂组成】 乌梅、人参、川椒、当归、黄连、黄柏各10克，制附片（先煎）15克，细辛3克，肉桂5克。

【使用方法】 水煎服，每日1剂。

【方剂分析】 黄连、黄柏抗菌消炎，乌梅、花椒、细辛对多种细菌、真菌有抑制作用，其中，乌梅提高免疫功能、缓解支气管平滑肌痉挛，花椒镇静。细辛安神，具有脱敏功能。更配人参之补气、当归之养血、附子之温阳，全方平衡阴阳、调整寒热、鼓舞正气、抑制邪气、镇静止咳。

第三节　支气管哮喘

支气管哮喘为发作性的肺部过敏性疾病，简称“哮喘”。起病缓急不同，病程长短不一，好发于秋冬两季。鼻痒、打喷嚏、流涕、咳嗽、胸闷往往是哮喘发作的前驱症状，可自行缓解。急性发作时可出现咳嗽、多痰、喘息、哮鸣，或呼吸困难、额前冷汗、不能平卧、端坐呼吸和颈静脉怒张。哮喘持续状态则表现为张口呼吸，两肩耸起，口唇、指甲发绀，二氧化碳潴留，呼吸性酸中毒，可并发肺不张、肺心病、气胸、呼吸衰竭等。

支气管哮喘的病因是外在或内在的过敏，如呼吸道感染及寄生虫、气候、药物、饮食、精神因素等，也与遗传因素密切相关。

诊断依据发病特点，即反复发作性的气急、哮喘、咳痰、肺功能减退等，听诊可闻及哮鸣音或过清音。X线检查肺脏透明度增高，合并慢性支气管炎者肺纹理增多。外源性哮喘，实验室检查外周血嗜酸粒细胞、血清IgE增高。并发感染时则血及痰中中性粒细胞增多。用特异性抗原做皮试或测定特异性IgE对诊断有一定价值。

发作期主要采取控制症状的方法。病情严重、症状控制困难者可气管插管或切开。预防复发采用免疫增强剂。巩固疗效应进行适当文体活动，消除紧张情绪。

祖国医学认为，脾虚气衰，饮食不化精微，反为痰浊，痰浊阻肺，气道受阻，故咳嗽多痰气促，痰气相搏，喉中有哮鸣声；肾阳虚衰则卫阳不固，所以汗出；肺出气，邪实气壅，肺之升降失常，因而不能平卧，端坐呼吸；肺为气之主，肾为气之根，肾虚根本不固，吸入之气不能归纳于肾，就会出现呼多吸少和吸气困难；气为血帅，气行则血运，气虚则血滞，阳气不充，血瘀续发，故口唇、指甲发绀，颈静脉怒张；秽浊之气充斥营血，正气溃败，精气内伤，则有发生呼吸性酸中毒、代谢紊乱和阳气闭脱的可能。

该病临床上分为热型、寒型、痰型、外寒里热型、外寒内饮型、脾肾虚弱型。

一、热型

【方剂名称】 调胃麻杏石甘汤。

【方剂功效】 清热，化痰，平喘。主治热型支气管哮喘。

【适应症候】 喘息，面红，胸闷，口干，痰黄而稠，舌红，苔黄腻而干，脉滑数。

【方剂组成】 芒硝（冲服）10 克，醋大黄 20 克，生麻黄（去沸沫）12 克，炒杏仁 12 克，生石膏（先煎）30 克，甘草 10 克。

【使用方法】 水煎服，每日 1 剂。

【方剂分析】 麻黄、杏仁增强肺表面活性蛋白的合成和分泌。麻黄缓解支气管痉挛、松弛支气管平滑肌、解热、发汗。杏仁镇咳、平喘、抑菌、抗凝、调整血压、延缓衰老、提高免疫功能。石膏增强肺泡巨噬细胞对细菌的吞噬能力、解热、止渴、利胆、止血、利尿、抗过敏。甘草有类肾上腺皮质激素的作用。

【辨证加减】 表证不解加荆芥、防风，热邪炽盛加虎杖、重楼，气血虚弱加党参、黄芪。

【画龙点睛】 肺与大肠相表里，腑气通，则咳喘止。服上药 1~2 剂可泻下白黏物，3~4 剂不再泻白黏物，此后用芪药六君子汤善后。

【锦囊妙招】

（1）青木香（即马兜铃根）、五味子、升麻、麻黄、金银花、炒杏仁、炙甘草各 3 克，热咳甚，连服 2 剂。

（2）炙杏仁 9 克，枯矾、毛橘红、炙五味子各 6 克，水煎服。

（3）酒大黄 21 克，槟榔、南星、陈皮、川厚朴各 9 克，牙皂 5 克，水煎服。

【验方荟萃】

方一：麻黄、生甘草、条黄芩各 10 克，炒杏仁 12 克，生石膏 15 克，黑姜 8 克，黑荆芥 6 克，僵蚕 5 克，白胡椒 8 克，蜂蜜引，连服 1~3 剂。

方二：古巴糖 500 克，将洗净的鲜地龙 250 克溶化，然后加入镇江米醋 500 毫升，加热熬成膏状，每次服 1/14，每日 2 次，1 周为 1 个疗程，连服 3 周。

方三：杏仁、川贝母、桑白皮各 10 克，五味子 15 克，每日 1 剂，连服 5 日。寒包热者，加干姜 10 克，细辛 3 克，水煎服。

方四：紫皮蒜（去皮）500 克、冰糖 200 克，放于砂锅内（加清水略高于蒜表面）微火炖成粥状，早晚各服 1 汤匙，至病愈。

方五：石苇 20 克，水煎服，每日 1 次。

方六：苦参 15 克，水煎服，每日 1 次。

二、寒型

【方剂名称】 炮参牛角汤。

【方剂功效】 益气，祛痰，逐水。

【适应症候】 咳嗽，气喘，胸闷，痰色白而清稀，口不渴，舌淡，苔白，脉紧。

【方剂组成】 炮姜炭 10 克，高丽参 10 克，二丑 6 克，皂角粉（去筋）3 克。

【使用方法】 水煎服，每日 1 剂。

【方剂分析】 高丽参益气血，炮姜暖五脏，皂角去痰，二丑泻痰，共奏温阳益气祛痰之功。

【辨证加减】 气虚加黄芪、党参，阳虚加附子、补骨脂，痰多加陈皮、半夏。

【画龙点睛】 元阳不足，脾阳不振，痰湿不化。

【锦囊妙招】 白果阿胶汤：白果仁 30 克，炒贡胶（烊化）、五味子各 15 克，上干姜 10 克，辽细辛 3 克，水煎服。白果敛肺为主，贡胶补肺为副，姜温脾，细辛暖肺，五味子敛肺滋肾。此药 2~3 剂好转，忌食猪肉。

【验方荟萃】

方一：生姜 30 克，白胡椒 3 克，捣烂加蜂蜜 30 克，冲服。

方二：干槐叶 20 克，泡茶，早晚 2 次。

方三：炒白芍、川断、蔓荆子各 15 克，共为细末，鸡蛋搅匀，棉油煎炸，每日 1 剂。

方四：槟榔 15 克，大葱白 3 根，姜 3 克，水煎服，每日 2 次。

方五：丁香、肉桂各适量共打细粉，每日以黄豆大小量放在脐中，以 4 厘米见方之伤湿止痛膏固定，每隔 24 小时更换 1 次。

方六：附子 15 克，仙灵脾 10 克，补骨脂 20 克，山药 15 克，水煎服，每日 1 次。

方七：石菖蒲 15 克，水煎服，每日 1 次。

三、痰型

【方剂名称】 二陈汤合九五止咳饮。

【方剂功效】 祛痰，止咳，平喘。

【适应症候】 气喘、咳嗽，痰多而黏，咳吐不利，胸中满闷，恶心，舌苔白腻，脉滑。

【方剂组成】 姜半夏（热痰用法半夏）、陈皮、茯苓、五味子各 15 克，紫菀、款冬花、百部、杏仁各 12 克，炙甘草、九香虫各 10 克。

【使用方法】 水煎服，每日 1 剂。

【辨证加减】 脾虚加黄芪、白术，肺热加地骨皮、桑白皮，痰逆加白芥子、莱菔子、紫苏子，肾虚加五味子、葶苈子、蛇床子。

【画龙点睛】 “百病皆因痰作祟”，寒痰则温化宣肺，热痰则清化肃肺，湿痰则燥湿理气。

【锦囊妙招】

（1）九香虫 5 个，鸡蛋 1 枚，搅匀，油煎服。

（2）干槐叶 20 克，早晚 2 次。

【验方荟萃】

方一：霜桑叶、霜蓖麻叶各等量为末，炼蜜为丸，梧桐子大，每服7粒，每日3次。

方二：旋覆花15~20克，水煎服，每日2次，连服15~30日。

方三：款冬花10克，冰糖适量，水泡后频服，适用于小儿急慢性喘咳。

方四：炙麻黄、炒杏仁、炙甘草各10克，仙鹤草30克，水煎服。

方五：五子定喘汤。白芥子、紫苏子、萝卜籽、杏籽、葶苈子各10克，水煎服。

方六：清肺阿胶化痰汤。炒贡胶、生知母、炙桑皮、炙百合、炙杏仁、麦冬、生地黄、南前胡、嵩黄芩、阳茵陈、清水麻黄、甘草各9克，水煎服。适用久咳不止，咳甚呕饭，脉滑数的患者。

方七：剥皮橘子2个，冰糖少许，隔水蒸服，每日1次。

四、外寒里热型

【方剂名称】 定喘汤。

【方剂功效】 解表清里，化痰平喘。

【适应症候】 恶寒发热、无汗，喘急烦闷，痰黄而稠，吐不利，口渴，舌尖红，苔干或微黄，脉浮数。

【方剂组成】 黄芩30克，炙麻黄3克，紫苏子10克，炒白芍6克，辽细辛3克，姜半夏6克，北五味子6克，炙杏仁10克，炒白果仁7个，桑白皮10克，款冬花10克，甘草15克。

【使用方法】 水煎服，每日1剂。

【方剂分析】 麻黄、白果一散一收为君，杏仁、苏子、款冬花、半夏降、镇肺气为臣，桑白皮、黄芩清肺为佐，甘草和诸药为使。

【辨证加减】 干咳、痰黄加鱼腥草、虎杖，痰多加葶苈子、竹沥，便秘加大黄、芒硝。

【画龙点睛】 此症用定喘汤5剂后方可见效，一般应连服20剂左右，愈后忌烟、酒、猪肉。

【锦囊妙招】 麻黄120克，木贼（解毒、利尿、降脂）、百合、甘草各60克，熬药时先熬麻黄去渣再入后三味，熬膏后，每次1汤匙口服。

【验方荟萃】 木香、升麻、金银花、姜半夏、炙杏仁、陈皮、南前胡各3克，麻黄6克，茯苓4.5克，白芥子2克，当归6克，麦冬4.5克，川贝母3克，甘草3克，水煎服。

五、外寒内饮型

【方剂名称】 小青龙汤。

【方剂功效】 温肺，散寒，解表，化饮。

【适应症候】 喘咳，痰多稀薄如水状，恶寒，发热，无汗，形寒肢冷，背冷，口不渴或渴喜热饮，舌苔白滑，脉弦紧。

【方剂组成】 五味子15克，麻黄、细辛各3克，干姜、白芍、甘草、桂枝、姜半夏各10克。

【使用方法】 水煎服，每日1剂。

【方剂分析】 麻黄、桂枝散表寒为君，干姜、细辛、半夏去里饮为臣，白芍敛肝，五味子敛肺、“散中寓收”为佐，甘草和诸药为使。

【辨证加减】 饮多加车前子、葶苈子。

【画龙点睛】 痰饮系脾肾阳虚，水饮不化所致，故药后喘证缓解，当治本，常服苓桂术甘汤，六君子汤，金匮肾气丸等处方，脾肾双补，温阳化饮。

【锦囊妙招】 硼砂、儿茶各1克，每日分2次，开水送下，连服2日。

【验方荟萃】

方一：棉花籽油，炸萝卜丝食之，或炸荆芥叶食之。

方二：白萝卜1 500~2 000克，鸡蛋1枚，绿豆1撮，水煮30分钟，将蛋壳去后，晨空腹吃蛋喝汤。

六、脾肾虚弱型

【方剂名称】 果味核桃增力汤。

【方剂功效】 补肺、脾肾、平喘。

【适应症候】 喘促日久，咳痰稀薄，呼多吸少，或呼吸不能接续，乏力，腰酸，舌红，苔少，脉细数。

【方剂组成】 麦冬、党参、熟地黄各60克，川牛膝、蒸萸肉、枸杞子、五味子各15克。

【使用方法】 水煎服，另配核桃仁10克，嚼服。

【方剂分析】 增力汤调节肾上腺皮质状态、改善智力、提高工作效率。枸杞子增强免疫功能、促进新陈代谢。核桃镇咳、收敛、止痒、排石、降脂。

【辨证加减】 肺虚，补肺固卫，配玉屏风散；脾虚，健脾化痰，配六君子汤，脾虚甚加山药30克，鸡内金15克；肾虚，补肾摄纳，配金匮肾气丸或七味都气丸。

【画龙点睛】 补肺可加强卫外之力，补脾可杜绝生痰之源，补肾固先天之本、五脏之根。本方肺、脾、肾同补，乃治本之法，不仅治虚喘，且季节交替前应用，能预防哮喘发作或减轻发作程度。

【锦囊妙招】

（1）在风门（第2胸椎旁开1.5寸，约5厘米），肺俞（第3胸椎旁开1.5寸）处拔罐或艾灸，若艾灸起泡，涂甲紫水，消除湿啰音效佳。

（2）过敏煎（柴胡、乌梅、防风、五味子、甘草）合补中益气汤治疗。

（3）加味二陈汤（芪芥泻白四味二陈汤）。炙黄芪、炙百合、炙冬花、炙桑皮、地骨皮、炒白芥子、茯苓、姜半夏、陈皮、炙甘草，蜂蜜引或姜汁引。方解：黄芪、冬花、百合补肺提气，桑皮、冬花止咳润肺，地骨皮清热血分化痰，白芥子祛胸中痰以利气，二陈乃祛痰方剂，此方以补肺气为主，豁痰利气为副，上能升提，下能开导，适用于虚弱风痰。

【预防保健】　注重宿根、回避诱因。如防寒，保暖，戒烟酒，忌生冷，避免接触刺激性气体及易致过敏的灰尘、花粉、食物、药物和其他可疑异物。鼓励患者根据个人身体情况，选择太极拳、八段锦、散步或慢跑、呼吸体操等方法增强体质。

【验方荟萃】

方一：滋水疗法。立秋后（8月中旬至9月中旬），准备好消毒的容器及剪刀，在离地1米的丝瓜藤茎面上剪断，断面向下朝瓶内，密封并存放在通风、阴凉之处，饮服滋水前，放入冰糖20克。哮喘发作时，喝1~2口，每日4次。缓解期每日服250毫升，一般一年服用15千克。适用于由特殊气体、煤气、花粉、灰土等导致的支气管哮喘。

方二：小儿脐带1个，焙干，制成细粉，每次6克，治虚喘疗效胜过河车再造丸。

方三：棉花籽油，炸萝卜丝食之，或炸荆芥叶食之，有效。

方四：五味子250克，红皮鸡蛋7枚，泡入2 000毫升醋内，7日后煎沸，再小火持续煎30分钟，空腹吃蛋喝汤。一般服3个疗程。

方五：灵芝酒10毫升，每日3次，口服。

方六：白色无杂毛老母鸡1只，开膛去杂，装入棉籽60克，炖汤服用。冬至后，每9日吃1只鸡，连吃10只。适用于小儿慢性支气管炎。勿口服生棉油，以免损害性腺。

方七：吴茱萸3克，葱白、鲜姜各适量，捣烂敷于双侧涌泉穴。

方八：生姜120克，核桃仁30克，白胡椒、肉桂各60克，共为细末，兑入蜂蜜120克，调匀装入挖空的白萝卜中，表面外包焙干，取药研末，炼蜜为丸如绿豆大，每次8~20粒，早晚各1次，连服1个月。

方九：用已消毒的试管采中段尿5毫升，置酒精灯上，煮沸5分钟，冷却后取澄清液3毫升，肌内注射，每5日1次，连服3~5次。

方十：葡萄、蜂蜜各500克，将葡萄泡在蜂蜜里，瓶装2~4日后食用，每日3次，每次3~4汤匙。

方十一：猪板油、蜂蜜、饴糖各120克，共熬成软膏，每次5克调服，主治经年咳嗽，夜不能寐。

方十二：杏仁、桃仁、核桃仁、红糖、生姜、蜂蜜各250克，共捣如泥，放在笼上蒸，早晚适量食之。

方十三：川贝母、杏仁各15克，砂仁、白豆蔻各6克，沉香1.5克，胡椒3克，木香9克，蜂蜜、生姜各120克，香油、核桃仁各30克，上药为末，猪肺1具，切碎煮熟，入药面熬，肉、汤同吃。

方十四：生半夏、甘遂、细辛、白芥子适量等份研末，姜汁调膏，状如绿豆，按病情酌取天突、膻中、风门、天柱、定喘、肺俞、膈俞、曲池、丰隆等穴，以2厘米见方之伤湿止痛膏固定，8小时后去掉，三伏各用1次。

方十五：乌贼骨骨粉5克，白糖10克，共为细末，冲服，每日1次。

第四节　肺气肿

阻塞性肺气肿是指细支气管因炎性变化所引起的通气阻塞，简称“肺气肿”。体检时可见呼气延长，桶状胸，语颤音减弱，听诊呼吸音降低或两肺底哮鸣音及干、湿啰音。X线检查肋间隙增宽，两肺透亮度增加，膈下降，严重时心影前沿离开胸骨。呼吸功能测定肺容量、肺内气体分布、通气功能均有一定的变化。

本病发病缓慢，病情轻重不同，以咳嗽，咳痰为主要症状，多伴气急、胸闷、乏力、消瘦、上腹部疼痛或胀满。严重时发绀、头痛、心动过速、嗜睡、精神恍惚（肺性脑病），可并发自发性气胸、呼吸衰竭、心力衰竭和肺源性心脏病等严重病变。本病与遗传因素、尘肺、慢性支气管炎、支气管哮喘、纤维化空洞型肺结核、支气管扩张、肺纤维化、吸烟以及各种有害化学气体刺激等有关。

现代医学对本病的治疗主要采用抗生素、解痉药物和康复治疗。并发呼吸衰竭者，应予积极抢救。中医属于“咳嗽”“痰饮”的范畴，认为邪客于肺，肺气壅塞上逆，故咳嗽；脾虚生痰，痰阻肺络，故咳痰；脾升清降浊失常，则消瘦，乏力，上腹部胀痛；日久元气不足，心脉阻滞，或真阳欲脱，真元外散，而致肺心衰竭，故见发绀，心跳过速，嗜睡，精神恍惚，甚至发生呼吸衰竭或心力衰竭。

一、基本方

【方剂名称】 九五止咳饮。

【方剂功效】 镇咳，化痰，平喘，抑菌，解毒。

【适应症候】 咳嗽，咳痰，胸闷，气短，舌淡，脉弱。

【方剂组成】 九香虫10克，五味子15克，紫菀、款冬花、百部、炒杏仁各12克，木蝴蝶、甘草各10克

【使用方法】 水煎服，每日1剂。

【方剂分析】 见慢性支气管炎。

【辨证加减】 气虚加党参、茯苓，阴虚加沙参、麦冬，咽喉痒者加蝉衣、僵蚕，咳引起胸疼者加枳壳、桔梗，痰多加半夏、陈皮。

二、辨证施治

1. 肺脾两虚型

【方剂名称】 加芪参苓白术散。

【方剂功效】 补脾，益肾。

【适应症候】 呼吸浅短难续，咳声低怯，胸闷、气短，甚则张口抬肩，倚息不能平卧，咳嗽，白沫痰，咳吐不利，心慌，形寒，汗出，面色晦暗，舌淡或黯紫，苔白润，脉沉细无力。

【方剂组成】 党参20克，茯苓、白术、扁豆、陈皮、山药、莲子、砂仁、桔梗各

10克。

【使用方法】 水煎服，每日1剂。

【方剂分析】 党参、黄芪、白术、茯苓、山药、扁豆、桔梗清除体内自由基以抗衰老，增多巨噬细胞的数量以促进免疫。黄芪、白术、茯苓兼有强心、利尿、抗菌、抗病毒等作用。山药、扁豆提高消化能力，砂仁、陈皮促进消化液分泌。莲子治嗽，桔梗利咽，全方扶正祛邪，配土生金，故能去病。

【辨证加减】 痰多加白芥子、莱菔子、苏子，痰胶黏不易咳出加鱼腥草、黄芩、栝楼皮，口干舌燥加天花粉、知母、麦冬，面青加郁金、红花、丹参，便秘腹满加大黄、虎杖、风化硝，痰喘不能平卧加射干、葶苈子、车前子。

【画龙点睛】 培土生金。

【锦囊妙招】 九香虫1~3只，为面，开水冲服，每日3次，连服7~30日，老少气管炎患者皆宜。

【验方荟萃】

方一：猪胃1具，生姜1 000克，炖煮至姜无辣味，2日服完。

方二：蜷卧小鸡1只，炒后服，每日2次，连服3日。

方三：猫头鹰1只，焙干，研面，每次5克，每日3次。

方四：公鸡开膛后，炖服，冬至后交一九吃1只鸡。

方五：槐条皮120克棉油炸枯，睡前服。

方六：蚕茧2个，放于棉油30克内，油炸后，加入鸡蛋1枚煎服，每日1次。

方七：茶叶泡后，加入适量的蜂蜜水服，坚持1年。

方八：新鲜白萝卜1个（切片），炒杏仁10克，猪肺1具，水煎服，每3日1剂，连服3剂。

方九：鲜葡萄2 500克，白酒1 500克，白糖1 500克，冰糖1 000克，泡20日，每次10毫升，每日3次。

方十：白梨500克，薏苡仁500克，冰糖30克，加水500毫升，煮熟，每次10毫升，每日1次，连服1个月。

方十一：凤仙棵6克，荞麦面500克，棉油适量，凤仙棵研为末，同荞麦面和匀，放锅内炸熟，早晚各食9克，忌生冷。

方十二：黄芪25克，鸡蛋1枚，合一处煮熟，将鸡蛋去壳再煮30分钟，吃蛋喝汤。

方十三：白梨去皮切片入冰糖同煮40分钟，睡前服，连服数月。

2. 脾肾两虚型

【方剂名称】 果味核桃增力汤。

【方剂功效】 补先天，养后天，补脾益肾。

【适应症候】 咳嗽，痰多，食少纳呆，气短懒言，口涎外溢，四肢不温，腰膝酸软，脉沉细弱，双尺尤甚。舌质淡白，舌体胖大（阳虚），舌红、少苔或无苔（阴虚）。

【方剂组成】 党参30克，熟地黄、川牛膝、蒸萸肉、枸杞子、五味子各15克，胡桃仁9克。

【使用方法】 水煎服，每日 1 剂，秋末冬初服 5~10 剂。

【方剂分析】 方中诸药（麦冬、党参、山萸肉、五味子、熟地黄、牛膝、核桃仁）均可提高免疫功能（增加白细胞数量），调节肾上腺皮质功能（清除自由基），改善智力（兴奋神经系统），提高工作效率（抗疲劳）。山萸肉、五味子、麦冬、枸杞子抗菌消炎，五味子、麦冬、核桃仁治疗咳嗽，川牛膝改善微循环。

【辨证加减】 脾虚者加黄芪、白术，阳虚者加肉桂、干姜，遗尿者加山萸肉、桑螵蛸，气短者加紫河车、阿胶，纳呆者加陈皮、白豆蔻，食少脘痞加石斛、生谷芽、麦芽，心慌加远志、龟板。

【画龙点睛】 四肢无力属脾虚者，用六君子汤，脾虚有热者，加竹沥、麦冬，脾虚气陷者用补中益气汤，肝肾虚弱者用增力汤。

【锦囊妙招】

（1）按摩命门穴，此穴在第 2 腰椎棘突下，每日 1 次，按摩半年。

（2）大蛤蟆 1 只，取鸡蛋 1 枚塞入蛤蟆口内，红土泥外围，麦秆火将其煨熟，食蛋及肉。剩下的骨头，加高粱 500 克，煮沸至水干，高粱晒干，选当年老公鸡 1 只，只吃此高粱，喝水 7 日，杀鸡吃肉，忌荤百天。

【验方荟萃】

方一：黄芪、百合各 20 克，党参、熟地黄、五味子、枸杞子各 15 克，麦冬、杏仁、苏子各 9 克，陈皮 12 克，半夏 10 克，水煎服。

方二：小儿脐带 1 个，焙干研细，每日 6 克，冲服，连服 10~20 日。

方三：熟地黄、炒白芍、当归、麦冬、五味子各 15 克，炒川芎 10 克，知母、甘草各 12 克，水煎服，适用于午后及入夜加重的阴虚、血虚咳嗽的患者。

方四：每日吃牛肉、羊肉，连吃 5~8 年。

方五：桑螵蛸 2 个，水煎服，每日 1 次，连服 5 日。

方六：党参、黄芪各 30 克，菟丝子、覆盆子各 15 克，炙麻黄、炙杏仁、炙甘草各 12 克，生石膏 30 克（先煎），水煎服，每日 1 剂。

方七：胎鼠焙干，研为细末，红糖冲服。

方八：白鸡胆 4 个（雌雄均可），木鳖子 60 克，二丑、白胡椒、杏仁各 7 个，药研细末，与胆调和，摊在白布上，贴敷脚心。

方九：胎盘 1 具，黑豆 400 克，共为细末，炼蜜为丸，丸重 10 克，每次 1 丸，每日 2 次。

方十：白梨 2 个，冰糖 20 克，核桃 10 克，在白梨上 1/5 处切去把柄，用刀挖去籽，将冰糖、核桃仁用刀拍碎，分别装进梨内，盖好梨柄，用牙签固定，将梨放在瓷盆内，隔水以小火蒸熟，睡前空腹食用。

方十一：香油 120 克，沸后加熟地黄、生姜各 120 克，沸后加蜜 120 克，以蜜化尽为度，每次 10 毫升，每日 3 次。

方十二：躺下后咳嗽者，仰卧位，两下肢伸直，静思 5 分钟，咳嗽自止。

3. 气阳两虚型

【方剂名称】 灵紫参芪艾椒姜桃汤。

【方剂功效】 益气温阳，止咳化痰。主治气阳两虚型肺气肿。

【适应症候】 面浮，下肢肿，甚或一身悉肿，脘痞腹胀，或腹满有水，尿少，心悸，喘咳不能平卧，咳痰清稀，怕冷，面唇青紫，舌胖质黯，苔白滑，脉沉虚数或结代。

【方剂组成】 灵芝5克，紫河车2克，党参20克，黄芪30克，白胡椒5粒，艾叶5克，干姜10克，核桃仁5枚。

【使用方法】 水煎服，每日1剂。

【方剂分析】 灵芝、紫河车、党参、黄芪提高免疫功能，灵芝、艾叶镇咳、平喘、化痰，且有抑菌、解毒的功能。紫河车、干姜、胡椒温热，旺盛血运，镇静止咳。红糖补虚，产生能量，提高免疫功能。

【辨证加减】 阳虚重加附子、肉桂，咳嗽重加细辛、五味子。

【画龙点睛】 选择既有益气温阳疗效，又有止咳化痰作用，还有抗菌消炎功能的中药材，可谓“一箭三雕”。

【锦囊妙招】 端午节采艾尖100个置于小口坛内，艾上倒入500克白糖，糖上撒碎杏仁500克，再撒老姜片500克，姜上倒入蜂蜜500克，封口后埋地下0.5米处，冬至后，将坛取出，取药糊沏茶喝，每次1汤勺，每日3次，可服3个月。

【验方荟萃】

方一：生姜、大枣（去核）各100克，剁如饺子馅，倒入蜂蜜、香油各100克，装入开小口的西瓜内，放在小盆内上笼蒸1小时，初伏时趁热吃下，连用3年。

方二：豆腐250克，红糖60克，生姜30克，水煎后吃豆腐喝汤，每日1剂，连服10日。

方三：白胡椒、辣椒角各7个共为细末，装入尚不会啼鸣的公鸡腹中，吃肉喝汤服7日，连吃3~5只鸡。

方四：胡桃仁500克，生姜120克，共捣如泥，炼蜜为丸，如芡实大，每晚含服1丸。

方五：热参15克，用麦冬、甘草各30克水泡，晒干再用此水泡，反复多次，直至热参由苦变甜，每日1克，服用15~30日。

方六：紫河车1具，黑豆400克，共为细末，炼蜜为丸，每丸重10克，每次1丸，每日3次。

方七：土茯苓60克，红糖30克，水煎服，连服30~60日。

方八：紫河车1具（焙干），川贝母100克，砂仁50克，共为细末，每次5克，黄酒送服。

方九：米醋1袋，鸡蛋1枚，将蛋放入米醋中封严，7日后搅匀服。

方十：生姜4片切碎，装入去核的枣内，用棉油炸至黄色，将枣吃下，每日2~3次。

4. 本虚表实型

【方剂名称】 九五止咳饮。

【方剂功效】 扶正、祛邪。

【适应症候】 咳逆喘满不得卧，气短气急，咳痰白稀，呈泡沫状，胸如桶状，恶寒，周身酸楚，或有口干不欲饮，面色青黯，舌体胖大，舌质暗淡，舌苔白滑，脉浮紧。

【方剂组成】 见本节基本方。

【使用方法】 水煎服，每日1剂。

【辨证加减】 咽痒加僵蚕、蝉衣，黄痰加虎杖、重楼，脓痰加鱼腥草、薏苡仁，脾肺虚配加芪参苓白术散，脾肾虚配果味核桃增力汤。

【画龙点睛】 本虚多为气虚、气阴两虚，发展为阳虚；标实为气滞、痰浊、水饮、瘀血。气虚、血瘀、痰阻贯穿于肺胀之始终。

【验方荟萃】

方一：川贝母20克，党参100克，冰糖250克，老母鸡1只，大砂锅加满水同煮，从冬至之日起，一九1只，先汤后肉。

方二：大蒜1头，炒后服。或捣烂，凉开水泡一夜，次日晨起服下，每日3次。

方三：核桃5枚，炒后去皮吃仁，每日3次。

方四：剪取年久肉厚的仙人掌一小块，去皮洗净，趁湿贴于喉部用胶布绑好，每日换1次。

方五：党参100克，川贝母20克，冰糖250克，装于去杂的老母鸡内，炖服，补虚化痰。

方六：黄蜡、核桃仁各适量，炒焦食之，服药期间忌大葱。

方七：大蒜、蜂蜜各250克，将蜂蜜化开，入大蒜煮熟，吃蒜喝蜜。

方八：鱼腥草60克，白公鸡1只，冬至日起用上述药煮鸡，吃肉喝汤，间隔九天服1只，一般连服4~5只。

方九：将马勃研细末置盆中，以冰糖烧熔成珠，制丸如梧桐子大，噙化，亦可入煎剂。

方十：白糖适量，大蒜1头，蒸1小时左右，饭后服1剂，每日2剂，连服2个月。

方十一：白梨1个，川贝母3克，将川贝母为末，白梨去核入贝母粉，入碗中，置锅中蒸熟，每晚临睡时服下。

方十二：黄芪、蜂蜜、红糖各120克，斑蝥4个焙干（10岁以上3个，10岁以下2个），先将黄芪、班蝥为极细末搅匀一处，与糖共搅，蒸熟黄酒冲服。

第五节 肺　　炎

肺炎为肺实质性急性炎症，主要为细菌所致。病毒、立克次体、衣原体、支原体、真菌、原虫、物理、化学和过敏反应等因素也可导致肺炎。

细菌性肺炎是由肺炎双球菌感染所致，临床称大叶性肺炎。临床表现为起病急骤、高热、寒战、咳嗽、胸痛、咳铁锈色痰。体温高达39~40℃时，伴头痛、呼吸急促、心率加快、肌肉痛、极度疲乏。如有中毒症状，或肾功能不全，则面色潮红、胸痛、咳嗽加剧、咯血痰。感染广泛和败血症形成时，可有缺氧、发绀。重症肺炎可因充血性心力衰竭而见颈静脉怒张、肝大、周围水肿。严重中毒时可有末梢循环衰竭、皮色苍白、四肢冰冷、血压下降、少尿、烦躁不安、神志模糊或昏迷，还可伴有水、电解质平衡失调和酸中毒。部分患者有恶心、呕吐、腹胀、腹泻、便秘、黄疸等消化道症状。测血压可及时了解肺炎患者的病情变化。此外，肺炎常并发胸膜炎、心肌炎、脑膜炎、肺脓肿等。

诊断依据为突发性的发热、寒战、胸痛、咳铁锈色痰和口唇、鼻周疱疹；血白细胞计数达 20 000~30 000 个/毫米^3，中性粒细胞比例在 80%以上；痰涂片和培养找到致病菌；胸部 X 线检查病初仅有肺纹增多或局限性阴影，中期为大片均匀致密阴影，后期阴影密度降低，透亮度增加，呈散在不规则片状或斑点、条索状阴影。

西医治疗主要采用抗菌消炎、支持疗法和对症治疗等方法。病情严重发生休克时，应立即纠正休克，控制感染，纠正水、电解质的平衡失调和酸中毒。

病毒性肺炎是由病毒引起的一种原发性支气管肺炎。起病多缓慢，头痛、发热、咳嗽、痰不多，呈黏液性。免疫缺陷患者病情严重时，可出现持续性高热、心悸、气促、发绀、咯血和极度衰弱，甚至休克、心力衰竭、氮质血症。少数患者还可发生呼吸窘迫综合征。诊断依据是头痛、发热、咳嗽、乏力。白细胞总数可正常、减少或稍增加。X 线检查肺部有斑点状、片状或均匀的阴影，病变严重者表现为弥漫性结节性浸润，消散较为缓慢。明确诊断应做气管镜肺活组织检查。双份血清间接荧光抗体试验对诊断有一定的参考价值。治疗主要采用干扰素、免疫方法和对症治疗等方法。如有继发感染，应适当应用抗菌药物。

本病中医属“温病”范畴。肺合皮毛，主卫表，温病初期，肺卫首当其冲，故见发热、恶寒。温热之邪转里入气，肺气壅闭，失于宣达，则咳嗽胸痛，按之加剧。邪热之上蒸，血络破损，气血充斥，故头痛面赤、痰血或出现斑疹。血滞阳气不充而瘀，见发绀。邪热内陷，邪盛正虚，则心阳衰竭，导致内闭外脱的危象（休克或心力衰竭）。

一、热毒型

【方剂名称】 加味鱼腥败酱虎楼汤合泻白散。

【方剂功效】 清热，解毒，泻肺。

【适应症候】 高热、寒战、胸痛、咳嗽、咳痰，或咳痰带有血丝，舌红、苔黄、脉洪大。

【方剂组成】 鱼腥草 60 克，败酱草、虎杖、生薏苡仁、红藤、紫花地丁各 20 克，重楼、野菊花、地骨皮、桑皮、杏仁、甘草各 15 克，制乳香、制没药各 5 克，藕节 120 克，芦根 60 克。

【使用方法】 水煎服，每日 1 剂。

【方剂分析】 鱼腥草、红藤清热解毒，抗多种病原微生物。败酱草对金黄色葡萄球菌等多种致病菌有抑制作用，虎杖、重楼有广谱的抗菌作用。野菊花、紫花地丁有显著的抗炎作用。乳香有镇痛、消炎、升高白细胞的作用，并能加速炎症渗出消散，促进伤口愈合；没药水浸剂对多种真菌有抑制作用。

【辨证加减】 病毒感染加板蓝根、槟榔；结核感染加白及、白蔹，发热无汗加柴胡、荆芥，发热有汗加石膏、知母，便秘加大黄、芒硝，脓痰加连翘、蒲公英，咳血加郁金、茅根，湿热加藿香、佩兰，痰盛加僵蚕、牛蒡子，阴虚加生地、麦冬。

【画龙点睛】 妙在泻白散去粳米改为薏苡仁，薏苡仁可抑制细菌和病毒，且能提高免疫功能。更配大量芦根、藕节以清肺解毒。

【锦囊妙招】

1. 薏苡仁 100 克，水煎服。

2. 高粱灰孢 1~2 个，水煎后加红糖服。

【验方荟萃】

方一：二参天芩银蒲汤。党参、玄参、金银花、蒲公英各 30 克，天花粉、条黄芩、桔梗片、西甘草各 9 克，1 剂吐脓多，2 剂脓少，3 剂痛轻，5 剂痛止（方解：人参补胃，玄参补肾，先天后天并补。金银花、蒲公英解毒排脓，天花粉、黄芩、桔梗解热排脓）。

方二：槟榔梨 4 个，铜锅煮烂捣汁，加蜂蜜 240 克，熬好后加入川贝母末 120 克，适量口服。

方三：苍耳子、绿豆各 15 克，水煎服。

方四：大皂荚（焙干为末）1~2 个，小麦面粉煎饼，莱菔根（白萝卜种根）适量，熬汤冲服。

二、休克型

【方剂名称】 姜桂香椒六君汤。

【方剂功效】 补脾、温肾、化痰。

【适应症候】 发热、汗出、气短、咳嗽、咳黏痰，气急、鼻煽，或鼻气冷，或四肢厥冷，头低，口噤，咬牙、摇头。脉虚数，舌水白。

【方剂组成】 党参 20 克，炒白术、茯苓、姜半夏、陈皮、炙甘草各 15 克，川椒、企边桂、上干姜、独丁香各 10 克。

【使用方法】 水煎服，每日 1 剂。

【方剂分析】 健脾胃，暖丹田，则虚寒痉挛自止。

【辨证加减】 抽搐加天麻、蝎子，肢冷加制附片、红参。

【画龙点睛】 扶正祛邪。

【锦囊妙招】 猪肺 1 具，花生（猪肺的 1/5 量，开水烫后去皮）适量，青萝卜 2 个，食盐适量，水煎至花生酥烂时，加入调味品食之。

【验方荟萃】

方一：补阳还五汤。黄芪 50 克，红花 10 克，川芎 15 克，当归 15 克，赤芍 15 克，桃仁 15 克（可用杏仁替代），地龙 10 克。水煎服，每日 1 剂。

方二：山药 90 克，黄芪 50 克，制附子（先煎）15 克，干姜 10 克，水煎服。

第六节 肺脓肿

肺脓肿是由病原菌引起的肺组织化脓性病变，早期为化脓性肺炎，继而形成脓肿，称为肺脓肿。发病急骤，以高热、咳嗽和咳大量脓臭痰为主要症状，体温可高达39~40℃。伴有出汗、畏寒、胸痛、气急、精神委顿、周身乏力、饮食减退。有时痰中带血或中等量咯血。约一周时间，脓肿自行破溃，痰量骤增，每日咳300~500毫升的脓臭痰。

诊断依据为突发性高热、咳嗽和咳大量脓臭痰。痰涂片革兰氏染色检查，可发现和确定病原体。血白细胞检查总数可达20 000~30 000个/毫米^3，中性粒细胞比例在80%~90%。X线检查呈大片浓密模糊阴影，边缘不清，脓肿形成，脓痰咳出后，X线检查有脓腔，透亮区内见液平面。恢复期后肺部残留数条纤维阴影。X线分层摄片对诊断深层脓腔及局限性气胸有帮助。其治疗参照肺炎。

第七节 胸膜炎

胸膜炎是胸膜壁层和脏层的炎性病变。与细菌感染、变态反应、肿瘤、化学及物理等因素有关。胸膜炎主要分为结核性干性胸膜炎、结核性渗出性胸膜炎和结核性脓胸。胸膜炎起病一般可急可缓，症状轻重不一，以胸痛为主要症状，胸痛为剧烈尖锐针刺样，咳嗽、深呼吸时疼痛加重。若胸腔积液突增可见胸闷、气急、发绀、端坐呼吸等。一般伴有中高度发热、畏寒、干咳，有时易出汗，乏力，气短。重者咳大量脓痰或血性痰，演变为脓胸。后期可见杵状指、气管或心脏可向健侧移位。

胸膜炎的主要诊断依据为剧烈尖锐如针刺样胸痛、发热、干咳。肺功能可有肺活量减低或限制性通气障碍。听诊闻及胸膜摩擦音，呼吸音减低或增宽，伴有积液增多时，则肋间隙增宽。X线、超声波探测有助于对胸腔积液的定位、定量。实验室检查白细胞增高、血沉加快。胸腔穿刺液化学分析和细菌培养，结核菌素试验呈阳性。

西医治疗是在加强抗生素治疗基础上，适当应用激素类药物，以促进液体吸收；胸腔穿刺抽液和对症治疗等。若并有慢性化脓性炎症，保守治疗无效，可考虑外科手术治疗。

中医多属“胸痛”“咳嗽”“发热”等范畴。认为外感阳热之邪，邪正相争，阳盛于外，故发热畏寒；热乘于上，首先犯肺，肺失清肃则咳嗽；气行血亦行，气滞则血凝。邪毒蕴结于胸，阻碍气机，脉络瘀滞血运不畅，以致不通则胸痛；元气亏耗，腠理松弛，则容易出汗，身体衰弱无力；饮停于胸，清阳失于输布，肺气受损，肺络阳气不充，则气促，发绀，端坐呼吸而不能平卧。

一、渗出型（悬饮）

【方剂名称】 十枣汤。

【方剂功效】 攻逐水液。是治疗本病的基本方。

【适应症候】 胁下有水气，咳唾胸胁引痛，心下痞，干呕短气。

【方剂组成】 大戟（醋制）、甘遂（醋制）各3克，醋芫花1.5克，大枣10枚。

【使用方法】 水煎服，每日1剂。

【方剂分析】 芫花抑制肺炎双球菌、溶血性链球菌、流感杆菌及多种皮肤真菌，且能镇咳、祛痰、利尿。配甘遂、大戟，通过泻下而利水，配大枣以降低毒性。

【辨证加减】 渗液多加川椒目、葶苈子，脓液多加苍耳子、虎杖，痰盛加薤白、杏仁，食少加桂枝，白术，气逆加苏子、枳壳。

【画龙点睛】 悬饮初期有寒热表症者，当先解表，表解后再用此方。此方有毒性，剂量均从小量递增，一般连服3~5日，必要时停2日再服。

【锦囊妙招】 用西药强化治疗，配伍益气利湿的中药，多选参芪五苓散。

【验方荟萃】

方一：鸡1只（男用雌，女用雄）炖熟烂，将蜂蜜200克倒入锅中，5日服完。

方二：葶苈子30克，香附20克，夏枯草10克，水煎服，每日1剂。

二、干型

【方剂名称】 加减柴胡龙骨牡蛎汤。

【方剂功效】 解表，清肝，和胃。

【适应症候】 胸痛、心烦、发热、小便不利。

【方剂组成】 柴胡、党参各15克，龙骨、牡蛎各20克，法半夏、桂枝、川大黄各10克。

【使用方法】 水煎服，每日1剂。

【方剂分析】 小柴胡汤去寒热，龙骨、牡蛎治烦满，半夏去湿，桂枝调营卫。

【辨证加减】 原方去铅丹。干咳加桔梗、杏仁，气急加白芥子、桑白皮，喘加麻黄、杏仁，胸痛加青皮、赤芍，痛甚加郁金、元胡，脘痞加黄连、半夏。

【画龙点睛】 脉络痹阻。

【锦囊妙招】 黄连6克，姜半夏12克，栝楼1枚，水煎服。发热加柴胡，便秘加大黄。

【验方荟萃】 阴虚内热：沙参麦冬汤合泻白散加减。潮热加鳖甲、地骨皮，虚热加百部、川贝母，易出汗加黄芪、五味子。

第四章　心血管疾病

第一节　高血压

舒张压大于 90 毫米汞柱以上，收缩压大于 140 毫米汞柱称高血压病。本病多发于中年以上人群，尤其是脑力劳动者。

早期无明显症状，继而可出现头痛、头晕、鼻出血、颈部发硬、记忆力减退、心悸、失眠等。尤以头痛较为常见，一般发生在前额或枕后部，呈搏动性疼痛。后期可有心脏、脑和肾脏损害，如心力衰竭、心律不齐、脑出血（中风）、肾功能衰竭等。如果突发剧烈的头痛、呕吐、视力模糊、烦躁不安或舌头失灵、语言不清、半身感觉麻木或一侧肢体活动出现障碍，甚至心悸气短、胸闷不能平卧，此时可能为高血压危象或发生了高血压并发症。

实验室检查血清总胆固醇及甘油三酯升高；肾小球滤过率、肾血流量及对氨马尿酸最大排泄率降低；心电图出现左心室肥厚；X 线左心室肥厚表现为左室圆隆或隆凸。一旦体检出现上述指标，应引起重视。

高血压病的病因不清楚，可能与中枢神经大脑皮层功能紊乱、长期吸烟、遗传、情绪波动等因素有关。本病以药物治疗为主，同时应注意劳逸结合，有足够的休息或睡眠，肥胖患者应注意适当减轻体重。

本病中医属于“眩晕”“肝阳”“肝风”“中风”范畴。早期阳亢或阴虚，逐渐发展为阴虚阳亢或阴阳两虚。临床依据主要症状，可分为水不涵木型（血管硬化）、气滞血瘀型（头痛）、血虚生风型（头晕）、肝阳上亢型（头胀）、肾元不足型（腰痛）、冲任不调型（更年期）、肝阳上亢型（心烦）、脾肾两虚型（产后）、心肾不交型（不寐）、脾虚肝旺型（水肿）等十大类型。

一、水不涵木型（动脉硬化型）

【方剂名称】 桃红六味地黄汤。

【方剂功效】 滋水涵木，补益肝肾。是防治高血压的基本方、治本方。

【适应症候】 眩晕、精神萎靡、腰膝酸软、发落齿摇、耳鸣、失眠、多梦。

【方剂组成】 熟地黄、炒山药、山萸肉、泽泻、茯苓、牡丹皮、炒桃仁、红花。

【使用方法】 水煎服，每日 1 剂。

【方剂分析】 八味药用量依据临床表现调理。肝虚，头晕、目眩，燕萸肉为君药；脾虚，纳呆、乏力，山药为君药；肾虚、腰膝酸软，熟地黄为君药；肝瘀化火、不寐，牡丹皮为君药；脾被湿困、浮肿，茯苓为君药；肾浊滞脉、耳鸣，泽泻为君药。君药量可用至30克。

熟地黄镇静、抗凝、利尿、降压、降脂、降血糖。山萸肉利尿降压，茯苓利尿安神，泽泻利尿降脂。山药抗血管硬化，保血管弹性。更配桃仁、红花的扩血管作用（扩张血管，改善微循环），清理免疫复合物作用（吸收和清除沉积在血管壁的免疫复合物），抑制血小板聚集作用（增加纤溶及血管通透性），防止动脉斑块形成作用（抑制血管平滑肌增殖变化），保护缺血性脑损伤作用，而且桃仁镇静中枢，红花持久降压。八味药合用，不愧为治疗高血压疾病的基础方剂。

六味地黄汤是钱仲阳《小儿药证直诀》方，是中医治疗肝肾不足的代表方剂。此方补中有泻，寓泻于补，熟地黄补肾水，泽泻宣泄肾浊；山萸肉养肝木，牡丹皮清泻肝火；山药益脾土，茯苓淡渗脾湿。而高血压病的主要机制正是肝肾不足，临床证型如肝血虚生风、肝郁久化热，肝阳亢风动、肾阴虚不涵肝木，肾水亏不济心火等，均贯穿肝肾不足的病理。因此高血压病用此方治疗恰到好处。

【辨证加减】 急性期可酌加夏枯草、地骨皮、杜仲；日久加紫丹参、炒川芎、鳖甲。血压过高加罗布麻、旱莲草、夏枯草，用量至30~60克。眩晕加土茯苓、防风，晕甚加生龙骨、生牡蛎，耳鸣加白芍、栀子，头胀加石膏、鳖甲，目胀加夏枯草、旱莲草，目赤加钩藤、石膏，失眠加炒柏仁、炒枣仁，口苦加栀子、大黄，五心烦热加知母、黄柏，腰膝酸软加肉苁蓉、石斛，体胖加炒决明子、山楂，血脂高加草决明、金樱子，浮肿加薏苡仁、车前子、更年期加仙茅、仙灵脾、产后加黄芪、当归。

【画龙点睛】 补肾精，健脑髓。将六味地黄汤改汤为丸，长期口服，有防止高血压的发生、发展和延年益寿的作用。

高血压属肝病之类。轻者曰“肝郁”“肝气”，重者曰“肝火”，甚者曰“肝风”，即内经所谓“薄厥”“大厥”。要害是“水不涵木”。因为风皆动于肝木，风动之根本在于肾水。临床，凡患此病者多平素将息失宜，酒食不节，或贪色纵欲，或忧思恼怒，致使肾水不足，肝阳过亢，终乃化火生风，风火相煽，暴旋于清空，横窜于经络，五官失其聪，七窍失其灵，神明终将灭。此类患者，平素皆苦于头痛眩晕，因为肝为风火之脏，其经络从胸中入目系，上巅顶，故怒气伤肝，肝气上逆，或肝阳上亢，木火上炎，皆能令人头痛、目眩，谓上盛下虚之理。

河间倡五志过极，木火过旺，热极生风；东垣立“本气自病”，所谓本气者，气之本在肾，故曰两肾之气，实指真阴真阳而已；丹溪谓痰湿为患，曰湿可生痰，痰可化热，热可化风；景岳言非外风，乃五脏失和，真元颓败，虚风骤起；唯叶氏匠心独运，发前人之未逮，首倡“水不涵木”。其实，诸子所论，都不过“阴阳失调”而已，经曰“阴平阳秘，精神乃治，阴阳离决，精气乃绝”“阴阳者，水火也”。夫人体之中，肾为先天之本，元气之根，内寓真阴真阳，真水真火，故治肾即调阴阳。故治此病勿拘于伐肝，而在于调肾，所谓澄其源而流自清，灌其根而叶自荣，此乃治病求本之良法。

【锦囊妙招】 降脂调血丸：人参、生蒲黄、丹参、田三七、水蛭、红花、葛根、山楂。药量据病情而定，有益气活血，降压降脂，预防动脉硬化作用，常服可取得显著疗效。

【养生保健】

（1）高血压患者要讲究精神卫生，不要追求名利，要有宽阔的胸怀，做到“三不”，即遇事不急、不怒、不忧。也要注意起居有节，保证充足的睡眠时间，中午要休息，晚上要早睡。还要进行适当的体育锻炼。尤其是脑力劳动者，体育锻炼更为重要，因为锻炼是最好的休息。饮食要坚持“三低”，即低盐（每日吃5克以下的盐）、低脂肪、低胆固醇，食富钾（水果、蔬菜、豆类）的食物，戒烟戒酒。

（2）3 000毫升开水中加入小苏打50克，晚上睡觉前烫脚（42~45℃为宜）30分钟，7天为1个疗程。

【验方荟萃】

方一：洋葱250克，水1 000克，用砂锅文火煎1小时，分2次喝水吃葱，两顿饭中间吃。

方二：先用左手大拇指用力按右手心，并从掌心一直朝上按到指尖（所有指尖），同法按左手，血压可以暂时下降。

方三：核桃仁1 500克，红糖2 000克，桃仁1 000克，共捣成糊状，每次1汤匙，连服100日。

方四：将猪胆（不去胆汁）1个，装满绿豆，于通风处阴干，研为细末，开水冲服适量，连服1个月。

方五：洗脚后，坚持指压双侧足三里，正揉100次，倒揉100次，指揉双侧涌泉穴100次。

方六：醋蛋疗法。将鸡蛋1枚洗净，放入200毫升米醋内，浸泡3日后搅匀，待鸡蛋完全溶化，每次服15毫升，每日2次。

方七：柿子醋2 500克，冰糖250克，共置容器内15日，每次15毫升，每晚1次，连服30日。

方八：梧桐树叶30克，水煎服，每日1次，连服30日。

方九：黄芪24克，生龙骨、生牡蛎各18克，水煎服。

方十：甜瓜、西瓜、黄瓜诸茎各15克，煎汤服。

方十一：野菊花、淡竹叶、薄荷叶、槐实各50克，泡茶喝。

方十二：干花生秧、绿豆各1把，水煎服，饭前服，每日2次。

方十三：新鲜柳叶250克，水煎服，每日1次。

二、气滞血瘀型

【方剂名称】 川芎汤。

【方剂功效】 理气、活血、止痛。主治以头痛为主证的高血压。

【适应症候】 头痛经久不愈，疼点固定不移者。有时呈搏动性、锥刺样疼痛。

【方剂组成】 炒川芎30克。

【使用方法】 水煎服，每日1剂。

【方剂分析】 川芎镇静降压，扩张冠状动脉，抑制血小板凝集，抗维生素E缺乏。

【辨证加减】 气滞重加香附、木香、佛手（三味药都降压），血瘀重加桃仁、红花、丹参，血脂高加山楂、泽泻、决明子。

【画龙点睛】 舒张压偏高多是血管弹性差，属于肾水不涵肝木者，选桃红六味地黄汤加川芎，属于肝血虚者，选桃红四物汤重用川芎。

【锦囊妙招】

（1）当归、川芎、熟地黄、赤芍各 12 克，白芍 20 克，钩藤 15 克，黄芪 30 克，水煎服，连服 30~40 剂，适用于舒张压偏高者。

（2）鬼针草 30 克，加水 2 000 毫升，水煎代茶饮，1 日内服完。

【验方荟萃】

方一：川芎、丹参、山楂、杜仲各 3 克，泡茶饮，每日 1 杯。

方二：炒川芎、醋郁金、生水蛭、醋鳖甲、参三七等份为末，每次 2 克，每日 3 次，温开水冲服，连服 3 个月。

方三：草决明适量，泡茶喝。

方四：大蒜（去皮）20 克，生姜（切片）10 克，醋调，在饮食时当小菜吃。

方五：山楂 250 克，白糖 500 克，大枣 20 枚，先将山楂、大枣 20 枚洗净，添水 1 500毫升，沸腾后放白糖 250 克，熬至剩下 500 克汤时，倒入洁净的容器内，如此煎 2 次合 1 处备用，1 剂药服 3 日，早、中、晚凉服，糖尿病患者禁用。

方六：醋龟板、醋鳖甲等份为细末，每次 3 克，每日 3 次，开水冲服。

方七：海带、决明子、山楂、菊花各 20 克，水煎服，每日 1 剂，连服 5 日，适用于体胖面红、口干的高血压患者。

方八：熟木瓜洗净，除去内核，切成细丝，加适量白糖，蒸熟食用，眼涩、口渴为用量过大，连服 3 个月为宜。

三、血虚生风型（中风先兆）

【方剂名称】 芎乌归土麻风钩藤僵虫汤。

【方剂功效】 养血活血、息风化痰。主治以头晕为主症的高血压。

【适应症候】 头晕、头胀，可伴心烦、失眠、健忘、肢麻。

【方剂组成】 蒸首乌、当归各 20 克，炒川芎、土茯苓、天麻、防风、僵蚕各 10 克，钩藤 30 克，蝎子 10 克。

【使用方法】 水煎服，每日 1 剂。

【方剂分析】 首乌降低胆固醇、甘油三酯，消动脉内膜斑块；当归抗血栓、抗维生素 E 缺乏、抗心肌缺血。二药量大，是针对引起高血压的病因，加上僵蚕、蝎子、天麻、钩藤、川芎镇静降压的配合，防风与土茯苓脱敏、解毒、治晕的协作，则血压降而头晕愈。

【辨证加减】 耳鸣加黄柏、女贞子，震颤加麦麸、牡蛎。

【画龙点睛】 无痰不作眩，无瘀不作眩，此型乃痰瘀结集于脑络。此方标本兼治，体胖、以头晕为主的高血压患者用之为宜。

四、肝阳上亢型

【方剂名称】 石杜龙牡芍丹肉汤。

【方剂功效】 滋肾养肝，重镇潜阳。主治以头胀为主症的高血压。

【适应症候】 以头胀为主，伴心急、易怒者。

【方剂组成】 生石膏、生杜仲各 60 克，生龙骨、生牡蛎各 15 克，白芍、牡丹皮、山萸肉各 12 克。

【使用方法】 水煎服，每日 1 剂。

【方剂分析】 杜仲扩张周围血管、增加冠状动脉血流量，降低胆固醇，抗维生素 E 缺乏，因而降压作用稳定、持久。石膏、龙骨、牡蛎增加血钙浓度，抑制肌肉兴奋而起镇静解痉的作用；白芍入肝，解痉、镇静、降压；山萸肉入肾，利尿、收敛、降压；牡丹皮入心，解毒、催眠、降压。

【画龙点睛】 此方主要是滋补肝肾，肝血不足，血不养脑，肾精不足，脑转耳鸣。六味地黄汤去补脾之山药，选补肾的萸肉，补肝的白芍，配重镇安神诸药，降低血压专药，故能收效。

【验方荟萃】

方一：绞股蓝 200 克，燕麦 300 克，夏枯草 200 克，玉米须 300 克，杜仲叶 200 克，共细末，每次 10~15 克，每日 2 次。

方二：磁石、石决明、党参、黄芪、当归、桑枝、枳壳、乌药、蔓荆子、白蒺藜、白芍、炒杜仲、牛膝各 6 克，独活 18 克，水煎泡脚，每次 1 小时，连泡 15~30 日。

方三：旱莲草汤。旱莲草 60 克，夏枯草 30 克，钩藤 15 克，水煎服。

方四：生赭石、生地黄各 30 克，牛膝、生龙骨、生牡蛎各 18 克，生白芍、山萸肉各 15 克，茵陈 6 克，水煎服，每日 1 剂。

五、肾元不足型

【方剂名称】 斛杜萸地巴菟汤。

【方剂功效】 补肾阳，滋肾阴。主治以腰痛为主症的高血压。

【适应症候】 时常腰痛，伴畏寒、乏力、胸闷、纳呆。

【方剂组成】 石斛 15 克，杜仲 30 克，山萸肉 15 克，熟地黄 15 克，巴戟天 15 克，菟丝子 15 克。

【使用方法】 水煎服，每日 1 剂。

【要药分析】 石斛作用有三：降低血压，镇静止痛，延缓衰老。入胃而降逆，补肾而治腰。

【辨证加减】 腰痛甚加肉苁蓉、补骨脂，肢无力加党参、黄芪，纳呆加神曲、麦芽，目昏加菊花、白蒺藜。

【画龙点睛】 山萸肉、熟地黄、巴戟天、菟丝子补肾阴而壮肾阳。

【验方荟萃】

方一：荞麦叶 30 克，水煎服。

方二：杜仲片按照说明服。

六、冲任不调型

【方剂名称】 香杜白果二仙汤。

【方剂功效】 调理冲任，理气安神。主治处于女性更年期高血压。

【适应症候】 血压高，胸中烦热，时有阵汗，头痛头晕，月经不调，白带时下。

【方剂组成】 醋香附、生杜仲各20克，白果叶、仙灵脾（羊脂炒）10克，盐黄柏、盐知母各12克，当归、巴戟天、仙茅（糯泔浸）各15克。

【使用方法】 水煎服，每日1剂。

【方剂分析】 巴戟天、仙灵脾、仙茅均有降压作用，还能兴奋中枢神经系统，促进核酸、蛋白质合成，兴奋性功能，促进精液分泌，延缓衰老，调整内分泌。香附降压理气，白果降压去脂，知母降压利尿，黄柏降压安神，当归镇静活血，共奏调整内分泌，稳定血压之功。

【辨证加减】 失眠加百合、麦麸，烦热加丹参、牡蛎，胸闷加郁金、白芍。

【画龙点睛】 卵巢功能下降，导致血管舒缩障碍，钙代谢异常，引起血压增高，治宜提高卵巢功能。中医以补益肝肾、调理冲任为主。

七、肝火上炎型

【方剂名称】 夏枯去甘泻白汤。

【方剂功效】 清泻肝火，主治心烦、面红为主症的高血压。

【适应症候】 面红目赤、眼珠疼，心烦恶热者。

【方剂组成】 地骨皮60克，夏枯草、旱莲草、桑白皮各30克。

【使用方法】 水煎服，每日1剂。

【方剂分析】 地骨皮、夏枯草、桑白皮降压、降糖，作用明显且持久。地骨皮降脂，夏枯草散结，桑白皮利尿，降脂、散结，利尿可间接降压。

【辨证加减】 肝火盛，泻肝汤。心火盛，导赤散。肺火盛，泻白散。胆火盛，龙胆泻肝汤。肾火盛，知柏地黄汤。平肝息风加地龙、蝎子；重镇潜阳加生龙牡、代赭石；安神加朱砂、枣仁；行气加香附、川芎；活血加桃仁、红花；头晕加白蒺藜、菊花；口苦加胆草、栀子。

【画龙点睛】 木火刑金，同泻肝肺则火自灭。

【锦囊妙招】

（1）高血压伴牙痛：二地龙胆泻肝汤，生地黄、熟地黄各80克，龙胆草、山栀子、条黄芩、醋柴胡、车前子、泽泻、花木通、当归尾、醋郁金、生青皮各10克，水煎服。便秘者加大黄、枳实。胃热者选四黄汤加枳实、甘草。

（2）肾性高血压：芹菜100克，洋葱5片，大蒜5瓣，荸荠5个去皮，番茄1个，以上均切碎，煎成1小碗水，睡前服下。

【验方荟萃】

方一：大蒜500克，去皮泡于40度白酒1 000毫升内，半月后服用，吃蒜喝酒（大蒜在酒精的作用下，可降血脂，降血黏度）。

方二：龙胆草、蚯蚓各9克，生地黄15克，生石膏30克，竹叶12克，水煎服。

方三：野菊花、草决明各30克，桑寄生、钩藤各15克，水煎服。

方四：夏枯草、野菊花各20克，沏茶喝，每日1次。

方五：大蓟适量，捣烂取汁，加入白糖，搅拌后口服，此方亦治鼻出血。

方六：绿豆棵1把，煎汤，加少许白糖，口服，每日1次。

方七：菊花、玉米须、猪毛菜、大蓟各适量，水煎服，每日1次。

方八：芹菜根3~5根，水煎服。

方九：花生秧1把，绿豆适量，水煎，饭前服，每日1次，连服10~15日。

方十：蚯蚓100根，放入水中泡7天后取出，兑白糖250克、水3碗，再泡3天，即化为水，每天饮水。

方十一：熟木瓜洗净，除去内核，切成细丝，加适量白糖，蒸熟食用，出现眼涩、口渴提示用量过大，连服1个月为宜。

方十二：苦丁茶服用，一般1月后血压下降。

八、脾肾两虚型

【方剂名称】 枸杜桃红圣愈汤。

【方剂功效】 益气补肾，养血通络。主治产后高血压。

【适应症候】 顽固性高血压以心悸、乏力、身痛为主，时或肢体麻木、语言不清者。

【方剂组成】 炙黄芪30克，党参20克，炒白芍、炒川芎、熟地黄、当归、枸杞子、生杜仲、桃仁各15克，红花10克。

【使用方法】 水煎服，每日1剂。

【方剂分析】 参芪补气，四物（白芍、川芎、当归、熟地黄）养血，枸杞子、杜仲补肾，桃仁、红花活血，气足、血旺，代谢无恙，肾精充盈，阴阳平衡，血脉通畅，血压正常。

【辨证加减】 失眠加炒枣仁、茯神、远志筒，身痛加桃仁、红花、郁金。

【画龙点睛】 气血失调、阴阳失调，均可导致阴阳的偏盛偏衰，血液压力的异常，产后多虚无实证，通过补虚，达到阴平阳秘。

【锦囊妙招】 加川断、狗脊，一般半年可愈。

【验方荟萃】

方一：乌鸡1只，杀鸡去肺，炖服，吃时，每日配花生（红皮花生）50克，每5日吃1只鸡，疗程4个月。

方二：蜂蜜50毫升，加水搅匀口服，每日2次。

方三：人参10克，泡水喝，每日1次。

九、心肾不交型

【方剂名称】 柏枣核桃红糖泥。

【方剂功效】 养血、安神。主治以失眠为主症的高血压。

【适应症候】 以失眠症状为主，伴心悸、健忘者。

【方剂组成】 炒柏仁、枣仁各60克，核桃仁、红糖各120克。

【使用方法】 共捣如泥，每晚开水冲服20克。

【方剂分析】 炒柏仁、枣仁镇静降压，核桃仁安神养脉。药理研究，核桃仁有减少胆固醇吸收、软化血管、化石的作用。

【辨证加减】 热扰神明加栀子，心肾不交加夜交藤，瘀阻脑络加丹参，肝阳上亢加龙骨、牡蛎。

十、脾虚肝旺型

【方剂名称】 薏车山牛五苓散。

【方剂功效】 健脾、利湿。主治体胖的高血压。

【适应症候】 以体胖浮肿为主，兼头重、乏力、纳呆者。

【方剂组成】 生薏苡仁、车前子（另包）、生山药、怀牛膝、茯苓各 30 克，炒白术、猪苓、泽泻各 15 克。

【使用方法】 水煎服，每日 1 剂。

【方剂分析】 薏苡仁、车前子、泽泻、茯苓利尿、降血压，薏苡仁、茯苓能镇静，泽泻能降脂。白术、山药、猪苓、牛膝强体，白术、山药抗栓，白术、猪苓利尿，牛膝活血。诸药合用，镇静、利尿、降脂，则血压稳定可期。

【验方荟萃】

方一：泽泻 50 克，水煎服，连服 10 日。

方二：山楂 30 克，水煎服。

第二节 冠心病

冠心病即冠状动脉粥样硬化性心脏病，是负责心肌供血的冠状动脉发生粥样硬化，造成管腔狭窄，甚或堵塞，使心脏供血不足，甚则完全断绝，致使心肌营养缺失乃致坏死，产生一系列严重的临床症状。冠状动脉痉挛也可产生类似的临床表现。

病因病理是由于胆固醇类脂质沉积在冠状动脉内膜下，内皮细胞、平滑肌细胞、结缔组织增生及血小板聚集形成粥样硬化斑块，引起管腔狭窄或闭塞，或者由冠状动脉内膜平滑肌强烈收缩引起冠状动脉痉挛，导致心肌缺血性改变。胆固醇过高、高血压和吸烟是发生本病的主要危险因子。

临床表现主要有心绞痛、心律失常、心力衰竭等。心绞痛的典型表现是在胸骨后中部或上 1/3 处，自觉压迫感、沉重感、紧束感、烧灼感、胸闷。可向左肩背、左上臂放射；发作时持续 2~3 分钟，一般不超过半小时。多因剧烈运动、上楼、负重或情绪激动、喜怒过度及寒冷、饱餐等诱发。

心绞痛不典型发作有以下几种情况：阵发性肩疼、阵发性烦躁、阵发性哮喘、阵发性胃痛、阵发性无力、阵发性牙痛、阵发性咽部不适、阵发性咽部辛辣感、阵发性饥饿感等。

心肌梗死常见有突然、剧烈、频繁、持续时间较原来延长的心绞痛发作，平时常用的药物难以缓解，痛时大汗淋漓、面色青紫、心跳过缓或心律失常、心功能不全等。

本病的诊断依据为反映急性或慢性心肌缺血的各种临床症状或实验室检查，而以与动脉粥样硬化发病有关的年龄、高血压、血脂增高等因素作为辅助依据。心电图为临床检查心肌缺血的主要方法，心绞痛可有心电图 S-T 段压低，心肌梗死可有动态的 S-T 段及 T 波的特征性变化和病理性 Q 波。必要时可做心电图负荷试验，如踏板试验和蹬车试验。其他还有心电向量图、超声心动图、心机能图、动态心电图、冠状动脉造影等。

治疗原则是改进冠状循环与神经精神功能状态。采用扩血管药物抗心绞痛，积极治疗各种能加重心绞痛的疾病，从精神、生活、工作及饮食各方面给予指导、关心。

中医属“胸痹”“心痛”等范畴。主要由气滞血瘀，血脉瘀阻而致。常见病因病理：寒凝脉络，拘急收引；膏粱厚味，生痰居胸；痰热灼络，火性上炎；气阳不足，血行缓慢；气机郁滞，血瘀阻胸。

一、预防心脑血管病方

【方剂名称】 养管汤。

【方剂功效】 益气活血，去瘀生新。防治心脑血管病。

【适应症候】 高血压、高血脂、高血糖、超重患者，自觉头晕或头痛，失眠或多寐，心慌或气短，健忘，胸闷，唇青。

【方剂组成】 黄芪 30 克，金樱子、川芎、丹参、葛根、山楂、决明子、山萸肉各 20 克，郁金、鸡内金、桃仁、红花、神曲各 10 克，三七（冲服）3 克，马钱子 0.5 克。

【使用方法】 水煎服，每日 1 剂。

【方剂分析】 降脂汤含金樱子、决明子、山楂、鸡内金。

【辨证加减】 高血压加杜仲，高血糖加山药，不寐加麦麸，多寐加菖蒲，烦热加鳖甲。

【画龙点睛】 养管者，通血管、扩血管、软化血管、致密血管壁缺一不可，消化赘生物，降低血脂，调理血压务必重视。

二、辨证施治

1. 气滞血瘀型

【方剂名称】 活冠汤。

【方剂功效】 活血化瘀，理气止痛。是治疗冠心病的基本方。

【适应症候】 心胸满闷，隐痛阵作，心慌气短，动则加重。舌紫唇青或舌边有瘀，舌下静脉瘀血，脉迟或结代。

【方剂组成】 山楂、葛根各 20 克，血参 30 克，川芎、郁金、川牛膝、赤芍、桃仁各 15 克，红花、降香、元胡各 10 克，制马钱子 0.5 克。

【使用方法】 水煎服，每日 1 剂。

【方剂分析】 葛根、血参、桃仁、红花、川芎、郁金、牛膝、山楂、元胡、降香、赤芍扩张冠状动脉、抑制血小板聚集。葛根、血参、山楂、元胡降压、降脂、降糖。桃仁、红花、郁金、牛膝清理免疫复合物（吸收和清除沉积在血管壁的免疫复合物），防止动脉斑块形成（抑制血管平滑肌增殖变化）。川芎镇静降压、抗维生素 E 缺乏。

【辨证加减】 气血虚加党参、当归；元阳虚加肉苁蓉、骨碎补；痰多加栝楼、薤白；浮肿加葶苈子、车前子。

【画龙点睛】 心痛有闷痛、刺痛、绞痛、灼痛之别，闷痛为气滞胸膈，刺痛为血瘀心脉，绞痛为寒凝心脉，灼痛为火邪犯心。偶见阵发性神态萎靡不振、烦躁、乏力、气短、心悸、喘息、咽部不适、胃脘痛等症，皆应警惕真心痛的发作。本方血参为主以活血，降香为辅以理气。

【锦囊妙招】 归芎桃红香郁汤合栝楼薤白白酒汤：当归尾、京赤芍、炒桃仁、西红花、降真香、醋郁金、川牛膝、炒川芎、全栝楼、薤白头、白酒。气血虚弱加党参、黄芪、丹参，阳虚加荜拨、炮姜、附片，瘀血重加三七粉（3 克）冲服。

【验方荟萃】

方一：红花 3 克，泡水代茶饮，每日 1 次。

方二：麦糠谷子 10 克，水煎服，每日 1 次。

方三：倒退 5~7 个，焙干研细，开水冲服，每日 1 次。

方四：黑豆 500 克，用米醋 1 000 克，泡 7 日后食用，早晚各服 1 次，每次 15~20 粒。亦治心律不齐。

方五：长期吃蒜能软化血管，人称其为血管清道夫。

方六：昆布、海藻各 10 克，水煎服。

方七：鸡血藤、生杜仲、五加皮、小生地黄，水煎服。

方八：决明子、山楂、山萸肉各 15 克，田三七 5 克，水煎服。

方九：降脂茶。丹参、何首乌、生山楂等份为细末，每次 10 克，每日 3 次，开水冲泡饮服。

方十：黑木耳适量常服，此品有抑制血小板聚集、防治动脉硬化和冠心病的临床疗效。

方十一：红花、莪术、赤芍各等份为末，每次 10 克，每日 3 次，空腹服。

方十二：柳叶 30 克，水煎服，每日 1 次。

方十三：女贞子 30 克，水煎服，每日 1 次。

2. 寒凝心脉型

【方剂名称】 黄红菖枳栝楼薤白白酒汤。

【方剂功效】 辛温通阳，活血止痛。

【适应症候】 脸色发白、心痛彻背，背痛彻心，烦躁异常，心悸气短，头晕耳鸣，自汗乏力，形寒肢冷，两下肢水肿，脉象细数或沉细，或结代，舌质暗淡，或淡青。

【方剂组成】 全栝楼、薤白各 20 克，红花、石菖蒲、蒸大黄、枳实各 10 克，白酒 30 毫升引。

【使用方法】 水煎服，每日 1 剂。

【方剂分析】 栝楼、薤白、红花、菖蒲、大黄、枳实降血脂。栝楼扩张冠状动脉，薤白抑制血小板聚集，红花改善微循环，菖蒲镇痛增智，大黄通便降压，枳实增加冠状动脉血流量。

【辨证加减】 脾阳虚加高丽参、炮姜，肾阳虚加制附片、川椒，痰多加茯苓、半夏。

【画龙点睛】 贪睡嗜卧，过食厚腻，浊阴犯阳，阴阳失调，则形成心瘀血（冠心病）或心血不足证。

【锦囊妙招】 心痛以栝楼薤白白酒汤为主；面青胸闷者为肝心痛，以金樱子散（金樱子、元胡、紫丹参、甘草）为主；饭后病剧为脾心痛，以复元通气散（小茴、穿山甲、元胡、木香、牵牛子、陈皮、蛤蚧）为主；喘息不能平卧者为肺心痛，以疏肺散（栝楼仁、薤白、竹茹、石菖蒲、紫丹参、通草、陈皮）为主。

【验方荟萃】

方一：全栝楼 1 个，红花 5 克，白芥子、薤白头、降真香、川佛手各 15 克，水煎服，3 剂。此方亦治各种原因引起的胸胁疼。

方二：附子理中丸常服。

方三：哈尔滨产 9 度米醋 150 毫升，泡鲜鸡蛋 1 枚，6 日后将鸡蛋打烂，继泡 1 日，取出加 10~15 倍温开水稀释，加 1 汤匙蜂蜜拌匀，空腹服下，每日 1 枚鸡蛋，连服 3 个月。

方四：参芪荜姜胡芎汤。黄芪、红参各 30 克，川荜拨、高良姜、醋元胡、炒川芎、五味子、白檀香各 10 克，辽细辛 3 克，水煎服。每日 1 剂，连服 7 日。

方五：干姜 10 克，煎汤服，每日 1 次，或常服鲜姜片。

3. 脾肾虚弱型

【方剂名称】 三参五骨麦仲精汤。

【方剂功效】 补脾益肾，佐以活血。

【适应症候】 胸部阵阵隐痛，心悸心烦，乏力懒言，自汗、盗汗，忧闷健忘，舌尖红，脉虚迟而结。

【方剂组成】 党参、丹参各 20 克，三七参（冲服）3 克，五味子、麦冬、黄精、杜仲、补骨脂各 15 克。

【使用方法】 水煎服，每日 1 剂。

【方剂分析】 丹参、三七参、麦冬、黄精、杜仲、补骨脂均有扩张冠状动脉、促进血液循环的作用。党参强体抗衰、改善循环。五味子调节血管舒缩功能。三七参补脾益气活血。麦冬、黄精补肾阴。杜仲、补骨脂补肾阳。五味子安神定志。共奏补益脾肾、温通血脉之功。

【辨证加减】 寒凝血脉加制附子、肉桂，痰浊闭阻加栝楼、薤白，瘀血痹阻加川芎、葛根。

【画龙点睛】 脾肾同补，补中有活。虚寒或年龄过大选红参，虚热（气阴两虚）选西洋参，虚久一般补药难以取效用生晒参。

【锦囊妙招】 黄芪 30 克，丹参 20 克，党参、郁金、川芎、红花各 15 克，马钱子 0.5 克，水煎服。

【验方荟萃】

方一：补阳还五汤。黄芪 30 克，红花、川芎、当归、赤芍、地龙各 15 克，水煎服。

方二：加味三参汤。人参 90 克，三七、丹参、水蛭各 30 克，血竭、琥珀、郁金各 15 克，共为细末，每次 2 克，每日 3 次，空腹服。

方三：常喝蜂蜜水。

第三节　心律失常

由于心脏兴奋波的发生紊乱或传导受阻，使心跳失去正常节律性，称为心律失常。常见心律失常有窦性心动过速、窦性心动过缓、窦性心律不齐、窦性停搏、阵发性心动过速，心房颤动及房室传导阻滞等。

窦性心动过速除心悸不安外，无其他症状，心率增快至 100~140 次/分；窦性心动过缓，心室率为 45~60 次/分，常有疲乏、头晕、心悸、气促、胸闷、胸痛、心力衰竭和低血压等；窦性心律不齐，可有头晕、心悸等；窦性停搏时间较长可有昏厥。

早搏常有心脏跳出胸腔的心慌感或心脏停搏的感觉，脉搏则有间断的阙如，脉搏次数少于心跳次数；阵发性心动过速多突然发作，突然消失，可反复发作，发作时心率 150~220 次/分，自觉心悸，心前区不适，眩晕，发作可持续数分钟至数小时，甚至数天；心房颤动可有心跳不规则、脉搏快慢强弱不一，次数少于心跳；房屋传导阻滞可有心跳脱漏、心率变慢或心跳暂停，甚者 20~40 次/分，出现昏厥、抽搐。

引起心律失常的原因很多，可能是神经功能性的，主要是自主神经系统对心律的影响，如交感神经的兴奋，迷走神经张力过低或过高，但更多的病因是由于各种心脏病、心肌炎、大量失血、休克、药物中毒、电解质紊乱以及内分泌疾病等引起的心肌损害，使心肌缺血以及供给传导系统营养的血管发生病变而产生的。

本病的诊断依据，除一些典型症状、体征外，心电图的诊断很重要。必要时可用 24 小时或 48 小时的心电监护加以诊断。

西医治疗是根据心律失常的类型和病因及其所起的血液循环障碍与症状的轻重及其潜在的危害性而各有不同。轻者无需特殊治疗，严重者则需紧急处理。对抗异位心律的治疗方法主要包括抗异位心律的药物治疗，电除颤、电转复与电起搏等电疗法，以及刺激迷走神经的各种操方法。同时应尽量采取适当措施以控制原发疾病和发病因素。

中医在“心悸”“怔忡”“昏厥”“虚劳”等病证中都有记载。心律失常中所出现的脉象，多为中医学中的结脉、代脉、促脉、疾脉、迟脉、数脉。心主血脉，藏神，其华在面。心气虚弱，心血失养，神不守舍而见心悸怔忡不安，心阳虚弱不能帅血上荣与四布则时见头晕，甚至昏厥、抽搐。心律失常的直接病位在心，和肝、脾、肾三脏关系亦甚为密切。情志所伤、痰湿、寒邪、气滞血瘀、气血虚衰等致病因素淫心阻脉，均可令心伤脉结。

一、基本方

【方剂名称】 石英苦丹甘麦大枣汤。

【方剂功效】 镇心安神，复脉宁神，是治疗心律不齐的基本方。

【适应症候】 气悸、气短、头晕、乏力、自汗、动则悸发、舌淡、脉促代。

【方剂组成】 苦参15克，丹参20克，紫石英30克，甘草60克，麦麸60克，大枣20枚。

【使用方法】 水煎服，每日1剂。

【方剂分析】 苦参、丹参、甘草抗心律失常，增加冠脉血流量，保护心肌，降低血脂，且能抗菌消炎。麦麸、大枣调节神经。紫石英性味甘温无毒，能镇心安神，降逆气，暖子宫，补心气不足，可治虚劳惊悸，心腹痛，咳逆上气。

【辨证加减】 气虚加人参、黄芪，阳虚加制附片、补骨脂，瘀血加郁金、元胡，心动过缓加附子、细辛，心动过速加苍术、青皮，心律不齐加红花、元胡，传导阻滞加附子、川芎。

【画龙点睛】 心律不齐多由心脏血液循环不良导致，因此治则活血化瘀，同时结合体质，分清虚实寒热，根据心律的缓、速、不齐选药。

【锦囊妙招】 黄芪四参活血汤：黄芪30~50克，人参（一般党参、虚寒用红参、虚热用西洋参、虚甚用生晒参）10克，丹参20克，苦参15克，三七参（冲服）5克，郁金、川芎、当归、红花各15克，甘草30克，水煎服。

【验方荟萃】 生猪心1个，朱砂1.2克，用竹筒做刀，在猪心上割几道口子，在将朱砂放入猪心内用砂锅煮熟（忌用铁铝锅），清晨空腹先吃猪心再吃饭，一次吃不完下次再吃。

二、辨证施治

1. 阴虚血热型

【方剂名称】 天王补心丹。

【方剂功效】 滋阴清热，活血宁心。

【适应症候】 头晕心慌，失眠健忘，烦躁不安，口苦口黏，脉促，舌红或舌下静脉瘀血。

【方剂组成】 柏子仁、枣仁、天冬、麦冬、生地黄、茯神、党参、丹参、玄参、远志、当归各15克，桔梗5克，朱砂（冲服）1.2克，五味子20克。

【使用方法】 水煎服，每日1剂。

【方剂分析】 思虑过度，劳心伤神，消耗心血，致心虚弱，因此选三参以清补；柏枣仁、五味子、远志以宁心；二冬、生地黄、朱砂以清热、除烦；桔梗引上焦之气以下降，共奏滋阴清热，养心定志之功。

2. 脾肾阳虚型

【方剂名称】 附片三七复脉汤。

【方剂功效】 温补脾肾，活血养心。

【适应症候】 心悸倦怠，少气懒言，大便溏薄，畏寒肢冷，舌苔白腻，脉沉迟或结代。

【方剂组成】 炙甘草30克，人参、阿胶、生姜、桂枝、麦冬、大麻仁各10克，生地黄、制附片（先煎）各15克，大枣6枚，三七（冲服）3克，酒引。

【使用方法】 水煎服，每日1剂。

【方剂分析】 参枣草补心气，麦地，阿胶益心阴，附姜桂酒温心阳，更配止血之药三七，共奏养心定悸之效。

【辨证加减】 便溏去大麻仁，悸甚加龙齿、朱砂，瘀甚加丹参、郁金、元胡。

3. 阴虚瘀热型

【方剂名称】 安神复脉汤。

【方剂功效】 滋阴复脉，安神定志。

【适应症候】 心悸失眠，五心烦热，急躁易怒，眩晕耳鸣，脉或代或促。

【方剂组成】 甘草、茯神各30克，丹参、磁石、钩藤各20克，玄参、枣仁、生地黄、麦冬各24克，桂枝、干姜、大麻仁、阿胶（烊化）各9克，大枣6枚，朱砂（冲服）1.2克，琥珀（冲服）3克。

【使用方法】 水煎服，每日1剂。

【方剂分析】 阳虚不能宣通脉气，阴虚不能荣养心血，故脉结代，心动悸。方中阿胶、生地黄、麦冬、麻仁甘润滋阴，养心补血；人参、甘草、大枣健脾益气；干姜、桂枝辛温通阳复脉，共奏益气补血，滋阴温阳的作用。更配活血安神药丹参，养心安神药枣仁，重镇安神药磁石、朱砂，补脾安神药茯神，对心动悸、少气、心烦、脉结代、舌少苔有效。

【辨证加减】 肺虚汗多加百合，麦麸。肝阳上亢加鳖甲、牡蛎。

第四节　心肌病

特异性心肌病是一些全身性疾病中的心肌病变。原发性心肌病则分充血型、梗阻型、限制型，多缓慢发病、心脏增大，终至心衰的心脏病，表现为心功能衰竭，如劳动后出现呼吸困难，夜间阵发性呼吸困难，偶有肺水肿，心脏增大，可出现双重心尖搏动，桡动脉或有重跳动感、复脉，脉压无增大，听诊可闻及室性及房性奔马律，胸骨左缘第四、五肋间有喷射性收缩期杂音，二尖瓣区全收缩期杂音，另外三尖瓣区及肺动脉瓣区也可听到收缩期杂音，X线诊断则常显示心脏增大。心电图可有左、右室肥厚伴劳损，可见各种心律失常图形，也可见到酷似心肌梗死的图形。

本病病因不明，可能是心肌炎的慢性阶段或后遗症，也可能与某些原虫感染有关，或感染引起心脏自身的抗原抗体反应所致。诊断依据除临床表现、体征外，通过X线和心电图，尤其是心血管造影、超声心动图检查能获得特征性的发现。

中医学中无本病名，根据其临床表现，多属“心动悸”“怔忡”“胸痹”等范畴。往往有心虚气弱，心肾阳衰，气阴两虚，从而导致瘀血停心；水湿内停，凌心射肺，泛溢肌肤四肢，出现阴虚火旺，神不守舍等各种临床特征。

一、热在营血型

【方剂名称】 二连牛角地黄汤。

【方剂功效】 清热活血，宁心定悸。

【适应症候】 发热数日后症见胸闷、胸痛、心烦、气急、口苦、心悸、溲赤，舌红、脉数。

【方剂组成】 黄连10克，连翘、甘草、水牛角、生地黄、赤芍、牡丹皮各15克。

【使用方法】 水煎服，每日1剂。

【方剂分析】 黄连、连翘、生地黄、牡丹皮、赤芍、水牛角抗菌、解毒。连翘、生地黄强心；牡丹皮、赤芍活血；水牛角兴奋垂体—肾上腺系统，又可镇静；甘草提高应激能力，缓解症状。

【辨证加减】 咽痛加蒲公英、板蓝根，心悸甚加龙齿、琥珀，胸闷加郁金、百合，痰湿加半夏、茯苓。

【画龙点睛】 感染是病因，治宜抗菌、解毒，提高自身免疫力。

二、气阴两虚型

【方剂名称】 人参两肉两仁龙牡汤。

【方剂功效】 益气养阴，镇心宁悸。

【适应症候】 心悸，自汗，口渴，少气，时胸痛，甚或浮肿，舌干，脉数。

【方剂组成】 白干参、山萸肉、桂圆肉、炒柏子仁、炒枣仁各10克，生龙骨、生牡蛎、生地黄各15克。

【使用方法】 水煎服，每日1剂。

【方剂分析】 白干参养脾胃，益气振心；龙眼肉、山萸肉、柏子仁、枣仁滋阴养心；生龙牡潜阳；小生地黄清热，共奏益心气，滋心阴，清热潜阳之效。

【辨证加减】 热炽加连翘、栀子皮，痰盛加半夏、茯苓，兼阳虚加附子，补骨脂，瘀甚加郁金、元胡。

【画龙点睛】 临床据情可选麦参芪熟牛肉汤（麦冬、人参、熟地黄、牛膝、山萸肉）。

第五节　心包积液

一、气血虚弱型

【方剂名称】 苓骨补中益气汤。

【方剂功效】 健脾益气，行水除热。

【适应症候】 头晕，发热，气短，自汗，纳差，便溏，舌淡，苔白，脉细。

【方剂组成】 党参20克，黄芪30克，当归、炒白术、陈皮、茯苓、地骨皮各15克，升麻10克，柴胡3克。

【使用方法】 水煎服，每日1剂。

【单药分析】 地骨皮对金黄色葡萄球菌、伤寒杆菌、甲型副伤寒杆菌、结核杆菌有较强的抑制作用，对低热有解热作用。

【辨证加减】 腹胀加白豆蔻，厚朴，食积加鸡内金、山楂，肿甚加车前子、葶苈子，肝郁加郁金、鳖甲。

【画龙点睛】 “诸湿肿满，皆属于脾”。益气行水为治疗大法。

二、心阳不振型

【方剂名称】 黄血防己苓桂术甘汤。

【方剂功效】 益气活血，化气行水。

【适应症候】 发热，咳嗽，气喘，胸闷痛，时心悸，水肿，脉沉细，舌白滑。

【方剂组成】 生黄芪30克，血参、茯苓各20克，桂枝、炒白术、防己各15克，炙甘草10克。

【使用方法】 水煎服，每日1剂。

【方剂分析】 此方治痰饮病，温则易散，温则易运，黄芪益气利尿，防己利水消肿作用强，祛风止痛效果好。偏于上，风重于湿者，多用木防己；偏于下，湿重于风者，多用汉防己。

【辨证加减】 咳嗽加五味子，喘加九香虫，痰多加半夏，水多加枳实，胸闷加郁金。

【画龙点睛】 水饮上凌心肺，故见短气而咳，心悸。

第六节　心力衰竭

心力衰竭由各种疾病引起心肌收缩能力减弱，使心输出量减少，不足以满足机体的需要，并由此产生一系列症状和体征。心瓣膜病、冠状动脉硬化、高血压、内分泌疾患、细菌及毒素感染、急性肺栓塞、肺气肿或其他肺脏疾患等均可引起心力衰竭，妊娠、劳累、迅速大量补液等均可加重原有心脏病负担，从而诱发心力衰竭。

心力衰竭分为左心衰竭和右心衰竭。左心衰竭多因左心受到损害，负荷过度，阻力增加。左心衰竭主要表现为疲倦乏力，呼吸困难，初起为劳力性呼吸困难，终而演变为休息时呼吸困难，只能端坐呼吸。阵发性呼吸困难是左心衰竭的典型表现，多于熟睡中发作，有胸闷、气急、咳嗽、哮鸣，严重的可演变为急性肺水肿而表现为剧烈的气喘，端坐呼吸，极度焦虑和咳泡沫样痰（典型为粉红色泡沫样痰）、发绀等肺部瘀血症状。

右心衰竭多是左心衰竭时所产生的肺循环瘀血和肺动脉高压。右心衰竭较少单独出现，主要表现为下肢水肿，颈静脉怒张，食欲不振，恶心呕吐，尿少，夜尿，饮水多而排尿少等。主要体征是肺底部有湿性啰音或全肺湿性啰音，肺动脉瓣第二心音亢进，奔马律与交替脉，肝大，肝颈静脉回流征阳性等。

诊断依据是在可引起左侧心力衰竭的心脏病基础上，出现肺循环瘀血的特殊症状和征象，结合胸部 X 线检查以及心功能测定。本病治疗除病因治疗外，要从减轻心脏负荷、增加心排血量、减少钠和水潴留等方面考虑。

本病中医属“心悸”“怔忡”“水肿”“喘证”“痰饮”等范畴。一般分气阳两虚型、阳虚水泛型、阴虚内热型、心肺亏败型。心失所养则心悸怔忡，水饮凌心射肺则咳喘、咯血，水饮泛溢则水肿，气阳两虚则血行无力而见肝大、发绀。

一、气阳两虚型（右心衰竭）

【方剂名称】 黄芪参附五女葶车汤。

【方剂功效】 扶正强心，利尿消炎。主治各种类型的心力衰竭。

【适应症候】 全身浮肿，气短乏力，心悸，肝大。脉数或结代。

【方剂组成】 黄芪 50 克，生晒参（另煎）10 克，制附片（先煎）15 克，五味子 20 克，女贞子 15 克，葶苈子（包煎）30 克，车前子（包煎）20 克。

【使用方法】 水煎服，每日 1 剂。

【方剂分析】 黄芪、人参、附子、五味子、葶苈子、女贞子增加心肌收缩力及心输出量。黄芪利尿、抗菌，生晒参利尿、脱敏，附子抗寒，有肾上腺皮质激素样作用，五味子、葶苈子利尿、镇咳、祛痰、抗菌，女贞子利尿、降血糖、降血脂、抗菌，车前子利尿、祛痰、抗菌，共奏强心、利尿、化痰、平喘、抗菌、消肿的作用。

【辨证加减】 热加虎杖、重楼，寒加肉桂、干姜，虚加蛤蚧、鹿茸。

【画龙点睛】 强心、利尿、抗感染、镇静为治疗本病的基本法则。

【锦囊妙招】 旱莲草、女贞子等份为末，炼蜜为丸，如黄豆大，每次 30 克，每日 2 次，一般 5 日肿消。

【验方荟萃】

方一：制附子（先煎）、黄芪各 30 克，泽泻、车前子（包煎）各 20 克，红参 10 克，白术 15 克，益母草、红花各 10 克，水煎服。

方二：玉竹 30 克，水煎服，每日 1 剂。

方三：夹竹桃叶 1 片，水煎服。须在医生指导下服用。

二、阴虚瘀热型（左心衰竭）

【方剂名称】 安神复脉汤。

【方剂功效】 滋阴复脉，安神定志。主治阴虚瘀热型心力衰竭。

【适应症候】 两颊发红，呼吸短促，烦躁不安，难以平卧，失眠，睑或下肢肿，甚则全身浮肿，脉或代或促。

【方剂组成】 甘草、茯神各 30 克，丹参、磁石各 20 克，玄参、枣仁、生地黄、麦冬各 24 克，桂枝、干姜、大麻仁、阿胶（烊化）各 9 克，大枣 6 枚，朱砂（冲服）1.2 克。

【使用方法】 水煎服，每日 1 剂。

【方剂分析】 阳虚不能宣通脉气，阴虚不能荣养心血，故脉结代，心动悸。方中阿胶、地黄、麦冬、麻仁甘润滋阴，养心补血；人参、甘草、大枣健脾益气；干姜、桂枝辛温通阳复脉，共奏益气补血，滋阴温阳的作用。更配活血安神药丹参，养心安神药枣仁，重镇安神药磁石、朱砂，补脾安神药茯神，对心动悸、少气、心烦、脉结代、舌少苔有效。

【辨证加减】 症状消失后，气虚选四君子汤；血虚选四物汤；肺虚汗多加百合，麦麸；肝阳上亢加鳖甲、牡蛎。

【画龙点睛】 在强心的前提下，左心衰竭以安神为主，右心衰竭以利尿为主。

【验方荟萃】 女贞子 30 克，水煎服，每日 1 次。

三、阳虚水泛型（右心衰竭）

【方剂名称】 苈姜糖牛红枣汤。

【方剂功效】 健脾助阳，强心行水。主治阳虚水泛型心力衰竭。

【适应症候】 下肢或全身水肿，心悸怔忡，胸中憋闷，烦躁难食，不能平卧，舌淡白，脉细弱或结代。

【方剂组成】 葶苈子、二丑各 30 克，老姜 500 克，大枣 60 克，红糖 120 克。

【使用方法】 先煎二丑、姜、枣，煎成后兑糖，每日 3 次，连服 3 日。

【方剂分析】 葶苈子增加心肌收缩力及心输出量、止咳、平喘、利尿。老姜抗衰老、促进血液循环、利尿、抑制多种细菌。二丑增强肾脏功能而利尿，糖、枣提高血液渗透压而利尿，共奏强心、利尿、抗菌、消除肺水肿的作用。

【画龙点睛】 一般 5 日后喘止肿消，附子理中汤合当归补血汤调理月余以善其后。葶苈子据情可用至 60 克。

四、心肺亏败型

【方剂名称】 五味蛤蚧参附汤。

【方剂功效】 振心阳，益华盖，主治心肺亏败型心力衰竭。

【适应症候】 心慌气短，烦躁不安，逆气咳喘，甚至咯血，全身肿满，舌暗色白，脉微、结、代。

【方剂组成】 制附片（先煎）15 克，高丽参 15 克，蛤蚧 1 对，五味子 15 克。

【使用方法】 水煎服，每日 1 剂。

【方剂分析】 附子、五味子强心，前者抗寒，有肾上腺皮质激素样作用；后者滋补多个系统，能镇咳、祛痰、抗菌。高丽参、蛤蚧增强机体免疫能力，前者扩张冠状动脉、抗过敏、抗休克；后者抗炎，解除支气管平滑肌痉挛而平喘。

【辨证加减】 虚寒腹痛加肉桂、干姜，肝肾阴虚加女贞子（强心、利尿、降血糖、降血脂、抗菌、增强机体免疫力）、旱莲草（增强机体免疫力，提高白细胞数目，保护肝细胞），大便溏薄加茯苓、白术，口干少津加麦冬、枸杞子，咳喘带血加生牡蛎（30 克）、琥珀（3 克）、童便 1 盅。

【画龙点睛】 此方强心、利尿、抗感染。一般 2 剂喘止。要注意临床上应用女贞子，一般选桂附六君子汤或金匮肾气丸以善其后。

【验方荟萃】 葶苈子 60 克，大枣 10 枚，益母草 40 克，水煎服。

第五章　消化系统疾病

第一节　概　　述

消化系统疾病的常见症状是纳呆、反胃、恶心、腹痛。常见症状论治如下。

一、纳呆（萎缩型胃炎）

1. 升降失常型

【方剂名称】 枳术胡甲芎汤。

【方剂功效】 调和脾胃，疏理升降。

【适应症候】 食欲减退，饭后饱胀或疼痛，多伴乏力、消瘦、贫血、腹泻。胃镜检查，胃黏膜苍白或灰白，皱襞变细或平坦。

【方剂组成】 枳实 10 克，白术 15 克，柴胡 6 克，穿山甲 10 克，川芎 10 克。

【使用方法】 水煎服，每日 1 剂。

【方剂分析】 枳实抑制幽门螺杆菌，双向调节胃肠道功能，收缩胆囊，解除小肠痉挛。白术为滋补强壮剂，治疗功能性消化不良、慢性胃炎、胃下垂、上消化道溃疡、溃疡性结肠炎、过敏性结肠炎、秋季腹泻、单纯性便秘等。穿山甲升高白细胞，改善微循环，对肝硬化、胆囊炎、胆石症、肝炎等消化系统疾病有效。川芎改善肠系膜微循环，而柴胡治疗厌食症。

【辨证加减】 胀重加香附、木香，痛甚加郁金、鲜姜。

【画龙点睛】 此方消中有补，活中有清，乃治疗消化系统疾病之良方。枳术丸乃金元时代调理脾胃，消中兼补之法。配柴胡以疏肝，以绝肝火乘上之弊端；配穿山甲以消积，理气中之血；配川芎以活血，理血中之气。连服 3~5 剂，一般症状可除。加味的香附、木香、郁金、鲜姜乃理肝和胃的香郁汤。

【验方荟萃】

方一：黄芪 30 克、制乳香、制没药各 10 克，当归、川芎各 15 克，姜引，水煎服。

方二：山药、鸡内金等份为末，每日 3 次，每次 3 克，饭前温开水送服。

2. 脾阴不足型

【方剂名称】 麦参金熟牛肉汤。

【方剂功效】 益脾气，补脾阴，和脾胃，去邪热。

【适应症候】 患病日久（或发热，或泻泄）不思饮食，或食而无味，或咽干口燥，舌红、苔少、脉虚数。

【方剂组成】 良姜5克，大枣5枚，麦冬、怀牛膝、党参各15克，神曲、鸡内金、熟地黄、山萸肉各10克。

【使用方法】 水煎服，每日1剂。

【方剂分析】 麦冬、党参、熟地黄、牛膝、山萸肉增强免疫功能，清除自由基，抗衰老。麦冬抑制幽门螺杆菌，党参促进溃疡愈合，熟地黄抗缺氧、脱敏，牛膝改善血液循环，山萸肉解除肠道痉挛。正气盛则功能复，功能复则胃气生，胃气生则纳呆除。

【辨证加减】 口渴加天花粉，便秘加生白芍，引经药可选粳米。

【画龙点睛】 此方益气养阴，调和脾胃，药精力宏，临床多收功。

【锦囊妙招】

（1）常服山药粥。

（2）醋蛋疗法（见有关章节）。

【验方荟萃】

方一：饥而不欲食，卧雪丹（熟地黄、玄参、炒山药、枸杞子、菟丝子、覆盆子）。

方二：粳米适量，山萸肉9克，甘草3克，熬粥，久服自愈。

方三：黄芪50克，丁香、三棱、莪术、三七各10克，水煎服。

3. 脾气不足型

【方剂名称】 芪药姜枣四君子汤。

【方剂功效】 益气健脾，调养脾胃。

【适应症候】 患病日久，四肢无力，不思饮食，强食无味或恶心，食后腹胀，舌淡，苔白，脉无力。

【方剂组成】 黄芪20克，良姜5克，大枣5枚，党参、白术、茯苓、山药各15克，甘草10克。

【使用方法】 水煎服，每日1剂。

【方剂分析】 黄芪、党参、白术、山药、茯苓、甘草、大枣增强机体免疫功能及诱生干扰素的能力、抗衰老。黄芪抗菌，党参促进溃疡愈合，白术保肝，山药助消化，茯苓化痰，甘草护胃、抗溃疡，姜改善局部血液循环而健胃止泻，大枣调和药性而助食。

【画龙点睛】 脾胃为后天之本，病久必伤脾胃，导致运化，升降功能失常。益气健脾为基本调治方法，调胃肠勿忘用姜枣。

【验方荟萃】

方一：鸡内金1具，烧存性，酒调服，每日1次。

方二：猪肚洗净，装黑胡椒、花生米各120克，勿放盐，同煮，每日晨起，温服200毫升。

方三：猪（或牛、羊）胃内装鸡蛋2枚，煮熟后放盐，吃蛋喝汤。

方四：鲜白萝卜1个，捣烂拧汁，加少许白糖，温开水冲服。

方五：炒谷芽20克，土白术15克，砂仁、炙甘草各10克，水煎服。

方六：加减升陷汤。黄芪 30 克，党参 20 克，升麻 10 克，软柴胡 6 克，煅乳香、煅没药各 3 克，香附、血参根、炒桃仁、元胡、蒲黄、台乌、桔梗、五灵脂各 10 克，水煎服。虚加山药、茯苓，寒加附子、干姜，陷甚加金樱子、炒枳壳（大量），阴虚加白芍、山茱萸，热加知母、连翘。一般 1 月愈。适用于食后即痛的胃下垂症。

4. 顽痰结聚型

【方剂名称】 十枣汤。

【方剂功效】 攻痰逐饮。

【适应症候】 纳呆，饮食无味，胃脘不适，泻下完谷，舌苔厚腻，脉滑。

【方剂组成】 甘遂、大戟、芫花各 5 克，大枣 10 枚，水煎服。

【方剂分析】 《伤寒论》指出，十枣汤主治“心下痞鞕满，引胁下痛，干呕短气”。今人只知治悬饮、水肿，忽视顽痰胶固于胃所致的纳呆、胃脘不适症，催而吐之，推陈出新，妙不可言。

【辨证加减】 愈后用枳术丸（消中有补），或香砂六君丸（补脾化食），或半夏泻心汤（调理寒热）调理。

【画龙点睛】 因势利导，吐故纳新。

二、反胃（恶心）

因邪气扰动致胃气不降或胃动力虚弱而出现的消化不良，进食后饱滞的症状。

1. 寒型

【方剂名称】 生活平胃散。

【方剂功效】 温中、和胃、降逆。

【适应症候】 食后脘腹胀满，恶心，或吐出宿食及清稀水液，神疲乏力，面色青白，舌水白。

【方剂组成】 鲜良姜、生蜂蜜各 10 克，食盐 1 克，小麦适量。

【使用方法】 水煎服，每日 1 剂。

【方剂分析】 良姜促进胃酸分泌，抑制细菌、病毒生长；食盐矫正电解质失衡；蜂蜜抗菌，补养身体；小麦含维生素 B_1，缓急养胃。

【辨证加减】 若寒甚可加制附子、肉桂。

【画龙点睛】 胃喜温用姜，喜润用蜜，宜缓，用麦、盐以纠正电解质失衡，四种生活常用食品平胃之病，故称生活平胃散。

【验方荟萃】 鲜白萝卜 1 个捣烂拧汁，加少许白糖，温开水冲服。

2. 热型

【方剂名称】 甘黄汤。

【方剂功效】 清热、降浊、和胃。

【适应症候】 食后脘腹胀满，吐出不化宿食或混浊酸臭之稠液，心烦口渴，小便黄赤，大便秘结。唇舌干，脉数。

【方剂组成】 甘草、大黄各 10 克。

【使用方法】 沸水泡后作茶饮。

【方剂分析】 大黄、甘草抗菌、解毒，前者利胆、保肝、健胃，后者解痉、脱敏、镇痛。药只两味，药简力宏，虽俗效卓。

三、呕吐（含神经性呕吐）

【方剂名称】 厚白草二陈汤。

【方剂功效】 清热化痰，消积止呕。主治神经性呕吐。

【适应症候】 食后即吐，心下嘈杂，关脉沉滞，六脉滑数。

【方剂组成】 陈皮、茯苓各 15 克，姜半夏、甘草、川厚朴、广槟榔、草果各 10 克。

【使用方法】 水煎服，每日 1 剂。

【方剂分析】 半夏抑制呕吐中枢，茯苓、陈皮、甘草松弛胃肠道平滑肌，茯苓制酸，陈皮除胀，甘草脱敏。槟榔、厚朴、草果抑制幽门螺杆菌。厚朴温胃止呕，槟榔豁痰消积，草果味香舒脾。

【辨证施治】

（1）热呕：症见食入即吐，舌红。甘黄汤（大黄、甘草）主之。

（2）寒呕：白豆蔻、藿香、法半夏、陈皮、生姜。

（3）呕涎：益智仁、姜、藿香、陈皮。

（4）肾水不容谷型：麦味地黄汤。

（5）肾寒不腐谷型：桂附八味汤。

（6）肝气犯胃型：吴茱萸汤。

（7）脾虚气滞型：香砂六君子汤加苏叶。

【画龙点睛】 抑制呕吐中枢，缓解胃部痉挛，消除胃部炎症是治疗呕吐的三要素。

【锦囊妙招】

（1）热呕（暴吐不止）：黑栀子 9 克，姜黄连 21 克，党参 6 克，水煎服。

（2）寒呕：生姜（打碎）60 克，陈皮 18 克，泡汤 1 碗，用匙徐徐饮下。吐甚者加竹沥、姜汁。

（3）经来呕吐：丁香、干姜、白术各 15 克，米汤调下。

【验方荟萃】

方一：大枣（去核）7 枚，每个入丁香 1 对，煮烂去丁香，吃枣喝汤。

方二：三子三黄汤。炒苏子、炒莱菔子、炒白芥子、黄芩、黄连各 10 克，醋大黄、生甘草各 6 克，水煎服。

方三：食管炎（吃热食时，食管有灼热感）。苏木、红花各 15 克，金银花 25 克，水煎服，连服 10 剂。

方四：食管炎。冬凌草、虎杖、甘草各 15 克，七叶一枝花 10 克，山豆根 5 克，水煎服，连服 5 剂。

四、多食善饥病（胃疸）

胃疸是胃阴虚有热，已食仍饥之病。

【方剂名称】 莲栀花药茵陈汤。

【方剂功效】 清热、去湿、健胃。

【适应症候】 多食、善饥、喜饮、小便赤。面目黄瘦，四肢乏力，精神倦怠，胸胁胀满，舌红，少苔或苔白。

【方剂组成】 莲子、栀子仁、天花粉各10克，炒山药15克，茵陈20克。

【使用方法】 水煎服，每日1剂。

【方剂分析】 脾虚运化不及为病，太过亦为病，故用山药、莲子健脾。胃热消中善饥，选栀子仁、天花粉以清热止饥，脾虚多生湿，茵陈去湿而健脾。

【辨证加减】 病重可选上方加连柏补中益气汤。

五、嘈杂（肥厚性胃炎）

【方剂名称】 枳术橘连神竹姜汤。

【方剂功效】 清热化痰，消中兼补，主治血脉蕴热，移热于胃，胃失和降的嘈杂病。

【适应症候】 胃脘部似辣非辣，似饿非饿，似疼非疼，犹如空腹食蒜，食生韭菜，恶心嗳气，得食暂止，饮茶稍宽，口干，舌胖，苔薄黄。

【方剂组成】 炒白术30克，枳实、橘红、黄连、神曲、竹茹各10克，姜汁引。

【使用方法】 水煎服，每日1剂。

【方剂分析】 白术为滋补强壮剂，治疗功能性消化不良、慢性胃炎、胃下垂、上消化道溃疡、溃疡性结肠炎、过敏性结肠炎、秋季腹泻、单纯性便秘等消化系统疾病。枳实抑制幽门螺旋杆菌，双向调节胃肠道功能，收缩胆囊，解除小肠痉挛。黄连、竹茹显著抑制白色葡萄球菌、大肠杆菌、痢疾杆菌、枯草杆菌、伤寒杆菌等细菌。神曲促进消化，增加食欲。姜改善局部血液循环，克服黄连之寒。全方扶正祛邪、寒热并用，故治嘈杂。

【画龙点睛】 因热失和型，嘈杂古代医多责之肝郁胃滞，选逍遥散。而此症乃血脉蕴热，犯胃致升降失宜，如此清热、顺气、化痰，一般5剂可愈。

【验方荟萃】 食甘蔗，甚妙。

六、泛酸

胃液分泌过度，出现吞酸、反胃、吐酸水的症状。

【方剂名称】 乌贝瓦楞甘草汤。

【方剂功效】 健胃、缓急、止酸。

【适应症候】 泛酸，多伴腹痛、嗳气、恶心、呕吐。有长期性、周期性、规律性的特点。

【方剂组成】 乌贼骨、浙贝母各15克，煅瓦楞、甘草各10克。

【使用方法】 水煎服，每日1剂。

【方剂分析】 浙贝母益肺，肺盛则金能克木，肝木不得自长。浙贝母解除平滑肌痉挛；乌贼骨、瓦楞子制止胃酸过多，促进溃疡愈合；乌贼骨降低胃蛋白酶活性；瓦楞子能治胃部疼痛；甘草提高免疫功能，且能抗菌。

【辨证加减】 胃寒加吴茱萸、生姜，胃热加竹茹、栀子，胃虚加党参、黄芪，胃实加大黄、芒硝，胃湿加泽泻、茯苓。

【辨证施治】

（1）胃寒型：症见胃脘喜暖喜按，脉迟。选吴茱萸（党参、吴茱萸、姜、枣）汤或益智仁配六君子汤。

（2）胃热型：症见心烦腹胀，心下烘热，舌红，脉数。选双皮汤（陈皮、栀子皮、沙参、麦门、竹茹、元胡、川芎、川楝子）。方中陈皮顺胃气，以降浊；栀子皮清心火，以净其热源（火能生土），沙参、麦门清肺热，以制肝火（金能克木）。或选左金六一散。

（3）胃湿型：症见舌润，脉浮滑数。选左金六一五苓散去桂加藿汤。一般3剂愈。

（4）胃虚型：饭后腹胀，舌淡，边有齿痕。选香砂六君子汤加附片、炮姜。

（5）胃实型：症见便秘，腹胀，吞酸，口臭，舌黄或发黑，脉实。选调胃承气汤（甘草、芒硝、大黄），一般1剂愈。

（6）木旺型：症见吞酸。选左金六一散（西滑石、生甘草、吴茱萸、黄连），方中辛能制酸，故名左金，酌加藿香化湿去浊；酸止后用四君子汤，一般4剂愈。

（7）寒热错杂气血失调型：症见脘腹胀闷，吞酸嘈杂，口苦咽干，大便干结等。宜用调理汤。吴茱萸（散寒）、黄连（清热）、木香（调气）、醋元胡（活血）、白豆蔻（下行）、炒枳壳（上行）、神曲（消食）、浸莪术（化积）、薄荷叶（清散）、川大黄（热有出路）。歌曰：左金香砂曲元胡，卜枳蔻仁黄莪术，寒热食气血能调，胀嘈便秘服之消。

【锦囊妙招】 用核桃仁捣烂或嚼烂生姜立止。

【验方荟萃】

方一：口吐稀水，香附、良姜各30克，将上药共为细末，每次9克。每日3次。

方二：梨（用针扎孔）1个，白胡椒（每岁1粒）置于梨内，蒸吃。

方三：藿香15克，竹茹6克，生姜3片，水煎服。

七、腹痛

【方剂名称】 腹痛方。

【方剂功效】 行气、活血、止痛。

【适应症候】 腹痛兼胀，攻窜不定。寒痛甚，食痛嗳腐，瘀痛不移，热痛便秘。

【方剂组成】 炒川芎20克，当归、炒白芍、醋元胡各15克，醋郁金、企边桂各10克，酒香附20克。

【使用方法】 水煎服，每日1剂。

【方剂分析】 方中当归、川芎养血、活血，白芍缓急、止痛，更配理气行滞之圣药香附，疏肝之郁金，化瘀之元胡，温经之肉桂，全方集养、活、调、补、缓、疏、化、温八法为一体，使肝疏泄正常，胃升降正常，气血通畅，痛乃止。

当归、白芍、川芎、郁金、元胡、肉桂、香附都有扩张血管、缓解痉挛、镇静、止痛的作用，当归补血，香附、白芍抑制幽门螺旋杆菌，川芎抗菌，郁金利胆，元胡愈溃疡，肉桂升高白细胞。

【辨证加减】 偏气滞加木香、良姜，偏寒加吴茱萸、乌药，偏热加虎杖、红藤，偏食滞加枳实、木香，小腹胀加乌药、槟榔，四肢冷加制附子、炮姜，痉挛痛加白芍、甘草。

【画龙点睛】 同妇科疾病痛经方。

【锦囊妙招】 大枣7枚，每枚枣加入胡椒1粒，再用砂仁9克，为末同捣，合成饼，食之，连服5~6次。

【验方荟萃】

方一：麦曲、红糖、米醋各120克，先将麦曲炒黄为面，兑红糖加米醋化开，每次15克，每日2次。

方二：花椒5个，水煎服，每日1次。

方三：元胡、苍术、槟榔、良姜各3克，茯苓、肉桂、陈皮、干姜各1.5克，三棱、莪术、砂仁、甘草各2.4克，连须葱白3根，水煎服。

八、呃逆（膈肌痉挛）

古称“哕”，是指气逆上冲、出于喉间、呃呃连声、声短而频、不能自止的疾病。多因寒邪所致。

【方剂名称】 边姜党骨附半芍甘香汤。

【方剂功效】 温阳益气，缓急镇逆。

【适应症候】 呃逆，乏力，纳呆，食后不舒，脉弱。

【方剂组成】 企边桂、丁香各5克，补骨脂30克，上干姜、制附片（先煎）各10克，党参、姜半夏、炒白芍、甘草各15克。

【使用方法】 水煎服，每日1剂。

【方剂分析】 白芍、附子、干姜、肉桂、丁香、甘草、半夏镇静，党参调节胃肠运动，补骨脂兴奋肠管，白芍解除痉挛。

胃以下降为顺，脾以上升为宜。脾虚则升降失常。方中党参、甘草温脾阳，而脾阳根源于肾阳，附子、干姜、肉桂、补骨脂补肾阳，补命门之火，壮元阳之根，半夏镇逆，丁香降逆，白芍缓急，标本兼治，膈肌痉挛可解。

【辨证加减】 气虚加黄芪、白术，瘀血加桃仁、红花，血热加大黄、甘草，寒甚加硇砂（0.3克），痰湿加半夏、陈皮。

【画龙点睛】 温补肾阳为治疗主线。

【锦囊妙招】 急性呃逆：针合谷、天突、下脘、关元、安眠诸穴，针刺后呃逆立即停止。慢性呃逆：全栝楼1个，煎汤服，连服2日。

【验方荟萃】

方一：指压眉中穴，3分钟。

方二：维生素B_1注射液、维生素B_{12}注射液各1支，双侧内关穴封闭，无效24小时后重复。

方三：红糖30克，分2次嚼碎咽下。

方四：两腿直立，上身正直，两臂上举经头顶百会穴上交，以左手捏右耳轮，右手捏左耳轮后，两手臂向上提拉，同时百会上顶，行腹式深呼吸，呃逆立时可止。

方五：食用醋100毫升，凉开水100毫升，混合，有发作先兆时喝一口。

方六：醋泡蛋疗法。

方七：用拇指掐紧中指顶端约2分钟。

方八：指压双侧耳门穴1分钟。

方九：取指甲洗净，炮焦，研为细末，开水冲服。

方十：白酒1杯，酒下即止。

方十一：温开水1碗，将碗边分为四角，按顺时针方向转动，转动90度，喝一口，饮四口后，一般呃逆即止。不止依上法再转。

方十二：野豌豆30克，水煎服，连服1~3次。

方十三：佛手18克，丁香10克，木香、降香、枳壳各15克，沉香6克，青皮、黄芩、苏子、陈皮各12克，扁豆24克，茯神21克，广槟榔15克，水煎服，连服1~2剂。

方十四：心痛定10毫克，舌下含化，一般5分钟见效，30分后呃逆不止者，再含10毫克，24小时总量勿超100毫克。

方十五：柿蒂7枚，从中间一分为二，炕于湿煤盖上，干后嚼服，食后用红糖30克兑开水冲服。

方十六：华蟾素注射液，肌内注射，每日1支，连用3日。

方十七：气呃。苏梗21克，陈皮、青皮各9克，木香、枳壳各3克，小茴、当归各4.5克，蜂蜜1.5克，水煎服。

方十八：丁香2.4克，柿蒂2个，刀豆子9克，水煎服。

方十九：病后呃逆不止，刀豆子烧灰存性，滚开水调服6克。

方二十：荔枝7个，连皮烧灰存性，为末，白糖调服。

九、水泻（急性肠炎）

【方剂名称】 杨马楂卧车汤。

【方剂功效】 分别清浊，主治水泄。

【适应症候】 起病急，水泻如注。多伴腹痛、恶心、尿少、口渴。

【方剂组成】 大杨花20克，山楂60克，地锦草（小虫卧蛋）10克，马齿苋、土白术、车前子（包煎）各30克，茶叶（可用绿豆代替）少许。

【使用方法】 水煎服，每日1剂。

【方剂分析】 地锦草、山楂、马齿苋明显抑制葡萄球菌、溶血性链球菌、卡他球菌、白喉杆菌、大肠杆菌、伤寒杆菌、痢疾杆菌、霍乱弧菌、钩端螺旋体、流感病毒等。白术抑制胃肠蠕动，持久利尿。车前子保护肠黏膜，显著利尿。水走尿道则粪道水少，水泻自愈。

【辨证加减】 热加黄连（寒药多泻唯有黄连涩而止泻），湿热加茜草，寒加肉桂，呕吐加陈皮、藿香、盐，腹胀加厚朴，脾胃虚加小米，中暑加大蒜、绿豆。清浊不分加姜厚朴、泽泻。

【画龙点睛】 分别清浊，各走各道；消除炎症，减少渗出。

【锦囊妙招】

（1）小虫卧蛋（地锦草）30克水煎服，一般2次即愈。

（2）大杨花10克，水煎服，每日1次。

（3）食盐30克，姜15克切片，同炒变色，以水5大碗煎服（100毫升水中含0.9克盐为宜），愈后切不可吃饭，有饥饿感后方可吃稀饭。

（4）川乌、炮姜炭、巴豆（去油）各6克，研为细末，面粉为丸，如米粒大，成人每次服30粒，每日1次，儿童、老人酌减，此方适用胃寒痛，肠寒泻。

【验方荟萃】

方一：罂粟壳半个，水煎服，1~2次。

方二：酸浆草适量，水煎服。

方三：红糖30克，置于碗内，放白酒30毫升，用火柴点燃后，开水冲服。

方四：无花果适量，口服。

方五：菠萝罐头1瓶，吃稠的，喝稀的。

方六：掐不齐（鸡眼草）60克，水煎服，每日1剂，连服2日，此方也治痢疾。

方七：漤柿2个，石榴半个口服，每日1次，连服2日。

方八：麦筛子60克，加红糖少许，水煎服，每日1~2次，连服2日。

方九：复方阿司匹林0.5克，火烧后研为细末，加适量酵母片口服，每日3次，连服3日。

方十：焦神曲、焦山楂、焦麦芽各30克，丝瓜络半个，水煎服，1剂。适用于伤食引起的腹泻。

方十一：仙鹤草30克，口服。

方十二：吐泻抽筋，令人俯卧，手蘸温水轻轻急拍委中穴，直至紫红筋暴胀，用三棱针刺出血。

方十三：肠功紊乱，用柴胡龙骨牡蛎汤。

方十四：当归、白芍各30克，杏仁、苏子、苦参、秦皮、黄柏、黄连、甘草各9克，白头翁24克，水煎服。

方十五：清肠汤。金银花90克，当归60克，生地榆30克，麦冬30克，玄参30克，黄芩15克，炒薏苡仁15克。

方十六：胃肠炎群方。

（1）薏苡仁、山药、车前子各30克，黄连、泽泻、茯苓、白芍各15克，甘草6克，肉桂1克，水煎服，每日1剂。

（2）车前子30克，白术、茯苓各15克，吴茱萸、五味子各3克，水煎服，每日1剂。

（3）腹胀、泄泻。苍术、陈皮、厚朴各3克，半夏6克，藿香、甘草各3克，姜3片，大枣2枚，水煎服，每日1剂。

（4）痧气丹。川乌、干姜、甘草各30克，白矾120克，将前3味粉碎为末，青盐炒黄，加白矾再炒，面为丸，如梧桐子大，每次5粒，每日3次。

十、便秘

【方剂名称】 归芍乌云三仁汤。

【方剂功效】 养肝血、滋肾阴、润肠通便。

【适应症候】 3~5日或7~8日一次大便，多伴腹胀、乏力。

【方剂组成】 当归、生白芍、肉苁蓉各20克，栝楼仁、火麻仁 、杏仁、生首乌各15克。

【使用方法】 水煎服，每日1剂。

【方剂分析】 当归、白芍养肝，首乌、肉苁蓉滋肾，三仁润肠通便。

【辨证加减】 脾虚加黄芪、党参，脾陷加升麻、炒枳壳，血虚加生地黄、熟地黄；肾阳虚加肉桂、附子，肾阴虚加熟地黄、蜂蜜，肝阴虚加郁李仁、牙皂，纳呆加神曲、麦芽，风热加秦艽、防风，食滞加山楂、鸡内金，燥实加大黄、芒硝，腹胀加枳实、厚朴，产后加炒枳壳、益母草。

【画龙点睛】 病以亡血伤津，无水舟停及气虚传送无力，肠道蠕动迟缓为多见。益气、养血、润肠为治疗大法。

【锦囊妙招】 蜂蜜120克，稍加热后，兑牙皂末少许，调匀，白葱头（约四指长）去须蘸少许，纳入肛门内。

【验方荟萃】

方一：韭菜60克，油炒吃，每日2次。

方二：白萝卜汁50毫升，口服，每日1次。

方三：1汤匙黑芝麻，2个核桃仁，6个大槐豆，共捣如糊，加水用小火熬20分钟，服时兑一汤匙蜂蜜。

方四：生蜂蜜适量，老年患者用香蕉蘸蜜吃，青年患者用白萝卜蘸蜜吃，每日数次，连用数日。

方五：皂角研为细末，塞于鼻孔内。

方六：全栝楼1个，水煎后，加元胡粉8克，冲服，适用于体壮热盛的患者。

方七：黄蜡35克，加热熔化后加入芦荟（细末）15克，搅匀，制成绿豆大小的丸，每次4粒，每日3次，开水冲服。

方八：炒黄豆泡于米醋中，7日后，每日早晚各服1汤匙。

方九：荆芥10克，大黄3克，水煎服。

方十：香蕉2个，蘸香油食下，每日1次，连用3日。

方十一：吴茱萸3克，葱白1根，共捣如泥，用暖水袋加热药泥，外敷脐部，一般10分钟后大便通。

方十二：牙皂适量研末，蜂蜜调成糊状，填入肛门中，大约3分钟大便即通。

方十三：食盐少许，加入滚烫开水，搅匀后温服，注意盐浓度勿过大，大则易泻。

方十四：生花生米20粒，嚼服，每日1次。

方十五：蜂蜜水 1 杯，每晚睡前服，连用 1 个月。

方十六：核桃仁、黑芝麻各 30 克，杏仁 15 克，共捣碎，开水泡服，每日 2 次，5~10 次。

方十七：润肠丸。大黄 250 克，麻仁、桃仁各 60 克，羌活、郁李仁、当归尾各 30 克，炼蜜为丸，如梧桐子大，每次 4 丸，每日 2 次，开水冲服。

方十八：黑芝麻、甜杏仁、核桃仁、红糖各 60 克，糯米（淘净）100 克，共捣如泥，加水煮熟，每次 20 克，每日 2 次，连服 2 周。

方十九：蜂蜜 80 克，早晨空腹加开水饮用，连服 30~60 日。

方二十：鲜藕汁，加白糖少许，开水冲服，适用于便秘致肛裂出血患者。

方二十一：茵陈、金银花、菊花各 15 克，泡茶喝，适用于热盛便秘出血者。

方二十二：晨起喝温开水一碗，然后做“转腹功”，即：直立，两脚分开与肩同宽，两手掐腰，使腹部以顺时针方向，按升结肠至横结肠至降结肠至乙状结肠次序缓慢旋转运动 30~50 次，每日 1 次，2 日见效。

方二十三：补中益气丸。治疗脾虚不能升清降浊导致的腹胀，特点是站起来加重，躺下休息后减轻。

方二十四：荆芥 10 克，大黄 3 克，水煎服。

方二十五：胡萝卜配香油炒吃。

方二十六：白酒倒在肚脐上 1~2 盅即下。

方二十七：便秘伴有腹痛。盐二丑 30 克，盐西茴、木香各 7.5 克，共为细末，米醋为丸，如梧桐子大，每次口服 5 粒，每日 3 次。

方二十八：酸浆草适量捣如泥敷于脐上，待肚发出响声去掉。

方二十九：草决明 15 克，白菊花 5 克，泡茶喝。

方三十：葱白 5 棵，捣烂敷肚脐，一般 1 次愈。

方三十一：铁勺内加入少许豆油，再放点蜂蜜，炼成固体状，然后用手搓成 3~4 厘米的条状，放入肛门内约 15 分钟，大便自动排出。

方三十二：麦麸和面粉各半，发面后蒸馒头，早晚各吃 100 克。

方三十三：每 2 天吃 1 个木瓜。

方三十四：山西陈醋 15 毫升，开水搅匀，空腹服下。

方三十五：大蒜泡于 40 度白酒内 24 小时即成，每顿饭吃 2~3 瓣，吃完换酒再泡。

方三十六：热药多秘，唯有硫黄缓而能泻。

十一、腹胀

【方剂名称】 消胀汤（加味枳术丸合加味乌药汤加厚朴、佛手）。

【方剂功效】 益脾温肾，调胃理肠，疏肝驱胀。

【适应症候】 心下痞满，胸膈满闷，满而不痛。

【方剂组成】 白术 20 克，枳实、陈皮、香附各 15 克，砂仁、木香、乌药、甘草、元胡、佛手、厚朴各 10 克。

【使用方法】 水煎服，每日 1 剂。

【方剂分析】 益脾白术，调肝气枳实，调胃气陈皮，调肠气砂仁、香附、木香，温肾气乌药，和药甘草，理血气元胡，疏肝气佛手，温胃气厚朴。枳术丸补中有消，白术为滋补强壮剂；枳实收缩胆囊，调节胃肠道平滑肌；加味乌药汤是治疗胀重于痛的代表方剂。

【辨证加减】 脾虚加党参、黄芪，肝郁加青皮、郁金，阳虚加肉桂、丁香，热盛加芒硝、大黄，积滞加山楂、槟榔，便溏加益智仁、茯苓。

【辨证施治】

（1）脾胃不和型：宜健脾和胃、消补兼施、调理气血，选枳术胡甲芎汤（炒枳实、炒白术、穿山甲、醋柴胡、炒川芎）。

（2）肝脾血瘀型：宜活肝解郁，选香郁汤（醋香附、醋郁金、木香、鲜良姜）。香附为君，调理气血；郁金活肝，木香理胃，鲜姜散气中之血，共奏调气、理血、除胀之效。

（3）脾虚生热型：患者腹胀肠鸣、乏力、口干、吐逆不食、吞酸、嗳气，治宜补脾清热，选参苓白术散加减（党参、茯苓、炒白术、炒扁豆、陈皮、炒山药、炒薏苡仁、木香、条黄芩）。

（4）脾阳不振型：患者纳呆，便溏，选千金温脾汤（党参、制附片、南肉桂、上干姜、当归、炙甘草、独丁香、醋大黄）。

（5）脾虚热盛型：选变相白虎汤（党参、生石膏、生知母、生甘草、山药、玄参、滑石、芒硝、姜），以党参、玄参、山药补脾代粳米，滑石清利，热从前出，芒硝清泻，热走后下，选姜引以防药物过于寒凉。

（6）肝脾不调型：选香苏散（香附、陈皮、苏子）加党参、青木香。

（7）脾虚气滞型：心下痞满胁肋胀痛，选香砂枳术汤（木香、砂仁、炒枳实、土白术）。

（8）胃寒肠热型：水谷不化、腹胀、痞满、泻痢不止，选附子干姜栀子汤（制附子15克，干姜、栀子各7.5克，姜汁糊丸酒下，3日服完）。

（9）少腹气结型：大便结、少腹胀满，选藁黄苓通三子养亲汤（大藁本、赤茯苓、盐黄柏、花通草、炒苏子、炒莱菔子、炒白芥子）、苏子降气、莱菔子下气，白芥子利气，藁本疏肝气，黄柏清下热，通草、赤茯苓清热利尿。

（10）腑结化热型：心下痞满，憎寒发热，四肢无力。宜消积、除热，选净腑汤（鲜良姜、醋柴胡、条黄芩、姜半夏、党参、炙甘草、土白术、茯苓、猪苓、泽泻、三棱、山楂、红灵枣），即小柴胡汤、五苓散，配三棱破血，莪术消宿积，山楂破肉积（记法：柴苓汤楂术棱），愈后用补中益气丸以善后。

【画龙点睛】 只有益气方能行气。

【锦囊妙招】 委中穴、长强穴按摩。

【验方荟萃】

方一：山楂100克，水煎，再用酵子50克，清水泡1小时滤渣，用水把二者合一处再入红糖100克入碗内搅匀，放锅内炖90分钟，轻者2剂愈，重者连服3次。

方二：芝麻适量洗净炒熟，蜂蜜煮沸后备用，用时将2汤匙芝麻合1汤匙蜂蜜拌后细嚼慢咽，每日数次。

十二、呕血

【方剂名称】 藕血海仙驴皮汤。

【方剂功效】 敛疡，止血。

【适应症候】 肝病或胃病日久，吐血，血色暗红，多夹食物残渣，或伴胃痛，或伴胁痛。

【方剂组成】 血余炭（冲服）5 克，仙鹤草 20 克，阿胶珠（烊化），藕节各 10 克，海螵蛸 15 克。

【使用方法】 水煎服，每日 1 剂。

【方剂分析】 仙鹤草增加血小板数量，促进血液凝固，抑制多种细菌；阿胶补铁、补钙，刺激造血；海螵蛸治酸，促进溃疡愈合；藕节缩短出血时间。

【锦囊妙招】 当归 100 克，陈酒 500 毫升，慢火炖煎，温服。

【验方荟萃】

方一：大、小蓟各 30 克，捣烂取汁，加糖口服。

方二：大黄 10 克，五倍子 1 克，为粉冲服，每日 1 次。

方三：红参 5 克，白及 2. 5 克，空腹冲服。

方四：商陆 10 克，水煎服，每日 1 次。

方五：虎杖粉 5 克，冲服，连服 3 日。

方六：大黄、地榆、蒲黄等份为末，每次 5 克，每日 3 次，冲服。

方七：血竭 1 克，研细冲服，每日 4 次。

方八：新鲜圪针根（野酸枣树根）30 克，水煎服。

第二节　慢性胃炎

慢性胃炎是以胃黏膜非特异性慢性炎症为主要病理变化的疾病。根据胃黏膜的组织学改变，可分为浅表性胃炎、萎缩性胃炎和肥厚性胃炎。按病变的部位又可分为胃体胃炎和胃窦胃炎。胃体胃炎的黏膜萎缩性病变多呈弥漫性，只局限于胃体而不侵犯胃窦部，胃酸分泌功能有严重障碍，血清胃泌素水平增高和血清抗壁细胞抗体多呈阳性反应，可有维生素 B_{12}吸收障碍并导致恶性贫血；胃窦胃炎以胃窦部黏膜受累为主，多局限于胃窦部的萎缩性病变或兼有浅表性炎性病变，同时胃体黏膜也可出现较轻并呈灶性分布的萎缩病变，胃酸分泌功能障碍较轻，血清胃泌素水平低下，血清抗壁细胞抗体呈阴性反应，一般不引起恶性贫血。

慢性胃炎的临床表现一般都不典型，病程缓慢，常反复发作，除胃部不适或疼痛外，各型慢性胃炎临床表现有所不同。浅表性胃炎一般表现为饭后上腹部不适，有饱闷及压迫感受，嗳气后自觉舒服，有时还有恶心、呕吐、泛酸及一时胃痛，无明显体征；萎缩性胃炎主要表现为食欲减退，饭后饱胀，上腹疼痛以及贫血、消瘦、疲倦和腹泻等全身虚弱症状；肥厚性胃炎则以顽固上腹部疼痛为主要表现，食物和碱性药物能使疼痛缓解，但疼痛无节律性。部分患者可有上腹部及左上腹轻度压痛，亦有表现为反复上消化道出血。

现代医学对本病的病因尚未完全明了。可能是急性胃炎的遗患，亦可能与长期服用对胃有刺激的食物或药物有关，长期胆汁反流可造成慢性胃炎。自身免疫反应可能与萎缩性胃炎的病因有密切关系。

由于本病没有特异性症状和体征，所以胃镜和活组织检查是诊断本病的主要方法。浅表性胃炎常以胃窦部最为明显，且多为弥漫性，胃黏膜表面呈花斑状（红白相间）改变，常有灰白色或黄白色脓样分泌物附着在黏膜上，并可见局限性黏膜充血、水肿、糜烂和出血。萎缩性胃炎黏膜苍白或灰白色，皱襞变细或平坦，黏膜下血管透见，但黏膜颜色常受到血红蛋白水平等因素的影响。肥厚性胃炎见到异常粗大的黏膜皱襞，有时呈脑回状或结节状，颜色较暗，常伴糜烂出血。活组织检查可见炎性细胞浸润，浅表性胃炎腺体正常无改变，萎缩性胃炎有腺体减少，严重者有幽门腺化生或肠腺化生。

本病治疗主要采用抗生素、助消化、解痉止痛药物等。慢性浅表性胃炎经过治疗，症状可完全消失，而当发展为慢性萎缩性胃炎时，治疗效果则不理想。

本病在中医学属“胃脘痛”范畴。中医认为本病的发生是由于饮食与情志所伤，两者又互为影响，而致胃痛。饮食所伤，脾胃受损，再遇情志所伤，肝气郁结，横逆犯胃克脾，而致肝胃不和；肝郁气滞，郁而化火，而致肝胃郁热，火郁热蕴，又易耗伤胃阴，胃阴不足，失其润降；初病在气，久痛入络，脉络受损，气血失和而致瘀血作痛；病久不愈，脾胃虚弱，中气不足，或脾胃素虚，又过食生冷，克伐中阳，转为脾胃虚寒之证。

【方剂名称】 虎蜂丁厚白金汤。

【方剂功效】 理气活血，解毒消食。治疗各种类型胃炎。

【适应症候】 胃痛胃胀，恶心呕吐，舌红苔黄。

【方剂组成】 虎杖 20 克，蜂房 10 克，丁香 5 克，厚朴、槟榔、白豆蔻（后下）、鸡内金各 10 克。

【使用方法】 水煎服，每日 1 剂。

【方剂分析】 虎杖、蜂房、丁香、厚朴、槟榔、白豆蔻、鸡内金可抗细菌、病毒；虎杖性寒，可提高胃肠功能；蜂房入胃，为滋补强壮剂；丁香性温，促进胃液分泌；厚朴温胃，抑制胃肠平滑肌；槟榔兴奋胆碱受体，治疗消化道溃疡及炎症；白豆蔻制止肠内异常发酵，排出消化道积气；鸡内金提高酸度，加快胃排空。

【辨证加减】 泛酸加凤凰衣、海螵蛸，嘈杂加橘红、枳实，纳呆属湿加藿香、佩兰，纳呆属阴虚加山茱萸、熟地黄，纳呆属脾虚加山药、茯苓。

【画龙点睛】 诸药似有抑制幽门螺杆菌作用，且去胀、止痛、助食。

【锦囊妙招】

（1）鸡内金 1 具烧灰存性酒调服治反胃吐食，嗳气，痢疾。

（2）鲜蜂巢 5 克，每日 3 次，空腹细嚼慢咽，一般 20 日愈，此方对胃炎、鼻炎、气管炎、肝炎、痢疾均有效。

【验方荟萃】

方一：猪肚1具，鸡蛋7枚，炖服。适宜虚型。

方二：猪苦胆内，装入适量黄豆，于通风处晾干，每次3粒，糖水冲服，每日3次。适宜虚中有实证。

方三：醋蛋疗法。

方四：猪胃1具、鸡1只，炖汤加蜂蜜服用。

1. 热型（浅表性胃炎）

【方剂名称】 藿贝朱连汤。

【方剂功效】 清热和胃，调理气血。

【适应症候】 腹胀腹痛，恶心呕吐，心烦，舌红少津，脉数。

【方剂组成】 藿香、川贝母、黄连各10克，朱砂1.2克（冲服）。

【使用方法】 水煎服，每日1剂。

【方剂分析】 川贝母、黄连、藿香、朱砂消炎。贝母治浅表性胃炎，抗消化道溃疡；黄连治萎缩性胃炎，兴奋胃肠平滑肌；藿香止呕助消化，解除痉挛，抑制异常发酵；朱砂乃汞剂，解毒防腐。

【辨证加减】 腹胀加厚朴、白豆蔻，吐涎加法半夏、茯苓，热甚加黄连、金银花，瘀血加郁金、丹参，胆汁反流加丁香、槟榔，寒痛加吴茱萸、肉桂。

【画龙点睛】 胃热多与热在气血相关，移于胃，则胃不和，寒热失调，升降无序。选川贝母以清气分热，朱砂以去血分热，藿香以理脾胃之气，此方治疗浅表性胃炎和胃黏膜脱落有效。也可酌选清胃散、泻黄散、四黄汤。

【锦囊妙招】 选半夏泻心汤加减。党参20克，条黄芩、黄连、上干姜、法半夏各10克，大枣5枚，水煎服，胃酸多加吴茱萸，疼痛剧加郁金，痞满加丁香，苔腻加茵陈。

【验方荟萃】

方一：蜂房10克，研为细末，与豆腐60克炖服。每日1次，连服10日。

方二：枳实为末，每次10克，与痢特灵2片混匀，空腹开水口服，每日3次，连服1个月。

方三：苹果1~2个，连服1~2个月。

方四：核桃青皮500克，泡入1 500克白酒中半月，睡前服30毫升，2个月见效。

2. 积滞型

【方剂名称】 棱莪山楂柴苓汤。

【方剂功效】 消积、清热、健胃。

【适应症候】 胃病日久，面黄肌瘦，四肢乏力，憎寒发热，不思饮食，胃脘痞满，大便溏薄，舌红，苔白。

【方剂组成】 三棱、莪术、山楂、姜半夏、党参、甘草、黄芩、白术、泽泻、猪苓、茯苓各15克，柴胡6克，鲜姜5片，大枣5枚。

【使用方法】 水煎服，每日1剂。按常规量先服汤药数剂，再制成粉剂以善其后。

【方剂分析】 山楂明显抑制幽门螺旋杆菌的生长，增加消化酶的分泌；三梭、莪术抑菌，兴奋胃肠道平滑肌；五苓散增加机体抵抗力，通过利尿而去湿；小柴胡汤解毒，通过和解而退热。

【画龙点睛】 此乃《疡医大全》净腑汤，治小儿癖块积聚，发热口干，借以治成人胃病，效果亦彰。

【锦囊妙招】 丁香、槟榔、砂仁、乌药、肉桂、神曲、小茴、吴茱萸，二丑、五灵脂、香附等份为末，每次服3克，每日3次。

【验方荟萃】

方一：治胀五香散。香附、藿香、木香、丁香、檀香等份为末，每次3克，每日3次。

方二：五灵脂、香附子、二丑各等份，醋制为丸如绿豆大，每次3~6克，每日3次。

3. 湿型（反流性胃炎）

【方剂名称】 代藿左金四苓汤。

【方剂功效】 清肝降逆，祛湿和胃。

【适应症候】 胃脘疼痛，嗳气，痞满嘈杂，泛酸，口苦，呕吐苦水。舌苔黄腻，脉数。

【方剂组成】 代赭石（先煎）30克，吴茱萸3克，黄连18克，藿香10克，泽泻、炒白术、猪苓、茯苓各15克。

【使用方法】 水煎服，每日1剂。

【方剂分析】 代赭石、吴茱萸均可兴奋肠管，促进肠蠕动；代赭石治疗贫血；吴茱萸抑制细菌，并减轻异常发酵。

胃为传化之府，以通为用，以降为顺，胆随胃降，胃不降则胆亦不降，逆而犯胃，遂见胆汁反流等症。肝木旺必克脾土，代赭石清肝降逆以顾胃，藿香避恶以止呃，左金（黄连、吴茱萸）清热以制酸，四苓（猪苓、茯苓、白术、泽泻）温化以去湿，共奏清肝降逆，祛湿和胃之功，则反流性胃炎可愈。

【辨证加减】 嗳气甚加丁香、木香，口苦甚加槟榔、川大黄，口渴加乌梅、石斛，吞酸重加乌贼骨、瓦楞。

【画龙点睛】 胆汁反流多吞酸，不单要考虑肝胃，切记勿要忘脾，即治标勿忘本。即是肝热型胆汁反流，用代藿左金四苓汤治愈后，也要用香砂六君子汤以善其后。

【锦囊妙招】 陈石灰3克，肉桂9克，共研细末，红糖30克，先将红糖兑水化开，搅匀后再入2味药，制成豌豆大小，每日3丸噙化。

4. 脾虚型（萎缩性胃炎）

【方剂名称】 吴萸香砂六君子汤。

【方剂功效】 健脾和胃，温中降逆。

【适应症候】 胃脘疼痛，食少纳差，痞满吞酸，热饮稍快，舌淡脉弱。

【方剂组成】 香砂六君子汤合吴茱萸汤。香附15克，砂仁10克，吴茱萸5克，党参15克，炮姜10克，炒白术15克，茯苓15克，姜半夏12克，陈皮10克，炙甘草

10克，大枣1枚。

【使用方法】 水煎服，每日1剂。

【辨证加减】 逆气加丁香，腹胀加白豆蔻，阳虚加制附片，阴虚加玉竹，气滞加青皮，瘀血加川芎。

【画龙点睛】 浅表性胃炎是黏膜的炎性改变，萎缩性胃炎是腺体明显减少。

【锦囊妙招】 丁香、肉桂、干姜、厚朴、白豆蔻各等份，每次5克，每日3次，冲服。

【验方荟萃】

方一：鸡内金1具，烧存性，酒调服，每日1次。

方二：将肉桂120克，放入狗胃内，用黄酒煮熟后取出，加红糖500克，捣烂晒干为末，每服9克，每日3次。

方三：人参、白术、茯苓、香附、砂仁、半夏、益智仁、炙甘草，姜引，口服。

方四：将白土（主要成分是硅藻土，有吸附能力和离子交换功能）250克烧红，用陈米醋500毫升淬火之，加炮姜7.5克，共为细末，每服4.5克，空腹米泔水送下。

方六：大雪梨1个，丁香15个，装入梨内，湿纸包4~5层，煨熟后去丁香食之。

方七：开胃进食汤。丁香、木香、藿香各5克，莲子、党参、白术、茯苓、姜半夏、陈皮、甘草、神曲、麦芽、山楂各10克，水煎服。

方八：枸杞子10克，空腹嚼服。

第三节 消化性溃疡

消化性溃疡是一种常见病、多发病，因溃疡的形成和发展与胃液中胃酸和胃蛋白酶的消化作用有关，故而命名。溃疡主要（约98%）发生于胃和十二指肠，故又称胃、十二指肠溃疡。

本病的临床表现不一，中上腹疼痛为其最主要的症状，典型的消化性溃疡疼痛具有长期性、周期性和节律性的特点。上腹疼痛与饮食之间的关系具有明显的相关性和节律性。十二指肠溃疡的疼痛多在两餐之间发生，持续不减直至下餐进食或服制酸药后缓解。

胃溃疡疼痛的发生较不规则，且常在餐后1小时内发生，经1~2小时逐渐缓解，直至下餐进食后再出现上述节律。全年都可发作，但以春、秋季节发作者多见。整个病程平均6~7年，有的可达一二十年，甚至更长时间。

十二指肠溃疡的疼痛多在中上腹部，或脐上方偏右处。疼痛多呈钝痛、灼痛或饥饿样痛，一般较轻，尚能忍受。本病除上腹疼痛外，尚有泛酸、嗳气、恶心、呕吐等其他胃肠道症状。多数患者可无症状，或以出血、穿孔等并发症为本病的首见症状。

本病的发生一般与精神刺激、饮食不节、生活不规律、吸烟、酗酒、进食有刺激性食品和饮料有关。此外，尚与遗传因素及服用某些药物有关。

根据本病的慢性病程、周期性发作和节律性上腹部疼痛等特点，通常可做出诊断。

如症状不典型者，则有赖于X线钡餐或胃镜检查确诊。消化性溃疡的X线征象有直接和间接两种，龛影是溃疡存在的直接征象，也是诊断本病的可靠依据；溃疡对侧痉挛性切迹或激惹及十二指肠球部变形等为间接征象，间接征象是判断消化性溃疡的准确性不如龛影。用气钡双重对比和低张力十二指肠造影，可提高对溃疡的发现率。通过胃镜检查，可区分溃疡属活动期、愈合期或瘢痕期。还可通过活组织检查，区别溃疡的良性与恶性。内窥镜下见到的溃疡大多呈圆形或椭圆形，少数呈线条形，底部平整，覆以白色或灰白色苔，边缘似钻凿状，锐而光整，无结节状突起，周围黏膜常见轻度红肿，有时可见皱襞向溃疡集中。

本病属于祖国医学的“胃痛”或“胃脘痛”范畴。认为情志所伤，肝气郁结，横逆犯胃，或饮食所伤，损及脾胃，脾不运化，胃失和降，气机阻滞，不通则痛，而致胃痛。肝气郁结，日久又可化火，而致肝胃郁热；火邪又可伤阴，而致胃阴亏虚；气滞日久，又可导致血瘀，而致气滞血瘀；胃痛经久不愈，损伤脾阳，则寒自内生，导致胃失温养，而成虚寒胃痛。

【方剂名称】 白榆乌贝乳没散。

【方剂功效】 和胃制酸，生肌敛疡。

【适应症候】 周期性发作和节律性上腹疼痛，泛酸、吞酸或嘈杂。

【方剂组成】 乌贼骨20克，浙贝母、制乳香、制没药各5克，白及粉、地榆炭各10克。

【使用方法】 以上共为细末，每次5克，痛前半小时服用，每日3次。

【方剂分析】 本方六味药均能促进溃疡愈合，但各有所长。乌贼骨制酸抑菌；浙贝母解痉抑菌；地榆止血抑菌；白及形成胶状膜可修补溃疡面，乳香、没药促进组织的修复与再生。

【辨证加减】 腹胀加生香附、紫苏叶，黑便加参三七、生甘草，乏力加党参、黄芪，灼热加金银花、天花粉，热型配黄芩、黄连；寒型配白胡椒、生姜。

【画龙点睛】 溃疡虽为内科病，治宜视溃疡若疮疡，化腐生肌是其主要治法。

【锦囊妙招】

（1）制酸单方　生香附、炒杏仁等份为末，每次5克，冲服。或鸡蛋皮（凤凰衣）不拘多少，焙黄为末，每早晚开水冲服，每次9克（注：脾胃虚弱患者不宜用）。

（2）敛疡单方

1）蜡灰丸：适量草木灰、黄蜡，熔制成丸如黄豆大，每次5粒，空腹服，每日3次。

2）巴蜡丸：巴豆去壳，黄蜡为衣，每次5粒，空腹冷水冲服，每日3次。

3）香蜡鸡：大茴、小茴各100克，青盐适量，老母鸡1只，合而炖煮，待成胶状后，加入100克黄蜡，分5日吃完。下面条，泡馍吃均可。

4）蜜调蛋黄油：煮30枚鸡蛋，取蛋黄炼油，与500克蜂蜜搅匀，空腹服，此为1个月量。

【验方荟萃】

方一：白蒺藜、白及各30克，当归、陈皮、砂仁各10克，共为细末，而后加痢特灵、胃复安、维生素 B_1 各 40 片为末（若溃疡加胃舒平、胃复康各 20 片），每日 3 次，此为 7 日药量。

方二：白矾 6 克，研细末，热酒冲服。

方三：砂仁、白豆蔻、肉桂、鸡内金各 9 克，丁香 3 克，海螵蛸 30 克，共为细末，每次 6~9 克，开水冲下。

方四：治酸果汁。苹果、土豆各 250 克，在搅拌器中搅成泥状，泛酸出现前 30 分钟服用。

方五：车前子粉 5 克，空腹服，连服 5 日。

方六：红花 30 克，大枣、蜂蜜引，水煎服，连服 20 日。

方七：锁阳煎膏浓缩烘干，加入适量三七、凤凰衣，共为粉，每次 5 克，每日 3 次。

方八：冬青叶 30 克，苦楝皮 15 克，白芷 10 克，水煎服。

方九：棉油炸鸡蛋 1 枚，服下，30 分钟后嗳腐吞酸即失。

【西医治疗】 主要采用制酸药、抗胆碱能药、H_2 受体阻断剂、胃黏膜保护药等，目的在于减轻或消除症状，促进溃疡愈合，减少并发症。但截至目前，现有的各种疗法尚不能改变消化性溃疡的自然病程和完全预防溃疡的复发。对于急性溃疡穿孔、大量出血、器质性幽门狭窄及胃溃疡疑有癌变的病例，可考虑手术治疗。

第四节　胃脘痛

胃脘痛又称“胃痛”，是指上腹部近心窝处发生疼痛的病症。包括现代医学消化性溃疡、急慢性胃炎、胃神经官能症、胃下垂等疾病。

临床宜根据胃痛的不同特点，分辨不同的疾病。若病程较长，胃痛反复发作，痛的时间有规律性，常伴有嗳气、嘈杂、吞酸，应考虑为消化性溃疡；若上腹部疼痛闷胀，无明显规律性，食后加重，纳差，嗳气，呕吐，局部压痛较广泛而不固定，应考虑慢性胃炎；若胃脘胀痛，常随情绪的变化而增减，痛无规律性，经各种检查无器质性病变时，应考虑为胃神经官能症；若患者形体瘦长，食后脘腹胀痛不适，站立时胃痛加剧，平卧时减轻，应考虑为胃下垂；若胃痛兼有水声漉漉，泛吐痰涎清水，量多，或食后呕吐者，每见于并发幽门梗阻的患者；若突然上腹部剧痛，并有明显压痛、反跳痛，腹部肌肉紧张，肝浊音界缩小或消失，X 线透视膈下有游离气体，多为溃疡穿孔；中年以上患者胃痛经久不愈，疼痛规律性消失，消瘦，贫血，或大便隐血持续阳性，应考虑有恶性病变的可能。慢性胃痛通常会反复发作，上消化道钡餐 X 线检查、胃液分析、胃镜及活组织病理切片检查可明确诊断。

中医认为，本病的发生主要与饮食不节、情志失调、素体阳虚和复感外寒有关。胃为水谷之海，主受纳和腐熟水谷，宜通而不宜滞，气机郁滞，失于和降，胃痛乃作。胃痛的病位虽然在胃，但与肝脾密切相关，肝气郁结，横逆犯胃，或脾不健运，胃失和降，均可导致胃痛。

病理有虚有实，若气滞于中，或因气郁化火，胃热内郁，或因气病及血，气滞血瘀，均属实证；痛久热灼伤阴或脾胃虚寒者则为虚证。虚实之间又每兼夹为病，如肝郁气滞的胃痛，常易转化为“胃热”及“阴伤”的胃痛；脾胃虚寒证，每因饮食生冷或气候寒冷，寒邪内浸，病发尤甚。又如病延日久，久痛伤络，脉络破损，或为出血，或为瘀血阻滞，而成为血瘀证候，既可以在脾胃虚寒或胃阴不足时出现，亦可在气滞、胃热等实证中并发。

一、寒凝气滞型

【方剂名称】 五香散。

【方剂功效】 温胃散寒，行气止痛。

【适应症候】 胃痛暴作，疼痛剧烈，痛点不散，少食痛甚，畏寒喜暖，得热痛减，口不渴，喜热饮。舌质青，舌苔白，脉弦紧或弦迟。

【方剂组成】 煅乳香、木香、海沉香、藿香、独丁香、醋五灵脂、白豆蔻各 10 克，黄酒引。

【使用方法】 水煎服，每日 1 剂。

【方剂分析】 胃气滞作痛，以香散之，则痛自愈；气滞则血瘀，加五灵脂以化瘀；白豆蔻行滞，行胃气而降逆。

【辨证加减】 若寒重加元胡、良姜、肉桂，若痛重加白芍、制川乌、制草乌、蝎子、蜈蚣。

【画龙点睛】 一般 2 剂愈，对饮冷致痛者效果明显。

【锦囊妙招】

1. 加味四蔻汤　红豆蔻、白豆蔻、肉豆蔻、草豆蔻、大砂仁、川佛手、高良姜、盐小茴、陈皮各 4.5 克，紫油桂、独丁香各 3 克，高粱酒 500 毫升，白砂糖 120 克，铜锅熬，青竹竿搅，成后储瓷瓶，早晚各 5 毫升，口服。

2. 加减良附丸　良姜 9 克，生香附 21 克，青皮 15 克，干姜 6 克，木香 3 克，降香 9 克（或沉香 2 克），砂仁 6 克，水煎服，连服 5~7 剂。

【验方荟萃】

方一：白胡椒 10 粒，研为细末，与羊胃 1 具，加适量红糖炖服，每日 1 次，连服 3 日。

方二：良姜 10 克，茶叶 3 克，合熬服下。

方三：香附 15 克，良姜 10 克，水煎服。

方四：良姜、香附、肉桂、附子、乳香、九香虫各 9 克，水煎服。腹胀加藿香、苏梗，吞酸加瓦楞子、牡蛎，黑便加刺猬皮、土鳖虫，嘈杂加山药、扁豆，便秘加肉苁蓉。

方五：干牛屎若干，焙干研面，取少许白酒冲服。

方六：生姜 120 克，装入猪肚中，炖熟，吃肉喝汤。

方七：大枣 7 枚，去核，装入白胡椒（研末）7 个，蒸熟食之，每次 1 枚枣，连用 3 日。

方八：青龙衣（核桃皮）7个，切碎浸泡于45度白酒中，每日摇动1次，7日后，每次1盅，每日2次。

方九：台乌药、藿香、木香、降真香、制乳香、白豆蔻、川花椒、花槟榔、高良姜、焦山楂、五灵脂、炒枳实各10克，生大黄6克，水煎服，每日2次，连服2日。

方十：木香、阳春砂各20克，沉香、良姜各15克，吴茱萸12克，共为细末，每次5克，开水冲服，每日3次。

方十一：麦麸适量，兑醋炒热，敷脐部，每日1次，每次15分钟。

方十二：冰片3克，吴茱萸、硫黄各5克，共为细末，米醋调为糊状，外敷脐部，每日1次。

方十三：小燕粪9克，焙黄研粉，热酒冲下。

方十四：炙良姜、炙香附各30克，炙菖蒲15克，水煎服。

方十五：炙良姜、炙香附、炙菖蒲各15克，莪术、炮姜、元胡、五灵脂、炒蒲黄、红豆蔻、白豆蔻各10克，共为细末，炼蜜为丸。

方十六：五灵脂、良姜、元胡各10克，水煎服。

方十七：大茴、生姜各30克，胡椒15克，铁篱寨4个，红椿铃15个，前四味焙干为末，姜捣为汁，与红糖90克，和为丸，如杏大，每次1丸，开水送下。

方十八：桂楠、砂仁、木香、老白豆蔻、陈皮各3克，共研细末，每服3克，红糖60克冲服，每日1次。

方十九：灶心土1块，鲜姜1.5克，煎汤，去渣饮之。

方二十：醋元胡、当归、五灵脂、乳香、没药、良姜等份为末，每日9克，烧酒送下。

方二十一：川花椒、胡椒、大茴、小茴、明雄各1克，水煎服。

方二十二：当归30克，苍术、生白芍各15克，良姜、肉桂各3克，水煎服，姜汤送下。

方二十三：香附15克，吴茱萸、良姜、紫豆蔻、大砂仁、白豆蔻、乌药、五灵脂、小茴、桂楠、川厚朴、白芍、大黄各9克，大茴6克，甘草3克，水煎服。

方二十四：良姜、姜厚朴、五灵脂各等份为末，每次3克，每日2次，醋汤送服。

方二十五：高良姜（酒洗7次焙）6克，香附子（醋炒7次焙）3克，研末，每次3克，冲服。

方二十六：醋香附、木香、醋莪术、五灵脂、槟榔各3克，水煎服。

方二十七：艾叶（醋炒）6克，红糖引。服后吐痰。

方二十八：大枣去核，入胡椒7粒，包好煅黑，存性研末，每次1克，陈酒送下。

方二十九：手指甲（炙脆）为末，每次1.5克，或糖或酒调食。

方三十：公丁香、白胡椒、良姜、鸽子粪（炮黄）各2.4克，研细末，黄酒下。

方三十一：三物备急丸。大黄、干姜、巴豆（去油）各30克，去皮，研细，蜜为丸如豆许，每次3~4丸，米汤或温开水送下。

二、热伤胃府型

【方剂名称】 白虎竹栀芍药甘草汤。

【方剂功效】 清热、除烦、缓急、止痛。

【适应症候】 腹痛，口渴、口臭、心烦、舌红。

【方剂组成】 槟榔10克，虎杖20克，竹茹10克，焦栀子15克，白芍15克，甘草10克。

【使用方法】 水煎服，每日1剂。

【辨证加减】 灼痛加百合。

【验方荟萃】

方一：朱砂、木香、明矾为细末，各0.3克，黄酒送下。

方二：油桂、炒黄连、白豆蔻、砂仁、元胡各6克，鸡内金、乌贼骨、蒲黄各15克，白芍9克，水煎服。肝火旺加黄连，气滞加丁香。

三、气虚致滞型

【方剂名称】 补中益气汤。

【方剂功效】 补中、益气。

【适应症候】 腹痛，脐下疼痛明显，攻撑作痛或有重坠感，劳累后诱发或加重，舌淡，脉弱。

【方剂组成】 党参20克，黄芪30克，炒白术15克，当归15克，陈皮10克，升麻10克，软柴胡3克。

【使用方法】 水煎服，每日1剂。

【方剂分析】 中气不足，升降失宜，气机紊乱，则疼痛。升举中气乃治本之法。

【画龙点睛】 气因虚不能归正道。对劳累后所致的气横症，突然颈椎、腰椎强直，难以转侧均有效。

【锦囊妙招】 米醋500克，鸡1只（去肠杂），用醋煮鸡，熟后吃肉，分3日吃完，不能吃者可少加食盐。

【验方荟萃】

方一：红糖、白糖、姜、枣、蜂蜜、白芝麻、黄蜡各60克，将枣、姜切极碎，芝麻研碎后兑入一块熬膏吃，6~7日吃完。

方二：明雄15克，洋参30克，西茴15克，元桂12克，将上述药泡于500毫升黄酒内，每次50毫升，每日3次。

方三：猪小肠1具，洗净煮熟，4日吃完。

方四：米醋500克，鸡蛋21枚，将鸡蛋放入米醋内，泡7天捞出煮熟，每早1个，服完为一个疗程。孕妇忌用。

方五：阳春白雪膏。炒山药、茯苓、芡实、莲子（去心）各120克，炒黄米、糯米各2.5千克，白糖30克，共粉制饼，晒干保存，每日适量空腹服。

方六：白术60克，枳实30克，炒马粪5克，水煎，酒引，口服。

方七：黄芪30克，当归9克，肉桂1.5克，水煎服，每日1剂。

四、停食气结型

【方剂名称】 草蔻枳术二陈丸。

【方剂功效】 消导行滞，和胃止痛。

【适应症候】 胃脘胀满，疼痛拒按，嗳腐吞酸，纳呆，时呕，大便不爽，舌苔厚腻，脉滑。

【方剂组成】 草豆蔻、土白术各30克，炒枳实60克，炒麦芽、姜半夏、青皮、陈皮、干姜各10克，盐2克。

【使用方法】 共制成丸，每次10克，每日3次。

【方剂分析】 草豆蔻健脾制酸，重用枳实宽中下气，配以白术则消中有补，加青陈皮醒脾理气，麦芽消食化积，干姜辛辣养胃，半夏化痰降逆，妙以配盐清洁肠胃，共建荡涤腐朽、推陈出新之功。

【辨证加减】 秋粮伤胃加谷芽，肉食伤胃加鸡内金，果食伤胃加山楂。

【画龙点睛】 此方消中兼补，理气和胃。

【锦囊妙招】 双芽汤：炒谷芽、炒麦芽各24克，鸡内金15克，胃弱者加山药、白术，痰多者加半夏、陈皮，积水者加二丑、葶苈子，积食者加山楂、槟榔。一般2剂愈。

【验方荟萃】

方一：柿子醋适量，生姜少许，水煎服，每日1剂。

方二：醋香附1克，砂仁1克，巴豆1个，大黄1克，朱砂0.015克，白胡椒0.3克，共细末，制如桐子大，每次4粒，每日3次，温开水送服。

方三：红柿子、芝麻叶各7个，用芝麻叶包住柿子，冬至早上埋入地下，正月初一五更取出，空腹食之。

方四：见水即胃痛，当归30克，苍术6克，白术15克，肉桂、良姜各3克，水煎服，每日1剂。

方五：陈皮500克，甘草、食盐各120克，水2 000毫升，微火煮干为末，每次9克，开水冲服。

五、胃滞血瘀型

【方剂名称】 茴香元甲牛皮汤。

【方剂功效】 行气化瘀，活血止痛。

【适应症候】 胃脘疼痛，多于进食过多或进食硬食后诱发，四肢乏力，舌淡青，脉弦紧。

【方剂组成】 木香、小茴、元胡、穿山甲、二丑、陈皮、甘草各10克。

【使用方法】 红糖引，水煎服，每日1剂。

【方剂分析】 小茴理血中之气，木香舒气中之血，陈皮理胃气，穿山甲、元胡消瘀血，二丑荡漾湿邪，甘草调和诸药。故本方能治疗因气血寒湿结聚于脾，形成清阳不升，浊阴不降所致的疼痛症。

【辨证加减】 虚加党参、黄芪，寒加肉桂、干姜，胀加厚朴、白豆蔻。

【画龙点睛】 不通则痛，通则不痛。

【锦囊妙招】 藿香5克，白芍20克，陈皮、元胡、郁金、五灵脂、蒲黄各10克，姜引，水煎服。

【验方荟萃】

方一：枳壳、白术、白芍、柴胡各10克，姜引，水煎服，每日1剂，连服5日。

方二：五香丸。安息香、海南香、木香、小茴、醋香附、砂仁、生甘草等份为末，制丸如黄豆大，每次5丸，每日3次。

方三：柿蒂24克，香椿树皮6克，白木耳6克，红糖为引，水煎服。

六、肝气犯胃型

【方剂名称】 加味正气天香饮。

【方剂功效】 疏肝理气，和胃止痛。

【适应症候】 胃脘胀痛，攻撑作痛，痛连两胁，痛时恶心、泛酸，胸闷嗳气。多因恼怒而痛作。舌红、苔黄、脉弦数。

【方剂组成】 香附20克，紫苏、陈皮、乌药、木香、苍术、白芷、川芎各10克，制乳香5克。

【使用方法】 水煎服，每日1剂。寒用姜引，虚用糖引，实用醋引，瘀血用童便引。

【辨证加减】 气虚加黄芪，血虚加当归，胃弱加山药，痰湿加半夏，伤食加山楂，积热加槟榔，积水加二丑。

【画龙点睛】 人多患气血病，有医治病多用香苏散，人称香苏散先生，但贵在加减。

【锦囊妙招】 胃气痛神效散。大丁香5个，白胡椒10个，巴豆（霜）3个，砂仁、沉香、小茴、肉桂各1.5克，木香1克。以上共细末，每次3克，每日3次。

【验方荟萃】

方一：白芷、白芍各30克，甘草10克，水煎服，连服3剂。

方二：血参30克，白檀香9克，水煎服。每次3克，每日2次。

方三：雄黄、木香、五灵脂、砂仁、元胡共为细末，黄酒下。

方四：青皮、陈皮各6克，丁香、木香、郁金各4.5克，明雄3克，巴豆（去油）3个，土鳖虫引，共细末，加炒面少许，米醋和成泥状，制成药丸，如绿豆大，土鳖虫泡沸水口服，每次1粒，每10日服1次，一般2~3次即愈，服后忌吃小米3天。

方五：触痛散。醋香附（君）、川厚朴（胃）、木香（肠）、醋青皮（肝）、盐小茴（肾）、荔枝核（少腹），积滞醋引，肾亏盐引，气血不和糖引。一般2剂愈。

方六：古石灰、绿豆面共为面，如黄豆大，每次1~3丸，开水送下。

方七：蛤蜥粉、香附等份为末，每次5克，姜汁调服，每日3次。此方亦治妇女闭经、白浊、白带。

方八：丹参、百合各15克，麦冬、佛手、砂仁、香附、乌药、元胡、川楝子各10克，檀香3克（后下），水煎服。溃疡酌加三七、白及适量。

七、瘀阻胃络型

【方剂名称】 加味失笑散。

【方剂功效】 活血化瘀。

【适应症候】 胃脘痛如针刺或刀割，痛处固定，拒按，或见吐血，黑便，舌质紫暗或有瘀斑，脉涩。

【方剂组成】 五灵脂、生蒲黄、醋元胡、京赤芍、木通、鲜姜（或红糖）各10克。

【使用方法】 水煎服，每日1剂。

【方剂分析】 五灵脂缓解平滑肌痉挛而止痛，且抑制葡萄球菌、伤寒杆菌、结核杆菌及多种真菌；蒲黄改善微循环而止痛，且止血；元胡镇静而止痛，且抑制幽门螺旋杆菌；赤芍解热而止痛，且可抑菌、抗溃疡；木通抑制多种细菌且有强心利尿的作用。共奏解痉、活血、消炎、止痛的作用。

【辨证加减】 痛甚加丹参、郁金；气虚加党参、黄芪。

【画龙点睛】 党参与五灵脂古有相畏之说，其实不必顾忌，二药相伍，益气活血，相得益彰。

【锦囊妙招】 核桃仁7个，大茴7个，水煎后去大茴，加红糖、蜂蜜各30克，口服。

【验方荟萃】

方一：加味止痛散。蝎子30克，蜈蚣1条，炒白芍15克，制川乌、制草乌各9克，研细，每日3次，7次服完。此方不得已而用，实为麻醉作用。

方二：米醋（不加盐）500毫升，红糖120克，炖成糊状，分2次服完，一般药后疼痛止。

第五节 溃疡性结肠炎

非特异性溃疡性结肠炎是一种病因不明的，以结肠的溃疡性炎症为特性的慢性疾病，简称“溃疡性结肠炎”。起病多缓慢，病情轻重不一，腹泻是主要的症状，可排出脓血便、黏液血便或血便，常伴里急后重，有腹痛，便意，排便，缓解的特点。腹痛一般多为隐痛或绞痛，常位于左下腹或小腹。其他胃肠表现有食欲不振、腹胀、恶心、呕吐及肝大等，左下腹可有压痛，有时能触及痉挛的结肠。常见的全身症状有消瘦、乏力、发热、贫血等。有少部分患者在慢性病程中，病情突然恶化或初次发病就呈暴发性，表现为严重腹泻，每日10~30次，排出含血、脓、黏液的粪便，并有高热、呕吐、心动过速、心力衰竭、失水、电解质紊乱、昏迷甚至结肠穿孔，不及时治疗可以造成死亡。

胃肠道的功能可概括为分泌、消化、吸收和运动，其中任何一种功能发生障碍都可引起腹泻，但这几种功能是互有联系的，因此腹泻的原因虽然可以以一种功能障碍为主，但很少是单一的功能障碍，往往相互影响。

结肠炎可能与肠道细菌或病毒感染、精神刺激、过敏、自体免疫反应等因素有关。本病诊断主要依据慢性腹泻反复发作，排黏液、脓、血样大便，但反复检查未发现特异性病原体，直肠、乙状结肠镜检查可见肠黏膜充血、水肿，接触时易出血，有的有明显的炎症及渗血，并可见多个边缘不规则、大小深浅不同的溃疡，表面有黄白色或血性的渗出物，晚期可见肠腔狭窄、假息肉等。活体组织检查为非特异性炎症变化或纤维瘤痕。X线钡剂灌肠检查可见结肠黏膜变形，结肠袋消失，结肠缩短，甚至管腔狭窄，直肠或降结肠下部可见假息肉形成的充盈缺损。

现代医学对本病主要采用抗生素、免疫抑制药物和对症治疗等方法，有时可使病情缓解，但对病史较长、反复发作的溃疡性结肠炎效果不佳，对内科治疗无效或病变广泛的病例，则考虑施行回肠造瘘术及结肠切除术。

本病在中医临床中多属于“慢性腹泻”的范畴。常见腹泻日久，导致脾胃虚弱，或脾病及肾，脾肾阳虚，则经常腹痛、溏泄或五更泄泻。或因情志不畅，郁怒伤肝，肝失疏泄，横逆犯脾，导致肝脾不和，也可腹痛、腹泻。

一、脾肾阳虚型

【方剂名称】　加减胃风汤。

【方剂功效】　益脾、温肾、活血、止泻。是治疗各型结肠炎的基本方剂。

【适应症候】　大便时溏时泻，迁延反复，完谷不化，饮食减少，食后脘闷不适，稍进油腻食物，大便次数明显增多，面色萎黄，神疲倦怠，动则心悸。舌淡，苔白，脉细弱。

【方剂组成】　高丽参（或红参、党参）、制附子（先煎）各10克，黄芪30克，土白术、茯苓、当归、炒白芍、川芎、陈小米各15克，肉桂、干姜各5克，枣3枚。

【使用方法】　水煎服，每日1剂。

【方剂分析】　本方以四君子汤加黄芪、四物汤减熟地黄为基础，加附子、肉桂、干姜、陈小米，气血双补，温补肾阳。气血充足则脾胃功能正常，肾阳不衰则水行正道。小米护胃，有利于药品发挥作用。

【辨证加减】　泻甚合车术汤（车前子、白术），虚甚加鹿茸，脱肛者加升麻，气滞加砂仁，湿盛加山药，虚热加茜草，滑泻加石榴皮，便血加地锦草，涎多、肠鸣加益智仁，腰痛腿酸加四神丸（补骨脂、吴茱萸、肉豆蔻、五味子）。

益智仁健胃、抗利尿、温脾摄唾、温肾固精。因此，多用于前列腺炎、遗尿症、流涎症、尿频、遗精、泄泻、神经衰弱、红斑狼疮等。

【画龙点睛】　补、温、活是治疗本病的三大法则。补者，黄芪、党参、白术、茯苓、甘草，旨在提高免疫功能。温者，干姜、附子、肉桂，旨在温肠助运。活者，当归、川芎、芍药，旨在旺盛肠血循环。温中收涩，名曰疗大肠虚寒，实乃壮元阳之火。

【锦囊妙招】

（1）土炒当归身15克，车前子（另包）20克，炒白芍、党参、茯神、酒川芎、炒山药、海螵蛸各15克，制附子（先煎）、上桂圆肉各10克，小米煎汤，取上汁，泡药10分钟，煎服。方中车前子分别清浊，海螵蛸收涩止泻。

（2）止泻丸：黄丹（飞过）、枯矾、黄蜡、石榴皮各等份，先将黄蜡加热熔化小铜勺内，再将其余药粉趁热投入为丸，如黄豆大，每次5丸，空腹服。

（3）母丁香研为细末，取少许，纳脐内，胶布固定，一般1次愈。

【验方荟萃】

方一：小建中汤。炒白芍15克，肉桂6克，干姜、炙甘草各10克，大枣7枚，水煎服。方中白芍、肉桂、干姜、甘草提高机体免疫功能，抑制胃肠道细菌生长；白芍解除胃肠平滑肌痉挛；肉桂缓解胃肠痉挛性疼痛；干姜镇静止呕，改善局部血液循环，甘草提高应激功能。

方二：五更泄泻，选理中四神汤。党参、炒白术、五味子各15克，补骨脂20克，上干姜、吴茱萸、肉豆蔻、甘草各10克，水煎服。补骨脂、吴茱萸、五味子抑制金黄色葡萄球菌、大肠杆菌、霍乱弧菌、常见致病性真菌；补骨脂增加免疫功能，提高抗病能力（注意：孕妇勿用，因为该药促进子宫收缩）；吴茱萸抑制肠内异常发酵、促进胀气排出；五味子保护肝脏、促进胆汁分泌、减少胃蠕动；肉豆蔻止泻；干姜兴奋下丘脑—垂体—内分泌轴，旺盛局部血液循环。党参、白术、甘草乃滋补强壮剂，在此不予赘述。

方三：苋菜、灰灰菜、猪毛菜、扫帚苗、马齿菜各适量，或凉拌或轻炒，或和面烙饼，或煮面等均可，连服10~20日。

方四：麦糠60克，水煎后加鸡蛋3枚，煮熟后食蛋喝汤，每日1次，连服3~20日。忌猪肉及其他油腻食品，此方对五更泄泻、肝炎亦有效。

方五：石榴皮、炒小米各30克，水煎服，连服5日，适用于日久不愈，食物则泄的患者。

方六：醋蛋疗法。500毫升白开水，加入60毫升泡好的醋蛋液，兑1汤匙蜂蜜，搅匀后于晨起空腹喝下，一周后大便次数减少，半月后大便成形，一般1个月愈。醋蛋液的制法：150克白醋（以9度为宜）泡3枚鲜鸡蛋，连服7日。

方七：白面汤兑红糖少许，晨起空腹服下。

方八：扁豆花、红糖各50克，水煎服，连服1~3剂。

方九：炒莲子15粒，嚼服，每日3次，连服30日。

方十：饭锅巴（净末）、莲子（去心）、白糖各120克，为末和匀，每次15克，每日3次，空腹服。

方十一：黄芪30克，党参、茯苓、白术各15克，粉葛根10克，木香、藿香各5克，水煎服。

方十二：炒白芍、焦生地、炒白术、升麻、条黄芩、大连翘、金银花、西滑石、栀子仁各9克，诃子肉15克，藿香5克，水煎服。一般2剂愈。方中芍、地、术、甘固脾护胃，银、翘、芩、栀清热解毒，诃子涩大肠，滑石利小肠，升麻升中气，藿香醒胃气，共建益脾胃、解热毒、止泄泻之功。

方十三：大枣肉若干，放于馍内蒸熟，取出切片烘干，每次10克，每日3次，空腹服。

方十四：山药100克，薏苡仁500克，锅内炒黄，捣碎，罗面，每天早晚两汤匙，用开水冲服。一般须服3个月。

方十五：石榴皮3个，加水煎汤一次服下，16小时出现疗效，此方也驱蛔。

方十六：无花果20枚，煎汤服，连用1~3日。此方亦疗痔疮。

方十七：五倍子（炒黄）、干姜各10克，吴茱萸、公丁香各5克，共为细末，酒调外敷肚脐部，每日1次。

方十八：山楂、石榴皮各20克，水煎服，每日1剂，连用3日。

方十九：大杨花60克，水煎服，每日1剂，连服5剂。

方二十：大蒜（不去皮），1枚鸡蛋（不去皮），共置锅中炒熟，一次服完。

方二十一：高角草适量，水煎，洗足、腿，每日2次。注：洗时勿过膝。

方二十二：炒小茴1把，泡茶服。

方二十三：车术丸。土白术、车前子（包煎）各30克，水煎服。热加黄连，寒加桂枝、附子。

方二十四：石榴皮15克，陈小米（如无陈小米红糖替代）60克，水煎服，每日1剂，一般3剂愈。

方二十五：制附子、炒白术、白头翁、炮姜、黄连、厚朴、木香、枳实各10克，黑地榆20克，水煎服，连服30剂。

方二十六：草果仁、砂仁、神曲、麦芽、甘草、熟附子各10克，姜、枣引，水煎服。

方二十七：五更泄泻。建莲子、土白术、猪苓、泽泻、木香、白糖等份为末，陈米醋为丸如黄豆大，每次5粒，每日3次。

方二十八：净硫黄20克，豆腐100克，放于砂锅内焙成焦炭，研为细末，每次2克，以小茴煎汤送服，适用于老年五更泄泻。

方二十九：大茴、丁香、干姜、白术、诃子各30克，共为细末，每次2克，每日3次，适用于大便稀薄，次数多，腹隐疼的患者。

方三十：参茸汤。东红参6克，炒鹿胶、炒龟胶、炒白术、海螵蛸、五味子、龙眼肉各15克，水煎服。

方三十一：当归1个，生姜100克，红糖50克，羊肉200克，红枣10枚，煎汤服。

方三十二：加味（加肉豆蔻、罂粟壳、上干姜）附子理中汤。

方三十三：五味子10克，水煎服。每日1剂，连服5日。

方三十四：炒苍术、厚朴、补骨脂、炒枳壳、苏梗、藿梗各10克，制附子、干姜炭、砂仁、炒山楂、木香、黄连、炙甘草各6克，水煎服，连服20~30剂。

方三十五：溏便日久属肾虚，生黑芝麻20克，口服，连服5~10次。

方三十六：塞格拉秧（茜草）尖7个，焙干研为细面，与一枚鸡蛋液搅拌均匀，炖服。小蓟若干以麦熟时为佳，水煎20分钟后加红糖少许，连服1~2剂。

方三十七：肠黏膜出血。蒲公英、金银花各25克，连翘、赤芍、白芷、炮山甲、皂刺、青皮、陈皮各10克，水煎服。

方三十八：鲜椿白皮500克，鲜黄豆芽、鲜青头萝卜各250克，红糖适量，共捣如泥，生白布包好拧汁，每次2酒盅，连用5日。

方三十九：大拇指腹按脐，顺时针、逆时针各转300次，拉肚子自愈。

方四十：大黄30克，母鸡1只，煮、炖慢吃，适用虚中夹实泻。

方四十一：痢特灵6片溶于温开水50毫升内灌肠，每日1次，连用3次。方法是先排净大便，备100毫升注射器1具，27厘米灌肠管1根，管头涂抹甘油，左侧卧位插入后，外留5厘米，灌后速拔管，抬高臀部片刻，床上翻身几次。

方四十二：丁香3克，草果1枚，炒后，为末冲服。

二、肝木乘脾（肠道激惹）型

【方剂名称】 痛泻要方。

【方剂功效】 泻肝补脾。

【适应症候】 肠鸣腹痛，大便泄泻，泻必腹痛，生气或着急即腹痛泻，舌苔薄白，脉弦。

【方剂组成】 白术30克，白芍、陈皮、防风各20克。

【使用方法】 水煎服，每日1剂。

【方剂分析】 此方泻肝木而补脾土，调气机以止痛泻。方中白术健运补脾，白芍以泻肝木，陈皮理气醒中，防风散肝舒脾。凡属痛泻者均可选用。

药理研究：白术利尿，缓和胃肠蠕动；白芍抑菌（葡萄球菌、痢疾杆菌、霍乱弧菌等），减缓胃肠运动；防风抗菌、脱敏，消除肠道激惹；陈皮消食除胀，抑制胃肠平滑肌运动。

【辨证加减】 水泻加车前子、茯苓，泻如稀粥加苍术、厚朴，脓血便加白头翁、地榆，发热加黄芩、黄连，后重加木香、槟榔，痛甚加青皮、香附。

【画龙点睛】 肠易激综合征是常见的肠道功能性疾病，特征是肠道无器质性病变，但对刺激的反应过度或反常。与精神因素、食物过敏、饮食不当等有密切关系。临床表现为结肠性腹痛，以左髂窝，左中下腹疼痛最常见，便秘或腹泻或腹泻与便秘交替，有时粪便中有大量黏液，常伴有失眠、乏力、胸闷等神经官能症症状。痛泻要方利尿、消炎、脱敏，故对该病有效。

【验方荟萃】 广陈皮15克，京赤芍、红花、罂粟壳各15克，水煎服，连服5剂。

第六节 肝硬化

肝硬化是以肝脏损害为主要表现的慢性全身性疾病，其病因多为各种致病因素持久或反复地损害肝脏组织，从而引起肝细胞变性、坏死和再生，同时结缔组织弥漫性增生，导致小叶结构遭受破坏和重建，使肝脏变硬。

临床表现为由肝功能减退和门静脉高压所引起的一系列症状和体征。并分为肝功能代偿期和肝功能失代偿期，代偿期为本病的早期，症状多较轻，常伴有食欲不振、乏力、腹胀、恶心、呕吐、上腹部不适或隐痛，以及面色萎黄，面、颈、上胸、背部、两肩及上肢可出现蜘蛛痣或毛细血管扩张，手掌发红（称为“肝掌”），肝脏轻度肿大，表面光滑，质地偏硬，脾脏轻度或中度肿大。失代偿期为本病的晚期，是早期症状的进一步加重，表现为形体消瘦、疲乏无力、面色灰暗、腹胀腹痛、胃肠道出血、脾脏肿大（为正常的2~3倍）、肝脏缩小，质地较硬，表面呈结节状，腹壁静脉及脐周静脉曲张，并有腹水。

引起本病的原因很多，主要有病毒性肝炎、慢性酒精中毒、营养失调、肠道感染、药物或工业毒物中毒及慢性心功能不全等。

该病的诊断依据为患者有病毒性肝炎、营养失调或长期酗酒等致病因素；肝脏肿大、质地坚硬以及肝功能减退与门脉高压的临床表现；肝功能试验的阳性结果；食管X线钡餐检查显示食管或胃底静脉曲张；超声波检查有参考性波形；肝穿刺活体组织检查发现假小叶形成。

本病治疗主要采用保肝药物、利尿药物和对症治疗等方法，对门脉高压可根据不同情况选用脾肾静脉吻合术、门腔静脉吻合术、脾切除术等外科治疗。较早期经过适当治疗，可以好转。但发展到失代偿期则不易治愈，死亡率也较高，其主要死因为肝性昏迷、上消化道大出血、并发原发性肝癌、感染及肝肾综合征等。

肝硬化中医学中多属“症积”“鼓胀”范畴。病因是由于肝、脾、肾三脏受病而导致气滞、血瘀、水蓄。黄疸日久、感染蛊毒、饮食不节、嗜酒过度等均可导致肝脾内伤，肝失疏泄，致肝气郁结，横逆犯脾，使脾失健运，可形成肝郁脾虚。肝郁气滞，则血行不畅，使脉络瘀阻而形成症积。脾虚则不能输布津液，致水湿内停，腹部逐渐胀大而成鼓胀。肝脾长期受病，势必影响及肾，肾阳虚衰则膀胱气化无权，水湿不行而使鼓胀日益加重。肾阴伤，则肝肾阴虚，虚火上炎，而耗血动血，甚则肝肾阴竭，而见神昏惊厥。

总之，肝硬化的早期多属肝脾的气滞和血瘀。腹水形成后，多属气血凝滞，阻于肝脾之脉络，水湿停滞不化，而呈“本虚标实”。末期，多累及于肾，而有脾肾阳虚和肝肾阴虚的分别，或两者兼而有之。

一、血瘀重型

【方剂名称】 归芍三虫四甲散。

【方剂功效】 活血、软肝。是治疗肝硬化的基本方剂。

【适应症候】 纳呆、恶心、腹胀、乏力，可见齿血、鼻衄、足肿等。腹大坚满，青筋怒张，肝脾肿大，胁下疼痛。面色黧黑，头、颈、胸部可见红点、赤缕，唇色紫暗。舌淡暗，脉细涩。

【方剂组成】 当归、白芍、蝉衣、僵蚕、土鳖虫、炙上甲、炙下甲、炮山甲、煅牡蛎各等份为末。

【使用方法】 每次服5克，开水冲服。

【方剂分析】 肝血瘀，失疏泄，选蝉衣、僵蚕疏风活血；化瘀勿伤血，选当归、白芍以养血、活血。三甲、牡蛎是攻坚上品；土鳖虫咸寒，乃软坚要药。

当归促进肝细胞再生、防止肝糖原降低。白芍抑制血小板聚集、降低转氨酶。土鳖虫激活纤溶酶原、促进溶解血栓纤维蛋白、改善血液流变性、减少血小板的黏着和聚集。蝉衣（脱敏）、牡蛎（软坚）抗病毒、僵蚕抑制损伤细胞因子的分泌。穿山甲调整结缔组织代谢、抑制抗原抗体免疫反应所致的病理损害。鳖甲抑制结缔组织增生、消除肿块、提高血浆蛋白水平、延长抗体存活时间。龟甲调节肾上腺皮质功能、增强机体免疫力。

【辨证加减】 纳呆加焦神曲、焦麦芽、焦山楂，疼痛加木香、三棱、莪术，气血虚加人参、鹿茸、阿胶。改散为汤加减，湿热加茵陈、胡黄连，气滞加砂仁、青皮，血瘀加桃仁、郁金，衄血加三七、栀子，肝大加郁金、红花。

【辨证施治】 在基本方的基础上选方或辨证加减。

1. 肝热 清肝汤，石决明 30 克，条黄芩、生地黄、炒白芍各 10 克，龙胆草 6 克。

2. 肝郁 和肝汤，四物汤加柴胡 6 克，栀子 10 克。

3. 肝瘀 樱元汤，金樱子 15 克，元胡 10 克，柴胡 6 克，甘草 10 克。

4. 肝滞 香郁汤（香附 15 克，郁金 10 克）加元胡、川楝子、白豆蔻各 10 克，乳香、沉香各 5 克；或栝楼薤白降（降香）芥（白芥子）汤加柴胡 6 克，青皮、厚朴、昆布各 10 克，血参 20 克，香附 15 克。

5. 肝虚 补肝汤，四物汤（当归 15 克，川芎 10 克，熟地黄 10 克，白芍 15 克）加羌活 10 克，防风 10 克，大枣 7 枚。

6. 肝外伤 疏肝汤，桃红四物汤（桃仁 15 克，红花 10 克，当归 15 克，川芎 10 克，熟地黄 10 克，白芍 15 克）加青皮 10 克，柴胡 6 克，枳壳 10 克。

7. 脾气虚 香砂六君子汤，木香、砂仁、甘草、陈皮各 10 克，党参、白术、茯苓、半夏各 15 克。

8. 脾血虚 归芍汤，当归、白芍、白术、茯苓各 15 克，青皮、陈皮、葶苈子各 10 克。

9. 脾阴虚 参地汤，党参 20 克，熟地黄、麦冬、红花、神曲、麦芽、山楂各 10 克，穿山甲（先煎）、鳖甲（先煎）各 10 克。

10. 肾虚 选六味地黄汤（山茱萸、茯苓、山药、泽泻各 15 克，牡丹皮、熟地黄各 10 克）合五皮饮（陈皮、茯苓皮、姜皮、桑皮、大腹皮各 10 克）加车前子（包煎）、白茅根各 20 克。

11. 肝热肾虚 参芪五味汤，黄芪 30 克，熟地黄 15 克，山萸肉 30 克，竹茹 15 克。

【画龙点睛】 提高机体免疫力，抑制结缔组织增生，抗病毒是治疗肝硬化的关键。宜久服活血、软坚、补脾之药。

【锦囊妙招】 核桃仁 60 克，皂矾 30 克，混合捣成绿豆大，每次 6 丸，每日 3 次。

【验方荟萃】

方一：加减归芍汤。当归、炒苍术、茯苓各 15 克，栀子仁 12 克，柏子仁、郁李仁、炒白芍各 9 克，大绵芪 24 克，朱砂为衣，蜜丸如黄豆大小，以此药为主方，辨证加减。

方二：蜀椒 30 克，绿矾（煅红）、大枣、核桃仁各 18 克，捣之，制成赤小豆大小丸，每次 20 丸，用平胃汤（苍术 15 克，厚朴、陈皮、甘草各 10 克）送服。

方三：巴蜡丸。巴豆适量去壳，放入适量黄蜡内熔化，蜡内可加少许血竭，使蜡丸成红色。每次 3~5 粒，每日 3 次，空腹凉水送服。

方四：醋蛋疗法。

方五：青核桃皮捣成糊状，摊在生白布上，外敷肝脾处，布干为度。一般用 3 贴，用后多腹泻，注意保护皮肤。

方六：鳖甲、蛤粉（二者于锅内炒成黄色）各 50 克，熟地黄 75 克，曝干，共为细末，每次 10 克，每日 3 次。

方七：膏药方。川乌、草乌、阿魏、羌活各 9 克，斑蝥、红娘子、穿山甲、乳香各 6 克，刺猬皮半张，蛇蜕半张，头发灰 1 撮，鸡蛋 1 枚，黄丹 60 克，香油 250 克，按常规方法熬膏贴肝区。

方八：桂子、炒栀子、巴豆、川花椒、葱白各 7 个，大枣 7 枚，皮硝、蜂蜜各 30 克，六味放一处，用斧端研极细末，以生白布一幅摊于上，置于瘀块上，干时仍用此布将药再摊，可出小疱。

二、血瘀轻型

【方剂名称】 活肝健胃方。

【方剂功效】 活血化瘀，佐以理气。

【适应症候】 腹大坚满，青筋怒张，胁满攻痛，面色暗黧，头颈胸部红点赤缕，可见吐血、鼻血或便血，舌紫或有瘀斑，脉沉涩。

【方剂组成】 茵陈 30 克，当归 15 克，青皮、大腹皮、橘红、砂仁、桃仁、红花、郁金、鸡内金、穿山甲、鳖甲各 10 克。

【使用方法】 水煎服，每日 1 剂。

【方剂分析】 茵陈对肝有四大作用，一是增加胆汁分泌；二是提高对胆红素的吸收、结合、排泄能力；三是防止肝细胞变性、坏死，促进肝细胞修复和再生；四是增强肝脏的解毒功能。青皮舒张胆囊平滑肌，增加胆汁流量和胆酸盐的含量，排出肠内胀气。大腹皮促进纤维蛋白溶解，兴奋胃肠道平滑肌。其他理气软坚药在此不予赘述。

【辨证加减】 黄疸加黄柏、栀子，纳呆加厚朴、枳壳，肝痛加元胡、川楝子，脾痛加柴胡、木香。

【画龙点睛】 此方用来治疗脾功能亢进。

【锦囊妙招】 养血消积散：当归、白干参、炮山甲、炒鳖甲、炒龟甲、鸡内金、黄连、木通、木鳖子、槟榔、厚朴、荆三棱、莪术、茵陈，红白糖引，按常规量配制，每次 5 克，每日 3 次。

【验方荟萃】 将鳖甲洗净，置于锅中加水煎熬汁，煎 3~5 次，至汁充分煎出为度，将各次胶汁过滤合并，加热浓缩，加适量黄酒、冰糖，熬成稠膏状，倾入凝膏槽内，自然冷凝后取出切成小块，阴干，每次 5 克，口服。

三、气滞轻型

【方剂名称】 舒肝调气饮。

【方剂功效】 疏肝调气，佐以活血。

【适应症候】 腹大胀满，胀而不坚，胁下痞满或疼痛，纳食减少，食后胀甚，嗳气，小便短少，大便不爽，屎气夹杂，苔白腻，脉弦。

【方剂组成】 白术 20 克，青皮、白豆蔻、姜黄、沉香、厚朴、枳实、砂仁、香附、木香、乌药、元胡各 10 克，柴胡 6 克。

【使用方法】 水煎服，每日 1 剂。

【方剂分析】 青皮、柴胡理肝气，白豆蔻理肠气，厚朴理胃气，沉香补肾气，姜黄理血气，枳术丸消中有补，加味乌药汤行气除胀。

【画龙点睛】 理气药物，多属香燥苦温之品。待气机调畅，郁解结通，则用金匮肾气丸，或六味地黄丸以善其后，服过百日，以防复发。

【验方荟萃】

方一：木香、砂仁、没药、枳实、草果、茯苓、大腹皮、厚朴、乌药、槟榔、党参各 10 克，陈皮 5 克，蒲公英、黄芪各 15 克，沉香 3 克，姜引，水煎服，每日 3 次。

方二：柴胡、半夏、焦白术、黄芩、槟榔、常山、茯苓、山楂、炒麦芽各 4.5 克，猪苓、陈皮、泽泻、炒苍术、乌梅各 3 克，上川朴 2.4 克，草果 1.2 克，炒神曲 6 克，甘草 6 克，姜枣引。

方三：炒苍术、川厚朴、茯苓、泽泻、生桑皮、陈皮、猪苓、地骨皮、大腹皮、槟榔、霍梗、山楂、薏苡仁、麦芽、苏梗、炒神曲、山药、焦白术、青皮、党参、甘草各 10 克，姜枣引，水煎服。

方四：苍耳子适量，置于去杂的母鸡内，煎汤服，每 5 日服 1 只鸡，连用两只鸡。

四、气滞重型

【方剂名称】 千金化铁丹。

【方剂功效】 理气活肝。

【适应症候】 肝脾肿大，腹大胀满，食后胀甚，胁下疼痛，纳差，乏力，倦怠，苔白，脉弦。

【方剂组成】 乌梅肉 8 个，巴豆霜 16 个，川椒 48 个，青皮、陈皮、丁香、莱菔子各 15 克。

【使用方法】 共为面丸，每次服 10 克，早晚各 1 次，空腹米汤下。

【方剂分析】 乌梅味酸，软坚缩肝脾；巴豆霜化块消水；川椒香散暖中焦、下焦；其余四味药理气和脾，配米汤养胃，标本兼治之方也。

【验方荟萃】

方一：黄连人参汤（按加味半夏泻心汤记）。东北参 10 克，炒白术、泽泻各 15 克，砂仁、黄连、黄芩各 10 克，茵陈 20 克，灯心草 1 克，肉桂、干姜、吴茱萸、川椒各 5 克，水煎服，每日 1 剂。

方二：遇仙丹。炒二丑、醋三棱、槟榔、茵陈、牙皂等份为末，每次 5 克，每日 3 次。

五、湿热型

【方剂名称】 清热祛湿活肝饮。

【方剂功效】 清热去湿，活血化瘀。

【适应症候】 腹大坚满，拒按，眼球发黄，烦热口苦，小便赤涩，大便秘结，精神烦躁，时鼻衄。舌尖红，苔黄腻，脉弦数。

【方剂组成】 茵陈30克，木鳖子、槟榔、当归各15克，白干参5克，木通、黄连、鳖甲、龟甲、穿山甲、鸡内金、厚朴、三棱、莪术各10克。

【使用方法】 白糖引，水煎服，每日1剂。

【方剂分析】 茵陈、木通、槟榔利胆，木鳖子、黄连、厚朴解毒消肿，白干参扶正，配三棱、莪术之活血化瘀，诸甲之软坚，故有效。

【画龙点睛】 软肝活肝为要，分辨标本缓急，本乃肝也。治本贵恒，终能收功。

六、失养型

【方剂名称】 蒲金胡连曲麦三甲散。

【方剂功效】 清热消积，主治营养不良。

【适应症候】 神疲、消瘦、发热、恶寒、面黄、腹大、纳呆、腹胀，多合并贫血、水肿、口疮、肺炎、中耳炎、搐搦。舌淡、苔黄，脉涩。

【方剂组成】 蒲黄、胡黄连、神曲、麦芽、上甲、下甲、穿山甲、鸡内金。

【使用方法】 酌病情定量，制成细粉，5岁以下小儿每次3克，3岁以下每次1.5克，成人每次10克，每日2次。

【方剂分析】 此方益气健脾、开胃消食、清热除疳、固精气、坚筋骨、补虚损。另有鸡肝散可平肝健脾，明目去障，止泻，进食。蒲黄能改善微循环，抗动脉粥样硬化。胡黄连利胆，促进乙肝表面抗原转阴。

【锦囊妙招】 三棱、莪术、青皮、陈皮、神曲、麦芽、芦荟、胡黄连、使君子、槟榔、芜荑、甘草各3克，水煎服，一般3剂可愈。此外，针刺四缝穴疗效亦佳。

【验方荟萃】 炉甘石18克，赤石脂、胡黄连、青黛、鸡内金各15克，山楂20克，研细粉，用雄鸡肝1具，竹刀破开，将药粉放入，煮熟食，进食1周。

七、脾虚湿困型

【方剂名称】 消水去胀汤。

【方剂功效】 消水去胀。主治肝硬化腹水。

【适应症候】 腹部胀满，肠鸣便溏，面色萎黄，神疲乏力，少气懒言，舌苔薄，有齿症，脉虚弱。

【方剂组成】 白术、大麦芒、赤小豆各60克，茯苓30克。

【使用方法】 水煎服，每日1剂。

【方剂分析】 白术健脾利水，茯苓化痰利水，大麦芒驱水外出，如众赶贼；赤小豆开关利尿，如决水道，药仅四味，力大无穷。服此方水消后，再用3~5剂，以善其后。

【辨证加减】 气虚加党参、黄芪，气滞加厚朴、陈皮，水盛可服舟车丸（见方剂学）。

【画龙点睛】 药简力宏，量大效增。

【锦囊妙招】

（1）顽固性腹水，可酌选舟车丸、三仙分水丸（甘遂、二丑、续随子各4.5克，共为细末，大枣6枚和丸，1次服下）、消水丹（二丑120克，沉香30克，甘遂12克，琥珀1.5克，共为细末，水丸如绿豆大小，每次40粒，空腹用下，可连续服，以水消为度）。

（2）临床曾试验《串雅外编》利水之法，既不伤正气，又能下腹水。轻粉60克，巴豆霜120克，硫黄3克，共为细面，姜汁调之敷脐，约1小时，即泻下黄水，外敷10数次，浮肿即消。

（3）二丑（炒黄）各60克，红糖120克，老姜（洗净去皮滤汁）500克，大枣（两端穿孔煮软去皮核为糊）60克，蒸膏制成丸如梧桐子大，每次5~10粒，每日3次，忌盐。

（4）加味十枣汤：甘遂30克，大戟、芫花、枳壳各15克，商陆、柴胡（炒焙）各12克，沉香、三七参、西洋参各3克，朱砂6克，巴豆霜（去油）18克，洋参、三七、沉香各3克，共为细末，大枣40枚，蒸45分钟，去皮核，捣成泥，将药粉和于枣泥中，如黄豆大小，晾干后放入瓷瓶中备用，酌病情定量。

【验方荟萃】

方一：农历九月初九，挖商陆10克，水煎服。

方二：山萝卜、白萝卜、鲜姜、绿豆芽各120克，水煎服，忌食猪头肉、南瓜、地耳、马齿苋等。

方三：土茯苓15克，商陆3克，槟榔10克，水煎服，连服30日。

方四：陈年葫芦瓢1个（选十年以上盛面用的）切成小块，水煎服，早晚空腹各服1次，连用3日。

方五：鲤鱼1条（约250克），松萝茶9克，黑矾1.5克，蒜7~8头，先将鱼用竹刀去鳞、肠、胃、苦胆，入上药于内，用莲叶包好，用新砂锅煮熟，食之。

方六：党参、茯苓、炒莲肉、桔梗、焦白术、炒薏苡仁、炒扁豆、大腹皮、生桑皮、地骨皮、泽泻、猪苓、炒神曲各4.5克，炒砂仁1.2克，藿梗1个，陈皮、茯苓皮各6克，姜半夏、炒谷芽、甘草各3克，姜皮、枣引。水煎服。

方七：独蒜（面包火煨老黄色为度，去皮捣）3头，小茴、木香各9克，白糖30克，水煎服。

方八：麻黄9克，泽泻、制附子、桂枝、白术各15克，生二丑30克，白术、莪术、防己各9克，研细末，分20包，每日2次，每次1包。

方九：轻粉60克，巴豆霜120克，生硫黄3克，为末，蛋清制饼，敷脐。

方十：甘遂敷脐，内服甘草汤。

方十一：消臌资神汤。茯苓150克，党参、生白术、甘草、莱菔子、川大黄各30克，大腹皮、白桑皮、陈皮各10克，水煎服。

方十二：消水丹。二丑120克，海沉香30克，浸甘遂12克，血琥珀1.5克，共为细末，水丸如绿豆大小，每次40粒，空腹服，肿消后辨证施治。

方十三：舟车丸。炒二丑 120 克，酒大黄 60 克，煨甘草、芫花、煨大戟、炒青皮、陈皮各 30 克，木香 15 克，净轻粉 3 克，共为细末，每次 6 克，每日 3 次。

方十四：葶苈子 120 克，炒为粉，红枣肉为丸，如梧桐子大，每次 15 丸，桑皮汤送下。

八、水运失常型

【方剂名称】 三五汤。

【方剂功效】 补脾益肾，化气行水。

【适应症候】 腹部胀满，入暮较甚，胸闷纳呆，神疲怯寒，肢冷浮肿，小便短少，面色萎黄或皓白，舌淡，体肿，有齿痕，脉沉、细、涩，有时弦大。

【方剂组成】 白术 20 克，泽泻、猪苓、茯苓各 15 克，桂枝 5 克，陈皮、姜皮、大腹皮、白桑皮、五味子、枸杞子、车前子、菟丝子、覆盆子各 10 克。

【使用方法】 水煎服，每日 1 剂。

【方剂分析】 本方是由五苓散、五皮饮、五子衍宗丸合成，五苓散为君，健脾利水以治标，五子衍宗丸补肝肾，治水之源以固本，五皮饮理气消肿，乃治水专方。

【辨证加减】 纳呆加山楂，肝痛加木香，肋痛加郁金，腹胀加砂仁，便结加大黄，水盛加甘遂（可加 3 克，煎之），服 7 日后症减，必要时配消水丹。忌油、盐（必要时用秋石代）、酱。

【画龙点睛】 治肝硬化腹水，一般属此型者，先服消水去胀汤，待水消，则用此方 20~30 剂不等，或 3~5 月，愈案不下 40 例。肝硬化腹水，宜调和气血，利大小便，水消后可健脾补肾。无腹水者，首先调和肝脾，待两关脉象不结不弦，速转为补肾养肝。医者要有信心治之，患者当有信心服之，本病虽为难治之症，医患配合，终能治愈。否则，患者疑医，医者亦疑，难以取效。临床宜辨证施治，而愈后必长期服用肾气汤或六味地黄汤以巩固疗效，以免复发。

【锦囊妙招】

（1）十枣汤。芫花、甘遂、大戟等份研末，每日 1 次，每次 3 克，装入胶囊内，大枣煎汤冲服。

（2）补血汤。黄芪 30 克，当归 12 克，阿胶（烊化）10 克。服法：第 1 日服十枣汤，第 2 日服补血汤，以后十枣汤每隔 3~5 天服 1 次，至腹水消退停药。补血汤继服 1~3 个月。

（3）黑芝麻（研末）500 克，金石斛 60 克，野兔子肝胆 1 具，3 味装入已去内脏的鸡中，蒸煮 7 小时，每日晨起 3 时服 1 次，连用 5~6 只鸡，一般能使浮肿消失，病愈。

【验方荟萃】

方一：大戟、芫花、二丑各 9 克，蜈蚣 3 条，共研细末，每次 1 克，每日 2 次，蜜水冲服，忌油、盐 150 天。血臌加血竭花 18 克，气臌加沉香 18 克，水臌加蝼蛄（焙）6 克。

方二：桃仁、苏木、三棱、莪术、元胡各 15 克，红花、木通、郁李仁、山楂、茜草、穿山甲、鸡内金、砂仁各 10 克，巴豆霜 1 克，鸡矢醴 9 克，水煎服，每日 1 剂，上方见轻后，猪苦胆 1 个，大蒜 120 克，共煮吃蒜，连吃 5~6 剂后，再酌情用药。

方三：金不换方。醋大黄、醋元胡、煨甘遂、巴豆霜、川大戟、生青皮、广槟榔、益智仁、大腹皮、陈皮、木香、二丑、葶苈子、桑皮、木通、泽泻、砂仁、连翘各 15 克，白胡椒、川胡椒、射干各 3 克，沉香 30 克，共为细末，醋打面糊为丸，如梧桐子大，每次 20~30 丸。

方四：白术、当归、白芍、龟板、鳖甲、穿山甲、郁金、元胡各 10 克，巴豆霜 0.6 克，甘遂 6 克，以上为粉，装如胶囊，每次 3 粒，每日 3 次，口服。

方五：二丑 6 克，沉香 1.5 克，共为细末，黄酒调服。

方六：大戟、葶苈子、甘遂、桑白皮、连翘、芫花、泽泻、藁本、巴豆霜、豇豆等份为末，制成蜜丸如梧桐子大，每次服 3 粒，赤茯苓煎汤送服。水去后，肉桂、干姜、赤茯苓、醋莪术、桔梗、川芎等份为末，每次 9 克，每日 2 次，空腹开水送服。

方七：消臌至神汤：茯苓 50 克，甘草 60 克，党参、大黄、莱菔子各 30 克，白术 15 克，雷丸 9 克，附子 3 克，水煎服，每日 1 剂。

第七节　慢性胆囊炎

慢性胆囊炎是临床上胆囊疾病中最常见的一种。临床表现为上腹不适或钝痛，常于进食油腻食物后加剧，还可有恶心、腹胀及嗳气，一般不发热或仅有低热。若胆囊管或胆总管被结石或浓稠胆汁阻塞，或奥狄氏括约肌痉挛时，常于饱餐后发作胆绞痛。体征有右上腹压痛，墨菲氏征阳性。有胆囊积水时，可扪及肿大的胆囊。

现代医学认为本病多发生于胆石症的基础上，且常为急性胆囊炎的后遗症。其病因主要是细菌感染和胆固醇代谢异常。

慢性胆囊炎的诊断依据为胆石症病史和胆绞痛及消化不良的症状。十二指肠引流及胆囊造影对诊断有帮助。

现代医学对本病主要采用低脂饮食、口服利胆药物等方法治疗。急性发作时，应用抗菌药物。对反复发作的胆绞痛，一般行胆囊切除术，疗效较好。

慢性胆囊炎中医属“胁痛”范畴。认为肝气郁结，失于疏泄，胆失通降，不通则痛；肝胃不和，则嗳气、纳呆，脘腹胀闷；湿热蕴结脾胃，熏蒸肝脾，以致肝脾疏泄功能失常，而见中脘或右胁隐痛、纳呆、口苦等。

胆道感染，可单独存在，但多与胆石症同时并存，互为因果。感染的胆道易于形成结石，胆石如阻塞胆总管则有 80%~90%合并感染，感染常见细菌为大肠杆菌、绿脓杆菌、厌氧菌等。胆石症在静止期可无明显症状及体征，或仅有上腹部不适、隐痛、厌油等症状。当胆道某一部位发生胆石移动，梗阻或细菌感染时，可出现中右上腹绞痛、发热、黄疸等症状，右上腹可出现压痛、肌卫、反跳痛或扪及肿大胆囊底部。重症感染可并发胆囊坏疽穿孔、胆道出血、肝脓疡、中毒性休克等。

【方剂名称】　黄香兰茵栀四苓汤。

【方剂功效】 清热、利胆。

【适应症候】 发热恶寒，胁痛口苦，胸闷，纳呆，恶心呕吐，目赤或目黄身黄，舌质红，苔黄腻，肺弦数。

【方剂组成】 茵陈 20 克，藿香、佩兰、栀子、大黄、猪苓、泽泻、桂枝各 10 克，绿豆卷 60 克。

【使用方法】 水煎服，每日 1 剂。

【方剂分析】 方中藿香、佩兰芳香化浊，祛胸中污浊之气。茵陈清泻胆热，四苓汤清利湿热，导邪外出；更用大量豆卷，清热利尿，方便易得，俗而效奇，乃食疗之法。

【辨证加减】 热甚加虎杖、七叶一枝花，湿甚加生薏苡仁，通草，结石加金钱草、海金砂，腹胀加枳实、白术，便秘加川大黄、芒硝，胁痛加鳖甲、煨金樱子、醋元胡。

【画龙点睛】 若湿重热轻，四苓改五苓。腑气通，疾病除。

【锦囊妙招】

（1）金钱草 50 克，虎杖 20 克，槟榔、鸡内金、郁金各 15 克，大黄 10 克，水煎服。

（2）常服中成药三黄片，使腹气通，则炎症消。

【验方荟萃】

方一：宜清肝利胆，大柴胡汤加芒硝、茵陈、鸡内金。

方二：当归龙荟丸。

方三：泻青丸。

方四：姜黄、枳壳各 4.5 克，肉桂、甘草各 2.1 克，水煎服，每日 1 剂。

方五：白芥子 15 克，开水送服。

方六：川楝子 24 克，白芍、没药、麦芽、三棱、莪术、茵陈、连翘各 9 克，龙胆草 6 克，水煎服，每日 1 剂。

第八节　胆石症

胆石症包括原发于胆囊及原发于胆管系统的结石，二者在发病机制和临床过程中均有显著差别。胆石虽是由胆汁中的成分构成，但与饮食习惯、地理环境、营养条件、胆道本身的病理改变和身体代谢活动等因素有密切关系。

本病平时大多无症状，部分患者仅表现为一般的消化不良症状。当胆石从胆囊移动至胆囊管或胆总管，或从扩张的胆总管移行至壶腹部时，由于胆囊或胆总管平滑肌扩张及痉挛产生胆绞痛。胆绞痛大多在饱餐或进食油腻饮食后数小时内，或在腹部受到振动后发作。疼痛多在中上腹或右上腹，为持续性发作，阵发性加剧，并向右肩或腰背部放射，常伴有面色苍白、大汗淋漓、恶心呕吐、畏寒发热以及黄疸，并可见舌苔白腻或微黄，严重者苔黄腻或黄燥，舌质红或绛，脉滑数或洪数。右上腹有压痛及叩击痛。胆结石可发生于胆囊或胆管。

胆石症的病因及发病机制尚未完全明了。一般认为胆汁郁积、胆道细菌和寄生虫感染以及胆固醇代谢失调为本病发病的主要因素。

根据临床表现，反复发作的胆绞痛，尤其在饱食后或吃油腻食物后容易发作，以及持续时间很短而波动较大的黄疸，有利于本病的诊断。十二指肠引流，X 线胆道或胆囊检查、超声波检查及十二指肠镜逆行胆管造影，有助于确定诊断。

西医治疗本病主要采用手术疗法。当代临床实践已初步摸索出一套以中医为主的中西医结合治疗方法，提高了治愈率，降低了手术率，并在控制炎症、排出结石方面取得了较好的疗效。现代医学对本病主要采用低脂饮食、结石溶解剂、抗生素、纠正水电解质平衡失调以及内镜下奥狄氏括约肌切开取石等方法，此外还采取中西医结合的“总攻”排石疗法，对肝、胆管结石，有较好的效果。

本病在中医学中属于“胁痛”“腹痛”“黄疸”“胆胀”“癖黄”“结胸发黄”等范畴。一般急性期多载于“结胸发黄”“黄疸”“癖黄”等门类；慢性期多见于“胁痛”“腹痛”等门类中。本病的中医辨证可依据胆石症的静止期与发作期分别进行辨证论治。胆石症发作期临床辨证分型主要根据病邪热化程度来加以区分，一般可划分为蕴热型、热毒型、瘀热型。

一、蕴热型

【方剂名称】 黄金皂马硼，虎穿大柴路汤。

【方剂功效】 化石软坚，清热通腑。是主治胆囊炎合并胆石症的基本方法。

【适应症候】 胁痛，口苦咽干，恶心，呕吐，便秘、溲赤，时有恶寒、发热。舌红，苔黄腻。

【方剂组成】 金钱草 100 克，海金砂、郁金、鸡内金、石见穿、穿破石、枳实、黄芩、黄连、大黄、石斛各 10 克，皂刺 20 克，马钱子 0.5 克，虎杖 20 克，硼砂 2 克，茯苓、路路通各 15 克，柴胡 6 克。

【使用方法】 水煎服，每日 1 剂。

【辨证加减】 便秘加芒硝，恶心加茵陈，瘀血加莪术。

二、热毒型

【方剂名称】 黄金柴枳硝石汤。

【方剂功效】 清热、利胆、化石、排石。

【适应症候】 中右上腹绞痛、发热、黄痛、恶心、厌油、腹胀、苔腻、脉弦。

【方剂组成】 黄芩、黄连、枳实、大黄各 10 克，金石斛 100 克，金钱草 120 克，海金砂（包煎）、炒鸡内金（先煎）、醋郁金各 15 克，柴胡、芒硝各 6 克。

【使用方法】 水煎服，每日 1 剂。

【方剂分析】 三黄清热，热清则石缩；枳实理气，气顺则石排，石斛配芒硝，化石又软坚，故可见效。石斛的药理作用是促进胃液分泌，增强胃肠蠕动。

【辨证加减】 气虚加党参、黄芪，血虚加当归、白芍，热盛加槟榔、虎杖，湿盛加半夏、竹茹。

【画龙点睛】 利胆须通腑，化石当清热。

【锦囊妙招】

（1）野石榴皮120~240克，熬茶频服。野石榴皮，性酸涩苦，能柔坚破结，石榴皮的药理作用：抑制金黄色葡萄球菌、溶血性链球菌、痢疾杆菌、伤寒杆菌、霍乱弧菌、流感病毒、真菌、肠道寄生虫；促进白细胞吞噬功能，促进乙肝表面抗原转阴；促进血液凝固，降血脂，降血糖。对胆结石及泌尿系统结石能生奇效。

（2）核桃仁嚼服，每日3~5个。

【验方荟萃】 先服金钱草汤（金钱草50克，茵陈20克，炒柴胡6克，炒枳实、条黄芩、赤芍药、赤茯苓、醋郁金、生甘草各10克，水煎服）连服10剂，再服排石汤［黄芩、黄连各10克，柴胡6克，茵陈、金银花各20克，枳壳、枳实、陈皮、木香、大黄各10克，芒硝（冲服）5克，白术、海金砂、桃仁各15克］5剂。

三、瘀热型

【方剂名称】 黄金造马棚，虎穿青莪路汤。

【方剂功效】 清热化瘀，化石排石。

【适应症候】 胁下疼痛，口苦、口臭，便秘，舌红，苔燥。

【方剂组成】 制马前子0.5克，金钱草120克，海金砂（包煎）、醋郁金、莪术、炒鸡内金（先煎）各15克，虎杖20克，皂角刺、醋青皮、川大黄（后下）、穿破石、路路通各10克。

【使用方法】 水煎服，每日1剂，连服30~50剂。

【方剂分析】 马钱子、金钱草、海金砂、虎杖、郁金、莪术均抑制多种细菌、真菌的生长，马钱子兴奋脊髓反射功能，金钱草排石（有利尿、利胆功能），海金砂化石（对梅毒、前列腺病有效），鸡内金化石（提高胃液分泌量、酸度），虎杖泻下（调节胃肠功能，降脂、降转氨酶），郁金收缩胆囊（促进胆汁分泌和排泄，降低胆固醇），莪术抗硬化（改善微循环、抗血栓、兴奋平滑肌）、路路通通管（治疗动脉硬化闭塞症、输卵管阻塞、乳管堵塞），皂角刺松石（抗菌、溶血、化痰），青皮扩张胆囊（舒张胆囊平滑肌，促进胆汁分泌，排除肠内积气）。

总之，兴奋胆管药是马钱子，舒张胆囊药是青皮，通利胆管药是路路通，收缩胆管药是郁金，排石药是金钱草，泻石药是大黄，化石药是海金砂，软石药是鸡内金，活石药是莪术，清石药是虎杖，松石药是皂角刺，穿石药是穿破石。

【画龙点睛】 胆结石，一舒张胆囊口；二促进胆管收缩；三通过泻下将结石排出；四通过软坚、松石、活石、清石，达到化石之目的。

【锦囊妙招】 大茴7个，核桃仁（全）7个，熬汤后，加红糖、蜂蜜适量，每日2次，口服，连服49日。

【验方荟萃】

方一：鸡内金30克，研面，冲服，每日1次，连用半年。

方二：玉米须30克，加4大碗水，煮沸20分钟，当茶饮，每日1次，连用2个月。

方三：金钱草、郁金、滑石、猪苦胆（焙干）各50克，制乳香、制没药、甘草、大黄、火硝、白矾各30克，鸡内金、穿山甲各60克，混合后研成细末，装入胶囊内，每次4丸，每日3次，连服半年。

方四：茵陈、玉米须各40克，芒硝10克，金钱草15克，加6碗水煎，久服，服药期间忌茶。

方五：南瓜适量，每日3餐。

方六：核桃仁4个，香油50~100克，煎炒后，拌入冰糖150克，嚼服，每日3次。

第六章　泌尿系统疾病

第一节　慢性肾盂肾炎

慢性肾盂肾炎是指细菌感染引起肾盂肾盏和肾间质的慢性炎症。临床表现可有急性肾盂肾炎史，但多数症状隐匿，表现不一。较典型者呈反复发作型，有尿急、尿频、尿痛等尿路刺激征，腰痛，低热或中度发热，有的仅长期不规则低热，易疲乏，轻度食欲不振，或仅以血尿或高血压为主。有的青年患者仅有菌尿症（菌落计数>10万/毫升）而无其他症状，晚期有肾小管功能减退、肾小管性酸中毒和尿毒症，可有坏死性乳头炎，肾周围脓肿等并发症。

本病多由急性肾盂肾炎未得到合理治疗或治疗后仍持续有无症状性菌尿，或治疗后虽菌尿消失，但以后又反复发作，引起多发性瘢痕，造成肾内梗阻和肾盂、肾盏变形，演变为慢性肾盂肾炎。此外，急性期病灶内留有的细菌抗原刺激机体产生抗体，引起免疫反应，使炎症持续不愈而转为慢性。

临床诊断本病的主要依据是病史长，且有反复发作的尿路感染史，清洁中段尿细菌培养>105个/毫升，肾脏有形态改变（包括肾内瘢痕形成，肾盂肾盏变形或肾萎缩）。

现代医学对本病的治疗主要采用抗生素以抗菌消炎，对发作时控制症状有较好的疗效。但由于抗生素对肾脏及全身的毒副作用以及耐药性的影响，复发率较高，部分可发展为肾功能衰竭。

本病多属中医“劳淋”“腰痛”“虚损”范畴。祖国医学认为肾与膀胱，一脏一腑，互为表里，生理功能甚为密切，若脏虚损，腑将失利，若腑受邪，脏即受累。热淋久治不愈，或素体虚弱，湿热留恋，邪气内伏，久则伤肾，以致尿频、尿急、尿痛、腰酸等一系列症状相继而出。若湿热久稽，则耗伤津液，损伤正气，致使临床上表现出肾阴不足，脾肾两虚，湿热未尽之正虚邪实之候，症情迁延不愈尚能由虚致损，“关格”“癃闭”“肾风”诸证均可出现。

一、膀胱失化、热毒结聚型

【方剂名称】 三金槐米五苓汤。

【方剂功效】 化气行水，解毒通淋。主治急慢性泌尿道感染，是泌尿道感染的基本方。

【适应症候】 心烦，大渴引饮，或不渴。小便色黄或腥臭，尿痛、尿急、尿频，发热或不发热，遇劳累或同房后发作，症状容易反复。

【方剂组成】 槐米、金钱草各30克，海金砂、醋郁金、泽泻、白术、茯苓、猪苓各15克，桂枝3克。

【使用方法】 水煎服，每日1剂。

【方剂分析】 肾蒸腾气化失职，下焦水气不化，阻碍气机是内因，毒邪逆行是外因，尿痛、尿急、尿频是表现。选五苓散化气行水，乃治病之本。槐米、金钱草、海金砂清热、解毒、利尿乃驱邪之源。郁金解郁，气血顺而痛自失。此方标本兼治，病愈后不易复发。茯苓、猪苓、泽泻、金钱草、海金砂、桂枝、白术持久利尿，前6种药并郁金对多种细菌有抑制作用。白术、泽泻降糖，间接抑制细菌繁殖。茯苓、猪苓、白术增加机体免疫力。

【辨证加减】 药引可选柳叶，盐，灯芯，竹叶；尿痛甚加土牛膝9克、乳香3克；茎中痛加土牛膝、藕节；痉挛痛加白芍、甘草；血尿加琥珀3克、赤茯苓15克；小便不利加车前子30克（可用至100克），泡桐花若干（单味疗效亦佳），症状较重加白花蛇舌草、半枝莲各15克；小便灼热（热淋）加琥珀3克（冲服）、灯心草1克，灼痛加七叶一枝花15克、虎杖20克；小便见脓加蒲公英、金银花、薏苡仁、败酱草各20克，小便发白（劳淋）加核桃碳，盐水送下；小便如血（血淋），加淡豆豉；泌尿道结石（石淋）加海金砂15克、石苇9克；小便涩加榆白皮、茅根、瞿麦，发热加柴胡15克，热甚加大黄10克（后下）、芒硝（汤内入）10克。脾虚加黄芪30克、党参20克；肾虚加川断15克、狗脊15克；心烦加麦冬、竹叶；舌糜加苦参、土茯苓；善后选六味地黄汤。

【画龙点睛】 本方主要是扶正、利尿、消炎。

“夫膀胱者，州都之官，津液藏焉，气化则能出矣”。淋证关键是膀胱气化功能失职，不能化气行水，导致泌尿系诸症，五苓散乃化膀胱之气的专方，气化正常，水饮下行，则诸证可愈。

各种淋证，病因无外湿热。如气淋，为正气虚弱，热邪偏盛；劳淋为房事过多，膀胱受伤所致；热淋为热邪下趋，移至膀胱；血淋为血热妄下，为热极之证；而石淋者，则为蕴热日久，结聚为石。选用五苓，则治理透彻，纲举目张。

脾主湿，司运化，脾为湿热所困，既不能将清气升于上，又不能助胃降浊于下，湿热不能外出，而内侵于肠道，使浊物下行于膀胱；如粪排外，追根仍属脾家之病，服五苓散治愈，乃治标之法；若愈后身体仍不适，宜据证健脾养胃。

【锦囊妙招】 此病土单方治疗效甚卓，如石苇配柳叶治热淋，槐米配郁金治血淋，生柏叶配生藕节清热，白茅根配车前子去湿，小便痛且痒者有风，方中加僵蚕、蝉衣为宜；久病不愈，可选柏叶、冬青叶，气血虚弱可选花柴皮、土黄芪。

【养生保健】 泌尿道感染与卫生习惯有关，宜注意卫生，尤其是性卫生，防患于未然。

【验方荟萃】

方一：取鳖250克左右，洗净去肠，认真漂洗两肾，取白果（去壳）6粒与两肾一起装入砂锅，不放任何调料，加清水，清蒸至熟烂，分3日服，每晨空腹服两粒白果，第三日服两肾，骨肉汤分 3 次服完，连服 6 只鳖。

方二：防己黄芪汤合六味地黄汤加益母草、净石苇、白茅根（酌情定量）。

方三：槟榔、萝卜切五分厚九片，以蜂蜜 60 克，浸放铁铲上，用慢火炙，以蜜尽为度，候冷细嚼，盐汤下。

方四：酸枣树根 50 克，车前子 30 克，水煎服，每日 1 剂。

方五：菟丝子 30 克，水煎服，连服 3 日。

方六：槐角 30 克，水煎服，每日 1 剂。

方七：山楂 90 克，水煎服，每日 1 剂。

方八：泡桐花 10 克，水煎服，每日 1 剂。

方九：鲜马齿苋 150 克，水煎服，每日 1 剂。

二、膀胱失渎、湿热结聚型

【方剂名称】 八正导赤汤。

【方剂功效】 清热、利湿。

【适应症候】 小便赤短，尿道疼痛，口糜，纳呆，心烦，舌润。

【方剂组成】 生地黄、车前子各 20 克，木通、竹叶、甘草、萹蓄、川大黄、滑石、瞿麦、栀子各 10 克。

【使用方法】 水煎服，每日 1 剂。

【主药分析】 生地黄有八大作用：①调节血管平滑肌，小剂量收缩，大剂量扩张；②升高血压；③降低血糖；④抗脂肪肝；⑤强心；⑥利尿；⑦抑制多种真菌；⑧促进血液凝固。

【辨证加减】 见上条款。

【画龙点睛】 此方重在利湿，迥然不同于五苓散之化湿。心经热盛，火炎于上，故口糜心烦，移热于下，故溲时疼痛。

【锦囊妙招】 柳树第二层皮 90 克，红糖适量，水煎加入红糖，分 3~5 次服下。或适量嚼之，咽水吐渣，每日 2 次。

【验方荟萃】

方一：掐不齐 60 克，水煎服，每日 1 次。

方二：金钱草、玉米须、海金砂各 30 克，水煎服，每日 1 剂，连服 3 日。

方三：旧草帽辫、车前草、白糖各 30 克，水煎服，每日 1 剂，连服 3 日。

方四：鲜小蓟、鲜茅根各 500 克，捣后取汁，此为 1 次量。

方五：小麦秆适量，煎汤服，连服 1~3 次。

方六：端午节带根麦茬 150 克，洗净加水煎熬 1 碗，兑红糖 15 克，口服 2 日。

方七：槐米 30 克，郁金 15 克，水煎服，每日 1 剂，连服 5 剂。

方八：茜草 10 克，白茅根 30 克，水煎服，每日 1 剂，连服 3 日。

方九：百草霜 15 克，白茅根 500 克，水煎服，每日 1 剂，连服 3 日。

方十：铺地黄蒿 1 把（黄蒿幼苗），捣如泥状，敷于脐上，大约 30 分钟即小便。

方十一：旧草帽辫，糠谷老各适量，熬汤服。

方十二：小麦花、黄酒各适量，口服。

方十三：紫皮蒜7个，猪肚1个，将紫皮蒜去皮入猪肚内，加水煮熟，吃肚喝汤。

方十四：葵花根10克，水煎服，每日1剂。

方十五：车前草60克，水煎服，每日1剂。

方十六：尿道痒痛，加减归芍汤。当归20克，生白芍15克，川楝子、广木香、黄连、僵蚕各10克，净蝉衣5克，水煎服，每日1剂。

三、肾阴不足、热邪结聚型

【方剂名称】 银翘茅车六味地黄汤。

【方剂功效】 滋阴清热，利尿解毒。

【适应症候】 慢性肾盂肾炎急性发作。以腰痛、轻度水肿、高血压、尿路刺激征、蛋白尿等表现为主者。

【方剂组成】 金银花、连翘、茯苓、白茅根各30克，车前子（包煎）、生地黄各20克，山茱萸、生山药、牡丹皮、泽泻各15克。

【使用方法】 水煎服，每日1剂。

【方剂分析】 壮肾水、渗湿邪、清血热、去毒结。

【辨证加减】 血尿加槐米、大蓟；发热加防风、独活。

【画龙点睛】 此方亦治肾炎。对腰痛、水肿、蛋白尿、高血压疗效好。

四、肾阴不足、毒热内结型（急性淋病）

【方剂名称】 通及石莲汤。

【方剂功效】 清热、祛湿、通淋。

【适应症候】 不洁性交后，尿道口红肿，发痒或轻度刺痛，继有稀薄黏液溢出，出现尿痛、尿急、尿频症状。

【方剂组成】 木通、白及各10克，石苇、莲须各15克。

【使用方法】 水煎服，每日1剂。

【方剂分析】 木通、石苇利尿，抑制多种细菌。前者有强心作用，后者增强巨噬细胞活性。白及有抑制结核杆菌和止血的作用。莲须入心，治心热下移小肠。

【辨证加减】 尿血加蒲黄、琥珀，重症加川大黄、虎杖，痒甚加蝉衣、僵蚕，房事过多配六味地黄汤。

第二节　急性肾小球肾炎

急性肾小球肾炎是由β溶血性链球菌感染后发生免疫反应所引起，特点是血尿、水肿、蛋白尿、高血压。

【方剂名称】 芪车金土茅草防汤。

【方剂功效】 化气、行水。是治疗急性肾炎的基本方。

【适应症候】 头面或全身水肿，水入即吐，小便不利，伴头痛发热，苔白，脉数。

【方剂组成】 益母草100克，生薏苡仁60克，土茯苓、金银花、车前子、白茅根、冬瓜皮各30克，防己20克、甘草15克。

【使用方法】 水煎服，每日1剂。

【方剂分析】 薏苡仁抗病毒、利水，增强免疫功能；车前子抑菌、利尿，降低血压（小剂量升高，大剂量降低）；金银花抑制细菌、病毒，减少炎症渗出和增生；土茯苓抗螺旋杆菌、乙肝病毒，治肾小管酸中毒；白茅根利尿、止血，提高免疫功能；益母草降压，改善微循环；防己利尿、降压，抗过敏；甘草抑菌，增强肾上腺皮质功能。一般2剂肿消，4剂症失，愈后养肾补肾。

【辨证加减】 咽喉疼痛加地丁、蒲公英，皮肤脓疱加蝉衣、土茯苓，肿甚加泽泻、黄芪，血压高加杜仲、夏枯草，瘀甚加丹参、茜草，血尿加三七粉、藕节，便秘加大黄、槟榔，恶心加竹茹、半夏，尿中白细胞多加连翘、黄柏，尿中管型加石苇、槐米，尿中蛋白多加蝉衣、黄芪，脾虚加黄芪、白术、山药。

【画龙点睛】 治外宜抑菌解毒，固内以提高免疫功能，治标要利尿、降压、消肿。

【锦囊妙招】 玉米须30克，车前草、白茅根各30克，冬瓜皮15克，水煎服，每日1剂，连用10~15日。

【验方荟萃】

方一：茶叶50克，黑矾6克，装入鲤鱼内，蒸熟，晚饭后1次食完。

方二：芝麻、橘子烧成灰，再用水浸，过滤后用其水做小米饭吃。

方三：葱500克，炒食，此为1次量，常服。

方四：绞股蓝30克，白鸽子1只，炖熟后食肉喝汤。

方五：花生米50克，大枣适量，鸡蛋3枚，先将花生、大枣煮熟后打入鸡蛋炖熟，1次吃完，每日1次。

方六：郁金10克，水煎服，每日1次。

方七：灯心草10克，豆腐300克，水煎，喝汤吃豆腐。

方八：金樱子、芡实、车前子、海金砂各30克，水煎服，连服30剂。

方九：益母草60克，水煎服，每日1次。

方十：石苇20克，水煎服，每日1剂。

第三节　慢性肾炎

慢性肾小球肾炎系由多种病因引起，具有进行性倾向的慢性肾脏炎症，病程都在一年以上，逐渐发展。多见于成人，男性多于女性，少数由急性肾炎迁延一年以上发展为慢性，大部分无肾炎病史和前驱症状，呈隐袭起病。

临床分为三型：①普通型。有肾炎的各种症状，但无突出表现，尿蛋白定量在1.0~3.5克/24小时，定性++++，可有镜下血尿、管型尿，轻度高血压及肾功能损害。②高血压型。除一般肾炎症状外，以持续性高血压为主要表现，对一般的降压药不敏感，一般水肿不明显，易导致肾功能衰竭。③急性发作型。在慢性过程中出现急性肾炎综合征表现，病情加重，出现水肿，血压增高，尿蛋白明显增加。

本病的病因尚不清楚，可能因免疫功能缺陷，致使机体抵抗力下降，容易被致病微生物反复侵袭；或不能产生足够的抗体将致病原迅速清除，以致抗原持续留存于体内，形成分子质量中等的免疫复合物沉积于肾脏而引起慢性炎症反应。

临床诊断根据肾炎病史超过一年；或者过去有肾炎病史，又出现肾炎症状，而且有某些慢性肾炎的表现。但须排除继发性肾病、感染性肾病及其他慢性肾脏疾病。肾穿刺不但可助确诊，而且对确定病理类型，拟订治疗方案，判断预后均有重要意义。

现代医学对慢性肾炎的治疗主要采取利尿、降压、消炎等对症治疗。糖皮质激素及免疫抑制剂，对某些类型的慢性肾炎有一定疗效，但副作用较多，总的预后较差。

肾病综合征为多种病因引起的一种临床症候群，表现为大量蛋白尿、低蛋白血症、高脂血症和不同程度的水肿四大特点。常见的并发症为感染、静脉血栓形成和动脉硬化等。

肾病综合征病因多与免疫有关，部分为遗传因子、机械因子等非免疫因子。原发性肾病综合征见于类脂性肾病、膜性肾小球肾病、局灶性肾小球硬化、膜增生性肾小球肾炎、先天性肾病综合征、肾移植排斥反应等。继发性包括各种感染和中毒、过敏反应、肿瘤、糖尿病、浆细胞病、充血性心力衰竭、肾静脉血栓形成，先兆子痫等。

本病的诊断依据为大量蛋白尿（超过3.5克/24小时）、低蛋白血症（血浆清蛋白<30克/升）、明显水肿和高脂血症。现代医学对肾病综合征的治疗主要采取病因治疗和对症治疗。肾上腺皮质激素与免疫抑制剂对不同组织类型的肾病综合征疗效有明显差别，并且副作用较多。

以上两种疾病在中医临床中多属“水肿”“虚损”范畴。祖国医学认为，水不自利，赖气以动，故水肿、蛋白尿等症是全身气化功能障碍，黏液输布失调的一种表现。本病涉及的脏腑亦多，其标在肺，其制在脾，其本在肾。肺主气，为水之上源，故有通调水道，散布精微的功能，若外邪侵袭，风水相搏，肺气壅滞，失去宣肃功能，则可导致水肿；脾为生化之源，主运化水谷，转输精微，上归于肺，若脾不健运，水谷不化，则水湿内停，泛滥肌肤；肾为水脏，司开合主二便，若肾气不足，则开合不利，导致膀胱气化无权，三焦水逆失畅，泛滥肌肤而成水肿、尿液异常等症。

其证多属正虚邪实，并以脾肾虚损为主；若水病及血，久病入络，则又可见瘀血阻滞之证；后期因肾阳久衰，阳损及阴，又可导致肝肾阴虚，或阴阳俱虚，湿浊上逆等危证。

一、湿毒瘀结型

【方剂名称】 土苓药米银红汤。

【方剂功效】 利湿、解毒、化瘀。

【适应症候】 全身水肿，口苦口黏，纳呆身痛，舌暗，脉涩。

【方剂组成】 土茯苓、生山药、玉米须、金银花各30克，红花6克。

【使用方法】 水煎服，每日1剂。

【方剂分析】 土茯苓解毒（杀灭幽门螺杆菌、抑制乙肝病毒）去湿，生山药健脾（提高机体免疫力）去湿，玉米须利尿去湿，金银花广谱抗菌，红花活血化瘀，共建利湿、解毒、化瘀之功。

【辨证加减】 瘀甚加当归、赤芍、坤草；血尿加石苇、泽泻、车前子，易感加黄芪、白术、防风，恶心加白豆蔻、半夏、厚朴。

【画龙点睛】 临床上湿毒瘀结型多见，故解毒活血成为常见的治疗方法。

【锦囊妙招】 玉米须60克，水煎代茶饮，长期服。

【验方荟萃】

方一：蜈蚣（去头足焙干）1条，为末，装入打一小洞的生鸡蛋内，搅匀，外用湿纸及黄土泥糊住，放灶内煨熟，剥取鸡蛋吃，每日吃1枚，7日为一个疗程。

方二：玉米须30克、冬瓜皮150克，煎汤早晚各服1次。

方三：赤小豆30克、大枣120克、大蒜60克，煎汤服，每日1次。

方四：大枣120克，大蒜60克，煎汤服，每日1次。

方五：鲜鲫鱼（或猪胃）剖腹去杂，放独头蒜30克，湿旧纸包好，放入谷糠火中煨熟食，每日1条，连食7日。

方六：小承气汤，少常服为宜。

方七：黄连泻心汤加龙骨、牡蛎。常规量，水煎服，每日1剂。

方八：老蚕豆150克，红糖100克，加清水2 500毫升，浓煎至600毫升，每天早上空腹喝100毫升，同时吃蚕豆，6日吃完，一般2个月能改善症状。

方九：大约250克鲤鱼1条，开膛后装入茶叶50克，黑矾6克，放于盘中蒸煮，1次服完。

二、脾肾阳虚型

【方剂名称】 附桂鸡金五苓汤。

【方剂功效】 温肾，行水。

【适应症候】 周身水肿，少气懒言，腰膝疲软，畏寒肢冷。小便不利或夜尿增多，大便溏，脉弱，舌水白。

【方剂组成】 制附子（先煎）15克，炒白术、泽泻各20克，猪苓、茯苓、鸡内金各15克，肉桂10克。

【使用方法】 水煎服，每日1剂。

【方剂分析】 附子有肾上腺皮质激素样作用；肉桂增加免疫功能，旺盛血液循环；鸡内金提高消化能力；泽泻、茯苓利尿、降低血压，茯苓镇静，泽泻降脂。白术、猪苓强体、抗栓、利尿，诸药合用，镇静、利尿、降脂，则血压稳定可期，水肿指日可退，蛋白尿有望消除。

【辨证加减】 气虚加党参、黄芪，肿甚加车前子、薏苡仁，瘀血加益母草、丹参。

【画龙点睛】 鸡内金可健胃消食，又能化积利尿。

【锦囊妙招】

（1）花椒适量，加温水使其生芽，夹于饼馍中口服，一般15~30日愈。

（2）老姜（去皮取汁）、大枣（煮烂去皮核）各500克，红糖200克，二丑（为粉）21克，共搅匀，放碗内蒸煮，分9份，3日服完。

（3）黄芪100克，水煎服，每日1次。

【验方荟萃】

方一：猪毛菜适量烧炭，研细粉，每次5克，每日3次，黄酒冲服，连服30日。

方二：马鞭草20克，鸡蛋2枚，水煎服，每日1次，连服半年。

方三：鲜牛奶煮沸，加适量糖，空腹喝500克，每日1次。

方四：猪腰子1对，芡实、党参各20克，水煎服，食肉喝汤。

方五：癞蛤蟆1个，内装巴豆8个，悬挂在阴凉处，用时焙干研细末，每服9克，开水冲服。

方六：黄芪60克，活鸭1只，将鸭杀后再入沸水中氽一下，用凉水洗净，沥干，然后将黄芪、生姜片、葱白、胡椒粉入其腹中，加入适量清汤，用棉线缝好，放笼上蒸2小时，去腹中内容物，吃鸭子喝汤，1只吃3日。

方七：小茴香籽150克，装入猪膀胱（带尿）内，夏日阴凉处风干，煎熬喝水，一般服2~3个即愈。

第四节　肾囊肿

肾囊肿一般是数以千计的肾小管中有个别尿结晶等病理性阻塞，扩张成直径可以达到3厘米左右的单腔尿液囊。一般多无自觉症状，有时腰痛，B超检查肾脏有囊肿。

【方剂名称】 茴元甲六味汤。

【方剂功效】 活血化囊，补肾消囊。适用于肾囊肿或骨质增生所引起的腰痛病。

【适应症候】 多于体检时发现，可无症状。

【方剂组成】 熟地黄、泽泻、牡丹皮、茯苓各15克，山药20克，山茱萸30克，穿山甲、盐小茴、炒土鳖虫各10克。

【使用方法】 水煎服，每日1剂。

【要药分析】 穿山甲调整结缔组织代谢，抑制抗体生成和组织胺等过敏介质的释放，抑制抗原抗体免疫反应所致的病理损害，改善微循环，降低血液黏度；土鳖虫激活纤溶酶原，促进溶解血栓纤维蛋白网状结构，改善血液流变性，减少血小板的黏着和聚集，降低血小板的表面活性；小茴显著抑制肿瘤细胞，升高白细胞，增强机体抵抗力。

【辨证加减】 酌加制马钱子（致死量为7克，每日0.5克为宜）、皂刺、鬼箭羽。

【画龙点睛】 活血、理气、利水、消囊。

第五节　泌尿系统结石

泌尿系统结石是一种常见病，包括肾结石、输尿管结石、膀胱结石和尿道结石。泌尿系统结石有较为明显的地区性。我国南方发病率高于北方，可能与气温、水质、生活习惯、遗传等因素有关。

根据结石的主要化学成分，常见的有草酸钙结石、磷酸铵镁结石、尿酸结石、尿酸盐结石、胱氨酸结石等。其主要临床症状为肾绞痛、血尿、胀痛。绞痛发作时，可坐立不安、恶心呕吐等，如继发感染，则有尿频、尿急、尿痛的尿路刺激症状等。肾结石疼痛部位在腰部，可沿输尿管方向放射。输尿管结石是结石所在部位绞痛，疼痛向大腿内侧、腹股沟放射，男性可向阴茎、阴囊放射，女性可向阴唇放射。膀胱结石是下腹部疼痛，向外阴及会阴部放射，而排尿中断是其特征。尿道结石多见于男性，表现为尿道疼痛，尿流不畅，有时成滴排尿。

本病西医治疗方法是小结石（直径在 0.5 厘米以下）采用多饮水，等待排石；大结石采用手术治疗。近 20 年来泌尿系统结石的治疗有了突破性进展，可通过内镜（如肾盂镜、输尿管镜）下取石，体外震波碎石及膀胱结石爆破疗法等。

本病在中医学中属“砂淋”“石淋”“血淋”的范畴。湿热、气虚、气滞血瘀、肾虚（包括肾阴虚、肾阳虚）等是本病的主要病因、病机。总的法则是清热利湿、健脾益气，补益气血，活血化瘀，温肾壮阳，滋补肾阴等。

【方剂名称】　黄金皂马硼，牛苓通石汤。

【方剂功效】　软坚化石，化气行石。

【适应症候】　腰腹疼痛，或隐痛，或刺痛，或胀痛，或绞痛。发作时，一侧腰痛如绞，痛引小腹，尿窍或腿股等处，辗转反侧，大汗出。

【方剂组成】　金钱草 100 克，海金砂（包煎）、郁金、皂刺、川牛膝、净石苇、白术、泽泻、猪苓、茯苓各 15 克，穿破石、路路通、柳叶、川大黄（后下）各 10 克，桂枝 5 克，制马前子 0.5 克，硼砂 1 克。

【使用方法】　水煎服，每日 1 剂。

【方剂分析】　结石治法有四，化、利、泻、清。马钱子化石，硼砂腐石，大黄泻府，石苇、穿破石利湿通淋，四金清化、五苓利湿，故能收效显著。

【辨证加减】　呕吐加藿香、半夏、川厚朴，血瘀加三棱、莪术、红花，气滞加王不留、枳壳、青皮，痛甚加三七粉、穿山甲、元胡，脾虚加黄芪、白术、山药，肾虚加川断、狗脊、补骨脂。

【画龙点睛】　泌尿道结石的形成主要是膀胱气化失常，导致湿热、瘀结聚为石，因此选用治膀胱气化不利的五苓散。一般结石直径在 0.8 厘米以下，上方疗效好，治愈后宜多喝开水，方能避免复发。此方妙在金钱草 100 克，量小无济于事，量大方可收功。

【锦囊妙招】　家庭贫寒者，选野石榴皮，煎汤代茶，或柳叶（柳枝皮亦可）泡茶，或服核桃仁，只要坚持，疗效好。

【验方荟萃】

方一：川大黄 30 克，煅硼砂、木通、西滑石各 10 克，水煎服，每日 1 剂。

方二：西河柳 10 克，鲜萹蓄 1 000 克，青豆 60 克，水煎服，每日 1 剂，连服 1 个月。

方三：核桃仁 200 克，在食油内炸焦酥，加少许白糖捣成糊状，2 日内分 4 次口服，连服 1 个月。

方四：鲜柳叶 90 克，水煎服，每日 1 次，连服 1 个月。

方五：车前子 20 克，车前草 30 克，海金砂 15 克，金钱草 12 克，水煎服，每日 1 剂，连服 30 日。

方六：杭菊花、金银花、麦冬、竹叶各 10 克，车前子、海金砂、西滑石各 15 克，加水 5 碗，煎至 3 碗，早、中、晚分 3 次服，连服 5 剂。

方七：玉米须 50 克，水煎服，每日 1 剂，连服 10 日。

方八：猪腰子（切开去白心）1 个，芒硝 6 克填入其中，置于锅内隔水蒸食，每日 1 次，连用 30 日。

方九：焦核桃、金钱草、海金砂、净石苇、木通各 30 克，鸡内金 18 克，鱼脑砂、琥珀粉 3 克（冲），醋元胡、川楝子、赤茯苓各 10 克，车前子 15 克，水煎服，每日 1 剂。阴虚加熟地黄、玄参，热毒加虎杖、金银花、茜草根、红藤。一般 3～8 剂可愈。愈后野石榴皮煎汤代茶饮或导赤散 7～8 剂，隔日间断服用之后补中益气丸、六味地黄丸。接着再服上药，如此轮换服用 3～5 次，则病由轻至愈。

方十：各种鲜菜轮换炒黑木耳，每日 2 次，连吃 1 个月。

第六节　尿白（膏淋、白浊）

尿白一般有四种原因引起。喝水少，引起尿酸盐沉淀，即结晶尿；泌尿道炎症，引起脓尿，即“膏淋”；精液倒流多于前列腺有关，又称“白浊”“白淫”“尿精”。

一、湿热下注型

【方剂名称】 车茯萆木菖柏石汤。

【方剂功效】 清热、利尿、去脂。

【适应症候】 溲混浊或尿道排出白色糊状物，痛频难忍，伴头重，昏蒙，嗜睡，口黏，不欲饮水，腰膝疲软，阴囊汗出。脉象无力，舌淡体胖，舌苔厚腻。

【方剂组成】 石苇、盐黄柏、花木通、川萆薢、车前子、茯苓、石菖蒲各 10 克。

【使用方法】 水煎服，每日 1 剂。

【方剂分析】 一般 3 剂愈。

湿热上蒙清窍，则头重昏蒙；湿热充斥下焦，则络脉被阻尿痛、尿频；脂液不走肠道，注入膀胱，气化不利，不能分清泌浊，故溲黄色混浊，治宜清热、利湿、解毒。

石苇抑制金黄色葡萄球菌、变形杆菌、大肠杆菌等，萆薢抑制淋球菌、真菌、杀虫，木通抑制多种细菌，强心、利尿，茯苓抗病毒，扶正、利尿，黄柏抑制钩端螺旋体、滴虫，利尿，石菖蒲抑制病原微生物，降低血脂，车前子抑制葡萄球菌及各种杆菌，降低胆固醇。

【辨证加减】 尿痛加郁金、槐米。

【画龙点睛】 石菖蒲为开心气之药，心与小肠相表里，用之能根除此病。方中诸药分别对球菌、杆菌、病毒、螺旋体、滴虫、艾滋病病毒等有抑制作用，加上去脂、利尿，故有效。对其他药物治疗无效，泌尿道感染，也可使用。

【锦囊妙招】

（1）多喝白开水。

（2）五苓散加减：生薏苡仁30克，车前子（另包）、白花蛇舌草、半枝莲、茵陈蒿各20克，茯苓、炒白术、苦参、生槐米各15克，泽泻10克，赤小豆12克，水煎服，每日1剂，一般4日病愈。

【验方荟萃】

方一：儿童尿白。导赤散加栀子、莲子、灯心草。一般3剂愈。

方二：白浊。海金砂、石苇、栀子、甘草、川楝子、白芍、茯苓、鹿角霜、泽泻各6克，车前子、瞿麦、扁豆、猪苓各9克，木通0.3克，水煎服，每日1剂。

方三：鸡蛋1枚，装入白矾1.5克（或大黄），每日1枚，一般7枚愈。

方四：白萝卜1个，挖孔入白矾少许，蒸熟后，将小便（中段尿）装于内，口服，每日1次。

方五：轻粉、槐米、红糖各6克，共捣1处，分3份，每日服1份，一般轻者1份愈，重者3份愈。

二、脾肾虚弱型

【方剂名称】 加减补中益气汤。

【方剂功效】 补益中气，主治气虚型尿白症。

【适应症候】 劳累后尿白，多伴四肢无力，动则汗出，饭后腹胀，大便溏薄。

【方剂组成】 去柴胡，加茯苓、巴戟天。

【方剂分析】 巴戟天维持正常的水液代谢、体液容量和代谢平衡。一般6剂愈。

第七节　尿　　血

这里的尿血指无疼痛的小便出血。若痛为血淋。

【方剂名称】 白旱茅车汤。

【方剂功效】 止血、清热。

【适应症候】 尿液中有血液混入。

【方剂组成】 百草霜15克，旱莲草15克，白茅根50克，车前子20克。

【使用方法】 水煎服，每日 1 剂。

【方剂分析】 旱莲草、茅根可提高免疫功能。旱莲草止血，抗突变。茅根缩短出凝血时间，降低毛细血管通透性，利尿。百草霜炭剂止血。车前子止血。

【辨证加减】 气虚加党参、黄芪，疼痛加槐米、郁金。

【锦囊妙招】 乱发灰糊成丸，如桐子大，每次服 20 丸，空腹温开水送下。

【验方荟萃】

方一：茜草 10 克，白茅根 30 克，水煎服，每日 1 剂，连服 3 日。

方二：鸦胆子 10 粒，装于空心胶囊内，白糖水送服，每日 2 次，连服 3 日。

方三：车前草适量，水煎服，每日 1 次。

方四：旱莲草、车前子各等份捣烂，取自然汁，每日空腹服 1 杯。

方五：鲜地骨皮（洗净）30 克，水煎成浓汁，每次服 1 杯，每日 1 次。

方六：头发烧灰研末，每次服 9 克，空腹，热酒调下。

方七：百草霜适量，酒调服。

方八：伏龙肝适量，滚汤调服。

方九：夏月水与车前草绞汁碗许，入霜糖 1 匙，炖温服之。

方十：韭汁适量，饭后冲服。

第八节 瘀　　胀

瘀胀是一种机能失调性疾病，由肾虚、脾虚、气滞、血瘀互相影响，破坏了机体内环境的稳定性所导致，症见伴有胀感的无凹陷性水肿，兼见神经系统及内分泌系统症状。

一、气滞血瘀型

【方剂名称】 归芎术苓青陈葶汤。

【方剂功效】 理气活血，健脾祛湿。主治气滞血瘀型瘀胀证。

【适应症候】 身体发胖，但无凹陷性水肿，有憋胀感，妇女多有经少或闭经。舌暗或舌下静脉瘀胀，脉涩。

【方剂组成】 当归 20 克，炒川芎 10 克，炒白术 20 克，茯苓 15 克，青木香 10 克，炒葶苈子 10 克，陈皮 12 克。

【使用方法】 水煎服，每日 1 剂。

【方剂分析】 白术、茯苓持久利尿；白术抗血栓、扩血管；茯苓抗肿瘤、降血糖；木香、陈皮促进消化液分泌、纤维蛋白溶解，抑制血小板聚集。前者抑菌、利尿、降压，后者利胆、抗利尿、升压。当归、川芎促进血液循环，改善血液流变性，增加肢体血流量，抑制血小板聚集，降低胆固醇，抗血栓；当归利尿消肿，促进新陈代谢；川芎加速血肿吸收，推陈出新；葶苈子强心利尿。

【辨证加减】 气滞加香苏散，水肿加车前子、白术。

【画龙点睛】 强心、利尿、活血、降脂为瘀胀证的四大治则。

【锦囊妙招】

（1）灯心草1把，先将水4碗煎至2碗，莱菔子（微炒）30克，砂仁（微炒）6克，共为细末，灯心草熬汤冲服，食后肠鸣，1~2剂即愈。

（2）青皮、三棱、莪术、连翘（用巴豆15克同炒，炒后去巴豆）各9克，木香、甘遂、炒商陆、陈皮、泽泻、木通、干漆（炒烟去）、莱菔子各9克，赤茯苓、桑白皮、椒目各15克，胡椒3克，生黑丑30克，共为细末，醋糊为丸如梧桐子大，初服葱汤下，每次15丸，继服陈皮、桑白皮汤下，每次18丸，再服射干汤下，每次20丸，忌食盐。

【验方荟萃】

方一：狗旺旺穗，煎水洗之。

方二：海带干品20克，加醋适量煮熟，每日1剂，共服15日。

方三：五灵脂3小块，蜂蜜1汤匙，泡入开水中，饮用。

二、肾气虚弱型

【方剂名称】 楂肉六味地黄汤。

【方剂功效】 补肾、益脾、活肝，主治兼有神经症状的瘀胀证。

【适应症候】 身体瘀胀，失眠健忘，多伴四肢无力，腰膝酸软，舌红。

【方剂组成】 生地黄30克，牡丹皮、茯苓、泽泻各20克，山药、山萸肉各15克，糖山楂30克，桂圆肉15克。

【使用方法】 水煎服，每日1剂。

【要药分析】 桂圆肉镇静，提高思维能力、注意力、记忆力，降血脂、增加冠状动脉血流量，抗衰老，健胃，提高应激能力；山萸肉利尿、降压、抑制多种细菌、增加免疫功能；山楂化积抑菌、降脂、降压。

【辨证加减】 乏力加党参、黄芪，肥胖加炒决明、金樱子，水肿加白术、车前子。

【画龙点睛】 肾主水，故选治水代表方六味地黄汤。

【锦囊妙招】 生白术120克，制附子（先煎）、肉桂各60克，西茴3克，陈皮2.4克，牙猪肺1个，绿豆芽250克，共合1处煮熟，食肺，喝汤。一般1剂肿消。

【验方荟萃】

方一：硫黄3克，鸡蛋1枚。将硫黄研成细末，放入鸡蛋内搅匀蒸膏，1次服，每日1次，连服7次。

方二：大鲤鱼1条，加米醋30毫升，煮干吃鱼，每日1次。

三、冲任失调型

【方剂名称】 棱莪郁血巴大仙汤。

【方剂组成】 三棱、莪术、郁金、血参、巴戟天、肉苁蓉、仙灵脾各10克。

【使用方法】 水煎服，每日1剂。

【方剂功效】 补肾、活血、消肿。主治女性内分泌紊乱或输卵管结扎导致的瘀胀证。

【方剂分析】 巴戟天、仙灵脾、肉苁蓉温肾，有助肾蒸腾气化之功，郁金、丹参行滞，以散气血之不通，三棱、莪术活血，以去血凝络闭之结聚，全方温肾化气、调理气血，化气则水行，血调则瘀散。

【辨证加减】 肾虚加济生肾气汤（山药、茯苓、泽泻、车前子、黄芪、附子），脾虚加升陷汤（黄芪、升麻、知母、柴胡、桔梗），纳差加山楂、麦芽，痞满加白豆蔻、丁香，经少加香附、川牛膝，带多加鹿角霜、金樱子。

【画龙点睛】 肾虚不能蒸腾气化水湿者，补肾为主；脾虚不能运化水湿者，补脾为主；选升陷汤意在“善治水者，不治水而治气”。郁金乃郁中之金，既能破有形之血瘀，又能破无形之气郁。黄芪可用至60克。

【验方荟萃】 输卵管结扎后水肿：母鸡1只，去净内脏，将西茴、陈皮各10克，生姜7片，黄芪120克，装入鸡内，勿放盐，炖食，服后自觉胸有蚁走感，力增、胀失，一般服3只鸡，水肿消失。

第九节　顽固性口渴症

【方剂名称】 人参五苓散。

【方剂功效】 化气行水，布散津液。主治肾蒸腾气化失职导致的顽固性口渴症。

【适应症候】 口渴欲饮，日饮3 000~5 000毫升，尿相对密度及尿糖均正常。

【方剂组成】 党参40克，土白术30克，茯苓、泽泻、猪苓各10克，桂枝2克，甘草3克。

【使用方法】 水煎服，每日1剂。

【方剂分析】 一般4剂愈。膀胱气化不利，则小便不利，水液蓄而不行，津液不布，故烦渴引饮。此方一治水逆，水入即吐；二治烦渴，水入即消。

【辨证加减】 病重改党参为人参。

【画龙点睛】 无热象，非糖尿病，非尿崩症。为何顽固口渴？土不生金，母不救子也。

第七章　血液系统疾病

第一节　贫　　血

缺铁性贫血是指体内铁储存不足，影响血红蛋白合成所引起的一种小细胞低色素性贫血。中医属于“萎黄”“黄胖”“虚损”“虚劳”范围。

一、轻型

【方剂名称】 补脾益肾生血汤。

【方剂功效】 补气生血，益精化血。

【适应症候】 面色苍白或萎黄，头晕目眩，四肢倦怠，气短懒言，心悸怔忡，饮食减少，舌淡，苔白，脉细弱或虚大无力。

【方剂组成】 黄芪 50 克，党参 15 克，茯苓 15 克，当归 20 克，熟地黄 40 克，枸杞子 15 克，山萸肉 20 克，五味子 15 克，肉桂 3 克，炙甘草 5 克。

【使用方法】 水煎服，每日 1 剂。

【方剂分析】 党参增加血红蛋白、红细胞、中性粒细胞；黄芪稳定红细胞膜、提高血浆组织内环磷酸腺苷的含量；当归促进血红蛋白及红细胞的生成；熟地黄促进骨髓造血功能的恢复；枸杞子促进骨髓造血干细胞的增殖；肉桂旺盛血液运行，提高消化能力，加快营养物质吸收；山茱萸、茯苓增强免疫功能；五味子护肝，促进食欲，增加应激功能。

【画龙点睛】 补肾提高骨髓的造血能力，补脾促进血红蛋白的合成。

【锦囊妙招】 皂矾、红花、核桃仁、大枣肉各 60 克，前 2 味为细末，与后二味共捣为丸，如梧桐子大，每次 5 粒，每日 3 次。

【验方荟萃】 黑木耳 15 克，红枣 15 枚，温水泡发，洗净放于小碗中，加水、冰糖适量，蒸 1 小时，食木耳、枣、汤，每日 2 次，疗程 1 个月。

二、重型

【方剂名称】 炙甘草汤。

【方剂功效】 益气、补血、滋阴、温阳。

【适应症候】 虚羸少气，心动悸，脉虚弱，甚则结代。

【方剂组成】 党参 30~60 克，甘草 12 克，生姜 9 克，桂枝 10 克，麦冬、生地黄各 30 克，黑芝麻 15 克，贡胶（烊化）6 克，大枣 10 克。

【使用方法】 水煎服，每日 1 剂。

【方剂分析】 本方生地黄为君，滋阴养血为主；党参、黄芪、大枣益气以资生化之源；阿胶、麦冬、芝麻滋心阴、养心血；桂枝、生姜辛温通阳、温化血液。

【画龙点睛】 此方气、血、阴、阳俱补，也治缺乳。

【锦囊妙招】 将黑矾 120 克放砂锅内，大火升之约 1 小时，烟尽黑矾呈红黄色，立即取出捣末过罗，放碗内，再将鲜鸡血（白公鸡）、适量枣泥（大枣煮熟去皮去核捣如泥）与黑矾面调匀，制成梧桐子大小药丸，每日早晚各服 1 丸，开水送下，10 日后加倍。

【验方荟萃】 萎黄贫血：灵磁石砸成碎块，放坩埚或其他器皿内，在无烟的炉火中煅至红透，放醋内，取出，反复 2 次，晾干研碎，与神曲粉，打糊为丸，如梧桐子大，每次服 5 克，每日 2 次。

第二节　再生障碍性贫血

再生障碍性贫血是一种进行性贫血，是骨髓造血功能衰竭引起的综合征。病因部分不明，可由毒物或药物、X 线、放射性物质或放射性核素严重感染骨髓肿瘤或白血病等，致骨髓造血功能遭受影响或破坏而引起。

该病的临床表现除贫血症候群外，还有出血及易感染倾向，全血细胞减少。根据起病的急缓和病情的轻重，可分为急性及慢性两种。急性型的特点是初起贫血并不明显，常以出血、感染、高热为首发症状，但病情进展很快，不久即迅速发生严重贫血。出血严重而广泛，不仅皮肤、黏膜及眼底出血，且常伴有内脏出血。感染多见于口腔、咽、皮肤及肛门周围，以及由肺炎、败血症等引起的高热。病程经过凶险，患者常在短期内因感染或内脏出血而死亡。慢性型起病缓慢，除有慢性进行性贫血外，常伴有皮肤及黏膜出血，严重者常伴有感染及发热。

诊断主要依据是严重广泛的出血、感染、高热和不同程度的贫血病史。实验室检查全血细胞减少，淋巴细胞比例相对增高，呈正细胞正血色素性贫血。骨髓穿刺大多数呈现骨髓增生低下，红细胞及粒细胞系统各阶段细胞减少，巨核细胞减少或消失，淋巴细胞及非造血成分相对增多，血小板分布稀疏。现代医学治疗本病以及早去除病因和药物治疗为主。严重患者可给予输血或骨髓移植。必要时将脾脏切除。

本病属中医“虚劳”“血证”“温热”等范畴。该病发生与转归与五脏密切相关，尤与脾肾关系最为密切。肾藏精，为元气之根，主骨生髓，肾虚使骨枯髓虚而致病；脾统血，为后天之本，运精化血，不统不运导致失血、血虚。再者，脾肾病理互为影响，脾阳根源于肾阳，肾阳不足，则脾不生化气血，后天不养先天，则肾精不足，髓海空虚。脾虚生化无权，则精髓不充；肾虚精气亏损，则血源不充。脾肾两亏，复感病邪（包括毒邪、放射性物质、药物等），继则影响心、肝、气血，精髓进一步亏虚，血行无力，导致血瘀。治当健脾补肾，清热解毒，活血化瘀。

临床表现贫血、出血、发热三组症候，贫血为本，发热、出血属标。按“急则治其标，缓则治其本”的原则，从以下三方面进行治疗。

一、贫血

1. 胃虚型

【方剂名称】 小建中汤。

【方剂功效】 温中补虚，和胃缓急。主治胃纳失常所导致的贫血。

【适应症候】 面色无华，少气懒言，心中悸动，虚烦不宁，腹中时痛，喜暖喜按，四肢疼痛，手足烦热，舌淡、苔白，脉细弦。

【方剂组成】 饴糖 30 克，白芍 18 克，桂枝 9 克，炙甘草 6 克，生姜 9 克，大枣 9 枚。

【使用方法】 水煎服，每日 1 剂。

【方剂分析】 方中大量芍药，使桂枝和营卫作用转向建复中气，再以糖补益脾胃，脾胃健，则营卫调，血自足。

【辨证加减】 若脘腹痞胀加白豆蔻、陈皮；肠鸣飧泄，加茯苓、山药。

【画龙点睛】 饴糖、桂枝、姜辛甘化阳，白芍、甘草、枣酸甘化阴。

2. 脾虚型

【方剂名称】 独参汤。

【方剂功效】 大补脾气。

【适应症候】 少气懒言，四肢困倦，皮枯毛落。

【方剂组成】 生晒参 10 克（偏阳虚用红参、气阴两虚用西洋参）。

【使用方法】 水煎服，每日 1 剂。

【方剂分析】 人参双向调节高级神经中枢，抗脑细胞衰老和萎缩，提高智力、记忆力、反应能力；促进骨髓细胞分裂，提高造血系统功能；提高机体免疫力，抗基因突变，防范肿瘤；扩张冠状动脉，治疗心脑血管病；提高性功能及消化功能。

【辨证加减】 单纯气虚者用白参，多用于糖尿病、肝炎、肾炎、癌症；虚寒者用红参，多用于老年人及内分泌失调患者；气阴两虚用西洋参，多用于口渴患者；临床据情或选补中益气汤益气升陷，或选四君子汤益气和中。

【画龙点睛】 血脱者益其气。

3. 肾虚型

【方剂名称】 右归丸。

【方剂功效】 振奋肾阳，填精益髓。

【适应症候】 气怯，神疲，腰酸，肢冷，舌淡，苔白，脉细。

【方剂组成】 熟地黄、山药各 20 克，枸杞子、菟丝子、当归各 15 克，山萸肉、肉桂、杜仲、制附子、鹿胶各 10 克。

【使用方法】 水煎服，每日 1 剂。

【方剂分析】 方中熟地黄、枸杞子、山萸肉、菟丝子、山药、鹿胶、杜仲、当归等大补精血，肉桂、附子振奋元阳，共奏“阴中求阳”“补火生土”“益精化血”之效。善补阳者必阴中求阳，因为“阳根于阴”，精血充实，则有“水中火发”“雪里花开”的生气欲发之势。

4. 元亏型

【方剂名称】 龟鹿二仙胶。

【方剂功效】 滋阴填精，益气壮阳。

【适应症候】 面色苍白，唇甲色淡，头昏耳鸣，神疲肢倦，心悸气短，皮肤见瘀斑或衄血，脉虚大浮数或细数无力等。

【方剂组成】 鹿角胶、龟板胶各 10 克，人参 15 克，枸杞子 30 克。

【使用方法】 水煎服，每日 1 剂。

【方剂分析】 龟板性阴，鹿角性阳，龟善行任脉，鹿善运督脉。人参助鹿胶以益神气，杞果助龟板以补精血，合而熬膏，成为大补髓、精、血、神、气之剂。

【辨证加减】 头晕加菊花、天麻；遗精加金樱子、蒺藜。

【画龙点睛】 再障属肾精极衰，督任脉空，精不化血。

【验方荟萃】 龟鹿二仙胶加鹿茸、枸杞子。

二、发热

1. 阴虚发热

【方剂名称】 青蒿鳖甲散。

【方剂功效】 滋阴退热。

【适应症候】 午后和前半夜发热、骨蒸心烦、咽干口渴，形体消瘦，困倦盗汗，舌红少津，脉细数。

【方剂组成】 青蒿 6 克，鳖甲 15 克，生地黄 12 克，知母、牡丹皮各 10 克。

【使用方法】 水煎服，每日 1 剂。

【方剂分析】 鳖甲直入血分，滋阴退热；青蒿清热透络，引邪外出；知母降虚火；牡丹皮去伏热；生地黄清血热。

【画龙点睛】 血虚不能滋养机体，致发热病笃。从里达外，出入结合。

2. 气虚发热

【方剂名称】 保元汤。

【方剂功效】 甘温益气。

【适应症候】 发热，上午较明显，面色白，气怯无力，脉虚大而数，舌体白。

【方剂组成】 黄芪 30 克，人参 10 克，当归、炙甘草各 15 克。

【使用方法】 水煎服，每日 1 剂。

【画龙点睛】 在血亏的基础上，病情进一步恶化，气亦虚，气虚不能抵御外邪，正邪相斗，故发热。

3. 外感发热

【方剂名称】 银翘散。

【方剂功效】 扶正养阴，清宜疏解。

【适应症候】 发热身痛，流鼻涕，打喷嚏，咽喉痛，咳嗽。

【方剂组成】 连翘、金银花各 20 克，桔梗、甘草、荆芥穗、淡豆豉、牛蒡子各 10

克，薄荷 5 克，竹叶少许。

【使用方法】 水煎服。

【辨证加减】 肺部感染加虎杖、重楼、鱼腥草；尿路感染加槐米、郁金、金钱草；牙齿肿痛加石膏、知母、川牛膝；咽喉肿痛加牛蒡子、射干、玄参；败血症者高热稽留，心烦不眠，狂躁抽搐，用凉膈散加减；热在血分者高热神昏、出血、舌绛、脉细数，用犀角地黄汤加丹参、紫草、大青叶、竹叶、麦冬。

三、出血

1. 阴虚血热型

【方剂名称】 水牛角地黄汤合十灰散。

【方剂功效】 清热解毒，凉血止血。主治热入血分的热伤血络证。

【适应症候】 吐血、衄血、便血、尿血等。舌红绛，脉数。

【方剂组成】 水牛角 30 克，生地黄 24 克，赤芍、牡丹皮、栀子、茜草、藕节、阿胶（烊化）、大蓟、小蓟各 10 克，茅根 30 克，仙鹤草 20 克。

【使用方法】 水煎服，每日 1 剂。

【辨证加减】 月经量多者加煅龙骨、煅牡蛎。

【画龙点睛】 阴虚内热，迫血妄行。

2. 气不摄血型

【方剂名称】 归脾汤。

【方剂功效】 益气补血，健脾养心。主治脾不统血，血不循经的再障出血症。

【适应症候】 便血，皮下紫癜，面色萎黄，体倦食少，心慌失眠，动则汗出，舌淡，苔白，脉弱。

【方剂组成】 黄芪 30 克，党参、白术、茯神、当归、龙眼各 15 克，枣仁、远志各 10 克，木香、甘草各 6 克。

【使用方法】 水煎服，每日 1 剂。

【辨证加减】 酌情选用当归补血汤或四物汤。

第三节　过敏性紫癜

皮肤散在出现针尖或 2~3 毫米大小的瘀点或 0.5 厘米左右的瘀斑，严重者可有水肿性红斑、风团，偶可发生水疱、血疱，还可出现关节疼痛、肿胀，抑或腹痛、呕吐、泄泻。有时累及肾脏，出现蛋白尿、血尿。病因是过敏导致毛细血管内膜病变，使其渗透压及脆性增高所致。西医治疗，首先是去除病因，采用抗组织胺药和维生素 C、芦丁等，重则用肾上腺皮质激素。本病属中医“肌衄”“血证”“葡萄疫”范畴。

【方剂名称】 黄牛膏公鹤紫皮蝉僵汤。

【方剂功效】 固表、脱敏、解毒、止血。

【适应症候】 过敏后，皮肤散在出现针尖或 2~3 毫米大小的瘀点或瘀斑，可伴五心烦热、口苦溲赤、便秘，脉数、舌红。

【方剂组成】 生黄芪40克，水牛角、紫丹参、生石膏（先煎）各30克，紫草茸、仙鹤草、蒲公英各20克，牡丹皮、地骨皮各15克，蝉衣、僵蚕各10克。

【使用方法】 水煎服，每日1剂。

【方剂分析】 黄芪提高机体免疫力，水牛角兴奋垂体—肾上腺系统、抑制损伤性细胞因子的分泌，石膏降低毛细血管通透性、收敛黏膜、减少分泌，丹参清除血液中过剩的抗原、抑制免疫复合物，紫草茸、仙鹤草、蒲公英抗菌消炎，牡丹皮、地骨皮、蝉衣、僵蚕抗过敏、消炎，牡丹皮镇静、降压，地骨皮降糖、降压，蝉衣退热、解痉，僵蚕催眠、解痉。

【辨证加减】 腹痛加地榆、木香，身痒加乌梅、防风，血尿加车前子、茅根，关节炎加秦艽、地龙，瘀斑重加茜草、甘草。

【画龙点睛】 外感六淫之邪，内伤五脏之气，热伏于内，蕴毒于中，蒸发肌肉皮肤而病。增强免疫力，抑制过敏反应，致密血管，止血消炎。清血分之热，去皮肤之斑。

【锦囊妙招】

（1）大枣10枚，水煎内服，每日3次。

（2）土大黄全草10克，水煎服，每日1剂，连服30日。亦适用于血小板减少性紫癜。

【验方荟萃】

方一：甘草30克，水煎服，连服5日。

方二：茜草30克，甘草10克，水煎服。

方三：丹参、紫草、生地黄各30克，赤芍15克，甘草20克，水煎服。

第四节　微量元素缺乏症

人体必需的微量元素有锌、铁、钙、铜、锰、铬、镍、钴、硒、铅、镉、磷、钠、碘、砷等，微量元素缺乏或过高均会导致身体功能失调而产生多种疾病。

临床以食疗为主。

一、缺锌

【临床症候】 偏食、青春期痤疮、脱发、肝脾肿大、骨骼发育障碍、伤口不易愈合、智力及免疫力下降，孕妇缺锌引起胎儿尿道狭窄，以及先天性心脏病。

【食品】 糖果、西瓜子、葵花子、芝麻酱、蛋黄、可可粉等。

二、缺钙

【临床症候】 骨软化、佝偻病、血管硬化、早衰、痴呆、骨质疏松等。

【食疗】 海带、菠菜、山楂、柑橘、鱼类、骨头、大豆等。

三、缺铁

【临床症候】 贫血、发育迟缓、早产、易患恶性肿瘤。
【食品】 香蕉、木耳、黄花菜、蘑菇、动物血、肝、芝麻、紫菜。

四、缺硒

【临床症候】 易患脑血管病、恶性肿瘤、小儿厌食、糖尿病、冠心病、高血压等。
【食品】 沙丁鱼、茶叶、洋葱、大豆制品、奶酪、蛋类。

五、缺铬

【临床症候】 胆结石、糖尿病、高血压、冠心病等。
【食品】 香菜、南瓜、核桃、芥菜等。

六、缺镁

【临床症候】 高脂血症、冠心病、心律失常、克山病等。
【食品】 胡萝卜、海参、黑米、虾皮。

七、缺锰

【临床症候】 骨骼发育不全，易骨折。
【食品】 虾类、谷类、动物肝、芝麻、莲子。

八、缺钾

【临床症候】 低血糖、低血压、过敏，严重时乏力、呼吸急促、心慌、腹胀。
【食品】 大豆、谷类、水果糖。

第八章　新陈代谢疾病

第一节　糖尿病

糖尿病是一种常见的内分泌代谢病，基本病理改变是由于胰岛素绝对或相对不足，引起糖、脂肪、蛋白质和继发的维生素、水、电解质等代谢紊乱。其特征为血糖过高及尿糖升高，临床上早期可无症状，之后出现多尿、多饮、多食等症，并有疲乏、肥胖或消瘦等。严重时可发生酮症酸中毒。常见的并发症及伴随症有急性感染、肺结核、动脉粥样硬化、肾和视网膜微血管病变及神经病变等。

糖尿病的病因可分为原发性和继发性两大类，原发性占绝大多数，原因未明；继发性占少数，原因虽明了，但在发病原理方面尚有不少未阐明的问题。原发性糖尿病又可按起病年龄分为幼年型、成年型两种。自从胰岛素问世以来，对原发性和继发性两型的发病原理、病理生理及治疗等方面的认识已有很大进步，特别采用放射免疫法测定血浆胰岛素浓度及胰β细胞释放胰岛素功能后，对于绝对和相对胰岛素不足作为此二型糖尿病的发病原理已进一步肯定，但引起胰岛素绝对和相对不足的病因至今尚未完全明了。胰岛素绝对不足多见于幼年型和成年起病的脆性型，其中β细胞破坏较严重而分泌功能近乎衰竭或非常低下，临床称为胰岛素依赖型糖尿病。胰岛素相对不足多见于成年型，血浆胰岛素浓度可稍低于正常或可高于正常，特别是肥胖的糖尿病患者常较正常体重的糖尿病患者或健康人分泌为多。相对胰岛素不足可能由于要求胰岛素分泌较多或拮抗胰岛素的激素作用较强，或由于胰岛素受体的结合力下降，以致胰岛素分泌虽已较多，甚至血浓度高于正常，但尚未能满足调节血糖浓度需要，临床上称为非胰岛素依赖型糖尿病。糖尿病与遗传、多食、肥胖、感染、应激、妊娠、少活动等因素有关，但这又仅仅是一种诱发因素，确切的原因至今尚不清楚。

本病的急性并发症，除感染外，主要有酮症酸中毒、高渗性昏迷、乳酸性酸中毒，慢性病变主要为微血管病变，包括心血管病变、眼部病变、肾脏病变及神经病变。由于抗生素及胰岛素的广泛应用，死于酮症酸中毒、感染者已大为减少，主要死亡原因为心血管并发病，其次是肾脏病变及肿瘤。

糖尿病的诊断依据为多饮、多食、多尿，易患疖肿及尿路、胆道、肺部感染，皮肤瘙痒，感觉障碍，趾、指麻木酸痛等症，尿糖阳性，血糖明显升高，体形肥胖或消瘦。

现代医学对本病目前尚缺乏特别有效的治疗措施。通常采用控制饮食，对症用药。中医学中属“消渴病”范畴。认为其主要发病原理为素体阴虚，饮食不节，过食甘肥，复因情志失调，劳欲过度，导致肾阴虚损，肺、胃燥热，病延日久，阴损及阳，阴阳两虚。临床上分为上、中、下三消，上消为肺热津伤，中消为胃热炽盛，下消为肾阴亏损。

一、气阴两虚型

【方剂名称】 山地玉金汤。

【方剂功效】 益气养阴，活血化瘀。

【适应症候】 上消烦渴多饮，口干舌燥，尿频量多，舌边尖红，苔薄黄，脉洪数；中消多食易饥，形体消瘦，大便干结，苔黄，脉滑实有力；下消尿频量多，混浊如脂膏，口干唇燥，舌红，脉数。

【方剂组成】 生黄芪 30 克，山药 15 克，玄参 30 克，苍术 15 克，生、熟地黄各 15 克，丹参 30 克，葛根 15 克。

【使用方法】 水煎服，每日 1 剂。

【方剂分析】 黄芪、山药、生熟地黄、丹参增强机体免疫功能，促进机体新陈代谢。黄芪调节血糖；山药降低血糖；生熟地黄降脂；降糖，丹参、葛根改善微循环、降糖。玄参扩张血管，尤其是下肢血管，也有轻微的降糖作用；苍术降糖、降压、增加钠钾排泄量。黄芪、山药、苍术益气，地黄、山药、玄参养阴，葛根、丹参活血化瘀，既可消除燥热，又可预防并发症。

【辨证加减】 脾虚加党参 10 克、五味子 10 克、麦冬 10 克、茯苓 15 克、生牡蛎 30 克（牡苓生脉饮）；阳虚加巴戟天、补骨脂、仙灵脾、制附子、肉桂；瘀血加广木香、当归、益母草、赤白芍、川芎（家传女金丹）；心悸加菖蒲、远志、生龙牡；纳差加炒神曲、鸡内金；流泪加白蒺藜、杭菊花；下身痒加知母、黄柏；全身痒加地肤子、白癣皮；疖肿加黄芩、黄连、黄柏、栀子，也可酌加四物汤；头晕加菊花、珍珠母、石决明；血糖过高加石膏、知母；尿糖过高加天花粉、乌梅；酮体高加黄芩、黄连、茯苓、白术；血沉快加穿山龙、老鹳草；高血压加葛根、丹参、夏枯草、石斛。

【锦囊妙招】 龙芽葱木根茎外皮 30 克，石毛妮 3 株，水煎服，每日 2 次，10 日见轻，连服 30~60 日。

【保健知识】 ①天气的寒暖、劳动强度、精神因素均可使血糖升高，缠绵难愈。因此，要注意天气变化，劳逸结合，心态平衡。②糖尿病患者因为血糖高，最易感冒，而且感冒后因发热又会使血糖、尿糖增高。③饮食要合理，若主食过少，容易出现酮体过多，可使血糖、尿糖升高。一般体力劳动者控制主食每天在 400~450 克，脑力劳动者控制在 300 克左右。豆制品以 200 克折主食 50 克来计算。④含糖量较多的水果和部分含糖量不高的蔬菜也会使血糖、尿糖波动。如：橘子、苹果、柿子、梨、葡萄、香蕉、西瓜、罗汉果、菠萝、荔枝、西红柿、韭菜、茴香、甘薯等，鲜玉米要少吃，最好不吃。⑤切忌饮酒和甜食，若不忌酒，血糖、尿糖难于下降。临床实践证实：木糖醇、红茶菌、蜂王精并不能治疗糖尿病。⑥体力劳动要适当，不能过劳，全休的患者要锻炼慢步小跑或练太极拳，最好每天散步或做一般家务劳动。⑦精神要乐观，忧虑、急怒、惊吓、失眠等均能导致血糖、尿糖变化。⑧使用胰岛素或长期服用西药降糖药的患者，在采用中药治疗的同时，不可停用胰岛素或降糖西药，用量也不能随意增减。

【验方荟萃】

方一：黑豆14粒，黄豆12粒，花生7粒，大枣7枚，核桃仁2个，鸡蛋1~3枚，水煮后喝汤吃果。

方二：生食苦瓜或炒南瓜（不放盐炒）或食黄豆芽有疗效。

方三：山药90克，蒸南瓜若干，每日1次。

方四：仙人掌100克，捣烂取汁，分3次口服，连用15日。

方五：荞麦面45克，装入新鲜牛胆内，与胆汁搅拌，吊于阴凉通风处，阴干后，取适量外敷肚脐，敷完1个牛胆为一个疗程，连用两个疗程。

方六：玉米须30克，开水泡20分钟后口服，每日3次。

方七：大枣7枚，花生7粒，大豆7粒，生山药7片，水煎至沸，加入鸡蛋2枚（合包），晨起口服，每日1次，连服2~3个月。

方八：秋豆角20个（每年九月九采，用塑料布包好，勿令砸，勿见风），水煎服，20日为一个疗程。

方九：蒜辫子、大葱根、桑枝、槐枝、艾叶各适量，水煎服，每日1次。

方十：马鞭草适量，沏茶喝，常服。

方十一：白公鸡去内脏，装入生山药粉30克，食肉喝汤，水煎服，每日1剂，每日1次，连用3个月。

方十二：生黑豆不拘量，嚼服。

方十三：鳖血与蜂蜜的混合液，1汤匙，每日3次，连服1个月，对低血糖有显著疗效。

方十四：南瓜1 500克，八角、蒜瓣少许，熬吃，每日1次。

方十五：鲜山药90克，煮熟去皮口服，每日1次。

方十六：枸杞子（蒸熟）3克，每日2次，嚼碎服。

方十七：玉泉散。粉葛根、天花粉、麦冬、生地黄、五味子、糯米各9克，甘草3克，水煎服，每日1剂。

方十八：润燥方。白蜜、人乳酥各500克，熔化一处，每日不拘时服。

方十九：翻白草50~100克，水煎服，每日1剂。

方二十：枸杞子10克，水煎服，每日1剂。

方二十一：仙鹤草60克，水煎服，每日1剂。

方二十二：枸杞子20克，人参10克，水煎服，每日1剂。

方二十三：地骨皮、生地黄、炙龟板、白芍、山药、天花粉、覆盆子、麦冬各10克，水煎服，每日1剂。

二、阴虚内热型

【方剂名称】 花石白术麦味地黄汤。

【方剂功效】 清热生津，益气养阴。

【适应症候】 烦渴引饮，消谷善饥，小便量多，尿色浑黄，腰膝酸软，全身瘙痒，便秘。舌红苔少，脉细数。

【方剂组成】 天花粉、生石膏各 100 克，生白术 60 克，麦冬 30 克，五味子 30 克，山茱萸 15 克，炒山药 30 克，牡丹皮 15 克，泽泻 20 克，生、熟地黄各 20 克，茯苓 30 克，柳树皮 10 克。

【使用方法】 水煎服，每日 1 剂。

【方剂分析】 选六味地黄汤为基础甚妙。方中熟地黄滋肾填精，山萸肉养肝益精，山药补脾摄精，三药合用，肝、脾、肾三阴并补。又配茯苓淡渗脾湿，以助山药之益脾，泽泻清泄肾火，以防熟地黄之滋腻，牡丹皮清泻肝火，以制山萸肉之湿，共为佐使这是泄的一面。各药合用，使滋补而不留邪，降邪而不伤正，适合消渴病患者长期服用。

【辨证加减】 气虚加黄芪、党参，口渴加葛根、玄参，食多加黄连、黄芩，尿多加黄柏、益智仁，大便秘结加肉苁蓉、大腹皮，疮疡加金银花、连翘，血压高加杜仲、白果仁，视昏加栀子、菟丝子，命门火衰加附子、肉桂，血糖不降加苍术、玄参。若并发心脑血管病、肾病、坏疽等，应佐以活血，酌加活血利气汤；痈疽酌以解毒，选五味消毒饮；视昏酌配石斛夜光丸；劳咳合百合固金汤；麻木合黄芪四物汤。

【锦囊妙招】 地骨皮 30 克，水煎服，每日 1 次。

【验方荟萃】

方一：熟地黄 20 克，黄连 10 克，水煎服。

方二：石膏（先煎）50 克，知母 15 克，生晒参 10 克，甘草 15 克，水煎服。

方三：黄芪 30 克，黄精 15 克，石膏 50 克，甘草 15 克，水煎服。

方四：五倍子 500 克，龙骨 60 克，茯苓 120 克，研为细末，制蜜丸，每次 6 克，每日 3 次。

方五：白萝卜捣汁，每次 100 毫升，每日 2 次。

方六：赤小豆 120 克，猪脾脏 1 具，煮后服。

方七：麦麸 50 克，水煎服。

方八：醋蛋疗法。

方九：木耳 2 片，核桃 2 个，鸡蛋 2 枚，搅匀炖熟，口服，每日 1 次。

方十：木瓜常服。

第二节 肥胖症

肥胖症是人体脂肪积聚过多，当进食量超过消耗量，多余的物质就转化为脂肪，脂肪又不能充分利用，沉积于人体各组织皮下，体态臃肿，体重增加。

标准体重的千克数是身高（cm）减去 105，大于 10% 为过重，超过 20% 为肥胖，肥胖分单纯性、继发性，这里只讨论单纯性。一般与遗传因素、体质因素、生活方式有关。肥胖的表现是体态臃肿，体力下降，动则汗出，嗜睡，疲乏。可伴发脂肪肝、心脑血管病、胆石症、糖尿病、痛风症、股骨头坏死等。

中医称“肉人”“肥人”，该症与“虚”“湿”“痰”有关。

【方剂名称】 金决明山楂泻肥茶。

【方剂功效】 活血、利湿、降脂。

【方剂组成】 泽泻、山楂、炒决明子、金樱子各10克，番泻叶1克。

【使用方法】 制成冲剂，每日1次冲服。

【辨证加减】 热加虎杖，瘀加丹参，湿加薏苡仁，肿加车前子，阴虚加蒸首乌，血压高加杜仲。

【锦囊妙招】 参考第六卷“最好的药物是营养”。

第三节　高脂血症

高脂血症是血浆中脂质浓度超过正常范围。高脂蛋白血症是动脉粥样硬化的主要原因，动脉硬化可引起心、脑、血管病及胆石症。

【方剂名称】 白金决明山楂泻肥茶。

【方剂功效】 豁痰、安神、降脂。

【适应症候】 头痛，眩晕，腰膝酸软，心烦胸闷。

【方剂组成】 白矾3克，郁金15克，泽泻、山楂、炒决明子、金樱子各10克，番泻叶1克。

【使用方法】 水煎服，每日1剂。

【个药分析】 白矾含硫酸钾铝，有收敛作用，可减少脂质的吸收；郁金促进胆汁分泌，使胆固醇的代谢产物胆酸从肠道排出。

【辨证加减】 湿加茵陈，阴虚加首乌，阳虚加肉桂。

第四节　痛风症

痛风是一种嘌呤代谢紊乱导致的疾病。特点是高尿酸血症，急性或慢性关节炎反复发作的红、肿、热、痛，关节畸形，肾脏病变和尿酸结石、痛风结石形成等。

【方剂名称】 黄柏苍术天南星汤。

【方剂功效】 祛风湿，活气血。

【方剂组成】 黄柏12克，苍术、桃仁、白芷各15克，天南星、桂枝、独活、羌活、威灵仙、红花、神曲、龙胆草各10克。

【使用方法】 水煎服，每日1剂。

【辨证加减】 阳虚加毛姜、补骨脂，脾虚加白术、薏苡仁，瘀血加罗勒、姜黄，肿胀加木瓜、牛膝，肥胖加山楂、泽泻。

第九章　神经系统疾病

第一节　中风后遗症

中风后遗症是指中风经过救治之后所留有的轻重不等的半身不遂、言语不利、口眼歪斜等症状。病因是脑血管意外之后，脑组织缺血或受血肿压迫、推移、脑水肿等而使脑组织功能受损。如脑出血的部位在内囊，可引起对侧松弛性偏瘫（包括下部）；左半球出血可伴有失语；急性期后，偏瘫逐渐成为痉挛性，上肢屈曲、内收，下肢呈直伸，腱反射亢进，运动能力可有恢复。随着时间进展，偏瘫肢体的运动可逐渐恢复，下肢一般较上肢恢复为早，近端比远端的恢复好，手指精细动作的恢复最迟并最差。诊断依据是具有脑血管意外（中风）的病史。

现代医学对本病并无特殊有效的办法，主要是应用物理疗法以及保护神经及扩张血管等药物治疗。中医认为本病是中风之后气虚血瘀，脉络瘀阻，风痰阻络，或肝肾二亏，精血不足，筋骨失养所致。

一、气虚血瘀型

【方剂名称】　石丹金还吾马勾牛汤。

【方剂功效】　益气、活血、通络。

【适应症候】　中风救治之后留有半身不遂、言语不利、口眼歪斜、舌淡暗、脉涩。

【方剂组成】　制马钱子 0.5 克，黄芪 120 克，炒桃仁 15 克，红花 10 克，炒川芎 20 克，当归尾 15 克，京赤芍 20 克，广地龙 15 克，石菖蒲 10 克，钩藤 30 克，葛根、丹参、川牛膝各 20 克、郁金 15 克，桂枝 10 克。

【使用方法】　水煎服，每日 1 剂。

【方剂分析】　黄芪增强机体免疫力，增强诱生干扰素的能力，强心、救心、护心，减轻大脑退化与萎缩。马钱子提高大脑皮层感觉中枢功能，兴奋脊髓反射能力。牛膝降低血黏度、扩张脑血管，促进组织修复与再生。郁金抗凝、抗血栓、抑制血管平滑肌细胞表型转变与增殖变化，防止动脉内膜斑块形成。葛根、丹参、石菖蒲、钩藤抗凝、镇静、降压。葛根解痉，保护脑细胞和心肌。丹参扩冠、抗衰老、清除自由基，治疗动脉硬化；石菖蒲改善中枢系统功能、改善皮肤血液循环。钩藤改善脑部微循环。桂枝旺盛皮肤血液循环。桃红四物汤乃活血之专方，在此不予赘述。

【辨证加减】　阳虚加制川乌、制草乌，气虚加党参、白术，烦躁加丹参、牡蛎，痉挛加蝎子、蜈蚣，痰盛加胆南星、天竺黄，身痛加千年健、寻骨风；腰痛加川断、狗脊；拘挛加白芍、鳖甲；病久加穿山甲、水蛭粉，血压高加罗布麻叶、夏枯草。手撮鸡爪引，麻木木耳引。冰片可代替麝香。单味药可选水蛭粉，每次 3 克，每日 3 次。

【辨证选方】 理气活血选血府逐瘀汤，通腑活血选桃红四物汤合大承气汤，益气活血选补阳还五汤，滋阴活血选增液四物汤，血热加味犀角地黄汤（犀角尖 9 克，焦生地黄 21 克，红花炭 10 克、参三七 6 克、醋赤芍、石菖蒲、生杜仲、煅牡蛎、草石斛、黑荆芥、云茯神、醋大黄、风化硝各 12 克），络阻加味补阳还五汤（加红花炭、川断、桂枝、菖蒲、木瓜、蝎子），风盛加味龙虎汤（干地龙、虎胫骨、大棉芪、京赤芍、制川乌、制草乌、白花蛇、钩藤、川断、嫩桂枝、黑狗脊）。

【画龙点睛】 益气、活血、通络应贯穿始终，据情可酌加温阳、化痰、安神、潜阳药。

注意应用马钱子，其炮制方法是：与荆芥、防风、甘草、桔梗同泡醋中半月，小火煮透后，捞出刮去毛，切片晒干，然后，再用少许香油炸黄，晒干后，土炒，以片上起泡为度。或马钱子浸入香油数日后捞出再炒成黄色。若中毒，用香油 1 盅，白糖 30 克饮之，或肉桂 6 克，煎汤服。

【锦囊妙招】

（1）（针灸）经验穴：头部风池、百会、大椎；上肢：肩髃、肩中俞、肩外俞、肩井、曲池、手三里、合谷、列缺、外关、阳池；下肢：环跳、足三里、阳陵泉、三阴交、中封。

（2）制马钱子 10 个，川羌、川牛膝、巴戟天各 30 克，全蝎 10 个，以上共为细末，炼蜜为丸，如梧桐子大，每次服 9 克，开水送下，每日 4 次，一般 2 剂见效。

【验方荟萃】

方一：高血压肢麻（中风先兆）用昆藻菖志六味汤，海昆布、大海藻各 30 克，石菖蒲、远志筒、生地黄各 15 克，牡丹皮 20 克，山药、山萸肉、茯苓、泽泻各 10 克，水煎服，每日 1 剂。

方二：新鲜马尾松针 10~15 束，除去基部红褐色茸毛，剪去针尖，用热开水浸烫一下，除去松针上附着杂质，使松针变软，然后放入口中嚼，吞汁吐渣，再用 1 小杯开水慢慢地啜入将余汁吞下。大便溏者不宜服。

方三：椿姑姑（椿树结的果实）适量，煎汤熬膏，每次 1 盅，开水冲服，每日早晚服，连用 30 日。

方四：蝎子 20 克，蜈蚣 30 克，川牛膝、天麻、石膏各 20 克，鳖甲 25 克，川芎 15 克，红花 10 克，共为细末，每次 5 克，开水冲服。

方五：荆芥、防风各 12 克，大枣 3 枚，猪蹄空壳 1 个，葱根 7 棵，韭菜根 7 棵，水煎服，每日 1 剂，服药后盖被、发汗、避风，忌食高脂肪，据病情连服 30~45 剂。

方六：生黄芪 60 克，参三七 20 克，生水蛭 15 克，丹参、当归各 60 克，共为细末，装入空心胶囊内，每次 5 粒，每日 2 次，连服 1 个月。

方七：土鳖虫、地龙各 200 克，蝉蜕 100 克，蝎子 50 克，共为细末，每次 5 克，每日 2 次，开水送服，适用于震颤偏瘫，耳聋失语，神情痴呆的患者。

方八：鲜麦叶 1 篮，生姜 250 克，水煎熬，保持适温，毛巾蘸后热敷头部，每次

30~60 分钟，每日 2 次，连敷 30 日。

方九：患者仰卧，先揉掐百会，风池、太阳穴，上肢应活动指关节、腕关节、肘关节、揉掐曲池、手三里、合谷等穴。下肢应活动踝关节、趾关节，揉掐风市，阳陵泉、足三里等穴，取俯卧位，揉掐肩井、天灵、环跳、承山、委中、太溪、昆仑等穴，每个穴位施手法 30 余次。每日 1 次，按摩 30 日。

方十：白圪爬皮 60 克，煎汤加红糖少许，每日 1 次。

方十一：乌梢蛇粉 1 克，白酒 1 盅，冲服。

方十二：制马钱子 20 克，蝎子 60 克，当归、川芎、僵蚕、乳香、没药、胆南星、川羌、独活、地龙、甘草、杜仲各 90 克，白花蛇 20 条，苍耳子 150 克，共为细末，炼蜜为丸，每丸 5 克，每次 1 丸，每日 2 次，黄酒送下。

方十三：麻黄、桂枝、当归、川芎、红花、木瓜各 9 克，红白糖各 250 克，煎好后装入罐内，埋地下 1 米深处，1 周后服，每日 1 剂，连服 7~8 剂。

方十四：电针。三阴交配阴陵泉足掌向下；手三里配拇指神经伸拇指；手三里配抬肩穴抬肩；委中配阴陵泉足掌向上。

方十五：小麦叶、生姜各适量，水煎服，每日 1 剂。

方十六：川芎 9 克，党参、熟地黄、透骨草、钩藤各 6 克，千年健、荆芥、防风、钻地风各 2 克，红花、生地黄、甘草、当归各 3 克，水煎后，加红糖、白糖各 30 克，白酒 250 克，每次 20 毫升，每日 2 次。

方十七：公鸡 1 只，去毛去五脏，将鸡放砂锅内，加荆芥 30 克，白酒 30 克，小火炖，吃肉后，将骨头焙干研碎，每次 2 克，每日 1 次。

方十八：僵蚕、苍术、麻黄、川乌、杏仁、元桂、天麻、全蝎各等份为末，每次 21 克，黄酒下。

方十九：苏子、白芥子、白芷、川牛膝、川木瓜、土鳖虫各 9 克，大活、酒当归、酒白芍、杜仲、熟地黄、黄芪、党参各 12 克，川断、天竺黄、金毛狗脊、陈皮、甘草各 6 克，白高粱、红糖引，连服 5 剂。

方二十：用 44 ℃热水泡脚，每日 20~30 分钟，泡至全身出汗，连泡 1 个月。

二、气阳两虚型

【方剂名称】 二乌断狗还五汤。

【方剂功效】 益气温阳，通经活血。

【适应症候】 四肢无力，腰膝酸软，恶寒，麻木不仁。

【方剂组成】 黄芪 100 克，炒川芎 20 克，制川乌、制草乌各 10 克，川断、狗脊、当归尾、京赤芍、炒桃仁各 15 克，红花、广地龙各 10 克。

【使用方法】 水煎服，每日 1 剂。

【方剂分析】 川乌、草乌兴奋副交感神经，川断促进血液循环、抗维生素 E 缺乏，狗脊治疗重症肌无力、腰肌劳损、性功能障碍。补阳还五汤益气活血。

【辨证加减】 病久加白花蛇舌草，抽搐加鸡爪，麻木加木耳。

【锦囊妙招】 闹羊花（别名老鼠愁）子，每日 3~4 个子，连续吃，以好为度。

【验方荟萃】

方一：制川乌、制草乌、鹤虱、地龙各9克，川牛膝15克，川芎、龟甲、鳖甲、沉香、杜仲、乳香、没药、蝎子各9克，蜈蚣35条，天麻10克，广木香、小茴各6克，大力草20克，红花、益母草、荆芥、防风、木瓜各10克，共为细末，每次5克，白糖水冲服。此方也治四肢麻木，疼痛，冠心病。

方二：当归、红花、千年健、钻地风、川断、麻黄、桂枝、威灵仙、川乌、草乌、木瓜、大活、佛手各9克，石南藤15克，五加皮30克，细辛3克，白酒1 500克，冰糖、白糖各120克，用小羹将上药和酒装入，用软木封口炖3小时，每次服半酒盅，每日3次。

方三：保安万灵丸。茅苍术240克，全蝎、石斛、天麻、当归、川芎、川羌活、荆芥、防风、麻黄、北细辛、制川乌、制草乌、炙甘草、何首乌各30克，明雄18克，共为细末，炼蜜为丸，如弹子大，6克重，瓶内收藏备用。连须葱白9个，煎汤1茶盅，将药丸化开服，盖被出汗为度。是中医外科治疗痛症的常用方剂。

方四：川牛膝、当归、千年健、寻骨风、川木瓜、生杜仲、防风各18克，炒土鳖虫、炙麻黄、制川乌、西红花、嫩桂枝、制草乌各9克，干地龙30克，蝎子15克，白花蛇舌草6克，真麝香1.5克，高丽参6克，制马钱子150克，共为细末，蜜调为丸，每次3克，早晚各1次。

方五：木瓜、川牛膝、麻黄各10克，纱布包好，装入开膛后的鸡肚内，吃鸡肉，喝鸡汤，不吃药，最后，将鸡骨头炒黄，研为细末，每次3克，黄酒冲服，每日2次。

第二节 面　瘫

面瘫系由面神经炎所致的一种疾病，最常见者为周围性面瘫。多于20~40岁发病，男性略多。通常急性起病，于数小时内达到顶峰。患者往往是在清晨起床洗脸、漱口时发现口角歪斜、面肌麻痹，患侧眼裂较大，鼻唇沟较浅，口角低，不能皱额、蹙眉，闭目不紧，鼓腮时患侧漏气，不能吹口哨，患侧不能漏齿，咀嚼时食物常潴留在患侧，饮水、漱口时水由患侧口角漏出。部分患者有舌前2/3味觉减退。多数患者在起病后2个月内有不同程度的恢复，个别迟达1年尚可痊愈。恢复不完全的可出现各种后遗症，面肌挛缩时口角反向牵患侧，鼻唇沟变深，睑裂缩小；面肌痉挛为原先瘫痪的面肌发生不自主的抽动，于情绪激动或精神紧张时更为明显。

面瘫最常见的病因为炎症（面神经炎），其他可有血管性（脑血管意外、脑血管畸形等可产生中枢性面瘫）、损伤性（颅底骨折、乳突或面部手术损伤所致）、肿瘤性（听神经瘤最常引起周围性面瘫）等方面。

依据起病形式和临床表现特点即可诊断本病。现代医学对本病尚缺乏非常有效的治疗措施，可应用维生素类、血管扩张药、物理疗法、激素、手术等方法。本病在中医学中属“中风”范畴。俗称“吊线风”，又叫“口僻”“中络”。其病因病机主要为正气不足，营卫俱虚，络脉空虚，风邪入经络所致。

一、气虚络阻型

【方剂名称】 独芎牵马芪汤。

【方剂功效】 益气、养血、通络、祛风、化痰。

【适应症候】 口眼歪斜，恶风，汗出，乏力，舌苔薄白，脉缓。

【方剂组成】 黄芪60克，制马钱子0.5克，川芎20克，独活10克。

【使用方法】 水煎，冲下牵正散（僵蚕∶制附子∶蝎子=3∶2∶1）每次10克，连续服用12日。

【方剂分析】 牵正散去风化痰虽有疗效，然“邪气所凑，其气必虚”，因此宜扶正，合李东垣的当归补血汤。临床又见风蓄痰热（多见体胖人），宜化痰清热，但人有胖瘦之分，病有久新之别，邪有轻重之异，与尤在泾的独活竹沥汤合用。

【辨证加减】 体胖加竹沥油，热加生地黄，气滞加香附，血瘀加当归，日久加鬼箭羽。

【画龙点睛】 兴奋神经，增加血液循环力度。

【锦囊妙招】

（1）地柏枝适量，水煮，熟后将柏枝捞出，将水熬成膏药，加少许冰片，外贴患处，一般贴24小时即愈。

（2）川乌、草乌、白花蛇各等份，熬制膏药，加冰片少许，外贴患处。

【验方荟萃】

方一：制乳香、制没药各9克，棉籽仁30克，共为细末，白酒120毫升点燃后，以酒和面，1次服下，高血压患者忌用。

方二：细辛10克，生马钱子5个，冰片5克，红大麻子30克，共捣如泥，外敷麻痹处。

方三：巴戟天、补骨脂、盐杜仲、川木瓜、川牛膝各6克，川断、炙甘草各3克，棉籽仁30克，煎汤，黄酒500克引，服后盖被微汗。

方四：以鳖血调乌头末涂之。

方五：陈大豆秆，水熬浓缩成膏，外敷患处，连敷7日，不愈再敷。

方六：石南藤60克，红糖30克，泡茶喝，每日1次，连服5~30日，此方也治偏瘫。

方七：荞麦、地轻麻1把，牛骨、桑白皮熬水熏洗患处。

方八：用黄鳝血或鳖血，右歪涂左，左歪涂右，正之洗去。

方九：南星、草乌、白及、僵蚕各10克，共细末，姜汁调敷。

方十：圪巴皮熬膏药外敷。

方十一：生棉花籽30克，生乳香15克，当归6克，川牛膝、川羌活、钩藤、木鳖子各3克，共研细末，每次9克，早晚各服1次，服后盖被出汗。

方十二：白附子、全蝎各9克，僵蚕6克，小茴3克，糯米少许，星星草适量引，水煎服。

方十三：豆角皮150克，豇豆30克，捣碎熬膏，外涂麻痹处。

二、气滞络阻型

【方剂名称】 顺风匀气散。

【方剂功效】 益气、理气、化痰、通络。

【适应症候】 口眼歪斜，或胸闷气短，或体胖痰多，舌苔厚腻，脉滑。

【方剂组成】 人参、乌药各 10 克，白术、甘草、木瓜各 20 克，陈皮、青皮、白芷、天麻各 15 克，苏叶 3 克。

【使用方法】 水煎服，每日 1 剂。

【方剂分析】 邪之所凑，其气必虚，参术益气固表。气滞则血不行，青陈乌药理气，白芷、天麻旺盛头血循环，苏叶、甘草引药行于肌肤。

【辨证加减】 虚加黄芪，瘀加川芎，寒加附子。

【画龙点睛】 此方来自《本草备要》。

三、阳虚络阻型

【方剂名称】 国老双钩黑白芎汤。

【方剂功效】 温阳、通络。

【适应症候】 口眼歪斜，恶寒，肢冷，便溏，舌淡白，脉迟。

【方剂组成】 炒川芎 20 克，制草乌、制川乌、香白芷、僵蚕、钩藤各 10 克，生甘草 15 克。

【使用方法】 水煎服，每日 1 剂。

【方剂分析】 二乌临床上多用于顽固性头痛、脉管炎、动脉硬化闭塞症。川芎增加脑血流量，抑制血小板聚集，加速血肿吸收，且能治疗维生素 E 缺乏症。白芷对抗蛇毒所致的中枢神经系统抑制。僵蚕抑制损伤性细胞因子的分泌。钩藤扩张外周血管，改善头部微循环。甘草提高人的应激能力。

【辨证加减】 口眼向左歪，倍川芎量，向右歪，倍白芷量。

【画龙点睛】 热则流通。

【验方荟萃】 生川乌 2 个，炭火烧后存性，研末，面糊为丸，一次服下。

第三节 癫　痫

癫痫是神经系统疾病一种常见的症状，表现为突然发生的短暂脑功能异常，如意识障碍、肢体抽动、感觉异常、行动障碍，有反复发作的倾向。根据发作情况可分为大发作、小发作、精神运动性发作和局限性发作。大多具有间歇性、短时性和刻板性的共同特点。

（1）大发作，又称全身性发作，半数有先兆（称先兆期），如头昏、精神错乱、上腹部不适、视觉和嗅觉障碍。发作时（痉挛发作期），有些患者先发出尖锐叫声，后即意识丧失而跌倒，有全身肌肉强直（强直期）、呼吸停顿、头眼可偏向一侧，数秒后有阵挛性抽搐（阵挛期），抽搐逐渐加重，历时数十秒，阵挛期呼吸恢复，口吐白沫（如舌被咬破出现血沫）。部分患者有大小便失禁、抽搐后全身松弛或进入昏睡（昏迷期），此后意识逐渐恢复。

（2）小发作，可出现短暂（2~15 秒）意识障碍或丧失，而无全身痉挛现象。每日可有多次发作，有时可有节律性眨眼、低头、两眼直视、上肢抽动等。

（3）精神运动性发作，可表现为发作突然，意识模糊，有不规则及不协调动作（如吸吮、咀嚼、寻找、叫喊、奔跑、挣扎等）。患者的举动无动机、无目标、盲目而有冲动性，发作持续数小时，有时长达数天。患者对发作经过毫无记忆。

（4）局限性发作，一般见于大脑皮层有器质性损害的患者。表现为一侧口角、手指或足趾的发作性抽动或感觉异常，可扩散至身体一侧。当发作累及身体两侧，则可表现为大发作。

病因可有器质性与功能性两类，具有一定的遗传因素，强烈的情绪刺激、发热、饥饿、疲劳、闪光、响声等因素可以诱发本病发作。癫痫的诊断，根据其典型的临床表现一般并无困难，但更为重要的是病因诊断，即找出诱致癫痫表现的原发疾病，根据病史、症状以及超声波、脑电图、脑 CT、气脑或脑血管造影以及其他实验室检查以明确诊断。

现代医学对癫痫的治疗，一般使用抗癫痫药物，必要时也可用手术治疗。

中医称“羊痫风”，因七情失调、先天因素、脑部外伤、饮食不节、劳累过度或患他病之后，造成脏腑失调，痰浊阻滞，气机逆乱，风阳内动所致，而以痰邪作祟为要。主要病理基础为肝脾肾之损伤，而风阳痰浊，蒙闭心窍，流窜经络，则是造成癫痫的基本病理因素。

一、脾虚痰盛型

【方剂名称】 桂附参苓白术汤。

【方剂功效】 温肾健脾，化痰通窍，引火归原。

【适应症候】 神疲乏力，食欲不佳，大便溏薄，咳痰或痰多，或恶心泛酸，或胸脘痞满，舌淡，苔白腻，脉濡滑或细、弦、滑。

【方剂组成】 附子 12 克，元桂 3 克，炒白术 30 克，党参、云茯神、炒扁豆、炒山药各 15 克，陈皮、莲子、砂仁各 10 克。

【使用方法】 水煎服，每日 1 剂。

【方剂分析】 参苓白术散以四君子汤补气为主，加砂仁醒脾，扁豆渗湿，山药、莲子益气，为培土生金的常用方剂。

【辨证加减】 痰多加制南星、栝楼仁，呕恶加淡竹茹、旋覆花，便溏加薏苡仁、车前子。

【画龙点睛】 痰迷心窍致痫，痰生由脾不足，脾阳根源于肾阳，温肾补脾，配土生金则痰自除。

【锦囊妙招】

（1）石菖蒲 10 克，水煎服，连服 30 日。

（2）蚕蛹76个，冰糖150克，炖熟后服，分15次，5日服完。

【验方荟萃】

方一：白公鸡头（焙焦）研末，每次5克，每日3次，黄酒冲服。

方二：茯苓、半夏、安息香、荆芥、甘草各9克，水煎服，每日1剂。

方三：白术30克，蝎子、钩藤、胆南星、桂圆肉各6克，朱砂、雄黄各1.2克，黄酒或童便引，发病前后水煎服3~5剂。

方四：外用火罐顺脊柱拔，再用荞麦面蘸醋拭之。

二、痰热迷心型

【方剂名称】 温胆汤。

【方剂功效】 化痰清热，开窍安神。

【适应症候】 虚烦不眠，惊悸不安，口苦吐涎，舌苔黄腻，脉滑数。

【方剂组成】 橘红、清半夏、茯苓各15克，淡竹茹、炒枳实、甘草各10克，生姜、大枣引。

【使用方法】 水煎服，每日1剂。

【方剂分析】 二陈汤为治痰代表方剂，竹茹清胆和胃、止呕除烦，枳实宽中行气、气下痰下。

【辨证加减】 心虚加人参、枣仁，烦热加黄连、麦冬，口干加五味子、天花粉，抽搐加钩藤、胆南星。

【画龙点睛】 化痰是表，活血是本。

【锦囊妙招】

（1）活地龙50条，郁金15克，姜半夏、川大黄各10克，水煎服。

（2）温胆汤加菖蒲、远志、川芎、白芷、蒺藜、炒枣仁、五味子、牡蛎、钩藤，据病情定剂量，连服7~14剂。

【验方荟萃】

方一：凉膈散。炒栀子、炒白芍、连翘、黄芩各12克，薄荷叶、淡竹叶各6克，芒硝3克，醋大黄、甘草各10克，蜂蜜为引，水煎服，每日1剂。此方清热、化瘀、破结，适应痰热型癫痫。

方二：清心益气汤。当归、焦白术、炒白芍、茯苓各15克，陈皮、法半夏、枳实、竹茹、石菖蒲、黄连、人参、远志、甘草各10克，香附、麦冬、川芎各20克，生姜引。

方三：普救丸。明雄、郁金、巴豆霜各6克，胆南星、紫豆蔻各5克，牛黄、麝香0.3克，琥珀、乳香、没药、木香、陈皮、牙皂各1.5克，共为细末，米醋为丸，朱砂为衣，如绿豆大，成人每次服8粒；泄者，服加枣面汤，喝下泻即止。

方四：新鲜竹筒1节，用刀切开，装入虎骨1块，放在煤火盖上，连焙5夜，研面，每次3克，每日2次。

方五：韭菜地蚯蚓9条，大枣7枚，共合1处，水煎喝汤，捞出的蚯蚓焙干研细末，烙馍食之。

方六：栀子、半夏、苍术、川芎、香附、砂仁、半夏曲、大黄各等份，以上俱用姜炒，木耳适量，煎时入醋1杯，煎成后，先食木耳后食药。

方七：薄荷叶9克，炒僵蚕、炒青礞石、海浮石（醋煅）、朱砂各3克，蝉衣（炒灰）、胡黄连各1.5克，先将礞石、海浮石、朱砂研末，再用薄荷、僵蚕、蝉衣、胡黄连煎汤冲药末服用，每次3克，每日3次。

方八：皂角（砂锅内煅）、鱼鳔（白面炒黄）、官粉（炒）各30克，朱砂9克，共研细末，米糊为丸如梧桐子大，每次服9克，白开水冲下。

方九：痫症归神丹。猪心2个，切开入朱砂60克，灯心草90克，入内麻扎，放器内煮沸时，取朱砂为末，同茯神末90克，酒丸如桐子大，每次服1丸，轻者麦冬汤冲下，重者人乳汤冲下。

方十：育神镇心丸。羚羊角、犀牛角各12克，胆南星、远志、茯神、柏子仁各24克，煅青礞石18克，生大黄15克，煨天麻21克，牛黄6克，栝楼15克，麝香0.6克，共为细末，竹沥油同胆南星打糊为丸，朱砂15克，金铂30张为末，研细后为衣，空腹姜汤冲下3克，每日3次。

方十一：加味止痉散。全蝎（蜜炙）9~15克，蜈蚣（蜜炙）6~9克，共为细末，每次2克，每日2次，冲服。

方十二：黄连、黄芩、天竺黄、远志、广木香、淡竹叶各9克，山栀子、菊花、钩藤、川贝母各12克，炒枣仁20克，水煎服，每日1剂。

方十三：加味导痰汤。天南星、法半夏、陈皮、栝楼、枳实、桔梗、栀子、黄芩、黄连、甘草、木香各9克，朱砂（冲服）1.2克，生姜引，水煎服，每日1剂。

方十四：胆南星（九蒸九晒）为末，姜汁为丸，如梧桐子大，每次10丸，每日3次。

方十五：癫痫发作时，将路边黄蒿适量捣烂取汁，滴入患者鼻中。

方十六：牙皂（去皮弦）15克，羊肝1具，水煮好后去肝；半夏18克，同朱砂炒黄后，去朱砂。将制牙皂、制半夏，与生南星、黑丑各6克，同炒为末，川姜汁为丸，朱砂为衣，如绿豆大，每次服30丸，姜、茶送下，服后以泻为度，早晚各服1次。如犬叫属肝加柴胡，如羊叫属心加黄连，如牛叫属脾加白术，如鸡叫属肺加黄芩，如猪叫属肾加知母，总之以行痰为主，祛风次之。

方十七：清心豁痰汤。石菖蒲、寸冬、茯苓、枳实、远志、天花粉、贝母、枣仁、玄参、姜连、茯苓皮、甘草各适量，姜汁、竹沥引，水煎服，每日1剂。

方十八：羊肝1具，牙皂30克，羊肝加水煮牙皂，等牙皂干为度，与天南星、半夏各9克，二丑12克，大黄15克，朱砂9克，共细末为丸，以朱砂为衣，如梧桐子大，每次服5粒，每日2次。

方十九：老鼠睾丸1对，煮熟，黄酒60克，冲服，每日1次，忌吃猪肉1年。

三、痰瘀热结型

【方剂名称】　白金散。

【方剂功效】　活血、化瘀、清热。

【适应症候】 目赤气喘，心烦易怒，惊悸不安，舌胖有瘀点，脉涩。

【方剂组成】 郁金210克，白矾90克。

【使用方法】 薄荷水为丸，朱砂为衣，早晚各3克，开水送下，连服2个月。

【方剂分析】 郁金抑制血管平滑肌细胞表型转变与增殖变化，防止动脉内膜斑块形成，似有清除兴奋灶的作用。白矾外用扩张血管，改善微循环，消除炎症。

【锦囊妙招】 鳖甲炙令黄，研为末，取5克冲服，亦可做蜜丸如小豆大，吞服。

【验方荟萃】 古铜币1枚，核桃仁适量，捣烂如泥，开水冲服，连服3日。

四、肝胃火结型

【方剂名称】 军丑治痫汤。

【方剂功效】 泻胃豁痰，和肝息风。

【适应症候】 烦躁失眠，口苦便秘。多见儿童患者。

【方剂组成】 川大黄、二丑各10克，山楂、槟榔各15克，天麻、僵蚕、蝎子、陈皮、甘草各6克。

【使用方法】 水煎服，每日1剂。

【方剂分析】 川大黄、二丑豁痰利水，山楂、陈皮、甘草健脾和胃，天麻、僵蚕、蝎子和肝息风。

【验方荟萃】

方一：生熟二丑45克，煅青礞石24克，胆南星、海浮石各18克，海南沉香9克，炒建曲120克，姜半夏21克，研为细末，每份3克，烧饼1个，夹药3克，每日1个。

方二：天花粉、栀子、柴胡、桔梗、连翘、大黄、黄芩、黄连、细辛各6克，共为细末，每次6克，每日2次，口服。

方三：依据病情酌选逍遥散、十枣汤、凉膈散等。

方四：甘遂末3克，猪心1个，外以干面糊包，在灶火内煨熟，去甘遂末连面食之。

五、外伤络阻型

【方剂名称】 通窍活血汤。

【方剂功效】 活血通窍。

【适应症候】 外伤后癫痫发作频繁，头痛头晕、胸闷刺痛，气短、舌瘀、脉涩。

【方剂组成】 川芎20克，赤芍、桃仁、红花、白芷（代替麝香）各10克，老葱3根，鲜姜10片。

【使用方法】 大枣7枚，黄酒250克，水煎服，每日1剂。

【辨证加减】 痰盛加白芥子、胆南星，瘀甚加郁金、琥珀，风盛加天麻、钩藤，血压高加夏枯草、菊花。

【锦囊妙招】 黄芪30克，川芎、当归、丹参各20克，马钱子0.5克，炒桃仁、郁金各15克，红花10克。水煎服，每日1剂。

第四节　痛　　症

痛症由外感六淫之邪、内伤七情、饮食不节或遭受某些伤害因素或脏腑气机不畅、气滞血瘀所致，已出现某一部位不同程度疼痛为主要表现的病症。

痛症用药举例

气滞痛：枳壳、郁金、香附。

血瘀痛：川芎、乳香、没药。

骨节痛：威灵仙、秦艽、骨碎补。

神经痛：元胡、细辛、紫丹参。

头痛：川芎、白芷、蔓荆子。

前额痛：白芷、粉葛根、苍耳子。

偏头痛：乳香、没药、细辛。

巅顶痛：藁本、吴茱萸、生姜。

项痛：葛根、姜黄、白芍。

咽痛：金果榄、豆根、牛蒡子。

喉痛：胖大海、木蝴蝶、桔梗。

肩痛：片姜黄、炒木鳖子、千年健。

上肢痛：桂枝、羌活、山茱萸。

胸痛：郁金、栝楼、通草。

乳痛：陈皮、橘核仁、荔枝核。

胁下疼：柴胡、青皮、郁金。

肝痛：金樱子、青皮、佛手。

腹痛：芍药、木香、乌药。

肝胃气痛：佛手、甘松、白芥子。

肠胃寒痛：白胡椒、良姜、制附子。

肝郁腹痛：白芍、厚朴、青皮。

虫痛：川椒、乌梅。

少腹痛：小茴、橘核仁、荔枝核。

腰痛：川断、杜仲、补骨脂。

背痛：鹿角胶、骨碎补。

茎中痛：甘草梢、琥珀末、芦根。

腓肠肌痛：白芍、川木瓜、牛膝。

下肢痛：牛膝、茜草、寻骨风。

足跟痛：青黛、木瓜、升麻。

一、头痛

头痛为神经系统的常见症状。病因不同表现不同，如血管性头痛多伴有高血压；

蛛网膜下腔出血引起的头痛常急性发作，伴有呕吐及脑膜刺激征；颅内高压性头痛多伴有呕吐，咳嗽或用力时头痛加剧，后期头痛呈持续性；颅内炎症引起的头痛常急性发作，为全头性剧痛，但常以枕部严重，多伴有呕吐、急性感染症状，亦可有昏迷；头部局部病变（如眼、鼻及副鼻窦、齿、颈部、三叉神经痛等）引起的头痛有局部病灶的症状。

临床上最常见的为神经功能性头痛。头痛常为神经官能症的主要症状之一，并有思想不能集中、记忆力减退、失眠等，头痛部位常在头顶中央或不固定。精神、情绪的改变与头痛的发作次数或严重程度有一定关系。

头痛从病因考虑，可分为神经功能性、血管性、损伤性、中毒性、颅内高压性、脑膜性、窦性及眼原性等 8 种。诊断以不同的病因、伴随症状、体征及检查为依据。治疗有病因治疗和对症治疗。

头痛在中医学中又称“脑风”“头风”“骨风”等。头为诸阳之会，手足三阳经络皆循头面，厥阴经上会于巅顶，故头痛可根据发病部位之异而分类。太阳经头痛多在头后部，下连于项；阳明经头痛多在前额部及眉棱等处；少阳经头痛多在头之两侧，并连及耳部；厥阴经头痛则在巅顶部位，或连于目系。

头痛之病因不外乎外感和内伤。盖头为“诸阳之会”“清阳之府”，又为髓海所在，凡五脏精华之血、六府清阳之气，皆上注于头，故六淫之邪上犯巅顶，邪气羁留，抑阻清阳，可致头痛。此外内伤诸痰，导致气血逆乱，瘀阻经络，脑失所养，也可发生头痛。一般在临床上外感头痛可分为风寒头痛、风热头痛、风湿头痛；内伤头痛可分为肝气郁结型、瘀久化热型、脾虚肝郁型、肾虚风动型等。

1. 肝气郁结型

【方剂名称】 夏国明藁香芎汤。

【方剂功效】 疏肝理气、清热活血、镇静止痛。主治以烦为主的头痛病。

【适应症候】 头痛恶心，烦躁不安，脉弦。

【方剂组成】 夏枯草、香附、酒川芎各 30 克，决明子 15 克，大藁本、西甘草各 10 克。

【使用方法】 水煎服，每日 1 剂。

【方剂分析】 本方也适用于偏头痛的治疗。香附降低血压、减慢心率，提高痛阈，促进病变部位血液循环，抑制病理性细胞增殖，缩小肿块，抑制金黄色葡萄球菌、幽门螺旋杆菌和真菌；川芎抑制血管平滑肌，改善心肌缺氧，促进肠系膜微循环，降低血小板表面活性，抑制血小板聚集，镇静，降压、抗维生素 E 缺乏，调整免疫系统，抑制肠道致病菌，如痢疾杆菌、大肠杆菌、伤寒杆菌、霍乱弧菌的繁殖；夏枯草、决明子降压利尿、广谱抗菌，前者降低转氨酶、增加白细胞，后者降低血脂、抗衰老；藁本解热镇痛、镇静降压、减慢耗氧速度、对抗心肌缺血；甘草抗炎镇痛、有类肾上腺皮质激素的作用。一般 3 剂愈。

【辨证加减】 热盛加石膏、菊花，瘀者加桃仁、红花，肾不润肝加玄参，肝气偏盛重用决明子。

【画龙点睛】 痛则不通，通则不痛。本方融活血止痛、镇静止痛、利尿降压、降脂抗菌为一体，故能收效。

【锦囊妙招】 川芎汤：炒川芎30克，蔓荆子、大藁本、川羌活、甘草各10克，水煎服，一般2剂愈。

【验方荟萃】

方一：风眼草（别名椿姑姑）15克，水煎加红糖适量服。

方二：吴茱萸研细末，米醋调为糊，外敷于双脚涌泉穴，每日换1次。适用于高血压性头痛。

方三：当归15克、鬼针草12克，水煎服，一般4剂愈。

方四：钩藤、太子参各10克，蝎子、川芎各15克，丹参、地龙各10克，上药共为细末，每次3克，温开水送服，不发作时每日1次，发作时每日3次。

方五：神经性头痛。钩藤30克，川芎、丹参各20克，菊花、地龙、天麻、川楝子、元胡、远志、泽泻各10克，甘草6克，细辛3克，水煎服。

2. 瘀久化热型

【方剂名称】 川芎茶调汤。

【方剂功效】 化瘀散风，升清泻热。

【适应症候】 偏正头痛或巅顶作痛，伴恶心纳呆，烦躁难安，口苦咽干，目眩鼻塞，舌苔薄白，脉弦数。

【方剂组成】 酒川芎30克，白芷15克，川羌活9克，细辛3克，荆芥10克，防风10克，薄荷10克，甘草10克。

【使用方法】 水煎服，每日1剂。

【方剂分析】 川芎活血、镇静、止痛为主药。配荆芥、防风、羌活、细辛、薄荷解热镇痛，配白芷抗菌止痛（兴奋血管运动中枢、呼吸中枢、扩张冠状动脉），配甘草缓急止痛。

【辨证加减】 为提高疗效，川芎配当归，羌活配独活，荆芥改荆籽，薄荷配菊花，炒苍耳子、麦冬、黄芩。左侧痛是阳明热盛加黄芩、葛根，右侧痛是肝胆火盛加柴胡、胆草，眉棱骨痛加天麻、白芷，百会痛加藁本、吴茱萸，热痰加半夏、山楂，风火上巅加藁本、大黄（大黄少量引火下趋，大则助火上升），火盛者加黄连、金银花，呕吐加朱砂、琥珀。

【画龙点睛】 加味后为清上逐瘀汤，一般3剂即痛止。肝肾虚弱引起头痛，选乌归麻风土僵芎汤；若肝郁头痛选夏国明藁香芎汤，搏动性头痛选枣仁芎芷苓芸汤。

【锦囊妙招】 薄荷脑黄豆大小装入胶囊，每次1粒，每日3次，红糖水冲服。

【验方荟萃】

方一：玄参9克，甘草6克，升麻、金银花各3克，酒大黄4.5克，枣7枚，水煎服。

方二：醋蛋疗法。

3. 脾虚肝郁型

【方剂名称】 茯人山香花六七汤。

【方剂功效】 补脾益肾，活血养肝。主治顽固性头痛。

【适应症候】 头痛，腰如折，纳呆，精神萎靡，右胁下痛，尺脉微细，关脉结滞。

【方剂组成】 山萸肉 60 克，川芎、菊花、山药、人参、茯苓各 30 克。

【使用方法】 水煎服，每日 1 剂。

【方剂分析】 蒸萸肉补肝肾之要药，为君；白干参、山药、茯苓益脾胃，乃臣；川芎和肝血，菊花散肝瘀。

【画龙点睛】 病重药量宜大。这里菊花用至 30 克，取其抑制多种细菌、真菌、病毒、钩端螺旋体，扩张血管，降低血压的作用。

近年来，饮用花茶风靡一时，常用的有玫瑰花、月季花、凌霄花。玫瑰花促进胆汁分泌，抗幽门螺杆菌，促进血液循环，镇静；月季花小剂量利尿，大剂量抑尿，抑制多种细菌；凌霄花活血化瘀，降压，降脂，抗菌、抗溃疡，治咳嗽。

【锦囊妙招】 川芎 30 克，羊脑 1 具，同煎，吃脑喝汤，7 剂。

【验方荟萃】

方一：脑痛。苍术 6 克，升麻 3 克，薄荷叶 2 枚，川芎 6 克，白芷 3 克，藁本 1.5 克，水煎服，每日 1 剂。

方二：菊花 60 克，川芎、葛根、牛膝、合欢皮、白芷、白芥子各 15 克，水煎服，每日 1 剂。

方三：白果（带壳）10 克，水煎服，每日 1 剂。

方四：土茯苓 20 克，水煎服，每日 1 剂。

4. 肾虚风动型

【方剂名称】 乌归土麻风芎僵汤。

【方剂功效】 滋阴补肾，清肝祛风。

【适应症候】 头目眩晕，甚则发麻，心烦失眠，脉虚数，关脉弦洪。

【方剂组成】 蒸首乌 30 克，钩藤 15 克，当归、生川芎、土茯苓、天麻、防风、僵蚕、蝎子、甘草各 10 克。

【使用方法】 水煎服，每日 1 剂。

【方剂分析】 蒸首乌扩张血管、缓解痉挛、解除焦虑、兴奋神经、降低血脂、增强记忆力、乌发固齿、加强视听、提高免疫、抗御寒冷、纠正贫血，天麻镇静、降压、止痛、活化大脑功能、增强记忆力、增强视力，当归生血、解痉、抗衰，川芎活血、镇静、止痛，土茯苓抗病毒、抗螺旋体、抗溃疡，僵蚕催眠抗菌，防风脱敏抗菌，蝎子催眠通络，钩藤催眠降压。

【画龙点睛】 全方以天麻、首乌养脑治本为主，配当归之养血，川芎之活血，钩藤之镇静，土茯苓之消炎，防风之脱敏，蝎子之通络，甘草之应激，共治晕痛之重症。

【锦囊妙招】

（1）土茯苓 15 克，天麻、当归、防风、羌活、荆芥穗各 4.5 克，白芷 3 克，炙甘草 1.5 克，水煎服，每日 1 剂。

（2）应急头痛散：皂角、细辛各 10 克，甘松 5 克，为末，头痛时塞入鼻中。

（3）羊脑子 1 具，鸡蛋 2 枚，红糖 100 克，白酒 50 毫升，炖服，1 次服完。

【验方荟萃】

方一：陈草帽1顶，白糖适量，水煎服，每日1剂。

方二：羊脑子1个，鸡蛋2枚，红糖60克，炖熟后加黄酒60克，1次服完，连用3剂。

方三：向日葵盘，1/4量，水煎服，每日1次。

方四：颧骨疼痛。熟地黄、生地黄、山药、山萸肉、当归、女贞子、白茯苓、独活、石膏、炙甘草各3克，水煎服，每日1剂。

方五：乌药、川芎各15克，松罗茶6克，水煎服，每日1剂。

方六：制附子20克，食盐10克，煎1小时，服用，每日1剂，或为末冲服。

方七：裴金华《活人验方辑要》治疗头痛系列方。脑后痛属太阳经痛，用九味羌活汤；额前连目眶痛属阳明经痛，用升麻葛根汤；两侧痛属少阳病，用逍遥散加半夏、川芎、黄芩；头重属太阴经痛，用二陈汤加天南星、苍术、川芎；欲寐属少阴经痛，用五积散加附子、细辛；痛且干呕、吐涎沫属厥阴头痛，用吴茱萸汤；火盛头痛用竹叶石膏汤；肝郁头痛用丹栀逍遥散；血虚头痛用四物汤加知母、黄柏、蔓荆子、细辛；肾虚头痛，用六味地黄汤加川芎、细辛、大云；血瘀头痛用血府逐瘀汤；肾阴虚头痛用增力汤加川芎、当归；阳虚头痛，白芷10克，川芎、川乌、天麻、甘草各1克，每次服3克，饭后薄荷汤冲下；肝火旺，用清上蠲痛汤（当归、川芎、白芷、羌活、独活、防风、蔓荆子、杭菊花、麦冬、细辛各3克，甘草、甘菊各1.5克）。

二、偏头痛

偏头痛即血管神经性头痛，是一种由于血管舒缩功能障碍引起的发作性头痛。以女性较多，多始于青春期，常有家族史。发作前常有一定诱因，如月经来潮、情绪波动、疲劳等，发作前可有先兆，如视觉闪光、暗点、偏盲、暂时性失语，半身麻木或运动障碍等，一般先兆症状持续15~20分钟。头痛呈周期性发作，每次持续4~48小时，偶可达数天，常见伴随症状有烦躁、恶心、呕吐、畏光、面色苍白等，少数有眼肌麻痹，发作时两侧瞳孔大小不等。应注意鉴别症状性偏头痛（主要因为脑肿瘤、脑动脉瘤或脑血管畸形所致）。

偏头痛病因尚不明了，一般认为可能与调节血管运动有关的中枢神经部分功能失调有关。发作开始为颈内动脉分支的痉挛，引起相应脑组织功能障碍的症状，继之转为颈外动脉分支的扩张，搏动增强而出现头痛。本病的诊断可依据病程多年、反复发作、典型症状、有阳性家族史、系统检查无异常发现等。

现代医学对本病的治疗一般用镇静剂（如苯巴比妥、氯丙嗪等），头痛发作严重时可用麦角咖啡因等药物治疗。本病中医又称“偏头风”，其痛暴发，痛势甚剧，或左或右，或连及眼、齿，痛止则如常人。多系肝经风火所致，一般可采用平肝熄风清热法治疗，也可参照头痛的治疗方法。

1. 肝气郁结型

【方剂名称】 夏国明藁香芎汤。

【方剂功效】 疏肝，理气，止痛。

【适应症候】 头痛偏左或两侧，恶心，魂魄不安，重则口赤面青。脉弦。

【方剂组成】 夏枯草 30 克，香附 30 克，炒川芎 30 克，藁本 10 克，草决明 15 克，甘草 10 克。

【使用方法】 水煎服，每日 1 剂。

【辨证加减】 热盛加生石膏、菊花，瘀甚加桃仁、红花。

【锦囊妙招】

（1）《石室秘录》“痛偏汤”：炒川芎 30 克，炒白芍 15 克，炒白芥子 10 克，醋香附 6 克，醋柴胡 3 克，郁李仁 3 克，白芷 3 克。每日 1 剂，水煎服，经验证疗效甚好。

（2）偏头火：荆芥、防风、细辛、薄荷、杭菊花、蔓荆子各 3 克，白芷、川芎、藁本、甘草各 6 克，水煎服，每日 1 剂。

【验方荟萃】

方一：每次口含 2~3 克细辛，每日 2~3 次。

方二：荆芥、薄荷各 9 克，白菊花 15 克，水煎服，每日 1 剂。

方三：川芎汤。炒川芎 30 克，蔓荆子、大藁本、川芎、甘草各 10 克，水煎服，每日 1 剂。

方四：川芎、沙参各 30 克，蔓荆子、细辛各 10 克，黄酒引，水煎服，每日 1 剂。

方五：川芎 15 克，蚕沙 60 克，僵蚕 20 克，水煎，蒸腾热气，厚纸裹之，中间留孔，让药气熏患处。

方六：氟桂嗪常规量，每日睡前 1 次服。

方七：异搏定 10 毫克，舌下含化。

2. 心脾肾虚型

【方剂名称】 枣国苓芷云芎汤。

【方剂功效】 健脾补肾，宁心止痛。主治血管性头痛。

【适应症候】 一侧搏动性锥刺样头痛，面见晦滞，唇舌紫暗。

【方剂组成】 炒枣仁、炒川芎、茯苓各 30 克，香白芷、肉苁蓉各 15 克，生甘草 10 克。

【使用方法】 水煎服，每日 1 剂。

【方剂分析】 川芎、白芷为治头痛专药。枣仁、茯苓均有镇静、催眠、抗焦虑、防衰老的作用，枣仁降压，茯苓利尿，肉苁蓉调整内分泌、加强新陈代谢、增加应激功能、通便。

【辨证加减】 肝气郁结加蔓荆子、柴胡，痰浊阻络加天麻、白术，肝郁化火加牡丹皮、栀子，肝阳上亢加生牡蛎、石决明。

【画龙点睛】 此方妙在枣仁、茯苓、肉苁蓉均有抗衰老的作用，且神安则痛止。

【验方荟萃】

方一：党参 20 克，吴茱萸 10 克，全蝎（冲服）5 克，石决明 30 克，水煎服，每日 1 剂。

方二：患者仰卧，生萝卜捣汁，以汁灌鼻，右痛灌左，左痛灌右。

3. 冲任不调型

【方剂名称】 香巴二仙汤。

【方剂功效】 补肾，调冲。

【适应症候】 头痛，头晕，心烦，失眠，经血不调。

【方剂组成】 香附20克，巴戟天、当归各15克，仙茅、仙灵脾、黄柏、知母各10克。

【使用方法】 水煎服，每日1剂。

【方剂分析】 香附提高痛阈，促进血液循环，抑制病理增生。巴戟天兴奋中枢神经系统，刺激骨髓造血功能，增加血小板数目。当归抗贫血、抗衰老、促进新陈代谢、镇静止痛。仙茅、仙灵脾调节内分泌、降压、降脂、镇静、止痛，且对多种细菌有抑制作用。知母、黄柏抑菌、降压、利尿。

【辨证加减】 血压高加生杜仲，烦躁加麦麸，目昏加菊花。

【画龙点睛】 通过兴奋中枢系统，调节内分泌。全方理气与活血相结合，壮阳与清热相结合，镇静与止痛相结合，降压与利尿相结合。

【锦囊妙招】 太阳、合骨、风池穴穴位按摩。

【验方荟萃】

方一：香白芷75克，炒川芎、炒甘草各30克，生、熟川乌各15克，共为细末，每次3克，细茶、薄荷汤冲服，早晚各1次。

方二：荞麦面炒熟后，加醋再炒热，用布包好，外敷患处。

三、三叉神经痛

三叉神经痛是指三叉神经分支范围内反复出现的阵发性、短暂剧烈疼痛，无感觉缺失表现。中医属于“头风”“头痛”的范畴。风、寒、湿、热为外因，肝阳、肾虚、血瘀、痰浊、瘀血为内因。

【方剂名称】 芎芷丹芍乳没辛汤。

【方剂功效】 活血止痛。

【适应症候】 发作期面部一侧出现阵发性、闪电样剧烈疼痛，如刀割、钻刺、火灼，仅数秒，或1分钟多次或1日数次。突然出现的剧烈疼痛，可反射性引起同侧面部肌肉抽搐、皮肤潮红、眼结膜充血、流泪、流涎等。发作期说话、吞咽、刷牙、洗脸、甚至微风拂面皆可诱发阵痛。

【方剂组成】 丹参40克，炒白芍30克，川芎、白芷各15克，制乳香、制没药、辽细辛各3克。

【使用方法】 水煎服，每日1剂。

【方剂分析】 丹参祛瘀生新，活中止痛，脏燥皆治，功同四物，以此为主药，旨在养血、和血、安神。白芍养肝、柔肝、软肝、缓肝，为臣。川芎、白芷是治头痛专药。乳香、没药散结聚热毒。细辛为引经药。中医活血、通络为治本之法。西医扩张血管、营养血管、保护神经乃祛病之要。

【辨证加减】 风加荆芥，寒加附子，热加石膏，滞加郁金，虚加人参。

【画龙点睛】 细辛可用至6克，甚至10克，无副作用。

【锦囊妙招】 双手揉搓面部，每日数次，坚持数月。

【验方荟萃】

方一：苍耳棵叶晒干，适量研面，开水冲服，疼痛时用。

方二：白芷、川芎各20克，荜拨、栀子各15克，胆南星9克，水煎服，连服10剂。

四、眉棱骨疼痛

眉棱骨痛，痛势缠绵，不耐风寒，多乏力、畏寒，经久难愈。

【方剂名称】 桂附补中益气汤。

【方剂功效】 益气、温阳。主治脾虚肾寒导致的眉棱骨疼痛。

【适应症候】 眉棱骨痛，多于晨起及受风后加重，伴面色黄白，四肢乏力，容易感冒或经常感冒，舌淡，脉弱。

【方剂组成】 党参20克，黄芪30克，制附子、白术、当归、陈皮各15克，升麻、肉桂各10克，柴胡3克。

【使用方法】 水煎服，每日1剂。

【锦囊妙招】

（1）麸丘1碗，白糖2勺，将麸丘弄碎为末，倒铁锅内炒至微黄，倒入碗内加入白糖拌匀即可食用。麸丘是做醋的一种原料，也叫丘子，是麦麸加水发酵而成，醋厂都有。

（2）羌活、防风、荆芥各、甘草各9克，酒黄芩3克，水煎服，每日1剂。

【验方荟萃】

方一：《嵩崖尊生》“去风清上散”。酒黄芩6克，香白芷5克，炒川芎4克，全荆芥、防风各3克，川羌活、柴胡、生甘草各2.5克，水煎服，每日1剂。适用于风热所致的鼻窦炎患者。

方二：加味逍遥散。逍遥散方加黄芩30克，羌活、防风、甘草、天麻、栀子、白芷各10克，水煎服，每日1剂，适用郁久化热的鼻窦炎患者。

方三：炙半夏、鲜姜各15克，水煎服，每日1剂，连服4剂。

方四：姜半夏、香白芷各10克，水煎服，每日1剂，连服3剂。

五、胸胁痛

胸胁痛是指一侧或两侧胸胁部发生疼痛的疾病，多由肝气郁结、瘀血、痰火所导致。

1. 气滞血瘀型

【方剂名称】 丹苏青芎小柴胡汤。

【方剂功效】 理气活血，祛瘀止痛。

【适应症候】 暴怒或持物过重，或突然跌仆，引起胁部胀痛拒按，恶心不欲食，舌暗。

【方剂组成】 丹参20克，苏叶5克，柴胡、半夏、党参、黄芩、川芎、青皮各10克，姜7片，大枣10枚。

【使用方法】 水煎服，每日1剂。

【个药分析】 丹参有四大作用，一是改善肺内供血，清除炎症渗出物，改善呼吸功能；二是促进血液循环，抑制血栓形成，减少炎性反应；三是提高免疫功能，促进组织修复，加速骨折愈合；四是抑制多种细菌的生长。苏叶有四大作用，一是解热、解痉；二是畅通呼吸，减少支气管分泌；三是帮助消化，促进消化液分泌；四是抑制细菌和病毒。其他药的药理作用参照有关章节。

【辨证加减】 左胁痛加桃仁、红花，重者加三棱、莪术，右胁痛加川朴、佛手，重者加枳实、元胡。

【画龙点睛】 青皮理胁中之气，川芎活胸中之血，丹参推陈出新，苏叶畅通呼吸，配合治疗胸胁疾病的专用方剂小柴胡汤，故能收效。

【验方荟萃】 口服血府逐瘀汤。

2. 脾肾阳虚型

【方剂名称】 通草升降固本汤。

【方剂功效】 益气壮阳，理胸止痛。

【适应症候】 胸痛经久不愈，气短乏力，腰膝酸软，舌淡，脉弱。

【方剂组成】 通草、黄芪、党参各20克，补骨脂、菟丝子、覆盆子各15克，枳壳、元胡、甘草各10克，桔梗5克。

【使用方法】 水煎服，每日1剂。

【方剂分析】 通草通乳，因为增加乳汁分泌而用来治疗胸胁痛。寒气入胸，阴乘阳位，寒凝胸脉，故胸痛。三子补阳脉之海，参芪益气助阳，鼓阳气之力，如蒸汽机燃油之蒸腾，驱散胸中之阴气。桔梗升气，枳壳降气，元胡理气，气行则血行，故痛除。

3. 水热互结型

【方剂名称】 大陷胸汤。

【方剂功效】 清热，泻火，破结。

【适应症候】 胸痛、胸闷，气短、躁烦，口渴，大便秘结。

【方剂组成】 大黄15克（水煎），芒硝5克（冲服）、甘遂1克（冲服）。

【使用方法】 水煎服，每日1剂。

【方剂分析】 大黄荡涤邪热，芒硝咸润软坚，甘遂行水破结。

【画龙点睛】 中病即止。

【锦囊妙招】 肥儿丸，照说明服。

六、胃气痛

胃痛是临床上常见的一种病症，西医的急、慢性胃炎，胃、十二指肠溃疡，胃癌，胃神经官能症均可按此辨证施治。

1. 寒凝胃络型

【方剂名称】 乌沉参甘姜枣汤。

【方剂功效】 益气、温肾、暖胃、止痛。主治脾虚肾寒型胃气痛。

【适应症候】 心腹攻窜掣痛，不思饮食，精神抑郁，倦怠乏力，脊强背痛，胸胁腰腿疼痛，舌淡苔薄，脉紧迟。

【方剂组成】 天台乌药10克，海南沉香3克，东北人参10克，炙甘草10克，生姜7片，大枣7枚。

【使用方法】 水煎服，每日1剂。

【方剂分析】 此法宗《太平惠民和剂局方》专治妇人血气攻窜症，男子用之，疗效亦佳。方中乌药善治寒性气痛，与沉香相合调理周身气机，加人参补脾，生姜散寒，甘草缓急，共起行气、调胃、止痛之效。

【画龙点睛】 沉香是麻醉、镇静、止痛药，乌药双向调节胃肠平滑肌、缓解肌肉痉挛性疼痛。沉香、乌药促进消化液的分泌。

2. 痰阻胃络型

【方剂名称】 七气汤。

【方剂功效】 化痰行滞，主治七情之郁引起的痰阻胃络型胃气痛。

【适应症候】 痞满呕喘，心腹绞痛，或腹自下上冲作痛或周身走窜疼痛等症。

【方剂组成】 姜半夏、姜厚朴、紫苏叶、广陈皮、茯苓、白糖参、鲜姜、南官桂（为末冲服）、醋元胡、生甘草各10克，红枣10枚。

【使用方法】 水煎服，每日1剂。

【方剂分析】 方中二陈汤祛痰，配参、姜、枣益气和中，桂心散寒，元胡行滞，厚朴除胀。

【画龙点睛】 此方与越鞠丸相比，虽开郁不足但止痛效果佳。

七、腰痛

腰痛是指腰部一侧或两侧疼痛。腰酸是腰部的酸楚感。临床上腰痛多伴腰酸，腰酸不一定腰痛，二者都与肾有密切的关系。脊柱疾患、脊柱旁软组织、脊神经根病等均可引起腰痛。中医探讨的主要是内科疾病所引起的腰痛，如肾脏病（肾盂肾炎、肾炎、肾结石、肾结核、肾下垂、肾积水、肾脓肿等）、急性胰腺炎、胆囊炎、胆石症、子宫后倾后曲、附件炎、前列腺炎等。即使轻微的椎间盘突出引起的腰痛，按照补脾益肾，活血化瘀治疗，使局部血运恢复正常，腰痛也会减轻或消失。

1. 脾肾虚弱型

【方剂名称】 益气强督汤。

【方剂功效】 益气，补肾，止痛。

【适应症候】 房事过度或劳作过度，加上用力姿势不正确致腰腿痛，或环跳穴处（胯眼）疼痛，多反复发作，舌淡，脉弱。

【方剂组成】 制马钱子0.5克，生黄芪50克，补骨脂30克，怀牛膝、党参各20克，升麻10克，炒白术、广陈皮、当归、川断、狗脊、甘草各15克。

【使用方法】 水煎服，每日1剂。

【方剂分析】 狗脊抑制瘢痕组织损伤导致的出血，有消炎、止痛的作用，因此对重症肌无力、强直性脊柱炎、腰肌劳损、风湿性关节炎、类风湿性关节炎有效。川断促进血液循环，促进组织再生，止痛。补骨脂调节神经和循环系统，刺激骨髓造血，治疗颈椎病、强直性脊柱炎、急性腰损伤、骨质疏松、类风湿性关节炎等。怀牛膝改善微循环，降低血黏度，消除炎症性肿胀，促进组织的修复与再生。

【辨证加减】 后重加枳壳100克、白芍15克。

【画龙点睛】 升陷、温督、壮骨、活血、消肿、止痛。

【锦囊妙招】

（1）补中益气丸配壮腰健肾丸，常规量口服。

（2）十全大补丸，照说明服。

（3）医者背患者，脊梁对脊梁，耸一耸。

（4）大椎穴、脊柱压痛点，拔罐，每日1次。

（5）指压患者双侧合谷穴，使痛感一致，让患者做前俯后仰、左右转侧的动作。

（6）用火柴圆头找耳穴疼痛敏感点，使双侧刺激平衡，施术之同时，嘱患者转腰，做前俯后仰的动作。

【验方荟萃】

方一：独活、王不留行、益母草、威灵仙各10克，桑寄生、川断、狗脊、鸡血藤各15克，千年健、钻地风各12克，水煎服，每日1剂。

方二：命门火衰型。广木香9克（后下），川椒目、蝎子、辽细辛、煅龙骨、肉桂各10克，穿山甲5克，水煎服，每日1剂。本方是治标之方。

方三：大力草30克，晒干为末，烙饼吃，适用于劳损、腰痛。

2. 肾气虚弱型

【方剂名称】 云戟汤（加茴香、肉桂，减人参、锁阳、仙茅、仙灵脾，此方又名桂云汤）

【方剂功效】 肾阳虚温肾补肾，肾阴虚滋肾养阴。

【适应症候】 腰痛以疲软为主，或因劳岔气，除腰痛外，连及脊、背、胯、下肢等处，甚则咳嗽也痛，或脊背胯眼痛。喜按喜揉，腿膝无力，遇劳更甚，卧则减轻，常反复发作。脉弦细数。偏阳虚者，少腹拘急，面色皖白，手足不温，舌淡，脉沉细；偏阴虚者，心烦失眠，口燥咽干，面色潮红，手足心热，舌红。

【方剂组成】 熟地黄15克，怀牛膝30克，山萸肉30克，肉苁蓉、补骨脂各20克，巴戟天15克，小茴10克，肉桂10克，杜仲15克，小黑豆，每岁2粒引。

【使用方法】 水煎服，每日1剂。

【方剂分析】 善补阳者，必阴中求阳，善补阴者，必阳中求阴。因为腰为肾之府，治腰痛必须补肾。而补肾必须补阴阳，此方补阴的药有熟地黄、怀牛膝、山萸肉、肉苁蓉。熟地黄去除疲劳，增强免疫功能；牛膝改善微循环，治前列腺增生；肉苁蓉促进唾液分泌，添肾精；山萸肉敛精液，治早泄。补阳的药物有巴戟天、杜仲、补骨脂。巴戟天兴奋中枢系统，治疗性高潮障碍；杜仲增强机体免疫功能，扩张血管；补骨脂抗衰老，增强内分泌功能。更配茴香之理气，肉桂之活血，乃标本兼治，腰痛自除。牛膝、山萸肉补肝肾之阴，肉桂、补骨脂温命门之阳。

【辨证加减】 脾虚加党参、黄芪，骶坠加升麻、白芍，房劳引起加枸杞子、川断，房劳病重者加血肉有情之药鹿胶、紫河车。

【画龙点睛】 云戟汤益气、养阴、壮阳、活血。益气者，人参不可少，养阴者，熟地黄不可缺，活血者，当归最好用，壮阳者可加锁阳、仙茅、仙灵脾、枸杞子。此方温而不燥，润而不腻。

【锦囊妙招】 增力汤：主治双腿酸痛无力，玄参、熟地黄、麦冬各 30 克，川牛膝 10 克，方中玄参、熟地黄填精、益肾，麦冬入肺，金能生水。一般 4 剂愈。

【验方荟萃】

方一：小黑豆，每岁 2 粒，常服。

方二：金毛狗脊 20 克，盐小茴、生甘草各 10 克，水煎服，每日 1 剂，连服 8 日，适用肾虚气滞的无器质性病变的患者。

方三：制川乌、制草乌、制乳没各 10 克，川木瓜、川牛膝各 30 克，蝎子、土元各 10 克，共为细末，每次 5 克，黄酒冲服。

方四：炒薏苡仁 120 克，熟地黄、炒白术各 30 克，五味子、麦冬各 15 克，炒杜仲 10 克，水煎服，每日 1 剂，连服 5 剂。

方五：补骨脂、炒杜仲、熟地黄各 15 克，当归、小茴各 10 克，川芎、青皮、干姜、厚朴各 6 克，黑豆 1 把，水煎服，连服 6 剂。

方六：川乌、草乌、附子、干姜、独活、当归、川芎、桂枝、防己、木瓜、白术、苍术、白芷各 15 克，辛夷、细辛、甘草各 9 克，牛膝、胆南星各 12 克，煎汤后，加红糖 120 克，白酒 500 毫升，密储，每次 1~2 盅，每日 2 次。

方七：人参 3 克，熟地黄 15 克，桑寄生 10 克，当归 9 克，白芍、川芎各 6 克，柴胡 5 克，附子 10 克，甘草 12 克，水煎饭后服，黄酒引，每日 1 剂，连服 4 剂。

方八：慢性腰痛。桑寄生 15 克，鸡蛋 1 枚，共煮，每日 1 次，连用 30 日。

方九：金匮肾气丸加补骨脂、川断、杜仲，按常规量服用。

方十：当归 15 克，首乌、山药、陈皮、川断、川木瓜、生白芍、盐知母、盐补骨脂、炒栝楼仁、川牛膝、甘草各 9 克，柴胡 6 克，糖、姜引，水煎服，每日 1 剂。

方十一：杜仲、威灵仙、枸杞子各 2 克，猪腰 1 个，将猪腰剖开将 3 味药入中间再用线扎，不让药外溢，然后炖 20 分钟，吃腰喝汤，一般 2~3 次即愈。此方也治闭经。

方十二：腰困。属阴虚，六味地黄汤加五味子。

方十三：双腿酸痛。熟地黄 24 克，罂粟壳 10 克，红糖 60 克，薏苡仁 30 克，芡实 30 克，茯苓 10 克，川牛膝 10 克，萆薢 10 克，龙眼肉 3 克。

方十四：长寿保命酒。10 毫升，每日 1 次，睡前服。处方见轻度神经衰弱五脏俱虚型“验方荟萃”条下。

3. 湿困脾土型

【方剂名称】 黄芩拴术薏斛桂酒汤。

【方剂功效】 健脾、祛湿。

【适应症候】 腰痛重滞，面色皖白，纳食不馨，或见大便溏薄，苔白腻。脉滑或濡。

【方剂组成】 生黄芪 250 克，茯苓、炒白术各 60 克，炒薏苡仁 120 克，石斛 60

克，元桂 10 克，烧酒 1 盅。

【使用方法】 水煎服，每日 1 剂。

【方剂分析】 薏苡仁解热、镇痛、镇静、消炎。

【辨证加减】 兼肾虚加杜仲、熟地黄，单、双腿酸痛加熟地黄、玄参、麦冬。

【画龙点睛】 消除局部水肿，解除神经压迫。

【锦囊妙招】 芪苡苓术汤：生黄芪 150 克，炒薏苡仁 120 克，茯苓、炒白术各 60 克，防风 15 克，元桂 10 克，烧酒 1 盅引，水煎服，每日 1 剂，连服 5 日，复发者加草石斛、远志各 60 克。

【验方荟萃】

方一：黄芪汤。黄芪 90 克，升麻 12 克，党参 40 克，木瓜、川牛膝各 10 克，青黛 9 克，适用于中气下陷，稍有浮热者。

方二：全身痛。苍术 15 克，制川乌、制草乌、远志各 12 克，川椒、当归、人参各 9 克，和蜜为丸，早晚各服 6 克，白酒引。

方三：炒薏苡仁 120 克，熟地黄、炒白术各 30 克，五味子 3 克，麦冬、炒杜仲各 10 克。

方四：柏枝 1 500 克，黄蒿 500 克，香油适量，将上 2 味水煎去渣浓缩，加入香油再熬如膏状即成，贴患处，每 3 日换 1 次。

方五：透骨草 1 撮，水煎服，每日 1 剂。

方六：桂枝芍药知母汤，按常规量服用。

4. 肝气郁结型

【方剂名称】 加佛天台乌药散。

【方剂功效】 行气疏肝，散寒止痛。

【适应症候】 腰痛连胁，腹部胀满，似有气走淫，忽聚忽散，有时引发全身窜痛或下肢疼痛，或睾丸疼痛。脉弦细，舌偏红，苔薄白。

【方剂组成】 佛手 15 克，天台乌药、广木香、盐小茴、醋青皮、良姜、槟榔、川楝子各 10 克。

【使用方法】 姜引，水煎服，每日 1 剂。

【方剂分析】 天台乌药散为治疝专方，因为疝归肝经，此症候乃肝气郁滞所致，故用之。佛手对抗组织胺引起的器官收缩，故可解痉止痛。

【辨证加减】 寒加吴茱萸、肉桂，少腹痛加橘核仁、荔枝核，睾丸痛加川佛手、荔枝核。

【画龙点睛】 气顺血畅。

【锦囊妙招】 佛手对胸胁痛及睾丸痛有特效。

【验方荟萃】

方一：闪挫腰痛：木瓜 15 克，小茴秆 30 克，水煎服，每日 1 剂。

方二：按揉肩胛角上稍向外处的神经敏感点，同侧手臂有酸麻胀痛感觉，即可见效。

方三：肾虚型腰扭伤（患者本身肾虚，加上用力姿势不正确）。怀牛膝、蒸山萸肉各 30 克，肉桂、补骨脂、巴戟天、熟地黄、肉苁蓉、小茴各 10 克，小黑豆每岁 1 粒，盐引，水煎服，每日 1 剂，连服 3 剂。

方四：肾虚腰痛。小茴 15 克，大枣 10 枚，水煎服，每日 1 剂。

方五：土鳖虫 32 只，焙黄为末，分成 12 包，早晚饭后用黄酒冲服 1 包，一般 1 剂愈。

方六：摩腰膏。乌头、附子、天南星、樟脑、丁香、干姜、吴茱萸各 4.5 克，明雄 3 克，麝香 0.15 克，共为细末，蜜制为丸，如龙眼大，用姜汁化开调成糊状，摊在布上，烘热后，外敷患处。

方七：鳖甲粉 60 克，据证煎汤，6 日服完。湿热者，黄柏煎汤送服；腰肌劳损、骨质增生者，杜仲汤送服；损伤腰痛者，牛膝汤送服；寒湿腰痛者，附片汤送服。

方八：加味逍遥散。主治肝经郁热所致的下肢困痛，即逍遥散加川木瓜、川牛膝、汉防己、炒桃仁、红花各 12 克，一般 4 剂愈。

八、关节痛

感受风寒湿热之邪导致肢体、关节疼痛以及活动障碍为主要症状的疾病，多伴麻木、酸楚、重着等症状，主要病机是气血痹阻不通，筋脉失于濡养。

1. 气滞寒凝型

【方剂名称】 舒筋汤（术海沉香蠲痹汤）。

【方剂功效】 理气温阳。

【适应症候】 经络痛，臂、腰、胯、腿、膝等处疼痛，舌淡白，脉象急紧滞。

【方剂组成】 黄芪 30 克，当归尾 24 克，京赤芍、姜黄、土白术、海桐皮各 15 克，川羌活、防风、炙甘草、鲜姜各 10 克。

【使用方法】 水煎服，海南沉香（为末）0.5 克，高粱酒泡，冲服，每日 1 剂。

【方剂分析】 方中姜黄理血中上气，味苦辛，性温，为肝胆经药，善破肝胆二经的血瘀气滞，行气止痛，力超郁金，乃治经络疼痛的主药；海桐皮苦入血分，偏于通经络，祛风、散寒、除湿，善治腰、膝、四肢风湿痹痛；当归、赤芍补血活血，血通则痛止；黄芪、白术健脾去湿，气盛则湿去；羌活、防风祛风胜湿，善达头项脊背；炙甘草性缓益胃，鲜姜多量散寒（少量温胃），沉香镇静、止痛、活周身之气，高粱酒行药破结。全方共奏行气通络，活血祛风，散寒温经之效。

【辨证加减】 若气虚加党参、黄芪之类，血瘀加三棱、莪术破血之品。

【画龙点睛】 《素问·举痛论》所述："诸痛皆因于气。"气为无形之物，在祖国医学上属阳，而气之为病，最广泛，最复杂，症状千奇百怪，然最常见、最明显的症状是：经络所行处疼痛，或肌肉走窜作痛。

气病有轻重之分，轻病属功能性疾病，古人多不药而愈，如悲可以治怒，以苦楚之言感之；喜可以治悲，以乐观前途之景象悦之；恐可以治喜，以惊惧死亡之故告之；思可以治恐，以财势权威报之，亦可自信自解，旷达为怀，则病自愈。重者，自苦自害，陷于七情之窟，则药不能去病。

【锦囊妙招】 片姜黄 20 克，天仙藤、制半夏、炒白术各 15 克，羌活、白芷各 10

克，对肩周炎疗效好。

【验方荟萃】

方一：黄芪桂枝五物汤。黄芪30克，桂枝10克，白芍15克，甘草10克，姜3片，枣7枚，水煎服，每日1剂。

方二：独活寄生汤。秦艽、防风、细辛各10克，熟地黄、白芍、当归、川芎、杜仲、茯苓各15克，水煎服，每日1剂。

方三：徐长卿30克，瘦猪肉200克，炖服。

方四：三七10克，红糖100克，鸡蛋2枚，煎汤服。

2. 脾肾虚弱、兼有外邪型

【方剂名称】加芪独活寄生汤。

【方剂功效】补肝脾肾，去风寒湿。主治本虚表实型关节痛。

【适应症候】周身痛，四肢关节痛，精神萎靡，畏风恶寒，身重无力，四肝难举，步履依人，舌淡，脉象沉涩。

【方剂组成】酒当归、炒川芎、酒白芍、酒熟地黄、茯苓、姜杜仲、川牛膝、桑寄生、川断、秦艽各15克，东北参10克，炙黄芪30克，肉桂心（另包）、北细辛各5克。

【使用方法】水煎服，每日1剂。

【方剂分析】参芪四物，气血双补，川断、牛膝、杜仲益肾强筋，细辛善搜肝肾血分风寒，茯苓渗湿，秦艽通络，桂心散寒，是内补肝脾肾，外去风寒湿之良方也。

【辨证加减】湿加薏苡仁，寒加附片，风加威灵仙。

【画龙点睛】慢病缓治，勿急于求成，欲速不达。一般用药在60剂左右。

【锦囊妙招】食盐500克，小茴200克，炒熟布包熨患处。

【验方荟萃】

方一：老年骨疼。熟地黄（九蒸九晒）、砂仁等份捣拌为丸，每次服10克，久用自愈。

方二：螃蟹10个，全蝎10克，川牛膝30克，焙干为细末，每次5克，装入1枚鸡蛋内，白面包裹，煨熟吃鸡蛋，每日3次。

3. 气滞血瘀型

【方剂名称】身痛逐瘀汤。

【方剂功效】理气活血，主治气滞血瘀型关节痛。

【适应症候】血气痹阻经络所致的肩痛、腰痛、腿痛或周身痛，伴面色晦暗，形体消瘦，喜静恶动，脉象沉涩。

【方剂组成】当归尾、炒川芎、炒桃仁、红花、净地龙、川牛膝、生甘草各10克，没药、炒五灵脂、川羌活、秦艽、醋香附各6克。

【使用方法】水煎服，每日1剂。

【方剂分析】方中桃仁、红花、当归、川芎活血去瘀，没药、五灵脂活血通络止痛，羌活、秦艽、地龙去风湿、通经络，牛膝去瘀通血脉，香附行血中之气，甘草和胃调和诸药，合用活血行气，祛瘀通络而止痛。

【辨证加减】 气虚加黄芪，湿盛加苍术，湿热加黄柏。

【画龙点睛】 活血通络，络通痛止。

【锦囊妙招】 酒泡化橘红，饮酒。

【验方荟萃】

方一：艾叶 200 克，煎汤热浴。

方二：千年健、寻骨风各 10 克，煎汤服，每日 1 剂。

方三：五加皮 10 克，忍冬藤 30 克，水煎服，每日 1 剂。

方四：史国公酒，每次 30 毫升，每日 2 次，口服。

方五：活络效灵丹。当归、丹参、生乳香、生没药各 15 克，水煎服，每日 1 剂。寒加鹿角胶、干姜，湿加薏苡仁、木瓜，痰加白芥子、橘红，麻加天麻、川楝子，痛加郁金、秦艽。

4. 肝肾虚弱型

【方剂名称】 无价保真丸（云仲四双黄羊汤）。

【方剂功效】 补益肝肾，固本止痛。

【适应症候】 肝肾虚弱所致的步履艰难，筋骨疼痛，或在腰背，或在腿足，经久疼痛不休，脉象两尺虚弱。

【方剂组成】 蒸熟地黄 240 克，当归身、云茯苓各 90 克，酒川芎、黑杜仲各 45 克，石斛、覆盆子（乳蒸）、枸杞子、菟丝子、金樱子、仙灵脾、生甘草各 30 克。

【使用方法】 按方炮制，研末为丸，每服 10 克，早晚各 1 次，若用汤药，应因人定量，每日 2 次，连续服之，以不痛为止。肾虚极者，补药不受，凉药禁用，可用上熬水，煮净黑豆 1 500 克，每服 12 粒，每日 3 次，小黑豆为补肾之品，久服则自愈。

【方剂分析】 方中熟地黄、金樱子、枸杞子、菟丝子、仙灵脾、杜仲皆为补肝肾之品；肝主筋，肾主骨，筋骨疼痛非治肝肾无以立功。当归、川芎相配为佛手散，祛瘀生新，用在补肝肾群药之中更易发挥作用。茯苓健脾渗湿，石斛清热和胃，滋养胃阴，且监诸药之热，用之最良。

【辨证加减】 肾虚寒加附子、生姜，脾气虚加党参、黄芪，湿加薏苡仁、白术。

【画龙点睛】 此方为裴历斋自创验方，主治遗精、阳痿，用来治疗久卧湿地伤及肝肾和产后肝肾虚弱所致的关节疼痛有效，属于异病同治。注意慢病久服药。

【锦囊妙招】 骨碎补 60 克，狗肉适量，炖服。

【验方荟萃】

方一：盐补骨脂 30 克，黑豆，每岁 1 粒，水煎服，每日 1 剂。

方二：补中益气丸，壮腰健肾丸，照说明服。

5. 顽症难愈型

【方剂名称】 乌马汤。

【方剂功效】 肝气郁结，气血不和所致的风湿性等顽固性疼痛。

【适应症候】 貌凄惨，神萎靡，步履艰难，遇寒加重；舌淡，脉弱。

【方剂组成】 制川乌、天台乌药各 10 克，制马钱子 0.5 克，海南沉香 5 克，东北参 10 克，川牛膝、川木瓜、炒苍术各 15 克，炙麻黄、蝎子、红花、生甘草各 10 克，制乳香、制没药各5克。

【使用方法】 按方炮制，先煎麻黄去沫，后入诸药，两煎混合约800毫升药汁，每6小时1次，每次130毫升。

【方剂分析】 东北参大补气血，川乌、马钱子性热有毒，善治症瘕积聚，乌药、沉香利气，红花活血，乳香、没药止痛，木瓜、牛膝舒筋，苍术、麻黄、蝎子散寒止痛。共奏益气破瘕、行气活血、散寒通络之效。

【辨证加减】 虚加人参，瘀加红花，痰加橘红。

【画龙点睛】

（1）气痛病多先药后效，患者家属无信心，若不深明医理，把握转归，守法常服，则很难收功。

（2）瘀血为患，先效后不效，先效乃活血利气祛风止痛之功，后失效乃胃受刺激谷不胜药之弊，勿忘顾胃护胃，虚者参、甘、姜、枣，热者宜选石斛。古人治病，有三补一清，有一攻二补，有五补一下，其用心在于重视胃气。

【锦囊妙招】 筋骨痛膏药外用，见外科病。

【验方荟萃】

方一：补骨脂、骨碎补、川断、狗脊、党参、黄芪、当归、升麻各15克，水煎服，每日1剂。

方二：长寿保命酒，10毫升，每日1次，睡前服。处方见轻度神经衰弱五脏俱虚型“验方荟萃”条下。

九、类风湿性关节炎

发生于结缔组织的自身免疫性疾病，主要侵犯关节和腱鞘滑膜，常累及皮肤、眼、心脏、血管或其他器官。发病原因与感染、过敏、内分泌失调、家族遗传、免疫反应等因素有关。

患者先有疲劳、倦怠、消瘦、纳呆、低热，后来有一个或两个关节僵硬、运动疼痛，也可关节红、肿、热、痛；多累及四肢远端小关节，常呈梭状肿胀。慢性后，关节活动范围减小，周围皮肤、肌肉萎缩，也可出现皮肤、滑膜皮下小结。

中医称“痛痹”“痛风”“白虎历节风”。

【方剂名称】 养活止痛逐水汤。

【方剂功效】 养血、活血、止痛、逐水。主治类风湿性关节炎。

【适应症候】 好发于骶髂及手足小关节，疼痛、肿胀，先游走性痛，后疼痛点固定，最后畸形与强直。

【方剂组成】 生地黄30克，白芍20克，鸡血藤30克，益母草15克，制乳香、制没药各6克，防风、独活、威灵仙、秦艽、防己各10克。

【使用方法】 水煎服，每日1剂。

【方药分析】 生地黄、白芍养血，鸡血藤、益母草活血，防风去上风，独活去下风，威灵仙去关节之风，乳香、没药止痛，秦艽、防己攻风逐水。

【辨证加减】 肿胀明显加胆南星、白芥子，减少生地用量；胃不适去乳没；腰痛加川断、狗脊；疼甚加茴香、佛手。

【验方荟萃】

方一：加味佛茴汤（三妙桂五乳没）。川佛手 15 克，盐小茴 12 克，炒苍术 10 克，盐黄柏 12 克，川牛膝 15 克，炙黄芪 18 克，嫩桂枝 10 克，炙甘草 12 克，威灵仙、炒川芎各 30 克，制乳香、制没药各 8 克，海南沉香 5 克，水煎服，每日 1 剂。

方二：白术归芍海桐汤。土白术 90~120 克，当归 20 克，京赤芍 60 克，海桐皮、广陈皮、川羌活、川断、牛膝、桑寄生、姜黄各 15 克，穿山甲 10 克，威灵仙 30 克，水煎服，每日 1 剂。亦可治疗坐骨神经痛、腰椎骨质增生。

方三：制马钱子、制川乌、草乌各 10 克，当归、川芎、木瓜、牛膝各 15 克，杜仲 20 克，麻黄 12 克，红花 8 克，以上共为细末，炼蜜为丸，共制成 60 丸，早晚各服 1 丸，连用 1 个月。

方四：雷公藤 250 克，生川乌、草乌各 62 克，当归、红花、桂枝、羌活、钻地风各 18 克，浸泡后加 2 500 毫升水，煎至 1 000 毫升，过滤去渣，加冰糖 250 克，待药汁冷后兑 55 度白酒 1 000 毫升，搅拌均匀，装瓶备用，成人每次 30~50 毫升，每日 3 次。

方五：千年健、寻骨风、川牛膝、当归、炙甘草各 15 克，豨签草 30 克，将上药煎至 500 克，再与 500 克白酒混合，每次 2 小盅，每日 3 次，此方也治肩周炎、坐骨神经痛。

方六：雄黄、天南星、半夏、川乌、草乌、朱砂、细辛、天麻各等份，共为细末，每次服 1 克，每日 2 次，黄酒送下。

方七：千年健、爬山虎、地蜂子、老鹳草、小茴各 9 克，二丑 6 克，煎后，黄酒冲服，每日 1 剂。

方八：当归、牛膝、漏芦各 9 克，桂心、地龙、羌活、防风、白芷、没药、甜瓜子各 15 克，为末，每次 6 克，黄酒引。

方九：雷公藤、龙须藤、络石藤、忍冬藤、虎杖根各 20 克，蜈蚣 2 条，水煎服，每日 1 剂。上肢痛加桑枝、姜黄，下肢痛加独活、牛膝，腰痛加杜仲、海桐皮，关节肿加赤芍、茯苓皮。

方十：蚂蚁粉 5 克，每次 5 克，每日 3 次，开水送服。

方十一：醋蛋疗法。

十、腓肠肌痛

腓肠肌痛是一侧或双侧小腿因寒冷或姿势突然改变而引起的腓肠肌痉挛、俗称“腿肚抽筋”。局部疼痛多由寒冷、过劳、脱水、失盐、钙元素缺乏导致，中医谓血不养筋。

1. 血不养筋型

【方剂名称】 防木牛芍甘汤。

【方剂功效】 养肝、舒筋。

【适应症候】 缺钙导致的腓肠肌痉挛。

【方剂组成】 怀牛膝、川木瓜、炒白芍各 30 克，生甘草 15 克，汉防己 10 克。

【使用方法】 鸡爪引，水煎服，每日 1 剂。

【方剂分析】 白芍养肝缓急（降低脊髓反射弧的兴奋性），牛膝、木瓜舒筋活络，防己、甘草消肿止痛，鸡爪含钙量多。一般 3 剂愈。

【辨证加减】 肝经有热可配逍遥散，肝血虚者加当归、川芎。

【画龙点睛】 老年补钙，不易吸收，多由血液循环障碍导致，因此宜配养血、活血、化瘀的药物，如当归、川芎、白芍；再者中医认为“肝主筋，肝脉失养，则筋脉挛急”。这些药物养肝血，肝筋得养，则挛急自愈。

【锦囊妙招】 木耳 40 克，水煎服，每日 1 剂。

【验方荟萃】

方一：“宇宙天秘功”的预备功，即两脚分开，与肩同宽，举起双手，放松，入静，可立即见效。

方二：醋蛋疗法。

方三：猪蹄甲 10 只，米醋 100 毫升，加水 500 毫升，高压锅内炖 30 分钟，3 日内服完。

2. 肝经郁滞型

【方剂名称】 木牛逍遥散。

【方剂功效】 舒肝健脾，养血濡筋。主治肝郁不舒，筋脉失养型腓肠肌痉挛症。

【适应症候】 间断性腓肠肌疼痛难忍，多因过劳熟睡诱发，活动后症状消失，脉弱。

【方剂组成】 当归 10 克，白芍 15 克，柴胡 6 克，茯苓 10 克，白术 15 克，木瓜 20 克，木防己 10 克，川牛膝 20 克。

【使用方法】 水煎服，每日 1 剂。

【要药分析】 白芍有解痉、镇静、抗惊厥、扩张血管的作用。牛膝、木瓜消除炎症性肿胀，前者改善微循环，后者缓解肌肉痉挛。

【辨证加减】 脾虚加党参、黄芪，痛重加龙骨、牡蛎。

【画龙点睛】 若是血液循环障碍，单纯补钙不行，因此要活血化瘀，尤其是老年人。

【锦囊妙招】 鸡爪风：症见足趾手指不断抽搐，犹如鸡在悬爪时颤动。山木耳 100 克，天麻 20 克，钩藤、当归各 30 克，荆芥、防风各 10 克，水煎后，分 4~6 次服完。

十一、足跟痛

足跟痛是跖腱膜的跟骨结节附着处发生慢性损伤引起的局部疼痛。常伴有跟骨结节部的前缘骨刺。中医认为多有气虚下陷，肾虚导致。

症状是起病缓慢，多为一侧发病，可有数月或几年的病史。起床后或站立时症状加重，行走片刻则减轻。局部不红不肿，有骨刺者可无症状，无骨刺者可有症状。具体证型及治疗如下。

1. 中气下陷型

【方剂名称】 乌樱壳倍补中益气汤。

【方剂组成】 乌梅10克，金樱子20克，炒枳壳100克，五倍子5克，黄芪30克，党参20克，白术15克，当归24克，陈皮10克，升麻10克，柴胡3克。

【使用方法】 水煎服，每日1剂。

【锦囊妙招】 荞麦面与米醋各适量，和成膏状，外敷患处。

2. 脾肾阳虚型

【方剂名称】 益气强督汤。

【方剂组成】 黄芪50克，党参、白术、骨碎补、补骨脂、怀牛膝各20克，茯苓、川断、狗脊各15克，甘草10克，制马钱子0.5克。

【使用方法】 水煎服，每日1剂。

【锦囊妙招】

方一：威灵仙、川木瓜、川牛膝、海桐皮各10克，螃蟹（去脐捣烂）500克，米醋500克，煎煮过滤，每次10毫升，每日3次，一般服3个疗程。

方二：外敷独角膏。

3. 肝肾阴虚型

【方剂名称】 增力汤合三妙汤。

【方剂组成】 麦冬20克，玄参、熟地黄、怀牛膝、山茱萸各30克，炒苍术15克，黄柏10克。

【使用方法】 水煎服，每日1剂。

第五节　麻　　木

麻木是指肌肤、肢体发麻，甚至全然不知痛痒的一类疾患。麻，如同虫蚁乱行其中，木，指肌肤木然，顽而不知。

西医的结缔组织病，如类风湿性关节炎、结节性多动脉炎、硬皮病、营养障碍病（脚气病）以及代谢、内分泌病导致的周围神经损害多有此症候。大动脉炎、脉管炎、脑血管意外后遗症也可表现麻木症状。

一、脾肾虚弱型

【方剂名称】 参芪六味汤。

【方剂功效】 补脾、益肾。

【适应症候】 头痛，头晕，腰膝酸软，肘上困，腓外麻。

【方剂组成】 党参40克，炙黄芪、熟地黄各30克，炒山药20克，萸肉、茯苓、泽泻、牡丹皮各15克。

【使用方法】 水煎服，每日1剂。

【方剂分析】 气不足则麻，血不足则木。参芪益气，气足血旺，六味养精，精足血充。

【辨证加减】 四肢末梢麻木（末梢神经炎）加麦麸、薏苡仁，麻木有冷感加肉桂、小茴，麻木伴疼痛加桃仁、红花，颈椎病致麻木加白芍、葛根，腰椎病致麻木加木瓜、牛膝。

【画龙点睛】 气主煦之，血主濡之。益气养血，注意兼症。

【锦囊妙招】 白芥子研末，姜葱汁调敷患处。

【验方荟萃】 熟地黄、山萸肉、酒白芍、天麻、钩藤、吴茱萸、川芎各6克，木耳15克，黄酒120克，炖服。

二、痰瘀互结型

【方剂名称】 八珍苡芥夏沥汤。

【方剂功效】 益气养血，化瘀祛痰。主治气血虚弱，痰瘀阻闭型麻木症。

【方剂组成】 土白术30克，炒薏苡仁20克，炒白芥子12克，川牛膝20克，党参15克，小生地黄15克，竹沥20毫升，当归15克，赤芍25克，炒川芎10克，川佛手18克，姜半夏12克，茯苓20克，炒桃仁10克，红花10克。

【使用方法】 水煎服，每日1剂。

【验方荟萃】

方一：鸡血藤片6片，每日3次。

方二：南瓜瓤120克烧灰，荞麦面120克共合一处，棉油炸后服。

方三：醋蛋疗法。

三、气血不和型

【方剂名称】 土甲香瓜红糖酒。

【方剂功效】 行气、活血。

【适应症候】 麻木日久，固定一处，舌上有瘀斑。

【方剂组成】 炮山甲、川木瓜、小茴各12克，盐土鳖虫21克，红糖500克，大曲酒500克，长流水（泉水）500克。

【使用方法】 将四味药研为细末，水、酒、糖兑在一起，装入耐温瓶中炖沸，搅匀，稀稠同喝，每次3盅，每日1次，适用于老年人劳伤所致的四肢关节、腰、背、肩等处的麻木。

【方剂分析】 穿山甲改善微循环，抑制抗原抗体免疫反应所致的病理损害。小茴、木瓜缓解肌肉痉挛，消除炎症肿胀。土鳖虫激活纤溶酶原，改善血液流变性。

【辨证加减】 痰瘀加白芥子、竹沥，寒瘀加附子、桂枝。

【画龙点睛】 此方对椎间盘脱出有效。

【锦囊妙招】 酒浸茴香散：小茴、木香各6克，陈皮10克，元胡12克，穿山甲、牛膝、独活各5克，甘草3克，浸泡于500毫升60度酒内。此方即《土单服务部》配制的药酒方，对麻木证、肩凝证、椎间盘脱出均有效，曾愈多例患者。

【验方荟萃】

方一：牛抵头草（大力草、老鹳草）全草适量，水煎当茶用，每日3次，连服30日。

方二：新鲜鸡屎，涂于白布上，外涂患处。

方三：花椒适量，熬水熏洗患处，每日 5 次。

方四：手足麻木疼痛。威灵仙、生川乌、五灵脂等份为粉，醋糊为丸，如桐子大，每次服 7 丸，盐汤下，忌茶。

方五：商陆、萹蓄各 30 克，黑荆芥、甘草各 15 克，糖引，水煎服，每日 1 剂。

方六：先用，生姜 9 克，枳壳、姜半夏、川羌、防风、牙皂、木通各 3 克，桑条 15 克，水煎服，连服 3 剂；后用，炙黄芪、党参、山药、当归各 15 克，柴胡、升麻、陈皮、炙甘草各 6 克，姜枣引，水煎服，连服 5 剂。

方七：当归、赤芍、香附、砂仁各 9 克，郁金、元胡各 3 克，胆南星、钩丁各 6 克，酒引，水煎服，每日 1 剂。

四、湿邪阻络型

【方剂名称】 白术薏米佛茴汤。

【方剂功效】 健脾渗湿，调理气血。

【方剂组成】 土白术、炒薏苡仁各 50 克，川佛手、炒杜仲各 15 克，盐小茴、大茴各 12 克，血参根 20 克，煅乳香、煅没药各 10 克。

【使用方法】 红糖引，水煎服，每日 1 剂。

【方剂分析】 白术健脾渗湿，薏苡仁趋下利湿，量大力专。大茴、小茴、佛手理气，血参、乳香、没药活血。

【加减运用】 上肢麻木加姜黄、威灵仙，下肢麻木加牛膝、木瓜。

第六节 震颤症

震颤症又叫震颤、震掉，是以头部或肢体摇动、颤抖为主要临床表现的一种疾病。西医所称的某些锥体外系疾病所致的不随意运动，如帕金森病、舞蹈症、手足徐动症也可参照本病辨证论治。

【方剂名称】 加味参附汤。

【方剂功效】 益气、温阳、活血、化瘀。

【适应症候】 头部或四肢震颤，神疲，乏力，头晕。舌有瘀点。

【方剂组成】 炙黄芪 30 克，党参、附子（先煎）、川芎各 20 克，桂枝 9 克，山楂 15 克。

【使用方法】 水煎服，每日 1 剂。

【方剂分析】 先天不足，后天失养，脑髓功能减退是震颤的基本原因。本方益气、固本、活血，旨在恢复脑髓之功能。

【辨证加减】 阴虚加鳖甲、山萸肉，痰瘀加白芥子、天麻。

【画龙点睛】 贵在坚持。

【锦囊妙招】 破靴底中间烧灰，玉米根 1 个，羊角心（锉寸酒炖）1 个，菟丝子

（酒蒸）60 克，螟蛉子（焙黄）7 个，蜂房（瓦焙）1 块，皂刺（焙）1 枝，莲蓬（焙）1 根，共为末，炼蜜为丸如梧桐子大，5 克，每日 2 次，白开水送下。

【验方荟萃】 醋蛋疗法。

第七节　重症肌无力

重症肌无力是一种自身免疫性疾病，是由于神经肌肉传导阻滞导致受累肌群无力，多昼轻晚重，劳动后加重，休息后减轻。以脾肾虚弱型最为多见。该病属于中医“痿症”的范畴。

【方剂名称】 加量加味补中益气汤。

【方剂功效】 补脾、补肾。

【适应症候】 起病缓慢，可见四肢乏力，容易疲劳的全身症状。或眼睑下垂、斜视、复视、闭目无力的局部症状。

【方剂组成】 黄芪 120 克，党参 90 克，白术 30 克，茯苓、当归、川断、枸杞子各 15 克，升麻、山萸肉各 12 克，柴胡 6 克，陈皮、甘草各 3 克。

【使用方法】 水煎服，每日 1 剂。

【方剂分析】 病重药宜重，参芪超量方能收效。先天养后天，补肾养精才能收功。

【辨证加减】 气阴两虚改党参为太子参（30 克），气阳两虚党参改为红参，腰痛加补骨脂、骨碎补。

【画龙点睛】 脾主肌肉，补脾为治疗大法。量宜大，如黄芪可用至 300 克。时宜久，一位患者服药时间达 20 年之久。

【锦囊妙招】 花柴皮 15 克，水煎服，每日 1 次。

【验方荟萃】

方一：刺五加 60 克，水煎服，每日 1 次，连服 90 日。

方二：加味四君子汤。党参、土白术各 20 克，茯苓、柏子仁、五味子、炒苍术各 15 克，蝎子、川羌活、制附子（先煎）、炮姜炭、甘草各 10 克，大枣 7 枚，水煎服，每日 1 剂。

方三：熟地黄 30 克，白芥子、桂枝、麻黄、炮姜各 6 克，黄芪 30 克，党参、鹿角胶、独活各 15 克，炙甘草 9 克，水煎服，连服 30~50 剂。适用于下肢冷痛，痿弱难行的老年患者，对以软瘫表现为主的脑病患者，亦有效。

方四：刺五加 60 克，水煎服，每日 1 次，连服 90 日。

第八节　低血压

低血压是指收缩压低于 90 毫米汞柱，舒张压低于 60 毫米汞柱。主要是由于自主神经系统功能失调，导致血压降低，脑血流量不足所致。中医属于“眩晕”“厥症”的范畴。其病机多属脾肾两亏，气血两虚，清阳不升、血不上荣，髓海空虚所致。

【方剂名称】 升压汤。

【方剂功效】 补气、温肾。

【适应症候】 直立时头重脚轻、眩晕、视力模糊。严重时晕厥，可见面色苍白、心慌、汗出。

【方剂组成】 黄芪 30 克，党参、黄精、甘草各 20 克，陈皮 15 克，附片（先煎）10 克，肉桂 5 克。

【使用方法】 水煎服，每日 1 剂。

【辨证加减】 骶坠加枳实，头晕加山萸肉，腰冷加川断。

【方剂分析】 脾肾同补，气阳双补。

【画龙点睛】 提高血容量是治病的关键。

【锦囊妙招】 生理盐水口服。

【验方荟萃】 醋蛋疗法。

第九节 眩　　晕

眩晕是自觉自身或外物有旋转或摇动的感觉，病因多由周围性（耳源性）、中枢性（神经源性）、炎症型（前庭神经元炎）、血管性（椎基底动脉供血不足）以及全身性疾病导致。亦可是神经官能症的一种表现。

一、气阴两虚型

【方剂名称】 参芪六味地黄汤。

【方剂功效】 益脾气、滋肾阴。

【适应症候】 头晕，耳鸣，四肢无力，腰膝酸软，健忘，失眠，自汗，盗汗，牙齿松动。

【方剂组成】 黄芪、山萸肉各 30 克，熟地黄、党参各 20 克，茯苓、山药、泽泻各 15 克，牡丹皮 10 克。

【使用方法】 水煎服，每日 1 剂。

【辨证加减】 视物昏花加枸杞子，潮热加地骨皮，咳嗽加五味子。

【画龙点睛】 多见于脑力劳动者，或年老体瘦之人。

【验方荟萃】 独活 10 克，鸡蛋 2 枚，水煎服，每日 1 次。

二、气血不足型

【方剂名称】 八珍汤。

【方剂功效】 益气、养血。

【适应症候】 头晕，四肢无力，面色微白，动则汗出，大便溏薄，下午腹胀，妇女月经过多或过少。

【方剂组成】 党参 20 克，当归 24 克，白术、茯苓、川芎、熟地黄、炒白芍各 15 克，甘草 10 克。

【使用方法】 水煎服，每日 1 剂。

【辨证加减】 无力加黄芪，心慌加远志，腰酸加补骨脂。

【画龙点睛】 多见贫血患者。

【验方荟萃】

方一：红参、吴茱萸各 10 克，生姜 30 克（或干姜 10 克），大枣 7 枚，水煎服，每日 1 剂。

方二：鸽子 1 只，天麻 10 克，炖汤，口服。

方三：白术、当归、白芍、熟地各 30 克，党参、半夏、川芎、山萸肉各 15 克，天麻 3 克，陈皮 1.5 克，水煎服，每日 1 剂。

三、痰湿阻闭型

【方剂名称】 半夏白术天麻汤。

【方剂功效】 化痰、祛湿。

【适应症候】 头晕眼花，头重嗜睡，四肢重而无力，口黏而饮食不香，涎多，舌苔厚腻，脉滑。

【方剂组成】 茯苓、白术、橘红各 20 克，姜半夏 12 克，天麻、甘草各 10 克，姜 3 片，大枣 5 枚。

【使用方法】 水煎服，每日 1 剂。

【辨证加减】 气虚加党参、黄芪，头痛加白芷、川芎。

【画龙点睛】 无痰不作眩，化痰药半夏有镇静作用；无瘀不作眩，临床须善用川芎。

【验方荟萃】

方一：阿托品 0.3 毫克，每日 3 次。

方二：茯苓、半夏、车前子各 12 克，生姜 30 克，水煎服，每日 1 剂。

四、瘀血内阻型

【方剂名称】 加减递增活血汤。

【方剂功效】 活血、化瘀。

【适应症候】 眩晕，头痛，失眠，多梦，舌下瘀点，脉弦。

【方剂组成】 当归、川芎、丹参各 20 克，桃仁、红花、三棱、莪术、郁金各 10 克。

【使用方法】 葱姜引，水煎服，每日 1 剂。

【辨证加减】 高血压加杜仲、夏枯草，高血脂加草决明、泽泻，颈椎病加葛根、白芍。

【验方荟萃】

方一：尼莫地平片，每日 1 片，每日 3 次。

方二：川芎 30 克，水煎服，每日 1 剂。

五、阴虚阳亢型

【方剂名称】 加味羚羊钩藤汤。

【方剂功效】 养肝，清脑。

【适应症候】 性情暴躁，头晕目眩，耳有蝉鸣，口干舌渴，脉象弦数。

【方剂组成】 羚羊角 4.5 克（先煎或磨汁服），桑叶 6 克，川贝母 12 克，鲜生地黄、竹茹、生白芍、玄参各 15 克，钩藤、菊花、茯神、龟胶、阿胶、牡蛎、甘草各 10 克。

【使用方法】 水煎服，每日 1 剂。

【方剂分析】 方中羚羊角、钩藤、桑叶、菊花凉肝熄风；川贝母、竹茹、茯神化痰清热；玄参、芍药、生地黄酸甘化阴，以缓肝急；龟胶、阿胶、牡蛎乃血肉有情之物，滋真阴，养脑髓。

【画龙点睛】 羚羊钩藤汤治热病邪传厥阴，壮热神昏，烦闷，搐搦。今加二胶以养肝阴，加玄参以补肾阴，牡蛎潜阳，故对肝阴不足，肝阳上亢的眩晕证有效。

【验方荟萃】 仙鹤草 30 克，鸡蛋 2 枚，水煎服，每日 1 剂。

第十节　汗　　证

汗证是指全身或局部出汗过多。病因是出汗中枢的反射作用、自主神经功能紊乱所致。全身疾病如甲亢、发热、休克、惊恐等，局部疾病如汗腺功能失调，脊髓结核亦可引起。中医认为阴阳失调、营卫不和、腠理不固均可引起汗液外泄失常。可分自汗、盗汗、颤汗、头汗、额汗等。

一、基本方

【方剂名称】 汗证汤。

【方剂组成】 生黄芪、山萸肉各 30 克，煅龙骨、煅牡蛎、党参各 20 克，炒白术、炒白芍、五味子各 15 克，麦麸（包煎）50 克。

【使用方法】 水煎服，每日 1 剂。

【方剂功效】 益气、固表、敛肝。

【方剂分析】 汗出不止乃肺虚，谓土不生金。党参、黄芪、白术培土生金，补脾益肺为主。加敛肺之五味子，敛肝之白芍，敛肾之山萸肉为臣。煅龙骨、牡蛎收涩止汗（含钙离子，作用于神经肌肉接头处）为佐，麦麸为麦之外皮，除引药直达病所汗孔外，还可宁心安神（调节自主神经）。

【画龙点睛】 气血共存，精血同源，只有相互顾及。益气固表、滋阴潜阳、养血敛肝同用，汗止可期。

【锦囊妙招】

（1）五倍子研为细末，唾液调为糊状，敷于脐中，连敷3~5日。

（2）应急可用交感神经兴奋药阿托品或654-2（山莨菪碱-2）片。

【验方荟萃】

方一：肺热型。霜桑叶12克，为细末，加小米适量，熬成稀粥口服，每日1剂。

方二：漏汗属出汗重症，山萸肉30克，人参10克，五味子15克，水煎服，每日1剂。

方三：霜桑叶适量，泡茶喝，3个月。此方也治肥胖症。

方四：麦麸45克，五味子30克，焦枣仁25克，地骨皮20克，肉桂、黄柏各10克，水煎服，每日1剂。

二、辨证施治

1. 脾肺虚弱型

【方剂名称】　玉屏风散。

【方剂功效】　益气、固表。

【适应症候】　久病咳喘，或感冒日久，或反复感冒，乏力，轻者动则汗出，重者自汗。面色无华、色黄、脉弱、舌苔薄白。

【方剂组成】　生黄芪30克，炒白术20克，防风10克。

【使用方法】　水煎服，每日1剂。

【方剂分析】　黄芪、白术通过提高机体的免疫力和镇静作用，以及利尿来抑制迷走神经兴奋，从而止汗。防风有脱敏、抗菌、抗病毒的作用。

【辨证加减】　气虚甚加党参、黄精，出汗多加龙骨、牡蛎、麦麸。

【画龙点睛】　汗出因虚，补虚汗止。

【锦囊妙招】　花柴皮（棉花根、茎的外皮）20克，麦麸50克，煎汤服。

【验方荟萃】

方一：气虚，症见入睡后头汗不断，伴有乏力、气短、易感冒。麦麸30克，党参、黄芪、知母、麻黄根各20克，水煎服，每日1剂。

方二：心虚，惊悸，汗出，心神不宁。麦麸60克，水煎服，连服5日。

2. 脾肾虚弱型

【方剂名称】　芪萸芡竹熟地汤。

【方剂功效】　补脾、益肾、敛汗。

【适应症候】　久病体弱，腰疲腿软，汗出纳少，面黄无华。

【方剂组成】　生黄芪50克，山萸肉、生芡实各20克，蒸玉竹、焦熟地黄各15克。

【使用方法】　水煎服，每日1剂。

【方剂分析】　玉竹对神经有营养和镇静的作用，可维持水、电解质平衡。熟地黄为滋补强壮剂，提高免疫功能，缓解疲劳过度。黄芪固表。山萸肉（利尿、降压）敛肝。芡实敛脾。

【辨证加减】 脾虚甚加党参、白术，肾虚甚加五味子、五倍子，自汗或盗汗甚加煅龙骨、煅牡蛎各30克，心虚（自汗、盗汗）加炒枣仁、五味子各15克。

【画龙点睛】 传统认为阳虚自汗，阴虚盗汗，临床上也有阳虚盗汗，阴虚自汗的，因此必须四诊合参，对症下药。自汗、盗汗多与心悸、失眠、眩晕、耳鸣并有，多是阴失其守，阳失其固。

【锦囊妙招】 花柴皮30克，麦麸（包煎）50克，山萸肉30克，水煎服，每日1剂。

【验方荟萃】

方一：蒸萸肉30克，生龙骨30克，生牡蛎30克，水煎服，每日1剂。

方二：阿托品治疗大汗亡阳证（迷走神经张力过强，宜用交感神经兴奋药）特效。

3. 营卫失调型

【方剂名称】 桂枝加龙骨牡蛎汤。

【方剂功效】 调和营卫，平衡阴阳。

【适应症候】 久患失眠，遇情绪波动之时，多自汗出，或有恶风，周身疲痛。

【方剂组成】 桂枝10克，炒白芍、生龙骨，生牡蛎各20克，姜3片，枣7枚。

【使用方法】 水煎服，每日1剂。

【方剂分析】 营阴不能内守则自汗出，白芍敛阴和营；卫强导致热燥则失眠，桂枝宣通卫阳；姜助桂枝，枣助白芍，阴平阳秘。更配龙骨、牡蛎之安神，故汗止。

【辨证加减】 表虚加黄芪、白术，情绪不稳加麦麸、甘草，心慌加柏子仁，五味子。

【画龙点睛】 钙剂安神止汗。

4. 阴虚火旺型

【方剂名称】 当归六黄汤。

【方剂功效】 滋阴清热，固表止汗。主治阴虚火旺型汗证。

【适应症候】 发热面红，盗汗或自汗，口干唇燥，心烦，口渴喜冷饮，溲赤便干，舌红苔黄。

【方剂组成】 黄芪30克，黄柏、黄芩、黄连、生地黄、熟地黄各15克。

【使用方法】 水煎服，每日1剂。

【方剂分析】 病原体致热，汗出而排热。黄芩、黄连、黄柏抑制病原体的蔓延，黄芪、生熟地黄增加机体的免疫功能。

【辨证加减】 骨蒸潮热加知母、地骨皮，汗多加龙骨、牡蛎。

【验方荟萃】

方一：偏阴虚。熟地黄、白芍、五味子、煅牡蛎各20克，黄连3克，麦麸50克，水煎服，每日1剂。

方二：偏血热。生地黄、地骨皮、生龙骨、生牡蛎各20克，麦麸30克，水煎服，每日1剂。

第十一节　骶　　坠

骶坠为自觉骶部重坠，劳累后加重，多伴乏力、腰酸。

【方剂名称】　加味益气强督汤。

【方剂功效】　补脾、升陷、强督、提肛。

【适应症候】　工作稍累，自感骶部下坠，重时，有肛门欲脱之感，多于黄昏时加重，休息后稍轻，不敢稍事劳动，多伴有四肢乏力、腰膝酸软，舌淡，脉弱。

【方剂组成】　制马钱子 0.5 克，黄芪 50 克，党参、炒白术、升麻各 15 克，广陈皮 20 克，川断、狗脊各 15 克，怀牛膝 20 克，补骨脂 15 克，炒枳壳 120 克，枸杞子、山萸肉各 15 克，五倍子 5 克。

【使用方法】　水煎服，每日 1 剂。

【方剂分析】　强督汤加枳壳、枸杞子、山萸肉、五倍子。

【画龙点睛】　骶坠仅用升陷药物疗效差，应脾肾同补。

【锦囊妙招】　花柴皮 1 把，每日 1 次，连服 30 日。

【验方荟萃】

方一：做提肛运动，每日 1 次。

方二：灸百会穴，针昆仑穴。

第十章 精神系统疾病

第一节 精神分裂症

精神分裂症是最常见的一种精神病，表现为多种形式的精神活动失调，但一般均以思维、情感、行为及与环境相互之间的不协调（即所谓“分裂”现象）为主要特点。多起病于青壮年，男女发病率无明显差异。

精神分裂症主要表现为精神活动的障碍，如幻觉、错觉（知觉障碍）；联想散漫、妄想（思维障碍）；情感反应高涨、低落或反常（情感障碍）；动作减少、增多、怪异性动作或姿势（运作障碍），以及由于上述病态精神活动的结果表现为各种形式的行为紊乱（行为障碍）等。

本病分急性发病及逐渐起病两种。急性发病可表现为突然的兴奋躁动及行为反常。一些急性发病的患者，如果仔细追问病史，常可发现在明显发病前几天或几周内已有失眠或心神不定等。逐渐起病的常表现为生活懒散，工作与学习的兴奋下降，有时会误认为思想或性格出现问题。还有的患者有一些不舒服的诉述，最初常被诊断为神经衰弱或其他疾病，经过一段时间的检查治疗，病情不但未好转，反而逐渐暴露出许多怪异的想法，因而被发现有精神病。目前，现代医学对发生本病的机制尚不十分清楚。

精神分裂症的诊断主要依据是临床表现，结合病史表现和精神检查发现进行分析判断。体格检查是为了排除其他疾病，因为某些疾病可以产生与精神分裂症相似的表现。

本病的治疗主要采用胰岛素昏迷疗法、电抽搐疗法以及针刺、服用氯丙嗪类药物等。

本病在中医学中属“癫狂”范畴。《黄帝内经》曰：“诸躁狂越，皆属于火。”历代医家对癫狂症状做过很多细致的观察，治疗也有广泛探讨，并有“气血凝滞”和“痰迷心窍”等各种说法，治则为补益心脾、清泻肝火、理气活瘀、开窍涤痰等，临床上有一定疗效。

一、心脾肝虚型

【方剂名称】 甘麦大枣汤。

【方剂功效】 宁心安神，和中缓急。

【适应症候】 越高至险、妄言乱语、说奇道怪、烦躁不安、睡眠失常、惊悸、狂妄自大、不避亲疏、哭笑无常。舌燥、脉虚。

【方剂组成】 大枣10枚，甘草90克，麦麸100克。

【使用方法】 水煎服，每日1剂。

【方剂分析】 “肝苦急，急食甘以缓之”。麦麸为君，甘凉除烦；甘草为臣，甘平缓急；大枣为使，甘润和中。

【辨证加减】

（1）实证：过喜为心实，配合泻心汤；动怒为肝实，配合丹栀逍遥散；歌唱热在胃，配合小承气汤；大哭热在肺，配合泻白散；惊恐热在胆，配合龙胆泻肝汤。

（2）虚证：心虚配合天王补心丹，肝虚配合补肝散，脾虚配合归脾汤，肺虚配合补脑阿胶汤，肾虚配合六味地黄汤，胆虚配合温胆汤，血虚配合人参养荣汤，脾虚配合参苓白术散。

【画龙点睛】 明辨病因，贯串安神。

【锦囊妙招】 鲜地龙7条，洗净，加入100克白糖，溶化后饮下。

【验方荟萃】

方一：党参（或人参）、枣仁各30克，朱砂15克，乳香8克，蜜丸如弹子大，薄荷汤下。一人因兵火而惊恐，导致狂证，服20丸而愈。

方二：五氟利多片每次5片，每周1次。

二、气血瘀滞型

【方剂名称】 癫狂梦醒汤。

【方剂功效】 行气活血，化瘀安神。

【适应症候】 情绪烦躁不安，恼怒多言，甚则登高而歌，弃衣而走，或目妄见，耳妄闻，或呆滞少语，妄思离奇多端，常见面色暗滞，胸胁满闷，头痛心悸，或妇人经期腹痛，经血紫暗有块，舌质紫暗有瘀斑，舌苔薄黄，脉细弦，或弦数。

【方剂组成】 炒桃仁24克，醋香附20克，甘草、赤芍、桑白皮各15克，木通、姜半夏、大腹皮、醋青皮、广陈皮各10克，苏叶、醋柴胡各6克。

【使用方法】 水煎服，每日1剂。

【方剂分析】 桃仁、赤芍活血化瘀，苏叶理胸，柴胡理胁，香附理肝，木通理肾，陈皮理胃气，青皮理肝气，桑皮理肺气，大腹皮理肠气，疏通脏腑之气血，荡涤经络之污垢，则狂醒神安。

【辨证加减】 热瘀加大黄、生石膏，痰迷加菖蒲、海浮石，痛加郁金、丹参。

【画龙点睛】 此乃王清任治狂之方，勿多服，症状控制以后据症调理脏腑。

【验方荟萃】 大黄45克，芒硝（冲服）10克，当归15克，枳实、桃仁、厚朴、毛橘红、红花各10克，甘草6克，水煎服，每日1剂。

三、痰瘀热结型

【方剂名称】 栀翘白金调胃汤。

【方剂功效】 清热，化痰，活瘀宁心。

【适应症候】 哭笑如狂，右胁下起条，全身疼痛，少食恶心，渴喜冷饮，便秘溲赤。舌红，苔黄，脉实长。

【方剂组成】 醋大黄（后下）、芒硝（冲服）、薄荷叶、甘草各10克，郁金、炒栀子、连翘各15克，白矾3克。

【使用方法】 醋制为丸，如梧桐子大，早晚空腹服10克。

【方剂分析】 大黄、芒硝泻下毒素而神安，郁金入心散恶血，白矾入脾化顽痰。药理研究栀子有镇静作用，连翘有抗抑郁作用。

【辨证加减】 瘀血加三棱、莪术，痰加青礞石、橘红。

【画龙点睛】 一般两剂愈，泻下物为水样、泡沫样、黏液、血样，排得越干净，疗效越好。愈后先服甘麦大枣汤10剂以养心神，再间服归脾、六味地黄汤各5剂以养脾胃。

【锦囊妙招】

（1）柏树根皮，焙干为末，每次6克，石菖蒲煎汤送服，服药后，可吐出大量痰液，泻下黏便。

（2）息神丸。硫化铅、生石膏、芒硝各60克，朱砂、青黛、白矾（或用硼砂）各30克，黄丹15克，生山药120克，共为细末，炼蜜为丸，6克重，每次2丸，每日2次，共服100丸。硫化铅制作方法：黑铅500克，入铁锅熔化，入硫黄250克，铁铲拌炒，所熔之铅，结为砂子，逐渐再加入硫黄250克，晾凉，色如铅灰，研碎后，再入芒硝250克，水煮3次，而后即成。

【验方荟萃】

方一：郁金210克，白矾90克，米糊为丸如梧桐子大，每次10粒，每日3次。

方二：用驴脂合酒，搅拌均匀，每次20毫升，每日2次。

方三：陈皮30克，半夏、天南星、大黄、黄连各60克，皂角、细辛各2克，赤金50张，天竺黄6克，甘草15克，以水为丸，绿豆大小，每次10粒，每日2次。

方四：朱砂、川连、巴豆霜、木香等份共末，制丸如梧桐子大，每次5粒，口服，泻下为度。

方五：失心症。因痰积久而成，为邪症，白矾、朱砂各3克，好陈醋1杯，冲服。

方六：大黄、青礞石、郁金、川贝母、法半夏各6克，胡黄连、陈皮各5克，芒硝9克，水煎服，每日1剂。

方七：鸡肝1个，牙皂9克，研末共合一起，用银器搅成糊，服下，一般服后即吐。

方八：玄参250克，石膏（先煎）120克，麦冬75克，法半夏、白芥子各45克，党参、知母各15克，甘草9克。竹叶、江米各1把引，水煎服，每日1剂。

第二节　老年性痴呆

老年性痴呆又称阿尔兹海默病，是指男65岁以上，女55岁以上，发生呈慢性、进行性智能缺损，并有脑组织特征性病理改变的一种精神疾病。

初起健忘，不记路或忘记吃饭。主动性不足，活动减少，孤僻，自私，对周围环境兴趣减少，缺乏热情。以后对人冷漠，易激惹，因小事暴怒，无故吵闹、打骂，常收集纸屑、布条等废物。之后，表现出低级意向，如当众裸体、性欲亢进等，最后，忘记家人及自己的名字，甚至多疑，出现被窃、毒害等妄想。

本病病理改变是脑组织由于脂肪、蛋白质、水分含量减少而体积变小、变轻，多在100克以下，呈弥漫性脑萎缩、脑回变窄、脑沟增宽。CT扫描及磁共振是西医常用的诊断方法。

【方剂名称】 远志益智汤。

【方剂功效】 补肾、健脑、益智、安神。

【方剂组成】 党参10克，黄芪30克，白术、川芎各20克，制附子（先煎）10克，杏仁、山萸肉、桂圆肉、益智仁、远志、石菖蒲各15克，核桃仁10克。

【使用方法】 水煎服，每日1剂。

【方剂分析】 党参、附子、黄芪、白术益气温阳，山萸肉、桂圆肉、核桃仁、川芎、杏仁活血增髓，益智仁、远志、石菖蒲开窍醒脑。

【辨证加减】 胸闷加郁金、佛手，不寐加枣仁、夜交藤，瘀血加桃仁、红花，痰瘀者加海浮石、天竺黄。

【画龙点睛】 经云“重阴者癫”，故温肾乃治疗大法。

【锦囊妙招】

（1）核桃3个，大枣2枚，每日1次。

（2）头要常梳，齿要常叩。

【验方荟萃】 西洋参5克，桂圆肉、山萸肉各10克，泡茶喝，每日1次。

第三节　癔　　症

癔症又名“歇斯底里”，多在精神因素作用后起病，呈阵发性发作，临床复杂而多变，以女性为多。

精神障碍者，情感色彩浓厚，易受暗示。常大哭大笑，大喊大叫，蹬足捶胸，装模作样。躯体疾病者可有癔病性瘫痪、癔病性耳聋、梅核气等症状。以下列举常见表现以辨证施治。

一、笑不休

笑不休是指喜笑过度不能自制。

1. 水不济火型

【方剂名称】 牛石六味地黄汤。

【方剂功效】 滋阴清热，安神止笑。

【适应症候】 时出笑声，有时入睡中，笑而后醒。有时独坐静思，笑而放肆，多伴烦躁失眠。舌红，津少，脉虚数。

【方剂组成】 熟地黄、山药、山萸肉各15克，牡丹皮、泽泻、茯苓各10克，石膏30克（先煎），水牛角（若用犀角，犀角应先煎半小时）20克。

【使用方法】 水煎服，每日1剂。

【方剂分析】 古人用犀角，犀角昂贵，今人用水牛角、石膏代替。石膏为含水硫酸钙，血钙浓度高，有镇静、解痉的作用。水牛角含胶质钙，能作用于神经肌肉接头处安静神经。

【辨证加减】 气虚加党参、黄芪，血瘀加丹参、琥珀，纳呆加麦麸、茯神。

【画龙点睛】 心有余，则大笑不休。此症乃肾水不足不能相济于心，导致心热而伤神明，故壮水之主以制阳光，阴起则阳和，热清则笑止。

【锦囊妙招】 炒食盐泡茶饮之，亦可治愈，因盐走肾，炒则能入心经，以显滋阴降火之功，一般2剂可愈。

2. 气虚痰迷型

【方剂名称】 定志丸（人茯甘菖志）。

【方剂功效】 益气化痰，开窍定志。

【适应症候】 笑不休，多伴乏力、气短、便溏，舌淡，脉弱。

【方剂组成】 人参10克，茯苓20克，石菖蒲12克，远志、甘草各15克。

【使用方法】 生姜引，煎汤或制丸服。

【方剂分析】 人参对抗脑细胞衰老与萎缩、改善情绪，茯苓、石菖蒲、远志有镇静、催眠、抗惊厥的作用，茯苓利尿、化痰，石菖蒲抗心律失常、制止肠道异常发酵，远志降压、降脂。

【辨证加减】 血虚加当归，有痰加茯苓皮。

【画龙点睛】 思虑太过，老伤心脾，神不守藏，治宜益气定志。

【锦囊妙招】 麦麸50克，水煎服，每日1次。

【验方荟萃】 桂圆肉20克，鸡蛋1枚，熬汤口服，每日1次。

二、欲哭（脏躁症）

欲哭是想哭而没有泪水。

【方剂名称】 甘麦大枣汤。

【方剂功效】 养心安神，和中缓急。

【适应症候】 头晕目眩，精神恍惚，心烦欲哭，呵欠频作，舌淡红，脉细数。

【方剂组成】 甘草10克，麦麸60克，大枣10枚。

【使用方法】 水煎服，每日1剂。

【辨证加减】 烦甚加百合、栀子，手足心热加秦艽、地骨皮。

【画龙点睛】 此方治疗顽固性神经衰弱及精神分裂症。

三、心烦

【方剂名称】 泻青丸。

【方剂功效】 清泻肝火。

【适应症候】 烦躁不安，不能安卧，易惊多怒，口苦头晕，或目赤肿痛，或便干溲赤，舌红，脉弦数。

【方剂组成】 焦栀子 15 克，龙胆草、川大黄、羌活、防风、当归、川芎各 10 克。

【使用方法】 水煎服，每日 1 剂。

【方剂分析】 肝藏魂，在志为怒，火郁肝经，故多怒易惊，不能安卧，心烦头晕。方中归、芎养肝、润肝。大黄导热，热从后出，栀子利尿，热从前出。羌、防散肝火，火散则肝安。

【辨证加减】 血压高加夏枯草，菊花，目眦加蒺藜、薄荷，失眠加钩藤、牡蛎。

【画龙点睛】 肝经火郁。

【锦囊妙招】 炒麦芽、生石膏各 30 克，生甘草 15 克，红枣 10 枚，每日 1 剂，连服 5 日。本方亦适用于围绝经期综合征。

四、恐惧症

【方剂名称】 温胆汤。

【方剂功效】 理气化痰，清胆和胃。

【适应症候】 神魂不宁，彻夜不眠，惊悸，夜梦高降，头晕，时迷，舌白腻，色微黄。

【方剂组成】 清半夏、橘红、茯苓各 15 克，竹茹、枳实、甘草各 10 克。

【使用方法】 姜枣引，水煎服，每日 1 剂。

【方剂分析】 清半夏、茯苓安神，枳实、橘红解痉，竹茹抑菌，甘草提高应激功能。

【辨证加减】 烦躁加黄连、姜、枣；失眠加五味子、枣仁，改茯苓为茯神；心血虚加人参、茯神。

【画龙点睛】 胆胃热。胆为中正之官，清净之腑，喜宁谧，恶烦扰，喜柔和，不喜壅郁。热伤少阳火气，故虚烦，惊怵；痰蒙清窍则头晕，时迷。此方名曰温胆，实则清胆胃之热。

【验方荟萃】

方一：心血虚，不眠。人参、白术、茯苓、当归各 9 克，麦冬、牡丹皮各 6 克，生枣仁、熟枣仁各 15 克，五味子、石菖蒲、甘草各 3 克，水煎服。

方二：心气虚，怔忪，常服白术多愈。

方三：心虚重症，定心汤。桂圆肉 30 克，炒枣仁、山萸肉、柏子仁、龙骨、牡蛎各 15 克，生乳香、生没药各 3 克，水煎服，每日 1 剂。

方四：肝胆虚，梦多。酒化鹿茸适量，空腹服。

方五：肝受邪，梦鬼。珍珠母 30 克，龙齿 15 克，水煎服。

方六：肝热，烦热，便秘。生赭石 24 克，枸杞子、生地黄、山药各 18 克，天冬、白芍、半夏、枣仁各 15 克，茵陈、远志、甘草各 6 克，水煎服。

方七：胸中气陷，升陷汤。

五、呕饭症（神经性呕吐）

【方剂名称】 厚朴槟榔二陈汤。

【方剂功效】 清上温下，理气化痰，调理阴阳。主治呕饭证（饭不入胃症）。

【适应症候】 恶心不欲食，食后呕饭。嘈杂懊侬，头晕，身重，乏力。舌淡润、苔厚腻，脉滑数。

【方剂组成】 茯苓15克，姜半夏、陈皮、甘草、厚朴、槟榔、草果仁、枇杷叶各10克。

【使用方法】 韭汁适量，姜汁少许，水煎服，每日1剂。

【方剂分析】 二陈汤为化痰总剂。加厚朴温中化痰，槟榔豁痰消积，草果味香舒脾，韭汁、姜汁温下壮阳，枇杷叶降逆，共奏清热化痰，消积止呕之功。

【辨证施治】 命门火衰型：桂附地黄丸加炮姜；肺肾两虚型：麦味地黄汤加鲜姜；脾积（营养不良性肝脾肿大）型：三甲散加广木香、生铁落。

【画龙点睛】 胃中痰阻，阴阳寒热失调，清阳难升，浊阴难降导致呕饭症；脾阳不振，病见于上则呕，病见于下则泻，病见于四肢则厥冷。何以不振，水湿过甚，凌中州也；呕病者，有呕痰，呕水，呕血，呕饭之不同。夫呕饭一症，人多以丁香、白叩治之，无效而束手无策。因寒呕，非气逆也，故无效。又有人以二丑、薏苡仁治之，亦无效，因寒呕，非呕水也，故无功。而选用厚朴槟榔二陈汤，寒热并用，调理阴阳，故可取效。

六、奔豚

奔豚是自觉从少腹气上冲胸，直达咽喉，腹部绞痛，胸闷气急，头昏目眩，心悸易冷，烦躁不安的一种病症，感觉如有小豚向上跑，故名奔豚。多有肾脏寒气上冲，少见肝脏气火上升。

1. 肾不纳气、下虚上实型

【方剂名称】 连辛苏子降气汤。

【方剂功效】 降逆宽中，温肾纳气。

【适应症候】 自觉一缕气在腹中往来，坐卧不宁，呼吸短促，泛吐清水，神志懊恼，舌淡，苔垢。

【方剂组成】 黄连5克，细辛3克，肉桂、厚朴、苏子、橘红、半夏、前胡、甘草各10克。

【使用方法】 生姜5片，水煎服，每日1剂。

【方剂分析】 苏子降气化痰，半夏、橘红、厚朴、前胡治上痰实，肉桂、生姜、当归治下元虚，甘草调和诸药。黄连、细辛一寒一热，也在此理。

【辨证加减】 腹冷加制附子，胸闷加全栝楼。

【画龙点睛】 心气滞，影响气血，血不和，病肝脾肺，肝不疏泄，则抑郁，脾不运化，则清气不升，肺失宣降，则气机不利。

【锦囊妙招】 附子理中丸，照说明服。

2. 气阳两虚、气血不和型

【方剂名称】　奔豚丸。

【方剂功效】　益气、温阳、调气、和血、佐以淡渗。

【适应症候】　自觉少腹有气，攻窜作痛，如豚上冲，发作时一两分钟即气息微微，伴嗳气、喘促、满闷、脉虚数、舌淡、苔白。

【方剂组成】　白干参、元桂各3克，制川乌10克，制附子、丁香各5克，川楝子10克，厚朴6克，元胡9克，蝎子12克，独活、泽泻、茯苓各9克，巴豆霜、灯心草各1.5克，青盐1克。

【使用方法】　水煎服，每日1剂。缓解后，改汤为丸。

【方剂分析】　肾之积为奔豚。此为古方，分量不改，疗效显著。嗳气加白豆蔻。

【辨证加减】　瘀血加丹参，痰阻加茯神，肝亢加牡蛎，心悸加麦麸。

【画龙点睛】　肾阳虚导致脾阳虚，脾肾阳虚导致气血运行紊乱，一般9剂愈。

3. 卫虚气逆型

【方剂名称】　黄芪桂枝汤。

【方剂功效】　调卫、缓急、平冲、降逆。

【适应症候】　少腹如条状，或块状，上冲心胸疼痛，甚或绝气，须臾自苏。脉紧，舌淡。

【方剂组成】　炙黄芪30克，桂枝15克，炒白芍、炙甘草各20克，生良姜7片，大枣10枚。

【使用方泆】　水煎服，每日1剂。

【方剂分析】　黄芪提高免疫功能，镇静，促进新陈代谢；白芍、桂枝抑制中枢神经，解除胃肠道、子宫、血管平滑肌痉挛；甘草对抗物理、化学、生理、免疫引起的炎症。

【辨证加减】　上焦痛加厚朴、广木香，中焦痛加元胡、五灵脂，下焦痛加蒲黄、土鳖虫。

【画龙点睛】　镇静、解痉。一般3剂愈。

4. 肝郁血瘀型

【方剂名称】　栝楼薤白合血府逐瘀汤。

【方剂功效】　理气、化瘀、疏肝、宽胸。

【适应症候】　痛由两少腹至两胁，恶心欲呕，脉弦，舌暗或有瘀点。

【方剂组成】　全栝楼15克，薤白头10克，当归15克，生地黄15克，炒桃仁12克，红花10克，京赤芍15克，软柴胡6克，炒川芎15克，桔梗10克，川牛膝15克。

【使用方法】　水煎服，每日1剂。

【方剂分析】　气血不和导致疼痛，栝楼薤白汤宽胸理气，血府逐瘀汤活血化瘀，瘀去络通，疼痛自失。

【画龙点睛】　气血顺，则诸症除，一般4剂愈。

5. 肾寒型

【方剂名称】　神保丸。

【方剂功效】 调气，温肾。

【适应症候】 脐下有块或条状，腹痛自少腹到胸，咽，全身。伛偻，善瘛，大便不通，面黑，脉紧，舌腻。

【方剂组成】 广木香、川胡椒、辽细辛各 6 克，蝎子 7 条，巴豆 10 粒（去油），干姜 7 片。

【使用方法】 研为细末，汤浸蒸饼为丸，如麻子大小。朱砂为衣，每次服 5~7 粒。心痛灯心草汤送下，上腹痛姜汤送下，小腹痛茴香汤送下，刺痛醋汤送下，气噎木香汤送下，便秘槟榔汤送下。

【画龙点睛】 一般 4 剂愈。

七、抑郁症

抑郁是心理障碍引起的疾病，症见情绪消沉，胸闷不乐，自闭，甚至有悲观厌世的思想和行为。

1. 肝气不和型

【方剂名称】 逍遥散。

【方剂功效】 疏肝解郁，健脾和营，主治抑郁症。

【适应症候】 两胁不舒，善太息，吞酸倒饱，午后潮热，口干纳呆，苔薄白，脉弦。

【方剂组成】 柴胡 6 克，当归、白芍、白术、茯苓各 10 克，厚朴、生姜、甘草各 5 克。

【使用方法】 水煎服，每日 1 剂。

【方剂分析】 此方为治肝主方，当归、白芍养肝，白术、茯苓健脾，柴胡疏肝，厚朴理胃，生姜温胃通气，甘草补胃和肝，共奏疏肝解郁，健脾和营之功。

【辨证加减】 胸闷加青皮、枳壳，腹痛加木香、元胡，身痛加香附、郁金，血热加牡丹皮、栀子，心嘈加吴茱萸、黄连，恶心加连翘、竹茹。

【画龙点睛】 肝以活为补，故本方对多种肝病有效，如月经不调，痛经闭经，寒热往来，呕吐吞酸，少腹胀闷，头晕目眩等。日久气病至血，选丹地四物汤，郁症安神为要。

【锦囊妙招】 按摩法，选穴位及顺序如下：气户，膻中，期门，章门，中脘，足三里，肩上（即肩胛骨外侧痛点处，按之两手臂发热或发胀，此穴位为颍阳北街老按摩医生王建通传述），背部俞穴，侧卧。

【验方荟萃】

方一：麦麸 30 克，水煎服，每日 1 剂。

方二：石膏 30 克，水煎服，每日 1 剂。

2. 郁久致瘀型

【方剂名称】 血府逐瘀汤。

【方剂功效】 理气，活血。

【适应症候】 胸闷不舒，时有疼痛，或月经不调，或身见瘀斑，舌色暗。

【方剂组成】 当归、生地黄、赤芍、川芎、川牛膝各15克，炒桃仁12克，红花、枳壳各10克，柴胡、桔梗各6克。

【使用方法】 水煎服，每日1剂。

【方剂分析】 桃红四物活血祛瘀，舒者柴胡，降者牛膝，升者桔梗，走左右者枳壳。

【辨证加减】 血热加牡丹皮、地骨皮，失眠加丹参、琥珀，胀痛加香附、小茴，刺痛加元胡、秦艽。

【病案】 患者，女，46岁，胸闷、善太息3个月余。伴月经不调，经行不利，身时有刺疼，心烦，曾服逍遥丸多次，疗效欠佳，查体皮肤有紫块，脉涩，舌质暗淡。此乃气郁日久，导致瘀血，瘀而化热。病不在气而在血，拟化血瘀，清热血之法，牡丹皮、地骨皮、生地黄、炒川芎、京赤芍、当归、制香附、醋元胡、秦艽各12克，小茴5克，水煎服，每日1剂，连用10日，诸证悉除。

【画龙点睛】 气郁者，疏肝解郁，选逍遥散；郁久则瘀，宜养血活血，选血府逐瘀汤（年轻肝气不和）；郁久成瘀，瘀而化热，改为丹地四物汤。本方可治疗心绞痛、胸外伤、脑震荡后遗症、顽固性失眠等。

【锦囊妙招】 肝郁证缓解后容易复发，治愈后在逍遥散的基础上重用当归、白芍。

八、胃（肠）中痒

胃中痒是内脏疼痛经过脊髓整合的一种错觉反应，反射到体表，表现为痒感的错觉，是神经官能症的一种表现。

【方剂名称】 花栀四逆散。

【方剂功效】 疏肝散郁，清热安神。

【适应症候】 胃肠道有痒感，多伴口苦，胸闷。

【方剂组成】 天花粉、焦栀子各60克，生柴胡10克，杭白芍30克，枳实10克，甘草6克。

【使用方法】 水煎服，每日1剂。

【方剂分析】 天花粉是抑菌解毒药，显著抑制溶血性链球菌、肺炎双球菌、白喉杆菌、艾滋病病毒等；栀子除解毒外，还有镇静、提高白细胞吞噬能力、止痛消炎的作用。一般3剂即愈。

【辨证加减】 痛痒甚者用人参30克，或者黄芪60克，当归60克，荆芥9克。

【画龙点睛】 木郁不散。抑或因胃肠道炎症刺激而表现出异常的感觉。

九、胃中热

自觉胃中热感，不泛酸，与体弱及休息欠佳有关。

【方剂名称】 加味归脾汤。

【方剂功效】 补益心脾，佐以温肾。主治胃中热。

【适应症候】 胃热阵阵，下午为甚。

【方剂组成】 黄芪30克，党参、炒白术、当归、茯神、远志、炒枣仁、桂圆肉、川断、菟丝子各15克，广木香10克。

【使用方法】 水煎服，每日1剂。

【方剂分析】 胃乃脾所主，脾虚则感觉异常，故治脾为治疗大法。脾阳根源于肾阳，故宜补肾。心藏神，感觉异常，应佐以安神。

【画龙点睛】 一般医生主张清热，殊不知胃热非热，乃虚也，多劳累后加重，见于体质虚弱及老年人，清热无效。

十、横痃

自觉有块状物横于腹中，多由瘀热结聚所致。

【方剂名称】 蒲地花甲乳没桃红汤。

【方剂功效】 清热解毒，活血化瘀。主治瘀热导致的横痃症。

【适应症候】 自觉有块横于腹中，伴口苦、口臭，舌质红，舌下静脉瘀血，苔厚腻。

【方剂组成】 蒲公英30克，生地榆15克，金银花20克，穿山甲、生乳香、生没药、炒桃仁、红花各10克。

【使用方法】 水煎服，每日1剂。

【方剂分析】 蒲公英、生地榆、金银花清热解毒，穿山甲、生乳香、生没药、炒桃仁、红花活血通络。

【辨证加减】 气滞加枳实、白术，瘀甚加柴胡、鳖甲。

【画龙点睛】 一般6剂愈。感觉到者按血分病论治，感觉不到者按气分病治。

【锦囊妙招】 针刺阳陵泉、阴陵泉、足三里、血海、气海、大赫、阴维、下脘、建里、巨阙，腹内可出现辘辘声，持续1小时，去针后自觉症候减轻，隔天重复治疗，可愈。

十一、百合病

【方剂名称】 百合知母汤。

【方剂功效】 滋阴清热，安神定志。

【适应症候】 行往坐卧，如有鬼神。

【方剂组成】 百合20克，知母15克。

【使用方法】 水煎服，每日1剂。

【方剂分析】 百合提高免疫能力，抗缺氧，有镇静作用。知母有显著的解热作用，降压，降糖，抑制多种细菌。

【辨证加减】 虚加山萸肉、龙眼肉，热加栀子、石膏，瘀加丹参、琥珀，惊悸加益智仁、远志，失眠加麦麸、合欢皮。

【画龙点睛】 解除精神刺激因素，进行唯物主义教育。

【验方荟萃】

方一：生地黄、百合、麦冬各15克，板蓝根、甘草各10克，生石膏30克，水煎服，连服5~10剂。适用于热病后期，失眠、心烦、悲伤欲哭的患者。

方二：花生叶30克，水煎服，每日1剂。

第四节　神经衰弱

神经衰弱是以易于兴奋和易于疲劳或衰竭，并伴有头痛、睡眠障碍为主要临床特点的一种神经官能症。神经衰弱患者往往同时存在多种精神和躯体症状。常见症状有以下几种。

（1）兴奋性增高。容易激动，常为一些小事而悲痛落泪；易烦恼，情绪紧张，精神兴奋，联想和回忆很多，难以抑制；且入睡困难，睡眠表浅，多梦，易惊醒或早醒；常有头部肌肉收缩感或血管紧缩感，全身肌肉酸痛，肢体麻木；对外界刺激如声音、强光等很敏感，可产生怕光、怕声、怕冷、怕热。

（2）衰弱性增高。当疾病迁延时，常体乏无力，精神萎靡，往往多瞌睡，但睡眠表浅，睡后仍不解乏；不能集中注意力，记忆力减退，可有近期记忆遗忘。

（3）自主神经功能障碍。表现心慌，多汗，面部潮红，皮肤潮湿或手足发凉；有消化系统功能失调者，则食欲不振，消化不良，便秘，腹泻和腹胀；或有阳痿、遗精、早泄和月经紊乱等。

（4）焦虑和疑病。常有顾虑、恐惧不安；有的因心悸、脉快而怀疑心脏病，或因胃肠功能失调而担心发生胃癌等。

神经系统的功能性过度紧张是木病主要原因，脑力劳动者发病率最高。负性情绪体验也是本病较为多见的原因，如亲人故世、家庭不幸、生活挫抑、家庭纠纷等，使神经系统持续过度紧张，导致神经衰弱。本病诊断根据临床表现以及紧张性疼痛、睡眠障碍等症状。神经衰弱的治疗多采用综合疗法，即心理治疗的同时配合药物治疗和理疗。

本病在中医学中属“不寐”范畴。病因多由心脾不足，阴虚火旺，心虚胆怯和胃中不和所引起。治以补养心脾以生气血，或滋补肾阴、清心降火，或益气镇惊、安神定志，或和胃消导、化痰清热等。

一、轻度神经衰弱

1. 热扰神明型

【方剂名称】 蒲银汤。

【方剂功效】 清热、安神。

【适应症候】 失眠、多梦，口苦，口臭，口渴，便秘，溲赤，苔黄，脉数。

【方剂组成】 蒲公英30克，金银花30克。

【使用方法】 水煎服，每日1剂。

【方剂分析】 蒲公英、金银花抑制多种细菌、病毒。蒲公英有利胆、保肝、轻泻的作用。金银花抑制炎症渗出、增生，提高白细胞数目。

【辨证加减】 烦躁加栀子仁、百合；乏力加党参15克，砂仁5克。

【画龙点睛】 毒素刺激神经系统可导致失眠。

【锦囊妙招】 栀子 30 克，生石膏 50 克，知母 15 克，水煎服，每日 1 剂。

【验方荟萃】

方一：睡觉打呼噜致失眠，陈皮 1 小块，睡时含于口中。

方二：炒枣仁 30 克，甘草 9 克，桔梗 9 克，水煎服，每日 1 剂。

2. 心肾不交型

【方剂名称】 归芎交泰增力汤。

【方剂功效】 滋肾、清心、活血。

【适应症候】 彻夜不寐，口干咽燥，坐卧不安，心烦易怒，头晕目眩，健忘，小便多，阴囊汗出，尺脉虚数。

【方剂组成】 当归、川芎各 20 克，黄连、肉桂各 1.5 克，麦冬、玄参、熟地黄、怀牛膝、蒸山萸肉各 30 克，五味子 15 克。

【使用方法】 水煎服，每日 1 剂。

【方剂分析】 活脑络，补肾肝脾三脏，交通心肾。当归、川芎养血、活血，黄连、肉桂水火相济，增力汤，滋补肝脾肾。

【辨证加减】 遗精加煨金樱子、白矾。

【画龙点睛】 虚热失眠。

【验方荟萃】 维生素 B_1 注射液 50 毫克，双侧足三里穴封闭。

3. 痰热上扰型

【方剂名称】 温胆汤。

【方剂功效】 化痰清热。

【适应症候】 失眠多梦，头重、头晕，口黏、口苦，胸闷，心烦，苔腻，脉滑。

【方剂组成】 半夏、茯苓、橘红、竹茹各 15 克，枳实、甘草各 10 克。

【使用方法】 水煎服，每日 1 剂。

【方剂分析】 半夏、茯苓安神，枳实、橘红解痉，竹茹抑菌，甘草提高应激功能。

【辨证加减】 瘀加川芎、丹参。

【锦囊妙招】 野天麻 1 个，装入乌鸡（去杂）腹内，小火炖熬，3 日服完。连服 9 日一般可愈。

【验方荟萃】 枣仁配远志治疗顽固性失眠症。

4. 肝失疏泄型

【方剂名称】 加减杞菊四物汤。

【方剂功效】 养血疏肝，调理血海。

【适应症候】 头晕头痛，心烦易怒，耳目失聪。肝气郁结者，头胀头痛为甚，纳呆胁痛；肝郁化热者，头晕目眩，胸中烦热；肝阳上亢者，头晕失眠，甚通宵难寐，烦躁不安。

【方剂组成】 当归、炒白芍、炒川芎、熟地黄、枸杞子、杭菊花各 15 克。

【使用方法】 水煎服，每日 1 剂。

【方剂分析】 四物汤中君熟地黄，臣当归，佐白芍、川芎。养血活血，活中有养，养中有活。枸杞子抗衰老，增强免疫，提高白细胞数目，促进新陈代谢。

【辨证加减】　肝气郁结加柴胡、元胡，肝郁化热加牡丹皮、连翘，肝阳上亢加磁石30克、珍珠母30克，肾阴不足加山萸肉、五味子，心血不足加炒枣仁、柏子仁，脾阴不足加桂圆肉、云茯神，火不归原配黄连、肉桂，心肾不交配夜交藤、钩藤。

【画龙点睛】　凡血瘀者，白芍改赤芍；血热者，熟地黄改生地黄；活血者，大量川芎；补血者，大量熟地黄；熟地黄量大腻胃，或砂仁，或木香，或橘皮以制之。

5. 肝阳上亢型

【方剂名称】　决明杞菊四物汤。

【方剂功效】　补肝养血，潜阳明目。

【适应症候】　头晕目胀，阵发烦躁，时有腰困耳鸣，脉弦细，舌少津。

【方剂组成】　石决明30克，当归、炒白芍、炒川芎、生地黄、枸杞子各15克，杭菊花10克。

【使用方法】　水煎服，每日1剂。

【方剂分析】　石决明有镇静、降压、利尿、抗凝、中和胃酸的作用。

【辨证加减】　血压升高加夏枯草，失眠加双钩藤，贫血加阿胶。

【画龙点睛】　肝肾同源，目胀养肝，用杞菊四物汤，目羞养肾，用杞菊地黄汤。

【锦囊妙招】　1杯冷开水或温开水中加一勺醋，睡前喝，一般1剂见效。

6. 肝肾阴虚型

【方剂名称】　麦砂乌紫熟肉汤。

【方剂功效】　填精益髓，补益肝肾。

【适应症候】　头痛，头晕，耳鸣，失眠，健忘，四肢无力，腰疲膝软，精神不振，健忘，脑不耐用，心悸低热，自汗盗汗，阳痿，泄精，舌嫩，尺脉弱。

【方剂组成】　丹参20克，麦冬、蒸首乌、熟地黄、山萸肉各15克，砂仁10克。

【使用方法】　水煎服，每日1剂。

【方剂分析】　熟地黄滋阴补肾，丹参养阴补肝，首乌、山萸肉二味肝肾同补，加砂仁以利气，麦冬养肺金生肾水。

麦冬有中枢性镇静作用，提高临时记忆指数、平衡功能、免疫功能，改善头晕、眼花、耳鸣、腰酸痛、疲劳、腹胀、心悸、气促等症状，增强肾上腺皮质激素的作用，保护心肌，抗心律失常；蒸首乌抗焦虑，促进红细胞、脑细胞、脊髓的新生和发育，延长脑细胞寿命，改善听力和视力，提高记忆能力，改善白发、齿落、老年斑等衰老现象；丹参抑制中枢神经，提高抗氧化酶活性，清除自由基；熟地黄清除自由基，强壮神经，加强免疫，促进骨髓造血，镇静，强心，降脂、降糖、降压；山萸肉提高免疫功能，促进白细胞生成；砂仁促进胃液分泌，制止异常发酵，用来克服熟地黄、麦冬、首乌等药腻胃的副作用。

【辨证加减】　偏肝虚配四物汤，偏肾虚配六味地黄汤，偏心虚加柏枣仁、桂圆肉。

【画龙点睛】　补脑、益髓、安神。

【锦囊妙招】　元云汤（枣仁参归汤）：桂圆肉（君）60~120克，肉苁蓉30克，炒柏枣仁、云茯神、枸杞子各15克，杭菊花、栀子、熟地黄、白干参、桔梗、石菖蒲、甘草各10克，小麦、大枣引，水煎服，每日1剂。

【验方荟萃】

方一：核桃仁10个，花生米10粒，大枣3枚，口服，每日2次。

方二：智商低。科学家研究，大脑皮质pH值大于7的人比小于7的人智商高1倍。因此要多吃含钾、钠、钙、镁等元素的碱性食品，如水果、蔬菜、豆制品、乳制品、海带等。

7. 阴虚风动型

【方剂名称】 乌龟麻风土僵芎汤。

【方剂功效】 补益肝肾，化湿祛风。

【适应症候】 头晕为重，全身无力，腰疲膝软，心烦不寐，易怒，惊悸，时有目瞀、耳鸣，齿痛，脉虚数。

【方剂组成】 蒸首乌30克，炒龟胶25克，天麻15克，防风10克，土茯苓15克，僵蚕10克，炒川芎15克。

【使用方法】 水煎服，每日1剂。

【方剂分析】 蒸首乌补肾水为君药，炒龟胶补肝血为臣，炒川芎理血气、土茯苓去湿热、天麻化风痰、防风解风湿、僵蚕清痰热为佐，炙甘草和诸药为使，共奏补益肝肾，化湿祛风之功。

何首乌、龟胶、天麻、僵蚕、川芎、防风都是镇静药，何首乌抗衰降脂，龟胶强壮滋补，天麻养脑镇痛，僵蚕催眠治厥，川芎活血扩冠，防风脱敏解毒。土茯苓治晕，清热祛湿。

另外，土茯苓抗幽门螺杆菌，用来治疗胃炎、消化性溃疡；抗乙肝病毒，用来治疗转氨酶升高、肝炎；拮抗棉酚毒性，用来治疗男性不育症。

【辨证加减】 脾阴虚加桂圆肉，肾阴虚加山萸肉，耳鸣，烦躁加枸杞子、杭菊花、石决明。

【画龙点睛】 群药镇静，补中有活。

【验方荟萃】 蜂蜜30克，温开水冲每晚1次，连服2个月。

8. 血虚有热型

【方剂名称】 二连四物汤。

【方剂功效】 养血、清热。

【适应症候】 五心烦热，失眠。

【方剂组成】 生地黄30克，白芍、当归、川芎各15克，胡黄连、黄连各10克。

【使用方法】 水煎服，每日1剂。

【方剂分析】 胡黄连利胆，促进乙肝表面抗原转阴，抑制结核杆菌。黄连有镇静作用，抗菌、抗病毒、抗螺旋体、抗原虫和滴虫。

【辨证加减】 心烦者加板蓝根20克，连翘15克。

【画龙点睛】 本方是钱乙的方剂，也可试用于更年期综合征。

【验方荟萃】

方一：血热型。朱砂、黄连、当归、生地黄、炙甘草，上药研粉为末制丸为朱砂安神丸，照说明服用。

方二：心虚型。生枣仁、炒枣仁各 15 克，水煎睡前服，适用于以失眠症状为主者。

9. 血瘀元神型

【方剂名称】 郁丹递增活血汤。

【方剂功效】 活血，化瘀。

【适应症候】 失眠，头痛，舌色暗，舌下静脉瘀血。

【方剂组成】 郁金 15 克，丹参、当归、川芎各 20 克，桃仁、红花各 10 克。

【使用方法】 水煎服，每日 1 剂。

【锦囊妙招】 鬼针草 30 克，水煎睡前服，每日 1 剂，连服 6~14 日。

10. 脾肾虚弱型

【方剂名称】 归脾加熟汤。

【方剂功效】 补益气血，健脾养胃。

【适应症候】 头晕失眠，懒怠乏力，腰膝疲软，纳呆口黏，或完谷不化，脉无力，舌淡。

【方剂组成】 生黄芪 30 克，党参、炒白术、当归、茯神、远志、炒枣仁、桂圆肉、熟地黄各 15 克，广木香 10 克。

【使用方法】 水煎服，每日 1 剂。

【方剂分析】 心者，脾之母也。党参、黄芪、白术、甘草甘温补脾，茯神、远志、桂圆肉甘温酸苦养心，加熟地黄以水火相济，加木香以行滞舒脾。

【辨证加减】 烦热加蒲公英、金银花、栀子，无食欲加玄参，胸闷加栝楼、炒枳实，阳痿遗尿加制附子、肉桂。

【画龙点睛】 补脾养心之方加熟地黄则成补脾益肾之方也。

【锦囊妙招】 桂圆肉 15 克，鸡蛋 2 枚，水煎服，连服 7 日。

【验方荟萃】 西洋参粉 1 克，装入鸡蛋空壳内，水灌满壳，每日早晚炖服 1 个。

11. 五脏俱虚型

【方剂名称】 参元五安汤。

【方剂功效】 营养五脏，健康元神。

【适应症候】 心悸，失眠，多梦，烦躁易怒，四肢乏力，腰膝疲软，持重坐久，自感气势不足，时有咳嗽。舌红苔白，寸脉弱。

【方剂组成】 西洋参（另煎）10 克，龙齿 30 克，甘草 20 克，枣仁、柏子仁、茯神、桂圆肉、百合、五味子各 15 克。

【使用方法】 水煎服，每日 1 剂。

【方剂分析】 西洋参、桂圆肉、炙甘草益气养阴治后天之本。安肺百合，镇肝龙齿，养心柏子仁、酸枣仁，稳脾茯神，固肾五味子，诸药群聚以宁神。标本兼治，诸证自除。

【辨证加减】 自汗、盗汗加黄芪、山萸肉、麦麸，口苦、口干加生地黄、麦冬、五味子，容易感冒加黄芪、党参、白术，咳嗽加九香虫、麦冬、炒杏仁。

【画龙点睛】 一般情况以百合为主，多梦不寐以枣仁、龙齿为主，脾虚症状明显以西洋参、桂圆肉为主。

【锦囊妙招】 大米50克，红枣7枚，黑木耳7片，花生7粒，洗净后加水煮，煮好后加适量冰糖，早晚各1碗。

【验方荟萃】

方一：不寐汗出症。心悸不寐，寐则心口汗出，伴胸痛。治宜补气血，益肝肾。选加味当归补血汤，当归15克，生黄芪30克，党参、血参各20克，桂圆肉、鹿角胶各10克，煅乳香、煅没药、香甘松各5克。

方二：赵兰萍长寿保命酒。熟地黄9克、白芍9克、川芎3克（以上药品补血），沙参15克、玉竹6克（补阴），枸杞子15克、杜仲9克、川断9克（补阳）、羌活6克、防风6克（祛风），肉桂9克（祛寒），牛膝9克、木瓜9克（祛湿），茯苓9克、前胡9克（祛痰），大茴9克、陈皮6克（理气），秦艽6克、威灵仙15克（通络），枣仁15克、大枣5枚（安神），甘草6克（和诸药），冰糖500克，泡于白酒2 500毫升内，2个月以后，每次10毫升，每日1次，睡前服。本方内补阴阳血，外祛风寒湿，有益智补脑、通络活血的功效，主治中老年人失眠多梦、遗精健忘、腰背酸痛、齿动发白等虚弱症候。

二、中度神经衰弱

1. 脾肾两虚型

【方剂名称】 归附白术增力汤（全真益气汤）。

【方剂功效】 补益真阴，温暖命门。主治中度神经衰弱。

【适应症候】 头晕，四肢无力，不寐经久难愈，腰膝疲软，耳鸣遗精或半身麻木，或心慌气短，或纳呆喜暖。

【方剂组成】 制附片（先煎）6克，人参10克，当归、炒白术、麦冬、熟地黄、怀牛膝、山萸肉、五味子各15克。

【使用方法】 水煎服，每日1剂。

【方剂分析】 此方乃全真益气汤，为记忆方便定为归附白术增力汤。

【画龙点睛】 脾虚莫如归脾汤，中虚莫如补中益气汤，脾肾两虚莫如全真益气汤。仅见失眠症状，可分热扰神明、痰热上扰、心血不足、心肾不交、瘀血阻络等，若有明显的兼症，必须治病求本。先天之本肾也，后天之本脾也。

2. 真精亏虚型

【方剂名称】 人参两胶杞果汤（龟鹿二仙汤）。

【方剂功效】 填精益髓，滋补真阴。

【适应症候】 头晕头重，肢倦神疲，难持难行，遗精，健忘，自汗盗汗。舌淡苔白，脉细弱。

【方剂组成】 西洋参30克，枸杞子30克，炒龟胶500克，炒鹿胶500克。

【使用方法】 共为细末，炼蜜为丸，每丸重9克，每日2次，口服。

【方剂分析】 西洋参抑制中枢神经，有镇静解痉、抗缺氧、抗疲劳、抗应激作用，因此可治疗神经衰弱、自主神经功能失调。枸杞子促进机体新陈代谢，降脂、降糖、降压而起抗衰老、增强免疫作用。龟鹿二仙膏血肉有情之药，为滋补强壮剂。

【辨证加减】 久服觉闷，用枳壳汤下，欲呕者连翘汤下，力不足者鹿胶改为鹿茸，有热象者配以熟地黄、首乌。

【画龙点睛】 此方为《证治准绳》龟鹿二仙汤，为记忆缘故，方剂名定为人参两胶杞果汤。此型为轻度神经衰弱肝肾虚弱型转重而来。

【锦囊妙招】 加味生脉饮：白干参10克，麦冬15克，五味子、当归各3克，鹿茸1.5克，焦熟地黄（或熟地黄30克）24克，蒸首乌、枸杞子各10克，胡桃15克。

3. 真元亏虚型

【方剂名称】 无价保真丸（云仲四双黄羊丸）。

【方剂功效】 阴中求阳，补益元阳。

【适应症候】 长期失眠，头晕目眩，遗精阳痿，或全身痛、腰腿痛，脉沉还无力，或虚数。

【方剂组成】 熟地黄240克，当归、茯苓各90克，黑杜仲、酒川芎、炒白芍各45克，蒸覆盆子、枸杞子、金樱子、菟丝子、仙灵脾（油炒）、金石斛各30克。

【使用方法】 以上共为细末，蜜和为丸，每次10克，早晚各1次。若为汤剂，可适当减量，小黑豆为引，每岁1~2粒。

【方剂分析】 采用枸杞子、金樱子、石斛填精益髓以阴中求阳，加茯苓以淡渗利湿，配四物养中有活，虽常服而无弊。

【画龙点睛】 治阳痿者，补脾气、壮肾阳、活气血为基本法则。必须注意过阳伤阴、滋阴生湿、过活伐气。此方为县医院老中医裴厉斋经验方，以五子衍宗丸、四物汤为基础，加减斟酌，反复试验而成。可汤、丸兼用，经年常服。主治先天肾气不足，少年遗精，中年行房无力，能寿登耄耋。服此药一般3日即可见效，连服数十年，无偏寒偏热之弊端，故曰“无价保真丸”。

三、重度神经衰弱

1. 髓海不足型

【方剂名称】 肉胶芥油六味地黄汤。

【方剂功效】 填精益髓，化痰醒脑。

【适应症候】 精神昏乱，伴有头晕，心悸，脉弱。

【方剂组成】 桂圆肉20克，炒鹿胶、炒龟板各6克，熟地黄30克，炒山药、茯苓各20克，泽泻6克，蒸萸肉10克，牡丹皮15克，炒白芥子10克，竹沥油（后下）10毫升。

【使用方法】 水煎服，每日1剂。

【方剂分析】 桂圆肉、龟胶、鹿胶填精益髓，六味地黄汤补益肝肾，白芥子、竹沥化痰醒脑。

【画龙点睛】 一般5剂能头脑清醒。

【锦囊妙招】 意念功，顺“8”想，顺“8”转，或顺“0”想，转“圆圈”，如此反复循环即可入睡。

【验方荟萃】 子午觉：①躺在床上，让四肢伸成个“大”字，全身放松，包括肌肉和精神。②闭上眼睛，将意念集中于眉心的“印堂”穴，在心里默念“我的头沉了”。③隔上2~3秒，将意念转到右手，默念“我的右手沉了”。④再让意念转到右脚上，默念“我的右脚沉了”。⑤接着将意念转到左侧，默念“我的左脚沉了”，再默念“我的左手沉了”。⑥转一圈后，重新开始。

2. 心虚肝郁型

【方剂名称】 三宝丹。

【方剂功效】 宁心、舒肝。

【适应症候】 脑不耐用，遇精神刺激则头晕、心悸、烦躁、腰酸、失眠，年久不愈。

【方剂组成】 生、熟枣仁各60克，当归75克，路路通、钩藤各30克，盐小茴15克，远志、天麻、五味子各30克，枸杞子60克，胆南星、天竺黄、煅龙齿各30克，益智仁45克，血琥珀30克，肉苁蓉60克，柏子仁45克，核桃仁60克。

【使用方法】 将上药研细末，蜂蜜为丸，每粒重9克，早晚各服1丸。

【方剂分析】 生、熟枣仁调节脑神经为君，核桃仁、枸杞子、肉苁蓉、五味子益肾神髓，益智仁、柏子仁养心安神，琥珀、龙齿重镇安神，天竺黄、胆南星清热化痰，天麻、钩藤疏通十二脉，明目益脑，搜逐伏水，利湿祛痰。

【画龙点睛】 疗效：2周以后见效，连服1~2个月则愈。重度神经衰弱归脾丸，补心丹，六味地黄丸，麦味地黄丸，还少丹等药服之，往往难以取效，乃病重药轻之故。

3. 心脾肾极虚型

【方剂名称】 加减脑灵素。

【方剂功效】 峻补脾肾，宁心安神。

【适应症候】 头部沉重，精神昏乱，自觉头木，浑浑噩噩，如无头颅感，彻夜难眠，心悸动不安，或哭笑无常或发火，恶人声，不欲食，可有筋惕肉瞤，盗汗，阳痿，滑精，脉细微，或虚数。心率120次/分以上。

【方剂组成】 人参10克，鹿茸2克，鹿胶、龟胶、仙灵脾各10克，麦冬、五味子、茯神、玄参、枸杞子、熟地黄、炒枣仁、炒柏子仁、远志各15克，炒苍耳子5克。

【使用方法】 水煎服，每日1剂。

【方剂分析】 补脾益肾，清热安神。远志宁心通脑，苍耳子引药至脑。

【辨证加减】 此乃治本之方。若有标症。则选服几剂治标药，如怔忡、心烦、不寐、舌厚者，用温胆汤；脑不自主、急躁、哭笑无常、舌质瘀者，用血府逐瘀汤。

【画龙点睛】 一般3剂见效。

4. 五脏俱虚型

【方剂名称】 枣仁河车大造丸。

【方剂功效】 营养五脏，健康元神。

【适应症候】 头晕头痛经久不愈，虚烦心悸，睡眠不安，精神衰疲，不耐思虑，梦遗健忘，四肢困乏，时有口干咳嗽，大便干，甚或目羞疼痛，腰背痛，双膝痛。遇热虚火动，逢寒则气喘，亦有阳痿、遗精、遗尿等表现。

【方剂组成】　生、熟枣仁各60克，紫河车1具，怀牛膝、肉苁蓉、天冬、盐黄柏、五味子、锁阳、当归各21克，熟地黄60克，生地黄、枸杞子各45克，杜仲30克，人参30克。

【使用方法】　共为细末，炼蜜为丸，如梧桐子大，每次服9克，每日2次，开水送下。

【方剂分析】　精不足者，补之以味，选紫河车大补精血，人参益气生津，地黄、龟板填补真阴，杜仲、牛膝强壮骨筋，黄柏清相火，二冬养肺金，滋而不腻，补而不滞。配锁阳、枸杞子、肉苁蓉补真精、壮元阳。何以枣仁生、熟各半呢？须知失眠选炒枣仁，嗜眠选生枣仁，久病，生、熟枣仁并用。炒枣仁治胆虚不眠，生枣仁疗胆热多眠。

第十一章　男性病

本章主要叙述男性性功能障碍、男性不育症、前列腺炎及前列腺增生。

第一节　阳　　痿

阳痿又称勃起障碍，心理（紧张、焦虑、抑郁等）、神经、药物、炎症、外伤、血管病变、全身性疾病均可引起本病。全身因素如糖尿病（肝肾功能不全、神经纤维变性、海绵体血管硬化等）、皮质醇增多症、醛固酮增多症、艾迪生病、嗜铬细胞瘤、垂体病变、甲状腺病变、肝病、截瘫、镰刀状红细胞性贫血、肥胖、尿毒症、性生活过频等，均可导致阳痿。

中医认为阳痿是指青壮年男子，由于虚损、惊恐、湿热等原因，致使宗筋失养而弛纵，引起阴茎痿弱不起，临房举而不坚，或坚而不能持久的一种病证。气衰、肾寒、邪热、情志和房劳可引起本病。病位在肾，并与脾、胃、肝关系密切。阳痿由房劳过度引起者，应清心寡欲，戒除手淫；因全身衰弱、营养不良或身心过劳引起者，应适当增加营养或注意劳逸结合，节制性欲；由精神因素引起者，应调节好精神情绪；由器质性病变引起者，应积极治疗原发病；由药物影响性功能者，应立即停用。要树立战胜疾病的信心，适当进行体育锻炼，夫妻暂时分床和相互关怀体贴，这些都有辅助治疗作用。

一、脾虚型

【方剂名称】 归脾汤。

【方剂功效】 补益心脾。

【适应症候】 性欲淡漠，阳痿不举或举而不坚，坚而不久即痿软，且与忧思劳倦密切相关。面色萎黄无华，精神不振，双目少神，心悸怔忡，劳则气短，夜寐不安，健忘，注意力不集中，甚或失眠，遗精多梦，胃纳不佳，腹胀或便溏，舌淡、苔薄白，脉细。

【方剂组成】 党参 20 克，黄芪 30 克，白术、茯苓、枣仁、远志、桂圆肉各 15 克，炙甘草 10 克。

【使用方法】 水煎服，每日 1 剂。

【方剂分析】 方用党参、黄芪、白术、茯苓、炙甘草健脾益气，枣仁、远志、桂圆肉养心安神。诸药合用，共奏益气补血，养心健脾安神之功。

【辨证加减】　恐惧加升麻、柴胡。

【画龙点睛】　脾为后天之本，益脾则体健。心理因素为阳痿常见原因，故宜养心。

【锦囊妙招】　白芍、黄芪各100克，蜂房30克，蜈蚣18条，共为细末，共分18包，开水冲服，每日3次，6日服完。

【验方荟萃】　选用八珍汤。

二、肾虚型

【方剂名称】　无价保真丸（加减云仲四双黄羊丸）。

【方剂功效】　温肾壮阳，滋肾填精。主治肾阴阳不足型阳痿。

【适应症候】　阳事不举，精薄清冷，阴囊阴茎冰凉冷缩，或局部冷湿，腰酸膝软，头晕耳鸣，畏寒肢冷，精神萎靡，面色皖白，舌淡，苔薄白，脉沉细，右尺尤甚。

【方剂组成】　熟地黄240克，当归、茯苓各90克，黑杜仲、酒川芎各45克，蒸覆盆子、枸杞子、金樱子、菟丝子、油炒仙灵脾、金石斛各30克。

【使用方法】　以上共为细末，蜜炼为丸，每次10克，早晚各1次。若为汤剂，可适当减量，小黑豆为引，每岁1~2粒。

【方剂分析】　善补阳者，必阴中求阳，故用大量熟地黄。归芎活血，茯苓渗湿。诸子壮阳。

【辨证加减】　气虚加党参、黄芪，寒甚加附子、肉桂，元衰加肉苁蓉、巴戟天，遗精加锁阳、芡实，精衰加龟胶、鹿角胶，胃腻加砂仁、陈皮。

【画龙点睛】　男性不育疗程应在3个月以上。舌淡，苔薄白，脉沉细者，为无火；舌质红，苔黄腻，脉濡数或弦数者，为有火。

【锦囊妙招】

（1）炒蜂房6克，研末冲服。

（2）人参10克，熟地黄30克，山萸肉、白术各15克，巴戟天、肉苁蓉、远志、杜仲各3克，肉桂、茯神各6克，气虚加黄芪，血虚加当归，烦热加麦冬，失眠加五味子，水煎服，每日1剂，疗程为1个月。

【验方荟萃】

方一：仙灵脾60克，水煎服，红糖引，每日1剂，连服5~10日。

方二：公羊肉、白萝卜各500克，水煎至肉烂，吃肉喝汤，3日服完。

方三：硫黄24克，鸡蛋2枚，硫黄为末，装入鸡蛋内，用面裹，麦秸烧熟吃，每次3克，每日2次。

方四：仙灵脾、肉苁蓉、巴戟天各15克，泡于500毫升白酒中，每次10毫升，每日3次。

方五：猪腰1对，加枸杞叶120克（或枸杞子15克），小火炖服，连服8日。

方六：炒韭籽30粒，睡前、晨起各服30粒。

方七：米酒1碗，烧开，加河虾150克，煮熟吃虾。

方八：杜仲30克，酒、水各半煎汤服，每日1剂，连服3日。

方九：维生素 B_1 两支，维生素 B_{12} 两支，混合后封闭关元穴、三阴交穴，每日 1 次，连用 10 日。

方十：兴阳振痿栓：柴胡、枳实、蜈蚣、仙灵脾，制成栓剂，治疗时每晚用栓剂 1 粒，睡前纳肛，连用 10 天为一个疗程。

方十一：肾虚肝郁。兴阳冲剂，海狗肾、仙灵脾、巴戟天、山萸肉、柴胡、当归、白芍、鹿角胶、枸杞子等。

三、脾肾两虚型

【方剂名称】 参熟香断补益阳肉汤。

【方剂功效】 益脾温肾，滋肾填精。

【适应症候】 神疲乏力，腰酸膝软，头晕耳鸣，畏寒肢冷，阴囊阴茎冷缩，或局部冷湿，精液清稀冰冷，精少或精子活动力低下，或会阴部坠胀疼痛，小便不畅，滴沥不尽，或小便清白，频多。

【方药组成】 人参 10 克（另煎），熟地黄 20 克，九香虫 10 克，川断、补骨脂各 15 克，益智仁、仙灵脾、锁阳、阳起石各 10 克，枸杞子 15 克，菟丝子 10 克，鹿茸 3 克（酒或盐开水冲服），巴戟天 10 克，海马 1 克（研末冲服），肉苁蓉 10 克。

【使用方法】 水煎服，每日 1 剂。

【辨证加减】 血瘀加当归、蜈蚣，早泄加知母、牡蛎，遗精加金樱子、芡实，前列腺炎加虎杖、重楼，乏力加黄芪、怀牛膝，失眠加麦麸、茯神。

【锦囊妙招】 不一定肾（鞭）类最好，常服羊肉汤最妙。生黄芪、补骨脂各 30 克，党参、枸杞子、金石斛、菟丝子、九香虫、肉苁蓉、熟地黄、当归各 15 克，仙灵脾 10 克，制马钱子 0.5 克，水煎服，每日 1 剂，连服 10~30 剂。

【画龙点睛】 善补阳者阴中求阳，故用熟地黄。养先天者先益后天，故用人参。

【验方荟萃】

方一：母猪肠子 1 具，焙黄为末，每日早晚各服 6 克。

方二：蛤蚧尾 1 对，狗脊、枸杞子、人参、菟丝子、山萸肉、当归、麦冬各 30 克，用酒浸泡，每次服 1 盅，每日 3 次。

方三：加味赞育丹。熟地黄 120 克，肉苁蓉、枸杞子、炙蜂房各 90 克，山萸肉、仙茅、仙灵脾、巴戟天、韭菜籽、蛇床子、当归、炒白术各 60 克，制附子、肉桂各 30 克。共为细末，炼蜜为丸，每次 9 克，每日 3 次。

方四：加味大补元煎。党参、炒白术、当归、熟地黄、炒山药、枸杞子、盐杜仲、炒枣仁、夜交藤各 15 克，炙甘草 10 克，水煎服，连服 5~10 剂，适用于心肾不足型阳痿。

四、瘀血型

【方剂名称】 母牛双血当归汤。

【方剂功效】 活血通精。

【适应症候】 阳痿不举，或在无适当刺激时阴茎可以勃起，但性交时却痿而不用。

两侧肾区、足跟或足掌部、睾丸、阴茎、两侧少腹部针刺样疼痛，或睾丸、会阴部坠胀疼痛，休息后加重，适当的活动后缓解，或化验小便时常可发现精子，小便不畅，余沥不尽，头脑昏闷，思维迟钝，健忘失眠，注意力不集中，精液稠厚，呈团块状，量偏少，不易液化，舌质及龟头紫暗或有紫斑，脉涩不畅。

【方剂组成】 当归15克，鸡血藤30克，怀牛膝20克，益母草10克，血竭2克。

【使用方法】 水煎服，每日1剂。

【方剂分析】 怀牛膝益肾强腰，当归、鸡血藤养血活血，血竭通络，益母草引药直达病所。

【画龙点睛】 彩色多普勒超声检查最准确。动脉收缩期峰值血流速度小于35厘米/秒说明海绵体动脉异常。舒张末期血流速度大于5厘米/秒提示阴茎背静脉功能不全。当动脉收缩期峰值血流速度大于35厘米/秒，舒张末期血流速度大于4.5厘米/秒，提示动脉充盈良好，但存在静脉瘘，虽有勃起但不硬或不能持久。

【锦囊妙招】 瘀血阻络型：蜈蚣18克，白芍、甘草、当归、蜂房各60克。以上共为细末，装入胶囊，每次5粒，每日3次。

五、湿热型

【方剂名称】 龙胆泻肝汤。

【方剂功效】 清利湿热。

【适应症候】 阳痿不举或举而不坚，阴囊潮湿或瘙痒，口苦咽干或口舌生疮，小便短赤或涩痛，大便溏，臭味大，后重不爽，下肢酸困，舌质红，苔黄腻，脉濡数。

【方剂组成】 龙胆草6克，黄芩、山栀子、木通、泽泻、当归、生地黄各10克，柴胡6克，车前子（外包）20克。

【使用方法】 水煎服，每日1剂。

【方剂分析】 方中龙胆草、黄芩、山栀子、柴胡疏肝清热泻火，味苦坚肾；木通、车前子、泽泻清热利湿；当归、生地黄养阴、活血、凉血，与清热泻火药配伍，泻中有补，使泻火药不致苦燥伤阴。

【辨证加减】 会阴部坠胀疼痛加虎杖、川牛膝、赤芍。

【验方荟萃】

方一：用蛇床子煎汤洗之。

方二：加味四妙散。生薏苡仁20克，炒苍术、怀牛膝、茯苓各15克，盐黄柏、黄芩、法半夏各12克，生甘草10克，水煎服，每日1剂，连服5~10剂。

【附】：性功能低下的西医治疗

1. 心理治疗　去除精神压力，加强性知识、性保健的学习，加强夫妻感情交流，创造轻松气氛，鼓励性幻想，不断性刺激。

2. 行为治疗

（1）爱抚非性敏感区：无性交活动1周，以唤醒性反应能力。

（2）爱抚性敏感区：无性交活动1周，增强夫妻亲密感、轻松感。

（3）控制勃起：斗篷操练、悬巾操练，无性交活动1周。

（4）姿势调整：女上位，开始缓慢，先性幻想，再集中于生殖器官的感觉上，逐渐增加摩擦力，待有射精预感时，停止活动，预感消失再行摩擦，抑或抽出阴茎，预感消失再行性交，如此 2~3 次，自然射精，仍是 1 周时间。

（5）药物治疗：

1）育亨宾：是可逆性的，从神经末梢刺激阴茎海绵体，释放去甲肾上腺素，引起阴茎动脉扩张，静脉回流减少，用药 1~2 个月方能起效，至少应用 10 周。

2）罂粟碱或前列腺素 E_1，血管扩张剂，解除动脉血管平滑肌的痉挛，长期应用导致海绵体纤维化。

3）万艾可：即西地那非。主要是能使一氧化氮释放。

4）绒毛膜促性腺激素 1 000~2 000 单位，肌内注射，每周 2 次，8 周一个疗程，用于真正的性激素缺乏。替代治疗用甲基睾酮 10~30 毫克，每日 2~3 次，连服 4~6 周。

5）亦可用新药十一酸睾酮，即安特尔。

第二节 遗　精

遗精是指以不因性生活而精液频繁遗泄为临床特征的病症。有梦而遗精者，称为梦遗；无梦而遗精，甚至清醒时精液自出者，称为滑精。遗精之因有注恋而梦、欲事不遂、劳倦气弱、湿热下流、相火妄动、下元之虚、素禀不足、久服冷利、精满而溢等。

遗精多为热邪所致。热分实热、湿热、瘀热。又分心热，心阴暗耗，心阳独亢；肝热，肝阴不足，相火妄动；脾热，醇酒厚味，酿痰化热；肾热，肾阴不足，阴虚生热。

遗精的辨证要点，一是分清生理性与病理性。夫妻分居，月泄精 1~2 次，次日无不适感觉为生理性；每周两次遗泄，伴头晕、耳鸣、腰膝酸软等症状者则为病理性。二是审察病变的病位，有梦者为心病，无梦者为肾病，伴小便热赤者为脾病（湿病），伴阳物易举者为肝病，脾虚者四肢无力、腰骶下坠，肾虚者精神萎靡、滑精频作。三是分清疾病的性质，是虚热、实热、湿热还是瘀热。四是辨别虚实阴阳，新病多实，久病多虚。阳虚者面色少华，畏寒肢冷；阴虚者头昏目眩，腰酸耳鸣。

西医学的神经衰弱、前列腺炎等引起的遗精可参考本节辨证论治。

一、实热型

【方剂名称】 元夜四敛黄草汤。

【方剂功效】 清心火，降相火，秘精固肾。

【适应症候】 少寐多梦，梦中遗精，心中烦热，头晕目眩，口干，小便短赤，舌质红，脉细数。多见于细菌性前列腺炎。

【方剂组成】 玄参、夜交藤、生龙骨各 30 克，五味子 15 克，煨金樱子、莲子各 12 克，醋大黄 5 克，白矾、生甘草各 3 克。

【使用方法】 水煎服，每日 1 剂。

【方剂分析】 方中玄参养阴泻火为主，夜交藤交通心肾为辅。五味子滋肾涩精，莲子固脾涩精，金樱子养心涩精，龙骨敛肝涩精，白矾清热涩精。热邪清，精自固。约 3 剂，遗精自止。愈后用六味地黄汤巩固疗效。

【辨证加减】 脾虚加芡实，肾虚加山萸肉，肝虚加白芍。

【画龙点睛】 遗精的主要病因是血热。心热者，劳神太过，心阴暗耗，心阳独亢，扰动精室而遗精；肝热者，劳倦过度，筋力不胜，阳气弛张，相火妄动，扰动精室而遗精；脾热者，醇酒厚味，食之过度，酿湿生热或蕴痰化热，湿热痰火，流注于下，干扰精室而遗精；肾热者，肾阴虚则生内热，热扰精室而遗精。若仅为脾虚或肾虚，而无热邪之干扰，是不会遗精的，正像一壶水，若平静而不加热，怎么能溢出呢?

【锦囊妙招】 槐米、泽泻各 20 克，水煎服，每日 1 剂。

【验方荟萃】 黄连素片，照说明服。

二、虚热型

【方剂名称】 知柏地黄汤加龙骨、牡蛎。

【方剂功效】 滋阴降火，填精益肾。

【适应症候】 神疲乏力，腰酸膝软，五心烦热，头昏耳鸣，盗汗，足跟疼痛，溲黄便干，阴部湿汗。自发勃起，临房即软。精液量少而黏稠，不易液化。肺结核患者多有此证。舌红、少苔、欠津液，脉细数。

【方剂组成】 盐黄柏、盐知母各 12 克，熟地黄、生山药、蒸萸肉、泽泻、茯苓、牡丹皮各 15 克，生龙骨、生牡蛎各 20 克。

【使用方法】 合熬，初服早晚各 1 次，数剂后，每日 1 次，睡前服。

【方剂分析】 方中知母、黄柏用盐炒，以清肾中浮热；六味滋肾阴，以秘后天之精；生龙骨、牡蛎涩精以潜阳，阴火不动，邪热自已。

【辨证加减】 瘀血加地骨皮，湿热加泽泻，梦多加丹参，失眠加麦麸。

【画龙点睛】 病因多为热邪，要审清是虚热、实热、湿热、瘀热。

【锦囊妙招】

（1）鳖甲烧研，每次用 1 个，以酒半盏、葱白 25 厘米，同煎，去葱，睡前服，出臭汗为度。

（2）盐知母、盐黄柏各 10 克，丹参、生牡蛎（先煎）各 30 克，熟地黄 15 克，水煎服，每日 1 剂，连服 10 剂。

【验方荟萃】

方一：三才封髓丹。天冬、熟地黄各 15 克，人参 10 克（三才汤），黄柏 12 克，砂仁 10 克，甘草 10 克（封髓丹）水煎服，每日 1 剂。

方二：大补阴丸，照说明服。

方三：封髓丹加味。熟地黄、天冬、党参各 20 克，龙骨、牡蛎各 15 克，黄柏、石菖蒲、远志各 12 克，甘草 10 克，水煎服，每日 1 剂，连服 5 剂。

三、湿热型

【方剂名称】 龙胆泻肝汤。

【方剂功效】 清热利湿。

【适应症候】 遗精频作，小便热赤混浊，或尿涩不爽，或尿时有少量精液外流，大便溏臭。或梦遗或无梦而遗，口苦或渴，口舌生疮，或见脘腹痞闷，恶心，苔黄腻，脉濡数。

【方剂组成】 龙胆草、生栀子、黄芩各10克，柴胡、小生地黄、车前子、泽泻各6克，当归、木通、生甘草各5克。

【使用方法】 水煎服，每日1剂。

【方剂分析】 龙胆草泻肝胆火，除下焦湿热，黄芩、栀子苦寒泻火，木通、车前、泽泻利湿清热。火盛伤阴，用生地、当归养肝血，邪去而正不伤，柴胡条达肝气，甘草调和诸药。

【辨证加减】 血精加白茅根、炒蒲黄，阴部胀加虎杖、川牛膝。

【画龙点睛】 本方为清泻肝火，导利湿热下出之剂，热邪清，则精室不受其扰，故病愈。

【锦囊妙招】 金樱子、萹蓄各30克，水煎服，每日1剂。

【验方荟萃】

方一：莲须、黄柏各9克，黑豆30粒，水煎服，每日1剂。

方二：湿热内蕴型。萆薢、薏苡仁、茯苓、泽泻、苦参、黄柏。兼瘀加丹参、王不留行、桃仁、赤芍。

四、瘀热型

【方剂名称】 桂枝汤加煅龙骨、煅牡蛎。

【功能主治】 调和营卫，涩精活瘀。

【适应症候】 症见遗精频作，腰背酸痛，盗汗、自汗，脉涩。

【方剂组成】 嫩桂枝5克，炒白芍15克，煅龙骨、煅牡蛎各20克，甘草5克，鲜生姜2片，大枣2枚。

【使用方法】 水煎服，每日1剂。

【方剂分析】 方中桂枝白芍外疏风邪而调卫，内敛阴血以调营，姜枣通营和气血，龙骨、牡蛎潜阳固精血，气血和而热自清，肾脏安而精不遗。

【辨证加减】 瘀热加虎杖、大血藤，血虚加当归、川芎，肾虚加川断、狗脊。

【画龙点睛】 多由跌打损伤，或苦泣不食，或喜极贪婪，或抑郁忧愁，以致气血营卫不和，日久化热，热扰精室所引起。

【锦囊妙招】 黄芪50克，山萸肉30克，白芍15克，升麻10克，水煎服，每日1剂。

【画龙点睛】 瘀热多是脾肾虚弱，气不帅血或肾不固精导致，宜升举中气，秘固肾气为宜。

五、脾虚型

【方剂名称】 聚精丸。

【方剂功效】 补脾益肾，涩精秘气。

【适应症候】 劳累则遗精，梦遗，滑精，或小便前后带白，面色萎黄，头晕目昏，四肢困倦，食少便溏，心悸不宁，失眠健忘，舌淡，苔薄白，脉细弱。

【方剂组成】 白干参60克，土白术、炒芡实、建莲顶（雄花蕊）各120克，五味子60克，沙苑蒺藜240克（马乳浸一宿，隔汤蒸2小时制干），黄鱼（即鲟鱼）鳔胶500克（白净者切碎），蛤粉或牡蛎粉，炒成沫，再用乳酥拌炒。

【使用方法】 将所有药研成细粉，炼蜜后少加高粱酒为丸，每丸约9克重，早晚各服1丸，开水或盐水送下。

【方剂分析】 参术补脾，鳔胶涩精，五味子制肝火，莲顶清心火，芡实固精灵，共奏聚精止遗之功。临床治遗精，多用血肉有情之药，或鹿茸，或紫河车，或羊肾，今用鳔胶代之，亦可愈病。

【辨证加减】 气陷加升麻、柴胡。

【画龙点睛】 新病多实，久病多虚。阳虚者面色少华，畏寒肢冷；阴虚者头昏目眩，腰酸耳鸣；脾虚者四肢无力，腰骶下坠；肾虚者精神萎靡，滑精频作。脾之虚，不能含水生木，水源乏，不制肝之邪火，不论男女，邪火内动，即有色梦、遗精、滑精不禁。

【锦囊妙招】 桑螵蛸10克，盐汤冲服，每日1次。

【验方荟萃】

方一：金锁固精丸合水陆二仙丹。沙苑蒺藜、芡实、莲须、金樱子各15克，龙骨、牡蛎、莲子各20克，水煎服，每日1剂。

方二：芡实、煨金樱子、党参、补骨脂、金石斛各15克，生黄芪30克，五倍子5克，水煎服，连服10剂。适用于脾肾两虚的患者。

方三：莲子、莲须、金樱子、芡实各等份，打糊为丸如梧桐子大，每次服30丸，久服自愈。

六、肾关不固型

【方剂名称】 水陆二仙丹合金锁固精丸。

【方剂功效】 补肾益精，固涩止遗。

【适应症候】 梦遗频作，甚至滑精，腰酸膝软，盗汗，发落齿摇，或形寒肢冷，阳痿早泄，精冷，夜尿多或尿少浮肿，尿色清，或余沥不尽，面色㿠白或枯槁无华，舌淡嫩有齿痕，苔白滑，脉沉细。

【方剂组成】 金樱子、芡实各15克，莲须10克，龙骨、牡蛎、蒺藜各15克。

肾阴虚配左归饮：熟地黄30克，山萸肉、枸杞子、山药、茯苓、甘草各10克。

肾阳虚配右归饮：熟地黄30克，山药、山萸肉、枸杞子、当归、菟丝子、杜仲各15克，肉桂5克，附子（先煎）10克。

【使用方法】 水煎服，每日 1 剂。

【方剂分析】 金锁固精丸收涩固精，水陆二仙丹固肾涩精，左归饮壮水之主，右归饮益火之源。

【辨证加减】 健忘加五味子、枣仁、柏子仁，滑精加五倍子、乌梅肉、覆盆子，日久不愈加党参、茯神、益智仁。

【画龙点睛】 病位或肾，或肝，或心，或脾。有梦者为心病，无梦者为肾病，伴小便热赤者为脾病（湿病），伴阳物易举者为肝病。

【锦囊妙招】 刺猬皮 1 个，白土面将刺猬皮炒焦，为细末，每日 2 次，每次服 9 克，黄酒冲服。

【验方荟萃】

方一：秘精丸。菟丝子、韭菜籽、五味子、桑螵蛸、煅牡蛎、生龙骨等份，炼蜜为丸，每次 9 克，每日 3 次。

方二：山萸肉、龙骨、牡蛎等份为末，炼蜜为 100 丸，每次服 7 丸，每日服 2 次，淡盐汤送下。

方三：李振生长寿保命酒，每次 10 毫升，每日 1 次，睡前服。处方见轻度神经衰弱五脏俱虚型“验方荟萃”条下。

第三节　早　　泄

早泄是指在持续的或反复在很小的性刺激下，在插入前、插入时或插入后（不足 2 分钟，或阴茎抽动达不到 15 次）不久即射精的病证。该病大多属于心理性疾病，性交时焦虑、恐惧、精神高度紧张是发生早泄的主要原因。泌尿生殖器官炎症，如前列腺炎有时也可导致此病。

中医认为房劳过度，频犯手淫，以竭其精，而致肾精亏耗，肾阴不足，则相火偏亢，扰动精室，发为早泄；禀赋素亏，遗精日久，阴损及阳，导致肾阴肾阳俱虚，精关不固，亦可引起早泄。早泄的辨证有阴虚火旺及阴阳两虚之不同。

早泄常与遗精、阳痿等病症并见，因此治疗方法每多雷同。其治疗肾阳虚者，用右归丸或金匮肾气丸；肾阴虚者用六味地黄丸；脾阳虚者用附子理中丸；心肾不交者用知柏地黄丸、交泰丸。

【西医治疗】

（1）精神心理治疗。

（2）行为治疗：①性感集中训练疗法：见阳痿篇。②间歇法：女方用手按摩刺激阴茎，待有射精预感时停止刺激，预感消退后重新刺激，如此反复 3~4 次，才容许射精，每周 2 次，持续 6 个月。③挤捏法：起初同上，预感出现，拇指放在阴茎系带处，食指与中指放在阴茎背侧的冠状沟处挤捏 3~4 秒后突然放松，30 秒后射精预感全部消退，再行阴茎按摩，如此反复 3~4 次，才容许射精，每周 2 次，持续 6 个月。④牵拉法：起初同上，预感出现，女方牵拉阴茎与睾丸，使预感逐渐消退，如此反复 3~4 次，才容许射精，每周 2 次，持续 6 个月。⑤避孕套：使用单层或双层避孕套性交。或先用手淫方法射精后，再进行正常性交。

（3）药物治疗：阴茎龟头局部涂抹低浓度麻醉剂如丁卡因、达克罗宁，性交前 20 分钟用，性交后洗去，药效 1~2 小时，有效率 80%以上。口服抗抑郁药氟西汀。

第四节 不射精（强阳）

在正常刺激下，阴茎虽能勃起，但性交过程长时间不射精和无性高潮，称为不射精。分为精神性和器质性两种。器质性阴茎异常勃起多因海绵体内血栓形成而致血液淤积所致。

中医治疗，肾虚血热型选知柏地黄丸加急性子、川牛膝；肝火盛强型选龙胆泻肝汤；阴虚火旺型选大补阴丸；肺气不下者，用肺降汤（人参、麦冬各 10 克，肉桂 1.5 克）。败精阻窍型选递增活血汤加虎杖、大血藤、急性子等药。精排后仍强阳者，镇降相火汤（生地黄 30 克，知母、黄柏、大黄、枳壳、龙骨各 3 克）。方剂的组成和用量详见有关章节，这里不再赘述。

西医有精神心理治疗、物理治疗（中频和超短波）或药物治疗。药物治疗在性交前 1 小时，口服麻黄素 50 毫克能增加肌肉收缩力和射精能力，主要用于功能性不射精。左旋多巴 0.25 克，每日 3 次，能提高射精中枢的兴奋性，禁用于高血压、冠心病、甲状腺功能亢进患者。

第五节 男性不育症

结婚同居 2 年以上且未用任何避孕措施，因男方原因未能使女方怀孕称为男性不育症。在已婚育龄夫妇中，不能生育者有 15%~20%，而其中不育的原因系男性者占 35%~50%。

影响男性生育的原因主要有五方面，即睾丸前性、睾丸性、睾丸后性、理化因素和不良生活习惯。睾丸前性多见于下丘脑病变、垂体病变、激素水平异常、维生素 A 和维生素 E 的缺乏、糖尿病、肥胖症等。睾丸性多见于无睾症、隐睾症、青春前期腮腺炎造成睾丸损害、精索静脉曲张、免疫性不育、特发性不育等。睾丸后性如阴茎过小、尿道上裂或下裂、包茎、后天的阴茎损伤、巨大腹股沟疝和睾丸鞘膜积液、精道阻塞（感染或结核导致的附睾尾及输精管瘢痕阻塞。前列腺炎或精囊炎改变了精液成分，影响精子活力）、精液成分的改变（前列腺炎或和精囊炎，影响精子活力）等。理化因素如高温、微波的物理因素，杀虫剂、二硫化碳、溴氯丙烷的化学因素，甲基汞、镉的金属因素。不良的生活习惯有压抑、沮丧、悲观、忧愁的心态，偏食、少食的营养不良，嗜烟、酗酒的不良嗜好，紧身裤导致的睾丸温度升高和瘀血，频繁的热水浴，过频、不当的房事，长途骑车等。

该病临床常见疾病名称有无精子症、少精子症、精子活动率低下、死精症、精液不液化等，以及性功能障碍（如阳痿、早泄、不射精、逆行射精）、先天性异常、生殖器官炎症、免疫反应、精索静脉曲张等。

男性不育症的诊断主要依靠精液检查。凡精液中未见精子的，称为无精子症；凡精子总数少于20×10^6个/毫升的，称为少精子症；凡精子活动率在60%以下的，称为精子活动率低下；凡精液超过30分钟不液化，称为精液不液化症。其次还可应用X线、睾丸活检、内分泌检查等以帮助确诊。

男性不育症在中医学中很早就有文献记载，男子不能生育，有精塞、气衰、痰多、相火亢盛、精少、气郁等病。其病理病机主要与肾、肝、脾有关。肾气不足，阴精不化，则精亏血少而不育；肝郁气滞，疏泄失权，则气血失调而不育；脾虚运化失司，则精微不足而不育。因此中医辨证施治时，多从肾、肝、脾入手。

一、精子不正常（少精、无精或死精）

正常每毫升精液精子2×10^7个到2×10^8个，少精症精液检查精子密度低于2×10^7（精子密度是每毫升精液中所含的精子数），与男性生育功能密切相关，多由精索静脉曲张、内分泌疾病、理化因素及隐睾等所引起。

1. 肾虚型

【方剂名称】 加味八子汤。

【方剂功效】 补肾生精。

【适应症候】 少精、无精，阳痿、早泄，四肢无力，腰膝酸软，舌淡，脉弱。

【方剂组成】 山萸肉、车前子、五味子、补骨脂、覆盆子、枸杞子、金樱子、菟丝子、女贞子、仙茅、仙灵脾各10克，黄芪30克，何首乌、肉苁蓉各15克。

【使用方法】 水煎服，每日1剂。

【方剂分析】 补先天，养后天，补真精而壮元阳。

【辨证加减】 精稀乃脾肾阳虚加人参、附子、肉桂，精液中有白细胞乃湿热下注加木通、黄柏、生地黄，精子畸形乃阴虚火旺加知母、肉苁蓉、蒸首乌，早泄，乃相火旺盛加黄柏、牡蛎、丹参。

【画龙点睛】 以籽补子（精）。

【锦囊妙招】 仙灵脾、仙茅、肉苁蓉、枸杞子各等份，制成蜜丸，每丸9克，每次1丸，每日3次。

【验方荟萃】

方一：裴金华《活人验方辑要》。

穿山甲、蛇床子、菟丝子、韭菜籽、肉苁蓉、莲蕊、沉香、炙甘草各30克，杜仲、阳起石、益智仁各60克，韭菜地里白蚯蚓（去土晒干）60克，共为细末，炼蜜为丸如梧桐子大，每次30丸，空腹温酒送下。

方二：牡荆子、五味子、菟丝子、车前子、枸杞子、蛇床子、覆盆子、山药、金石斛、熟地黄、杜仲、鹿茸、远志、肉桂、牛膝、人参、黄芪、巴戟天、肉苁蓉、钟乳粉、制附子等份为末，每次3克，每日2次，酒调下。

方三：当归45克，白芍9克，益智仁、茯神、吴茱萸、乌药、附子各45克，川椒60克，干姜、生姜各15克，煅龙骨、煅牡蛎各60克，秦艽、细辛、桔梗、半夏、防风、牛膝各9克，糯米糊丸如梧桐子大，每次30~100粒，空腹醋汤送下，治疗男不育、女不孕症。

【西医治疗】①白细胞精子症常用维生素C、维生素E、谷胱甘肽及辅酶Q10等。②镁与精子数目相关，应注意镁离子的补充。③作用于睾丸前的药物：克罗米芬促进下丘脑分泌促性腺激素释放激素及垂体分泌促性腺激素；他莫昔芬促进黄体生成素释放激素的分泌，使内源性促黄体素（LH）和促卵泡素（FSH）刺激睾丸产生较高水平的睾酮；人绒毛膜促性腺激素（HCG）刺激睾丸 leydiG 细胞，升高血清中睾酮水平；丙酸睾酮应用1~3个月后停药，精子数可反跳性增加，持续数月；溴隐亭降低血中催乳素水平，以治疗高催乳素血症引起的生育能力低下。④作用于睾丸后的药物：丙酸睾酮有利于精子在附睾内成熟。

2. 瘀血型

【方剂名称】得生丹（又名女金丹）。

【方剂功效】活血、化瘀。

【适应症候】少精或无精，会阴部不适或疼痛，睾丸坠胀。脉涩，舌暗或有瘀点。

【方剂组成】广木香10克，当归24克，益母草20克，白芍药、炒川芎各15克。

【辨证加减】气滞加荔枝核、橘核仁，瘀久加三棱、莪术。寒瘀加附子、桂枝，热瘀加红藤、虎杖。

3. 瘀毒型

【方剂名称】鱼腥败酱虎楼汤。

【方剂组成】鱼腥草、败酱草各30克，虎杖、地丁各15克，重楼、野菊花各10克。

【使用方法】水煎服，每日1剂。

【适应症候】死精，可有排尿异常，如尿痛、尿急、尿频、尿道灼痛，或会阴部、腰骶部、睾丸疼痛或胀痛，或阳痿、早泄等；尿液、前列腺液检查有较多白细胞。

【辨证加减】瘀热加红藤、乳香、没药，瘀久加皂刺、莪术。

【画龙点睛】重点治疗前列腺炎和精囊炎。

【验方荟萃】西医治疗常用头孢及喹诺酮类抗生素。

二、血精（精囊炎）

【方剂名称】荆槐栀地泽蓟茅汤。

【方剂功效】清心、利尿、止血。

【临床症候】同房后所射非精乃血，次日尿血，无头晕腰酸、尿路刺激症状。

【方剂组成】大、小蓟各20克，白茅根30克，生栀子15克，槐米20克，泽泻6克，地榆20克，荆芥炭10克。

【使用方法】水煎服，每日1剂。

【辨证加减】乏力加党参、黄芪，疼痛加郁金、佛手，骶坠加山萸肉、白芍，腰酸加川断、狗脊。

【画龙点睛】 无表证、无里证、非虚、非实、非淋，乃精囊发炎，络脉受伤，血溢于外。

【验方荟萃】

方一：应用鱼腥败酱虎楼汤（见前）。

方二：可采用抗生素与小剂量睾酮治疗。

三、精子活动力下降

精子活动力下降的诊断主要依靠精液检查，凡精子活动率在 60%以下的，称为精子活动率低下。经治疗后，A 级大于 25%或 A+B 级大于 50%为治愈。

临床上常见脾虚型、肾虚型、脾肾两虚型，脾虚型用归脾汤，肾虚型用云仲四双黄羊汤，脾肾两虚型用参熟香断补益羊肉汤辨证施治。可参考本章第一节。

四、精液不液化

刚射出的精液为稠厚的胶冻状，5~20 分钟后液化，变为稀薄的液体，凝固与精囊分泌的凝固蛋白有关，液化与前列腺分泌的精液蛋白酶有关，若超过 60 分钟不液化则称精液不液化症。

1. 肾阴亏虚型

【方剂名称】 加味知柏地黄汤。

【方剂功效】 滋阴降火，填精益肾。

【适应症候】 精液量少而黏稠，不易液化，前列腺液量少或难以取出，易性兴奋且易软疲，五心烦热，盗汗，腰酸膝软，足跟疼痛，溲黄便干，头昏耳鸣，阴部湿汗，舌红、少苔、欠津液，脉细数。

【方剂组成】 知母、黄柏各 12 克，熟地黄、山萸肉、山药各 15 克，泽泻、茯苓、牡丹皮各 10 克，薏苡仁、虎杖各 20 克。

【使用方法】 水煎服，每日 1 剂。

【辨证加减】 早泄加牡蛎，尿黄加槐米，足跟痛加升麻。

【画龙点睛】 阴虚火旺，热灼津液。

【验方荟萃】 糜蛋白酶栓剂治疗精子不液化效果最好，不改变精液酸碱度，对精子无损害，性交后立即将一枚药栓塞入阴道；短期应用强的松，可降低精子抗体滴度，使精浆中的精子凝集滴度降低，增加精子活动力，提高怀孕率。

2. 肾虚血瘀型

【方剂名称】 减抗汤合补肾调冲汤。

【方剂功效】 活血通精，养血益精。

【适应症候】 精液稠厚，呈团块状，量偏少，不易液化，阳痿不举，或在无适当刺激时阴茎勃起，但性交时却痿而不用。两侧肾区、足跟或足掌部、睾丸、阴茎、两侧少腹部针刺样疼痛，或睾丸坠胀疼痛，每于睡前或休息后加重，适当活动后缓解，在无适当刺激情况下缓慢渗出精液（化验小便时常可发现精子），会阴部坠胀疼痛，小便不畅，余沥不尽，头脑昏闷，思维迟钝，健忘失眠，注意力不集中，舌质及龟头紫暗或有紫斑，脉涩不畅。

【方剂组成】 山萸肉、熟地黄、黄精各20克，广木香10克，当归、益母草、炒白芍、炒川芎、山药、巴戟天、菟丝子各15克。

【使用方法】 水煎服，每日1剂。

【方剂分析】 补益元阴元阳，佐以活血化瘀。

【辨证加减】 会阴部坠胀加枳壳、升麻，健忘加益智仁、制首乌，乏力加党参、黄芪。

五、免疫性不育

免疫性不育指由于自发性产生针对配偶抗原的抗体，导致精子、卵子相互作用受损而形成的不育。

【方剂名称】 加味桃红四物汤。

【方剂功效】 养血、活血。

【适应症候】 有局部损伤病史，或有生殖系统炎症，导致精子抗原显露，循环和精浆产生抗精子抗体，血清抗精子抗体滴度高于1:520就不能受孕。

【方剂组成】 三棱15克，莪术15克，穿山甲10克，皂刺20克，桃仁15克，红花10克，当归15克，川芎10克，熟地黄15克，白芍15克。

【使用方法】 水煎服，每日1剂。

【方剂分析】 瘀血是导致免疫反应的主要因素之一。活血化瘀药物对抗组胺作用显著，抗缺氧、抗过敏。

【辨证加减】 感染的治疗见前列腺炎篇。

【画龙点睛】 亦可试用妇科的减抗汤。

【锦囊妙招】 疗程3个月。

【西医治疗】 ①病因治疗：治疗生殖道感染，如前列腺炎、精囊炎、附睾炎、输精管炎等。②免疫抑制治疗：泼尼松每次5毫克，每日3次，疗程3~12个月。地塞米松2毫克/日，连服3日；1毫克/日，连服2日；0.5毫克/日，连服2日。隔周递减，6个月，85%的妊娠率。左旋咪唑常规量，连服5个月。主要是作用于巨噬细胞和淋巴细胞。③睾酮反跳疗法：睾酮可引起无精症，去掉刺激后，抗体滴度减少或消失，有一些患者未出现抗体而生育，但1年后重新出现抗体。250毫克/周，肌内注射，6~12个月。

六、精索静脉曲张

一般发生在左侧，也常引起对侧亚临床型静脉曲张而引起不育。占男性不育症患者的9%~41%。

【方剂名称】 少腹逐瘀汤。

【方剂功效】 理气、活血、化瘀。

【适应症候】 彩色多普勒检查：精索静脉管径在2.5~4毫米，呈团状，与阴囊、睾丸界限欠清晰（正常情况下，精索静脉内径小于2毫米，沿精索走向平直）。

【方剂组成】 茴香、干姜、元胡、五灵脂、肉桂、赤芍、蒲黄各10克，乳香、没药各5克。

【使用方法】 水煎服，每日1剂。

【辨证加减】 气滞加川佛手、郁金，气虚加党参、黄芪，瘀热加虎杖、大血藤。

第六节 前列腺炎

慢性前列腺炎是成年男性的常见疾病，致病菌多见革兰氏阴性杆菌，如大肠杆菌、变形杆菌、克雷伯杆菌等，多有泌尿系统感染史。非细菌性前列腺炎多与免疫异常、神经内分泌因素、理化刺激、前列腺液锌含量降低有关。

本病临床表现复杂，病程迁延，容易复发，临床常见症状有：一为排尿异常，尿痛、尿急、尿频、尿道灼痛，大小便后有白色黏液自尿道滴出；二为疼痛症状，会阴部、腰骶部、耻骨上、腹股沟、睾丸疼痛或胀痛；三是性功能障碍，阳痿、早泄等；四是有神经衰弱症状，如失眠、多梦、健忘、头晕等。尿液检查有较多脓细胞，前列腺液检查白细胞>10个/HP，有的有淋球菌或支原体、衣原体感染。

本病属于中医“淋”“浊”“遗精”“早泄”和“白淫”等范畴。

一、脾虚气陷型

【方剂名称】 补中益气汤。

【方剂功效】 补脾升陷，固脾去浊。

【适应症候】 小便下浊物如脓，如粉糊。四肢乏力，少气懒言，骶部坠胀，舌淡，脉弱。

【方剂组成】 黄芪30克，党参20克，炒白术15克，陈皮、升麻、当归、甘草各10克，柴胡3克。

【使用方法】 水煎服，每日1剂。

【辨证加减】 会阴隐痛、睾丸坠胀加苍术、黄柏（即二妙散），阴囊痛、尿不爽加郁金、琥珀，肾虚者加枸杞子、锁阳，湿重者加车前子、川牛膝，血精者加生地黄、茅根，遗精者加金樱子、芡实，阳痿者加枸杞子、仙灵脾、巴戟天、菟丝子，前列腺体有结节者加鳖甲、鸡内金。

【画龙点睛】 提壶揭盖法。清气不升，浊阴不降，是慢性前列腺炎的病理病机，而本方宗旨是升举清气，清气得升，浊阴自除。此方加入茯苓、巴戟天疗效更好。

【锦囊妙招】 制马钱子0.5克，黄芪、炒枳壳各50克，党参20克，山萸肉30克，升麻10克，水煎服，每日1剂。

【验方荟萃】

方一：棉花棵皮（俗称花柴皮）30克，水煎服，每日1次。

方二：取仰卧姿势，先将两手搓热，放在肚脐两旁，向下按摩120次，早晚各

1 次。

二、清浊不分型

【方剂名称】 萆薢分清饮。

【方剂功效】 温肾化气，去浊分清。

【适应症候】 小便如膏，或白浊不断，多伴头晕眼花，腰膝痿软，多梦，遗精，尿频，或余沥不尽，舌淡，脉细弱。

【方剂组成】 乌药、益智仁、萆薢、石菖蒲、茯苓各 15 克。

【使用方法】 盐引，水煎服，每日 1 剂。

【方剂分析】 乌药温肾，益智仁固肾，萆薢分利湿浊，石菖蒲通窍利便，茯苓治疗湿浊下注，小便白浊。

【辨证加减】 肾虚加菟丝子、覆盆子、枸杞子、山萸肉，脾虚加党参、黄芪、白术、茯苓，湿热加生地黄、木通。

【画龙点睛】 肾虚约束无权，故小便频数，阳虚湿浊不化，故白浊时下。

【锦囊妙招】 益智仁、车前子、金樱子、菟丝子、桑螵蛸各 15 克，水煎服。气虚加党参、黄芪，湿加土茯苓、泽泻，瘀加郁金、王不留行。

【验方荟萃】 肾虚型尿白证：每天服盐补骨脂 10 克，连服数日。

三、湿热下注型（尿白）

【方剂名称】 加味四苓散。

【方剂功效】 清热利湿、去浊。

【适应症候】 尿白、尿急。口苦、口黏，头晕头重，四肢困沉，舌质红，苔厚腻，脉滑。

【方剂组成】 白术、泽泻、猪苓、茯苓各 15 克，栀子、黄芩、知母、黄柏各 10 克。

【使用方法】 水煎服，每日 1 剂。

【方剂分析】 前四味化气行水，后四味清热利湿。

【辨证加减】 小便痒加荆芥、防风，睾丸坠加苍术、黄柏。亦可用外用药大黄 30 克，芒硝 100 克，野菊花、苦参各 15 克，槟榔 20 克，荆芥、防风各 10 克，煎汤坐浴，每次坐浴 30 分钟，每晚 1 次。

【画龙点睛】 热来自五脏，用栀子清心热，黄芩清肺热，知母清肝热，黄柏清肾热，各脏热清，则病自愈。

【锦囊妙招】 香油 150 克，待油沸后加入鸡蛋 3 枚，大黄（研成末）10 克。此方大黄清热活瘀，鸡蛋补肾和胃，服后一般 3 日即不见尿白，连用 3 次为宜。

【验方荟萃】

方一：尿白。取鸡蛋 1 枚，叩 1 小孔，装入捣碎的白矾粉 3 克，和匀后，用面封严鸡蛋小孔，烧熟吃蛋，如此连服半月。

方二：前列腺按摩，每日 1 次。

方三：野菊花、苦参、槟榔、虎杖、当归各30克，水煎至1 500毫升，每晚坐浴1次，每次30分钟。

方四：马齿苋500克，捣烂取汁，加少量白糖，与开水和匀，早晚空腹饮下，一般1个月即愈（此方可治慢性肾炎）。

方五：半夏泻心汤加味，法半夏、黄芩、黄连各12克，党参15克，干姜、炙甘草各10克，丹参30克，三金片（冲）5片，水煎服，每日1剂。此方适用于既有纳呆、呕恶、腹胀的消化道症状者，又有尿失禁、尿等待的前列腺症状者。

【西医治疗】 以抗生素为主，首选磺胺类药，至少维持4~6周，每日2次，治愈率30%~40%，其他可酌选诺氟沙星、环丙沙星、四环素类、红霉素、头孢菌素类等。也可配合热水坐浴、理疗、热疗、微波、射频、磁疗等。

第七节 前列腺增生症

前列腺增生症又称前列腺肥大，是老年男性常见的多发病。现代医学对前列腺增生症的病因目前尚未完全了解。目前多数认为是由于内分泌激素平衡失调等综合因素引起腺体增生，使后尿道延长、弯曲、受压，膀胱出口抬高，出现排尿困难并逐渐加重的下尿路梗阻、尿潴留、继发感染、结石、肿瘤，以致肾功能衰竭等。

前列腺增生症的临床表现主要是进行性加重的排尿困难。早期为尿频，尤其是夜尿增多；逐渐出现排尿踌躇，增加腹压迸尿，排尿无力，尿流变细，以致淋沥不尽，急性尿潴留或尿失禁。也可能发生不同程度的血尿等。

中医学无前列腺增生症病名。就其排尿困难，临床症状逐渐加重来看，属中医学的“癃”“闭”范畴。中医学的癃闭实为一个疾病，不过是程度上的轻重而已，排尿点滴而出且短少者为癃，小便闭塞不通小腹胀满为闭，临床上一般合称为“癃闭”。

前列腺增生症的发病机制，中医学认为与三焦气化功能有关。肺失肃降，不能通调水道下输膀胱；脾失健运，不能升清降浊，湿热下注膀胱；肾阳虚衰，下焦气化失司，致开阖不利。故前列腺增生症是肺脾肾三脏（三焦）气化失司所致。治疗亦从肺脾肾三脏（三焦）入手论治。

一、血瘀气隔型

【方剂名称】 归芎棱莪胡麻甲汤。

【方剂功效】 养血、提气，润肠、通便。

【适应症候】 排尿困难进行性加重，排尿无力，尿流变细，甚则点滴不遂，或闭塞不能。舌淡、苔腻、脉弱。

【方剂组成】 当归尾60克，生川芎20克，三棱、莪术各15克，元胡10克，升麻3克，穿山甲5克。

【使用方法】 水煎服，每日1剂。

【方剂分析】 本方重用当归尾，活血通便；川芎辛温气香，能升能散，能通能行，上达巅顶，下通血海；三棱、莪术、元胡化瘀通经，升麻提气开启，穿山甲推陈出新。七药合用，据证加减，一般 3 剂药可奏提壶揭盖开癃通闭之效。

【辨证加减】 脾气虚弱加黄芪、红参，命门火衰加吴茱萸、肉桂，肿者加苦参、贝母，硬者加鳖甲、琥珀，痛者加王不留行、郁金，肛门坠胀加乌梅、血参。

【画龙点睛】 以活为主，顾先天，养后天，结合局部，辨证施治。

【锦囊妙招】 每天食用生南瓜子 50~100 克，坚持 3~6 个月。

【养生保健】

（1）仰卧，先将两手搓热，放在脐两旁，向下按摩 120 次，每日早晚各 1 回，以病好为度。

（2）热水坐浴，每日 1~2 次。

（3）按摩会阴穴：大便后，坐在坐便器上，将卫生纸压于肛周，用左右手中间的三个指头，分别按顺时针、逆时针方向各按摩会阴部、肛周两侧 100 次，连续按摩 30~60 日。

【验方荟萃】

方一：生大黄、赤芍、炮山甲各 10 克，桂枝 6 克，甘草、桃仁、川牛膝各 9 克，琥珀（冲）3 克，每日 1 剂，一般 1~7 日见效。

方二：枸杞叶 15 克，红糖引，水煎服，连服 3~10 次。

方三：蟋蟀 7 只，焙黄研面，开水冲服，每日 1 次，连服 3~5 日。

方四：黄芪 50 克，茯苓、丹参各 30 克，大黄、桃仁、牛膝各 15 克，肉桂、芒硝、穿山甲（冲服）各 6 克，水煎服，每日 1 剂。

方五：分心木（核桃内的分隔部分）10 克，水煎服，每日 1 剂，连服 30 日。

【西医治疗】 早期用雌激素治疗，后期手术。

二、热蕴膀胱型

【方剂名称】 车前肉桂汤。

【方剂功效】 利尿开闭，活血清热。

【适应症候】 小便不通，少腹胀痛，头晕恶心，不思饮食，舌红，脉弦数。

【方剂组成】 炒车前子（外包）30 克，肉桂 5 克，知母、黄柏各 12 克，茯苓、泽泻、萹蓄、甘草各 10 克。

【使用方法】 水煎服，每日 1 剂。

【方剂分析】 大量车前子利尿为主药，小量肉桂活血为辅药，再加知母、黄柏之清，茯苓、泽泻之渗，萹蓄之滑，则膀胱闭自启。

【辨证加减】 无力加黄芪，后坠加升麻，恶寒加附片。

【画龙点睛】 温阳、化气、行水为治疗大法。

【锦囊妙招】 鲜柳树的第二层皮 250 克煎服，一般 4 小时后缓解。

【验方荟萃】

方一：白茅根、赤小豆各 30 克，山豆根、生甘草各 10 克，水煎服，每日 1 剂。

方二：甘遂、甘草等份，共研末，热水调糊，外敷于脐部。

方三：韭菜地里的蚯蚓泥，捣之，加水取液，澄清饮之。

三、腑实痞满型

【方剂名称】 黄芪肉桂汤。

【适应症候】 小便点滴不遂或闭塞不能，大便秘结，腹部胀满，舌淡白，脉虚。

【方剂功效】 益气壮阳开闭，稍佐清热。主治元阳不足的癃闭症。

【适应症候】 年迈体衰，数入于厕，淋漓难出，少腹坠胀，坐卧难安，饮食少思，舌淡白，脉虚弱。

【方剂组成】 黄芪 30 克，肉桂 3 克，黄柏、知母、甘草各 10 克。

【使用方法】 水煎服，每日 1 剂。

【方剂分析】 老人多元气不足，命门必衰，因此以黄芪补气，肉桂壮阳，气阳同补，益气行水。知母、黄柏、甘草者乃治标之法也。

【辨证加减】 热加栀子，瘀加郁金，血尿加琥珀。

【画龙点睛】 黄芪益气利尿，肉桂壮阳行血。

【锦囊妙招】

（1）葱姜捣烂外敷肚脐。

（2）食盐、葱白各 250 克，捣碎炒热后，装入布袋，敷脐部或膀胱部，每日数次。

【验方荟萃】

方一：椒目 60 克，水煎服，每日 1 剂。

方二：葱白、食盐捣如泥，外敷脐，暖水袋外压 15 分钟。

方三：大便闭。大黄 20 克，荆芥 10 克，水煎服，每日 1 剂。小便闭。荆芥 20 克，大黄 10 克，水煎服，每日 1 剂。

方四：尿失禁。黄芪 120 克，补骨脂 10 克，甘草 3 克，水煎服，连服 10 剂。

方五：盐炒覆盆子 50 克，盐补骨脂 20 克，核桃仁 3 个，共捣为末，每次 6 克，每日 3 次。

第十二章　肿　　瘤

人体由细胞组成，正常情况下，各种细胞均按照规则秩序井然地发展着。一旦身体遭受到外来有害物质，如化学的、物理的、生物的危害，或者是身体内部受到有害物质的刺激后，一些细胞就有可能无限制地分裂、增殖、扩散，这就是癌细胞。癌症就是由身体细胞异常增殖所形成的新生物。外胚层组织（皮肤）和内胚层组织（内层上皮，如食管、胃、结肠、乳腺等）发生的恶性肿瘤称为癌。中胚层组织（肌肉、脂肪、结缔组织、骨骼、血管等）发生的恶性肿瘤称为肉瘤。我们把食管、胃、胰腺、乳腺发生的恶性肿瘤分别叫作食管癌、胃癌、胰腺癌和乳腺癌。把发生在软骨、纤维和骨骼的恶性肿瘤叫作软骨肉瘤、纤维肉瘤和成骨肉瘤等。

癌症的发生是一个漫长的过程。一般在接触一定量的致癌物质或促癌物质十年或更长时间以后，才会引起细胞突变进而发生癌变的。大约有77%的癌症患者确定诊断时是55岁以上。在这一漫长过程中，人们有充分的时间进行预防、干预和早期发现：1/3的癌症是可以预防的；1/3的癌症如能早期发现是可以治愈的；还有1/3不能治愈的癌症，也可以通过适当的医护照顾而获得良好的生活质量、减轻痛苦、延长生命。

癌症的预防措施：开展健康教育，改善饮食结构，加强体育锻炼，开展心理保健，改变不良习惯，搞好病例管理。

第一节　癌症发生的原因

一、吸烟可引起癌症

吸烟主要引起肺癌、咽喉癌、口腔癌、鼻咽癌、食管癌等，也与膀胱癌、胰腺癌、前列腺癌、子宫体癌、乳腺癌、肾癌、胃癌、白血病等恶性肿瘤的发生有密切关系。大约87%的肺癌是由于吸烟引起的。

二、致癌性食品可引起癌症

粮食在储存过程中，由于潮湿和通风不畅，很容易被霉菌污染。霉菌和真菌在自然界广泛存在，特别在食物中极易生长、繁殖和产生毒素，像黄曲霉、青霉、毛霉等产生的黄曲霉毒素 B_1 就是一种很强的致癌物质。

三、亚硝酸盐可引起癌症

在施用硝酸盐化肥的土壤中生长的农作物如蔬菜等，硝酸盐含量也很高，某些天然食物中也富含硝酸盐。

在肉类食品（火腿、香肠、咸肉、肉类罐头等制品）加工过程中，为了防腐和使肉质呈现鲜红色，常加入一些硝酸盐作为添加剂，这是食物中亚硝酸盐的主要来源之一。

进入人体的硝酸盐通过口腔和胃内细菌还原成亚硝酸盐，然后在胃内和蛋白质新陈代谢产物胺发生亚硝基化反应，合成具有强烈致癌活性的亚硝胺，从而引发细胞癌变。

四、烹饪过程中产生的致癌物

当肉食在煤火或炭火上熏烤时，会产生多环芳香碳氢化合物，其中的苯并芘就是一种很强的致癌物质。蛋白质食物在烤、炸、煎的过程中由于高温分解作用可产生一种诱变剂，摄入人体后会破坏细胞的脱氧核糖核酸，引起细胞癌变。不饱和脂肪酸过度加热产生过氧化物和胆固醇环氧化物，以及糖的焦化产物，均有致癌作用。

五、生活方式与癌症

食物中的脂肪，高盐饮食，食品添加剂，饮酒与癌症，饮水污染，农药污染也是引发癌症的重要因素。

1. 肥胖与癌症 有一项对75万人的研究证明，体重超标35%，其患癌症死亡的危险性男性增加40%，女性增加55%。男性主要患结肠癌和前列腺癌；女性主要患胆囊癌、乳腺癌、宫颈癌、子宫内膜癌和卵巢癌。

肥胖引起癌症的机制：饮食脂肪过多，刺激胆汁分泌增多，同时还使大肠内厌氧菌数量大大增加，需氧菌数量减少；胆汁进入肠道内被厌氧菌转化成胆酸、中性胆固醇及其分解代谢产物等，而这些物质均具有引起癌变的作用。脂肪在加热过程中，可产生过氧化物和环氧化物，具有致癌作用。许多致癌物都是脂溶性的，膳食中摄取过多的脂肪，机体势必会吸收较多的致癌物质。高脂肪饮食还可以提高血液中雌激素的浓度，后者与乳腺癌、卵巢癌和子宫体癌的发生相关。

【附】 花生油是一种健康油

单元不饱和脂肪酸含量较高，不含胆固醇，油酸含量高达68%（橄榄油达84%）。花生油属纯压榨工艺制油，无须任何化学添加剂，产品安全、绿色、无污染。富含维生素E、维生素A、维生素B_1、维生素B_2、叶酸以及大量的锌、钙、磷、铁等微量元素，人体所需的42种营养素，花生中就含有37种。正常情况下每人每日摄入量应为25克。

2. 多盐与癌症 长期高盐饮食可引起慢性胃炎，导致胃酸分泌减少，细菌过量生长，促使硝酸盐还原为亚硝酸盐，高盐食物除损害胃黏膜，促进亚硝酸胺吸收外，也可直接作用于胃黏膜，破坏胃黏膜的屏障作用，从而使胃、食管黏膜易遭受致癌物的侵袭。每人每日以5克盐为宜。

3. 饮酒与癌症　男性癌症死亡者的7%与女性癌症死亡者的3%与饮酒有关。现已知道，当一个人长期每日饮酒3~5次时，死亡率明显增加。饮酒者患喉癌的危险是不饮酒者的10倍以上。酒精性肝硬化是肝癌的危险因素，严重酒精性肝硬化者将有36%发生原发性肝癌，这在西方国家中更为突出。

在酒的生产过程中会产生多种对人体有害的成分，如甲醇、醛类、杂醇油、铅、氰化物等；有些酒精饮料在生产过程中还会有意无意混进去一些多环芳烃、亚硝胺、乌拉坦和石棉纤维等一类致癌物。这些混杂物都会对人体产生毒害作用。

4. 食品添加剂与癌症

馒头：漂白剂硫黄熏蒸。

油条：膨松剂（硫酸铝钾、硫酸铝铵）造成铝超标。

小麦粉：二氧化钛、过氧化苯甲酰、硫酸铝钾。

面点、月饼：蔗糖脂肪酸酯、乙酰化单甘脂肪酸酯、防腐剂、着色剂和甜味剂。

面条、饺子皮：面粉处理剂超量。

糕点：膨松剂（硫酸铝钾、硫酸铝铵）、水分保持剂（磷酸钙、焦磷酸二氢二钠）、增稠剂（黄原胶、黄蜀葵胶）、甜味剂（糖精钠、甜蜜素等）。

肉制品：护色剂（硝酸盐、亚硝酸盐）。

腌菜：着色剂、防腐剂、甜味剂（糖精钠、甜蜜素）。

泡菜：着色剂（胭脂红、柠檬黄、诱惑黄、日落黄等）。

水果冻、蛋白冻类：着色剂、防腐剂、酸度调节剂（己二酸等）超标。

5. 饮水污染　五大类：微生物微粒、放射性核素、固体微粒、无机溶解物、有机化学制品。

6. 空气污染　主要是城市工业废气、汽车尾气以及人口密集等造成的。用城市空气做发散试验和化学分析，表明城市空气中含有多种化合物，可以引起实验动物发生癌症。城市户外空气中的多环芳香类碳氢化合物是一种致癌物。另外，像工业、汽车废气中还含有苯、甲醛以及对人体有害的其他有机化合物。有人说“城市的空气会杀人”！看来确是事实。美国一项研究报告称，城市的空气使人口总死亡率增加4%，心血管疾病死亡率增加6%，而肺癌死亡率增加8%。

7. 环境对于癌症发生的影响是多方面的

（1）行为因素：吸烟、饮酒、推迟生育等。

（2）生物因子：人乳头状病毒、EB病毒、乙肝病毒、原虫、寄生虫等。

（3）职业暴露：苯、石棉和高温炼焦等。

（4）食物因素：动物脂肪、亚硝酸盐、黄曲霉毒素等。

（5）其他：饮水污染、被动吸烟、室内氡子体、紫外线、电离辐射和磁场等。

8. 慢性感染与癌症　全世界所有癌症的15%是由于传染病慢性感染的结果。主要的有乙肝和丙肝病毒（肝癌）；人乳头状病毒（宫颈癌）；幽门螺杆菌（胃癌）；EB病毒（淋巴瘤和鼻咽癌）等。

【附1】　世界卫生组织谈引起癌症的原因

（1）基因突变理论。派生放化疗方法。

(2) 基因调控失常理论。派生诱导分化疗法。
(3) 免疫监视功能低下理论。派生免疫疗法。
(4) 激素与受体失常理论。派生激素疗法。
(5) 生长因子与受体、信号传导学说。派生生物靶向治疗。
(6) 肿瘤干细胞学说。
(7) 肿瘤微环境学说。
(8) 炎症致癌学说。
(9) 饮食致癌学说。派生营养及抗癌食疗。
(10) 精神心理致癌学说。

【附 2】 遗传学异常是肿瘤高危人群

(1) 相同的遗传基因：家族性癌，癌家族。
(2) 遗传综合征：面部红斑侏儒综合征，范可尼贫血，着色干皮病。
(3) 遗传相关性：乳腺癌、胃癌、肺癌等。

第二节 癌症的早期信号

癌症的发生、发展是一个缓慢过程。是由正常细胞—异常增生—原位癌—癌—转移癌的过程。只要留心一些早期异常信号，人们有足够的时间去发现并积极治疗，把它消灭于“萌芽”阶段。子宫颈癌从原位癌发展到浸润癌需要经过 5~8 年，有的甚至长达 12 年，在这期间，患者或医生可根据其异常表现即“报警信号”，及早发现并予以早期治疗。

一、消瘦

成年人发现体重在短期内明显下降，如在 1~2 个月内下降 4~5 千克，这很可能是身体某部位长恶性肿瘤的第一个信号，尤其是胃癌、食管癌、肺癌和胰腺癌；消瘦也可能是霍奇金淋巴瘤和肾细胞癌的早期信号。

二、发热

发热不是癌症的早期信号，但是癌症的常见症状，当长期低热而又找不到原因时，应想到有患恶性肿瘤的可能；如霍奇金病、非霍奇金淋巴瘤、心房黏液瘤、局限性肾癌以及某些内脏肿瘤的肝脏转移和扩散等。

三、疼痛

疼痛一般是癌症患者的晚期常见症状，也可能是某些癌肿的早期阶段。如肉瘤早期可表现为肌肉疼痛；原发性骨肿瘤表现为骨痛；膀胱肿瘤表现为小便排空前疼痛；睾丸肿瘤表现为阴囊痛；口咽癌表现为口腔疼痛；潘可瘤（一种由累及臂丛神经的上沟瘤引起）早期表现为手臂、肩胛、胸部疼痛。

四、不常见的出血与分泌物

无明显原因的便血常是结肠癌的早期信号，应做大便潜血试验和直肠检查；咯血及痰中带血是肺癌或呼吸道癌的报警信号；乳头自发性出血可能是患乳腺癌的征兆；血尿可能是膀胱癌的早期信号；绝经后的妇女发现阴道异常出血，应警惕是否患子宫内膜癌或子宫颈癌。

五、大小便规律的改变

大小便一向很规律的成年人，一旦发现大小便习惯改变，可能是患结肠或直肠癌的早期报警信号。尿频、尿急、尿痛等膀胱刺激症状而非急性尿路感染时，当想到膀胱癌的可能；排尿困难或中断以及血尿常意味着患前列腺癌和膀胱癌。

六、溃疡长期不愈合

皮肤溃疡长期不愈合常意味着皮肤基底细胞或鳞状细胞癌；口腔溃疡不愈合，特别对于长期吸烟，有黏膜红斑和白斑以及年龄在50岁以上者，应想到患口腔癌的可能；阴道或男性外生殖器部位的溃疡应及时活检。

七、不消的肿块和结节

无痛性乳房肿块或结节常是早期乳腺癌的信号；淋巴结无痛性肿大，睾丸或软组织单个结节或肿块，当持续时间较长而又不能确定其为良性时都应做活检；皮肤上的疣或黑痣如发生颜色加深、增大、瘙痒等异常时，常常是恶性变的早期征兆。

【附1】　世界卫生组织提出的癌症警号

(1) 可触及的硬结或硬变，如乳腺、皮肤及舌部硬结。

(2) 疣（赘瘤）或黑痣发生明显变化。

(3) 持续性消化不良。

(4) 持续性嘶哑、干咳、吞咽困难。

(5) 月经量异常增多、经期延长，经期以外的出血。

(6) 鼻、耳、膀胱或肠道不明原因的出血。

(7) 经久不愈的伤口，不消的肿胀。

(8) 原因不明的体重下降。

【附2】　防癌建议

20~40岁的女性每3年做一次乳腺检查，自我检查应每月1次。35~40岁女性可做一次乳腺X线钼钯检查。有性生活或年满18岁的妇女应每年做一次宫颈巴氏涂片和盆腔检查，连续检查3次正常者，可间隔3年再检查一次。20~40岁的人每3年到医院进行一次体检。40岁以上最好每年检查一次，要特别注意检查甲状腺、口腔、食管、肾、肝、淋巴结、卵巢等有无肿块。50岁以上至少每年到医院做一次体检，特别注意食管、胃、肝、肺的特殊检查，直肠指诊和大便潜血试验等。

第三节　不同癌症的早期信号

一、肝癌

早期肝癌无特异性症状，但如果是40岁以上，HBsAg阳性的慢性肝炎或肝硬化患者，出现右上腹或肝区刺痛或疼痛加剧，全身不适，食欲减退，进行性消化不良，伴有顽固性腹泻及体重明显下降时，应高度警惕肝癌。

二、胃癌

胃息肉、胃溃疡、慢性萎缩性胃炎伴肠上皮中重度化生或不典型增生、恶性贫血与胃大部切除术者突然出现原因不明的消化不良症状，且进展快。突出的表现为食欲迅速下降、食后腹部饱胀感及不适感，同时，体重明显降低；或过去没有胃痛（“心窝痛”）的人，突然出现反复的胃痛；或以前虽有胃痛，但近来疼痛的强度、性质、发作的时间突然改变，且原来治疗有效的药物变得无效或效果欠佳，应高度警惕胃癌。

三、宫颈癌

初次性交年龄小于18岁、本人或丈夫有婚外性伴侣、月经不调及不注意经期卫生、初产小于18岁、不孕、多产及宫颈糜烂者出现不规则阴道流血或分泌物增多、接触性出血，性交、排便、活动后阴道点滴状出血、血液混在阴道分泌物中，开始出血量少，常自行停止；或不规则阴道出血，尤其是停经多年又突然阴道出血；或白带增多，呈血性或洗肉水样；或下腹部及腰部疼痛，都要及时进一步检查，以明确诊断，排除宫颈癌。

四、大肠癌

大肠癌的高发人群为：有肠道症状者及生活在大城市的中老年人；大肠腺瘤患者；有大肠癌家族史者；溃疡性结肠炎患者，其大肠癌发病率为一般人群的5.7倍；盆腔受过放射治疗者，如宫颈癌放疗后患大肠癌的危险比一般人群高4倍；其他如有血吸虫病，肾癌、乳腺癌等病史者。

一般来说，大肠癌的早期症状有大便隐血阳性，大便习惯改变，或便血。因此，凡30岁以上的人出现腹痛、腹胀、大便习惯改变，出现便秘、腹泻或者两者交替出现，大便带血，继而出现贫血、疲乏、无力、腹部肿块，应考虑大肠癌的可能。

沿结肠部位呈局限性、间歇性隐痛是结肠癌的第一个报警信号；下坠感明显并伴有大便带血，则是直肠癌的信号（大肠癌包括结肠癌和直肠癌）。

五、乳腺癌

乳腺癌高发人群为：家族中（母亲、姐妹）有乳腺癌病史的40~60岁的妇女；曾患乳腺囊性增生或其他乳腺良性肿瘤者；30 岁以上的女性，特别是月经初潮小于 12 岁，绝经大于 55 岁（一生行经大于 35 年），月经紊乱尤其是患过功能性子宫出血者；结婚后没有生育或 30 岁以后生育，生育不哺乳或很少哺乳者；甲状腺功能低下的肥胖者；曾患宫体癌或已患过一侧乳腺癌者。

乳房发生异常性变化，如摸到硬块或包块、胀感、出现微凹（“酒窝症”）、皮肤变粗发红、乳头变形、乳头回缩或有鳞屑等；疼痛或压痛；非哺乳期妇女突然出现单侧乳头流水（乳样、血样、水样液体）；乳头溢液，特别是血性液体；男性乳房增生，应警惕乳腺癌。

六、肺癌

男性 45 岁以上，女性 40 岁以上；吸烟指数（每日吸烟支数×吸烟年数）>400；长期接触有害、有毒物质（如砷、石棉、粉尘）；肺部在原部位有反复发作的病灶（炎症、结核）咳痰、咯血、持续呛咳、胸痛、发热经 2~3 周抗生素治疗未能控制者。

咳嗽是肺癌的早期症状，其特点是以阵发性刺激性呛咳为主，有咳不净的感觉，一般无痰或只有少量白色泡沫痰，继发感染可出现脓痰。如经抗生素治疗 2 周后无改善，应警惕肺癌的可能。或在原有慢性咳嗽基础上出现咳嗽性质改变，甚至伴有“气管鸣”“气短”。或间断性反复少量咯血痰，或痰中带血丝。或有胸背痛、胸闷、发热等症状；或久治不愈的干咳，均应考虑肺癌。

七、食管癌

进食时胸骨后闷胀、灼痛、异物感或进行性加重的吞咽不顺；吞咽食物有迟缓、滞留或轻微哽噎感，可自行消退，但数日后又可出现，反复发作，并逐渐加重。长期消化不良、进行性食欲减退、消瘦、又未找出明确原因者。食管内有异物感且与进食无关，持续存在，喝水及吞咽均不能使之消失。出现以上症状应警惕食管癌。

八、肾部、膀胱肿瘤

出现无痛性血尿时，应考虑肾及膀胱肿瘤。

九、头颈部肿瘤

1. 鼻咽癌 症状（和体征）多发生于单侧。单侧涕血（指擤出）、单侧鼻血、鼻塞、鼻衄、耳鸣、听力下降、头痛、呕吐和视觉障碍，特别是原因不明的复视、颈淋巴结肿大。

2. 脑肿瘤 主要表现为头痛和呕吐。往往在清晨醒来时头痛最重，起床后可逐渐减轻，以前额、后枕部及两侧明显。头痛多伴喷射状呕吐，与进食无关，尤其是疼痛剧烈时，呕吐后头痛即减轻。

十、淋巴造血系统肿瘤

发热、出血、贫血是白血病的三大早期症状。发热为 37. 5~38. 5℃常提示有感染，如皮肤、呼吸道、肠道、口腔、泌尿系统等。出血可发生在任何部位，但以皮下、口腔、鼻、牙龈等处常见。出血程度可由瘀点、瘀斑以致口、鼻腔大出血。贫血是因为红系造血障碍和出血所致，且演进迅速，患者面色苍白。其他症状有淋巴结肿大和骨关节疼痛，有特征意义的是胸骨轻压痛。

十一、骨骼系统肿瘤

原因不明的全身性疼痛、骨关节疼痛，应考虑骨骼系统肿瘤。

【附 1】 排癌检查

AFP+超声显像（肝癌），宫颈涂片细胞学检查（宫颈癌），纤维胃镜（胃癌），X 线片、痰脱落细胞学检查（肺癌），钼靶 X 线片（乳腺癌）。

【附 2】 癌前病变

黏膜白斑—口腔、外阴癌；宫颈糜烂—宫颈癌；囊性乳腺病—乳腺癌；老年日光性角化病—皮肤鳞状细胞癌；色素性干皮病—皮肤基底细胞癌；多发性家族性结肠息肉病—结肠癌；慢性萎缩性胃炎—胃癌；痣（特殊部位—恶性黑色素瘤；异常妊娠—绒癌）；身体任何部位，如舌头、颊黏膜、皮肤等处溃疡，特别是经久不愈者—皮肤癌（基底细胞癌、鳞状细胞癌）；蕈样霉菌病（皮肤淋巴瘤）。

第四节 癌症的治疗

一、手术治疗

外科手术治疗是局部切除肿瘤，切除得越早越彻底，就越好。Ⅰ期癌症必须手术治疗；Ⅱ期应积极手术治疗；Ⅲ期应争取手术治疗；Ⅳ期多有扩散转移，不宜手术治疗。

不宜手术治疗的情况有非实体瘤或全身性肿瘤患者，如白血病、恶性淋巴瘤、骨髓瘤等；晚期，有恶病质、贫血、脱水等代谢紊乱；伴有严重并发症，如心脏、肝、肾等；全身广泛转移；癌症发生部位切除困难者，早期容易发生转移的癌症，如肺部未分化小细胞癌；癌细胞向四周浸润生长、边界不清者。

二、放疗

放疗是癌症治疗的主要手段之一，60%~70%的肿瘤患者需接受放射治疗。放射治疗是局部治疗。放射治疗包括：体外照射、腔内和组织间近距离照射以及立体定向照射等。

三、化疗

化疗即用化学药物进行肿瘤的治疗，化疗是全身性治疗方法。化疗药物都有一定的毒副作用，常与手术、放疗等配合应用。现时，也有用药物局部治疗，如介入治疗。

化疗主要用于中晚期癌症患者的治疗。化疗（含综合治疗）可治愈的恶性肿瘤：儿童急性淋巴细胞性白血病、霍奇金病、睾丸精原细胞瘤、绒毛膜上皮癌、肾母细胞瘤、神经母细胞瘤、胚胎性横纹肌肉瘤、小细胞肺癌、卵巢癌。经辅助化疗可长期缓解（甚至治愈）的肿瘤：乳腺癌（特别是绝经前乳腺癌）、成骨肉瘤（尤文肉瘤）、睾丸肉瘤、结肠直肠癌、成人白血病、非霍奇金淋巴瘤、头颈部肿瘤。单纯手术与结合化疗五年生存率的比较：骨肉瘤由9%提高到40%；乳腺癌由22% 提高到59%；上颌窦癌由40% 提高到83%；肾母细胞瘤由30%提高到90%。经化疗可缓解症状、延长生存期的肿瘤：颅脑肿瘤、中晚期非小细胞肺癌、晚期乳腺癌、晚期胃肠道癌、肾癌、膀胱癌、多发性骨髓瘤、子宫内膜癌、难治及复发的转移性肿瘤。

1. 根治性化疗 完全杀灭体内全部肿瘤细胞，以达肿瘤治愈，是肿瘤内科治疗的最终目的。可分两阶段：①诱导缓解阶段，使癌细胞数降至 $1×10^9$ 以下，即达临床完全缓解（CR）；②巩固强化阶段，继续化疗，直至将肿瘤细胞完全杀灭，达真正治愈。

2. 姑息性化疗 对已无治愈可能的晚期肿瘤患者，化疗的目的只是延长其生存期（高度姑息）、减轻症状、改善生活质量（低度姑息）。

3. 化疗药物分类 化疗药物多为烷化剂（包括铂类）、抗代谢药、天然植物药、抗癌抗生素、激素、杂类。

（1）经典的烷化剂：氮芥、环磷酰胺、异环磷酰胺、马法兰、苯丁酸氮芥、噻替哌、白消安、雌氮芥。

（2）亚硝脲类：卡莫司汀、洛莫司汀、司莫司汀、链唑霉素。

（3）铂类：顺铂、卡铂、奥沙利铂/草酸铂。

（4）抗代谢类药物：嘌呤类似物、6-巯嘌呤（6-MP）、硫鸟嘌呤（6-TG）、氟阿糖胞苷、嘧啶类似物、5-氟尿嘧啶（5-FU）、5-氟脱氧尿苷、阿糖胞苷（Ara-C）、双氟阿糖胞苷（dFdC）。

（5）叶酸类似物：甲氨蝶呤、甲酰四氢叶酸（亚叶酸钙）。

（6）天然植物类药物：紫杉醇、紫杉特尔、羟基喜树碱、喜树碱-11、拓扑特肯。

（7）影响氨基酸供应的酶：左旋门冬酰胺酶（L-ASP）。

（8）长春碱类：长春碱酰胺（VDS）、长春碱（VBL、VLB）、长春新碱（VCR）、去甲长春花碱（NVB）、鬼臼乙叉苷（VP-16）、鬼臼噻吩苷（VM-26）。

（9）激素类药物：雌激素、己烯雌酚（DES）、乙炔雌二醇、孕激素、孕酮（MPA）、甲地孕酮（MA）、雄激素、睾酮、氟烃甲基睾丸素、睾内酯。

（10）激素拮抗剂：甲地孕酮（男性）、甲烯孕酮、甲孕酮、三苯氧胺。

（11）皮质类固醇：强的松。

（12）激素类化疗药物：有的能改变内环境进而影响肿瘤生长，有的能增强机体对肿瘤侵害的抵抗力。常用的有：三苯氧胺、已烯雌酚、孕酮（甲地孕酮、甲羟孕酮）、丙酸睾酮、甲状腺素、强的松、地塞米松。

（13）杂类化疗药：羟基脲、氮烯咪胺（DTIC）、甲基苄肼、二氯苯二氯乙烷（DDD）、米托蒽醌（MIT、NVT）。

第五节　中医中药治疗

中医认为，正虚、痰结、瘀血、热毒、寒凝可以致癌。强调辨证施治，整体调节。临床是把疾病和人看作是一个整体。因此有“西医是治病，中医是治人”之说。中医治癌方法很多，如尿疗、蜂疗、热疗、电疗、微波治疗、冷冻治疗、土单验方治疗、食疗等。另外，日本有200万人使用尿疗法。左田藤一郎把尿疗法与化疗外的其他疗法相结合，对晚期癌症取得较好的治疗效果。

一、对症治疗

1. 恶心呕吐，纳呆　常用方剂：柴平煎、半夏泻心汤、小半夏汤等（党参、白术、茯苓、陈皮、法夏、山楂、鸡内金、砂仁、木香、藿香、佩兰、竹茹等）。

2. 腹痛　芍药甘草汤、金铃子散等（元胡、白芍、香附、厚朴、枳壳等）。

3. 腹泻　薏苡仁、炒白术、怀山药、升麻等。

4. 口腔溃疡　珍珠末、喉风散、西瓜霜、银连漱口液、康复新等。

5. 疼痛

（1）丁香油治癌症痛。

（2）全蝎、蜈蚣、地龙、土鳖虫、生川草乌、生马钱子、黄药子、藤黄、生南星、炮山甲、水蛭、虻虫各10克，冰片、樟脑各5克，五倍子12克，为末，山西老陈醋调为糊状，外敷厚纱布，再用塑料薄膜外包后，胶布固定，24小时换一次药。也可贴敷相应俞穴，大部分患者见发痒、红肿、脓点，这是癌毒被拔出之表现。

6. 骨髓抑制　左归丸、右归丸、归脾汤、地黄汤类（六味地黄丸、附桂八味丸、知柏地黄丸、济生肾气丸等）。常用药物：黄芪、党参、当归、生地黄、熟地黄、阿胶、龟板胶、鹿角胶、紫河车、枸杞子、人参、鸡血藤、黄精、女贞子、菟丝子、补骨脂、仙灵脾等。

7. 化疗配中药　化疗前去除刺激肿瘤生长因素，可提高化疗疗效。减轻化疗毒副反应。化疗后恢复体力，预防复发。

化疗前中药：蒲公英、茯苓各30克，僵蚕、桂枝各15克，牡丹皮、紫草、郁金各12克，蜈蚣2条，甘草、制附子各10克，水煎服，每日1剂。

化疗中中药：茯苓30克，党参15克，白术、陈皮、半夏、焦三仙各12克，砂仁、甘草各10克，水煎服，每日1剂。

化疗后中药：黄芪、鸡血藤各30克，当归、熟地黄、山萸肉、白芍各12克，西洋参、甘草10克，水煎服，每日1剂。

二、对病治疗

1. 食管癌、胃癌

【方剂名称】　明月四糖汤。

【方剂功效】 化痰、利咽。主治食管癌晚期饮食即呕的患者。

【适应症候】 吞咽困难，吐食，倒食，面黄肌瘦，大便秘结，小便短少，舌红，苔白。

【方剂组成】 硼砂（即月石）3 克，明矾 15 克，冰糖、白糖、蜂蜜、霜糖各 30 克。

【使用方法】 先将硼砂、白矾合为细粉，掺四糖熬如饴状，置容器内，每日适量含化。

【方剂分析】 方中明矾消肿，硼砂腐蚀病灶（缺药可用芒硝代替），四糖能吸引肿物之津共奏消肿、破结、通道之功。

【辨证加减】 寒凝瘀结加大茴香、红豆蔻（良姜子），去明矾、白糖；热燥结咽加豆根、乌梅、桔梗；热毒闭咽加射干、豆根、牛蒡子、乌梅。

【画龙点睛】 若是咽部异物感，用川佛手 30 克，白酒 500 克，置碗中，放于笼内蒸之，取出后撒白糖一层，先饮酒，后食佛手，3 日内用完。全量共用 120 克佛手。药后大便呈黑色或绿色，效果很好。

【锦囊妙招】

（1）痰凝气滞选用醋矾水，抗癌治本之药可选用夏枯草、猫爪草，败酱草，消积热亦可选用胖大海、草石斛，加强宣通作用可选威灵仙。

（2）马勃 60 克，火硝 9 克，共为细末，红糖 60 克，化开入前药为丸，如杵头大，每含 1 丸。

（3）云南白药 2 克，每日 3 次，空腹冲服，14 日为 1 个疗程，中间休息 7 日，再服第 2 个疗程，如此一般用 25 个疗程，历时一年半左右。

【验方荟萃】

方一：鹅血疗法酌用。

方二：食核桃仁，饮天灵盖浸泡液亦有一定疗效。

方三：砂仁壳 3 克，荷蒂 2 枚，水煎服。备纯黑毛鸡（鸡尾上的黑点最好）1 只，先禁食 3 日，然后喂若干高粱，再禁食 3 日，接着逮 7 寸蛇 1 条，切碎拌麝香半克，拌匀喂鸡，继禁食 3 日，此时注意收集鸡粪，3 日后杀鸡炖熟。用法：先喝鸡汤后吃鸡肉，再将鸡骨焙干研面，每次 2 克，每日 3 次，冲服，最后将鸡粪置于砂锅上焙干研面，每次 2 克，每日 3 次。

方四：丹参、白花蛇舌草、半枝莲、龙葵各 30 克，夏枯草、华重楼各 15 克，郁金 10 克，五灵脂 5 克，水煎服，每日 1 剂，连服 15~30 日。

方五：穿破石、大力草各 30 克，水煎服，每日 1 剂，常服。

方六：盐西茴 8 克、皂角刺 60 个、大枣 60 枚，熬成后用箩筛滤过，再熬成膏，每次口服少许。

方七：蜗牛 60 个，焙焦去壳吃肉，每次 3~4 个，开水服。

方八：水米不下，呕吐者，茯苓 12 克，半夏 9 克，苏叶 6 克，生姜引，水煎服，每日 1 剂。

方九：豹骨 1 块，小麦 1 把，共一处煎服，吃麦喝汤，再吃换麦，不换豹骨，仍是吃麦喝汤，以吃好为度。

方十：大蜗牛（焙干去壳）60个，每日服10个。

方十一：花椒壳7个，早晚白开水送下。

方十二：陈小麦2盅，昆布60克，水煎服，每日1剂。

方十三：地锦草（别名：小虫卧丹）熬水，入红糖，口服。

方十四：牛倒草（如不能得，卡住咽喉用手取出）晒干，砂锅焙黄，为末，黄酒送下。

方十五：吐清痰水。姜、枣、陈石灰、小茴各30克，合1处食之。

方十六：甘蔗、芦根、梨汁、人乳、藕汁、竹沥、童便和匀，时时饮之。

方十七：甘蔗浆7升，姜汁半升，和匀，日日细咽。

方十八：枇杷叶、厚朴、甘草，大枣引，忌茶。

方十九：半夏15克，人参10克，水煎后，加白蜜30毫升，口服，每日1剂。

方二十：甘遂1克，广木香（焙正黄色）10克，水煎服，每日1剂，柿子醋引。

方二十一：白砂糖500克，斑蝥20个，大枣（去核）500克，斑蝥入枣内，白豆秆火炒枣存性，研细末入糖内，搓百遍，制成小块，含化，每日2次。

方二十二：母丁香7个，橘红9克，砂仁6克，为细末入1个萝卜种内，黄泥包住烧，研成细末，每次2克，每日2次。

方二十三：大梨、藕根、生姜等份，共捣如泥，绢包收汁，入蜂蜜250克，烧酒500克，入瓷器内，不拘时服，忌腥荤。适用于40岁以下的患者。

方二十四：白术、茯苓、香附、砂仁、丁香、陈皮、木瓜、牛膝、草薢、山楂、炙甘草各10克，水煎服，每日1剂。

方二十五：大鲤鱼去肠，留鳞切大蒜片填满腹，纸包10层，泥固晒干，炭火煨熟，取肉与平胃散30克，杵为丸，如桐子大，每次30丸，米汤送下。

方二十六：大梨1个，挖空入白糖，巴豆49个（去皮不可刺破）入梨内，蒸熟去巴豆服。

方二十七：房上瓦松焙黄焦为末，每次服9克，黄酒送下。

方二十八：蛆虫（焙干）60只，木香、紫蔻各9克，共为细末。每次3克，每日2次，开水送下。

方二十九：蛤蟆1只，地龙3条，槐蛾、黄蜡各30克，朱砂15克，共为细末，清茶送服，每次5克，每日2次。

方三十：重楼粉2克，开水冲服，每日2次。

2. 肝癌

【方剂名称】 加味当归龙荟丸。

【方剂组成】 当归、龙荟、黄芩、黄连、黄柏、大黄、黑栀子、青黛、木香、半枝莲、血参各10克。

【使用方法】 水煎服，每日1剂。

【辨证加减】 纳呆加山药、鸡内金。

【验方荟萃】

方一：青果汤。藏青果（清理肝热）、浙贝母、咸秋石（滋水制火，消痈解疽）各10克，水煎服，每日1剂。

方二：红紫茜草汤。水红花10克，紫草茸33克，茜草根21克，熟地黄、砂仁、牡丹皮、桃仁、桂枝、橘红、甘草各10克，水煎服，每日1剂。

方三：托里消瘀汤。大棉芪30克，高丽参10克，当归、炙龟甲、川贝母、海藻、昆布、茜草根、京赤芍、醋大黄、紫草茸各10克，煅乳香、煅没药各5克，红糖或白矾引，水煎服。

3. 肺癌

【方剂名称】 甘桔花豆五味消毒饮。

【方剂功效】 解毒、抗癌、消肿、利咽。

【方剂组成】 金银花、蒲公英各20克，野菊花、地丁各15克，天葵子、桔梗、重楼、豆根、甘草各10克。

【使用方法】 水煎服，每日1剂。

【辨证加减】 气血虚加党参、黄芪，咳嗽加杏仁、紫菀。

【验方荟萃】

方一：猪肺1个，鲜藕120克，生姜（取汁）30克，水煎后加霜糖（冲服）30克，每日1剂。

方二：梨汁、人乳、甘蔗根、芦根、童便、竹沥各适量，口服。

方三：生蟹壳（焙焦），放砂锅内为末，每次6克，好酒调下。

4. 子宫癌

【方剂名称】 黄蜂土鸡薏天莪汤。

【方剂功效】 解毒活血，以毒攻毒。

【方剂组成】 露蜂房9克，黄药子6克，莪术、鸡内金各10克，薏苡仁、天花粉各20克，土茯苓15克。

【使用方法】 水煎服，每日1剂。

【方剂分析】 蜂房、黄药子、天花粉解毒治癌，薏苡仁、土茯苓祛湿，莪术、鸡内金化瘀，药理研究证实，黄药子、土茯苓可抑制肿瘤细胞生长，治疗乳腺癌、宫颈癌等。

【辨证加减】 脾虚加黄芪、党参，纳呆加白豆蔻、厚朴，热毒加白花蛇舌草、半枝莲，腹痛加白芍、元胡，腹胀加木香、枳壳。

【画龙点睛】 此方用于宫颈癌、葡萄胎手术后。

【锦囊妙招】

（1）宫颈癌出血，陈石灰、马勃等份为末，外撒癌肿处，外用带线棉球堵之。

（2）鸦胆子（去硬壳），每个空心胶囊装5粒，每次1粒，每日1次，饭后吞下。

【验方荟萃】

方一：半枝莲、紫丹参各20克，天花粉、当归各15克，黄柏、炒桃仁各12克，茜草、水红花子各10克，红药子6克，煅乳没各3克，水煎服，每日1剂。

方二：香椿籽3粒，红糖引，水煎服，每日1剂。

方三：桐树叶、旧芭蕉扇各适量，炒焦为末，与红糖、蜂蜜和丸如梧桐子大，每次5粒，每日3次，口服。

方四：刺梅根、桐树根、刺柏枝叶各适量，置香油内，熬枯后去渣，至滴水成珠时加适量黄丹成膏（为提高膏的黏度，可加3个胡萝卜），外贴患处，此方对皮肤癌及各种疖肿亦有疗效。

方五：千锤膏：乳香、没药、铜绿各3克，广丹1.5克，巴豆（去油）7个，杏仁（生泡去皮）9个，大麻子30个，轻粉1.5克，外涂患处。

方六：阴道黑色素瘤：人参皂苷大剂量治疗，能使瘤体变小变软，黏膜脱落。

【画龙点睛】 解毒活血，以毒攻毒。

5. 白血病

【方剂名称】 宁血汤。

【方剂功效】 清热解毒，软坚散结（抗癌）。

【方剂组成】 豨莶草45克，山慈菇、鸡血藤、核桃仁各30克，半枝莲、天花粉各15克，露蜂房10克。

【使用方法】 水煎服，每日1剂。

【画龙点睛】 白血病是血液系统恶性肿瘤，目前对发病原因尚不清楚，祖国医学认为是毒邪内伏，且又感六淫之气所发，治则以清热解毒为主，软坚散结为辅佐。根据临床经验，本病是“至虚有盛候”，小补必腹胀，始终遵守清热解毒，邪去则正自复矣。

【锦囊妙招】 在清热解毒治则下，若出现恶心、呕吐，用白糖参10克，土白术18克，炮姜炭、制附子各5克，姜半夏、淡竹茹各10克，姜引，水煎服。

【验方荟萃】 豨莶草50克，鸡血藤、金钱草、露蜂房各30克，马鞭草20克，天花粉、波芦荟、仙鹤草、生牡蛎各10克，山甲珠15克，核桃仁30克，水煎服。

第六节 其他中医疗法

一、常用肿瘤食疗方

方一：

【品名】 抗癌八宝粥。

【功效】 补益中气。

【适应证】 肿瘤手术或放、化疗后食欲下降，不思饮食，倦怠乏力，多汗，食后腹胀，大便稀溏等。

【材料】 党参、白术各15克，茯苓、怀山药、芡实、莲子、薏苡仁各50克，大枣10枚，糯米100克，白糖适量。

【制法】 将莲子去心，诸药加水适量，煮30分钟，滤去药渣，加糯米、白糖煲粥。

方二：

【品名】 枸杞甲鱼汤。

【功效】 益气养阴。

【适应证】 化、放疗后，形瘦乏力，口干，盗汗，腰膝酸软，贫血，白细胞下降等。

【材料】 甲鱼300克，枸杞子30克，熟地黄15克，北黄芪10克，调料适量。

【制法】 将甲鱼宰杀，去甲壳、头、爪，洗净、切块，放砂锅内，加清水及布包诸药，大火煮沸后，转小火煲至甲鱼肉熟透，去药包，调入食盐、味精适量。

方三：

【品名】 八珍鸡汤。

【功效】 气血双补。

【适应证】 手术及放、化疗后，面色苍白，咽干口燥，动则气喘，心悸失眠，贫血，白细胞下降等。

【材料】 母鸡1 000克，当归、白芍、熟地黄、川芎、白术、甘草各6克，党参、茯苓各10克，生姜3片，调料适量。

【制法】 将鸡肉洗净，切块，放砂锅中，加生姜，诸药（布包）及清水适量，大火煮沸后，转小火炖至鸡肉烂熟，去药包，入食盐、胡椒粉、味精即成。

方四：

【品名】 蛇莲肉汤。

【功效】 清热解毒利湿。

【适应证】 癌毒炽盛导致发热，烦渴，小便短赤等。

【材料】 白花蛇舌草30克，薏苡仁、半枝莲各20克，猪瘦肉100克，调味适量。

【制法】 将猪肉洗净，切小块，薏苡仁泡开，余药布包。将猪肉、药包加清水适量煮开后，转小火炖至肉熟，去药包，调入食盐、味精。

方五：

【品名】 归参炖鸡。

【功效】 活血补血。

【适应证】 血瘀患者症见肋下或局部肿块，质硬，疼痛固定不移，舌紫暗，脉细涩等。

【材料】 母鸡500克，当归10克，三七参10克，调味品适量。

【制法】 将鸡肉洗净，切块，放砂锅中，加生姜，诸药（布包）及清水适量，大火煮沸后，转小火炖至鸡肉烂熟，去药包，调入食盐、胡椒粉、味精即成。

二、穴位注射

1. 呕吐 维生素 B_1、维生素 B_{12}注射液，封闭内关穴。

2. 腹痛、纳呆 维生素 B_1、维生素 B_{12}注射液，封闭足三里、三阴交穴。

三、穴位放血

1. 腹胀放委中穴血。
2. 咽痛放少商穴血。
3. 肠痉挛放梁丘穴血。

四、王不留子外贴耳穴

1. 耳鸣、耳聋贴耳、肾、肝。
2. 恶心、呕吐贴胃。
3. 失眠在耳穴敏感点按压 150 下，每日 8 次，治疗有特效。
4. 膈肌痉挛贴并按压膈有特效。

第七节　生物治疗

生物治疗是利用和激发机体的免疫反应来对抗、抑制和杀灭癌细胞，主要包括基因治疗、免疫治疗、抗血管生成治疗、干细胞治疗、诱导分化及凋亡、内分泌治疗等。

【附 1】　过度治疗问题

“过度治疗”是指医生给予患者的治疗强度超出患者的承受能力，其结果不但给患者造成痛苦和伤害，也浪费了医疗资源。如肝癌合并肝硬化腹水、黄疸，仍然手术、化疗，导致肝功能衰竭，死亡；肺癌合并肺气肿，并有淋巴结转移，肺叶切除后再化疗，导致呼吸衰竭，死亡；白细胞过低仍坚持高强度化疗，导致骨髓衰竭，感染，死亡；胰腺癌：化疗不敏感……

【附 2】　治疗不足问题

由于化疗药物副作用和其他原因，大约有 1/3 的乳腺癌患者没有得到足够剂量的化疗而影响到生存概率（比如，化疗应是 2 周 1 次，而改为 3 周 1 次）。美国一项调查，非霍奇金淋巴瘤患者，有半数化疗剂量不足；上海报道 40% 的肺癌患者术后没有接受辅助化疗。

妇科

第一章　总　　论

第一节　妇女的生理特点

一、现代医学理论

女性一生分七个阶段。胎儿期是指从卵子受精至出生，共266天。出生后4周内称为新生儿期。从出生4周到12岁左右称为儿童期。10~19岁称为青春期。18岁左右起，卵巢生殖功能及内分泌功能进入旺盛时期，大约30年，这个阶段为性成熟阶段。卵巢功能开始衰退至最后一次月经称为绝经过渡期，可始于40岁，历时短于1~2年，长至10余年。绝经后的生命时期为绝经后期。

卵巢从青春期开始到绝经期，从形态和功能上发生周期性变化称为卵巢周期。卵泡的发育始于始基卵泡到初级卵泡的转化，始基卵泡可以在卵巢内处于休眠状态数十年。始基卵泡到窦前卵泡需要9个月以上时间，从窦前卵泡到成熟卵泡需85日。

卵泡结构从外到内依次是卵泡外膜、卵泡内膜、颗粒细胞、卵泡腔、卵丘、放射冠、透明带。卵母细胞及包绕着它的卵球颗粒细胞一起排出的过程称为排卵，一般在下次月经前的第14日左右，卵子可由两侧卵巢轮流排出，也可由一侧卵巢连续排出。排卵前卵泡直径可达到18~23毫米。卵子排出后，经输卵管伞部捡拾，输卵管壁蠕动以及输卵管黏膜纤毛活动等协同作用通过输卵管，并被运送到子宫腔。

排卵后形成黄体，黄体细胞内含有胡萝卜素，排卵后7~8日，黄体体积和功能达到高峰，直径1~2厘米。正常黄体功能的建立，需要理想的排卵前卵泡发育，特别是促卵泡素（FSH）的刺激，以及一定水平的促黄体素（LH）的维持。

若排出的卵子受精，则黄体在胚胎滋养细胞分泌的人绒毛膜促性腺激素（HCG）的作用下增大，转变为妊娠黄体，至妊娠3个月末才退化。此后胎盘形成并分泌甾体激素以维持妊娠。

若未受精，排卵后9~10日黄体开始退化、萎缩、衰退，然后月经来潮。卵巢既有产生卵子和排卵的生殖功能，又有产生性激素的内分泌功能，卵巢属于性腺器官，主要产生雌激素、孕激素以及少量的雄激素。

雌激素的生理作用：使子宫内膜间质和腺体增殖及修复；使肌层增厚，维持血运；使宫颈口松弛、扩张，黏液增多、稀薄，有利于精子通过；促使输卵管肌层和上皮细胞的发育，加强节律性的收缩；使阴道上皮维持酸性环境；使外生殖器丰满、色素加深；促进第二性征的发育；促进卵巢发育；通过反馈，调节下丘脑、垂体。它的代谢作用是促进肝脏高密度脂蛋白合成，降低胆固醇水平，保持血流稳定，维持正常骨质。

孕激素的生理作用：使增殖期子宫内膜转化为分泌期子宫内膜，为受精卵着床及其后的胚胎发育做好准备；抑制子宫收缩；使宫颈口闭合，黏液变稠，防止精液及微生物进入；抑制输卵管收缩；加快阴道上皮脱落；促进乳腺发育；促进水、钠排泄；升高基础体温；与雌激素有协同和颉颃作用。

雄激素的生理作用：促进阴蒂、阴唇、阴阜的发育；促进阴毛、腋毛的生长；提高性欲；促进蛋白质合成，肌肉生长，促进肾小管对水、钠的吸收并保留钙。

月经周期的调节受大脑高级中枢的影响，抑制素—激活素—卵泡抑制素参与，主要涉及下丘脑、垂体和卵巢激素的相互调节（HPO）。下丘脑是 HPO 的启动中心，分泌促性腺素释放激素（GnRH），作用是调节垂体促性腺激素的合成和分泌。垂体分泌促性腺激素和催乳激（PRL），促性腺激素分促卵泡素（FSH）和促黄体素（LH），卵巢分泌雌激素和孕激素。

肾上腺是分泌甾体激素最重要的器官，具有合成糖皮质激素、盐皮质激素的功能，合成和分泌少量雄激素及微量雌激素、孕激素。

甲状腺分泌甲状腺素（T_4）和三碘甲状腺原氨酸（T_3），若分泌少则月经量少、稀发、闭经，若分泌多则月经量多、过频。

胰腺分泌的胰岛素对卵巢功能有影响，糖尿病患者卵巢功能低下，因为雄激素过多，导致月经失调、闭经。

前列腺素（PG）广泛存在于机体组织和体液中，含量微，效应强，诱发下丘脑、垂体释放 GnRH、LH，对卵巢、月经、子宫肌、分娩、输卵管都有影响。

二、国医理论

国医认为，妇女的月经、胎孕、产育、哺乳等，都是脏腑、经络、气血化生功能作用于胞宫等的具体表现。胞宫是月经和孕育胎儿的主要器官，而气血是月经、养胎、哺乳的物质基础。脏腑是生化气血之源，经络是运行气血的通路。

1. 胞宫　胞宫不仅指现代医学中的子宫，而且包括子宫的附件如输卵管、卵巢等。

（1）肾、脾、肝与胞宫的关系：肾为先天之本，元阴元阳之根，主藏精气。精为化血之源，是月经、胎孕的物质基础。肾气盛，天癸至，任脉通，太冲脉盛，气血充盈，经、孕、胎、产方能正常。

脾主运化，其气主升，有统摄血液的功能。

肝藏血，司血海，主疏泄，喜条达，具有储藏和调节血量的作用，故肝血的盛衰、肝气的疏泄功能对胞宫的生理功能和病理变化都有重要影响。

（2）经络与胞宫的关系：胞宫除受十二经脉影响之外，主要受奇经八脉中冲、任、督、带的支配，“冲为血海，任主胞胎”，冲脉有“血海”之称，任脉有“阴脉之海”之称，凡精血、津液等阴液都属任脉总司，为妇女妊养之本。督脉有“阳脉之海”之称，可维持阴阳脉气的相对平衡。带脉位于腰部，如带束腰，下系胞宫，约束诸经，使气血循行保持常度。

（3）天癸与胞宫的关系：天癸是肾中精气充盈的产物，直接关系到冲任的通盛，月经的潮止，生育能力的有无，是促进生长、发育和生殖的重要物质。

2. 月经 月经是指妇女有规律的、周期性的子宫出血。一般每个月 1 次，经常不变，信而有期，14 岁左右，天癸至，任脉通，太冲脉盛，月经来潮。初潮年龄的早晚，受地域、气候、风俗、种族、营养等因素影响，我国女性一般为 13~15 周岁，亦有迟至 16~17 岁的。经期为 3~6 天（5.59 天±1.37 天）。正常月经不凝，量为 20~80 毫升，至 49 岁左右，月经停止来潮，称为绝经或经绝，生育功能亦停止。月经有正常的周期、经期、经量、经色和经质。

子宫内膜的厚度：增殖早期（月经周期的第 4~7 日），厚度为 0.5 毫米；增殖中期（第 8~10 日），内膜厚 2 毫米；增殖晚期（第 11~14 日）内膜厚 4 毫米。排卵后，即分泌期，分泌早期（第 14~21 日），子宫内膜厚 8 毫米，以腺体改变为主；分泌中期（第 19~21 日），内膜厚 8~10 毫米；分泌晚期（第 24~28 日），子宫内膜退化、萎缩，内膜厚度为 5~6 毫米。

3. 带下 健康妇女阴道内常有少量白色或透明无臭的分泌物濡润阴道，一般在月经前后、两次月经之间及妊娠期较多，属于人体阴液，纳藏于肾，由任脉主司，带脉约束，不断敷布于胞宫，濡润于阴道。

4. 妊娠与分娩 受孕之后，全身血相对不足，气相对有余，形成阴血偏虚而阳气偏盛的特点，故有产前多热的说法。妊娠初期，由于血聚于下，肝血（阴）偏虚，肝阳偏旺，常易横逆犯胃，多有晨起头晕、恶心、呕吐、饮食减少、喜食酸味等现象，是早孕反应，并非病理状态，一般于妊娠 3 个月后自然消失。产后由于失血耗损阴液，阴血俱虚，阳气易浮，故产后多虚，常有产后低热、自汗等现象。

第二节　妇女的病理特点

妇科病的病因病机，六淫之中，以寒、热、湿多见，七情之中，以怒、思、恐为主。此外，先天不足、早婚多产、房事不节、劳逸过度、饮食失调等，都是妇科病的致病因素。

一、脏腑功能失调

妇女以血为本。血化生于脾胃，统摄于脾，藏之于肝，宣发于肺，施泄于肾，总属于心，与妇科疾病发生最为有关的是肾、脾、肝三脏。

肾藏精，为生命之本，阴阳水火之宅，胞脉又系之于肾，妇女的病理改变常与肾虚影响冲任有关。若先天肾气不足，或因早婚多产，房劳所伤，则冲任不固，易致月经不调、胎动不安、坠胎等。若肾阴亏损，经血不足，胞脉失养，则出现月经后期或过少，甚则闭经、不孕。若阴虚内热，热伏冲任，迫血妄行，又可出现月经过多，甚则崩中、漏下。若肾阳不足，气化失常，上不能温煦脾阳，下不能温养冲任、胞宫，则出现经行泄泻、宫寒不孕。若肾阳衰微不能温化水湿，任、带不固，则为带下、妊娠水肿。

肝藏血，主疏泄，喜条达，是调节阴阳、气血的枢纽。若情志内伤，肝气郁结，疏泄失调，血为气滞，常引起月经不调、痛经、闭经。若肝郁化火，热伤冲任，则出现月经先期、过多，甚则崩漏，经行吐衄。若肝郁脾虚，湿热内生，下注冲任，则见带下、阴痒。孕后血聚养胎，若肝血不足，肝阳上亢，则可引起先兆子痫和子痫。

脾统血，主运化，为气血生化之源。脾虚中气不足，血失统摄，则见月经先期或过多，甚则崩漏。若气虚下陷，则可发生子宫脱垂。若脾虚生化乏源，气血虚少，冲任失养，则多致月经过少、闭经、乳汁缺乏。脾阳不运，湿邪内停，水湿泛滥，则可见妊娠水肿。湿流注下焦，则成带下。湿聚生痰，阻滞冲任，则导致闭经、不孕。

此外，女子在青春期及青春前期，肾气初盛，机体尚未完全成熟，故此时月经异常，以补肾为主。中年妇女多生气，宜调肝为主。至于经绝前后，生理功能低下，以健脾补肾为主。

二、气血失调

女子以血为本，血为气之母，气为血之帅。气虚血亦虚，补气能生血。气不帅血，多见经早、经多、流产等。气血互相影响，热与血相搏，迫血妄行，多见经早、经多、崩漏、逆经等。血与寒相结，多见经后、痛经、闭经、症瘕、不孕等。

三、冲、任、督、带损伤

冲脉受病，血海蓄溢失常，可致月经不调、流产；任脉受病，或致阴液不固而为带下，或致妊养失司而为不孕、胎动不安；督脉为病，阳气失调，可致虚寒不孕；带脉为病，约束无权，可致带下、子宫脱垂。导致这些经脉损伤的原因，有直接和间接两方面。直接的多有邪毒感染和房事不节；间接的多有脏腑功能失常和气血失调所致。

脏腑、气血、冲任督带，三者关系密切，互相影响，导致疾病的发生。

第三节　妇科病的诊断要点

一、问诊

1. 问月经　包括初潮年龄，月经的周期、经期、经量（应描述每日用卫生巾数）、经色、经质，有无血块及臭气，末次月经日期（LMP），经期及月经前后有无腰骶、下腹、胸胁、乳房胀痛等。若月经周期不规则，应注明倒数第二次月经的时间（PMP）。

例如，13 岁初潮，月经周期为 28~30 日，经期持续 5 日，可简写成“$13\,\frac{5}{28\sim30}$”。

2. 问带下　灰白色或黄白色泡沫状稀薄分泌物，多伴外阴瘙痒者为滴虫性阴道炎；凝乳状或豆腐渣样分泌物，多伴有奇痒或灼痛为霉菌性阴道炎；灰白色匀质分泌物，有鱼腥味，可有瘙痒或灼痛为细菌性阴道炎；显著增加的透明黏性分泌物为宫颈病变或卵巢功能失调；黄色或黄绿色的脓性分泌物，并伴有臭味，为细菌感染所致，多见于急性阴道炎、宫颈炎、宫腔积液、生殖系统癌症合并感染等；血性分泌物多见于宫颈息肉、黏膜下肌瘤、癌症出血等。量多、持续、淡乳白色（泔水样）的水样分泌物多是由癌肿引起。

3. 问婚产 对已婚妇女应问结婚年龄、婚次、孕产次数；是否接受过刮宫；末次分娩或流产日期；有无难产或手术史；流产或产后有无大出血、发热或腹痛；恶露的量、色、质、气味；是否有过宫外孕及治疗方法；是否发生过孕后死胎或胎儿畸形，如葡萄胎、绒毛膜上皮癌；目前是否避孕，采用何种方法等。

例如，对于生育史的描述如下：足月产2次，早产1次，人工流产1次，现有子女2人，应描写为“2-1-1-2”。

防止漏问，编辑妇科七问歌。歌如下：一问年龄二问史，经、婚、孕、产详情实。三问经期、质、色、量，四问带下色、量、痒，五问腰腹酸与痛，六问二便勿看轻，若是产后列七问，恶露、大便、乳汁审。

二、望诊

1. 肥胖者 多脾虚湿盛，易出汗，腰酸，便溏，头晕重，白带多；体胖肌松，眉毛稀，唇淡，多脾肾阳虚，纳呆，便溏，腰酸背痛，经后，痛经，带多，不孕。

2. 消瘦者 面红多阴虚火旺，潮热，盗汗，耳鸣，干咳，经少，经早；面白多贫血，纳呆，乏力，畏寒；面黄有青气者，多肝气郁结，胸闷善太息，胁痛，脏燥，经暗，痛经。

3. 望面色 青为血瘀，黑为肾虚，苍白血虚，晄白属气虚有痰，颧红为阴虚火旺。

4. 望唇 紫红为血热，鲜红为阴虚火旺，淡白，淡红为阴虚血亏，青淡为阳虚有寒，青深寒凝血瘀。

5. 望舌 质红血热，淡红血虚，胖嫩气血两虚，紫暗或有瘀点是血瘀。

6. 望舌苔 舌质胀为实，淡薄为虚，淡厚为寒，红为热，干者津亏，紫者瘀血；孕妇见白腻苔，为恶阻。黄白厚腻，为湿热带下。

7. 望带下 色白属脾湿，色黄属湿热，色赤属血热或邪毒。质地清稀，属脾虚、肾虚；质地黏稠，属湿热蕴结；白带量过多，或湿热，或脾虚，或肾虚；白带过少，多属肾阴不足、天癸早竭。

8. 望月经或恶露 主要是颜色及量的多少。紫色质稠，多属血热；淡红质薄，多属气虚或虚寒；色紫暗夹血块，多属瘀血；量过多，多属血热或气虚；量过少，多属血虚或肾虚；量时多时少，多属气郁，兼有色紫暗，有血块，多属瘀血。

三、闻诊

妊娠恶阻，口有酸苹果味，要注意水、电解质的平衡；胎不动，口有臭味，应诊断胎儿的存活；白带气味腥者，多属寒湿；白带奇臭者，多属湿热下注或恶性肿瘤溃烂。

四、切诊

1. 月经脉 正常弱于男子，略沉细，尺脉较盛，右大于左。月经将至或正值经期，脉多滑利。滑数为冲脉有热。沉迟为阳虚有寒。细数为阴亏血少。尺脉涩，为血虚经闭。尺脉滑，为血实经闭。虚大弦数见崩漏。

2. 带下脉　带下病脉多沉滑，若偏湿热，脉数。寒湿者，脉紧或濡；肾气虚损者，脉细弱。

3. 妊娠脉　妊娠以后，六脉平和而滑利，按之不绝，尺脉尤甚。若脉沉细而涩或两尺微弱者，多为肝肾亏损，冲任不足，易致流产。

4. 临产脉　脉如转珠或脉象浮数散乱，中指末端有搏动。

5. 产后脉　产后气血多虚，其脉常虚缓和平，若脉洪数，多属阴虚未复，虚阳上泛，或外感实邪。

第四节　常见症状的鉴别诊断

一、阴道出血

1. 妇科

（1）宫颈糜烂：接触出血，宫颈外口有糜烂面（颗粒样或乳头状）。

（2）宫颈息肉：接触出血，宫颈口有蒂状息肉。

（3）子宫内膜炎：有流产、分娩史，少量出血或经期延长，子宫大有压痛，脓样分泌物。

（4）慢性盆腔炎：有感染史，出血、下腹痛、有肿块。

（5）子宫内膜增殖症：多见于青春期、更年期，月经过多、经期延长。

（6）子宫肌瘤：若在黏膜下，经期延长，经量增多，B 超可显示。

（7）子宫颈癌：接触出血，恶臭味，菜花样，恶病质。

2. 产科

（1）先兆流产：出血少，轻微腹痛、腰酸，宫口未开。

（2）难免流产：出血多，腹痛加剧，宫口已开。

（3）不全流产：持续出血，或有组织排出，宫口已开。

（4）过期流产：有流产病史，无症状，子宫小于妊娠月份。

（5）异位妊娠：多有停经、不孕史，突发腹痛，肛门坠胀，一侧腹膜刺激征，宫颈摇举痛，穹隆饱满，穿刺出血。

（6）葡萄胎：有停经史，阴道不规则出血，早孕，反应大，子宫大于妊娠月份，无胎动及胎心音。

（7）前置胎盘：多见于经产妇、多次刮宫及有子宫内膜炎史者，症状为妊娠晚期无原因的、无痛的、反复的子宫出血，阴道检查触及胎盘，外出血与休克程度相符合。

（8）胎盘早剥：有外伤史或妊娠中毒症，妊娠晚期持续性出血和腹痛，胎体不清，胎心音减弱或消失。

（9）子宫破裂：梗阻性难产（骨盆狭窄、头盆不称等）突然痉挛性疼痛，宫缩立即停止，伴有血尿、出冷汗、面白、心烦、腹胀、腹痛。检查可有移动性浊音，胎儿在腹腔，子宫在一侧，在腹壁可触及胎体，胎心音消失，有不同程度的休克。

二、腹痛

1. 黄体囊肿破裂 无停经史，月经后半期突发一侧下腹痛，多伴恶心、呕吐，腹痛一侧附件压痛明显。

2. 妊娠合并阑尾炎 有停经史，腹痛不如急性阑尾炎显著，麦氏点向上、向外移，可恶心、呕吐，易引起宫缩。

3. 急性盆腔炎 高热、腹痛、脓带。

4. 卵巢囊肿蒂扭转 有腹部肿块史，突然疼痛，一侧明显，伴呕吐。

5. 异位妊娠 多有停经史，突发腹痛，腹膜刺激征阳性，后穹隆穿刺可有不凝血液，可有休克症状。

三、肿块

1. 子宫肌瘤 经早，经期延长，痛经，白带多，子宫增大、硬、凸凹不平。

2. 卵巢肿瘤 一侧腹部增大，经少或闭经。

3. 输卵管积水 有慢性附件炎症史，下腹痛，经期加重，白带多。

4. 陈旧性宫外孕 有停经史、腹痛史，宫颈着色，一侧有囊性肿块，不活动，有压痛。

5. 子宫内膜异位症 进行性痛经，经多，经期长，不孕，腰酸，背痛，性交痛，行经时可有直肠、肛门处疼痛，宫颈或穹隆处可见紫蓝色突起。

6. 结核性腹膜炎、盆腔腹膜后肿块、阑尾脓肿、乙状结肠癌、腹水见其他科。

四、白带

见带下病。

第五节 体格检查

一、全身检查

包括体温、脉搏、呼吸、血压、皮肤、黏膜、淋巴结、颈部、胸部、腹部、肛门、外生殖器、脊柱、四肢、神经系统等。

二、腹部检查

腹部形状，腹壁有无瘢痕、静脉曲张、妊娠纹，触诊肝、脾有无肿大或压痛；若有肿物应描述部位、大小、形状、质地、活动度、光滑度、压痛等情况。若是妊娠，应测量子宫高度、胎位、胎心、胎儿大小。

三、盆腔检查

盆腔检查又称妇科检查。包括外阴、阴道、宫颈、宫体及两侧附件。阴毛浓稀，大阴唇、小阴唇、会阴部有无皮炎、溃疡、赘生物、色素减退等，阴蒂长度（一般不超过 2.5 厘米），尿道口周围有无赘生物，处女膜是否完整，有无会阴侧切或撕裂瘢痕，阴道前后壁有无膨出，有无子宫脱垂、压力性尿失禁等症状。

1. 阴道窥器检查　阴道色泽、皱褶、有无溃疡、赘生物、囊肿、阴道隔、双阴道等。阴道分泌物的量、色泽、有无异味等。宫颈大小、颜色、外口形状，有无柱状上皮异位、腺囊肿、息肉或赘生物等。

2. 双合诊　了解子宫的大小、形状、位置（前倾指宫体朝向耻骨，后倾指宫体朝向骶椎）、质地和活动度。检查输卵管和卵巢，卵巢正常不能扪及，或偶可扪及卵巢，体积 3 厘米×2 厘米×1 厘米。

3. 三合诊　是双合诊的补充检查。

第六节　妇产科常用特殊检查与治疗

一、生殖道细胞学检查

女性生殖道细胞包括来自阴道、宫颈、子宫和输卵管的上皮细胞。利用生殖道脱落细胞检查可检测出性激素水平、协助诊断生殖器官的恶性肿瘤。

涂片分阴道涂片、宫颈刮片、宫颈管涂片、宫颈吸片、局部印片等。阴道和宫颈阴道部覆盖鳞状上皮细胞，分表层、中层及底层。在女性一生中的不同时期，月经周期由于受卵巢周期性变化的影响，各层细胞比例均不相同。

1. 测定激素水平　临床上常用四种指数测定雌激素水平。

（1）成熟指数（MI）：指底层/中层/表层的百分率，一般有雌激素影响的涂片，基本上无底层细胞，轻度影响表层细胞小于 20%，高度影响大于 60%，在卵巢功能低落时，轻度低落底层细胞小于 20%，中度低落底层细胞占 20%~40%，高度低落底层细胞大于 40%。

（2）致密核细胞指数（KI）：越多表示上皮细胞越成熟。

（3）嗜伊红细胞指数（EI）：指数越高，上皮细胞越成熟。

（4）角化指数（CI）：指表层（最成熟的细胞层）嗜伊红致密核细胞的百分比。

2. 阴道涂片在诊断中的应用

（1）闭经：涂片正常，提示病变在子宫以下部位，如结核、粘连；表层细胞少，提示病在卵巢及垂体以上。

（2）宫血：无排卵性，中至高度雌激素影响，也有长期处于低至中度雌激素影响；排卵性宫血成熟指数明显右移。

（3）流产：由于黄体功能不足引起的先兆流产表现为 EI 于早孕期增高，治疗后下降，表示好转，若再度升高，流产可能性大。涂片正常的流产，不是黄体功能不足。过期流产，EI 升高。

（4）生殖道感染性疾病：细菌性阴道炎，涂片细胞核呈豆状核，核破碎和核溶解，上皮细胞核周围有空晕，包浆内有空泡。衣原体性宫颈炎，涂片上可见化生的细胞浆内有球菌样物及嗜碱性包涵体，感染细胞肥大多核。病毒感染分单纯疱疹病毒（HSV Ⅱ型）和人乳头状瘤病毒（HPV），前者早期表现为感染细胞的核增大，染色结构呈“水肿样”退变，染色质变细，散布在整个胞核中，呈淡的嗜碱性染色，均匀犹如毛玻璃状，细胞多呈集结状，有多个胞核。晚期可见嗜伊红染色的核内包涵体，周围可见一清亮晕环。后者涂片可见挖空细胞，不典型角化不全细胞及反应性外底层细胞，典型的挖空细胞表现为上皮细胞内有 1~2 个增大的核，核周有透亮空晕环或壁致密的透亮区。

（5）阴道细胞学检查目前用巴氏 5 级分类法：Ⅰ级正常，Ⅱ级为炎症，Ⅲ级为可疑癌，Ⅳ级为高度可疑癌，Ⅴ级为癌。TBS 分类法目前广泛应用于临床。

二、女性内分泌激素测定

激素水平的测定一般抽取外周血，常用方法是气相色谱层析法、分光光度法、荧光显示法、酶标记免疫法、放射免疫测定法。

1. 下丘脑促性腺素释放激素（GnRH）

（1）GnRH 兴奋实验。

【原理】 GnRH 对垂体促性腺激素有兴奋作用，给受试者注射外源性 GnRH 后，在不同时间段内取血测定促性腺激素的含量，可以了解垂体功能。若垂体功能良好，则促性腺激素水平升高；反之，则反应性差。

【方法】 上午 8 时注射下丘脑促性腺素释放激素 100 微克，于注射后的 15 分钟、30 分钟、60 分钟和 90 分钟分别取静脉血 2 毫升，测定促性腺激素的含量。

【结果分析】 注射 GnRH 后，促黄体素（LH）比基值升高 2~3 倍，为正常反应；高 5 倍为活跃反应；高峰出现的时间迟于正常反应出现的时间称为延迟反应；LH 处于低水平或稍有上升但不足 2 倍为无反应或低弱反应。

【临床意义】 青春期延迟，兴奋实验呈正常反应；垂体功能减退（席汉综合征、垂体手术后），兴奋实验无反应或低弱反应；下丘脑功能减退出现延迟反应或正常反应；卵巢功能不全，促卵泡素（FSH）、LH 基值升高，兴奋实验呈活跃反应；多囊卵巢综合征，兴奋实验呈活跃反应。

（2）克罗米芬实验。

【原理】 化学结构与己烯雌酚相似，是一种具有弱雌激素作用的非甾体的雌激素颉颃剂，在下丘脑可与雌、雄激素受体结合，阻断性激素对下丘脑和腺垂体促性腺激素的负反馈作用，引起 GnRH 的释放。克罗米芬实验可用来评估内分泌轴的功能，鉴别下丘脑和垂体病变。

【方法】 从月经来潮的第 5 日起，每日口服克罗米芬 50~100 毫克，连服 5 日，服药后 LH 可上调 85%，FSH 可上调 50%。停药后，LH、FSH 即下降。如再出现 LH 上升达到排卵期水平并诱发排卵，则为排卵型反应，排卵一般出现在停药后第 5~9 日。如停药后 20 日内不再出现 LH 上升则为无反应。在服药的第 1、3、5 日检测 LH、FSH，第 3 周或经前抽血检测孕酮。

【临床意义】 下丘脑病变时对 GnRH 兴奋实验有反应而对克罗米芬实验无反应。可通过 GnRH 兴奋实验判断青春期延迟是否为下丘脑、垂体病变。

2. 垂体促性腺激素测定

【生理作用】 FSH 主要是促进卵泡成熟及分泌雌激素。LH 主要是促进女性排卵和黄体生成，以促进黄体分泌雌激素和孕激素。FSH 青春期≤5 单位/升，正常女性 5~20 单位/升，绝经后大于 40 单位/升；LH 卵泡期 5~30 单位/升，排卵期 75~100 单位/升，黄体期 3~30 单位/升，绝经期 30~130 单位/升。

【临床应用】

1）协助判断闭经原因，FSH 及 LH 水平若低于正常值，提示闭经原因在腺垂体或下丘脑；LH 水平若明显增高，表明病变部位在下丘脑；LH 若不增高，病变在下垂体；FSH 及 LH 水平若高于正常，病变在卵巢。

2）了解卵巢情况。

3）诊断多囊卵巢综合征：测定 LH/FSH 比值，若 LH/FSH 大于 3，表明 LH 呈高值，FSH 处于低水平，有助于诊断多囊卵巢综合征。

4）区分真性和假性性早熟，真性由促性腺激素分泌增多引起，FSH 及 HL 呈周期性变化；假性者 FSH 及 LH 水平较低，且无周期性变化。

3. 垂体催乳激素测定

【生理作用】 垂体催乳激素（PRL）是腺垂体催乳激素细胞分泌的一种多肽蛋白激素，受下丘脑催乳激素抑制激素（主要是多巴胺）和催乳激素释放激素的双重调节。主要功能是促进乳房发育及泌乳，以及与卵巢类固醇激素共同作用促进分娩前乳房导管及腺体发育。

【正常值】 非妊娠期<25 微克/升，妊娠早期<80 微克/升，妊娠中期<160 微克/升，妊娠晚期<400 微克/升。

【临床应用】

1）闭经、不孕、月经失调者，无论有无泌乳，均应测 PRL，以排除高催乳激素血症的可能。

2）垂体肿瘤患者若 PRL 异常增高，应考虑有垂体催乳激素瘤。

3）PRL 升高多见于性早熟、原发性甲状腺功能低下、卵巢早衰、黄体功能欠佳、长期哺乳、神经精神刺激，氯丙嗪、避孕药、大量雌激素、利血平等药物也可引起 PRL 升高；PRL 降低多见于黄体功能减退、单纯催乳激素分泌缺乏症。

4. 雌激素（E）测定

【生理变化】 雌激素主要由卵巢、胎盘产生，少量由肾上腺产生，在肝脏灭活和代谢，经肾脏由尿液排出。雌激素可分为雌酮（E1）雌二醇（E2）及雌三醇（E3），卵泡期早期雌激素水平最低，以后逐渐上升，至排卵前达到高峰，以后又逐渐下降，排卵后达到低点，以后又开始上升，排卵后第 8 日出现第二个高峰，但低于第一个峰，以后迅速降至最低水平。

【正常值】 血中E2参考值（飞摩/升）：青春前期18. 35~110. 10，卵泡期91. 75~275. 25，排卵期734. 0~2 202. 0，黄体期367~1 101，绝经后18. 35~91. 75；E1参考值（飞摩/升）：青春前期62. 9~162. 8，卵泡期125~377. 4，排卵期125~377. 4黄体期125~377. 4，绝经后73~147。

【临床应用】

1）检测卵巢功能：激素水平符合正常周期变化，表明卵泡发育正常；激素水平偏低，表明卵巢功能低下或受药物影响抑制卵巢功能，也可见于下丘脑—垂体功能失调，高催乳激素血症等；雌激素无周期性变化，说明无排卵，见于无排卵型功血、多囊卵巢综合征等；检测卵泡发育，指导HCG用药及确定用药时间；诊断女性性早熟。

2）检测胎儿—胎盘功能：妊娠期雌三醇含量反映胎盘状态。正常妊娠29周尿雌激素迅速增加，足月为88. 7毫摩/24时，妊娠36周后，雌三醇排出量连续多次均小于37毫摩/24时或骤减>30%，提示胎盘功能减退；雌三醇<22. 2毫摩/24时，或骤减>50%，提示胎盘功能显著减退。

5. 孕激素（Po）测定

【生理变化】 孕激素由卵巢、胎盘和肾上腺皮质产生。孕激素的含量在卵泡期极低，排卵后，第6~8日达到高峰，月经前4日逐渐下降至卵泡期水平。孕激素在妊娠早期主要来自于黄体，中晚期主要由胎盘分泌。其主要作用是进一步使子宫内膜增厚，血管和腺体增生，有利于胚胎着床，降低母体免疫排斥反应，防止子宫收缩，使子宫在分娩前处于静止状态，促进乳腺腺泡导管发育，为泌乳做好准备。孕酮缺乏可引起流产。

【正常值】 卵泡期<3. 18毫摩/升，黄体期15. 9~63. 6毫摩/升，妊娠早期63. 6~95. 4毫摩/升，中期159~318毫摩/升，晚期318~1 272毫摩/升，绝经后<3. 18毫摩/升。

【临床应用】

1）监测排卵：孕酮水平>15. 9毫摩/升，提示有排卵。不孕患者配合B超，观察卵泡发育及排卵过程，以排除未破裂卵泡黄素化综合征；多卵产生多黄体，使孕酮升高；闭经、不排卵宫血、多囊卵巢综合征、口服避孕药均可使孕酮水平降低。

2）了解黄体功能：水平低说明黄体功能不足，月经前4~5日仍高于生理水平，则提示黄体萎缩不全。

3）了解妊娠状态：胎盘功能减退，孕酮水平下降；异位妊娠，孕酮水平较低，若孕酮水平>78纳摩/升，基本可以排除异位妊娠。若大于15. 6纳摩（5纳克）/升，提示为死胎。先兆流产孕酮有下降趋势，有发生流产的可能。

6. 雄激素（Tcs）测定

【生理变化】 女性体内雄激素主要来自卵巢及肾上腺皮质。

【正常值】 卵泡期<1. 4纳摩/升，排卵期<2. 1纳摩/升，黄体期<1. 7纳摩/升，绝经后<1. 2纳摩/升。

【临床应用】

1）协助诊断男性化肿瘤。

2）多囊卵巢综合征时可能升高。

3）肾上腺皮质增生或肿瘤，雄激素异常升高。

4）两性畸形的鉴别。

5）女性多毛症，若睾酮含量正常，考虑毛囊对雄激素的敏感所致。

7. 人绒毛膜促性腺激素（HCG）测定

【生理变化】 人绒毛膜促性腺激素有胎盘滋养细胞产生。正常妊娠受精卵着床时及排卵后第6日开始产生，第14日达到100单位/升，8~10周达到5 000~100 00单位/升（峰值），以后迅速下降，在中晚期只为峰值的10%。

【正常值】 非妊娠妇女<3.1单位/升，孕7~8日>5.0单位/升，孕30日>100单位/升，孕40日>2 000单位/升，滋养细胞疾病>100 000单位/升。

【临床应用】

1）诊断早期妊娠：应用早早孕试纸。

2）异位妊娠：HCG维持低水平，间隔2~3日无成倍上升，应怀疑异位妊娠。

3）用于妊娠滋养细胞肿瘤的诊断，如葡萄胎、绒毛膜癌等。

8. 人胎盘生乳素测定（略）。

三、女性生殖器官活组织检查

1. 外阴活组织 确定色素减退的类型、外阴赘生物的性质及排除恶变。

2. 阴道活组织 阴道赘生物及阴道溃疡灶的性质。

3. 子宫颈或组织检查 已有宫颈癌急、慢性特异性炎症。

4. 诊断性刮宫 略。

四、输卵管通畅实验

1. 输卵管通液术 适用于输卵管阻塞导致的女性不孕，检验输卵管绝育、再植、成形的效果，对子宫轻度粘连有疏通作用。

2. 子宫输卵管造影 了解输卵管是否通畅及其形态、阻塞部位；了解子宫有无畸形、粘连、黏膜下肌瘤、子宫内膜息肉及异物等；不明原因的习惯性流产，了解宫颈内口是否松弛，宫颈及子宫是否畸形。

五、常用穿刺检查

1. 经腹壁、腹腔穿刺 用于协助诊断腹腔积液、肿物的性质，注入药物化疗，气腹造影时注入二氧化碳，拍摄清晰的X光片。

2. 经阴道后穹隆穿刺术 诊断宫外孕、卵巢黄体破裂，了解积液性质，引流脓肿，超声介入治疗，穿刺取卵。

六、羊水检查

经羊膜腔穿刺取羊水进行分析，用于测量胎儿成熟度、染色体异常、基因病、血型、胎膜早破、宫内感染（风疹病毒、巨细胞病毒、弓形体感染）。

七、妇科肿瘤标志物检查

肿瘤标志物是肿瘤细胞异常表达所产生的蛋白抗原或生物活性物质，可在肿瘤患者的组织、血液或体液中检测出，可协助肿瘤的诊断。

1. 癌抗原125（CA125） CA125对于源自体腔上皮肿瘤的阳性表达率比较高，尤其是卵巢上皮性肿瘤。子宫内膜癌诊断也有一定的敏感性，对于子宫内膜异位症的诊断也有一定的参考价值。常用血清检测阈值为35千单位/升，囊性癌肿阳性率达80%，宫颈腺癌及子宫内膜癌阳性率达40%~60%。

2. 甲胎蛋白（AFP） 检测阈值为小于10微克/毫升，它是胚胎肝细胞产生的一种糖蛋白，属于胚胎期的蛋白产物，出生后部分器官恶性病变时可以恢复合成AFP的能力，如肝癌和卵巢生殖细胞肿瘤。

3. 癌胚抗原（CEA） 略。

4. 鳞状细胞癌抗原（SCCA） 略。

5. 人乳头瘤病毒（HPV） 略。

八、影像检查

1. 超声波

【类型】

1）B型超声：是应用二维超声诊断仪，在荧光屏上以强弱不同的光点、光团、光带或光环显示探头所在部位脏器或病灶的断面形态与其周围器官的关系。分经腹部B超和经阴道B超。

2）彩色多普勒超声检查：面积显像。

3）三维超声诊断法：可显示出立体图像。

【应用】

1）生理：妊娠5周，圆形光环；6周，心管搏动；7周，胚芽强光团；8周，具人形。之后可测出生长径线、胎儿体重、胎盘定位、羊水量、确定胎儿性别（阴囊椭圆形中等回声，阴茎三角形回声，女性三条平行短小回声）。

2）病理：葡萄胎、胎儿异位、胎盘早剥、前置胎盘、脑积水、无脑儿、脊柱裂、多囊肾、子宫肌瘤、盆腔包块、卵泡发育（一般月经周期第10日开始检测，每日增长1.6毫米，排卵前卵泡达20毫米）等。

2. X线 借助造影剂了解子宫和输卵管的腔内形态，子宫是否存在畸形和输卵管是否通畅。

（1）可诊断单角子宫、双子宫、双角子宫、鞍形子宫、纵隔子宫。

（2）骨盆测量：仰卧侧位可了解前后径、中骨盆、盆腔深度、倾斜度、骶骨高度、曲度、耻骨联合高度；前后位可观察中骨盆横径、耻骨弓横径、骨盆侧壁集合度；轴位片可观察骨盆入口的形态、左右斜径及耻骨联合后角。

3. 计算机体层扫描（CT） 高分辨显示组织密度，主要应用于卵巢良、恶性肿瘤的鉴别诊断。

4. 磁共振成像（MRI） 是利用原子核在磁场内共振所产生的信号轻重所获成像的技术，对浸润性宫颈癌的分期准确率高。

5. 其他 正电子发射体层显像。

九、阴道镜检查

阴道镜是一种双目立体放大镜，用于外阴、阴道、宫颈上皮与血管的观察，以发现与癌相关的异型上皮、异型血管，适用于宫颈刮片细胞学检查巴氏Ⅱ级以上，有接触性出血，肉眼观察病变不明显者。指导活检、宫颈糜烂、尖锐湿疣等病的诊断。

十、宫腔镜检查与治疗

宫腔镜是一种用于宫腔及宫颈管病变诊断和治疗的妇科内镜。诊断性宫腔镜检查适用于异常子宫出血、子宫内膜癌待排、不孕症、子宫内膜增生等疾病的诊断。治疗性宫腔镜适用于腔内异物、内膜息肉、黏膜下肌瘤、宫腔粘连、输卵管堵塞等疾病。

十一、腹腔镜检查与治疗

腹腔镜手术是在密闭的盆、腹腔内进行检查和治疗的内镜手术操作。将接有冷光源照明的腹腔镜经腹壁插入腹腔，连接摄像系统，通过视屏在腔外操纵进入骨盆、腹腔的手术器械进行手术。输卵管粘连、积水、复通、系膜囊肿，多囊卵巢，卵巢良性肿瘤，子宫肌瘤、宫颈癌，子宫内膜异位症，生殖道畸形，节育环外游取出，子宫穿孔修补等疾病可用腹腔镜手术。

十二、输卵管镜检查与治疗

输卵管镜分经宫腔内输卵管开口输卵管镜和经输卵管伞端输卵管镜两种，在直视下观察输卵管的通畅度和功能，诊治输卵管性不孕、输卵管妊娠、管内配子等。

十三、胎儿镜检查

胎儿镜是使用直径 0.5~2 毫米的纤细光纤内镜通过孕妇腹壁进入羊膜腔以观察胎儿。适用于胎儿畸形、选择减胎的检查和治疗。

十四、优生八项检查

【内容】 引起宫内感染的病原微生物有细菌、病毒（如艾滋病）、螺旋体（如梅毒）、原虫（如弓形虫）、衣原体（如沙眼衣原体）、支原体（如解脲支原体）六大类。

（1）单纯疱疹病毒Ⅱ型 IgM 抗体测定。

（2）巨细胞病毒 IgM 抗体测定。

（3）风疹病毒 IgM 抗体测定。

（4）弓形体 IgM 抗体测定。

（5）单纯疱疹病毒Ⅱ型 IgG 抗体测定。

（6）巨细胞病毒 IgG 抗体测定。

（7）风疹病毒 IgG 抗体测定。

（8）弓形体 IgG 抗体测定。

所谓优生四项是单纯疱疹病毒、巨细胞病毒、风疹病毒、弓形体抗体测定。优生六项是单纯疱疹病毒、巨细胞病毒、风疹病毒、弓形体、人乳头瘤病毒、解脲支原体抗体测定。

【感染途径】 胎盘的垂直传播、生殖道的逆行传播、产褥期直接接触传染等。

【感染恶果】 巨细胞病毒感染、单纯疱疹病毒感染可造成胎儿多脏器损害；风疹病毒感染可引起胎儿耳聋、白内障、先天性心脏病等；弓形虫感染引起胎儿神经系统损害；沙眼衣原体感染引起新生儿眼炎及其他脏器损害；解脲支原体感染导致低出生体重儿。

【临床意义】 IgM 抗体阳性表明孕妇近期有这种病毒的活动性感染；IgG 抗体阳性表明孕妇既往有过这种病毒感染，并已经产生免疫力。

第七节　妇科病治法概要

由于妇科病的病机主要在肾、肝、脾、胃和气血、冲任等方面，而病因又以风、寒、湿、热和七情为多见，故在治疗时以补肾、调肝、健脾胃、调气血、理冲任等治法为主。

一、辨证用药

1. 经病

（1）经期失常。

经早：黄芩、栀子、槐米、白芍、地榆、海螵蛸。

经迟：香附、川牛膝、红花、桃仁。

先后无定期：郁金、柴胡、白芍、当归。

经多：黄芪、地榆、白头翁、川断。

经少：香附、刘寄奴、丹参、鸡血藤。

闭经：当归、川芎、鸡血藤、川牛膝。

（2）经量失常。

温经止血：艾叶、炮姜、紫石英。

收涩止血：乌贼骨、墓头回、棕榈炭。

清热止血：地榆、旱莲草、仙鹤草。

逐瘀止血：生蒲黄、益母草、茜草炭。

滋阴止血：女贞子、旱莲草、乌梅炭。

固肾止血：川断、山萸肉、肉苁蓉。

固脾止血：芡实、山药、禹余粮。

壮阳止血：海狗肾、阳起石、艾叶。
黏合止血：阿胶、鹿角胶、白及。
升提止血：荆芥、枳壳、山萸肉。
（3）气血瘀滞。
冷痛：干姜、小茴、肉桂。
气痛：乌药、郁金、木香。
瘀痛：元胡、琥珀、细辛。
痛甚：乳香、没药、三七。
瘀血攻心：当归、川芎、血竭、琥珀。
瘀在经络：佛手、红花、郁金、秦艽。
瘀在上焦：通窍活血汤。
瘀在中焦：血府逐瘀汤。
瘀在下焦：膈下逐瘀汤。
瘀在腠理：桃红荆芥小柴胡汤。
瘀在肌肉：桃红犀角地黄汤。
瘀而发渴：四物汤合五苓散。
瘀成症瘕：轻症桂枝茯苓丸，重症大黄䗪虫丸。

2. 带下病

黄带：易黄汤加茵陈、败酱草、黄柏。
血带：荆芥炭、地榆炭、黑栀子、墓头回。
白带：完带汤加白果、芡实、薏苡仁。
黑带：牡蛎散加龙骨、山萸肉。
脓带：鱼腥败酱虎楼汤加白头翁、蒲公英、槐实。
带腥：鱼腥草、败酱草、虎杖。
带臭：白芷、白蔹、野菊花。
带稀：五倍子、鹿角霜、海螵蛸。
青褐色，恶臭带：白花蛇舌草、半枝莲。
白崩：三仁完带汤加桑螵蛸、金樱子、巴戟天。
白浊：五苓散加槐米、土茯苓、郁金。
白淫：丹栀逍遥散加秦艽、乌梅、牡蛎。
肾虚带：阴虚选六味地黄汤，阳虚选金匮肾气丸，分别加狗脊、菟丝子。
脾虚带：完带汤加芡实、五倍子。
日久带：海螵蛸、白果仁。

3. 安胎 砂仁（和胃），苏梗（理气），白芍（缓急），桑寄生（补肾），黄芩（清热），白术（补脾）。

4. 乳病

乳胀：丝瓜络、王不留行、橘叶、郁金、陈皮、路路通。
乳块：王不留行、荔枝核、橘核仁、穿山甲、皂刺、三棱、莪术。

乳少：钟乳粉、川断、穿山甲、黄芪、排骨汤、鲜虾。

回乳：炒麦芽（大量）、川牛膝、赤芍、三七。

二、辨病用药

促性腺激素药：党参、黄芪、鹿茸、紫河车、仙茅、仙灵脾、巴戟天、锁阳、菟丝子、沙苑子、大云、女贞子（女用）、海狗肾、阳起石（男用）。

促生殖器官发育药：紫河车、川断、香附、枸杞子、豆浆。

促卵巢萎缩：急性子、生棉油。

收缩子宫药：益母草、枳壳、旱莲草、贯众、茜草、三七参。

抑制子宫收缩药：香附、当归、川芎、白术、黄芩、杜仲、元胡、苏梗、砂仁。

充盈子宫内膜药：牡丹皮、大黄、紫河车、甘草。

脱膜药：鸡血藤、血参、红花。

促乳药：紫河车、王不留行、川断、云苓、穿山甲、猪蹄。

抑乳药：麦芽、川花椒、川牛膝。

滴虫致带：外用，生南星、生半夏、生川花椒、白蔹。

霉菌致带：外用，土荆皮、土茯苓、茵陈蒿、狼毒。

三、辨证用方

1. 月经病

经早：三二槐栀芍汤，也可酌选清经汤、二地汤、补中益气汤。

经晚：温督汤（即稳经汤去熟地黄、山萸肉加二仙肉桂姜），寒凝稳经汤、气滞加味乌药汤、血瘀血府逐瘀汤、血虚圣愈汤、肾虚五子汤。

月经先后无定期：气滞血瘀为主选调经总方，肝肾不足为主选定经汤，气血瘀滞兼有肝肾虚弱选稳经汤。

经期延长：断榆牡茜芍枳汤。

月经过多：芪归萸海榆汤。

月经过少：人参归地五肉汤。

痛经：痛经方。

倒经：逆经方。

经前期综合征：乳胀，乳胀汤；头痛，血府逐瘀汤加白芷、石菖蒲、蔓荆子；荨麻疹，经行脱敏汤；绝经过渡期综合征，加味四逆散。

2. 带下病

脾虚带：三仁完带汤。

肾虚带：七子补肾汤。

湿热带：土楼菊苡黄虎汤。

脾肾虚弱带：益气强督汤。

3. 妊娠病

先兆流产：补中寿胎丸。

习惯性流产：圣愈寿胎丸。

妊娠剧吐：妊娠恶阻汤。

妊娠腹痛（胞阻）：减味四五汤。

妊娠咳嗽（子嗽）：五九止咳饮。

妊娠泌尿道感染（子淋）：三金槐米五苓散。

妊娠胸腹胀痛（子悬）：五理汤。

妊娠心烦（子烦）：新逍遥散。

4. 产后病

产后恶露不绝：参芪益枳生化汤。

产后腹痛：参芪益枳生化汤。

产后发热：荆苏益桃归芎汤。

产褥中暑：汗证汤。

产后尿潴留（尿失禁）：三升补中益气汤。

产后缺乳：钟山王下乳汤。

产后血栓性静脉炎：递增活血方。

产后便秘：归芍三仁乌云汤。

产后关节痛：活龙双五汤。

产后胃脘痛：砂吴桂去桃生化汤。

产后腹泻：理中汤加肉桂。

5. 妇科杂病

不孕症：少腹热瘀者膈下逐瘀汤；少腹寒瘀者少腹逐瘀汤加味；少腹痰瘀者台海山水母鸡汤。

阴道干涩：润阴汤（三二四六汤）。

吊阴痛：吊阴痛方。

骶骨坠疼：气督两补汤。

梦交：甘麦知柏地黄汤。

蝴蝶斑：归芎郁金五白汤。

痤疮：治痤二三四五汤。

瘀胀：（特发性水肿）棱莪郁血巴大仙汤。

6. 乳房疾病

乳汁自溢：生脉玉屏龙牡汤。

乳痈：黄虎土楼消毒饮。

乳裂：丁香蛋黄油。

乳癖：两皮三虫四仁汤。

癔病：龙牡夜芍甘麦大枣汤。

四、辨病用方

（1）青春期功能失调性子宫出血：补肾调冲汤（缓用）。

（2）绝经过渡期功能失调性子宫出血：补脾固冲汤。

（3）下丘脑—垂体功能失调性闭经：通经方（治标方）、紫云寿胎丸（治本方）。

（4）多囊卵巢综合征：马路皂刺稳经汤。

（5）溢乳闭经综合征：麦椒红膝稳经汤。

（6）黄体功能不全：益黄汤（四二寿胎丸）。

（7）排卵期子宫出血：补肾调冲汤。

（8）卵巢早衰和无反应卵巢综合征：稳经汤或益雌汤。

（9）子宫内膜异位症：马甲棱莪通经方。

（10）外阴炎：苦荷部菊黄虎汤。

（11）外阴溃疡：黄白青红散。

（12）外阴瘙痒：枯菊白花叶子汤。

（13）外阴白色病变：丹蝉乌枸补血汤。

（14）尖锐湿疣：苡扳贼紫败酱槟马汤。

（15）滴虫性阴道炎：三生二白二子汤。

（16）霉菌性阴道炎：二土二白茵毒汤。

（17）老年性阴道炎：苍乌虎枯菊白花叶子汤。

（18）子宫颈炎：清白茶或白花鱼龙败国老汤。

（19）子宫内膜炎：白山银枳土汤。

（20）盆腔结缔结织炎：鱼腥败酱虎楼汤。

（21）盆腔瘀血综合征：益气强督汤。

（22）异位妊娠：宫外孕方。

（23）妊娠高血压综合征：降压妙方。

（24）妊娠合并传染性病毒性肝炎：退黄汤。

（25）妊娠合并肝内胆汁瘀积症：参照“妊娠合并传染性病毒性肝炎”。

（26）母儿血型不合：减抗汤。

（27）胎位异常：麻牛圣愈去熟汤。

（28）羊水过多：白术归芎五皮汤。

（29）羊水过少：圣愈汤合芪药苍元汤。

（30）不孕症：肝气郁结者，麦椒归芎调气汤；痰湿阻络者，海昆母鸡苍附导痰汤；气血不足型者，十全大补汤；气血不和者，调经总方；卵巢功能失常、肾阳虚衰者，三胶二紫二仙椒香汤、肝肾阴虚者益雌汤；痰瘀互结者，苍附导痰汤；宫颈黏液少者，三二四六汤；免疫反应影响者减抗汤。

（31）子宫脱垂：乌壳樱倍补中汤。

（32）卵巢囊肿：马黄昆海棱术五苓散。

（33）子宫肌瘤：递增活血方。

（34）宫颈癌：黄蜂土鸡薏天莪汤。

（35）癔症：龙牡夜芍甘麦大枣汤。

五、土单验方（歌赋）

月经先期槐米、茶；月经后期糖、姜、酒；月经过少喝豆浆；月经过多白头翁；痛经熬艾叶，小茴可用；闭经吃山楂，勒马回能医；黄体功能不足，核桃与大豆；雌激素水平下降，女贞子并山药；淋漓不断益母草；一点不来羊肉汤；青春功血女贞子，更年功血生棉油；更年汗多不离麦麸、百合，烦热失眠要用桑叶、菊花；乳痛、乳胀，大量陈皮，乳少、无乳，猪蹄、虾鱼。

外阴溃疡，葱叶装黄香，焙干研细外撒；外阴瘙痒，桃叶与明矾，水煎又熏又洗；脾虚带，扁豆花、白果仁；肾虚带，小黑豆与山茱萸；滴虫墓头回、椿根皮；霉菌茵陈蒿、土荆皮；妇科炎症离不了野菊花、蒲公英、地骨皮、生薏苡仁。

保胎妙方鸡肉、韭菜、桂圆，煎汤服；恶阻小米汤、淡盐水配竹叶；子肿陈葫芦、冬瓜皮；子嗽九香虫、地骨皮；子晕鲜芹菜、绿豆衣食疗好；腹痛艾叶、生姜煎汤医；胎位不正，艾叶灸至阴，亦或选用升麻、党参。

产后七日内多瘀，益母草配红糖；产后十五日内多虚，羊肉配生姜；产后泻，肉桂、肉豆蔻；产后秘，蔬菜、蜂蜜。

六、一德堂妇科常用药的药理作用及临床应用

1. 九香虫

【药理作用】　对金黄色葡萄球菌、伤寒杆菌、副伤寒杆菌、福氏痢疾杆菌有较强的抗菌作用，并有促进机体新陈代谢作用。

【临床应用】

1）妊娠支气管炎、支气管哮喘。

2）浅表性胃炎引起的纳呆、腹胀。

3）神经衰弱引起的阳痿、早泄、遗精。

2. 重楼

【药理作用】

1）有广谱抗菌作用，对痢疾杆菌、伤寒杆菌、大肠杆菌、金黄色葡萄球菌、溶血性链球菌等多种细菌有不同程度的抑制作用。

2）镇静、镇痛、镇咳、平喘。

3）类肾上腺皮质激素作用。

【临床应用】

1）阴道炎、盆腔炎。

2）功能性子宫出血。

3）流行性感冒、肺炎、肺脓肿、流行性乙型脑炎、乙型肝炎等传染病。

4）各种疮疡。

5）荨麻疹、急性湿疹、日光性皮炎、蛇虫咬伤等。

6）急性白血病及各种癌症，如原发性肝癌、肺癌、直肠癌、乳腺癌、子宫颈癌。

3. 虎杖

【药理作用】

1）通过泻下，调节胃肠道功能。

2）抑制葡萄球菌、溶血性链球菌、淋球菌、伤寒杆菌、痢疾杆菌、大肠杆菌、变形杆菌。

3）促进乙肝表面抗原转阴。

4）降血压、血脂。

5）升高白细胞，提高免疫力。

6）抗肿瘤。

【临床应用】

1）阴道炎、盆腔炎、附件炎、宫颈糜烂、子宫内膜炎、急性乳腺炎、前列腺增生症。

2）急慢性胃炎、胃溃疡、痢疾。

3）病毒性肝炎、乙肝病毒携带者、早期肝硬化、流行性乙型脑炎、淋球菌性尿道炎、生殖器疱疹、尖锐湿疣、梅毒、非淋球菌尿道炎。

4）高血压、高血糖、高脂血症。

5）原发性肝癌、结肠癌、直肠癌。

4. 野菊花

【药理作用】

1）有广谱抗菌作用，对痢疾杆菌、伤寒杆菌、大肠杆菌、金黄色葡萄球菌、溶血性链球菌、白色念珠菌等多种病原微生物有不同程度的抑制作用。

2）降血压作用明显。

3）抑制乙肝病毒、艾滋病病毒，并延缓病毒所引起的病变。

4）抗癌。

【临床应用】

1）阴道炎、盆腔炎、咽喉炎、扁桃体炎、支气管炎、肺炎、乳腺炎、中耳炎、淋巴结炎、睾丸炎、脊髓炎等多种炎症。

2）血管神经性头痛、高血压、高脂血症。

3）湿疹、痤疮、皮炎、蛇虫咬伤。

4）原发性肝癌、鼻咽癌、乳腺癌。

5. 槟榔

【药理研究】

1）驱杀绦虫、蛲虫、蛔虫、钩虫、疟原虫、姜片虫。

2）水浸液抑制流感病毒、艾滋病病毒、幽门螺杆菌及皮肤真菌等。

3）兴奋胆碱受体，促进唾液、汗液及胃液分泌。

4）扩张血管，降低血压、血糖、血钙。

5）增加肠蠕动。

6）滴眼缩瞳。

【临床应用】

1）急、慢性盆腔炎。

2）各种病毒感染。

3）胃炎、萎缩性胃炎、胰腺炎、不完全性肠梗阻、消化性溃疡、溃疡性结肠炎。

4）疟疾、细菌性痢疾、非典型肺炎、痤疮、小儿肺炎。

5）蛔虫病、绦虫病、钩虫病、姜虫病。

6）便秘。

7）原发性肝癌、胃癌、食管癌、直肠癌。

6. 薏苡仁

【药理作用】

1）解热镇痛，利尿，镇静，消炎。

2）降血压、血糖、血钙。

3）兴奋肠管及子宫平滑肌、抑制胰蛋白酶活性、诱发排卵。

4）增强免疫功能，抗乙肝病毒、抗肿瘤。

【临床应用】

1）盆腔炎、阴道炎、生殖器疱疹。

2）风湿性关节炎、椎间盘脱出。

3）急性阑尾炎、溃疡性结肠炎、萎缩性胃炎、厌食症。

4）过敏性鼻炎、肺脓肿、支气管扩张。

5）非典型肺炎、脊髓灰质炎。

6）前列腺炎、前列腺增生症。

7）扁平疣、传染性疣。

8）丘疹性荨麻疹、过敏性皮炎。

7. 地骨皮

【药理作用】

1）水提取物及乙醇提取物有较强的解热作用。

2）浸剂、煎剂降血压作用明显，降血糖作用显著持久，降血脂。

3）对结核杆菌、伤寒杆菌、副伤寒杆菌、福氏痢疾杆菌等多种病原微生物有较强的抑制作用。

【临床应用】

1）月经先期、绝经过渡期综合征、妊娠高血压。

2）痤疮、荨麻疹及多种皮肤病。

3）支气管炎、肺炎。

4）糖尿病、高血压、高脂血症。

5）疮疡。

8. 山楂

【药理研究】

1）抑制多种细菌。

2）收缩子宫。

3）化痰平喘。

4）抗癌。

5）增加消化酶的分泌。

6）降血脂、血糖、血压。

7）扩张冠状动脉，抗心律失常。

【临床应用】

1）痛经、闭经。

2）消化不良。

3）高血压、高脂血症、高血糖。

4）感冒、咳嗽。

5）痢疾。

6）癌症。

9. 五味子

【药理作用】

1）兴奋子宫。

2）解热镇痛。

3）促进胆汁分泌，调节胃液分泌，抑制胃蠕动。

4）抑制金黄色葡萄球菌、肺炎杆菌、痢疾杆菌、幽门螺杆菌、艾滋病病毒等多种病原微生物。

5）显著降低谷丙转氨酶，保护肝细胞，增强肝细胞的解毒功能，提高血清清蛋白指数。

6）缓解支气管平滑肌痉挛，抑制咳嗽中枢，减少痰涎分泌，从而有镇咳、祛痰、平喘的作用。

7）强心。

8）抗过敏。

9）滋补免疫系统、神经系统、消化系统、呼吸系统。

10）抗癌。

【临床应用】

1）妊娠感冒咳嗽、支气管炎。

2）绝经过渡期综合征。

3）病毒性肝炎、药物性肝损伤。

4）胃炎、口腔溃疡、消化性溃疡、肠炎、厌食症。

5）遗精、滑精。

6）高脂血症、顽固性心绞痛。

7）强心。

8）脱敏。

10. 蜂房

【药理作用】 促进血液凝固，增强心脏运动，降血压，利尿，抗癌。

【临床应用】

1）月经不调、不孕症。

2）阴痿、阳痿。

3）尖锐湿疣、梅毒等细菌和病毒性疾病。

4）扁桃体炎、支气管炎、乳腺炎、乙型肝炎。

5）过敏性鼻炎、急慢性肾炎、银屑病等。

6）坐骨神经痛、类风湿性关节炎、面神经麻痹、血栓闭塞性脉管炎等。

7）胃痛。

8）癌症。

9）治疗汞过敏、锌过敏等。

11. 土茯苓

【药理作用】

1）解汞中毒，抑制多种螺旋体，抗幽门螺杆菌、乙肝病毒。

2）抗肿瘤。

3）明显拮抗棉酚毒性，从而治疗男性不育、心律不齐。

【临床应用】

1）阴道炎、盆腔炎、梅毒、急性淋病、尖锐湿疣、非淋球菌尿道炎、生殖器疱疹等妇科炎症。

2）子宫颈癌、膀胱癌、阴茎癌、食管癌、鼻咽癌、甲状腺癌、贲门癌、骨肿瘤。

3）男性不育。

4）胃炎、消化性溃疡、口腔溃疡、急性扁桃体炎、鼻窦炎、病毒性肝炎。

5）类风湿性关节炎。

6）慢性肾衰竭。

12. 地榆

【药理作用】

1）抑制金黄色葡萄球菌、乙型溶血性链球菌、肺炎双球菌、大肠杆菌、幽门螺杆菌及某些致病性真菌。

2）止血，减少创面渗出，干燥创面。

3）止呕，降血压，促进蛋白质消化。

【临床应用】

1）功能性子宫出血。

2）消化道出血、消化性溃疡、胃炎、慢性结肠炎、细菌性痢疾、肠伤寒、痔疮。

3）水火烫伤、湿疹、下肢慢性溃疡、急性泌尿系统感染。

4）高血压。

13. 地锦草

【药理作用】

1）明显抑制葡萄球菌、溶血性链球菌、卡他球菌、白喉杆菌、大肠杆菌、痢疾杆菌、流感病毒、梅毒螺旋体等多种病原微生物。

2）止血（外用）。

【临床应用】

1）细菌性痢疾、肠炎、慢性结肠炎。

2）病毒性肝炎、慢性前列腺炎。

3）外伤出血。

4）催乳。

14. 苦参

【药理应用】

1）抑制金黄色葡萄球菌、痢疾杆菌、大肠杆菌、艾滋病病毒及多种真菌。

2）杀灭阴道滴虫、阿米巴原虫。

3）镇痛、利尿、抗炎、抗辐射、抗过敏、抗溃疡、祛痰平喘。

4）增加白细胞数量，抗肿瘤。

【临床应用】

1）乳腺炎、上呼吸道感染、扁桃体炎、细菌性痢疾、肠炎、阴道炎、尿道炎、盆腔炎、宫颈炎。

2）病毒性肝炎。

3）手足体癣等真菌性皮肤病。

4）皮肤瘙痒、神经性皮炎、荨麻疹、过敏性紫癜、接触性皮炎、湿疹、脂溢性皮炎、毛囊炎。

5）蛲虫病。

6）痔疮。

7）食管癌、子宫颈癌、肝癌、肺癌。

15. 金果榄

【药理作用】

1）煎剂对金黄色葡萄球菌、结核杆菌等有较强的抑制作用。

2）解毒、止痛及兴奋子宫的作用。

3）降血糖。

【临床应用】

1）咽喉肿痛，扁桃体炎。

2）痈肿疮毒。

16. 白矾

【药理作用】

1）抑制金黄色葡萄球菌、链球菌、肺炎球菌、痢疾杆菌、白喉杆菌、白色念珠菌等。

2）杀灭阴道滴虫。

3）收敛、防腐、硬化皮肤、止汗、止血。

4）扩张血管，改善循环，消除炎症。

【临床应用】

1）外阴瘙痒。

2）子宫脱垂。

3）哮喘、支气管炎、腮腺炎、破伤风。

4）狂躁型精神分裂症。

5）皮肤溃疡、皮肤烧伤、汗脚、湿疹、带状疱疹、化脓性中耳炎。

6）骨质增生。

17. 马钱子

【药理作用】

1）兴奋脊髓反射功能，麻痹感觉神经末梢。

2）明显镇咳、祛痰（增加呼吸道分泌黏液），健胃（促进消化液分泌），加深呼吸（兴奋延髓呼吸中枢），升高血压（兴奋血管运动中枢），提高大脑皮质感觉中枢功能。

3）水煎剂抑制溶血性链球菌、肺炎双球菌等多种细菌及致病性皮肤真菌。

4）抗癌。

【临床应用】

1）子宫肌瘤、卵巢囊肿、乳腺增生、多囊卵巢综合征、坐骨结节囊肿等。子宫颈癌、皮肤癌、直肠癌、胃癌等。

2）椎间盘突出症、跌打损伤、骨折肿痛。

3）中风后遗症。

4）类风湿性关节炎。

5）胆结石、泌尿系统结石。

6）痈疽疮毒、咽喉肿痛。

18. 黄芪

【药理作用】

1）增强免疫功能，增强诱生干扰素的能力，促进抗体和免疫球蛋白合成。

2）抑制葡萄球菌、肺炎双球菌、溶血性链球菌、痢疾杆菌、幽门螺杆菌、艾滋病病毒。

3）强心、护心、救心。

4）利尿、镇静、抗炎、抗肿瘤、抗辐射、抗疲劳、抗缺氧、降血脂、调节血糖、调节血压、促进机体新陈代谢等。

5）增强肝脏抗损伤能力，促进肝脱氧核糖核酸合成，防止肝糖原减少，保肝。

【临床应用】

1）生殖系统：子宫下垂、子宫颈糜烂、非感染性尿道综合征、功能性子宫出血、产后虚弱、产后尿潴留、产后恶露不尽、产后少乳。

2）消化系统：胃下垂、脱肛等内脏下垂、慢性胃炎、消化性溃疡、功能性消化不良等。慢性迁延性及活动性肝炎等各种肝炎以及肝纤维化。

3）循环系统：高血压、低血压、冠心病、病毒性心肌炎。

4）呼吸系统：上呼吸道感染、慢性支气管炎、过敏性鼻炎。

5）免疫系统：流行性感冒、流行性乙型脑炎、流行性腮腺炎、病毒性角膜炎、尖锐湿疣、麻疹、伤寒、破伤风、肺结核、胸膜炎、非典型肺炎、艾滋病及反复感冒等免疫功能低下所致的疾病。

6）代谢系统：糖尿病。

7）血液系统：慢性白细胞减少症、血小板减少性紫癜、失血性贫血及再生障碍性贫血等多种贫血。

8）神经系统：抑郁症、神经衰弱等。

9）肿瘤：原发性肝癌、肺癌、胃癌、食管癌、子宫颈癌、绒毛膜癌、乳腺癌、白血病等。

10）眼科：上睑下垂、青少年近视。

19. 灵芝

【药理作用】

1）止咳平喘。

2）扩张冠状动脉，减少心肌的耗氧量。

3）保肝解毒，促进肝细胞再生。

4）改善微循环，促进代谢，调节血糖，降低血脂，抗动脉粥样硬化，降低胆固醇。

5）增强机体免疫力，促进机体新陈代谢。

6）抗艾滋病。

【临床应用】

1）功能性消化不良、消化性溃疡。

2）慢性支气管炎、支气管哮喘。

3）高脂血症、糖尿病、高血压、冠心病、心律失常。

4）老年痴呆、动脉硬化、神经衰弱、病毒性肝炎、肝硬化。

5）艾滋病、胃癌、肠癌、白血病。

20. 何首乌

【药理作用】

1）软化血管，降血脂，抗脂肪肝。

2）增强免疫功能，抗基因突变。

3）抗衰老，提高记忆力、听力、视力，改善白发、齿落、老年斑。

4）泻下。

5）抑制痢疾杆菌，抗乙肝病毒。

【临床应用】

1）外阴白斑。

2）乌发。

3）失眠。

4）心脑血管病。

5）神经及精神系统病。

6）抗癌。

7）通便。

21. 麦麸

【药理作用】 止汗，调节精神。

【临床应用】

1）产后自汗、盗汗。

2）神经衰弱、癔症、抑郁症、精神分裂症、绝经过渡期综合征。

3）末梢神经炎。

4）急性单核细胞性白血病、远视、丹毒。

22. 郁金

【药理研究】

1）利胆：增强胆囊收缩，促进胆汁分泌和排泄。抑制葡萄球菌及许兰氏黄癣菌等真菌。

2）抗炎、镇痛，保护肝脏，抗脂肪肝，抑制胆囊内微生物生长。

3）抑制血管平滑肌细胞表型转变与增殖变化，预防动脉内膜斑块形成。

4）抗癌。

【临床应用】

1）月经不调、痛经、闭经。

2）绝经过渡期综合征、精神分裂症、神经衰弱、抑郁症。

3）乳腺增生症、非感染性尿道综合征、前列腺增生症。

4）慢性盆腔炎、急性乳腺炎等病毒和细菌性炎症。

5）消化性溃疡、萎缩性胃炎、胆囊炎、慢性胰腺炎、胆结石等。

6）酒精性脂肪肝、肝硬化、动脉粥样硬化、新生儿黄疸。

7）流行性乙型脑炎、流行性出血热、流行性腮腺炎、麻疹、病毒性肝炎。

8）原发性肝癌、胃癌、食管癌、直肠癌、乳腺癌、绒毛膜癌。

23. 鳖甲

【药理作用】

1）消肿块，抑制结缔组织增生。

2）抗肿瘤（增加肿瘤患者的抵抗力）。

3）溶解结石。

4）提高血浆蛋白水平，延长抗体存活时间。

【临床应用】

1）子宫内膜异位症、早期肝硬化、肝纤维化、前列腺增生症等。

2）原发性肝癌、子宫颈癌、慢性粒细胞性白血病。

3）泌尿系统结石。

4）乙型肝炎、肺结核、非典型肺炎、布鲁杆菌病。

5）小儿营养不良。

6）预防心脑动脉硬化。

7）养生保健佳药。

24. 三七

【药理作用】

1）止血、抗凝、降低血液黏度。

2）雄激素样作用，双向调节糖代谢，清除血液中过剩的抗原，抑制免疫复合物。

3）降血压，增加冠状动脉血流量，抑制红细胞、血小板凝集。

4）抑制金黄色葡萄球菌、大肠杆菌和某些真菌。

5）保肝、退黄、解酒。

6）防癌、抗癌。

【临床应用】

1）功能性子宫出血。

2）消化性溃疡、胃出血、咯血、血小板减少性紫癜。

3）冠心病、高血压、高脂血症。

4）坐骨神经痛、股骨头缺血坏死、椎间盘突出等。

4）子宫颈癌、肝癌、肺癌、胃癌、鼻咽癌、食管癌。

5）回乳。

25. 川芎

【药理作用】

1）抑制血管平滑肌收缩，增加心脑血流量。

2）降低血小板表面活性，抑制血小板聚集。

3）镇静、降压。

4）抗维生素 E 缺乏。

5）抗粘连、瘢痕、硬化、增生。

6）调整免疫系统。

【临床应用】

1）痛经、闭经、不孕等。

2）心脑血管病。

3）脑外伤后遗症。

4）因血液循环障碍导致的五官科疾病。

5）感冒，呼吸系统、消化系统炎症。

6）癌症。

26. 丹参

【药理作用】

1）扩张冠状动脉，提高心肌收缩力，增加冠脉血流量。

2）降压、降脂、降糖。抗动脉硬化、抗血小板聚集。

3）增强体液和细胞免疫能力，促进组织修复。

4）对多种细菌及真菌有抑制作用。

5）抗衰老、抗肿瘤。

【临床应用】

1）月经不调、痛经、闭经、盆腔炎症、乳腺增生、绝经过渡期综合征。

2）心脑血管病、糖尿病、脉管炎。

3）神经官能症、精神分裂症等。

4）细菌及病毒性疾病。

5）变态反应性疾病。

27. 杏仁

【药理作用】

1）镇咳、平喘，增强与肺表面细胞代谢功能有关的活性蛋白的合成与分泌。

2）清除自由基，抗衰老。

3）平衡血压。

4）抑制伤寒杆菌、多种寄生虫的生长。

【临床应用】

1）治疗痛经、闭经、输卵管不通导致的不孕。

2）呼吸系统炎症。

3）心脑血管病后遗症。

4）肺癌、食管癌、胸腺瘤。

28. 益母草

【药理作用】

1）抗孕囊着床、抗早孕。

2）改善微循环，降血压。

3）抗氧化、防衰老、抗疲劳。

4）抑制皮肤真菌。

5）抑制抗原抗体反应所致的病理损伤。

6）强心，兴奋呼吸中枢，利尿，对抗肾上腺素作用。

【临床应用】

1）痛经、闭经、功能失调性子宫出血；难产、药物流产；不孕症；子宫内膜异位症；子宫颈糜烂、宫颈炎；产后出血、产后恶露不行。

2）冠心病及高脂血症等心脑血管疾病。

3）再生障碍性贫血、慢性肝炎、肝硬化、肾炎、尿毒症等。

4）过敏性紫癜、荨麻疹、丘疹性荨麻疹、硬皮病等。

七、妇科常用血肉有情之品

血肉有情之品指人与动物等的血与肉之类的有情感之物，可以补助人的精、气、神三宝，达到调整阴阳、补益气血、补益冲任之目的。

（1）人胎盘：又称紫河车。经现代药理分析，胎盘含有促卵泡素、黄体素、各种氨基酸、乙酰胺基葡萄糖、右旋半乳糖等，能促进乳腺、生殖器官的发育。有增强免疫作用兼抗过敏作用。

（2）人脐带：又称命蒂。除具有轻度的胎盘功能外，还有治疗脐疮的功用。并有纳气平喘、敛汗之功。常用于肾虚喘促，虚劳久咳、盗汗、月经过多等症。

（3）鹿茸：有补督脉、助肾阳、生精髓、强筋骨、固带脉、补益冲任的功效。含有雄性激素，女性卵泡激素，并含有蛋白质、胶质、磷酸钙，能促进生长发育，兴奋机体功能，刺激骨髓造血。

（4）鹿角：常用于阴疮、乳痈初起等病，有消肿活血之功。

（5）鹿角胶：主治腰痛羸瘦，血闭无子，崩中不止，赤白带下，疮疡肿毒。

（6）鹿角霜：鹿角熬煎后所剩之残渣，功效同鹿角胶，治疗乳腺炎。

（7）阿胶：含有阿胶蛋白、硫、钙等，是治血虚之药，对止血、调经、虚烦不眠也有作用。

（8）牛骨髓：治疗血小板减少、贫血等血液系统疾病。

（9）牛阴茎：主治妇人无子，男子多用于阳痿滑泄。

（10）牛角腮：即牛角内坚骨，妇科常用的止血药。

（11）猪蹄：有下乳汁、滑肌肤的功效。

（12）羊肉：主治产后大虚，虚劳寒冷，开胃健身，安神止惊。

（13）羊骨髓：补阳气亏虚，利血脉，益精气。

（14）狗肉：益阳事，大补虚劳。

（15）狗阴茎：主治阳痿、不孕。

（16）海狗肾：又名腽肭脐，含有雄激素、蛋白质、脂肪等，有类似雄性激素的作用。

（17）虎骨：多用头颅骨或胫骨，对关节炎有明显的抑制作用，能消肿，持久止痛。

（18）乌骨鸡：主治妇人崩中带下，男子遗精白浊，脾虚滑泄。

（19）鸡蛋黄：醋煮治产后虚痢，蛋黄炒后取油治诸疮疡。昔人谓其与阿胶同功。

（20）雀卵：指麻雀蛋，有壮阳益精，补肾固腰，治疗血崩带下的功效。

（21）龟：主治漏下赤白，劳倦乏力，破症瘕，祛瘀血，除骨蒸潮热、盗汗。目前临床只用下甲。

（22）鳖甲：滋阴潜阳，散结消痞，清虚热，通血脉，软坚散结。

（23）蛤蚧：通月经，止咳定喘。

（24）鲤鱼：利小便，定咳喘，下乳汁。

（25）海马：治阳痿、遗尿。

（26）乌贼骨：主治赤白带下，经水闭止，崩漏，胃脘疼痛，泛吐酸水。

（27）牛奶：补虚益损。

（28）牛肉：补气同黄芪。

（29）动物蹄：有下乳之功。

八、地道药材

甘肃的当归，宁夏的枸杞子，青海的大黄，内蒙古的黄芪，东北的人参、细辛、五味子，云南的三七、茯苓，四川的黄连、川芎、贝母、乌头，山东的阿胶，浙江的贝母，江苏的薄荷，广东的陈皮、砂仁，河南的地黄、牛膝、山药、菊花。

九、分时而治

调经要想得到满意的效果，必须分时而治，治疗分经前、经期、经后、平时四个时期。

1. 经前（经未到来前 5 天） 一般多选用促、温、通之品治疗（除倒经外），常用当归、菟丝子、肉桂、川牛膝、红花之类。禁用苦寒酸涩之品，如黄芩、黄柏、白芍、乌贼骨、乌梅肉之类，否则能导致月经后期、痛经。

此时正是治痛经、逆经、盆腔瘀血综合征的好时期。痛经多选理气、止痛之品，常用当归、川芎、香附、元胡；逆经一般多选用调经、凉血之品，常用赤芍、茜草、牡丹皮、虎杖；盆腔瘀血综合征多用活血、化瘀之品，常用丹参、郁金、川牛膝。

2. 经期 此时宫口开放，经血开始外泄，当分两步用药。第一步是经来第 1～2 日，禁用苦寒收涩之品，应用活血、温经、通络之品。第二步是经来第 3～5 日，应加配子宫收缩剂，促使子宫内膜脱落和宫腔瘀血败浊之液迅速外排，即逐瘀缩宫止血，使月经按时而净。月经正常，无痛经者，经期一般不给药，但对经量过少或过多，月经延期等病，此时正是治疗佳期，临床效果最好。

3. 经后（指经净后） 此时血海空虚，冲任不足，胞宫进入修复之时，气血津液一时性的亏损。故禁用破气血攻逐之品。当以滋补肝肾，填精血，固冲任为要，佐以调脾胃，滋化源，使失去之气血津液早得复生。此时是不孕症最佳治疗期。

4. 平时（指经净第 6 日到经来前 5 日） 此期祖国医学称为“真机”之期，大约 15 日，治经病，平时调治是关键。这个时间也正是调经治本之时，当着重调理脏腑、补养气血，疏通经络，使机体正常生理功能得到恢复，因经病之本在肾、肝，病理表现在冲、任、胞宫。

十、妇科病常用方剂

1. 四物汤

【方解】 四物汤来源于《和剂局方》，其中，地黄、芍药为血中之血药，当归、川芎为血中之气药。当归养血活血调经，地黄养血滋阴止血，芍药养血柔肝止痛，川芎活血行气止痛，共奏补而不滞，调和营血之功。广泛应用于经、带、胎、产各种疾病。

【加减】

1）按八纲选药：

加党参、黄芪为圣愈汤治气血虚弱证（虚）。

加四君子汤为八珍汤治气血双亏证（气血虚）。

加党参、白术、干姜治经后腹痛（气阳虚）。

加黄芪、砂仁治胎动不安（气虚）。

加五子汤为四五汤，治肝肾不足导致的月经过少、男性不育、席汉综合征（肝肾虚）。

加艾叶、阿胶为胶艾叶四物汤治胎漏腹痛证（血虚）。
加桃仁、红花为桃红四物汤治血瘀证（实证）。
加陈皮、枳实治气实证（气滞）。
加元胡、木香治腹痛拒按（气滞血瘀）。
加大黄、桃仁治血证（瘀热）。
加干姜、附片为六合汤治血虚有寒证（虚寒）。
加黄芩、黄连为芩连四物汤治血热证（虚热）。
2）按八法选药：
欲行血，去白芍（白芍敛肝）。
欲止血，去川芎（川芎活血）。
血滞者，白芍易赤芍（赤芍行血）。
血热者，生地黄易熟地黄（生地黄清热）。
痰湿者，减熟地黄（熟地黄腻胃生痰）。
便溏者，减当归（当归通便）。
加羌活、桂枝治经血不畅的表寒实证（辛温解表法）。
加桂枝、甘草为桂枝四物汤治发热无汗。
加麻黄、桂枝、杏仁、甘草为麻黄四物汤治发热无汗。
加大黄、芒硝、甘草（调胃承气汤）为玉烛散治里热便结（泻下里热下）。
逆经加牛膝、泽兰、韭汁、童便（下法）。
加牡丹皮、地骨皮为地骨皮饮（丹地四物汤）治虚热所致的月经先期（清法）。
加知母、黄柏为知柏四物汤治日哺虚热证（清法）。
加柴胡、半夏名柴胡四物汤治寒热往来证（和法）。
地黄加枳实、半夏治痞证（和法）。
加二陈汤为四二汤治痰湿型不孕症。
加紫苏、陈皮治子悬。
3）按疾病选药：
加香附、桃仁、红花、元胡治经前痛。
加人参、白术、茯苓、甘草治经后痛。
加川楝子、小茴、木香、元胡治气滞痛。
加大黄、童便治逆经。
加炒阿胶、地榆、荆芥穗治月经过多。
加炒蒲黄、炒白术、升麻治血崩。
加胡黄连、黄连、丹参治五心烦热。
加远志、酸枣仁、白茯神、桂圆肉治经期神乱。
加茯苓、白术、莲肉、山药、炮姜治经期腹泻。
加人参、柴胡、半夏、黄芩、甘草治往来寒热证。
加羌活、防风、官桂、秦艽治筋骨肢节及遍身痛。
加伏龙肝、地榆、蒲黄治经期延长。

4）按月经选药：

经色紫，属风，加荆芥、白芷。

经色黑，属热，加牡丹皮、地骨皮。

经色淡，属虚。加人参、黄芪。

经色如烟尘、行如屋漏，属痰，合二陈加防风、秦艽、苍术。

经色浊，属湿痰。加陈皮、半夏。

经如豆汁，属热，加黄芩、黄连、大黄。

血崩者，加生地黄、蒲黄。

经早：去当归、川芎。

痛经：去熟地黄。

闭经：实加川牛膝、桃仁、大黄，虚加鹿角胶、菟丝子。

逆经：牛膝、童便、泽兰、韭汁。

5）按带下选药：

赤白带下，加桂枝、香附、当归。

白淫、白浊者，加龙骨、乌贼骨。

加香附、茯神为交感丸，治失眠症。

2. 六味地黄丸

【方解】　六味地黄丸是由熟地黄、山萸肉、怀山药、泽泻、牡丹皮、茯苓组成。熟地黄滋阴补肾，益精髓；山萸肉补肝，涩精气；山药健脾，敛脾气，以上是本方的三补。牡丹皮泻火，泽泻去脂，茯苓渗湿，是木方的三泻。

【加减】

1）归芍地黄丸（六味地黄丸加当归、白芍）：滋阴养血，柔肝补肾。用于治疗肾阴不足兼肝血虚。

2）七味都气丸（六味地黄丸加五味子）：敛肝补肾。用于治疗因肺肾之虚引起的咳嗽、气促。

3）麦味地黄丸（六味地黄丸加麦冬、五味子）：滋补肺肾之阴。用于治疗肺肾阴虚咳喘症。

4）知柏地黄丸（六味地黄丸加知母、黄柏）：滋阴泻火。用于治疗阴虚火旺造成的骨蒸、劳热、盗汗、小溲黄赤等症。

5）杞菊地黄丸（六味地黄丸加枸杞子、菊花）：滋补肝肾。治疗肝肾不足而致的头晕目眩、视力减退，以及高血压、糖尿病等。

6）明目地黄丸（六味地黄丸加当归、芍药、白蒺藜、石决明）：滋补肝肾、明目。用于治疗夜盲、眼睛干涩、视物模糊等症。

7）耳聋左慈丸（六味地黄丸加五味子、灵磁丸）：用于治疗肾虚导致的耳聋、耳鸣、目眩等症。

8）金匮肾气丸（六味地黄丸加肉桂、附子）：温补肾阳。用于治疗肾阳不足之腰膝冷痛、少腹拘急、小便不利或失禁、夜尿多以及痰饮喘咳、消渴、水肿、久泻等症。

9）济生肾气丸（六味地黄丸加桂皮、附子、牛膝、车前子）：补肾利水消肿。用于治疗肾虚之腰痛、水肿、小便不利等症。

3. 归脾汤

【方解】 归脾汤出自《济生方》，方中党参、黄芪、白术、甘草补脾益气；茯神、远志、枣仁、桂圆肉、当归养血补心安神，远志另有交通心肾之能；木香理气醒脾，补而不滞。全方健脾养心、益气补血。主要治疗脾虚不运的食少、纳差，心失血养的怔忡、健忘，血失脾统的崩漏诸症。

【加减】

1）月经过多：脾虚血不统摄，月经量多，加山萸肉、海螵蛸。

2）月经过少或闭经：脾虚气血生化乏源，血少经血无以下，加熟地黄、山萸肉。

3）带下：脾虚生湿，湿邪下注，加车前子、薏苡仁。

4）不孕：脾虚生化乏源，气血不足，充任失濡，不能摄精助孕，加白芍、川芎。

5）乳汁少：乳汁为气血所化生，脾虚气血不足，乳汁无以所化，加穿山甲、王不留行。

6）经行泄泻：运化失司而致泄泻，加车前子、地锦草。

7）绝经过渡期综合征：气血不足，血不养肝，加女贞子、旱莲草。

8）妊娠水肿：水湿不运，滞留肌肤，加车前子、白茅根。

另外，气血虚弱、血运不畅的痛经，气血不足、血不养胎固胎之流产，气血虚弱，宫缩欠佳的产后出血等皆可用之。

4. 逍遥散

【方解】 逍遥散来自《和剂局方》。方中当归、白芍养血柔肝；柴胡疏肝解郁，佐少许薄荷以增强疏散条达之功；茯苓、白术、甘草培补脾土；煨姜与当归、白芍相配，意在调和气血。全方有疏肝解郁、健脾和营之功，主治肝郁血虚、寒热往来、头痛目眩、口燥咽干、月经不调、乳房胀痛等疾患。

【应用】

1）月经不调：肝郁气滞，气血不调影响冲任而致。

2）痛经：情志不畅，肝气郁结易心烦易怒，头痛目眩失眠等。

3）经行乳胀：乳头属肝，乳房属胃，为肝经所过，肝郁不舒则乳房胀痛，气滞血凝导致乳癖。

4）绝经过渡期综合征。

【加减】

1）胸胁、少腹、乳房胀满，宜疏肝理气，加郁金、香附。

2）乳房肿块，经前加重，宜疏肝散结，加王不留行、陈皮。

3）头痛、口干、心烦，宜疏肝清火，加黄连、栀子。

4）目痛、目赤，宜疏肝明目，加夏枯草、龙胆草。

5）腹痛、可见炎性包块，宜疏肝活血，加元胡、金樱子。

6）经行头痛、失眠、头晕、血压高，宜清热平肝，加菊花、钩藤。

7）妊娠恶阻、泛吐清水，宜清肝和胃，加陈皮、竹茹。

8）带下色黄、腥臭、阴痒，宜清肝利湿，加车前子、泽泻。

9）断经后，头晕、心烦、手足热，宜软肝缓急，加白芍、五味子。

10）腹冷、喜暖、腹痛，宜暖肝温经，加吴茱萸、荔枝核。

11）头晕、耳鸣、腰膝酸软，宜镇肝熄风，加龙骨、牡蛎。

12）经行腹泻、白带多、乏力，宜疏肝扶脾，加党参、白术。

13）月经后错、色淡、不孕，宜养血柔肝，加熟地黄、沙参。

14）经前期紧张症、更年期综合征，宜滋补肝肾，加山萸肉、枸杞子。

另外，肝为调节枢纽，肝郁有许多变证，如：

• 郁久化火，用清肝药黄芩、黄连、栀子，方选龙胆泻肝丸。泻肝药龙胆草、芦荟、大黄，方选当归芦荟丸。

• 肝热上扰，用清上药桑叶、菊花，方选桑菊饮，滋下药女贞子、旱莲，方选二至丸。

• 肝风内动，用钩藤、牡蛎、石决明，方选镇肝熄风汤。

• 肝血虚，用当归、白芍、熟地黄、川芎，方选四物汤，一贯煎。

• 肝阴虚，用白芍、甘草、浮小麦，方选甘麦大枣汤、芍药甘草汤。

• 肝寒，用小茴、吴茱萸、荔枝核，方选橘核丸。

• 诸郁痞闷，气郁香附，血郁川芎，痰郁苍术，火郁栀子，食郁神曲，方选越鞠丸。

5. 二仙汤

【方解】 二仙汤为上海中医学院附属曙光医院自拟的处方，由仙茅、仙灵脾、当归、巴戟天、黄柏、知母组成。方中仙茅、仙灵脾为主药；配伍巴戟天温补肾阳；知母、黄柏泻火、滋补肾阴；当归养血、调理冲任。全方有温肾阳、滋肾阴、泻肾火、调冲任之功。适用于肾阳虚衰，而又虚火妄动的冲任不调证。

【应用】

1）绝经过渡期综合征：肾阴不足，阴虚火旺。

2）绝经过渡期精神病：阴阳失调，神不守舍。

3）黄体功能不足：元阳不足，温煦失常。另外，其他的慢性病如闭经、高血压、肾炎等，皆可用此方。

6. 五子衍宗丸

【方解】 五子衍宗丸来源于《证治准绳》，由覆盆子、菟丝子、车前子、五味子、枸杞子组成。方中菟丝子、枸杞子补肾益精；覆盆子、五味子益肾固经；车前子利水泄热作为反佐，使之补中有泄，涩中有利，为平补之剂，有补肾固经之效。

【应用】

1）不孕症：肾阳不足，精亏而致不孕。

2）带多：肾气不足、下元亏损、带脉失约而致带多者。加入龙骨、牡蛎、芡实效果更好。

3）尿频：用于肾气亏损，加入蚕茧、桑螵蛸。

4）水肿：加入茯苓、附子、泽泻，用于妊娠水肿或产后水肿及经行水肿。

7. 二陈汤

【方解】 本方是应用广泛的化痰和胃方剂。方中半夏辛温性燥，功能燥湿化痰，和中止呕，消痞散结。气机不畅则痰凝，陈皮能理气化痰。痰有湿生，茯苓健脾利湿，甘草健脾化湿，脾健则湿自去。

【应用】 热痰加栝楼、竹沥；燥痰加川贝母、栝楼；风痰加天麻、钩藤；寒痰加姜汁、白芥子；湿痰加厚朴、莱菔子；气痰加槟榔、青皮；郁痰加浙贝、苏梗；顽痰加天竺黄、青礞石；中虚加人参、白术；肾虚加附子、沉香。

十一、妇产专科处方

按月经病、带下病、妊娠病、产后病、冲脉病、任脉病（阴脉之海，往往雌激素水平下降）、督脉病（阳脉之海，往往孕激素水平下降）筛选制定。

1. 调经方剂

（1）调经汤（傅青主）：主要调理气血。当归 15 克，丹参 20 克，郁金 15 克，醋香附 15 克，红花 10 克，卷柏 15 克，木香 10 克，泽兰 10 克。

（2）定经汤：主要调理肝肾。当归、酒白芍各 30 克，柴胡 3 克，荆芥穗 6 克，熟地黄、茯苓、山药、菟丝子各 30 克。

（3）稳经汤：主要调理气血、肝肾。熟地黄 10 克，当归 15 克，炒白芍 20 克，炒川芎 15 克，丹参 20 克，酒香附 20 克，益母草 15 克，柴胡 6 克，郁金 15 克，肾阳虚加菟丝子、巴戟天各 15 克，肾阴虚加山萸肉、熟地黄各 15 克。

2. 治带方剂 三仁完带汤：土白术 20 克，炒山药 15 克，党参 20 克，炒白芍 15 克，苍术 15 克，车前子（另包）20 克，防风 10 克，芡实 15 克，白果仁 5 克，薏苡仁 20 克。

3. 安胎方剂 圣愈寿胎丸：黄芪 30 克，党参 20 克，菟丝子、桑寄生、川断、炒白术、当归、白芍、熟地黄各 15 克，川芎、阿胶珠（烊化）各 10 克。

4. 产后方剂 参芪益枳生化汤：党参 20 克，黄芪、益母草、炒枳壳各 30 克，当归 24 克，炒川芎 10 克，炒桃仁 12 克，炮姜、炙甘草各 6 克。

5. 调冲方剂 补肾调冲汤：当归、炒白芍、山萸肉、熟地黄、巴戟天、菟丝子、炒山药、盐黄精各 15 克。

6. 养任方剂

（1）益雌汤：薏苡仁、丹参各 20 克，益母草、女贞子、旱莲草、熟地黄、当归、枸杞子、川断各 15 克，小茴 10 克。

（2）润阴汤（三二四六汤）：女贞子、旱莲草、仙茅、紫石英、当归、川芎、熟地黄、白芍、覆盆子、枸杞子、车前子、菟丝子、补骨脂、五味子各 15 克，仙灵脾 10 克，紫河车 5 克。

7. 温督方剂

（1）温督汤：当归、川芎、郁金、巴戟天、菟丝子、仙茅各 15 克，益母草 10 克，丹参、香附各 20 克，柴胡 6 克，仙灵脾、肉桂、干姜各 10 克。

（2）益气强督汤：生黄芪 50 克，党参、枸杞子、怀牛膝各 20 克，炒白术、陈皮、茯苓、川断、狗脊各 15 克，补骨脂 30 克，制马钱子 0.5 克，升麻、甘草各 10 克。

（3）益黄汤：当归、川芎、熟地黄、白芍、仙茅、川断、桑寄生、菟丝子、阿胶各15克（烊化），仙灵脾10克。

十二、中医十大类方在妇科领域的应用

1. 桂枝类方 稳经汤治月经后期、痛经、宫寒不孕。桂枝茯苓丸治症瘕、积聚。五苓散治淋症、膀胱蓄水症。

2. 麻黄类方 阳和汤治月经后期、痛经、闭经。

3. 柴胡类方 四逆散、逍遥散治月经前后诸症、更年期综合征、绝经期综合征等；血府逐瘀汤治痛经、闭经、症瘕、积聚。

4. 大黄类方 桃仁承气汤、大黄䗪虫丸治子宫肌瘤、卵巢囊肿、痛经、闭经、月经不调等；防风通圣散治感冒、湿疹等。

5. 石膏类方 竹叶石膏汤治虚感，消风散治风疹、湿疹。

6. 黄连类方 黄连解毒汤治妇科炎症。

7. 干姜类方 理中汤治宫寒不孕、痛经、闭经。

8. 附子类方 四逆汤治阴冷、阴吹、宫寒不孕。

9. 黄芪类方 补中益气汤治经、带、胎、产诸症。

10. 半夏类方 温胆汤治妊娠恶阻、瘀胀、子晕等；半夏泻心汤治湿热带下、子满。

十三、妊娠禁忌药

1. 禁用药 巴豆、牵牛、大戟、斑蝥、商陆、甘遂、芫花、麝香、三棱、莪术、水蛭、雄黄、马钱子、蟾酥、川乌、草乌、瓜蒂、雷公藤、朱砂、酸枣仁、合欢皮、全虫、蜈蚣。

2. 慎用药

活血药：桃仁、红花、牛膝、姜黄。

缩宫药：枳壳、益母草、枳实。

泻下药：大黄、芒硝、番泻叶、郁李仁。

温热药：附子、干姜、肉桂。

3. 其他慎用药

解表药：蝉蜕。

清热药：淡竹叶、贯众、红藤（大量）、败酱草、射干、马齿苋、重楼、白花蛇舌草、漏芦、牡丹皮、赤芍。

祛风湿药：威灵仙、伸筋草、路路通。

利湿药：滑石、瞿麦、虎杖。

消导药：麦芽、神曲。

止血药：茜草、花蕊石。

活血药：元胡、姜黄、川芎、桃仁、红花、月季花、土元、苏木、马钱子、刘寄奴、穿山甲。

化痰药：天南星、白附子、胖大海。

止咳药：白果仁、洋金花。

平肝药：代赭石、蒺藜、地龙。

补益药：甘草、蜂蜜、补骨脂（抗着床）。

十四、哺乳期禁用药

三七、川花椒。

十五、针灸、耳针、割治疗法

1. 止血

1）针灸：子宫（中极旁三寸）、中极、关元、阴陵泉、血海、三阴交、太溪、气门（关元旁三寸）、膝眼、断红穴（二、三掌骨之间，指端下一寸）。

2）耳针：子宫、卵巢、肾上腺、心、肝、脾。

3）割治：腰骶部近脊椎处褐色阳性点，点破挤出白色纤维组织。

2. 止厥

1）针刺：风池、人中、丰隆、行间、印堂、鱼腰。

2）耳针：心、肝、肾、神门、交感。

3. 解毒　针刺：三阴交、曲骨、太冲、中极、十七椎（第五腰椎棘突下）。

4. 化瘀　针灸：太冲、血海、三阴交、关元、子宫。

5. 逐瘀　针刺：合谷、三阴交。

6. 心烦　针灸：少海、神门。

7. 高热　针灸：曲池、合谷、十宣。

8. 痛经　针灸：三阴交、阴陵泉、血海、足三里、血府（命门旁四寸）。

9. 阴痒　针灸：章门、期门、太冲。

10. 腰痛　针灸：委中、承山、关元、八髎、十七椎。

11. 带下　针灸：阳陵泉、风市、带脉。

12. 温督　针灸：命门、人中、腰俞。

13. 养任　针灸：中脘、膻中。

【附】　德康国医堂妇科门诊病历

姓名:______ 男女:___ 年龄:___

婚否:___ 职业:____ 住址:______

手机:__________________

德康国医堂病历

年 月 日

诊断(中):____________

诊断(西):____________

证型:________________

身高___ 体重___ 血脂___ 血糖___ 血压___/___

体质:正常○ 气虚○ 血虚○ 阴虚○ 阳虚○
气滞○ 血瘀○ 痰湿○ 多痘○ 过敏○

表证:发热○ 恶寒○ 咽痛○ 鼻塞○ 脓涕○

头脑:胀○ 晕○ 痛○ 不寐○ 嗜睡○ 多梦○

泌汗:自汗○ 盗汗○ 头汗○ 阵汗○ 动汗○

心症:心慌○ 气短○ 胸闷○ 胸痛○ 其他○

肝症:胁痛○ 痞满○ 厌油○ 恶心○ 黄疸○

脾症:无力○ 纳呆○ 哕○ 嗳○ 涎○ 呕吐○

胃症:灼○ 隐○ 胀○ 疚痛○ 吞酸○ 嘈杂○

味觉:苦○ 臭○ 甜○ 香○ 酸○ 辛○ 咸○

肺症:咽痒○ 咳○ 喘○ 痰白○ 黄○ 黏○

肾症:腰酸○ 膝软○ 阴痿○ 梦交○ 意淫○

大便:泻○ 溏○ 秘○ 血○ 脓○ 脱肛○ 痔○

小便:黄○ 赤○ 痛○ 频○ 急○ 石○ 滴沥○

感觉:位○ 溻○ 痛○ 麻○ 木○ 痒○ 蚁行○

舌色:淡○ 红○ 紫○ 苔色:白○ 黄○ 灰黑○

苔质:厚○ 薄○ 润○ 燥○ 腻○ 花剥○ 无苔○

舌态:齿痕○ 嫩○ 面色:白○ 青○ 黄○ 褐○

脉搏:无力○ 数○ 迟○ 弦○ 滑○ 涩○ 结代○

生育史:孕___ 流___ 子___ 过敏史:____

激素测定:__________ 免疫因素:__________

月经:初潮___ 周期___ 经期___ 膜___ 第___天
先○ 后○ 无定○ 多○ 少○ 闭○
先多后少○ 先少后多○ 排卵出血○
色暗○ 紫○ 褐色○ 小块○ 大块○
伴腹痛○ 骶坠○ 乳胀○ 少腹冷○

带下:瘙痒○ 灼热○ 疼痛○ 干涩○ 交痛○
色白○ 色黄○ 蛋清○ 豆渣○ 凝乳○
水样○ 泡沫○ 血性○ 脓性○ 异味○

妊娠:末次月经________年_____月_____日
呕吐○ 腹痛○ 腰酸○ 骶坠○ 出血○
失眠○ 头痛○ 烦躁○ 咳嗽○ 腹泻○
腹胀○ 浮肿○ 尿痛○ 胸闷○ 黄疸○
行房○ 便秘○ 闪跌○ 腹冷○ 大怒○

B超:孕囊___ 胎盘___ 羊水指数___ 胎位___

产后:产式○ 恶露○ 腹痛○ 发热○ 汗出○
便秘○ 泻○ 尿失禁○ 恶寒○ 关节痛○

乳房:乳胀○ 乳痛○ 乳少○ 溢乳○ 乳裂○
增生左___ 右___ 纤维瘤左___ 右___

主诉:____

症候:____

____

治则:____________________ 方剂:____________________

歌诀:____

研讨:____

____

养生:________________________ 疗效:痊愈○ 好转○ 无改变○ 加重○ 转诊○

第二章　月经病

月经病是指以月经的周期、经期、经量、经色、经质的异常或伴随月经周期出现的症状为特征的疾病。病因是外感六淫、内伤七情、房劳多产、劳倦过度、体质因素等。机制是脏腑功能失常，气血失调，导致冲任二脉的损伤。治疗原则是补肾、扶脾、疏肝、调理气血。

第一节　月经周期失调

一、月经先期

月经周期提前 7 日以上，并连续 2 个月经周期提前为月经先期。偶尔一次不作病论。若提前 3~5 日，没有其他症状，属正常范围。

临床主要分热证、虚证。热证多见，分实热、虚热、肝经郁热，虚证主要是气虚。以常见证型为基础，据证加减。

本节主要讨论虚热型。

1. 虚热型

【方剂名称】　三二槐紫芍汤。

【方剂功效】　滋阴、清热。是治疗月经先期的基本方。

【适应症候】　经量少，提早 7 日以上，伴五心烦热、舌红、少苔、脉细数。

【方剂组成】　女贞子、旱莲草、地榆、生地黄、地骨皮、乌贼骨、紫草茸各 15 克，生槐米、炒白芍各 20 克。

【使用方法】　水煎服，每日 1 剂。

【方剂分析】　白芍（缓解子宫收缩）补虚敛肝为君；二至（女贞子、旱莲草）滋阴，二地（地榆、生地黄）清热为臣；二骨（地骨皮、乌贼骨）敛血为佐；槐紫（槐米、紫草茸）凉血走下焦为使。全方滋阴、清热、凉血，水多而火自灭，阴生而阳自秘，则经行如期。

【辨证加减】　气虚加党参、黄芪、白术，去二地、二至；血虚加山萸肉、蒸首乌、阿胶珠，换生地黄为熟地黄；兼月经过多加白头翁、白茅根；阴虚有热加玄参、生地黄、麦冬；气郁化热加枳实、柴胡、大黄；血瘀化热加牡丹皮、赤芍、大黄；实热加黄柏、黄芩、大黄；虚热加知母、青蒿、牡丹皮；湿热加薏苡仁、茯苓、土茯苓；肝热加龙胆草、栀子、青黛；胃热加石膏、大黄、知母；乳胀加荔枝核、橘核仁、栝楼仁；白带多加鹿角霜、金樱子、白果仁；孕激素水平低加仙茅、仙灵脾、肉苁蓉。

【画龙点睛】 本方脾（白芍）肾（川断）同补，缓（白芍）中有逐（茜草、枳壳），止（地榆、牡蛎）中有活（茜草）。

注意与月经间期出血、月经先后无定期、崩漏相鉴别。治疗后，月经周期恢复正常3个月为治愈。

【锦囊妙招】

（1）大黄化瘀、通下。若湿热内滞，大便溏而不爽，可用生大黄。

（2）大便转溏为干，可用大黄炭。

（3）大黄炭入血分，可建清热止血之功。

【验方荟萃】

方一：庞青治系列方。芩栀苓，芍枳草（黄芩、栀子、云苓、白芍、炒枳壳、甘草）。肝郁化火加青皮、柴胡、牡丹皮、薄荷；痰湿化热加茵陈、黄柏、苦参、土茯苓；肝肾阴亏加熟地黄、麦冬、沙参、石斛；气虚挟热加升麻、山药、莲子、仙鹤草。

方二：祝谌予系列方（上海验方老八味）。生地黄、白芍、女贞子、旱莲草、槐米、大蓟、蒲黄、茜草治疗因虚热导致的月经先期。

方三：赵琛系列方。实热型：芩连知柏四物汤；虚热型：加味犀角地黄汤；痰热型：苍附二陈汤；气虚型：黄芪地榆白头翁汤。

方四：刘奉五系列方。黄芩、地骨皮、椿根白皮各10克，水煎服，每日1剂。

方五：《妇科教材》。血热型，清经汤（生地黄、地骨皮、白芍、茯苓、青蒿、牡丹皮、黄芩、黄柏）；虚热型，二地汤（生地黄、熟地黄、阿胶、玄参、白芍、黄芩）；气虚型，归脾汤；肾虚型，固阴煎（人参、熟地黄、山药、山萸肉、菟丝子、远志、五味子、炙甘草）加川断、狗脊、枸杞子。

【西药治疗】

（1）附件炎、盆腔炎导致者，消炎治疗。

（2）B超检测卵泡小，用人工周期疗法。

（3）B超监测卵泡发育过快，黄体期短，补充孕激素，基础体温上升后4~5日，或月经周期第20日口服安宫孕酮，每日10~12毫克，连用5日，或肌内注射孕酮10毫克，每日1次，共5日。连用3个月经周期。基础体温上升后第3日开始，促性腺激素1 000~2 000单位，每日1次，连用5日。

2. 实热型

【方剂名称】 清经汤。

【方剂功效】 清热，泻火。

【适应症候】 经量多、口干、尿黄、便结、舌红、苔黄、脉滑数。

【方剂组成】 生地黄、地骨皮、白芍、茯苓、牡丹皮、黄芩各15克，黄柏12克，青蒿10克。

【使用方法】 水煎服，每日1剂。

3. 肝经郁热型

【方剂名称】 丹栀逍遥散。

【方剂功效】 清热疏肝。

【适应症候】 经量多少不定，色暗有块，胸闷乳胀，舌黄、脉弦数。

【方剂组成】 牡丹皮、栀子、当归、白芍、茯苓各 15 克，柴胡 6 克，炒白术 20 克，薄荷 10 克。

【使用方法】 水煎服，每日 1 剂。

4. 气虚型

【方剂名称】 补中益气汤。

【方剂功效】 补中益气。

【适应症候】 经色淡、质稀，乏力、气短，纳呆、便溏，舌淡，脉弱。

【方剂组成】 黄芪 30 克，党参、炒白术、当归各 20 克，陈皮、升麻各 10 克。

【使用方法】 水煎服，每日 1 剂。

二、月经后期

月经周期延后 7 日以上，甚至 3~5 个月才行经一次，但经期基本正常，并连续 2 个月经周期延后为月经后期。若偶见一次，或仅后错 3~5 日而无其他症状者，不作月经后期论。

1. 实寒型

【方剂名称】 后期饮。

【方剂功效】 温经、散寒。是治疗月经后期的基本方。

【适应症候】 月经后期，经色暗有块、少腹冷痛、畏寒肢冷。

【方剂组成】 黄芪 30 克，党参、当归、川牛膝各 20 克，川芎、白芍各 15 克，吴茱萸、肉桂、干姜、甘草各 10 克，三棱、莪术各 12 克。

【使用方法】 水煎服，每日 1 剂。

【方剂分析】 圣愈汤益气养血，去滋阴药熟地黄，加吴茱萸、肉桂、干姜以温通气血，配莪术以化瘀血，引经药牛膝，调和药甘草。

【画龙点睛】

（1）补益气血为主，可选圣愈汤。

（2）月经后期至月经量少再至闭经，往往是疾病发展由轻到重的过程。

（3）本病有虚有实，不单是寒、虚。注意与早孕、胎漏、异位妊娠相鉴别。

（4）停经后月经周期恢复，维持 3 个月以上为正常。

【锦囊妙招】

（1）生姜 15 克，煎沸后兑红糖 30 克、白酒 15 毫升，月经干净后服 10~20 剂。

（2）行经前加丹参、川牛膝、红花以因势利导；加大量鸡血藤、山楂、刘寄奴、鸡内金以通经活血。

（3）行经 2~3 日，服生化汤以活血逐瘀。

【验方荟萃】

方一：庞青智系列方。香归芎，艾楂草。脾阳虚加黄芪、人参、炮姜、附片；肾阳虚加枸杞子、紫河车、菟丝子；痰湿加车前子、桂枝、猪苓、泽泻；肝郁加青皮、郁金、佛手。

方二：赵琛系列方。

（1）气血不和型，用香归汤，香附 240 克，当归 120 克；血虚加熟地黄，虚寒加肉桂，色淡加人参、黄芪、阿胶。

（2）肝肾虚弱型，用四物龟鹿二仙枣陈汤，四物汤加龟板、鹿角、仙茅、仙灵脾、陈皮、甘草。

（3）虚寒型，人参养荣汤。

方三：《妇科教材》系列方。虚寒型，选大营煎，杜仲、当归、熟地黄、枸杞子、牛膝、山萸肉、甘草；血虚型，选人参养营汤；气滞型，选加味乌药汤，砂仁、香附、木香、甘草、乌药、元胡、当归、川芎；痰湿型，选苍附导痰汤，苍术、香附、茯苓、甘草、陈皮、枳实、制南星。

方四：刘奉五系列方。益母草 12 克，川芎 10 克，香附 15 克。

【西医治疗】 营养不良，加强营养；B 超监测卵泡发育小或迟缓者，己烯雌酚 0.25 毫克，每日 1 次，口服 21 日，连用 2~3 个月经周期。

2. 虚寒型

【方剂名称】 益气强督汤。

【方剂功效】 益气，温督。

【适应症候】 月经后期，经色淡质稀，腰酸无力，少腹喜暖喜按，四肢不温。

【方剂组成】 制马钱子 0.5 克，生黄芪 50 克，党参 20 克，炒白术、茯苓、枸杞子、川断、狗脊各 15 克，陈皮 20 克，升麻 10 克，补骨脂 30 克，怀牛膝 20 克，甘草 10 克。

【使用方法】 水煎服，每日 1 剂。

【辨证加减】 性冷淡加仙茅、仙灵脾，腹冷加干姜、肉桂。

3. 气滞型

【方剂名称】 加味乌药散。

【方剂功效】 疏肝解郁。

【适应症候】 经色暗有块、胸闷、脉弦。

【方剂组成】 乌药 15 克，砂仁 10 克，香附 20 克，木香 10 克，当归 20 克，元胡 12 克，甘草 10 克。

【使用方法】 水煎服，每日 1 剂。

【辨证加减】 气滞重加青皮、枳实。

4. 瘀血型

【方剂名称】 血府逐瘀汤。

【方剂功效】 活血、逐瘀。

【适应症候】 经色紫暗，或有瘀块，痛经或身痛，体表可见瘀斑，舌紫或舌下静脉增粗，脉沉涩。

【方剂组成】 当归 15 克，生地黄 15 克，桃仁 15 克，红花 10 克，赤芍 15 克，枳壳 10 克，川牛膝 15 克，柴胡 6 克，甘草 10 克。

【使用方法】 水煎服，每日1剂。

【辨证加减】 瘀而化火加牡丹皮、山栀子，瘀而做疼加乳香、没药，瘀而有块加水蛭、土鳖虫，多囊卵巢综合征加穿山甲、王不留行，兼血虚合圣愈汤，兼肾虚合五子汤。

5. 血虚型

【方剂名称】 圣愈汤。

【方剂功效】 益气养血。

【适应症候】 经色淡质稀，乏力气短，头晕、面白、小腹空痛。

【方剂组成】 黄芪50克，党参20克，当归、白芍、熟地黄各15克，川芎12克。

【使用方法】 水煎服，每日1剂。

【辨证加减】 因服用避孕药引发该病者加熟地黄、山药、女贞子、杜仲、枸杞子、紫河车、当归、白芍，肝郁加柴胡，虚寒加肉桂。

6. 肾虚型

【方剂名称】 七子汤。

【方剂功效】 补益肝肾。

【适应症候】 月经后期，经少，阴道干涩，阴痿。

【方剂组成】 山萸肉、车前子（另包）、覆盆子、枸杞子各20克，金樱子、菟丝子、五味子各15克。

【使用方法】 水煎服，每日1剂。

【辨证加减】 肾阴虚加女贞子、旱莲草；肾阳虚加肉苁蓉、巴戟天；阳虚甚加鹿角胶、龟胶；绝经过渡期益气养血、补肾填精，选人参、紫河车、当归、女贞子、川断、香附以延缓绝经过渡期。

三、月经先后无定期

月经周期或前或后1~2周者，为“月经前后无定期”。青春期月经初潮后1年内及绝经前期，无其他症状，可不予治疗。

【方剂名称】 稳经汤。

【方药功效】 理气、调经，养血、活血，调补肝肾。

【适应症候】 月经先后无定期，经色暗有块，经行不畅，胸闷、乳胀，善太息，嗳气食少，苔薄、脉弦。兼肾虚者，经量少，色淡质稀，头晕耳鸣，腰酸膝软，小腹空坠，夜尿增多，大便不实，舌淡，脉细。

【方剂组成】 熟地黄10克，当归15克，炒白芍20克，炒川芎15克，丹参20克，酒香附20克，益母草15克，柴胡6克，郁金15克。肾阳虚加巴戟天、菟丝子各15克，肾阴虚加山萸肉、熟地黄各15克。

【使用方法】 水煎服，每日1剂。

【方剂分析】 四物汤为理肝之圣药；“一味血参，功同四物”；香附为“气病之总司，妇科之主帅”；益母草益母，引药直达病所。全方调肝，使疏泄有度，则血海蓄溢正常，月事按时而下。

【辨证加减】 经早加黄芩、栀子，经迟加牛膝、红花，经多加地榆、白头翁，脾虚加党参、黄芪，腹痛加柴胡、郁金。

【锦囊妙招】 女性以肝为本而多生气，生气导致肝疏泄太过与不及，使藏血失职，月经或多或少，经期或先或后，治疗以理肝为主。三神丸：当归、橘红、酒元胡，共为末，酒糊丸，空腹艾叶、醋汤下。

【画龙点睛】 调经先养血，养血先调气，补脾资血源，养肾安血室。气血不调，选调经总方。肝肾不调，选定经汤。气血肝肾均不调，选稳经汤。

【验方荟萃】

方一：庞清治系列方。楂朴柴，苓枳草（山楂、厚朴、柴胡、茯苓、枳壳、甘草）。肝郁加香附、郁金、陈皮、泽兰，痰湿加芥子、天竺黄、猪苓、泽泻，脾虚加枣仁、远志、菖蒲、山药。以上诸药均在平时服用。

方二：赵琛系列方。经血色赤属虚，参苓白术散合归芍莲子汤；经血色黑属血热，芩连四物汤；经血色白属肾虚，龙牡六味地黄汤；经暗色腥属肝郁，补肝汤；经淡色黄属脾虚，六君子汤加益智仁；经如烟熏属痰，二陈汤加益智仁；经血如豆汁属血虚有热，四物汤合三黄汤。

方三：《妇科教材》系列方。肝郁型，逍遥散；肾虚型，固阴煎（山地茱参菟志草味）加肉桂、附子、补骨脂；脾虚型，参苓白术散加当归、黄芪；肾虚肝郁型，定经汤（定经归芍活血先，柴胡荆芥来舒肝，健肾地苓薯菟丝，临证加减效卓验）；肝脾两虚型，圣愈汤。

方四：裴励斋《活人验方辑要》。调经丸：治月经错前错后、痛经、闭经。当归12克，川芎、生地黄各9克，熟地黄5克，白芍12克，大茴、小茴、香附、乌药、元胡、五灵脂各9克，三棱、莪术、红花、苏木、甘草各6克，共为细末，炼蜜为丸，每丸9克，早晚各1丸。

【西医治疗】 病因治疗。贫血者补血，盆腔炎症者消炎，功能性月经先后无定期者，建立人工周期，连用3个月经周期，不宜过久。

第二节　月经经期失调

一、经期延长

经期延长是指月经周期正常而月经持续的天数增加，超过7日，甚至2周才净。

【方剂名称】 断榆牡茜芍枳汤。

【方剂功效】 固肝肾，敛经血。

【适应症候】 经期延长，气虚者，量多色淡、小腹空坠、乏力气短、舌淡、脉弱；虚热者，量少、色鲜、五心烦热、大便燥结、舌红、脉细数；瘀血者，色暗有块、小腹痛、舌暗、脉涩。

【方剂组成】 川断、地榆、煅牡蛎各20克，茜草15克，枳壳30克，炒白芍

20克。

【使用方法】 水煎服，每日1剂。

【辨证加减】 气虚加党参、黄芪，血虚加阿胶、龟板，化瘀加三七、蒲黄、丹参，逐瘀加益母草、贯众、马齿苋，雌激素水平低下加女贞子、旱莲草，孕激素水平低下加仙茅、仙灵脾，子宫内膜复原缓慢加紫河车、紫石英、鹿角霜、仙茅、女贞子。

【画龙点睛】 注意与崩漏、赤带、胎漏相鉴别。子宫内膜炎易导致虚热型经期延长，应注意个人卫生；过度劳累易导致气虚型经期延长，应注意劳逸结合。注意分清是先多后少，还是先少后多，雌激素水平低月经先多后少，孕激素水平低月经先少后多，从而确定是滋肾阴（补雌激素）还是温肾阳（补孕激素）。

【验方荟萃】

方一：赵琛系列方。归芍地阿汤：当归50克，京赤芍20克，小生地黄40克，炒阿胶12克，盐黄柏、川牛膝、酒车前子各10克。

方二：《妇科教材》系列方。气虚型，归脾汤加黑姜炭、乌贼骨、棕榈炭；血热型，固经丸加熟地黄、地骨皮；瘀血型，少腹逐瘀汤。

【西医治疗】 消炎治疗。

二、经期缩短

月经周期正常，经行时间不足两天为经期缩短。往往经量亦少，甚至点滴即净，因此放在月经过少中讨论，也可参考闭经的治疗。

第三节　月经经血失调

一、月经过多

月经周期规则，月经量明显增多，经血量大于80毫升，经盆腔检查排除器质性病变，称为月经过多。

月经过多的病因，目前尚不清楚，患者血中雌二醇和孕酮水平与正常月经水平相比无明显差异，多数学者认为本病和子宫内膜的前列腺素（PG）系列产物比例失调有关。在正常情况下，子宫内膜的PGE2、PGE2A及PGI2、TXA2都处于相对平衡状态中，前二者主要调节子宫平滑肌的张力和收缩功能，后二者主要调节血管的舒缩、血小板聚集和抗聚集功能。当平衡失调可影响血管的舒缩，血小板的聚集和血栓的形成等，导致月经期出血过多。本病还同时出现纤溶酶增加，以致纤维蛋白裂解产物（FDP）增多，纤维蛋白沉积受阻，抑制了内膜血管的闭合及凝血过程，导致月经期出血过多。

月经过多也可以发生于产后、人流后、置环后、扎管术后，一般属于功能性，也可以继发于器质性疾病如子宫肌瘤、子宫内膜异位症等，它们除了子宫内膜面积增大、收缩不良等原因外，尚不能排除前列腺素及纤溶系统失调等原因。

诊断该病除了基础体温测量、病史问询、妇科检查以外，还有诊断性刮宫提示宫腔大小正常、宫壁完整，病理检查子宫内膜呈分泌期反应，阴道脱落细胞涂片中成熟指数、嗜伊红细胞指数、宫颈评分及血雌、孕激素水平均在正常范围，且有周期性变化。

【方剂名称】 芪归萸海榆汤。

【方剂功效】 益气养血、敛肝止血。是治疗月经过多的基本方。

【适应症候】 月经过多，气虚者症见经色淡红，体倦气短，小腹空坠，舌淡，脉弱。血热者症见经色深红，口渴，心烦，溲赤，便干，舌红，脉数。

【方剂组成】 生黄芪50克，当归10克，山萸肉20克，海螵蛸40克，地榆50克，茜草20克，米醋或黑荆芥穗少许。

【使用方法】 水煎服，每日1剂。

【方剂分析】 生黄芪为君，益气健脾。当归养肝，山萸肉固肾，为臣。海螵蛸、地榆为佐治标止血。茜草、米醋为使，标本兼治，经多自愈。

【辨证加减】 补脾止血加党参、白术，养髓止血加鹿胶、龟胶，阳虚止血加艾叶、川断，清热止血加仙鹤草、白头翁，敛肝止血加山萸肉、炒白芍，收涩止血加龙骨、牡蛎，逐瘀止血加益母草、贯众炭，青春期出血加黄柏、椿根白皮，绝经过渡期出血加女贞子、旱莲草，子宫内膜炎加虎杖、重楼，子宫肌瘤平时服用桃仁、红花、三棱、莪术，溲频加桑螵蛸、金樱子、益智仁。

【画龙点睛】 急则治标，塞流；缓则治本，固本；益气帅血，逐瘀止血为常用之法；标本同治可克服出血致虚、虚致出血恶性循环之弊端。本病与周期异常多同时发生，又与经期延长互见，且病程长，易发展成崩漏。

【锦囊妙招】

（1）棕榈炭20克，为末，黄酒250毫升，冲服，每日2次。

（2）焦生地黄30克，煅龙骨12克，炒石榴皮9克，乌梅肉（炒）9克、阿胶（烊化）18克、炒蒲黄、陈棕榈炭9克、百草霜9克、炒陈京墨9克，研极细末，用淮山药15克研末，醋水打糊为丸，分7日服；内加人参9克，或用人参汤送下。

【验方荟萃】

方一：庞清治系列方。炒山药、山萸肉、炒白芍、炒枳壳、生甘草（山萸肉，芍枳草）。脾不统血加党参、白术、茯苓，肝肾阴亏加知母、熟地黄、海螵蛸。

方二：赵琛系列方。血虚型：骨肉胶四物汤，当归、生地黄、山萸肉、乌贼骨各30克，阿胶、白芍、川芎各10克。

方三：《妇科教材》系列方。血热型，保阴煎（四黄山药白断草），熟地黄、生地黄、黄芩、黄柏、白芍、川断、甘草、地榆、槐花；虚热型，潜阳滋阴汤（龟鳖甲二至芩胶地），龟板、鳖甲、女贞子、旱莲草、黄芩、阿胶、熟地黄；邪侵胞宫型，五味消毒饮；气虚血热型，黄芪地榆止崩汤，炙黄芪、白头翁各60克，地榆炭、红糖各30克，水煎服，用大骨头汤以善其后。

方四：裴励斋《活人验方辑要》。加味归脾汤，当归、白术各15克，黄芪、党参、元肉各30克，木香、远志、炒枣仁各10克，黑地榆15克，田三七、黑栀子各9克，炙甘草 6 克，水煎服，每日 1 剂。

方五：《土单验方报》。

（1）荷包蛋 4 个，做成后加红糖 4 两，口服，每日 1 剂，连服 1~2 日。

（2）黑籽向日葵秆里的白穰 10 克，水煎后加红糖少许，口服，2 小时见效。

（3）血余炭、棕榈炭、丝瓜络炭、麻根炭、灶心土各等份，每次 10 克，每日 2 次，开水冲服。

（4）老哇眼（乌蔹梅）全草 1 株，洗净煎服，每日 1 次，连服 2 日。

（5）猪皮 1 000 克，去毛洗净，切成小块，放锅内加水适量，小火熬至锅内皮汁黏稠，肉皮烂透，加黄酒 250 毫升，红糖 250 克，即停火，倒入容器内，冷后备用。

（6）当归、白芍、熟地黄、山药、川断各 15 克，川芎、扁豆各 10 克，艾叶 5 克，水煎服，每日 1 剂。

（7）香椿树根皮 30 克，红糖为引，水煎服，每日 1 剂。

（8）酸枣树根皮 30 克（去粗皮），茜草炭 30 克，红糖为引，水煎服，每日 1 剂。

（9）鸡冠花 30 克，水煎服，每日 1 剂。

（10）血余炭 60 克，藕汁调服。

（11）陈棕灰、棉花籽二味烧灰存性黄酒送下。

（12）重楼粉装入零号胶囊，每次 2 粒，每日 3 次。

（13）因服用避孕药导致的子宫出血，补骨脂 30 克，水煎服，每日 1 剂。

（14）天门冬 30 克，水煎，加红糖服，每日 1 剂。

方六：《李氏家藏·妇科集验》。

1. 黑驴粪，烧灰存性为末，麦面糊为丸，梧桐子大，每次 5~10 粒，每日 2 次，空腹黄酒送下。

2. 葶苈子（焙黄）、百草霜、梁上尘，搅匀，每次 3 克，每日 2 次，黄酒送下。

【西医治疗】

（1）病因治疗：黏膜下肌瘤、息肉，以手术为主，子宫内膜增生刮宫，盆腔炎消炎，高血压降压，贫血补血，人流不全清宫等。

（2）黄体囊肿过度分泌孕激素、两个或两个以上黄体使孕激素分泌过多或激素代谢紊乱使内膜腺体过度增生，催产素 10 单位肌内注射，每日 1~2 次。

二、月经过少

月经过少有两层含义，一是经量与正常量相比；二是与既往自身经量相比，明显减少或经期不足两天。

【方剂名称】 人参归地五禽汤。

【方剂功能】 益脾气、养肝血、补肾精、通经脉。

【适应症候】 血虚型，经色淡质稀，面色无华，舌淡，脉细；肾虚型，经色暗淡，头晕耳鸣，腰膝酸软；血瘀型，经色紫有块，胁痛，腹痛，舌有瘀点，脉沉或涩；痰湿型，体胖带多，胸闷呕恶，舌淡，苔腻，脉滑。

【方剂组成】 党参 20 克，当归、熟地黄、枸杞子、菟丝子、山萸肉各 15 克，淫羊藿10克，鸡血藤30克。

【使用方法】 水煎服，每日1剂。

【方剂分析】 党参、当归益气养血，调补冲任；熟地黄、山萸肉滋养肝肾之精，精能化血；菟丝子、淫羊藿补益肝肾之阳，阳中求阴；枸杞子阴阳同补，鸡血藤通利冲任；全方气血同补，精血互化，任脉通、冲脉盛，血海满盈则经少自愈。

【辨证加减】 气滞加醋郁金、炒川芎，血瘀加炒杏仁、红花，寒凝加干姜、肉桂，热瘀加红藤、虎杖，体胖加白芥子、山楂，带多加茯苓、半夏，胸闷加石菖蒲、枳壳。

【辨病施治】 子宫发育不全加酒香附、紫河车、紫石英、川断、女贞子、生甘草，卵巢发育不全酌选鹿茸，内分泌功能低下酌选人参、仙茅、生甘草，甲状腺功能低下酌选鹿角胶、巴戟天、肉苁蓉、肉桂、党参，雌激素水平低下酌选鹿角胶、仙茅、紫河车、女贞子。

【画龙点睛】 本病与月经后期同时存在，常为闭经先兆，可致不孕。注意与闭经、胎漏进行鉴别。经量恢复正常或经期达3日以上，连续两个周期以上为治愈。

【锦囊妙招】

（1）顺势诱导（月经期用药）加木通、茺蔚子、川牛膝。

（2）平时补，定时攻。

（3）用炭剂处方能够促进闭经，应高度警惕。

（4）二丑、大黄、红花、木香各9克，朱砂3克，大枣60克，姜引，水煎服；或将枣煮熟，其余药为细末，入熟枣中为丸，共30丸，每日1丸，1个月服尽。

【验方荟萃】

方一：庞清治系列方。四物汤，丹参草。肝肾阴虚加枸杞子、山萸肉、鸡血藤；痰湿瘀闭去生地黄、白芍，加郁金、浙贝母。

方二：赵琛系列方。血虚型，人参滋血汤（四物参药苓）；肾虚型，当归地黄饮（杜茱山药牛膝草）；血瘀型，桃红四物汤加香附、郁金；痰湿型，苍附导痰汤。

方三：家传方。七制香附丸：香附、元胡各30克，乌药6克，入盐1.5克同浸；香附、牡丹皮各30克，生地黄15克，入童便同浸；香附30克，木香6克，入蜜水同浸；香附30克，当归、白芍各15克，入黄酒同浸；香附30克，三棱、莪术各15克，红花4.5克，入醋同浸；香附、青皮、陈皮各30克，川花椒3克，煎汤同浸；香附30克，柴胡、川芎各15克，甘草3克，煎汤同浸；共为细末，半醋半水为丸，如绿豆大小，每次80丸，每日2次，黄酒、红糖少许送下。主治妇女经水不调，赤白带下。

方四：鳖甲100克（涂醋炙黄，去裙襕），川大黄50克（锉，微炒），琥珀75克，捣细为末，炼蜜为丸，如梧桐子大，每次20丸，每日2次，温酒冲服。

方五：香附500克（炒黄），艾叶250克（好醋煮炒黄色），二味醋为丸，如梧桐子大，每次50~60丸，每日2次，淡醋汤下。

方六：早服八珍益母丸，晚服六味地黄丸。

方七：《妇科教材》系列方。缓治法——肝血虚寒型，六味地黄汤合五子衍宗丸。脾胃虚弱型，归脾汤合附子理中汤。痰湿郁闭型，四物汤去熟地黄合二陈汤加浙贝母、车前子。肾阳不足型，归芍汤加肉桂、干姜、枸杞子。肾阴不足型，归芍汤加川断、狗脊、女贞子、旱莲草。气血瘀滞型，桃红四物汤加酒香附、乌药。

方八：《李氏家藏·妇科集验》。胖人二陈加芎归汤，陈皮、茯苓、当归、川芎、香附、枳壳各3克，半夏2.4克，甘草1.5克，滑石0.6克，姜3片；瘦人人参四物汤，人参、当归、川芎、生地黄、白芍、香附、炙甘草各3克，姜枣引。

【西医治疗】 因情志刺激引起的，调节情志；因环境改变引起的，脱离环境；因服用避孕药引起的，停用避孕药。先天、后天子宫发育不良，用月经周期疗法。宫腔粘连，宫腔镜手术后放宫内节育器。多囊卵巢综合征引起者，参照相关章节。

三、崩漏

月经不按周期而妄行，量多势急或量少不断，时间或长或短，或时断时续，或崩与漏互相转化，谓之崩漏。

病机是虚（多中虚气陷）、热（血热堤决）、瘀（胞络瘀滞）损伤冲任，不能固摄经血。气虚则经血失统，热则经血妄行，瘀则经血离经。病程中，常是因果相干，气血同病，多脏受累，“穷必及肾”，病势反复，难以治愈，属于妇科的疑难重症。本节辨病与辨证相结合论述。

1. 青春期功能失调性子宫出血 女性在10~19岁，由于内分泌失调而引起的不正常的子宫出血，表现为月经周期、经期、经量的异常，简称“青春期功血”。

青春期由于神经中枢调节月经的功能尚未健全，促卵泡生长激素的水平高于促黄体生长激素，而且垂体对卵巢的反馈也不够敏感，因此卵巢虽然有促使卵泡生长的雌激素，但是缺乏排卵所必需的促黄体生长激素高峰，所以不能排卵，子宫内膜仅仅受雌激素的作用而发生增生变化，甚至增生过长，当体内雌激素水平发生较大的波动时，就发生不规则的子宫出血。

本病的诊断主要是依据病史，妇科检查无器质性病变，基础体温单相。祖国医学认为本病的病因是肾虚、血热、气虚和血瘀。先天禀赋不足，早婚多产，精血亏耗，以致阴虚内热，热伏任冲，迫血妄行；肾阳虚衰，封藏失职，冲任不固，崩漏不止；郁怒伤肝，肝火内积，灼伤脉络而致崩漏交作；思虑过度，饮食不节，损伤脾气，统摄无权而冲任不固；肝郁气滞，气滞血瘀或宿瘀内积，瘀阻冲任，使新血不得归经而淋漓不断或者暴崩不止。

中医对青春期功血的治疗原则是急则治标，缓则治本，根据不同的情况分别采用塞流、澄源、复旧之法。暴崩之际，急以塞流，出血减少后当以澄流清本，血止以后调理善后谓之复旧。

【方剂名称】 补肾调冲汤（缓用）。

【方剂功效】 滋肾阴、温肾阳、养肝血、调肝气，是治疗青春期宫血的基本方剂。

【适应症候】 不规则子宫出血，往往先有一段时间停经，然后突然大量出血，延续几周甚至更长时间，不易自止，也可以表现为断断续续的出血，量时多时少，失血过多者可继发贫血。适用肾阴不足、肾阳虚衰、肝火内炽、气虚不摄和血瘀等类型。

【方剂组成】 山萸肉、熟地黄12克，炒山药、盐黄精、巴戟天、菟丝子、当归、炒白芍各15克。

【使用方法】 水煎服，每日 1 剂。

【方剂分析】 山茱肉、熟地黄、炒山药滋肾阴，盐黄精、巴戟天、菟丝子温肾阳，当归、白芍养肝血、调肝气，理顺冲脉。

【辨证加减】 气虚不摄加党参、黄芪、白术、升麻，肾不固摄加海螵蛸、山萸肉、煅龙骨、煅牡蛎。肾阳虚衰加川断、仙灵脾，肾阴不足加女贞子、旱莲草，阴虚有热加知母、黄柏，阴虚阳亢加枸杞子、杭菊花，血热加白头翁、地榆炭、白糖，心火盛加川黄连、黄芩，血瘀加益母草、茜草，出血多加百草霜、花蕊石。

【辨病用药】 卵巢、子宫发育不全：香附（气）、当归（血）、鹿茸、紫河车（峻补肾阳）、紫石英、川断（平补肾阳）、枸杞子、女贞子（滋补肾阴）、甘草（有类似肾上腺皮质激素的作用）。内分泌轴不成熟：人参、仙茅、生甘草。营养障碍：党参、黄芪、白芍、熟地黄、枸杞子。精神刺激：麦麸、百合、茯神。甲状腺功能不全：鹿角胶、巴戟天、肉苁蓉、附子、肉桂、党参。

【画龙点睛】 经多势急，色淡质稀，多属气虚；淋漓不尽，血色深红或紫红，质稠多属血热；时来时至，色暗有块，多属血热；血色暗淡质稀，多属虚寒症。疗效以经量、经期、周期恢复正常，能维持 3 个月经周期以上，或绝经过渡期妇女血止绝经者为治愈。

【锦囊妙招】 以补肾为主，佐以补脾。急则治其标，治标加白头翁 90 克，地榆炭 60 克，海螵蛸 15 克。血多加血余炭、棕炭，月经先期加生地黄炭、栀子炭，月经后期加艾叶炭、蒲黄，血块多加益母草、贯众炭。缓则用此方。取关元、三阴交、隐白调理冲任，补益下元，内关、太溪退虚热。

【验方荟萃】

方一：庞清治系列方。荆山苓，旱茜草（荆芥炭、山药、茯苓、旱莲草、茜草）。脾虚加莲须、枳壳、白术、升麻；肾虚加知母、黄柏、杜仲、海螵蛸。

方二：赵琛系列方。血热型，清热固经汤加沙参、麦冬（黄芩、栀子、棕榈、生地黄、藕节、龟板、牡蛎、阿胶、地骨皮、生甘草）；血瘀型，四物汤合失笑散（五灵脂、蒲黄）加三七、茜草、阿胶；脾虚型，固本止崩汤（黄芪、白术、当归、熟地黄、人参、干姜）减当归加升麻、山药；肾虚型，肾阳虚，左归丸去牛膝加女贞子、旱莲草。肾阴虚，右归丸减肉桂、当归加赤石脂、禹余粮；气虚有瘀型，黄芪、地榆、白头翁、益母草，红糖引。

方三：家传方。重楼 10 克，乌贼骨 30 克，水煎服，每日 1 剂。

方四：《土单验方报》。

（1）鲜大蒜 60 克，水煎服，每日 1 剂。

（2）地锦草 60 克，水煎服，每日 1 剂。

（3）灵芝草 30 克，水煎服，每日 1 剂。

（4）血热夹瘀，四草汤。马鞭草 30 克，鹿衔草 30 克，茜草 15 克，益母草 15 克。

方五：《李氏家藏·妇科集验》。鹿角霜丸。鹿角霜、柏子仁、当归身、茯神、龙骨、阿胶各 30 克，川芎 21 克，香附 60 克，甘草 15 克，川断 45 克，山药 150 克，制丸如绿豆大小，空腹温酒下，每次 50 粒，每日 2 次。瘀血型崩漏，蒲黄、五灵脂、官桂、雄黄、甘草等份共为细末，姜汤调下，每次3克，每日2次。

方六：裴励斋《活人验方辑要》。

（1）乌贼骨炒为末，每次5克，醋汤调下，每日2次。

（2）肝经有风，防风6克，酒煮，白面汤送服，每日2次。

（3）风热血崩：黑荆芥9克，童便送下，每日2次。

【西医治疗】

（1）青春期功血的治疗以止血、调整周期和促排卵为主。一般治疗：贫血者应补充铁剂、维生素C和蛋白质，严重贫血者需输血。出血时间长者给予抗生素预防感染。流血期间应加强营养，避免过度劳累和剧烈运动，保证充分休息。

（2）雌激素治疗：子宫内膜的厚度小于8毫米，补佳乐6毫克，每日1次，服至血止后继用3日，减量4毫克连用3日，以后每3日减1毫克至维持剂量1毫克，连服21日，血红蛋白增加到90克/升以上后每日加安宫孕酮片2~4毫克，连服5日。

（3）孕激素治疗：子宫内膜厚度大于8毫米，地屈孕酮10毫克，每日2次，连用10日。

（4）避孕药治疗。

（5）辅助治疗，抗纤溶药物和促凝药物，抗纤溶药物氨甲环酸静脉注射或静脉滴注：每次0.25~0.5克，每日0.75~2克。口服，每次500毫克，每日3次，还可以用立止血、止血敏、维生素K等，有减少出血量的辅助作用，但不能依赖。

2. 绝经过渡期功能失调性子宫出血　绝经过渡期功能失调性子宫出血是绝经过渡期妇女由于内分泌功能失调而引起的月经周期、经期、经量的不规则变化，简称“绝经过渡期功血”。

妇女进入绝经过渡期以后，卵巢功能开始衰退，卵巢的激素水平下降，失去了对下丘脑、垂体的反馈作用，使垂体分泌的促性腺激素不同程度的增高，而卵巢中残存的卵泡虽然也有发育，但并不排卵。子宫内膜腺体在雌激素的长期作用下呈持续性的增生反应，可以发生轻度的增生过长、腺囊型增生或腺瘤型增生，当雌激素水平出现较大的波动时，子宫内膜不能完整脱落，发生不规则子宫出血。

绝经过渡期功血是无规律性，往往可以大量出血，用一般的止血药后，出血可以减少。部分患者由于反复出血，继发重度贫血。

【方剂名称】　补脾固冲汤。

【方剂功效】　益气健脾，固摄冲任是治疗绝经过渡期宫血的基本方。

【适应症候】　暴崩或淋漓不止，色淡质稀，乏力气短，面色白，眼睑浮肿，舌淡肿，脉细弱。

【方剂组成】　生黄芪50克，党参20克，炒白术、当归各15克，升麻10克，煅龙骨、煅牡蛎、山萸肉、海螵蛸各20克，地榆炭15克，棉籽30克。

【使用方法】　水煎服，每日1剂。

【方剂分析】　以补脾为主，佐以补肾；以治本为主，标本同治。方中以补中益气汤为主，配煅龙骨、煅牡蛎、海螵蛸收涩止血，地榆炭清热止血，生棉籽萎缩性腺，共奏补脾固冲之功。

【辨证加减】　出血期辨证论治参阅无排卵宫血。肾阴虚加女贞子、旱莲草、生地榆各30克，大黄炭20克。肾阳虚型加补骨脂30克、赤石脂25克。血止后促进卵巢萎缩，用急性子、生棉油、女贞子、旱莲草、阳起石。促早衰汤，棉酚20毫克，氯化钾250毫克，制成片剂服用。过渡方：女贞子20克，旱莲草20克，阳起石15克，急性子30克，生棉油引。崩漏后常见诸症的治疗：心悸，归脾汤。腰酸，益气强督汤。浮肿，四君五子汤。眩晕，十全大补汤。吊阴痛，圣愈汤加刺猬皮。自汗，汗证汤。

【画龙点睛】　参照总论用药部分。以补脾为主，佐以补肾。

【验方荟萃】

方一：子宫黏膜下肌瘤引起者，可用棉籽（棉籽油中含棉酚）治疗，疗程3个月。注意补充氯化钾。

方二：酸涩者，石榴皮10克，香墨、童便饮。补虚，小麦炭、参三七。调理，醋香附、小米。温补，炮姜、人参。清凉，侧柏炭、小蓟。固经，乌贼骨、藕节、龙骨、牡蛎、白及。

方三：五倍子半生半熟各等份为末，每次6克，每日3次。

方四：裴励斋《活人验方辑要》。

（1）黄芪、当归各30克，三七根9克，桑叶14片，水煎服，每日1剂。有热加地榆30克。

（2）生萝卜适量，加白糖数匙，微火炖温服下。

【西医治疗】

（1）以止血为主。达英-35，每日2片，服至血止后3日，改为每日1次，每次1片，连服21日。

（2）40岁以上的妇女、具有子宫内膜癌高危因素或子宫内膜厚度大于12毫米者，应首先采用诊断性刮宫，以排除子宫内膜其他病变（子宫肌瘤、子宫内膜癌、子宫内膜息肉）等。

第四节　闭　　经

女子年逾16岁，月经尚未来潮，或月经来潮后又中断6个月以上者，称为闭经。前者称为原发性闭经，后者称为继发性闭经。本节辨病与辨证结合论述。

一、下丘脑—垂体功能失调性闭经

因中枢神经系统、下丘脑和垂体功能失调而停经3个月以上者称为下丘脑—垂体功能失调性闭经。

临床表现为闭经、不孕，但无烘热现象，基础体温单相，妇科检查时子宫偏小，有时可及略大的卵巢。阴道脱落细胞涂片、宫颈黏液检查显示体内雌激素水平偏低，子宫内膜呈增生反应。血促卵泡素（FSH）。促黄体素（LH）水平偏低或LH/FSH比值小于3，血泌乳素（PRL）水平正常。

其病因可由精神因素，如情绪过度波动、紧张、环境或外围温度的较大变化引起中枢神经系统与下丘脑—垂体间的功能失调，从而使促性腺激素的分泌受到影响，卵泡成熟和排卵功能发生障碍。青春期少女可在此时发生神经性厌食症，下丘脑—垂体—卵巢轴因受抑制而产生严重的闭经。营养不良性或消耗性疾病，某些药物如口服避孕药等也可影响下丘脑功能而引起闭经。其他垂体靶腺如甲状腺、肾上腺的功能紊乱也可通过代谢或激素的反馈，出现某些故障而影响下丘脑—垂体—卵巢轴功能。

诊断方面，病史中有厌食、消瘦或肥胖等情况；无溢乳，无烘热或产后大出血、感染情况；可有精神、环境因素。用孕激素或雌激素后可有撤退性子宫出血。血 FSH、LH、PRL 值一般偏低。LH/FSH 比值小于 3，垂体兴奋试验一般呈阳性反应。甲状腺、肾上腺的功能无明显减退。从而排除子宫性、卵巢性和垂体性闭经。

中医对本类闭经的认识，历家均有论述，按病因和辨证可分为气血不足、肝肾不足、气滞血瘀、痰湿阻滞四类。气血不足者思虑伤脾，不能生化气血，于是营血衰少无以注于冲脉，血海空虚，月经闭止，故取补气养血法。肝肾不足者，由于用脑过度，精血渐耗，冲任失养，于是月经不行，取滋补肝肾方法治疗。气滞血瘀者由于情绪不稳定或受刺激，以致气机不畅，瘀血内阻，月事不行，治以调元化瘀法。痰湿阻滞者，由于素体痰湿俱盛，脂膜壅塞，阻遏经脉流通，于是经行停滞，治以化痰行滞法。

1. 治标

【方剂名称】 通经方（治标方）。

【方药功效】 理气、活血、通经是治疗闭经的基本方。

【适应症候】 营养不良、精神刺激、环境影响等因素引起的闭经。

【方药组成】 鸡血藤、生山楂各 30 克，酒香附、川牛膝各 20 克，鸡内金、当归、炒川芎各 15 克。

【使用方法】 水煎服，每日 1 剂。

【方剂分析】 气行则血行，气滞则血凝，酒香附理壅滞之气；当归、川芎理血中之气；鸡血藤通血块，鸡内金消血块，生山楂化血块；牛膝下行，直达病所，气顺、血通则闭经自愈。

【辨证加减】 气血不足选圣愈汤（参芪四物汤）；肝肾不足选补肾理冲汤（见前）；气滞血瘀偏于气者选加味乌药汤或加味逍遥散，偏于血者选血府逐瘀汤；偏于痰湿者选苍附导痰汤；偏于热者选四物汤合调胃承气汤。

【画龙点睛】 本病无外虚、实两个方面，且虚多实少。实在气血者，胸胁胀满，少腹疼痛，舌暗有瘀点；实因痰阻者，体胖面浮，神疲倦怠。

【锦囊妙招】 排卵前可用四物二至汤或圣愈补肾调冲汤，排卵期可用四物益丹香汤或加膝减抗汤，排卵后可用四物二仙汤或加减定经汤。初诊先用治标方以树立患者信心。

【验方荟萃】

方一：《土单验方报》。

(1) 猴头草、月季花、苦杏仁各 10 克，鲜益母草 30 克，红糖 30 克，熬膏外敷肚脐，一般敷药 7 日后经至。

(2) 甜瓜茎（阴干）、使君子各15克，甘草18克，共为细末，黄酒冲服，每日1次，连用3日。

(3) 广藿香、川大黄各10克，斑蝥1只，（焙）红花10克，水煎服，没有生过儿子者酒引，生过儿子者醋引。

(4) 斑蝥、红娘、当归尾、红花各3克，江米3克，以黄酒泡青碗内，24小时后，晒干为末，每服3克，姜茶下，一般轻者2次，重者4次。

(5) 四圣汤。当归尾、炒桃仁、红花、川牛膝各30克，水煎服，治闭经伴五心烦热。

(6) 血参、柴胡、益母草各30克，水煎服，每日1剂。

(7) 陈小麦210克（炒黄），大黄30克，红花15克，木香9克，红娘（去头足，焙黄）、斑蝥（去头足，焙黄）各3克，红糖60克，共为细末。陈醋汁为丸，每次6克，早晚各服1次。

方二：经闭坐药方。红娘9克，桃仁9克，川花椒9克，巴豆（去油）9克，大黄15克，共为细末，大枣15枚（去皮核），共捣如泥，如小枣大，用带线棉球包住纳入阴道内，24小时后取出。此方也治月经不调。

方三：通经丸。大黄120克，沉香、木香、血竭各6克，乳香、没药、当归尾、肉桂各9克，醋糊面丸，每次6克，重者每次9克，早晨空腹黄酒下，每日2次。

方四：斑蝥、红娘（去头、翅膀）、当归尾、红花、江米各等份，黄酒泡1日，再晒干，每次2.4克，服后腹痛、腹泻，忌油盐、豆面1日。

方五：干血痨导致的闭经。

(1) 全蝎去毒烧灰存性6克，黄酒送下，空腹服。

(2) 米醋1大碗，入大黄适量泡之，晒后，再泡，再晒，以醋干为度，干时为细末，同棕榈灰、红花等份混合，温水调服，每次6克，每日2次。

(3) 老枣树皮30克，煎汤兑红糖30克，口服。

方六：《李氏家藏·妇科集验》。

(1) 当归、川芎、赤芍、生地黄、荆芥、枳壳各3克，马鞭草、牡丹皮、川牛膝、蒲黄各1.5克，桂心0.6克，乌梅半个，水煎服，每日1剂。若有积块刺痛，当归、川芎、赤芍、白芍、青皮、三棱、莪术各3克，乌药、官桂、苏木、红花各1.5克，水煎酒引，空腹服。

(2) 通经汤：当归、红花、大黄、川芎各9克，葱1棵，黄酒1盅，煎3滚服。

(3) 通经散：白芷3克，斑蝥2个，分3份，一日1份，小黄米酒调下。

(4) 通经丸：干漆（炒尽烟）60克，香附20克，米醋为丸，如梧桐子大，每次6克，米汤下。

(5) 取经散：牙皂适量，炮黄为末，用绢以绳系于竹筒内，纳入阴道，取出竹筒觉遍身痒热，其经自下。

(6) 香附300克，艾叶、当归、赤芍60克，川芎、生地黄、桃仁、红花、三棱、莪术30克，干漆15克，为末，醋制为丸，如绿豆大，每次70粒，每日3次，淡醋汤下。

方七：裴励斋《活人验方辑要》。理经四物汤，当归、生地黄各9克，川芎、白芍、香附各4.5克，白术6克，柴胡、黄芩各3克，水煎服，每日1剂。

【西医治疗】 西医对本病的治疗主要用促排卵方法，周期性服用少量雌激素以促进下丘脑—垂体功能，用促性腺激素以代替下丘脑—垂体功能刺激卵巢，有一定雌激素水平者可以用克罗米芬；腺体反应好者可用促性腺激素释放激素脉冲式给药法等。

2. 固本

【方剂名称】 紫云寿胎丸（治本方）。

【方剂功效】 峻补肾精。是治疗闭经平时用的基本方。

【适应症候】 同治标款下适应症候。

【方剂组成】 紫河车2克，紫石英、阿胶（烊化）各10克，菟丝子、川断、肉苁蓉各15克，桑寄生20克。

【使用方法】 水煎服，每日1剂。

【方剂分析】 肾主生殖，肾为女性之本，经不来应治根本。紫河车峻补脾肾，肉苁蓉益肾填精，更配寿胎丸精血同补，营养子宫，日久经血自能按时而下。

【辨证加减】 性功能低下加仙茅、仙灵脾、巴戟天、肉苁蓉，忧思太过加郁金、琥珀、丹参、麦麸，肥胖加虎杖、月月红、车前子、山楂，泌乳加炒麦芽、川花椒、红花、川牛膝，垂体肿瘤加夏枯草、牡蛎、穿山甲、制马钱子。

【画龙点睛】 虚在气血者，面黄或白，头晕目眩，气短懒言；虚在肝肾者，头晕耳鸣，腰膝酸软，五心烦热；经后要注意求因、固本治疗，防止闭经再次发生。

【锦囊妙招】 辨证施治基本同经少，虚甚选紫云寿胎丸，或人参归地五肉汤（即加减归肾丸）。闭经泌乳综合征选麦椒红膝稳经汤。

【验方荟萃】

方一：祝谌予系列方。选补肾活血法，补肾药用女贞子、川断、何首乌；活血药选血府逐瘀汤加益母草（益母草乃养血、活血之专药）、桂枝、王不留行（王不留行专治经血不畅）；精神过度紧张可引起闭经，伴有头晕、乏力、腰酸膝软、便秘诸症，可用补肾活血方，如河车大造丸配四物汤；症状减轻的标志是出现白带，然后配大黄蛰虫丸定时而攻。

方二：家传方。荞麦面、茯苓各30克，共为细末，每次9克，每日2次，黄酒下。黑豆炒焦为末，苏木水下。

方三：《妇科教材》系列方。肝肾不足型，归肾丸（熟地黄、杜仲、枸杞子、菟丝子、当归、茯苓、仙茅、仙灵脾）。气血虚弱型，八珍汤。气滞血瘀型，血府逐瘀汤。痰湿阻滞型，苍附导痰汤加当归、川芎。心、脾、肝、肾不足，四物二至汤加桑寄生、川断。大气下陷，升陷汤。痰瘀互结，益母草、鸡血藤、当归、牡丹皮、桃仁、牛膝。阴虚胃燥，栝石汤（栝楼、石膏、党参、熟地黄、麦冬、怀牛膝、车前子、益母草）。

方四：验方。

（1）早服八珍益母丸，晚服金匮肾气丸，常规量加倍，疗程1个月。

（2）阳虚者，常服附子理中丸。

（3）气滞者：乌陈汤，乌药、陈皮、香附、当归、川芎、白芍各15克，水煎服。

方五：裴励斋《活人验方辑要》。

（1）补内当归丸治闭经不孕，有纳呆、乏力、骨蒸、劳热、身痛者。熟地黄、川芎各45克，当归、茯苓、阿胶、山萸肉、肉苁蓉、白芷、厚朴各30克，蒲黄45克，干姜、甘草各15克，制附子6克，共为细末，蜜丸，10克重，每服1丸，温酒送下。

（2）痰湿者，宜开郁二陈汤，半夏2.1克，陈皮、茯神、苍术、香附、川芎各3克，青皮、莪术、槟榔、木香各2.1克，甘草1.5克，姜引，水煎服，每日1剂。

3. 人工周期 顺应子宫内膜的周期性变化，分阶段给药。增殖期调补肝肾，偏于补阴；排卵期调补气血，有利排卵；黄体期调补肝肾，偏于补阳。经过一个阶段的治疗后，若是实证不来潮，定时而攻，若是虚证不来潮，进行下一个周期的治疗。

【方剂名称】 四物汤合寿胎丸。

【方剂组成】 当归、菟丝子各24克，川芎、白芍、熟地黄、川断、桑寄生、阿胶各15克。

【使用方法】 水煎服，每日1剂。

【辨证加减】 气虚加党参、黄芪，肾虚加枸杞子、山萸肉，气滞加郁金、香附，血瘀加丹参、红花。

【分期加减】 增殖期：加女贞子、山萸肉，从月经周期的第1日开始服14剂。排卵前后期：加木香、薏苡仁、益母草，服5剂。黄体期：加仙茅、仙灵脾，红糖水、黄酒为引子，连服7剂。月经前期：加香附、乌药、川牛膝，连服3剂。若经来，或有月信反应，早晚各饮1杯红糖水，服2日，同时进行第二个周期。若经不来，一般是虚证，进行第二个周期。实证选闭经治标的方法。

半年以内的闭经一般一两个疗程可愈，1年以上的闭经一般两三个疗程可愈。

4. 辨病治疗闭经

（1）下丘脑垂体性闭经，营养失调性（过瘦、过胖）闭经：瘦人平时服用十全大补汤，有月信反应或经前5日用炒桃仁、红花、川牛膝、三棱、莪术；胖人平时服用苍附导痰汤合降脂汤，经前服通经汤。

（2）精神刺激引起的闭经：用逍遥散。

（3）席汉综合征：用四二五合方，四物汤加二至丸加五子衍宗丸。

（4）闭经泌乳综合征：多选麦椒红膝稳经汤加减，如阳虚可加仙茅、仙灵脾、紫河车、紫石英，阴虚可加三胶、牛、猪、羊等动物脊髓、女贞子。

（5）卵巢功能失调性闭经：多选周期疗法，用四物寿胎丸加减，酌加补肾阳药仙灵脾、补骨脂、制附子、肉桂，补肾阴药炒山药、大熟地黄、盐黄精，化瘀软坚药穿山甲、皂角刺、浙贝母等。

（6）子宫性闭经：宜补脾益肾，养血活血，可选无价保真丸、圣愈汤，四物寿胎丸等方剂，多选生晒参、紫河车、酒香附、当归、川断、女贞子、紫石英等。

（7）服避孕药引起的闭经：兴奋内分泌轴，滋肾阴，温肾阳，炒山药、大熟地黄、盐黄精、仙茅、仙灵脾。

（8）人流引起的闭经：宜扶正活血，参照子宫性闭经的治疗。常选仙灵脾、盐杜仲、菟丝子、枸杞子、蒸首乌、龙眼肉、紫河车、当归、川牛膝、炒红花、鸡血藤等药物。

二、多囊卵巢综合征（PCOS）

多囊卵巢综合征是一种由于性激素反馈调节机制失常而引起的综合征。发病率占育龄妇女的4%~12%。

基本的病理生理改变是雄激素分泌过多和胰岛素抵抗。中医对多囊卵巢综合征表现的月经不调、不孕虽有多方面的认识，但根本上属肾气不足。中医理论记载："女子七岁肾气盛，齿更发长；二七而天癸至，任脉通，太冲脉盛，月事以时下，故有子。"而"冲任起于胞宫，隶属肝肾""肾藏精，精生髓，脑为髓海"。肾又"藏志，为作强之官，技巧出焉""恐伤肾"，因此肾不仅和下丘脑—垂体—卵巢轴调节的生殖功能相关，而且和身体其他部分包括脑的发育过程相关，还接受思维、情绪、环境等因素影响。因而内、外因可通过肾而影响月经的调节。同时按"肝肾同源"的中医认识，在某些月经失调的患者中，除肾气不足以外，还表现出肝郁化火的症状。多囊卵巢综合征尚有肥胖、卵巢增大的表现，按肾虚不能蒸腾下焦津液，因而积聚成痰核，符合辨证中肾虚痰实的表现。患者表现有月经过少、闭经，除肾虚外尚有瘀阻经脉的辨证。

【方剂名称】 马路皂刺稳经汤。

【方剂功效】 理气活血，补肾消囊。此是治疗多囊卵巢综合征的基本方。

【适应症候】

（1）月经失调：月经稀发以致闭经，也有月经规则而不排卵，部分患者有无排卵性子宫出血。

（2）无排卵和不孕：多为排卵障碍而引起的原发性不孕。

（3）高雄激素血症：毛发呈男性样分布，有痤疮或秃顶。

（4）肥胖：约半数患者在青春期前后出现。

（5）卵巢增大和多囊性变：有的卵巢可增大2~3倍，皮质增厚，多个小卵泡在皮质下成车轮状排列，但也有24%~40%的患者卵巢正常。

（6）黑棘皮症：是重度胰岛素抵抗的体征，颈后、腋下、外阴、腹股沟皮肤角化过度，有细小疣状改变，皮肤色素增加。

【诊断要点】 排卵障碍；雄激素增高；卵巢的改变：B超显示卵巢内有10~12个直径2~9毫米的小卵泡，在卵巢包膜下呈车轮状排列。

【方剂组成】 制马钱子0.5克，路路通、皂角刺、当归、川芎、熟地黄、郁金、山萸肉、黄精、巴戟天各15克，酒白芍、益母草、菟丝子各30克，丹参、香附各20克，柴胡6克。

【使用方法】 水煎服，每日1剂。

【方剂分析】 多囊卵巢综合征属肾虚血瘀，因此选补肾养血的稳经汤加味。马钱子化囊肿、肌瘤、结石有效。路路通、皂角刺乃疏通经络的妙药。

【辨证加减】 肥胖者可配苍附导痰汤，药力不及者合用通经方。

【画龙点睛】 此病多属肾虚，尚有挟肝郁、痰湿、血瘀之辨。

【验方荟萃】

方一：痰实型。夏枯草、昆布、穿山甲、皂角刺、浙贝母、赤芍、元胡、萆薢各10克，水煎服，每日1剂。月经干净后开始服用，基础体温升高后停服。

方二：肾虚痰实型。夏枯草、昆布、穿山甲、贝母、浙仙灵脾各10克，熟地黄、黄精、仙茅、菟丝子、覆盆子各15克，水煎服，每日1剂。月经干净后开始服用，基础体温升高后停服。

方三：当归、炒白芍、炒桃仁、红花、三棱、莪术、川牛膝、乌药、丹参、刘寄奴、炒川芎各10克，肉桂5克，水煎服，每日1剂。有热加牡丹皮，有痰加夏枯草，久瘀加土鳖虫。

【西医治疗】

（1）调整月经，可采用口服避孕药和孕激素后半周期疗法。目前多采用达英-35治疗（该药含有醋酸环丙孕酮2毫克和乙炔雌二醇35微克），每日1片。月经第1日开始服用，连用21日，坚持3~6个月，尤其适合多毛、痤疮者。

（2）促排卵治疗。从月经第5日起用克罗米芬50毫克，每日1次，共5日，为了增加雌激素水平，有利于精子的穿透力可配合补佳乐每日1片，连用5日，卵泡直径达18~20毫米时可以肌内注射HCG 5 000~10 000单位，以诱发排卵。如卵泡不破，可肌内注射HCG 5 000~10 000单位促排卵。

（3）孕后用HCG 2 000单位保胎，隔日1次，连用1周；配合地屈孕酮每日20毫克，用至85日停用。

三、溢乳闭经综合征

溢乳闭经综合征是一种非生理状态下乳房分泌乳汁和闭经同时存在的综合征。乳汁分泌的量从挤压时有少量到漏奶，尚可伴血泌乳素（PRL）增高、不孕、性欲减退等症状。主要是由于下丘脑—垂体功能紊乱所致。

其病因主要有：①垂体肿瘤，主要是泌乳素细胞性垂体腺瘤引起的PRL过度分泌。②原发性甲状腺功能低下，促甲状腺素释放激素（THR）常偏高，刺激泌乳素分泌。③多囊卵巢综合征，一部分多囊卵巢综合征表现为多巴胺分泌过低，而多巴胺（DA）常被视为一种泌乳素抑制因子（PIE）。④药物，如灭吐灵等是多巴胺受体抑制剂，使用后可引起垂体PRL分泌过多。⑤胸壁创伤或刺激乳头，可反射性引起PRL升高。高泌乳素可引起性腺轴功能低下，主要表现在下丘脑促性腺激素释放激素（GnRH）的合成和脉冲式释放受抑制；降低垂体对GnRH敏感性，卵巢甾体激素的合成直接受影响，因此雌激素水平很低。其诊断方法主要为临床上有溢乳和闭经并存，并表现不孕、性欲减退现象，血PRL>30微克/升，血PRL水平高者做蝶鞍分层摄片或CT以检查垂体有无占位性病变。可将其归属肝气郁结化火，肝肾阴虚的辨证，用清补肾肝方法以达疏通调经之目的，治疗效果尚待观察。

【方剂名称】 麦椒红膝稳经汤。

【方剂功效】 回乳、逐瘀、补肾。此是治疗溢乳闭经综合征的基本方。

【适应症候】 闭经，泌乳，头痛，目胀，口干，五心烦热，舌红，脉细数。

【方剂组成】 生麦芽100克，当归、益母草、菟丝子各30克，川牛膝、丹参、香附各20克，川芎、熟地黄、白芍、郁金、山萸肉、黄精、巴戟天各15克，川花椒、红花各10克，柴胡6克。

【使用方法】 水煎服，每日1剂。

【方剂分析】 生麦芽、川花椒抑制泌乳，红花、川牛膝通经抑乳。女性以肝肾为本，溢乳闭经综合征也是肝肾失调的结果，应从肝肾论治，稳经汤疏肝理气，以防肝气疏泄太过，补肾养血，营养胞宫使冲任满盈，乃治本之法。

【辨证加减】 垂体肿瘤导致者加马钱子、路路通、皂刺，甲状腺功能低下者加海藻、昆布，郁结化火酌加丹栀逍遥散，肝肾阴虚酌加大补阴丸。

【西医治疗】 现代医学使用溴隐亭，溴隐亭是一种多巴胺受体激动剂，可抑制泌乳素细胞的分泌，减少或去除PRL对性轴的影响。但垂体大腺瘤者还是首先考虑手术治疗。

四、黄体功能不全

黄体功能不全是指卵巢黄体分泌孕酮不足而引起的月经失调、早期流产、不孕等症。

黄体功能不全的病因尚未完全明确，可能由于卵泡生长激素和促黄体生长激素分泌失调，使卵泡发育不良和黄体形成缺陷，从而使排卵后黄体分泌孕酮不足。子宫内膜异位症、流产后子宫内膜释放前列腺素增多也可以影响黄体功能。不合理地运用克罗米芬和孕酮类药物治疗后，也可出现黄体功能不全。另外，催乳素过高往往与黄体功能不全同时出现。

黄体功能不全诊断可依据基础体温、血孕酮测定和子宫内膜活检。这类患者的体温是双相的，但是上升和下降缓慢，上升幅度小于0.3℃，持续时间仅有9~10日，有时卵泡期延长。基础体温上升第8日，血孕酮低于10微克/升。本病的确诊还应配合B超和腹腔镜检查。

祖国医学文献有关黄体功能不全的临床表现散见月经失调、流产和不孕等篇中。

【方剂名称】 益黄汤（四物寿胎丸）。

【方剂功效】 养肝血，温肾阳。是治疗黄体功能不全的基本方。

【适应症候】 子宫内膜不规则剥脱，月经频发、经前出血、经期延长、月经过多、不孕、重复和习惯性流产。

黄体期缩短（正常黄体寿命为12~16日，黄体过早退化时黄体期≤10日）、黄体萎缩不全（生育期妇女黄体完全退化时间为3~5日，退化时间≥7日）、经间期出血（量少，1~2日，伴下腹痛，多发生于生育期妇女，占50%）、排卵痛（年龄大于35岁，多有子宫后屈、盆腔炎、盆腔瘀血综合征、子宫内膜异位症和放置宫内节育器）。

【方剂组成】 当归、菟丝子各24克，川芎、白芍、熟地黄、川断、桑寄生、阿胶各15克。

【使用方法】 水煎服，每日1剂。

【方剂分析】 血为月经的基本物质，欲养血活血，首选四物；肾为生长发育之根，欲振奋肾气，必选寿胎。本方改善卵巢、子宫血液循环，从而调节内分泌功能，促进排卵及改善黄体功能。

【辨证加减】　肾阴虚加女贞子、旱莲草，肾阳虚加仙茅、仙灵脾，肝郁加柴胡、郁金。多吃核桃、羊肉、黑豆。

【画龙点睛】　肾阴不足型：月经先期，经量不多，色鲜红，或月经期延长，淋漓不断。肾阳虚弱型：月经后期，稀少，不孕等。肝经郁热型：月经先后不定期，经量时多时少，月经持续不净。

【西医治疗】

（1）诊刮止血：具有诊断和治疗双重作用，应首选。

（2）促排卵：适用于年轻有生育要求的患者。见多囊卵巢综合征的治疗。

（3）调节月经：低剂量联合口服避孕药，如妈富隆、敏定偶等，适用于已有子女者；达英-35、优思明适用于多囊卵巢综合征；克龄蒙适用于少女。

（4）辅助黄体功能：可采用氯米芬 CC-HCG 疗法或者孕激素疗法（孕酮 50~100 毫克，于 LH 高峰后 3 日肌内注射；孕酮阴道凝胶 25~50 毫克；地屈孕酮 20~30 毫克/日，口服，以上治疗持续 12~14 日，直到下次月经来潮，或妊娠后 10~12 周。阴道给药优于口服及肌内注射）。

（5）泌乳症用溴隐亭。

（6）高雄激素血症用地塞米松。

第五节　排卵期子宫出血

两次月经期间，在基础体温上升前后子宫少量出血称排卵期子宫出血，有时伴轻度下腹疼痛。出血原因可能由于排卵时卵泡破裂、血液内雌激素水平下降所致。子宫出血发生在有排卵者，出血来自宫腔，出血发生在基础体温上升前后及盆腔检查阴性可作为排卵期子宫出血的诊断。排卵期子宫出血，散见于“月经先期”“赤白带下”章节。特征是出血时间有规律性，与脏腑功能减退、冲任失调、肾亏郁热有关。

【方剂名称】　补肾调冲汤。

【方剂功效】　补肾调冲。

【适应症候】　阴道出血量少于正常月经，多持续 2~7 日，可自止，发生在两次月经中间，且呈周期性发作。有的伴下腹部一侧胀痛，腰酸不适，蛋清样白带增多。

【方剂组成】　山萸肉、熟地黄、炒山药、盐黄精、巴戟天、菟丝子、当归、炒白芍各 15 克。

【使用方法】　水煎服，每日 1 剂。

【辨证加减】　肾阴不足加女贞子、旱莲草，肾阳虚衰加仙茅、仙灵脾，肝火内炽加知母、黄柏，气虚不摄加党参、黄芪。

【画龙点睛】　经间期出血多是黄体功能不全所导致，属肾虚冲脉失调，补肾调冲恰到好处。亦可选用益黄汤。

【锦囊妙招】　若用中成药，阴虚火旺者知柏地黄丸，肝经郁热者丹栀逍遥丸，湿热内蕴者八正散。

【西医治疗】 参照黄体功能不全。

第六节 卵巢早衰和无反应卵巢综合征

卵巢早衰是指妇女曾有自然月经周期，但在35岁前出现卵巢萎缩性持续性闭经，临床上常表现第二性征退缩，出现烘热、心烦、易怒等绝经过渡期症状；平时易感冒，血FSH水平升高，相当于绝经后妇女水平；而血雌二醇水平显著降低。妇科检查内生殖器明显萎缩，显微镜下见卵巢皮质内均为纤维组织，无始基卵泡等各级卵泡。

发病原因由先天性卵泡过少或性染色体异常所致，如决定性腺分化的X染色体上基因异常而影响性腺发育。20世纪60年代发现部分卵巢早衰患者合并自身免疫病，如艾迪生病、自身免疫性甲状腺炎或类风湿病等，其卵巢切片中显示淋巴细胞浸润，周围血或卵巢组织内找到抗卵巢组织、抗内卵泡膜细胞、抗颗粒细胞、抗FSH受体等抗体，因而提出本病30%~50%为自身免疫病—免疫性卵巢炎。

无反应卵巢综合征是指妇女卵巢组织内具有卵泡组织（以始基卵泡为主），但对垂体促性腺激素无反应。临床表现与卵巢早衰相同，区别是卵巢活组织检查可见卵巢皮质有始基卵泡等组织，这一点作为与卵巢早衰的鉴别要点。

病因与卵巢早衰有类似之处，更偏向于卵巢FSH受体缺陷或受抗FSH受体抗体作用而破坏的认识。但即使是卵巢活组织检查未发现有卵泡组织也不能绝对排除无反应卵巢综合征可能。

诊断方法除病史、妇科检查、血FSH、雌二醇测定、卵巢活检外，尚可在术前应用超声实时显像，以观察在整个卵巢内是否有小卵泡存在，帮助诊断。

中医对本病的讨论，属肝肾阴虚而肝火上亢之证，有："女子月水先闭……肾水绝，则木气不荣而四肢干痿，故多怒，发、筋骨痿，若五脏传遍则死，宜益阴血、制虚火。"

一、肝肾不足，气血不和型

【方剂名称】 稳经汤。

【方剂功效】 补肾养肝，理气活血。是治疗卵巢早衰的基本方。

【适应症候】 烘热、心烦、易怒、阴痿、阴道干涩、胸闷、经少。

【方剂组成】 丹参、酒香附各20克，熟地黄、当归、炒白芍、炒川芎、益母草、巴戟天、菟丝子、山萸肉、郁金各15克，柴胡6克。

【使用方法】 水煎服，每日1剂。

【辨证加减】 性功能低下加川断、枸杞子、仙灵脾，面部烘热加桑叶、菊花、丹皮，手足心热加知母、黄柏、牡蛎，失眠、多梦加麦麸、合欢皮、远志。

【锦囊妙招】

（1）热敷关元穴。

（2）姜糊填脐。

（3）多吃核桃、羊肉、黑豆。

二、肝肾不足，元阳虚衰型

【方剂名称】 益黄汤（四物寿胎丸）。

【方剂功效】 补肾养肝，温补元阳。

【适应症候】 烘热、心烦、易怒、阴痿、阴道干涩、腰酸、腹冷。

【方剂组成】 当归、菟丝子各24克，川芎、熟地黄、白芍、川断、桑寄生、阿胶（烊化）各15克。

【使用方法】 水煎服，每日1剂。

【方剂分析】 血为月经的基本物质，欲养血活血，首选四物；肾为生长发育之根，欲振奋肾气，必选寿胎。本方改善卵巢子宫血液循环，从而调节内分泌功能，促进排卵及改善黄体功能。

【辨证加减】 肾阴虚加女贞子、旱莲草，肾阳虚加仙茅、仙灵脾，阳虚甚加附子、肉桂，肝郁加柴胡、郁金，性功能低下加川断、枸杞子。

【锦囊妙招】

（1）热敷关元穴。

（2）姜糊填脐。

（3）多吃核桃、羊肉、黑豆。

三、气血阴阳俱虚型

【方剂名称】 圣愈补肾调冲汤（促性腺激素汤）。

【方剂功效】 益气、养血、补肾。

【适应症候】 烘热、心烦、易怒、阴痿、阴道干涩，四肢无力，腰膝酸软。

【方剂组成】 党参20克，黄芪30克，黄精、山药、当归、白芍、熟地黄、川芎、女贞子、山萸肉、菟丝子、巴戟天各15克。

【使用方法】 水煎服，每日1剂。

【方剂分析】 本方治疗气血阴阳俱虚证。补气者党参、黄芪、黄精、山药，补血者当归、白芍、熟地黄、川芎，补阴者女贞子、山萸肉、菟丝子、巴戟天。

【辨证加减】 虚甚加紫河车、鹿茸，性功能减退加九香虫、露蜂房，阴道干涩加枸杞子、女贞子，腰酸加菟丝子、补骨脂，肢冷腹冷加肉桂、附子。

【画龙点睛】 临床辨证要灵活勿死板，气虚多伴血虚，阴虚夹杂阳虚，脾虚兼有肾虚。即所谓“脾阳根源于肾阳”“气能生血，血能化气”“善补阳者，必阴中求阳。善补阴者，必阳中求阴”“先天养后天，后天养先天”。

第七节　经期前后多发症

一、功能性痛经

功能性痛经是指生殖器官无明显器质性病变的月经疼痛，常发生在月经初期或初潮不久，故称原发性痛经，多见于未婚或未孕的妇女，往往在生育后痛经缓解或消失。

本病的病因目前尚未完全明了，一般考虑与下列因素有关：精神紧张，感觉过敏；身体素质差，健康情况减退；子宫颈口或子宫颈管狭窄，子宫过度倾屈，子宫内膜整块脱落，以致经血潴留，刺激子宫收缩；子宫内膜碎片和经血中前列腺素异常增高，引起子宫肌和血管痉挛性收缩。

本病如能收集到原发性痛经的病史，并经妇科检查及 X 线或 B 超等辅助检查排除生殖系统器质性病变，诊断即可成立。须注意与内生殖器与邻近器官肿瘤。炎症引起经期发作性下腹疼痛相鉴别。

本病在中医妇科临床中属于“室女痛经”范畴。中医认为先天禀赋不足，冲任未充，或气血不足、冲任失荣，或肝肾不足，精血亏少，均可致胞宫失于濡养温煦；肾气不足，虚寒内生或经期前后胃饮寒食，致使经血凝涩；情志不调，肝气郁滞，气机失畅，以致经血瘀阻，这些都是室女痛经常见的病因病机。可用益气补血、育肾养肝、温宫散寒、疏肝理气、行血化瘀等法治疗。而湿热阻滞，感受邪毒，症积内聚等多由房事不洁、产育等引起，是已婚、已产妇女继发痛经的常见原因，一般不属室女痛经之列。

【方剂名称】 痛经方。

【方剂功效】 养血活血，理气止痛。是治疗痛经的基本方。

【适应症候】 每发作于月经第 1~2 日或经前 1~2 日即有下腹部阵发性绞痛，可放射至阴部和腰骶部，常伴恶心、呕吐或腹泻等症状。疼痛剧烈时可出现面色苍白、手足冰冷、出冷汗、甚至昏厥。膜性痛经者于月经第 3~4 日疼痛最剧，待膜状块物排出后消失。

【方剂组成】 酒香附、炒川芎各 20 克，当归、炒白芍、醋元胡各 15 克，肉桂、醋郁金各 10 克。

【使用方法】 水煎服，每日 1 剂。

【方剂分析】 痛经一病，重在治肝，疏肝理气，养血调经为治疗要旨。本方乃四物汤减熟地黄，方中当归、川芎养血、活血、调经，白芍补虚、缓急、止痛，更配理气行滞的妇科圣药香附、疏肝之郁金、化瘀之元胡、温经之肉桂，全方集养、活、调、补、缓、疏、化、温八法为一体，使肝疏泄正常，气血通畅，气血畅则经自调，经自调痛乃止。

【辨证施治】 经前痛加白芥子、柴胡，经后痛加山萸肉、巴戟天，偏气滞加橘核仁、荔枝核，偏血瘀加桃仁、红花，瘀甚加细辛、琥珀，寒瘀加沉香（1.2 克），重用肉桂，偏寒加吴茱萸、乌药，虚寒加红参、紫河车，偏热加虎杖、红藤，小腹胀加乌药、槟榔，四肢冷加制附子、炮姜，痉挛痛加白芍、甘草，痛引肢体加秦艽、路路通，膜样痛经加三棱、莪术、穿山甲、血竭，内膜异位症加琥珀、鸡血藤、大黄、穿山甲。

【辨病施治】

（1）膜样痛经：脱膜散，三棱、莪术、五灵脂各 3 克，肉桂 1 克，共为细末，每次 3 克，每日 2 次，经前 5~7 日开始服用。经期每日 3 次。可用加味乌药汤冲下。

（2）子宫位置异常引起的痛经：扶宫饮，橘核仁、荔枝核各 15 克，川楝子 10 克，盐小茴 5 克，水煎服，每日 1 剂。

（3）盆腔瘀血综合征引起的痛经：柴胡、香附、刘寄奴各 9 克，当归、白芍、红花各 5 克，冬青叶 30 克，煎汤至 100 毫升，灌肠保留 15~20 分钟。

（4）子宫内膜异位引起的痛经：三棱、莪术、穿山甲、红花（后下）、皂刺各 10 克，荔枝核、橘核仁各 15 克，川牛膝 20 克，水煎服，每日 1 剂。肝气郁结者加香附、柴胡，气虚者加党参、黄芪，阳虚者加肉桂、小茴。可同时服下异位粉（地龙、虻虫、土鳖虫、蜈蚣、水蛭等份，共为细末），每次 6 克，每日 3 次。

（5）幼稚型子宫：黄芪 60 克，党参、桂圆肉、熟地黄、当归各 30 克，肉苁蓉、巴戟天各 20 克，海马、九香虫、龟板、鹿角胶、仙茅、仙灵脾、杜仲各 15 克，小茴、甘草各 10 克、姜、大枣各适量，上药用红糖白酒浸泡 10 日后口服。每次 10 毫升，每日 3 次。

（6）器质性痛经常备止痛散（白芷、白蔹、沉香、木香）。

【画龙点睛】 本病青年女性多见，可伴有不孕症、带下病。不要只考虑气滞血瘀，气血、肝肾不足非常多见。虚者补而调之，寒者温而调之，热者清而调之，实者攻而调之。本方是四物汤去熟地黄加理气药、疏肝药、温经药、止痛药。

【锦囊妙招】

（1）炒小茴 10 克，空腹温水冲服。

（2）白面、红糖、鲜姜等份，捣碎成丸，油炸服用。

【验方荟萃】

方一：庞清治系列方。香归芎，红楂草（香附、当归、川芎、红花、山楂、甘草）。气滞血瘀加青皮、乌药、降香、赤芍，肝郁化火加牡丹皮、黑栀子、赤芍、夏枯草，痰湿凝聚加肉桂、附子、干姜、良姜，气血虚弱加白芍、元胡、党参、柴胡。

方二：祝谌予系列方。艾叶、香附、当归、白芍、熟地黄、橘核仁、荔枝核、蒲黄、五灵脂、元胡。

方三：《土单验方报》。

（1）香附 30 克，益母草 60 克，红糖引，水煎服，每日 1 剂。适用于经期腹痛。

（2）艾叶 9 克，红糖为引，水煎服，每日 1 剂，适用于经前虚寒性痛经。

（3）气滞血瘀，膈下逐瘀汤；寒湿凝滞，少腹逐瘀汤加苍术、云苓；气血虚弱，圣愈汤加香附、甘草；肝肾亏损，调肝汤。月经前 3~5 日上方再加三棱、莪术、陈皮、红糖。

（4）痛经散：肉桂、细辛、琥珀各 3 克，共为细末，每次服 1.5 克，早、晚各 1

次。

（5）痛经粉：山楂、葛根、乳香、没药、穿山甲、川朴各10克，白芍15克，甘草、桂枝、细辛各3克，冰片少许，共为细末，米醋调和，外敷脐部。

（6）制乳香、制没药、元胡、五灵脂、香附各120克，木瓜60克，百草霜45克，巴豆霜30克，共为细末，水泛为丸，绿豆大，每次10~20粒，每日2次。

（7）平时属虚可服十全大补丸，属寒可服七制香附丸。

（8）棉籽焙干碾细，每次10克，每日2次，冲服。

【西医治疗】

（1）消除患者的焦虑和恐惧，避免经期剧烈运动和过度劳累，防止受寒，加强锻炼，增强体质。

（2）治疗也可用阿托品，复方颠茄，消炎痛等解痉和止痛药。对于少数有排卵周期的顽固性痛经妇女，可采用雌激素、孕激素以抑制排卵的方法治疗，但此法不符合妇女生理，仅能短期使用。

（3）子宫颈管狭窄者，可用宫颈扩张术，使经血流畅以达到治疗痛经的目的。

二、子宫内膜异位症

子宫内膜组织生长在子宫内膜以外（如脐、膀胱、肾、输尿管、肺、胸膜、乳腺、淋巴结等）部位时称子宫内膜异位症。当异位的子宫内膜出现在子宫肌壁层时，称内在性子宫内膜异位症，又称子宫肌腺瘤；而当子宫内膜异位位于子宫壁层以外（包括子宫颈部及子宫体浆膜层）的任何部位时，统称外在性子宫内膜异位症。异位内膜侵犯卵巢皮质并在内生长，反复周期性出血形成单个或多个囊肿时，临床上称卵巢巧克力囊肿。

本病的病因复杂，很可能是多源性的，经输卵管移行及直接种植可能是引起子宫内膜异位症的主要原因；体腔上皮化生也是一个重要的因素；至于盆腔以外的子宫内膜异位症则以良性转移的可能性较大；而腹壁子宫内膜异位症，则往往是医源性的，如剖腹手术等。

本病的诊断依据是病史和体征。年轻妇女有继发性和进行性加重的痛经，或月经不规则及多年不孕，妇科检查在子宫骶骨韧带或子宫直肠陷凹有触痛明显的小结节，临床诊断可基本建立。但确诊则须借助内窥镜或剖腹手术看到病变部位，并经活检证实。

本病中医属于“症瘕”和“痛经”等范畴。基本的病理变化为血瘀，基本的病理产物为离经之血形成的瘀血。宿瘀内结，日久便成症瘕。故中医的治疗原则不外乎活血化瘀，软坚散结。肾虚（性激素失调）也是本病发生的内因，治疗宜补肾为主兼活血化瘀。

血瘀的形成多由肝郁气滞、脾虚气弱、肝肾两亏所致，亦可由外邪寒、湿、火三气，凝滞、胶结、煎熬引起。气滞血瘀，临床上主要表现为痛经。肝失疏泄，脾肾不足以及湿热交阻则可表现为月经失调和不孕。

1. 瘀在胞宫

【方剂名称】 马甲棱莪通经方。

【方剂功效】 理气活血，软坚止痛。

【适应症候】 子宫内膜异位症。除了病灶部位的体征外，主要有三大症状：①继发性和进行性加剧的痛经，疼痛部位在下腹或腰骶部。当病变侵犯阴道或直肠阴道隔时，可发生性交痛或肛门坠痛，并于月经期加重。②月经不规则或月经量多。③约有50%不孕。

【方剂组成】 制马钱子0.5克。鸡血藤、生山楂各30克，川牛膝、酒香附各20克，鳖甲、三棱、莪术、鸡内金、当归、炒川芎各15克。

【使用方法】 水煎服，每日1剂。

【方剂分析】 本方重在应用马钱子。马钱子乃散结、化积、消囊之要药，更配当归、川芎养血、活血，三棱、莪术破血、化瘀，鳖甲、鸡内金软坚、散结，山楂、鸡血藤推陈出新，香附行气于上下左右，牛膝引药下行于病所，攻、破、消、补四法兼备，异位之膜安存？

【辨证加减】 脾气虚加党参、黄芪、白术、茯苓，肾阴虚加熟地黄、黄精、山萸肉、女贞子，肾阳虚加巴戟天、仙灵脾、川断、菟丝子（提高妊娠率），寒加干姜、肉桂、艾叶、小茴，热加虎杖、红藤、大黄、牡丹皮，痰加牡蛎、龙骨、夏枯草、浙贝母，输卵管不通加血竭（1克，冲服）、穿山甲、皂刺、路路通，包块加水蛭、土鳖虫、薏苡仁、昆布。

【画龙点睛】 巧克力囊肿、多囊卵巢综合征、卵巢囊肿病理均属痰瘀互结。巧克力囊肿位于卵巢皮质，以活血为主，选通经方。卵巢囊肿水多血少，以祛湿为主，选五苓散。多囊卵巢综合征乃肾司生殖失常，以补肾为主，选稳经汤。

一般经后以化瘀为主，经前以补脾肾为主。标本兼治优于单用活血化瘀。

固本，气血不足选圣愈汤（参芪四物汤），肝肾不足选补肾理冲汤（见前）。治标，气滞血瘀偏于气者选加味乌药汤，偏于血者选血府逐瘀汤，偏于痰湿者选苍附导痰汤。

【锦囊妙招】

（1）经后四物汤合二至汤合调经总方，连服7剂。

（2）经中调经总方合桃红四物汤，连服3剂。

（3）经前调经总方合益黄汤。

（4）经期桃红四物汤加失笑散加乳香、没药、川牛膝。疗程3个月为宜。

【西医治疗】 本病的治疗原则要根据症状轻重、病变部位及范围、年龄和对生育的要求等全面考虑。对有生育要求的年轻妇女尽可能采用孕激素等药物治疗，如甲羟孕酮、孕三烯酮、达那唑等，用药期间疼痛缓解，停药后，6~12个月易复发，且药物的副作用大。也可施行保守性手术。

2. 瘀在宫外（倒经）

【方剂名称】 逆经方。

【方剂功效】 清热降逆，活血祛瘀，引血下行。是治疗逆经的基本方剂。

【适应症候】 经期鼻黏膜、胃、肠、肺、乳腺等部位发生出血。以鼻黏膜出血为多见。

【方剂组成】 条黄芩、益母草各20克，荆芥穗、地龙、茜草、牡丹皮、赤芍、焦栀子、旱莲草、当归、泽兰各15克。

【使用方法】 水煎服，童便适量引，每日1剂。

【辨证加减】 热盛重用栀子，肺阴不足加天门冬，肝阳上亢加代赭石，瘀血上攻加川牛膝。

【画龙点睛】 倒经大多是由子宫内膜异位症引起，病因可能和各脏层上皮分化异常相关。本病中医病因病理有四：过食辛辣，脾胃蕴热，血热妄行；肝郁气滞，郁而化火，气逆火炎；阴虚内热，灼伤血分；瘀血内阻，血不循环所致。

【锦囊妙招】 白茅根60克，土牛膝15克，水煎服，每日1剂。

【验方荟萃】

方一：庞清治系列方。黄芩、薄荷、牛膝、牡丹皮、茜草、甘草。肝郁化火加青皮、栀子、赤芍，头痛重加菊花、蒺藜、草决明，胃热化火加黄连、茅根、大黄、车前子。

方二：小蓟60克，水煎服，每日1剂。

方三：丝瓜1个，白茅根1束，水煎服，每日1剂。

方四：牡蛎、墓头回各30克，水煎服，每日1剂。

方五：针灸足三里、三阴交、关元。

方六：莲藕120克，取汁口服。

方七：代赭石30克，肉桂、大黄各3克，水煎服，每日1剂。

【西医治疗】 治疗方法，局部止血以电灼出血点及子宫内膜异位病灶，或服用孕激素假孕疗法，但疗效不理想。

三、经前期综合征（PMS）

妇女在月经前2周左右，出现乳房或乳头胀痛、面浮肢肿、情绪变化、头痛等一系列的症状，而无乳房病患，经后症状可消除，称为经前期综合征。

其发病原因不全清楚，黄体期孕激素不足，或雌、孕激素比例失调，不仅对子宫内膜的正常发育有影响，而且可影响神经递质如5-羟色胺、内阿片肽、单胺类等的调节，导致血管紧张素、醛固酮、血泌乳素等分泌失常引起的一系列精神、神经、血管、内分泌系统的紊乱而出现各有关症状。另外，前列腺素可影响钠潴留、精神行为、体温调节功能。

症见：①躯体症状：头痛、乳房胀痛、腹胀、水肿、运动协调功能减退。②精神症状：易怒、焦虑、抑郁、情绪不稳定、疲乏以及饮食、睡眠、运动协调功能减退。③行为改变：思想不集中，工作效率低，意外事故倾向，易有犯罪行为或自杀意图。

诊断除上述病史、症状外，基础体温一般均双相，但后期可能偏低、偏短或坡形上升。对于本病的治疗，主要是精神疏导与药物治疗相结合，药物治疗主要是对症处理，亦有用孕激素治疗，但均未获得满意效果。

本病散见于中医“脏燥”“不孕”“经前乳胀”“经行泄泻”“经行水肿”“经行头痛”“经行身痛”“经期前后身痒”等症。肝郁气滞、肾水不足是本病发生的根本原因。乳头、胸胁、小腹及肝经循环行之分野，冲、任隶属于肝肾，肝经积郁则诸病丛生；肾水不足，肝木失于涵养，横逆为患，累及脾土，运化失积，水谷精微不化，泛滥为湿，聚湿成痰，与心、肝之火相合，痰热蒙蔽清窍，或精神情绪异常，或经前、经行头痛，或乳房胀痛，或便溏纳减，或水肿等症。经前血海充盈，肾水阴血不足，脏腑功能失于平衡，内有积郁之火待机而发，月经来潮以后，积郁之火及心、肝之火得以疏泄，又值肾阴修复之时，症状也次递而暂进消退。如此反复，随月经周期而呈周期性发作。

中医治疗该病主要是以调肝益肾为主，调整脏腑气血功能，结合疏导，若累及心、脾、肝，痰热互结；蒙蔽清窍则随症加减，可获较好的效果。

1. 乳胀

【方剂名称】 乳胀汤。

【方剂功效】 疏肝解郁，养血化瘀。

【适应症候】 每至经期或经前，乳房作胀，甚至胀满疼痛，或乳头痒痛，甚至不能触衣。

【方剂组成】 益母草 30 克，川牛膝 20 克，当归、炒川芎、炒桃仁、醋香附、醋郁金、陈皮各 15 克，红花 10 克。

【使用方法】 水煎服，每日 1 剂。

【辨证加减】 气滞加橘核仁、荔枝核，血瘀加三棱、莪术，瘀热加泽兰、夏枯草，瘀块加牡蛎、浙贝，阳虚加鹿角霜、仙灵脾，乳腺增生加制马钱子，盆腔瘀血综合征加麦椒红膝汤。

【画龙点睛】 乳胀一证，有虚有实。本型属实症。虚者多痛于经后，乳房柔软，多伴有腰膝酸软、耳目干涩、咽干口燥、五心烦热，宜滋肾养肝，选一贯煎（沙参、麦冬、当归、生地黄、川楝子、枸杞子）加减。

【验方荟萃】

方一：庞清治系列方。柴胡疏肝散加当归、川楝子、郁金、丝瓜络。有块者加橘核仁、王不留行。

方二：赵琛系列方。赤芍药、白芍药、柴胡、栀子、神曲、麦芽、山楂、陈皮、鸡内金，名曰二芍柴栀三消饮。

方三：《土单验方报》。

（1）针刺足三里、三阴交、肝俞、支沟。

（2）马鞭草 60 克，土牛膝 40 克，橘叶 30 克，苏木 20 克，熏洗患处。

【西医治疗】 维生素 B_6 是合成多巴胺和 5-羟色胺的辅酶，对减轻抑郁症状有效。

2. 头痛

【方剂名称】 白菖子血府逐瘀汤。

【方剂功效】 活血，化瘀，止痛。

【适应症候】 月经前后出现头痛，下次月经又复发。

【方药组成】 当归 20 克，生地、川芎、赤芍、桃仁、川牛膝、枳壳、白芷、石菖蒲各 15 克，红花、桔梗、甘草、蔓荆子各 10 克。

【使用方法】 水煎服，每日 1 剂。

【辨证加减】 寒痛加藁本、细辛，热痛加菊花、蒺藜，肝阳上亢加山羊角、牡蛎，久痛入络加蝎子、蜈蚣，前额痛加葛根、白芷，两侧痛加柴胡、蔓荆子，头顶痛加吴茱萸、川芎，脑后痛加羌活、藁本，气血虚弱加党参、黄芪，阴虚肝旺加菊花、夏枯草，痰湿上扰加半夏、白术。

【验方荟萃】

方一：血虚肝旺，杞菊地黄汤加当归、白芍、石决明、白蒺藜、炒枣仁；肝郁化火，丹栀逍遥散。

方二：针刺风池、百会、太阳、曲池。

方三：老姜 10 克，红糖 30 克，每日 1 次。

3. 荨麻疹

【方剂名称】 桃红四物汤合过敏煎。

【方剂功效】 养血，活血，祛风，止痒。

【适应症候】 每至经前或行经期间，周身皮肤突起红疹，或起风团，瘙痒异常，经净渐退者，称“经行风疹块病”或称“经行瘾疹”。

【方剂组成】 当归 20 克，生地黄、川芎、桃仁、赤芍、僵蚕、甘草、五味子各 15 克，红花、广地龙、防风各 10 克，蝉衣 5 克。

【使用方法】 水煎服，每日 1 剂。

【辨证加减】 痒甚加蛇床子、地肤子，夏月加浮萍，湿盛加土茯苓，热毒加紫花地丁。

【画龙点睛】 治风先治血，血行风自灭。

【济世锦囊】 刺猬皮 10 克，煎汤服。

【验方荟萃】

方一：针刺合谷、曲池、三阴交、心俞、肝俞。

方二：血虚当归饮子，风热消风散。

4. 泄泻

【方剂名称】 四神健固汤。

【方剂功效】 补脾、温肾、止泻。

【适应症候】 每至经前或经期，大便溏薄，甚至清稀如水，日解数次，而经净自止者，谓经行泄泻。

【方剂组成】 党参、炒白术、茯苓、薏苡仁、补骨脂、五味子各 20 克，巴戟天、吴茱萸、肉豆蔻各 10 克，姜 7 片，大枣 7 枚。

【使用方法】 水煎服，每日 1 剂。

【辨证加减】 腹中冷痛加肉桂、附子、干姜，腹痛即泻，加白芍、陈皮、防风，肛门重坠加升麻、白芍、桔梗，瘀血合膈下逐淤汤。

【画龙点睛】 脾肾两虚最为多见。

5. 水肿

【方剂名称】 桂车二仙健固汤。

【方剂功效】 补益脾肾，分别清浊。

【适应症候】 每至经行前后或正值经期，出现四肢、面目水肿，经净渐消。

【方剂组成】 肉桂10克，车前子（包煎）、仙茅、仙灵脾、薏苡仁、党参、炒白术各20克，巴戟天、茯苓各15克。

【使用方法】 水煎服，每日1剂。

【辨证加减】 胸闷乳胀加郁金、香附（香郁汤），月经量少加当归、川芎（减味四物汤）。

【画龙点睛】 脾肾的运化、开阖功能失调，水湿不化，溢于肌肤而致。月经周期第20~26日开始服用。

6. 口糜

【方剂名称】 凉膈散。

【方剂功效】 清心，凉胃。

【适应症候】 每至经前或经期，口舌生疮或糜烂者。或口臭、溲赤、便秘，或心烦、失眠、多梦。

【方剂组成】 栀子、甘草各20克，连翘15克，大黄、黄芩、薄荷、淡竹叶各10克，芒硝5克。

【使用方法】 水煎服，每日1剂。

【辨证加减】 烦渴加石斛、麦冬、天花粉，苔腻加苦参、土茯苓、茵陈，五心烦热加知母、黄柏、生地黄。

【画龙点睛】 素有火热内蕴，经至冲脉气盛，气火上逆，灼伤口舌。

【锦囊妙招】 火不归原，虚火上炎宜服附子理中丸。

7. 经前泄水

【方剂名称】 健固汤。

【方剂功效】 健脾固肾。

【适应症候】 经未来之前，泄水几日，而后行经。

【方剂组成】 人参15克，茯苓15克，白术30克，巴戟天15克，薏苡仁15克。

【使用方法】 水煎服，每日1剂。

【方剂分析】 脾统血，使血顺常道而行，脾虚不能摄血，湿气乘之，故先行水。益脾气，自能运其湿。

【辨证加减】 虚甚加黄芪，水多加大茯苓量。

【验方荟萃】 裴励斋《活人验方辑要》：人参、白术各3克，五味子、甘草、干姜各1.5克，生姜3片，水煎，空腹服。

8. 经行胸闷

【方剂名称】 香郁四逆散。

【方剂功效】 疏肝解郁。

【方剂组成】 酒香附20克，醋郁金15克，软柴胡6克，炒白芍15克，炒枳实12克，生甘草10克。

【使用方法】 水煎服，每日1剂。

9. 经行呕吐

【方剂名称】 加味理中汤。

【方剂功效】 温中降逆。

【方剂组成】 人参 10 克，炒白术 5 克，干姜 10 克，甘草 10 克。

【使用方法】 水煎服，每日 1 剂。

【辨证加减】 虚寒加丁香、蔻仁，痰湿加茯苓、半夏、陈皮。

10. 小便痛如刀割

【方剂名称】 加味八正散。

【方剂功效】 清热利湿。

【方剂组成】 木通、滑石各 10 克，车前子（另包）、萹蓄、瞿麦各 20 克，大黄 10 克，土牛膝 12 克，制乳香 3 克。

【使用方法】 水煎服，每日 1 剂。

11. 经行腹胀

【方剂名称】 九仙夺命丹。

【方剂功效】 健脾去胀。

【方剂组成】 草果 2 个，豆蔻 1 个，茯苓、苍术、枳壳、木香、山楂、陈皮各 3 克。

【使用方法】 共为细末，每次 3 克，每日 2 次，姜汤送下。

第八节　绝经过渡期综合征

妇女绝经前后在卵巢功能衰退同时出现的一系列以自主神经系统紊乱为主的症状，称为绝经过渡期综合征。由于女性绝经后在雌激素缺乏情况下将继续生活 20~30 年。为了绝经后妇女的健康、家庭及社会的稳定，治好此病显得愈来愈重要。雌激素受体存在于生殖系统与第二性征器官，参与糖、脂肪、蛋白质、骨的代谢等。

绝经过渡期综合征有月经改变、血管舒缩症状，精神、神经症状，泌尿生殖症状，代谢异常及心血管疾病等症状。

症状有潮热、出汗，可伴有头晕，心悸，颜面、颈部皮肤潮红，手指皮肤温度增高和麻木等。有些患者表现为忧郁，头痛，失眠，背部有蚁走感等。由于雌激素水平下降，宫颈和阴道上皮萎缩，阴道分泌物减少而出现性交痛及阴道炎症。有的还容易发生皮肤疾患，如神经性皮炎、脂溢性皮炎等。由于体内雌激素缺乏可引起骨质疏松，症见腰背、四肢疼痛、关节痛、驼背，容易发生骨折。

绝经过渡期综合征的诊断主要根据患者主诉，但须排除心血管及精神疾患，患者的血促卵泡生长激素水平可明显升高，而血雌二醇却处于低水平。

国医认为，妇女于 49 岁左右肾气衰，冲任虚少，天癸将竭，出现肾阴不足，阳失潜藏，或者肾阳虚衰，以致脏腑经络失于滋养而造成脏腑功能失调，阴阳失于平衡。

临床上一般可分为肾阴不足、心肝偏旺和肾阴肾阳两虚两种类型。肾阴不足、心肝偏旺者症见头晕耳鸣，腰酸膝软，潮热汗出，烦躁易怒，失眠多梦，口干唇燥，苔薄少质红，脉细数。治疗原则滋阴益肾。肾阴肾阳两虚症见畏寒怯冷，手足不温，腰膝冷痛，腹冷阴坠，面浮肢肿，夜尿频，大便溏，时或潮热汗出，头晕腰酸，舌淡，脉沉细。治疗原则以补肾温阳为主，辨证加减。

【方剂名称】 加味四逆散。

【方剂功效】 疏肝解郁。是治疗绝经期综合征的基本方。

【适应症候】 见辨证加减与辨病加减。

【方剂组成】 柴胡6克，炒白芍、炒枳实各15克，甘草10克。

【使用方法】 水煎服，每日1剂。

【方剂分析】 妇女以血为本，以肝为用，步入更年，肝血不足为主要矛盾，因此以白芍为主药，养血敛阴、柔肝止痛、平抑肝阳。柴胡解郁举阳，枳实消积除痞，甘草缓急除烦，共建养肝、疏肝之功，则绝经过渡期诸证自除。

【辨证加减】 心血不足加枣仁、远志、浮小麦，心肾不交加夜交藤、合欢皮、远志，肝火旺盛加夏枯草、杭菊花、酒大黄，阴虚火旺加知母、黄柏、地骨皮，浮火上炎加桑叶、菊花、白蒺藜，镇肝加龙骨、牡蛎、磁石，温肾加仙茅、仙灵脾、巴戟天，滋肾加五味子、山萸肉、枸杞子，雌激素水平低加女贞子、旱莲草、熟地黄，孕激素水平低加仙茅、仙灵脾、枸杞子，气滞血瘀加桃仁、红花、香附。

【辨病加减】 以交感神经兴奋症状（烘热、汗出）为主，多属气阴两虚，选四君六味地黄汤，或是心肾不交，选黄连阿胶汤；以消化道症状及情绪激动（纳呆、欲哭）为主，多数心脾两虚，选归脾汤合甘麦大枣汤；以高血压症状（头胀、耳鸣）为主，多属阴虚阳亢，选镇肝熄风汤；以失眠（目涩、肢麻、失眠）为主，多属血虚肝燥，选四物汤合二妙汤；以性功能亢进为主，多属阴虚火旺，选知柏地黄汤；以性功能减退症状（腰背冷痛、尿频、脱发）为主，选右归丸；以冠心病症状（心前区压迫感、缩窄感，伴头晕、心慌、气短、出汗）为主，选栝楼薤白白酒汤或软硬汤；以水钠潴留症状（水肿、恶寒、腰酸）为主，选附子理中丸或白术归芍青陈汤；以骨质疏松症状（关节痛、肌肉痛、髂前上棘痛）为主，选八珍汤合虎潜丸。

【画龙点睛】 此病以补肾活血为主，对症加减。

【验方荟萃】

方一：庞清治系列方。黄精枣，神知草（黄精、大枣、茯神、知母、甘草）。脾虚加党参、元肉、川朴、茯苓，肾虚加山萸肉、熟地黄、菊花、黄柏，痰湿选用五苓散加减，病在上焦加菊花、蝉衣，病在中焦加焦山楂、莱菔子，病在下焦加龙齿、珍珠母，胸闷二陈汤加苏梗、栝楼、川佛手。

方二：赵琛系列方。血热型：四物二连汤（即四物汤加川黄连、胡黄连）；虚热型：杞菊二至知柏地黄汤；痰热：二陈菖蒲远志五味汤；心血虚：甘草芍药大枣汤；肝阳上亢磁朱丸。

方三：《妇科教材》系列方。肾阴虚型，左归饮加制首乌、龟板、龙骨；肾阳虚型，右归丸加仙茅、仙灵脾、补骨脂；肾阴阳不调型，二仙汤（仙茅、仙灵脾、巴戟天、黄柏、知母、当归）。根据阴阳偏盛选择药量，肌肉痉挛加益母草、白芍、甘草；水肿加薏苡仁、云苓、泽泻；头痛加蔓荆子、蒺藜、川芎；头晕耳鸣加女贞子、枸杞子、首乌；肝胆虚热型，温胆汤；心肾不交型，黄连阿胶汤；肝肾阴虚型，清眩平肝汤（红花、牛膝、桑叶、菊花、当归、川芎、白芍、熟地黄、女贞子、旱莲草、黄芩）。以上均加女贞子、旱莲草，以提高雌激素水平。

方四：中成药。据情选用六味地黄丸、金匮肾气丸、壮腰健肾丸。脾肾两虚型：安度更年丸（黄芪、茯苓、菟丝子、覆盆子各60克，补骨脂30克，山萸肉、山药、当归、怀牛膝、葛根各45克，炼蜜为丸，每次9克，每日3次）；肝肾阴虚型：坤宝丸（生地黄60克，白芍、女贞子各45克，杭菊、枣仁、黄芩、生龙齿各45克，炼蜜为丸，每次9克，每日2次）。

【西医治疗】 天然雌激素：倍美力（0.625毫克/片），治疗量1.25毫克/日，维持量0.625毫克/日。含雌、孕、雄三种激素。利唯爱，治疗量2.5毫克/日，症状消失后，用较低维持量维持。

【附】 月经病常用中成药

气血两虚（含脾虚）：乌鸡白凤丸、十全大补丸、人参养荣丸、人参归脾丸、参苓白术丸。

脾肾两虚：调经促孕丸、脾肾双补丸、胎盘丸、人参鹿茸丸、鹿胎膏。

肝肾不足：坤宝丸、更年安、滋补肝肾丸、六味地黄丸、五子衍宗丸、五子补肾丸。

血虚：当归丸、阿胶补血膏、阿胶补血精。

肝郁气滞：加味逍遥散、逍遥丸、开胸顺气丸、舒肝丸、妇科得生丹、开郁顺气丸。

寒湿凝滞：艾附暖宫丸、女金丹、温经丸、痛经灵冲剂、痛经散。

气滞血瘀：四制或七制香附丸、妇女通经丸。

月经量多：三七或云南白药。

第三章　带下病

带下病是妇科常见病，民间有“十女九带”之说，见带下量明显增多，色、质、味异常，伴局部或全身症状。病机主要是湿邪流注下焦，以致任脉失约，带脉失固而发为带下。湿有外湿、内湿之别。外湿者，经期、产后血室正开，风寒、寒湿、湿热、湿毒之邪，乘虚而入；内湿者，脾虚湿盛、肝郁克脾、肾虚精关不固，水液代谢失常而致。本病辨病与辨证结合，可收到事半功倍之效。

第一节　外阴炎

多由阴道分泌物的刺激，葡萄球菌或链球菌、大肠杆菌的感染所致。

【方剂名称】 苦荷部菊黄虎汤。

【方剂功效】 清热，解毒、止痒。

【适应症候】 外阴部皮肤或黏膜红肿、疼痛，或痒，或热，有的形成湿疹、疱疹、溃疡等。

【方药组成】 芒硝 50 克，虎杖、薄荷各 30 克，大黄 20 克，野菊花、百部、苦参各 15 克，五倍子 9 克。

【使用方法】 煎后滤汁坐浴。

【方剂分析】 芒硝含结晶硫酸钠，夹杂微量氯化钠。能形成高渗盐溶液，由于渗透吸水作用，使炎性水肿消退；五倍子为漆树科植物盐肤木叶上的虫瘿，含没食子酸对多种细菌有抑制作用；野菊花、大黄解毒、化瘀；薄荷、苦参促进血液循环，消肿散结，此方外用对各种炎症有明显疗效。

【辨证加减】 霉菌性者加雄黄、硼砂，滴虫性者加乌梅、生南星，老年人加秦艽、甘草。

【画龙点睛】 利用渗透压原理吸水消炎。

【锦囊妙招】

（1）阴道烂痒：老葱叶 1 个，装入黄香 1 块，置火上，焙干研细末，外撒患处。

（2）艾叶 500 克，硫黄、雄黄各 15 克，以水同煮半日，捣烂候温敷患处，反复煮、敷 10 余次，知痛者可洗去药汁。

（3）血竭、青黛、滑石、蛤粉等份为末，香油调拌外搽患处。

【验方荟萃】

方一：庞清治系列方。

（1）内服加味二妙散：炒苍术、盐黄柏、连翘各15克，金银花30克，当归、白芍各12克，徐长卿、白果仁、车前子各10克，水煎服，每日1剂。

（2）外阴红肿选三味拔毒膏：雄黄、枯矾各10克，明矾20克，共为细末，凡士林调擦患处。

（3）外阴奇痒流黄水，选黑风散：黄柏、木瓜各5克，炒苍术、盐青黛、黄连、冰片、黄芩各3克，以上共为细末，外撒患处。

方二：《土单验方报》。

（1）金黄膏外敷红肿处。

（2）艾叶15克，明矾6克，水煎外洗。

（3）大蒜数个，煎汤外洗。

（4）蒲公英60克，捣烂外敷。

（5）芙蓉叶适量，研末，凡士林调敷。

方三：《家传方》。黄白青红散：蛤粉30克，冰片、樟丹、血竭各10克，青黛20克，共为细末，香油调搽患处。

【西医治疗】

（1）0.1%聚维酮碘或1∶5 000高锰酸钾液坐浴，每日2次，每次15~30分钟，坐浴后涂抗生素软膏或紫草油。

（2）前庭大腺炎：切开引流，应用广谱抗生素。

（3）前庭大腺囊肿：造口术。

第二节　外阴瘙痒

外阴瘙痒病属中医“阴痒”“阴门瘙痒”的范畴。

局部原因：带下刺激、尿瘘、尿失禁、肛裂、肛漏等病变，外阴皮肤受大、小便的刺激，不注意阴部卫生，某些药物的刺激，或穿用化学织物，如尼龙短裤、橡皮月经带等均可致外阴痒。有的阴部有蛲虫、阴虱，或局部湿疹、皮炎，阴部汗出过多，或皮肤干燥等也可致阴痒。

全身原因：糖尿病、维生素缺乏、黄疸、白血病、精神因素、过食辛辣刺激之物等。

本病的诊断应依据病史及全身或局部的症状，进行阴道分泌物悬滴液检查，血、尿实验室检查，必要时进行活体组织检查，以寻找病因，明确诊断。

中医认为本病的发生是脾虚生湿，湿盛下注；或肝经湿热下注，或肝肾不足，精亏血虚，生风化燥所致。

【方剂名称】 枯菊白花叶子汤。

【方剂组成】 苦参30克，川花椒20克，野菊花、白鲜皮、蛇床子各15克，枯矾、艾叶各 10 克。

【使用方法】 水煎外洗。

【方剂功效】 解毒、止痒。

【适应症候】 阴蒂和大小阴唇的瘙痒不堪，有的会波及整个外阴及肛门周围，甚者奇痒难忍，坐卧不宁。常在月经期或食辛辣刺激物后加剧，由于奇痒，反复搔抓局部，使局部皮肤呈苔癣样硬化及肥厚，亦可因皮肤抓破感染。

【方剂分析】 药理研究：以上诸药，均对皮肤癣菌、皮肤真菌有一定的杀灭作用；除此以外，苦参增加免疫功能，川花椒杀疥螨，艾叶杀病毒，蛇床子杀滴虫，野菊花杀细菌，白鲜皮抗癌肿，尤其枯矾杀菌、杀毒、净化混浊之水、促进溃疡愈合。诸药合用，对外阴瘙痒疗效非常。

【辨证加减】 脓带加大黄、重楼、地丁，滴虫加苦楝皮、仙鹤草、白头翁，霉菌加土茯苓、土荆皮、狼毒，外阴色白加益母草、补骨脂、苏叶，蛲虫引起者选细辛、椿白皮、楝树皮，肝经郁热者可用丹栀逍遥散；肝肾阴虚者（老年阴痒）可用一贯煎。

【画龙点睛】 有个别外阴瘙痒者常与某些皮肤病，如神经性皮炎、湿疹等有关，有的还常是外阴白斑的早期阶段，故应重视。

【锦囊妙招】

（1）新鲜桃叶洗净后，水煎熏洗患处，每日 2 次，连用 3 日。

（2）萹蓄 60 克，白矾 15 克，水煎外洗患处，每日 1 次，连用 3 日。

（3）腐烂的麦秸秆 1 把，煎汤外洗患处。

【验方荟萃】

方一：百部 15 克，徐长卿、艾叶各 10 克，水煎外洗患处，每次 30 分钟。

方二：仙灵脾、鹤虱、五倍子、紫草各 10 克，水煎外洗患处，每次 30 分钟。

方三：龙胆紫外涂患处。

方四：阴痒经久不愈，多属肝经郁热，多伴心烦，失眠，柴胡、当归、白术、郁金各 12 克，白芍、茯苓、牡丹皮、黄芩各 15 克，蒲公英 30 克，川楝子、木香各 10 克，甘草 6 克，水煎服，15~25 剂。

【西医治疗】 对症治疗：外用 3%硼酸液外洗，2%苯海拉明软膏或地塞米松软膏等外涂，内服利眠宁等镇静剂及扑尔敏等抗组胺药。

第三节 外阴白色病变（外阴营养不良性疾病）

外阴发痒，阴部皮肤和黏膜变白、变粗或萎缩的病变称为外阴白色病变。外阴白色病变临床常见有硬化性萎缩性苔癣、外阴皮炎、外阴白斑病、外阴非典型增生等。个别会发生癌变。

本病的发病原因不明，推测局部神经血管营养失调是发病的主要原因，试验发现外阴表皮萎缩是由于真皮层硬化，使表皮抑制素分泌过多之故，真皮层的硬化可能与过敏、营养缺乏、代谢障碍、自身免疫、长期机械刺激等因素有关。

本病诊断依据阴痒、外阴皮肤变白等症状外，还根据皮肤的弹性、皲裂等性状及局部的活体组织病理检查，依据镜下的病理特点，棘细胞的大小和排列，表皮的角化情况，胶原纤维的结构等来确诊。如为硬化性萎缩性苔癣则表皮变薄，上皮脚消失，棘细胞层萎缩，弹性纤维消失；外阴皮炎则皮肤肥厚，棘细胞层厚，上皮角长而宽，表皮角化过度；外阴白斑病皮肤增厚、发硬、变粗、色白，镜检棘细胞层肥厚，上皮脚不规则增生，弹性纤维增生，胶原纤维发生透明样变性；外阴非典型增生，镜检棘细胞排列不整齐，细胞大小不一，基底膜完整。

本病属中医“阴痒”“阴蚀”的范畴。其病因病理分述如下：肝藏血，肾藏精，肝肾不足，精亏血少，阴部为肝经所过，肝肾亏虚不能滋荣阴器而致阴痒；脾主生化，脾虚生化乏源，气血不足，生风化燥而致阴痒，皮肤干燥皲裂；脾虚生湿，湿郁化热，湿热下注，热蕴阴部肌肤致阴肿阴痒；情志不畅，心烦肝郁气滞，气血运行不畅，阴部肌肤失荣而致阴痒难忍，肤燥干裂。

【方剂名称】 丹蝉乌枸补血汤。

【方剂功效】 补脾益肾，活血祛风。

【适应症候】 外阴瘙痒，甚则奇痒难忍，时有灼痛感，阴部皮肤变薄、变脆，有时皲裂，或皮肤变粗、肥厚，有时会发生溃疡。

【方剂组成】

（1）口服药：丹参 20 克，蝉蜕 10 克，黄芪 30 克，当归、首乌、枸杞子 15 克，水煎服，每日 1 剂。

（2）外用药：①苦参、蛇床子各 15 克，生黄柏、川花椒各 10 克，白矾 3 克，水煎外洗患处。②苦参 30 克，生南星、生半夏、雄黄、川花椒、蒺藜各 15 克，白矾 10 克，以上煎汤外洗后，姜黄、密陀僧、雄黄等份研为细面后调擦患处。

【辨证加减】 阴痒加土荆皮、白鲜皮，痒甚加土茯苓、薏苡仁，肝阴虚加熟地黄，肾阴虚加旱莲草，角化过度加三棱、莪术，滴虫引起者外用生南星、生半夏、蛇床子各 10 克的水煎剂，霉菌引起者外用土荆皮、狼毒、茵陈蒿各 10 克。

【锦囊妙招】

（1）外用马硼艾叶椒汤：马齿苋 30 克，硼砂、艾叶、川花椒各 10 克。

（2）马竭蒲丹元搽剂：血竭 4 克，马齿苋、生蒲黄各 2 克，广丹 1 克，元胡 0.5 克，共为细末，凡士林拌搽。

（3）食疗用黑芝麻、黑大豆。

【画龙点睛】 补脾、益肾、活血。

【验方荟萃】

方一：淫羊藿、鹿衔草各 30 克，蝉衣 10 克，煎汤洗患处。

方二：针刺太溪、太冲、三阴交、曲骨、阿是（阴阜与大阴唇之间）等穴。

方三：自尿 2 毫升，肌内注射，连续 7 日。

【西医治疗】 外用 0.5%～1%丙酸睾丸素鱼肝油膏，也可服用铁剂、维生素等，如久治无效可用氦氖激光治疗。

第四节　非特异性阴道炎

非特异性阴道炎是指阴道受物理因素（如阴道手术的损伤）、化学因素（如腐蚀性药物）、盆腔炎症所致的分泌物增多，正常状态被破坏，病原菌易于侵入而引起的炎症。

临床症状为带下增多，有时呈脓液状，阴部有灼热及下坠感，常伴有尿频、尿痛等症状。阴道分泌物常能找到病原菌，如葡萄球菌、大肠杆菌等。

本病发生的原因有多种，如阴道局部损伤（如药物、异物、手术），长期子宫出血，盆腔炎，子宫内膜炎，身体虚弱，产后恶露不绝，长期带下增多等，使阴道正常的酸碱度被破坏，阴道抵抗力下降，受到葡萄球菌、链球菌、大肠杆菌等致病菌的侵袭而引起炎症。

诊断依据病史、症状及上述致病因素的情况再结合阴道分泌物的悬滴液检查，能找到病原菌，但无滴虫、霉菌。妇科检查，阴道壁红肿，带下呈脓液状。

本病属中医“带下”“阴痒”的范畴，中医认为脾虚生湿，湿郁化热，或气血虚弱，外感之邪入侵所致。

1. 脾虚带

【方剂名称】 三仁完带汤。

【方剂功效】 补脾、祛湿、解毒、止带。此是治疗带下病的基本方。

【适应症候】 带下量多，色白或淡黄，质黏稠，无臭气。面色㿠白或萎黄，四肢不温，精神疲倦，纳少便溏，或眼睑水肿，舌淡，舌体胖或有齿痕，苔白腻，脉缓弱。

【方剂组成】 土白术、炒山药各 30 克，党参、车前子（另包）各 20 克，炒白芍、盐苍术各 15 克，荆芥穗、柴胡、陈皮各 3 克，芡实 15 克，薏苡仁 20 克，白果仁、甘草各 5 克。

【使用方法】 水煎服，每日 1 剂。

【方剂分析】 完带汤脾、胃、肝同治。补脾为主，燥湿、渗湿、利湿。疏肝为副，风木不闭塞于地中，地气自升腾于天上。更配芡实固脾涩浊，白果固肾涩精，薏苡仁解毒祛湿。

【辨证加减】 带下如注，加煅牡蛎、煅龙骨、海螵蛸、鹿角霜。经带均多，地榆黄芪止崩汤。

【画龙点睛】 带下病俱是湿证，治以祛湿为主，但带毕竟是人体的阴液，过度祛湿，可伤及正气，因此治疗重点必须补脏。本方治脾虚为主，脾健则水走常道，而带下自愈。

【锦囊妙招】

（1）白果仁 15 克，黑豆 30 克，大枣 10 枚，水煎服，每日 1 剂。

（2）向日葵盘 1 个，水煎，分 3 次口服。

（3）白果仁、五倍子各 5 克，为末，冲服，每日 1 次。

（4）黄蜡、茯苓各 120 克，用黄蜡熔化茯苓粉，制成弹子大小药丸，每次 1 丸，空腹下，每日 2 次。

（5）白扁豆、红白糖各 30 克，煮豆后加糖冲服，每日 1 剂。

（6）金樱子 15 克，白果、白鸡冠花各 10 克，水煎服，每日 1 剂。

（7）翻白草 50 克，水煎服，每日 1 剂。

（8）大枣（去核）、白果各 7 个，将白果填枣内煮熟，连汤及枣服下。一般 2 剂愈。

【验方荟萃】

方一：庞清治系列方。

（1）止带饮，生薏苡仁 20 克，炒山药、茯苓各 15 克，炒枳壳、生甘草各 10 克，水煎服，每日 1 剂。

（2）气虚，四君子汤加黄芪、泽泻、车前子；肝气郁结，完带汤；湿热下注，完带汤加煅龙骨、黄柏；痰湿饮结，导痰汤加车前子。

方二：赵琛系列方。

（1）乌贼骨、煅龙骨、煅牡蛎、黄芪、党参各 30 克，当归、白术各 12 克，升麻、柴胡、甘草各 10 克，五倍子、陈皮各 5 克，水煎服，每日 1 剂。

（2）固带方：煅龙骨、煅牡蛎各 30 克，炒山药、乌贼骨各 15 克，茜草 10 克，水煎服，每日 1 剂，连服 5 剂。

方三：《妇科教材》完带汤。淮山药、土白术各 30 克，人参、苍术各 6 克，陈皮 2 克，白芍 15 克，柴胡 2 克，黑荆芥 2 克，车前子（酒炒）10 克，水煎服，每日 1 剂。

方四：《土单验方报》。

（1）带下虚脱：芡实粉、茯苓各 60 克，赤石脂、煅牡蛎（醋煅）、禹余粮（煅）、牛尾腮（炙黄）各 30 克，共为细末，好醋 1 杯半和前药搅拌晒干，再捣末，打糊为丸，每次 6 克。

（2）气陷型：升陷汤（黄芪、升麻、桔梗、柴胡、荆芥、知母、鹿角霜）。

（3）经带均多：地榆黄芪止崩汤。

方五：《李氏家藏・妇科集验》。

（1）补宫丸：白术、白芍、茯苓、白芷、山药、煅龙骨、煅牡蛎、赤石脂、鹿角霜等份，黑姜减半，醋糊丸，梧桐子大，每日 30 粒，空腹米汤下。

（2）茯苓、茯神各 30 克，远志、龙骨各 15 克，煅牡蛎 60 克，为末醋丸，梧桐子大，每日 60 粒，空腹盐汤下。

（3）鹿角霜 10 克，酒送下。

方六：裴励斋《活人验方辑要》。

（1）熟地黄 30 克，山药、薏苡仁、茯苓、山萸肉各 12 克，泽泻、牡丹皮各 6 克，白果 10 个，用黑豆 30 克熬汤，去豆煎药，每日 1 剂。赤带加苦参，量多加鹿角霜、乌贼骨，阴冷加干姜、附子。

（2）白带丸：地榆、龙骨、陈石灰、川贝母各 30 克，茯苓、牡蛎各 60 克，共为细末，醋制为丸如梧桐子大，每次 10 丸，空腹黄酒下。

(3) 枯矾1.5克，杏仁2.1克，为末，蜜丸，枣核大小，纳入阴道。

【西医治疗】 1%乳酸冲洗阴道改变阴道的酸碱度，并用磺胺、抗生素涂于阴道壁以抑菌。

2. 肾虚带

(1) 肾阳虚。

【方剂名称】 七子补肾汤。

【方剂功效】 补肾、固肾、治带。

【适应症候】 白带清凉量多，质稀薄，或淋漓不断。腰、小腹冷痛，尿频、清长，夜尿多，大便溏，舌淡，苔薄白，脉沉迟。

【方剂组成】 车前子20克，五味子、金樱子、覆盆子、菟丝子、山萸肉各15克，五倍子5克。

【使用方法】 水煎服，每日1剂。

【辨证加减】 偏肾阳虚加肉桂、附子、鹿茸（鹿角霜代替）、桑螵蛸，偏脾气虚加黄芪、茯苓、山药、泽泻，脾陷（骶坠酸）加升麻、炒枳壳、鹿角霜、桔梗，带下如注加煅龙骨、煅牡蛎、海螵蛸、白果仁。

【锦囊妙招】 白胡椒、硫黄、丁香，共为细末，酒调适量，外敷肚脐。

【画龙点睛】 肾主生殖、生长和发育，子类药补肾，故有效。

【验方荟萃】

方一：庞清治系列方。右归丸去熟地黄加龙骨、牡蛎、芡实。

方二：赵琛系列方。苡仁三敛六味地黄汤：乌贼骨、煅龙骨、煅牡蛎、炒薏苡仁、熟地黄各30克，山药、山萸肉、茯苓、泽泻各15克，牡丹皮10克，水煎服，每日1剂，连服5日。

方三：《妇科教材》。

1）内补丸：肉桂、附子、鹿茸、桑螵蛸、黄芪、肉桂、肉苁蓉、白蒺藜、沙蒺藜。

2）暖宫丸：蛇床子、白矾、母丁香、肉桂、杏仁、吴茱萸、细辛、砂仁、牡蛎、菟丝子、薏苡仁，制成栓剂，纳入阴道。

方四：《土单验方报》。炒川花椒6克，白马毛6克，醋牡蛎45克，醋龟板、醋鳖甲各15克，共为细末，白酒引，每次3克，每日3次。

方五：《李氏家藏·妇科集验》系列方。

1）吴茱萸、干姜、肉桂、厚朴、当归、白芍、川芎、赤茯苓各3克，没药、木香各1.5克，黄芪15克，酒引，水煎服，每日1剂，连服7日。

2）硫黄、黄蜡等份，熔化7次，为末，制丸如绿豆大，每次1粒，黄酒冲服。

3）鸡蛋1枚，取孔放入白胡椒末10克，麦面粉封固煨熟，空腹黄酒送下，每日1次，连服3日。

4）补骨脂、川牛膝、川萆薢、核桃仁各等份，共为细末，韭菜汁为丸，每次6克，空腹服，每日2次，连服7日。

5）陈石灰9克，为末，鸡蛋7枚，煮熟去壳，共制为丸，如梧桐子大，两日服完。

方六：裴励斋《活人验方辑要》系列方。

1）阳虚带下：当归45克，肉桂、制附子各24克，水煎服，每日1剂。

2）重症带下：阿胶、鹿茸、白芍、川芎各30克，附子、肉苁蓉、山药、肉桂、蒲黄、山萸肉各15克，鸡肉去皮油炸后，蒸3次，上药共为细末，米糊为丸如梧桐子大，每次10丸，每日2次，空腹黄酒送下。

3）没食子10克，每日1剂，连服3日。此方治遗精。

4）硫黄1克，装入鸡蛋内，白面包裹后用麦秆火烧熟，去面食蛋。

（2）肾阴虚

【方剂名称】 知柏地黄汤。

【方剂功效】 清热补肾。

【适应症候】 带下赤白，质黏气臭，阴部灼热，头晕目眩，五心烦然，失眠多梦，尿黄便结，舌红少苔，脉细数。

【方剂组成】 知母、黄柏、熟地黄各12克，山药、牡丹皮、茯苓、山萸肉、泽泻各15克。

【使用方法】 水煎服，每日1剂。

【方剂分析】 六味地黄汤乃滋补肾阴的代表方剂。阴虚生内热，故用知母、黄柏清热。

【辨证加减】 带多加金樱子、芡实，异味加苦参、土茯苓，潮热加地骨皮、麦麸，耳鸣加白蒺藜、枸杞子，便秘加生首乌、决明子，尿赤加槐米、郁金，便秘加生首乌、肉苁蓉。

【画龙点睛】 阴不潜阳，虚阳上越头晕、目眩、面热；肾水不济心火，失眠多梦。

【验方荟萃】 肝虚带，逍遥丸合六味地黄丸。

3. 湿热带

【方剂名称】 土楼苦椿菊苡黄虎汤。

【方剂功效】 清热、解毒、利湿。

【适应症候】 带下量多，色黄或黄白或色青，质黏腻，或豆腐渣样，或绿豆汁样，或淘米水样，或阴痒，有臭气。胸闷口腻，纳差，苔黄腻，脉数。

【方剂组成】 生薏苡仁、虎杖根各20克，重楼10克，土茯苓、野菊花、黄柏、苦参、椿根白皮各15克。

【使用方法】 水煎服，每日1剂。

【方剂分析】 重楼、野菊花、虎杖清热解毒，黄柏、生薏苡仁、苦参、土茯苓、椿根白皮祛湿解毒，湿毒清，则带自愈。

【辨证加减】 黄带属任脉湿热，加山药、芡实以补任脉之虚；青带属肝经湿热，加茵陈、栀子以利湿清热。

滴虫致带，生南星、生半夏、蛇床子，煎汤外洗患处。霉菌致带，土槿皮、狼毒煎汤外洗患处。宫颈糜烂致带，石榴皮、五倍子煎汤外洗患处。蛲虫致带，细辛、椿根白皮、楝皮、槟榔，煎汤外洗患处。阴痒，百部、徐长卿、艾叶，煎汤外洗患处。

【画龙点睛】 治赤白带与痢同方。可选五苓散（不用桂枝用肉桂），若腰痛，用萆薢分清饮。

【锦囊妙招】

（1）鸡蛋 2 枚，装入黑矾 0.6 克，红土泥包后烧熟，晨起空腹吃 2 个，米汤为引。

（2）墓头回 1 把，童便引，水煎服，每日 1 剂。

【验方荟萃】

方一：庞清治系列方。白芷、白蔹、土鳖虫、蒲公英、黄柏。带下色红加黑栀子、荆芥炭、侧柏炭，带下色黄加黄柏、黄连、萆薢、枳壳，带下色绿加地肤子、蛇床子、五倍子，带下色青加柴胡、郁金、香附、黑栀子，带下色灰加贯众、龙骨、牡蛎，带下色白加白果、薏苡仁、山药，垢样带加土茯苓、车前子、薏苡仁，脓样带加栝楼仁、冬瓜皮，带下有恶臭味加白芷、白蔹。

方二：赵琛系列方。乌贼骨、煅龙骨、煅牡蛎、蒲公英、金银花各 30 克，炒白果仁 5 克，盐黄柏 12 克，水煎服，每日 1 剂。

方三：《妇科教材》。黄带，易黄汤（黄白芡山车），黄柏、白果、芡实、山药、车前子。青带，青带饮（海龙牡茜芡山车），海螵蛸、煅龙骨、煅牡蛎、茜草、芡实、山药、车前子。

方四：《家传方》。肝肾阴虚：选知柏地黄汤加栀子、白芍。下焦湿热：加味三妙三苓薏车汤：苍术、黄柏、牛膝、茯苓、赤茯苓、猪苓、薏苡仁、车前子。肝经湿热：龙胆泻肝汤去生地加徐长卿、蒺藜；若有湿疹，蛤粉、冰片研细，香油调搽患处。

方五：《李氏家藏·妇科集验》。

（1）胖人湿热带下，海浮石、天南星、半夏、黄柏、川芎、椿根白皮各 3 克，姜、酒引，水煎服。

（2）瘦人湿热带下，黄柏、海浮石、西滑石、椿根白皮、川芎各 3 克，姜引，水煎服。

（3）单方：翻白草 20 克，熬水口服，每日 1 次，连服 5 日。

（4）外用方：蛇床子 21 克，白矾 9 克，共为细末，炼蜜为丸，如小枣大，纳入阴道，每 3 日换 1 次。

方六：裴励斋《活人验方辑要》。

（1）当归、白芍各 30 克，生地黄 15 克，阿胶、牡丹皮各 9 克，黄柏、香附、牛膝各 6 克，大枣 10 枚，小黑豆 30 克，水煎服，一般 5 剂愈。

（2）绿豆芽 1 500 克（水煎去渣），生姜 90 克，红糖 120 克，共和一处熬膏，12 日服完。

（3）蒜瓣 500 克，白糖 120 克，蒸熟食之。

第五节　滴虫性阴道炎

滴虫性阴道炎是感染阴道毛滴虫所引起的，这种感染可通过性交直接感染，或因坐式马桶、盆浴、穿用患者的衣物、妇科检查的交叉感染所致。

诊断依据：阴痒，肥皂沫样的带下。阴道分泌物的悬滴液检查能找到阴道毛滴虫。妇检阴道壁可见有散在出血点，或草莓状的红色突起。

滴虫性阴道炎属中医“阴痒”“带下”的范畴，系脾虚生湿下注，湿郁蕴热生虫，或外感虫蛊侵袭而致。

【方剂名称】 三生二白二子汤。

【方剂功效】 杀虫，止痒。

【适应症候】 阴部瘙痒、带下增多、色灰黄、呈肥皂泡状、有臭味是其主要症状，常伴有阴部灼热、疼痛、性交疼痛等。有时还会引起尿道感染，见有尿频、尿急、尿痛、血尿等症。个别患者还可引起不孕。本病常在身体虚弱、月经净后、妊娠期以及产后等阴道酸碱度改变时复发。

【方剂组成】 补骨脂 15 克，生南星、生半夏、生川花椒、黄柏、蛇床子各 10 克，白矾 5 克。

【使用方法】 上药熬成膏状，外用，将带线棉球塞入阴道。

【锦囊妙招】

（1）呋喃西林粉喷于阴道壁，连用 1~2 次。

（2）六神丸 15 粒，塞入阴道内，每晚 1 次，6 日为一个疗程。

（3）臭椿根白皮 50 克，水煎熏洗阴道，每日 2 次，连用 5 日。

（4）墓头回 60 克，加红糖少许，水煎服，连服 3~5 日。

【西医治疗】 酸性药物如乳酸溶液等冲洗阴道，甲硝唑每晚 1 片塞入阴道，或甲硝唑 2 克，单次口服，疗程 7 日。性伴侣同时治疗，治疗期间停止性交。

第六节　霉菌性阴道炎

霉菌性阴道炎是感染假丝酵母菌所引起的阴道炎症。这种感染与机体抵抗力下降，体内缺乏维生素（B 族）有关。当大量应用抗生素、肾上腺皮质激素，或糖尿病及妊娠期的妇女尿糖增高，或应用大量雌激素后，均可为白假丝酵母菌的加速繁殖提供有利条件，引起感染。

本病的诊断依据：外阴瘙痒，白色豆腐渣状带下，阴道分泌物的悬滴液检查，可找到白假丝酵母菌的芽孢及菌丝。

中医属“阴痒”“带下”的范畴，系脾虚生湿，湿热下注，湿蕴生虫；或外阴不洁，邪毒内侵，虫蚀阴中而致。

【方剂名称】 二土二白茵毒汤。

【方剂功效】 杀菌、止痒。

【适应症候】 外阴瘙痒、灼痛、性交痛及尿痛，尿频，见有白色稠厚呈凝乳或豆腐渣状带下，外阴可见地图性红斑、水肿、手抓痕迹，严重者皮肤皲裂，表皮脱落。阴道炎可见小阴唇内侧及阴道黏膜见有白色膜状物，若擦去黏膜后可见有红肿，浅表溃疡。

【方剂组成】 茵陈蒿20克，土荆皮、土茯苓、黄柏、狼毒各10克，白矾5克。

【使用方法】 水煎外洗患处，亦或上药煎汤熬浓，阴道洗净后，用带线棉球将药放置，次日取出。

【锦囊妙招】 茯苓60克，陈石灰30克，共为细末，小米汤为丸，如梧桐子大小，每次30粒口服，每日3次。

【西医治疗】

（1）糖尿病者降糖，及时停用广谱抗生素、雌激素、皮质类固醇激素。

（2）咪康唑栓剂（3日）或克霉唑栓剂（早晚各1次，连用3日）或制霉菌素栓剂（放于阴道后穹隆每日1次，连用7~14日）。

（3）口服氟康唑150毫克，每日1次，连服5日。性伴侣同时治疗。注意应用乳酸菌活菌胶囊。

第七节　萎缩性（老年性）阴道炎

萎缩性阴道炎是由于自然绝经及卵巢去势后，因卵巢功能衰退，雌激素水平降低，阴道壁萎缩，阴道黏膜变薄，上皮细胞内糖原含量减少，阴道内pH值增高，局部抵抗力下降，致细菌入侵而引起的阴道炎症。

老年性阴道炎属于中医的“阴痒”“带下”的范畴，肾气亏损，精亏血少，肝肾不足，生风化燥致阴痒；脾肾不足，脏腑功能不振，生湿为带；肝经湿热下注也可引起。

【方剂名称】 苍乌虎枯菊白花叶子汤。

【方剂功效】 补肾护肤，解毒止痒。

【适应症候】 阴部瘙痒，有灼痛感，分泌物增多，呈黄水状，甚则呈脓血性白带，有的伴有性交痛、尿频、尿痛等。阴道黏膜充血，有小出血点，有时见浅表溃疡。

【方剂组成】 苦参30克，虎杖20克，炒苍术、制首乌、野菊花、蛇床子、白鲜皮各15克，艾叶、枯矾各10克，川花椒5克。

【使用方法】 水煎外洗患处。

【画龙点睛】 苍术含有维生素A，首乌补肾，虎杖抗病原微生物。

【锦囊妙招】

（1）鲜桃叶120克，仙鹤草15克，煎汤冲洗。

（2）木槿花30克、白扁豆50克，水煎后口服。

（3）白果仁10个，大枣10枚，水煎服3日。

（4）100毫升食醋加水500毫升，冲洗阴道后，用呋喃西林100毫克，已烯雌酚0.5毫克，制成粉剂，吹入阴道，7日为一个疗程。

【验方荟萃】

方一：庞清治系列方。金银花20克，黄柏、苦参、五味子、艾叶、甘草各10克，水煎外洗，奇痒加川花椒5克、白蒺藜10克。干涩用已烯雌粉外用或用蛋黄油外洗，溃烂用五倍子、枯矾等份为面外撒患处。

方二：《土单验方报》。枸杞子、菟丝子、女贞子、旱莲草、槟榔、炒苍术各15克，半枝莲、土茯苓、甘草各10克，水煎服5~10剂。

方三：二白苦蛇仙桃汤。白矾5克，黄柏、百部、蛇床子、苦参、仙灵脾各10克，鲜桃叶30克，水煎外洗患处。

【西医治疗】

（1）妊马雌酮软膏局部涂抹，每日2次。口服尼尔雌醇，首次4毫克，以后每2~4周用1次，每次2毫克。

（2）合并细菌感染者，用1%乳酸冲洗阴道，然后局部应用抗生素。

（3）甲硝唑200毫克或诺氟沙星100毫克，每日1次外用，7~10日为一个疗程，适时加己烯雌酚（0.125~0.25毫克），每晚1次外用，7日为一个疗程。

第八节　细菌性阴道病

细菌性阴道病为阴道正常菌种失调所致的一种混合感染。主要有加德纳菌、动弯杆菌、普雷沃菌、消化链球菌等厌氧菌及人型支原体，细菌繁殖后，使阴道分泌物的化学成分发生改变，胺类物质增加产生臭味，酶类增加引起炎症。

诊断依据阴道有均匀、稀薄、白色的分泌物，pH值大于4.5，氨臭味试验阳性，检出线索细胞。

【方剂名称】 鱼腥败酱虎楼汤。

【功能主治】 清热、解毒、利湿。

【适应症候】 外阴瘙痒及灼热感，阴道排液增多，伴有一种难闻的鱼腥气味，尤其在性交时气味加重（精液的pH值是7.2~7.8，暂时改变了阴道的酸碱度，导致腐胺挥发），白带灰白，黏度较低。

【方剂组成】 鱼腥草、败酱草、虎杖、地丁、红藤各20克，重楼10克，野菊花15克，制乳香、制没药各5克。

【使用方法】 水煎服，每日1剂。

【辨证加减】 阴痒加白鲜皮、苦参，灼热加龙胆草、车前子。

【锦囊妙招】 鸦胆子（去皮）20个，水煎至40~50毫升，用消毒后的50毫升注射器，每次向阴道注入20~40毫升，一般1~3次愈。

【验方荟萃】

方一：马鞭草30克，水煎外洗患处。

方二：紫草50克，黄连、黄芩、黄柏各30克，四味浓缩加入香油调成糊状，带线棉球蘸之，纳入阴道深部24小时，每日1次。

【西医治疗】

（1）甲硝唑0.4克，放入阴道，每日1次，连用10日。

（2）呋喃西林粉1克，阴道喷撒，同时用2%林可霉素软膏外涂。

（3）过氧化氢（双氧水）灌洗，每日1次，连用7日。

（4）应用氨苄青霉素或先锋V号。

第九节　子宫颈炎

子宫颈管单层柱状上皮抗感染能力差，因产伤、性交、细菌或病毒及其毒素的影响与侵袭、不当宫腔操作等，易发生感染，称子宫颈炎。性传播的病原体有淋病奈瑟菌、沙眼衣原体、单纯疱疹病毒和生殖支原体；引起阴道炎的病原体也会引起宫颈炎。

诊断依据：根据糜烂面积的大小，分为轻、中、重三度，可见充血、水肿、结缔组织增生、颗粒状或乳头状突起，严重时有接触出血。

本病属“带下”“腹痛”的范畴。系脾虚生湿，湿热下注或外感湿毒之邪引起。

1. 急性　起病急，常有发热、腹痛、脓性带下等症状，常与急性尿道炎、阴道炎、急性子宫内膜炎并存。诊治可参考急性盆腔炎。

2. 慢性

【方剂名称】　清白茶（外用）。

【方剂功效】　清热解毒，化腐生肌。

【适应症候】　带下增多，腰痛，下腹坠胀，痛经，性交后出血，可有月经不调、不孕等。妇检子宫颈肥大、子宫颈息肉、宫颈糜烂等。

【方药组成】　青黛、枯矾、儿茶等份为末。

【使用方法】　用香油调成糊状。月经干净后3~5日，将糊状药膏涂于带线棉球置于阴道内，24小时后取出，5~7日后重复上药。月经前后3~5日禁用。治疗期间避免性生活。

【辨证加减】　解毒者可加重楼、黄柏，化腐者可加生马钱子、鸦胆子、乌梅炭，生肌者可加白及、血竭。

【锦囊妙招】

（1）新鲜猪胆粉30克，白矾6克，共为细末，外用方法同上。

（2）慢性宫颈炎久治不愈，可选白降丹外用。

【验方荟萃】　加味生化汤（荆芥）口服。

【西医治疗】

（1）宫颈糜烂多采用电熨术、冷冻术、激光治疗，亦可用无水铬酸或硝酸银腐蚀病变部位，达到祛腐生新的目的。如久治不愈，则考虑宫颈锥形切除术。宫颈息肉（黏膜增生）予以手术切除。宫颈腺囊肿不需治疗。宫颈肥大无特殊治疗方法。注意排除癌变。

（2）未获得病原体结果者，阿奇霉素1克单次顿服；多西环素100毫克，每日2次，连服7日。

（3）单纯奈瑟菌性宫颈炎：头孢曲松钠250毫克，单次肌内注射或头孢克肟400毫克，单次口服。

（4）支原体衣原体感染：多西环素100毫克，每日2次，连服7日；或阿奇霉素1克单次顿服；或红霉素500毫克，每日4次，连服7日；或氧氟沙星300毫克，每日1次，连服7日。

第十节 盆腔炎性疾病

盆腔炎性疾病指生殖道及其周围组织的一组感染性疾病。主要包括子宫内膜炎、输卵管炎、输卵管卵巢脓肿、盆腔腹膜炎等，若不能及时正确地治疗则可导致盆腔粘连、输卵管堵塞、异位妊娠等疾病。

病原体分外源性病原体和内源性病原体。由于分娩、流产时胎膜早破，或胎膜、胎盘残留等，或宫腔手术消毒不严，或不洁的妇科检查，或经期性交，或子宫内膜坏死、内膜息肉坏死等原因，病原体经生殖道黏膜、淋巴管、血管及直接蔓延感染。

诊断依据：发热、腹痛、带下增多的病史；妇检：子宫口见大量脓血性带下，宫颈举痛，子宫体增大、质软，伴明显压痛；实验室检查：血沉增快，C-反应蛋白增高，宫颈淋病奈瑟菌或衣原体阳性；超声或磁共振检查显示输卵管增粗、积液，或伴盆腔积液、附件肿块等。

本病属“带下”“腹痛”“发热”“症瘕”的范畴。系感受邪毒，湿热蕴结，而致发热，湿热下注而带多，气血凝滞聚而成为症瘕。

1. 热毒型

【方剂名称】 鱼腥败酱虎楼汤。

【方剂功效】 清热、解毒、活血。

【适应症候】 高热、寒战、汗出增多、腹痛下坠、带下增多，色呈黄脓状或脓血状，夹臭味，如发生在产后，则恶露呈泥土色。

【方剂组成】 鱼腥草、败酱草、虎杖、地丁、红藤各20克，重楼10克，野菊花各10克，制乳香、制没药各5克。

【使用方法】 水煎服，每日1剂。

【方剂分析】 鱼腥草、红藤清热解毒，抗多种病原微生物；败酱草对金黄色葡萄球菌等多种致病菌有抑制作用，虎杖、重楼有广谱的抗菌作用；野菊花、地丁有显著的抗炎作用，其所含挥发油对化学性炎症作用强；乳香有镇痛、消炎、升高白细胞的作用，并能加速炎症渗出排泄，促进伤口愈合；没药对子宫先呈短暂的兴奋，后抑制，水浸剂对多种真菌有抑制作用，所含挥发油抑制霉菌。

【辨证加减】

（1）按带加减：黄带加黄柏、萆薢，白带加白果仁、山药，赤带加侧柏叶、荆芥炭、大黄炭。

（2）按毒加减：湿毒加苦参、土茯苓，瘀毒加益母草、红藤，病毒感染加槟榔、薏苡仁、马齿苋。解毒药：金银花、白芷、白蔹。

（3）按病加减：结核性加白及、白蔹、杏仁，有包块者加乳香、没药、山楂，子宫内膜异位症可加皂刺、鸡血藤、莪术。

（4）按证加减：气虚加黄芪、党参、白术，虚寒加肉桂、干姜、小茴，气滞加肉桂、乌药、荔枝核、橘核仁，肿胀加生薏苡仁、茯苓、赤小豆、绿豆芽，瘀血加三棱、莪术、元胡，络闭加刘寄奴、山楂、血竭、鸡血藤、苏木，症瘕加浙贝、海藻、牡蛎。引经药：益母草、柳叶。

【锦囊妙招】

（1）灌肠方：乳香、没药、三棱、莪术各 10 克，水煎后保留灌肠。

（2）坐药：青黛、僵蚕、黄连、朱砂各 6 克，猪胆 18 克，冰片、蜈蚣各 10 克，装入胶囊放入阴道穹隆部，每日 1 次，每次 1 粒。

（3）贴神阙：制乳香、制没药、炮山甲各 6 克，蟾酥 1 克，人丹 2 袋，姜汁擦涂脐部后，将上药用风油精调和放入脐部，不湿水纸外敷，暖水袋外熨，每日 2 次，每次 50 分钟。

（4）少腹外敷药：鹤虱、当归、良姜、苏木、川花椒、透骨草、寻骨风、防风、追地风、荆芥、白芷、艾叶各适量水煎外敷患处。

【验方荟萃】

方一：庞清治系列方。白蔹、焦山楂、金银花、枳壳、土鳖虫（白焦银枳土）。黄带加黄柏、萆薢，白带加白果仁、山药，红带加侧柏炭、荆芥炭、大黄炭，寒凝气滞选少腹逐瘀汤。

方二：王子平方。金银花、败酱草、白芷、当归、丹参、桃仁、白术、云苓、焦三仙、肉桂、枳壳、甘草。水煎服，每日 1 剂。

方三：红藤煎合宫外孕方。制乳香、制没药、红藤、连翘、元胡、赤芍、桃仁、丹参。

2. 瘀热型

【方剂名称】　白山银枳土汤。

【方剂功效】　清热、解毒、化瘀。

【适应症候】　带下增多，质稀薄，色呈淡黄或呈血性，月经量增多，且行经期延长，下腹部疼痛，伴下坠感，经行腹痛等。

【方剂组成】　白蔹 10 克，山楂 20 克，金银花 30 克，枳壳 15 克，土鳖虫 10 克。

【使用方法】　水煎服，每日 1 剂。

【方剂分析】　本病多是感染邪毒，气血凝滞。山楂对金黄色葡萄球菌、溶血性链球菌、大肠杆菌、痢疾杆菌、伤寒杆菌、幽门螺杆菌有明显抑制作用，金银花、白蔹抑制细菌生长，金银花兼抗病毒，白蔹兼抗真菌，枳壳理气，土鳖虫活血。共起解毒、理气、活血之作用。

【辨证加减】　血热选牡丹皮、地骨皮、败酱草，湿重选黄柏、萆薢、车前子，瘀重选虎杖、桃仁、大血藤，湿热选茵陈、薏苡仁、玉米须，寒瘀选香附、桂枝、郁金，腹胀选枳壳、香附、白豆蔻，刺痛选乳香、没药、元胡，包块选三棱、莪术、鸡内金，输卵管积水选赤小豆、汉防己、赤茯苓、薏苡仁，络脉受阻选肉桂、乌药、橘核仁、荔枝核，软坚选浙贝母、海藻、牡蛎、鳖甲。

【验方荟萃】

方一：加味桃红四物汤。气滞血瘀加灵芝、蒲黄、乳香、没药，湿毒蕴结加土茯苓、金银花、苦参，热甚加白花蛇舌草、虎杖根、蛇床子，腹痛加赤芍、元胡，寒凝气滞选少腹逐瘀汤加香附、丹参、牡丹皮，阴虚内热青蒿鳖甲汤加野菊花、地骨皮。

方二：灌肠方。红藤、蒲公英、败酱草、丹参、赤芍、元胡、香附各适量，煎汤灌肠。

方三：外敷方。川大黄、醋姜黄、丹参、京赤芍、川羌活、大独活、败酱草、千年健、寻骨风各 10 克，水煎外敷患处。

【西医治疗】 主要是抗生素治疗，必要时手术治疗。常用抗生素配伍方案如下。

（1）头孢西丁钠配多西环素，不耐多西环素者用阿奇霉素替代，附件囊肿者加用克林霉素或甲硝唑。

（2）克林霉素配甲硝唑。

（3）氧氟沙星配甲硝唑。

第十一节　盆腔瘀血综合征

盆腔瘀血综合征是由于盆腔静脉慢性瘀血而引起的一种妇科常见病，多见于 25～40 岁有妊娠分娩史的妇女，常与久坐、久立、流产、难产、输卵管结扎术、便秘、自主神经紊乱等因素相关。

病因主要因为盆腔内静脉丛多，有阴部静脉丛、膀胱静脉丛、子宫静脉丛、卵巢丛、骶前丛、痔丛；膀胱、生殖器官和直肠三个系统静脉丛彼此相通，且静脉壁薄，缺乏外鞘，中小静脉均无瓣膜。因此，三个系统间任何一个静脉回流障碍，皆可影响其他两个系统，使盆腔静脉内血流迟缓。此外，阔韧带基底部筋膜在分娩过程中发生裂伤，致使子宫静脉从裂伤处膨出、曲张。主韧带薄弱致子宫后倾，使子宫、卵巢血液回流障碍，也是盆腔瘀血综合征的一个重要原因。

诊断依据：除以上病史、体检外，腹腔镜下可无明显盆腔炎症、子宫内膜异位症等致病因素，而见盆腔内静脉怒张（正常卵巢静脉直径 9.3～10.0 毫米）或阔韧带裂伤。此外，盆腔静脉造影术可以显示子宫内膜与卵巢静脉的动态表现和盆腔静脉血流出盆腔的时间（造影剂廓清时间正常低于 20 秒）。盆腔血流图亦可用以确诊。

本病属“瘀症”“腹痛”范畴，患者出现舌紫、脉细、盆腔静脉回流迟缓，临床可归纳为气滞血瘀型、寒湿凝滞型、湿热下注型、气血虚弱型。

【方剂名称】 益气强督汤。

【方剂功效】 补脾升陷，益肾强督。

【适应症候】 慢性下腹疼痛，低位腰痛，性感不快，极度疲劳感，白带过多，瘀血性痛经及瘀血性乳房痛；外阴阴道可见静脉曲张，宫颈呈紫蓝色，大部分子宫后倾后屈、肥大，宫旁压痛，但无明显病灶。

【方剂组成】 制马钱子 0.5 克，生黄芪 50 克，党参、怀牛膝各 20 克，炒白术、陈皮、茯苓、枸杞子、川断、狗脊各15克，补骨脂30克，升麻10克。

【使用方法】 水煎服，每日1剂。

【方剂分析】 此乃治本之方。减味补中益气汤补脾升陷、益气帅血，再加枸杞子、川断、狗脊、补骨脂、怀牛膝益肾壮腰、填精益髓，先后天同补则气盛精足，气血自调，瘀血自消，诸症自除。

【辨证加减】 气滞型加郁金、香附、元胡，血瘀型加当归、川芎、红花，寒湿型加干姜、肉桂、小茴，湿热型加土茯苓、车前子、薏苡仁，气陷型（骶坠）加炒枳壳、炒白芍、升麻。

【画龙点睛】 补脾升陷，益肾活血。本方对椎间盘脱出、重症肌无力、皮肌炎等疾病有效。

【锦囊妙招】 不论哪一型，均应以补脾益肾，调理气血为主。枳壳量大至100克疗效好。

【西医治疗】

（1）取侧卧位、胸膝卧位，纠正便秘。

（2）急性疼痛用双氢麦角胺，平时用安宫孕酮，同时治疗宫颈炎，加强盆底肌肉锻炼，重者可做圆韧带悬吊术及骶带缩短术，或阔韧带筋膜裂伤修补术。

（3）非子宫外原因者，切除子宫多数疼痛缓解。

第十二节　性传播疾病

一、淋病

淋病是由淋病奈瑟菌引起的泌尿生殖系统化脓性感染，也可表现为眼、咽、直肠以及全身的感染。

1. 下生殖道感染　可见阴道脓性分泌物增多，外阴瘙痒及灼热痛，偶有下腹痛。宫颈炎表现为充血、水肿、糜烂、脓性分泌物排出，检查宫颈触痛，接触出血；尿道炎表现为尿痛、尿急、尿频、排尿时尿道灼热感，检查尿道口红肿、触痛、脓性分泌物。

2. 上生殖道感染　起病急，寒战、高热、头痛、恶心、白带多、下腹痛、肛坠。检查宫颈外口有脓性分泌物，宫颈充血、水肿、举痛，双侧附件增厚、压痛。输卵管、卵巢脓肿，可触及附件囊性包块。

妊娠早期感染可流产，晚期感染引起早破水、早产、胎儿发育不良。若不治疗，分娩时引起胎儿淋病型眼结膜炎，不治可能导致角膜溃疡、角膜穿孔而失明。

【西医治疗】 及时、足量、规范使用抗生素。无并发症者：头孢曲松钠250毫克，肌内注射，单次；头孢克肟400毫克，肌内注射，单次；对不能接受头孢菌素者，可选用大观霉素2克（宫颈炎4克），肌内注射，单次；若不除外衣原体感染，则阿奇霉素1克，单次口服或多西环素100毫克，口服，每日2次，连服7日。有并发症：头孢曲松钠500毫克，肌内注射，每日1次，连用10日；或大观霉素2克，肌内注射，每日1次，连用10日，同时加用甲硝唑400毫克，口服，每日2次，连用10日；或多西环素100毫克，口服，每日2次，连服10日。

二、梅毒

梅毒是由梅毒螺旋体引起的侵犯多系统的慢性性传播疾病。

一期梅毒主要表现为硬下疳及硬化性淋巴结炎。硬下疳可出现在外阴、阴道、宫颈、肛门、口唇、乳房等部位，初期为小红斑或丘疹，进而形成硬结，表面破溃形成溃疡。1~2周后，出现硬化性淋巴结炎。

二期梅毒主要表现为皮肤梅毒疹，多形性、对称、泛发的斑疹、斑丘疹、脓疱疹、丘疹鳞屑性皮疹等。

三期梅毒主要表现为慢性肉芽肿及多器官损害。如骨梅毒、心血管梅毒、神经梅毒等。

【方剂名称】 雄轻杏鳖茶矾粉（外用）。

【方剂功效】 解毒。

【方剂组成】 雄黄4.5克，轻粉3克，杏仁（去皮）30粒，番木鳖（火煅）、儿茶（火煅）各3克，胆矾1克，冰片0.3克。

【使用方法】 将上药共为细末，先用盐、米醋稀释后外洗患处，然后用雄猪胆汁调涂细粉，外敷患处。

【验方荟萃】

方一：新槐蕊拣净，不必炒，每日早晚食。

方二：用米泔水洗疮，五倍子适量，面裹，火煨成黄色，去面将药为细末搽疮，两次愈。

方三：母猪粪，黄泥包，煅存性，用米泔水掺之效。

方四：墙上白螺蛳壳灰3克，五倍子灰0.6克，灯心草灰、甘草灰、黄柏灰、轻粉、儿茶各1.5克，牛黄、冰片各0.15克，共为细末，先用土茯苓汤洗，后将药涂患处。

方五：冰片1克，铁锈0.3克，凤凰衣（煅）1.5克，血竭3克，研极细末敷患处。

方六：橄榄核烧灰，冰片1.5克，陈鸭蛋壳内衣，共研末，唾液调搽。

【西医治疗】 治疗以青霉素为主，尽早、足量、规范。青霉素过敏者可用头孢曲松、多西环素、米诺环素、红霉素等。

三、尖锐湿疣

尖锐湿疣由人乳头瘤病毒（HPV）引起的鳞状上皮增生性疣状病变，好发于外生殖器、肛门及趾间。HPV与生殖道恶性肿瘤发生有关。

【方剂名称】 苡板贼紫败酱槟马汤。

【方剂功效】 清热杀毒。

【适应症候】 皮损初期为细小淡红色丘疹，逐渐增大加多，表面凹凸不平，有蒂，湿润柔软，呈乳头瘤样、蕈样或菜花样，且常易发生糜烂、渗液、出血。

【方剂组成】 薏苡仁、马齿苋各30克，板蓝根、木贼、紫草、败酱草、槟榔各20克。

【使用方法】 水煎服，每日1剂。

【锦囊妙招】

（1）醋蛋疗法：鸡蛋7枚，煮熟刺孔，泡于醋中，6小时后服用，每日空腹服完。1次不愈，1个月后再用。

（2）将血竭、生石灰按1:2比例，研为细粉与适量鸦胆子共捣如泥，按搓患处。

（3）鼠妇（潮湿虫）外涂患处。

【西医治疗】

（1）局部0.5%足叶草毒素酊外用，每日2次，连用3日，停药4日为一个疗程，可用1~4个疗程。

（2）用50%三氯醋酸，外涂，每周1次，1~3次可消退。

（3）用5%咪喹莫特霜，每周3次，用药6~10小时后洗掉，可连用8~16周。另有微波、激光、冷冻诸方可治。

四、衣原体、支原体感染

支原体、衣原体是介于细菌和病毒之间的原核生物。

生殖道衣原体感染主要是沙眼衣原体（CT）感染，经性交直接传播，10%~50%的患者可发现淋病奈瑟菌。原体存在于细胞外，无繁殖能力，传染性强。始体存在于细胞内，繁殖能力强，但无传染性。衣原体进入机体后，原体吸附于易感的柱状上皮细胞及移行上皮细胞，在细胞内形成吞噬体，变成始体，进行繁殖，继而转化为支原体，随感染细胞的破坏而释放出来，再感染周围细胞。感染后，机体既产生免疫保护，又产生免疫损伤，宫颈是最常见的感染部位。支原体感染以女性生殖道分离出人型支原体（MH）、解脲支原体（UU）为最常见，MH感染多引起阴道炎、宫颈炎和输卵管炎，UU多引起非淋菌性尿道炎。支原体多与宿主共存，不表现感染症状，但在某些条件下引起机会性感染，且常合并其他致病原共同致病。

【方剂名称】 三黄五味蛇莲汤。

【方剂功效】 益气、清热、解毒。

【适应症候】 多无症状，若有可见尿道炎、脓带、性交出血。侵犯内膜引起腹痛、白带、阴道出血。侵犯输卵管引起腹痛、低热、粘连、宫外孕、不孕。孕妇感染可引起胎膜早破、自然流产、早产、胎儿宫内发育迟缓。

【方剂组成】 黄芪30克，黄芩15克，黄连10克，黄柏15克，金银花20克，野菊花15克，蒲公英20克，紫花地丁20克，白花蛇舌草20克，半枝莲20克。

【使用方法】 水煎服，每日1剂。

【方剂分析】 黄芪增强免疫功能，三黄清三焦之热，白花蛇舌草、半枝莲清无名之毒，金银花、野菊花、蒲公英、紫花地丁除结聚之邪。

【辨证加减】 欲孕加减抗汤，湿盛加苦参、土茯苓，尿痛加槐米、郁金。

【西医治疗】

（1）多西环素 100 毫克，每日 2 次，连服 10 日。

（2）阿奇霉素 1 克，单次顿服。

（3）红霉素粉剂（或利福平粉剂）500 毫克，每日 4 次，连用 7 日。

（4）四环素、克拉霉素、左氧氟沙星治疗有效。

五、生殖器疱疹

生殖器疱疹是由单纯疱疹病毒（HSV）引起的性传播疾病，特点是生殖器及肛门皮肤溃疡，呈慢性发作过程。

原发性者，先有烧灼感，表现为群集丘疹，2~4 日后，形成糜烂或溃疡，随后结痂自愈，一般有腹股沟淋巴结肿大及尿路刺激症状。

中医治疗参照尖锐湿疣。

【西医治疗】 阿昔洛韦 200 毫克，每日 5 次，口服，连用 7 日。

六、艾滋病

艾滋病又称获得性免疫缺陷综合征，是由人体免疫缺陷病毒（HIV）引起的性传播疾病，可引起 T 细胞损害，导致持续性免疫缺陷，多个器官出现机会性感染及罕见恶性肿瘤，最后导致死亡。

该病潜伏期从几个月到 17 年不等，平均年限为 8 年。感染后 6 日到 6 周出现病毒血症症状，表现为上呼吸道感染、淋巴结和肝脾肿大，此时，抗体检测虽呈阴性，但具有传染性。接着有 6~8 年的无症状期，能检测出抗体，有传染性。

【方剂名称】 丹芝黄花甘草汤。

【方剂功效】 益气、活血、解毒。主治艾滋病。

【适应症候】 艾滋病期，症状是 1 个月以上的发热，盗汗，腹泻，易感染，舌淡，脉弱；消瘦，体重减轻超过 10%；记忆力减退、癫痫、痴呆及精神、神经症状；持续性的淋巴结肿大；口腔假丝酵母菌感染、带状疱疹、弓形虫病、发展迅速的活动性肺结核等感染；最后发展为恶性肿瘤，如淋巴瘤、皮肤肉瘤等。

【方剂组成】 丹参 20 克，灵芝 10 克，黄芪 30 克，黄芩 15 克，姜黄 10 克，天花粉 15 克，甘草 20 克。

【使用方法】 水煎服，每日 1 剂。

【方剂分析】 黄芪提高免疫能力，灵芝调节免疫功能，甘草增加应激水平，黄芩、姜黄、天花粉抑制 HIV。

【辨证加减】 气虚加党参、白术，血虚加当归、熟地黄，阳虚加杜仲、枸杞子，阴虚加山萸肉、百合，热毒加白花蛇舌草、蒲公英，湿热加茵陈、薏苡仁。

【西医治疗】 目前尚无治愈方法。可选用核苷类逆转录酶抑制剂，齐多夫定、斯达夫定、拉米夫定、地丹诺辛等药，也可用免疫调节药物，如干扰素、白细胞介素等。

【附】　妇科炎症治疗室开展项目简介

1. 阴道冲洗　0.2%甲硝唑液，2%~4%碳酸氢钠液。能改善阴道血液循环，调节阴道酸碱平衡，有利于炎症的消退，每次3分钟。

2. 阴道雾化　庆大霉素、地塞米松、糜蛋白酶，将药物打成小分子，有利于药物吸收，减轻充血，炎症消退，每次3分钟。

3. 臭氧冲洗及雾化　有广谱、高效、快速灭菌的特性，接触病灶后，产生一定剂量的自由基，激活体内的抗氧化酶系统和红细胞内的戊糖磷酸途径，启动依靠戊糖磷酸途径的氧化保护系统，以清除慢性炎症过程中形成的过多自由基，达到治疗目的。经过臭氧冲洗及雾化可在阴道及宫颈表面形成一层保护膜，抑制细菌生长，每次3分钟。

4. 阴道上药

（1）滴虫性阴道炎：甲硝唑粉200毫克，每日1次，连用7日。

（2）阴道假丝酵母菌炎：咪康唑、丁克栓、三维制霉素栓、达克宁栓，每晚1粒（200毫克），连用7日；或每晚1粒（400毫克），连用3日。制霉菌素，每晚1粒（10万单位），连用10~14日。

（3）细菌性阴道炎：红霉素、利福平、己烯雌酚，打成粉末，利于吸收。

（4）老年性阴道炎：甲硝唑200毫克或诺氟沙星100毫克，每日1次，7~10日为一个疗程，适时加已烯雌酚（0.125~0.25毫克），每晚1次，7日为一个疗程。

5. 支原体、衣原体感染　红霉素粉剂（或利福平粉剂）500毫克，每日4次，连用7日。

6. 纳米光（光谱）　红外线辐射产生热固化黏膜效应，生物辐射共振吸收效应和微循环效应，使病变组织、细胞、蛋白质发生凝固、变性、坏死、脱落；促进局部新陈代谢，增强机体生物免疫功能，提高细胞活力。对宫颈炎、前庭大腺囊肿、各种阴道炎疗效显著。每次3分钟。

7. 旋磁光（红光）　促进血液循环，加强新陈代谢，促进伤口愈合。治疗前庭大腺囊肿及外阴白斑。每次10~20分钟。

8. 盆腔治疗仪加离子导入　利用红光热辐射、电刺激，配合中药灌肠。治疗不孕症、子宫内膜炎、输卵管卵巢炎、腹膜炎、结缔组织炎、盆腔囊肿等妇科疾病。每次30~60分钟。

9. 循环导入治疗（固态源）　利用微波消炎杀菌作用，增加细胞通透性，提高巨噬细胞的吞噬能力，提高机体免疫功能。治疗各种阴道炎、宫颈炎、前庭大腺囊肿，尤其是对支原体、衣原体感染疗效显著。每次30~60分钟。

10. 体外消融系统　利用上下电极板中间形成的磁场，细胞受磁电感应活力增强，生物膜通透性增加，改善新陈代谢，主治盆腔深部炎症、继发性不孕及恶性肿瘤。每次30~60分钟。

11. 中药灌肠　通过肠壁黏膜吸收，改善盆腔血液循环，消除炎症，主要适应于慢性盆腔炎、附件炎、卵巢囊肿等疾病。

12. 宫颈修复　媛葆宁（爱宝疗，聚甲酚磺醛）通过高酸腐蚀核蛋白，使病变组织坏死、柱状上皮变形，促进组织再生和上皮细胞的重新覆盖。健康的鳞状上皮不受影响，柱状上皮的胞浆核细胞核先肿胀，几秒后皱缩。主要适应Ⅰ～Ⅱ度的宫颈糜烂，前3日每日修复1次，3日后隔日1次，共7次。优点是不影响宫颈弹性。术后忌房事1个月。

说明：各种阴道炎停药1周后要进行复查。衣原体感染者3周内仍有死亡病原体排出，可致衣原体检查阳性，因此治疗后3周内不建议为观察疗效而进行衣原体检查。但因衣原体重复感染较多见，可于治疗后2个月进行衣原体的筛查。

第四章　妊娠病

第一节　先兆流产

胚胎或胎儿在20周以前终止发育，排出母体，称为流产。

导致流产的病因主要有以下几点：

1. 胚胎因素　60%是受精卵染色体异常，即数目异常、结构异常。不论男女均可传至子代。梅毒螺旋体、流感病毒、巨细胞病毒、支原体、衣原体、弓形虫、单纯性疱疹病毒、感染高热等均可引起染色体畸变。流产排出物多为空胎囊或退化胚胎，足月生产多为畸形儿或代谢及功能缺陷儿。

2. 母体因素　全身疾病，如孕妇患有流行性感冒、肺炎、伤寒、心力衰竭、严重贫血、高血压、肾炎等缺血、缺氧性疾病；内分泌异常，如黄体功能不足（孕酮早、中、晚测定值分别低于63.6～95.4毫摩/升、159～318毫摩/升、127～318毫摩/升）；甲状腺功能低下；严重的糖尿病。

3. 免疫功能异常　与流产有关的免疫因素包括配偶的兼容性抗原（HLA）、胎儿抗原、血型抗原（ABO及Rh）、母儿血型不合、孕妇抗磷脂抗体产生过多、夫妇抗精子抗体的存在，均可使胚胎或胎儿受到排斥而流产。

4. 生殖器官疾患　子宫畸形、子宫颈闭锁不全、宫颈深度裂伤、子宫发育不良等。

5. 胚胎发育异常或胎盘异常　羊水过少、胎盘早期钙化、脐带异常等使胎儿生长迟滞。

6. 不良习惯　过量吸烟、酗酒、吸毒等。

7. 环境因素　砷、铅、甲醛、苯、氯丁二烯以及外伤、放射线、噪声等均可导致流产。

有15%～20%的孕卵会发生自然流产，而实际上没有觉查到的流产也为数不少，如表现为一次“月经过期”或“经血过多”。这实际上曾有过精卵结合，但发育异常。这种初期尚未查觉的不正常孕卵的排出称为妊娠废物，是一种非常重要的自然筛选现象。

流产不仅使女性健康受到影响，甚至因流产造成子宫大出血或严重感染，影响孕妇的生命安全。因此，防治流产有重大意义。

祖国医学在“胎漏”“胎动不安”“妊娠腹痛”等病症中包含有先兆流产的记述。妊娠后经血聚以养胎，冲主血海，任主胞胎，冲任充盈，胎有血养而有所载。若气血虚则冲任不固，不能摄血保胎，脾虚则不能运化水谷精微而生血，致使冲任虚损，胎失所养。素体肾虚，或孕后房事不慎，肾气耗伤，胎失固系而不得安。肝郁可致气机不畅，胎气受阻导致胎动不安。血热灼伤胎气则胎漏下血。

临床上脾虚多合并肾虚，血热型不多。应慎重选用凉血药。

【方剂名称】 补中寿胎丸。

【方剂功效】 益气升陷、固肾安胎。

【适应症候】 妊娠早期阴道少量出血（量比月经量少，初为鲜红、淡粉红色，渐变为深褐色），伴有轻度下腹疼痛、腰痛下坠感、小便次数多等。兼见乏力气短，肢倦神疲，下坠腹胀。或见头晕耳鸣、腰膝酸软、夜尿多、尿频。妇科检查子宫口未开，子宫增大与妊娠月份相符。

【方剂组成】 生黄芪、桑寄生各30克，党参20克，炒白术、陈皮、当归、川断、阿胶珠（烊化）、菟丝子各15克，炙甘草10克，升麻6克。

【使用方法】 水煎服，每日1剂。

【方剂分析】 此病乃脾虚肾亏冲任不固导致。选补中益气汤补脾升陷，脾健则不坠。选寿胎丸温肾益血，肾温血充则胎安。

【辨证加减】 偏脾虚可改党参为人参，加芡实；偏肾阳虚加杜仲，酌加益智仁、桑螵蛸；偏肾阴虚加山萸肉、五味子；舌红加女贞子、旱莲草；恶心加砂仁、黄芩；腹冷加肉桂、干姜；失眠加远志、麦麸。若出血，偏寒加艾叶炭，偏热加黄芩炭；偏肾虚加杜仲炭；行房导致加三七；跌闪导致加姜炭；大便干燥导致重用当归、加白芍。

【锦囊妙招】

（1）孕妇因过度劳累见红：葱头1大把，煎浓汁温服。

（2）生地黄30克，海螵蛸15克，血余炭5克，水煎服，每日1剂，适用于孕后无腰痛，腹痛的出血患者。

【画龙点睛】 此病乃脾虚肾亏冲任不固导致，虽有产前一团火之说，但切勿清热。

【验方荟萃】

方一：虚型。党参4.5克，川芎2.1克，炒白芍3克，熟地黄3克，白术4.5克，炒条黄芩4.5克，炒砂仁3克，陈皮3克，苏梗1.5克，炙甘草1.2克。出血加蒲黄、阿胶，腹痛加香附、枳壳，恶阻加竹茹去地黄。

方二：热型。四物汤加知母、桑寄生、当归、生地黄，均用炭剂；出血加旱莲草、藕节、莲须；阴虚发热，加生地黄炭、山萸肉；体虚型，固经煎加藕节炭、旱莲草。

方三：裴励斋《活人验方辑要》。因怒，白术30克，熟地黄、白芍各15克，党参、当归各9克，黄芩6克，甘草3克，水煎服，连服7剂。阴虚，黄芪、生地黄各60克，白术、山萸肉、煅龙骨、煅牡蛎各30克。

【西医治疗】

（1）卧床休息，严禁性生活，保持足够的营养，情绪的稳定。口服地屈孕酮片，首次剂量40毫克，随后每8小时10毫克，至症状消失，一般服用不超过10周。

（2）HCG 2 000单位，隔日肌内注射1次。也可口服维生素E保胎。甲状腺功能低下口服小剂量甲状腺素片。

（3）若临床症状加重，B超发现胚胎发育不良，β-HCG持续不升或下降，应终止妊娠。

第二节　习惯性流产

习惯性流产，即“滑胎”，其发病原因参考先兆流产。由于先天不足，复损于肾气，以致不能荫胎系胎；或脾虚中气亏损，化源匮乏以致不能摄养胎元；或素体阴虚，因妊益虚，内热伤胎以致屡孕屡堕。若经检查，不属于器质性原因并排除男方因素的习惯性流产，则宜补肾健脾，养血固冲调治，同时还应注意起居、房事情感的调节。

【方剂名称】　圣愈寿胎丸。

【方剂功效】　养脾、肝、肾，补气、血、精。

【适应症候】　自然流产连续3次以上，称为习惯性流产。每次流产往往都发生在接近于上次流产的月份。

【方剂组成】　生黄芪30克，党参、桑寄生各20克，炒白术、当归、炒川芎、炒白芍、川断、阿胶珠（烊化）、菟丝子各15克。

【使用方法】　水煎服，每日1剂。

【方剂分析】　参芪补脾益气，四物补肝养血，寿胎补肾暖宫。

【辨证加减】　肾阳虚加补骨脂、肉苁蓉，肾阴虚加山萸肉、女贞子，脾虚加芡实、炒山药，腹痛加白芍、甘草。

【画龙点睛】　保胎分载胎、养胎、育胎。载胎靠益气，养胎靠补血，育胎靠养肾。载胎者补中益气汤，多选党参、黄芪、太子参、白术；养胎者四物汤，多选当归、川芎、熟地黄、白芍、阿胶、山萸肉；育胎者寿胎丸，多选菟丝子、川断、桑寄生、枸杞子、巴戟天、大云。安胎分理气、清热、缓急、降逆等，宜放在他处讨论。再者，早期以补肾为主，晚期以补脾为主。

【锦囊妙招】

（1）老母鸡1只，去肠肚后，将小米装满鸡腹，用针缝住，煮熟后，不加盐吃，永不小产。

（2）陈艾叶6克，鲜鸡蛋2枚，加水煮，待鸡蛋煮熟后，食蛋喝汤。

【验方荟萃】

方一：气血虚弱型。人参1.5克（虚者加倍），土白术3克，陈皮1.5克，甘草1克，当归3克，川芎2.4克，炒白芍3克，砂仁2.1克，紫苏3克，炒香附1.8克，炒黄芩3克。腹痛白芍加倍，腰痛加盐杜仲、川断，内热口渴去砂仁加麦冬，见红加酒地榆、生地黄各3克。

方二：元气虚弱型。保胎汤：党参、黄芪、炒白术、炒白芍、炒山药、熟地黄、桑寄生、杜仲、砂仁。虚热加苎麻、黄芩，实热加莲肉、黄芩、黄连，腹痛加艾叶、川芎，腹胀加川佛手、苏梗，出血加旱莲草、阿胶，胎动不安加杜仲、桑寄生，头晕耳鸣加熟地黄、山萸肉，精神紧张加炒枣仁、夜交藤、合欢皮。

方三：外伤型。用八珍汤加桑寄生、川断。

【西医治疗】　染色体异常夫妇应于孕前进行遗传学咨询，夫妇血型鉴定，丈夫精液检查；明确女方有无生殖道畸形、肿瘤、宫腔粘连、宫颈口松弛（孕前行宫颈口修补术或孕后12~18周宫颈内口环扎术）等病症；主动进行免疫治疗（用他人或丈夫的淋巴细胞在三角肌或臀部进行多点注射，妊娠前2~4次，怀孕后加强免疫1~3次，成功率可达86%以上）；确定妊娠后，常规肌内注射HCG 3 000~5 000单位，隔日1次，至妊娠8周停止。地屈孕酮片10毫克，每日2次，至妊娠20周。

第三节　早　　产

早产指妊娠满28周不满37周分娩者。小儿体重1 000~2 499克，各器官发育不成熟，多合并呼吸窘迫综合征、坏死性小肠炎、高胆红素血症、脑室内出血、动脉导管持续开放、视网膜病变、脑瘫等。

早产诊断：妊娠满28周不满37周，可有流产、早产、产伤史，出现规律子宫收缩，20分钟大于4次，或60分钟大于8次，同时伴有宫颈管缩短≥75%，宫颈进行性扩张2厘米以上者。

中医认为，行房、闪跌、便干、宫寒、大怒等是早产的原因。

【方剂名称】 萸芍去脂益气强督汤。

【方剂功效】 益气，升陷，温督。

【适应症候】 有早产病史，或有早产先兆，或经现代医学检查有宫内感染、生殖道感染、泌尿道感染、妊娠并发症与合并症高血压、心脏病、慢性肾炎，多胎、羊水过多、子宫畸形，胎盘前置或早剥，宫颈内口松弛等病者。

【方剂组成】 生黄芪50克，山萸肉30克，党参、怀牛膝、陈皮各20克，炒白术、茯苓、枸杞子、川断、狗脊、白芍药各15克，升麻10克。

【使用方法】 水煎服，每日1剂。

【辨证加减】 宫内感染加金银花、蒲公英，泌尿道感染加槐米、金钱草，高血压加杜仲、夏枯草，肾炎加山药、茯苓，羊水过多加车前子、白茅根。

【锦囊妙招】 雌乌鸡1只，去肠肚，韭菜1 000克，冰糖120克，元肉120克，炖后不加盐食。

【画龙点睛】 早产者严禁用清热药。

【西医治疗】

（1）抑制宫缩：利托君150毫克，溶于5%葡萄糖500毫升中，50~100滴/分的滴速，每30分钟增加50滴/分，12~24小时后改为口服，10毫克，每2小时1次，24小时后改为20毫克，每4小时1次，再过24小时改为20毫克，6小时1次，维持此量，共用7~10日。

（2）颉颃钙离子对子宫收缩的活性：硫酸镁4.0克溶于5%葡萄糖100毫升中静脉滴注，30分钟滴完，以后每小时1~1.5克滴至宫缩<6次/时，24小时总量不超过30克。硝苯地平10毫克，舌下含化，6~8小时1次。

（3）促进胎儿肺成熟：地塞米松6毫克，肌内注射，12小时1次，共用2日。

第四节　不全流产

【方剂名称】 棱莪参芪益枳生化汤。

【方剂功效】 益气、活血、逐瘀。主治不全流产。

【适应症候】 多发生在妊娠 8 周以后，胎儿或部分胎盘已排出，尚有残余胎物滞留在宫腔内，腹痛不明显，子宫收缩欠佳导致出血过多。妇检宫口开大，B 超检查胎心搏动消失，日久可有感染情况。

【方剂组成】 党参 20 克，黄芪、炒枳壳各 100 克，益母草、川牛膝各 30 克，当归 20 克，川芎、三棱、莪术各 15 克，桃仁 12 克，甘草 10 克，炮姜 5 克。

【使用方法】 水煎服，每日 1 剂。

【辨证加减】 感染加虎杖、重楼。

【画龙点睛】 超剂量为取效的关键。

【附】 优生筛查（8 项或 6 项）

病毒的危害：单纯疱疹病毒Ⅱ型 IgM 抗体测定多脏器损害；巨细胞病毒 IgM 测定多脏器损害；风疹病毒 IgM 抗体测定耳聋、白内障、先天性心脏病；弓形体 IgG 抗体测定神经系统损害；人乳头瘤病毒、解脲支原体测定低出生体重儿；沙眼衣原体（支原衣原体）测定新生儿眼炎及其他脏器损害；淋球菌；艾滋病。

监测意义：抗体 IgG 阴性，表示没感染过此类病毒，或感染但没产生抗体；抗体 IgG 阳性表示有过这种感染，或接种过疫苗。抗体 IgM 阴性表示没有活动性感染，但不排除潜在感染；抗体 IgM 阳性表示这种病毒的活动性感染。

我国风疹、单纯疱疹、巨细胞、人乳头瘤等病毒感染率高达 90%，而约 40% 的活动性感染容易引起胎儿宫内感染，因此这是孕检主要项目。要重复测定，积极治疗，做宫内感染诊断，若宫内感染，要宫内给药或终止妊娠。

第五节　异位妊娠

受精卵在子宫腔外任何一个部位着床发育称为异位妊娠，也称为宫外孕。其中输卵管妊娠最常见，占异位妊娠的 95%，输卵管妊娠流产或破裂后，可引起腹腔内大量出血，发病急，处理不当可危及生命，是最常见的妇产科急腹症之一。

引起异位妊娠常见的原因是输卵管炎、受精卵游走、避孕失败、辅助助孕等。当输卵管发育不良（如输卵管过细过长或术后粘连）、子宫内膜异位症、子宫底部肌瘤等引起的压迫粘连，均可阻碍孕卵的正常运行而引起输卵管妊娠。

祖国医学“停经腹痛”“血瘀少腹”“经漏”等病篇中均有类似描述。根据八纲辨证，本病属于血瘀少腹，是由肝气郁结，气滞血瘀，堵塞胞脉，使胎儿孕育胞宫之外，日久胞脉破损，阴血内溢，瘀积少腹而致病。另外当冲脉失利，经水不调，气血运行受阻，也能使胎孕于胞宫之外，久而胞脉破损，血瘀少腹而致本病。

中医对本病的治疗原则是活血化瘀，并根据发病的不同阶段辨证施治。当腹腔内大量出血，阴血暴失，气随血脱，症见少腹剧疼、面色苍白、四肢厥冷、大汗淋漓，则益气固脱，化瘀止血；当腹腔内出血基本已止，而瘀血内停，少腹胀痛拒按，乏力头晕，则活血化瘀，益气扶正；当腹腔内包块已形成，除活血化瘀之品外，应加破瘀消症之药。在输卵管妊娠发病过程中，常常可以伴随阳明腹实症的症状，表现为腹疼拒按，大便干结，苔薄黄腻、质红，脉弦数，故必须注意疏通肠胃，清热泻下。

【方剂名称】 宫外孕方。

【方剂功效】 解毒、活血、化瘀、散结。

【适应症候】 停经6~8周（无停经史也不能除外），妊娠试验阳性，不规则少量阴道出血，在输卵管妊娠破裂时一侧下腹部突发性剧痛，伴肛门坠胀感；当腹腔内大量出血及腹痛剧烈时可出现面色苍白、出冷汗、四肢厥冷，血压下降等休克症状；不典型患者可借助血 HCG 测定，血清 β-HCG 值<1 500 单位/升；B 超检查及腹腔镜检查子宫增大，宫腔空虚，宫旁有一低回声区；后穹隆穿刺抽出暗红色不凝血。

【方剂组成】 丹参、地丁、红藤各 20 克，赤芍、桃仁、三棱、莪术、醋元胡、蒲黄各 15 克，木香 10 克，制乳香、制没药各 6 克。

【使用方法】 水煎服，每日 1 剂。

【辨证加减】 虚脱严重加人参、黄芪，四肢厥冷加附子、肉桂，大汗加山萸肉、白芍，大便秘结加大黄、芒硝，腹胀加厚朴、枳实。病情稳定据虚实寒热辨证论治，包块形成，三棱、莪术逐渐加量；包块消失，立即停药。

【画龙点睛】 宫外孕未破损时，多表现为一侧少腹疼痛，破损时一侧少腹刀割样或撕裂样剧痛，内出血多时，腹部压痛、反跳痛。

【西医治疗】

未破损药物：

（1）甲氨蝶呤 0.4 毫克/千克，肌内注射，每日 1 次，连用 5 次。或甲氨蝶呤 1 毫克/千克加入 10%葡萄糖 500 毫升，静脉滴注，隔日 1 次，共 4 次，注意纠正水、电解质失衡。

（2）米非司酮，25~100 毫克/日，连用 5~8 日；或 200~600 毫克，1 次口服。如用药后，β-HCG 下降小于 15%，可重复给药 1 次。

（3）严重者（休克或内出血多或胚胎大者），切除患侧输卵管或切开输卵管，清除胚胎组织后再修补输卵管。

第六节 妊娠剧吐

妊娠 6~10 周时发生轻度恶心呕吐，纳少择食，头晕体倦等现象，称“早孕反应”，一般不需治疗，多于 12 周左右自然消失。少数孕妇反应严重，呈剧烈性呕吐，甚至不能进食、进水，称为妊娠剧吐。

妊娠剧吐的原因尚未完全了解。一般认为可能与胎盘激素有关，其中主要是指人绒毛膜促性腺激素（HCG），因早孕发生的时间和胎盘分泌 HCG 功能旺盛的时期相符，再者又发现 HCG 水平与呕吐发生率也较一致，如葡萄胎和双胎孕妇的 HCG 的水平较高，而呕吐的症状也较重，当 HCG 水平下降后，呕吐也随之消失。但也有相当一部分孕妇不能用 HCG 水平解释，有些孕妇 HCG 水平较高，但没有发生呕吐，而另一些孕妇 HCG 水平不高但呕吐很剧烈。临床上往往见到精神紧张而敏感的孕妇，易发生妊娠剧吐。故又认为妊娠剧吐与精神类型、身体素质有关。

妊娠剧吐的临床表现，按其程度可分为轻度、中度和重度三类。轻度患者可有反复呕吐、择食、神疲头晕、大便秘结等，但体重、体温、脉率均无改变，尿酮体阴性。中度患者剧烈呕吐，不能进食进水，吐出物除食物、黏液外，甚至可有胆汁或咖啡色血水，并感全身乏力，明显消瘦，小便少，常出现酮体；同时，还有皮肤黏膜干燥、眼球凹陷、脉细弱而速（每分钟 100~120 次）等脱水、电解质紊乱和酸中毒的症状。重度患者血压下降，体温升高，尿中出现蛋白和管型，也可出现肝功能损害，如黄疸、嗜睡和昏迷，更有甚者会出现视神经炎和视网膜出血。

妊娠剧吐中医称之为“恶阻”“子病”“食病”“阻病”。主要病机是冲气上逆，胃失和降。脾胃虚弱者，受孕后经血不泻，冲气日盛，而冲脉隶于阳明，其气上逆则可犯胃，发生呕吐；脾虚不运者，痰湿内生，痰浊中阻引起恶心呕吐；脾胃不和者，素性烦躁易怒或抑郁不快，或兼胃气虚弱，受孕后阴血聚于下焦以养胎，以致肝血不足，肝气偏旺，肝居左主升，肝气升动挟冲气上逆犯胃而发生呕吐。

【方剂名称】 妊娠恶阻汤。

【方剂组成】 黄芩 20 克，陈皮、炒白芍、炒白术各 15 克，淡竹茹、生姜各 10 克。

【使用方法】 水煎服，每日 1 剂。

【方剂功效】 补脾、清热、降逆、和胃。是治疗妊娠恶阻的基本方。

【适应症候】

（1）胃虚型：呕吐清水或食物，脘腹胀闷，不思饮食，神疲嗜睡，舌淡，苔薄白。

（2）痰滞型：呕吐痰涎或黏沫，晨起尤甚，胸脘满闷，头晕且重，倦怠嗜卧，舌胖，苔白腻，脉滑。

（3）肝郁型：呕吐酸水或苦水，胸胁满闷，嗳气，叹息，头晕目眩，口苦咽干，舌暗滞，苔白，脉弦。

【方剂分析】 热清胎安用黄芩，脾健不坠选白术，竹茹化痰除烦，生姜健胃止呕，陈皮和胃调气，尤其白芍既能缓子宫之急，又能解除胃部之痉挛，全方共奏补脾、清热、降逆、和胃之效，妊娠恶阻自除。

【方剂加减】 脾虚者加党参、白术，气阴两虚加太子参、黄精，胃湿加苍术、藿香，胃虚者加砂仁、橘红，胃寒者加肉桂、吴茱萸，胃热者加黄连、蒲公英，虚热者加石斛、麦冬，胃逆加砂仁、丁香，吐甚者加龙骨、牡蛎，口渴者加乌梅、知母，痰滞者加茯苓、半夏，肝郁者加佛手、苏梗，失眠者加夜交藤、炒枣仁。

【画龙点睛】 治疗避免升散或重坠之品，半夏不伤胎，药少少给之，徐徐服下。

若引起水、电解质紊乱，宜中西医结合治疗。

【锦囊妙招】 陈皮、藿梗、黄芩、白术、川断、桑寄生各 10 克，苏叶、砂仁各 3 克。此方为清热安胎，健脾安胎，理气安胎，补肾安胎的综合方。对不孕症患者出现的恶阻效果最好。恶心呕吐者，徐徐服下生理盐水。

【验方荟萃】

方一：赵琛系列方。脾胃气虚型，香砂六君子汤加伏龙肝；脾胃阴虚型，用竹麦四君子汤（麦冬、竹沥）；脾胃虚寒型，服用生姜鸡肉汤，即生姜、伏龙肝（清液）、母鸡（去肠杂）一同炖煮；脾胃不和型，加味温胆汤去枳实加代赭石；痰湿困脾型，小半夏汤加茯苓、陈皮、藿香；气阴两虚型，生脉散合增液汤；痰湿内泛型，化浊安中饮，陈皮、法半夏、茯苓、藿梗、白豆蔻、大腹皮、鸡内金；脾虚胃逆型，孕吐汤，方剂组成有党参、白术、当归、白芍、姜半夏、茯苓、苏梗、砂仁、神曲；胃热上炎型，橘皮竹茹汤；胃阴不足型，半夏洋参汤，方剂组成有西洋参、法半夏、陈皮、柿蒂、大枣、生姜。

方二：《土单验方报》。炒川芎 10 克，水煎服，连服 3~5 剂。

方三：裴励斋《活人验方辑要》。党参、当归各 30 克，熟地黄 15 克，白芍、茯苓、白术、麦冬、陈皮各 9 克，砂仁、苏子、神曲各 3 克，一般 3 剂愈。若痛，则用和气散，厚朴、陈皮、桔梗、小茴、益智仁、藿香各 3 克，木香、砂仁、苍术各 1.5 克，水煎服，每日 1 剂。

【西医治疗】

（1）禁食 2~3 日，每日点滴葡萄糖液及林格液共 3 000 毫升，加入维生素 B_6、维生素 C，维持每日尿量 1 000 毫升，并给予维生素 B_1 肌内注射，酸中毒补充碳酸氢钠，低钾静脉补钾，营养不良给予氨基酸或脂肪乳。

（2）极个别患者经治疗不见好转，体温高达 38℃以上，脉率快于 120 次/分，持续黄疸或蛋白尿时，应考虑中止妊娠。

第七节　妊娠高血压综合征

妊娠高血压综合征简称“妊高征”，是孕妇在 20 周以后出现高血压、水肿、蛋白尿等症状，严重时出现抽搐昏迷，可伴有全身多器官功能损害或功能衰竭。

妊高征病因未能定论，迄今较公认的有母体对胎儿排斥的免疫学说，子宫胎盘缺血，肾素—血管紧张素—前列腺素系统平衡失调和神经内分泌因素等。

妊高征的基本生理变化是全身小动脉痉挛以及水钠潴留而导致心、脑、肾、肝、子宫、胎盘供血不足、组织缺氧，从而有相应的临床表现，甚至可导致弥漫性毛细血管内凝血。

诊断依据：孕 24 周以后情况。

（1）高血压：血压>130/90 毫米汞柱或与基础压相比，收缩压>30 毫米汞柱，舒张压>15 毫米汞柱。

（2）水肿：经休息6~8小时后，水肿不消退，或每周体重增加0.5千克。

（3）尿蛋白：尿常规有蛋白尿或尿蛋白尿定量>0.3克/24时，先兆子痫血压为>160/110毫米汞柱，蛋白尿（++）或者（+++），伴有水肿、头昏、胸闷、眼花等症状；子痫则伴发抽搐、昏迷。

妊高征的表现属祖国医学中的“子气”“子肿”“子烦”“子晕”“子痫”等范畴。孕妇素体脾气虚弱、脾阳不足，或水液不运，或阳虚水泛，导致水肿。脾肾虚而阴液受阻，或水不涵木或土虚木郁均可导致血虚肝旺，肝阳上亢。至妊娠晚期或分娩时，由于阴血聚以下，精血愈亏，孤阳失潜，经情绪激动或刺激，肝阳暴越，神不内守，肝风内动或气火夹痰蒙蔽清窍，乃致抽搐、昏迷为子痫。平素情感抑郁，气机不畅，加之妊娠血聚养胎，使气血运行和气机升降受阻，发生气滞血瘀。妊高征中气滞、阴虚、血瘀互为因果，而中心环节为瘀。治疗以消瘀为主，临床采用活血化瘀、理气行水、平肝潜阳、清热熄风等法以消除病因，恢复机体阴阳平衡，使妊娠正常进行。

【方剂名称】　降压方。

【方剂功效】　养肝血，益肾精，熄肝风。

【适应症候】　头晕目眩，心中满闷，多梦易惊，颧赤唇红，舌红，少苔，脉弦细数。

【方剂组成】　钩藤30克，炒白芍、炒川芎、杜仲、桑寄生各15克，夏枯草、广地龙、槐花各10克，炒白果仁5克，罗布麻叶3克，芹菜适量。

【使用方法】　水煎服，每日1剂。

【方剂分析】　炒白芍、炒川芎养肝血，杜仲、桑寄生补肾精，夏枯草、钩藤平肝熄风，炒白果仁、罗布麻叶降压降脂，广地龙、槐花、芹菜引上亢之血下行，诸药合用，滋阴潜阳，阴平阳秘，则血压平稳可期。

【辨证加减】　抽搐加羚羊角（1克冲服）、琥珀（冲服），水肿加白术、茯苓，肿甚加泽泻、车前子，腹胀加大腹皮，砂仁，目昏加桑叶、菊花，失眠加茯神、百合，神昏加竹沥、胆南星，口苦加牡丹皮、地骨皮。

【画龙点睛】　本病多由子肿、子烦、子晕发展而来，四者存在内在联系。精血亏虚是本，湿、火、痰是标。

【锦囊妙招】　证虚则补之，补虚不升压。水肿明显者合五苓五皮饮，烦躁明显者合大补阴丸。辅助检查了解心、肝、肾功能，血液浓缩扩充血容量，注意水及电解质平衡。监测胎儿情况，胎盘功能。必要时终止妊娠。

【验方荟萃】

方一：赵琛系列方。

（1）阴虚型，选加味一贯煎，桑寄生、白芍、丹参、石决明各20克，水煎服，每日1剂。

（2）血虚型，选四物僵龙汤，僵蚕、地龙20克，钩藤、水牛角各30克，水煎服，每日1剂。

（3）动风型，选止抽散，羚羊角1克，地龙、郁金、天竺黄各10克，琥珀（冲服）、黄连、胆南星各10克，水煎服，每日1剂。

（4）兼肿型，瘀胀汤，当归 24 克，白芍、炒白术、茯苓各 15 克，醋青皮、陈皮各 10 克，葶苈子 20 克，

方二：《妇科教材》系列方。阴虚火旺型，六味地黄汤加黑栀子、黄芩、杭菊花；肝热痰火型，丹栀逍遥散加菊花、黄芩、夏枯草；阴虚阳亢型，羚羊钩藤汤加龟板、桑寄生、金银花、夏枯草；脾虚肝旺型，全生白术汤加钩藤、夏枯草、绿豆衣。

【西医治疗】 镇静（地西泮 2.5~5 毫克，口服。每日 3 次）、解痉（25%硫酸镁 10 毫升溶于 25%葡萄糖液 10 毫升中，缓慢静脉注射，时间不少于 5 分钟）、降压（肼苯哒嗪 25 毫克溶于 5%葡萄糖 500 毫升中静脉滴注）、利尿（肺、脑水肿时双氢克尿噻 25 毫克，每日 2 次）以防子痫发生。

第八节 母胎血型不合

胎儿从父亲、母亲各接收一半基因成分，胎儿红细胞携带来自父体的抗原，表现为胎儿的血型不同于母体。红细胞进入母体的血液循环后，诱导母体的免疫系统产生抗体，抗体通过胎盘进入胎儿循环系统，结合胎儿红细胞，使胎儿红细胞被破坏，导致胎儿或新生儿发生溶血性疾病。

在我国最常见的是 ABO 血型不合，其次为 Rh 血型不合。轻型者，出生 1~2 日后出现贫血、黄疸、嗜睡等；重型者，可致流产、死胎或早产，或出生时即有贫血、全身水肿、肝脾肿大、肌张力松弛、黄疸与日剧增，甚至引起新生儿黄疸而致死，如幸免于死者，可留有发育不全、运动功能失调、听力障碍等后遗症。

本病在中医学中早有记载，属黄疸之“胎黄”或“胎疸”范畴。隋代巢元方《诸病源候论》中首先描述胎在胞中，其母脏气有热，熏蒸于胎，至生下小儿体皆黄，谓之胎疸也。黄病者轻，疸病者极重，并由湿热化火，迫热入营，黄疸加剧，患儿烦闹、惊叫、两目上吊、脉紧、甚至正气衰竭，化源欲绝，称之胎儿动风或急黄虚脱之证。

小儿胎黄以阳黄为主，辨证分型为湿热胎黄，邪毒胎黄，瘀血胎黄，脾湿胎黄，如病情急转可出现急黄虚脱或动风。治疗原则应以清热、化湿、解毒、疏肝、利胆、退黄为基本原则，佐以活血化瘀，健脾导滞。

【方剂名称】 圣愈减抗汤。

【方剂功效】 益气养血，扶正祛邪。

【适应症候】 既往有不明原因的多次流产、死胎或新生儿重度黄疸史等，应考虑母儿血型不合的可能，须进一步进行血型及血清特异抗体检查以确诊。ABO 血型不合者，母常为 O 型或 Rh 阴性血，而父及胎儿常为 A 型、B 型或 AB 型血。血型抗体测定，抗 A（或抗 B）达到 1∶64 为可疑，达到 1∶512 为高度可疑。羊水穿刺提示新生儿溶血症发生。B 超提示胎儿水肿，腹水、羊水过多。

【方剂组成】 黄芪 30 克，党参 20 克，木香、羌活各 5 克，当归、益母草、白芍、炒川芎各 10 克。

【使用方法】 水煎服，每日 1 剂。

【方剂分析】 溶血可能是中医的瘀血现象之一。当归对抗组胺作用显著，增加诱生干扰素的能力，增强免疫功能，抑制抗体产生，延长移植血管生存期，抗辐射、抗缺氧、抗过敏（解除支气管平滑肌痉挛，双向调节子宫平滑肌功能）。动物实验表明益母草有明显的抗 A、抗 B 抗体的作用；木香有抗组胺的作用；白芍双向调节 IgM 抗体和淋巴细胞增殖；川芎调整免疫系统，提高 γ 球蛋白及 T 淋巴细胞；羌活抑制血小板聚集。

【辨证加减】 湿热加茵陈、栀子。

【画龙点睛】 此方对免疫过强型不孕有特殊疗效。免疫过强多属气血不和。成药得生胶囊去羌活加柴胡，是因为柴胡有激活 T、B 淋巴细胞功能，增强细胞免疫、体液免疫，诱生干扰素，促进抗体合成的作用。

【西医治疗】 处理原则：孕期定期做抗体效价、B 超等检查，必要时及时引产（妊娠 33 周后新生儿有一定存活力）。对新生儿脐血做上述血液检查，了解新生儿的溶血程度。在整个孕期的孕妇和产后的新生儿，可用中西药，蓝光疗法等预防黄疸发生，阻止新生儿溶血的继续进展。被确诊为免疫性溶血的新生儿，如出现严重贫血、水肿、肝脾肿大，在出生后 72~96 小时血胆红素达 20 毫克/分升，常用换血疗法。目前国外已能采用宫内经脐带换血法。

第九节　胎位异常

在产科中除枕前位为正常胎位外，其余胎位均为异常胎位，胎位异常往往是造成难产的原因。常见胎位异常有臀位、横位（肩先露）、持续性枕后位及枕横位、面先露（颜面露）、额先露、胎头高直位、复合先露等，其中以臀位最常见，占足月分娩总数的 2%~4%。

臀位是以臀部或下肢为先露部，临床上以经产妇居多。分娩时，因胎儿最大的部分为胎头，胎臀小于胎头，当产道扩张不充分，产力不佳，胎头俯屈不良，或胎臀上举时，分娩发生困难，对母儿均有一定的危害性，使胎儿死亡率比枕前位高 3~8 倍。

现代医学对本病的病因不十分明确，可能与羊水过多、经产妇腹壁过松、胎儿在子宫腔内活动范围过大以及双胎、羊水过少、子宫畸形（如双角子宫、单角子宫、纵隔子宫）等因素有关；与骨盆狭窄、子宫肌瘤阻碍骨盆影响胎头进入骨盆入口，前置胎盘、胎足伸直等使胎儿衔接受阻，以及胎儿畸形（如脑积水、无脑儿）等因素也可引起胎位异常。

臀位的诊断，依据腹部检查，子宫呈纵椭圆形，胎体纵轴与母体纵轴一致，在子宫底部可触到硬而圆并有浮球感的胎头；在子宫下段，可触到较软、宽而不规则的胎臀，有时还可以触到胎足；胎心音在脐左或右上方听得最清楚。肛门检查，如先露尚未入盆，则盆腔内较空虚，触不到硬而圆的胎头，而能触到较软且形状不规则的胎臀，或触到胎足、胎膝。如肛查不清时可行阴道检查，当宫口已经扩张 2 厘米以上或胎膜已破，能触到胎儿臀部、外生殖器、骶骨、足或下肢。但有少数妊娠末期孕妇的腹壁过厚，胎头位置过高嵌于肋缘下，胎位不清，阴道检查也不能确诊，可用超声定位。

祖国医学本病见于“难产”或“产难”，其病机主要是气血虚弱与气滞血瘀；临床可见孕妇素体虚弱，正气不足，神疲肢软而无力促胎转正；或因平素过度安逸，或感受寒邪，寒凝血滞，气不运行，血不流畅，气滞血瘀；又因怀孕惊恐气怯，肝气郁滞，气机失畅，而致胎位不正。

【方剂名称】 麻牛圣愈去熟汤。

【方剂功效】 益气、养血、复位。

【适应症候】 胎位不顺。

【方剂组成】 升麻 3 克，川牛膝、黄芪、党参、当归、川芎各 10 克，炒白芍 12 克。

【使用方法】 水煎服，每日 1 剂。

【方剂分析】 胎位不正，应补气血，调气血，理升降，方能使颠倒之胎归为正位，而最重要的是补气血，故选补益气血的圣愈汤。圣愈汤去熟地黄，克服了凝腻之弊，益气能调气，养血能活血；升麻能升，牛膝能降，故不正则正。

【辨证加减】 腰痛加菟丝子、川断，骶坠加荆芥、桔梗。

【画龙点睛】 妊娠 8 个月服此为宜。空腹服，服后胎动比平时为甚。先小量服，若不复位，大量服。小量旨在调气，大量旨在补益气血。母体气血充盈，胎儿活动有力，胎位自然正常。

【锦囊妙招】 先服保产无忧散原方。歌诀：保产无忧方最奇，朴姜艾叶醋七分（2.1 克）宜，黄芪芥穗八分（2.4 克）量，酒归川芎钱半（4.5 克）齐，羌活甘草各五分（1.5 克），白芍二钱（6 克）酒炒宜，酒泡菟丝一钱（3 克）整，各药遵制不渍移，贝母一钱（3 克）药冲服，吃药之后力无抵。

经 B 超验证疗效，无效再服第二方。保产无忧方：黄芪 50 克，生晒参 10 克，山萸肉、桑寄生各 30 克，炒白术、桂圆肉、炒白芍、川断、金狗脊各 15 克。水煎服，连服 5~20 剂。

【验方荟萃】

方一：赵琛系列方。

（1）肾虚型：加味寿胎丸，桑寄生、菟丝子各 30 克，阿胶珠（烊化）12 克，川断 20 克，厚朴 6 克，水煎服，每日 1 剂，连服 3 剂。

（2）气血虚弱型：加味八珍汤，八珍汤加杜仲、黄芪。

（3）气血瘀滞型：加味佛手散，当归 6 克，炒白芍、炒白术、茯苓各 9 克，川佛手 15 克，水煎服，每日 1 剂，连服 5 剂。

方二：妊娠过期胎盘老化。过期饮子，当归、炒川芎、炒桃仁、红花、牡丹皮各 9 克，川牛膝、益母草各 15 克，水煎服，每日 1 剂，连服 3 剂。

方三：吴光烈系列方。当归、白芍、炒白术、茯苓、泽泻、川断、桑寄生各 9 克，川芎、苏叶、陈皮各 6 克，水煎服，每日 1 剂，连服 5 日。

方四：《土单验方报》。升麻 9 克，党参 3 克，水煎服，每日 1 剂，连服 5 剂。

【西医治疗】

（1）妊娠30周以前，因羊水较多，胎位多不固定，出现臀位日后多能自然转为头先露。如妊娠30周仍为臀先露者则应于矫正。矫正方法，胸膝卧位：孕妇排空膀胱，松紧裤带，肘、胸、膝着床，每日3次，每次15分钟，高血压者不宜做胸膝卧位。

（2）激光或艾叶灸至阴穴，在足小趾外侧甲角旁0.1寸（人身寸）处，每日1次，每次15~30分钟，5~7日为一个疗程。

（3）外倒转术：外倒转术常有脐带缠绕、胎儿宫内窘迫及胎盘早期剥离的并发症，威胁母儿生命。

第十节　羊水过多（子肿）

妊娠28周以后，羊水量超过2 000毫升或更多者，称羊水过多。羊水量在短期很快增加者称为急性羊水过多；若在较长时间内渐渐增加者称为慢性羊水过多。其病因尚未完全明了，可能与以下几个因素有关：

（1）胎儿畸形占羊水过多的18%~40%，以神经缺陷为常见，如脊椎裂、脑膜膨出（由于脑膜暴露在外使溶液增多）、无脑儿（缺乏抗利尿素而尿量增多），使母儿之间的水分交换发生障碍所致；胎儿食管或幽门梗阻、十二指肠闭锁妨碍吞咽羊水等。

（2）双胎妊娠、巨大胎儿、胎儿血循环障碍及梅毒胎儿等，亦经常与羊水过多并存。

（3）染色体异常。

（4）孕妇患有糖尿病时，常伴有羊水过多，可能因羊水中含糖增加，羊膜上皮受羊水中糖分刺激，分泌增多所致。孕妇患有妊娠中毒症或心肾疾病发生全身水肿时，可能并发羊水过多。

（5）胎儿水肿：母儿血型不合以及宫内感染所致的免疫性水肿有关。

（6）胎盘、脐带病变亦可导致羊水过多。

临床上依据B超检查确诊，一般羊水平段在6厘米以下，轻度过多8~11厘米，中度过多12~15厘米，重度16厘米以上。

祖国医学称之为“胎水肿满”。多因脾虚不能制水，水气不化，蓄于胞中所致；或肾阳虚，不能湿脾以致膀胱气化不利，水道不通，水湿停聚而诱发本病。治疗上多采用健脾补肾，升阳除湿为法。对于妊娠中毒症、心力衰竭并发羊水过多时，治疗方面要采取中西药结合，“标本兼治”的原则，全面用药治疗，不可因羊水过多而顾此失彼，导致不良后果。

【方剂名称】 白术归芎五皮汤。

【方剂组成】 炒白术、大腹皮各20克，当归、陈皮、桑白皮、茯苓各15克，炒川芎10克，生姜5克。

【使用方法】 水煎服，每日1剂。

【方剂功效】 补脾、调气、行水。

【方剂分析】 白术健脾安胎，脾健可运化多余之水。当归、川芎理血中气，气顺可行消多余之水，更配健脾、理气、行水之方五皮饮，则羊水过多病可除。

【辨证加减】 体虚加党参、黄芪，腹胀加砂仁、苏梗，肿甚加玉米须、车前子，不能平卧加苏子、葶苈子，血压高加夏枯草、桑寄生，肾阳虚加桂枝、川断、杜仲，肾阴虚加女贞子、山萸肉。

【画龙点睛】 子肿肿在头面，尿量少，或全身水肿；子气肿在下肢，尿量正常；子满，遍身肿，胀满而喘。食疗用黑木耳、赤小豆。

【验方荟萃】

方一：经验方。炒白术、茯苓、五加皮、绿豆衣、桑白皮、党参、生黄芪。肾虚加川断、杜仲、桑寄生，痰湿加天竺黄、毛橘红，气滞加香附、苏梗、川佛手、青皮。

方二：黄芪、当归、白术、云苓、川椒、防己、桂枝、川芎、泽泻、大腹皮、菟丝子、巴戟天、砂仁。

方三：术香五皮饮（五皮饮加白术、香附）。

方四：胃虚，加味平胃散（加大腹皮、葫芦巴、冬瓜皮）。

方五：腹胀，子气方（天仙藤、酒香附、陈皮、苏梗、大腹皮、当归、白芍）。

方六：鲤鱼头1个，水煎服（也可加当归、肉桂、陈皮、生姜、白术、白芍、茯苓，名曰千金鲤鱼汤）。

方七：冬瓜皮60克，煎汤服，每日1剂。

【西医治疗】 对于急性羊水过多，压迫症状显著，妊娠难以继续，或慢性羊水过多且胎儿畸形者，需要破膜引产。正常胎儿者，左侧卧位，减少饮水量，低盐饮食；吲哚美辛2.2~2.4毫克/（千克·日），分3次口服。

第十一节　羊水过少

足月妊娠羊水量少于300毫升，孕32周后B超检测最大羊水池深度小于2厘米，或羊水指数小于5厘米可诊断羊水过少。一般认为与胎儿泌尿系统畸形（肾缺如或尿路梗阻）、胎盘功能不良（高血压或过期妊娠导致胎盘老化、血管梗死）、胎膜早破、母体因素（脱水、血容量不足、吲哚美辛或利尿剂应用）等疾病有关。

【方剂名称】 来水汤（圣愈消渴五苓汤）。

【方剂功效】 益气养血，滋肾养阴，化气布津，活血化瘀。

【适应症候】 胎盘功能不良，胎动减少，胎膜早破阴道流液，腹部检查：宫高、腹围较正常孕周小；B超：妊娠晚期羊水池深度小于2厘米或羊水指数小于5厘米。

【方剂组成】 黄芪、玄参各30克，山药、苍术、茯苓、党参、当归、川芎、熟地黄、白芍、炒白术各15克，泽泻、木香、猪苓、桂枝各10克。

【使用方法】 水煎服，每日1剂。

【方剂分析】 本方是圣愈汤、消渴汤、五苓散的合方。羊水过少的病机是水液代谢失常，与气血虚弱，气血不和，津液不布密切相关。圣愈汤气血双补，使母健胎强；

参、芪补脾，使母、儿水液代谢的枢纽正常。消渴汤（黄山黑苍地，紫白女金丹）是祝谌予治疗糖尿病的有效方剂，功能益气健脾，养阴生津，活血化瘀，对糖尿病的多尿、口渴有效，用来使脾健津液能运，津生则羊水自多，内含“女金丹”乃减抗汤，通过活血化瘀，旺盛血液循环，减少免疫反应。五苓散是治疗肾蒸腾失职，膀胱不化气行水的方剂。气化正常，则津液能布，布散正常，羊水自旺。

【辨证加减】 胎位不顺加升麻、牛膝，脐绕颈加人参、山萸肉，夜尿多加益智仁、海螵蛸。

【画龙点睛】 水液代谢失常，自当补先天，养后天；肺宣降、脾运化、肾气化正常，则水液代谢正常；益气健脾，养血活血，母健胎安，羊水自多。再者，羊水过少的患者往往胎盘老化、血管梗死、血浆渗透压降低，脾肾同补，活、养结合，也是正确的治疗方法。

【西医治疗】 依据胎儿有无畸形、孕周数、胎盘功能及孕妇的安全状况决定。

第十二节　胎儿宫内发育迟缓

胎儿宫内发育迟缓亦称“胎盘功能不良综合征”，是指足月儿胎龄在 37 周以上，体重低于 2 500 克。

病因主要有母体营养不良、慢性疾病（贫血及心、脑、肾慢性病变，糖尿病，甲亢等）、母体中毒（理化刺激及药物中毒）、母体本身（子宫畸形、肌瘤压迫、手术瘢痕等）因素；或感染风疹、疱疹、巨细胞、弓形体、支原体、衣原体、艾滋病等；其他如遗传、激素失调、免疫等原因也可导致子宫血液流变学改变，胎盘灌注障碍等。

依据新生儿的表现分为三种类型：一是胎盘功能不良造成的外因性不均称型，多因妊高征及其他慢性病所致，表现为体重不足，其他正常；二是叶酸、氨基酸等缺乏造成的外因性均称型，体重、身长、头围均小，脑细胞减少及智力障碍；三是基因、染色体异常，病毒感染，理化刺激引起的内因性均称型，表现为体重、身长、头围均小，胎儿窒息、畸形儿、预后不良。该病的诊断依据是子宫底高度、孕妇体重、超声检查、胎动次数（12 小时胎动在 10 次以下）、尿 E3 测定等。

中医称为“胎萎不长”，多由气血虚弱、宫冷寒甚引起。

【方剂名称】 牡椒十全大补汤。

【方剂功效】 益气养血，温补脾肾。

【适应症侯】 胎儿宫内发育迟缓。

【方剂组成】 黄芪 30 克，党参、牡蛎各 20 克，白术、白芍、茯苓、当归各 15 克，川芎、熟地黄、肉桂、川椒、甘草各 10 克。

【使用方法】 水煎服，每日 1 剂。

【辨证加减】 脾胃虚弱加山药、神曲，肾阳不足加巴戟天、覆盆子，胃气上逆者加砂仁、半夏。

【画龙点睛】 补先天，养后天，温胞宫，壮胎骨为治疗大法。

【锦囊妙招】 多吃鸡肉、羊肉。

【西医治疗】 娩出前认真监护，娩出后，及时清理上呼吸道，保温，预防感染，低血糖、低血钙者按早产儿喂养和护理。

第十三节 妊娠并发症

一、妊娠合并上呼吸道感染（子冒）

上呼吸道感染对胚胎的不良影响主要在妊娠早期，病毒进入血液，到达胎盘而影响胎儿发育，主要有风疹病毒、单纯疱疹病毒、巨细胞病毒、水痘病毒、带状疱疹病毒等，病毒干扰胎儿器官发育，造成先天性心脏病、唇腭裂、脑积水、无脑儿或小脑畸形，尤其是风疹，造成先天性白内障或先天性耳聋。妊娠中晚期，造成先天性疾病的机会减少，但高热和毒素刺激可引起子宫缺氧造成死胎、流产、早产。

【方剂名称】 槟榔菊丁达原饮。

【方剂功效】 清热、解毒。

【适应症候】 头痛，身痛，咽喉肿痛，咳嗽，流鼻涕，稀或稠，白或黄，舌红，脉数。

【方剂组成】 槟榔、野菊花、厚朴、草果仁、甘草各10克，紫花地丁、黄芩、白芍、知母各15克。

【使用方法】 水煎服，每日1剂。

【方剂分析】 槟榔、野菊花、紫花地丁药理作用见内科部分。达原饮是治疗瘟疫的主方。黄芩、槟榔、知母、白芍、厚朴、草果仁、甘草均有抗菌作用，黄芩偏于抑毒安胎，槟榔偏于杀虫解毒，知母偏于解热安神，白芍偏于镇痛缓宫，厚朴偏于治胃杀菌，草果偏于止咳止呕，甘草能够应激（妊娠早期不用）。全方菌毒同治、表里同治、肺胃同治、治病与安胎并举。

【辨证加减】 发热加秦艽（安胎）、前胡，咽痛加栀子。

【画龙点睛】 禁用解表药蝉蜕，清热药贯众（缩宫）、红藤（大量）、败酱草、射干、马齿苋、重楼、白花蛇舌草、漏芦、牡丹皮、赤芍，补益药甘草（类糖皮质激素作用）、蜂蜜（通便）、补骨脂（抗着床），其他慎用药还有虎杖、麦芽、神曲、姜黄、川芎、穿山甲、胖大海、白果仁、蒺藜、地龙、大黄等。

【西医治疗】 若有细菌感染，可选用敏感抗生素。忌用阿司匹林、扑热息痛、苯海拉明、糖皮质激素等。

二、妊娠合并支气管炎（子嗽）

妊娠期间，咳嗽不已，谓之“子嗽”。

【方剂名称】 五九止咳饮。

【方剂功效】 止咳、化痰。主治各种类型的咳嗽。

【适应症候】 阴虚肺燥型：干咳无痰，甚至咳嗽带血，口干咽燥，手足心热，舌红，少苔，脉细数。痰火犯肺型：咳痰不爽，痰液黄稠，苔黄腻，脉滑数。

【方剂组成】 紫菀、百部各 12 克，炒杏仁、五味子各 15 克，九香虫、木蝴蝶、甘草各 10 克。

【使用方法】 水煎服，每日 1 剂。

【方剂分析】 五味子止嗽痰且滋肾水，九香虫止咳喘能消痞积，紫菀、百部、杏仁、木蝴蝶、甘草乃止咳圣药，不论寒、热、虚、实之咳嗽皆能取效。

【辨证加减】 风寒加荆芥、防风，风热加黄芩、川贝母，阴虚加麦冬、玄参，血虚加阿胶、白芍，痰多加半夏、陈皮，肺热加桑白皮、地骨皮，肺燥加百合、百部，脾虚合参苓白术散，肾虚合寿胎丸，阳虚加白胡椒、艾叶。

【锦囊妙招】 鸡蛋 1 枚与川贝母粉 10 克搅匀，香油 50 克，油炸后服用，连服 3~6 日。

【画龙点睛】 与内科病治疗方法相似，与安胎药结合，热者清之，寒者温之，虚者补之，实者慎泻。肺不虚不咳，脾不虚不久咳，肾不虚不咳不喘。

【验方荟萃】 参苏饮：党参、苏叶、陈皮、炒枳壳、醋柴胡、姜半夏、葛根、木香、桔梗、茯苓、醋香附、生甘草。

三、妊娠合并传染性病毒性肝炎

妊娠合并传染性病毒性肝炎（简称“传肝”）不仅严重危害孕妇，也累及胎儿。根据流行病学的特点，主要有甲型肝炎及乙型血清型肝炎，后者多为亚临床型或隐匿型，易被漏诊，但其危害较大，应引起重视。妊娠后全身代谢免疫功能的变化，使传肝发展为重型肝炎较非孕者多，死亡率也高。死亡的主要原因是肝性脑病、产后出血和上消化道出血，同时易发生流产、早产、死胎及新生儿死亡。

临床诊断：有与肝炎患者接触史，或有输血或注射血液制品史；孕妇出现不明原因的乏力、纳呆、厌油、恶心、呕吐、黄疸等症状，伴有肝区痛，肝脾肿大有压痛；转氨酶增高，乙肝表面抗原阳性，尿胆红素阳性。重症肝炎患者可出现高热、寒战、黄疸，肝浊音界明显缩小，甚至出现腹水和转氨酶下降，而胆红素升高的胆酶分离现象。

妊娠合并传染性病毒性肝炎病因病机是胎内积热，与疫毒湿热蕴积而成邪，湿热伤及脾胃，中焦热郁于里，不得外泄，内扰肝胆，液溢于全身而卒然发黄；热毒甚者津液耗伤则见高热、烦渴；热毒内陷营血，血结瘀阻上扰心包，以及肝风内动、风火相煽，则神昏谵语；热毒内犯营血，迫血妄行，则见衄血、便血、紫癜。本病中无黄与阳黄相比较，两者湿热程度轻重有别，无黄轻而阳黄重；热浸渍瘀阻深浅也不同，无黄偏于气分，阳黄偏于血分。治疗原则：无黄以清热利湿，佐以和中或疏肝，和解少阳；黄疸型则以清热利湿，利胆退黄，或清热解毒，凉血滋阴，散瘀活血并用。

【方剂名称】 退黄汤。

【方剂功效】 清热，利湿，和胃，退黄。

【适应症候】 妊娠期目黄、身黄、小便黄，多伴发热、口渴、纳呆、恶心，衄血或便血，重者昏迷。

【方剂组成】 茵陈、败酱草各30克，薏苡仁、车前子（另包）、白茅根各20克，苍术、焦三仙、杏仁各15克，大黄、黄芩、黄柏、栀子、厚朴、白蔻仁各10克（后下），干姜5克。

【使用方法】 水煎服，每日1剂。

【方剂分析】 有故无殒。三黄清热利胆，三仁去湿和胃，三仙增进饮食，平胃消痞去满，茵陈、败酱草抗肝炎病毒而降酶降絮，车前子、白茅根因利水作用而引黄尿出，佐温药以制群寒药之偏，合胃药防伤中气之弊。

【辨证加减】 安胎加桑寄生、白术，气虚加黄芪、党参，血凝加三七、郁金。

【画龙点睛】 有故无殒。佐温药以制群寒药之偏，合胃药防伤中气之弊。

【西医治疗】 处理原则是休息、隔离、饮食和保肝治疗，预防并警惕妊娠期肝功能恶化。一旦发生重症肝炎，应积极抢救，防治肝性脑病、弥漫性毛细血管内凝血、急性肾功能衰竭，预防感染，纠正水及电解质紊乱，适时中止妊娠，防治产后出血。

四、妊娠合并肝内胆汁淤积症

妊娠合并肝内胆汁淤积症（ICP）是妊娠期特有的疾病。表现为妊娠期出现皮肤瘙痒、黄疸，再次妊娠有复发倾向。本病与种族及遗传有关，故又称妊娠特发性黄疸。国外报道发生率为0.5%~1%，近年来国内发生率为2.3%~3%，说明对本病的认识有所提高。

本病病因尚不清楚，大多数学者认为，由于妊娠中晚期血雌激素、孕酮含量增高，抑制葡萄糖醛酸转化酶的活性，结合胆红素升高。也可能是由于肝细胞部分细胞器受累，排泄功能障碍，肝内胆汁淤积，血中非结合型胆红素积聚而出现黄疸，显著增多的胆盐刺激引起皮肤瘙痒。

肝穿刺活组织检查可见肝小叶中心区毛细血管内有胆汁淤积及胆栓，一般肝细胞无明显的炎症。胎盘、绒毛板、羊膜有胆盐沉着，滋养细胞肿胀，数量增多，绒毛基质水肿，绒毛间隙小，因而导致胎盘血流灌注不足，胎盘、胎儿缺氧，围产儿发病率及死亡率增加。

本病常见于妊娠晚期，主要表现为皮肤瘙痒，数日后黄疸发生。可见皮肤及巩膜轻度黄染，尿呈茶色，而粪便呈陶土色，上述症状随孕期增加而加重，往往在产后1~2周内症状渐自消失。部分孕妇有食欲减退、恶心、呕吐、乏力、便秘等症状。通过肝功检查，谷丙转氨酶可轻度升高，血胆红素、胆酸增加，尿胆红素阳性，其他肝功指标在正常范围内。

鉴于ICP特点，处理原则为对症处理，以缓解症状，防治产后出血。孕期进行严密的胎儿、胎盘功能监护，及时终止妊娠，降低围产儿死亡率。

从ICP的临床征候看，应属中医“黄疸”范畴，根据辨证属阳黄。妊娠期经血不再外泄，气血聚以养胎，形成阴血偏虚，如素体脾虚肝郁，孕后脾精不布，反聚以湿，肝失疏泄，气郁蕴积化热，温热熏蒸肝胆，迫使胆液外泄，浸渍肌肤而见黄疸、皮肤瘙痒。更有甚之，热毒内蕴，侵入营血，致皮疹更明显，并伴鼻衄、心烦、舌红绛、苔薄。本病的治疗，古人以“诸黄家，但利其小便，便秘者攻之，溺涩者利之，二便利之，清解之”为大法。故目前本病的中医治疗则以清热、利湿、攻里、利尿为主，临床取得较满意的效果。

本病治疗可参照“妊娠合并传染性病毒性肝炎”。

五、妊娠合并尿路感染（子淋）

妊娠期间，小便频数，点滴而下，灼热刺痛者，乃尿路感染所致。祖国医学称“子淋”。

【方剂名称】三金槐米五苓散。

【方剂功效】化气行水，解毒通淋。

【适应症候】尿频、尿急、尿痛，口渴喜冷饮，舌红，少苔，脉细数。心火亢盛者面赤心烦，甚则口舌生疮。湿热下注者胸闷食少。

【方剂组成】金钱草20克，槐米30克，海金沙、醋郁金、茯苓、泽泻、猪苓、炒白术各15克，肉桂5克。

【使用方法】水煎服，每日1剂。

【方剂分析】肾蒸腾气化失职，下焦水气不化，阻碍气机，导致尿痛、尿急、尿频，是子淋发生的内在因素，毒邪逆行侵入是子淋发生的外部条件。选五苓散补脾、化气、行水，乃治病之本；选槐米、金钱草、海金沙清热、解毒、利尿，乃驱邪之源；郁金解郁，气血顺而痛自失。此方标本兼治，病愈后不易复发。

【辨证加减】心烦加麦冬、竹叶，舌糜加苦参、土茯苓，疼痛加白芍、甘草，血尿加琥珀、大黄，病重加虎杖、重楼，气虚加党参、黄芪，肾虚加川断、狗脊。

【画龙点睛】肾蒸腾气化失职，选五苓散化气行水。

【锦囊妙招】柳树皮、鬼针草各适量煎汤服。

六、妊娠胸腹胀痛（子悬）

喘促急迫，不能忍受，成“胎上迫心”，即“胎气上逆”，古书称为“子悬”。

【方剂名称】五理汤。

【方剂功效】调气，治痞。

【适应症候】妊娠期间出现严重的胸腹胀满，甚至喘急疼痛，坐卧不安者。

【方剂组成】苏梗40克，陈皮、大腹皮各20克，砂仁、炒枳壳各10克。

【使用方法】水煎服，每日1剂。

【方剂分析】理肺宽胸紫苏梗，理脾醒胃陈皮，理肝调气炒枳壳，理肠整胃大腹皮，理肾安胎砂仁。

【辨证加减】心热加黄芩、竹茹，痰湿加栝楼、茯苓，食滞加神曲、厚朴，胃脘痛（迫心）加沉香。

七、妊娠心烦（子烦）

妊娠期间，孕妇出现时时烦闷不安，抑郁不乐，心悸胆怯，烦躁易怒等症，称为“妊娠心烦”，古称“子烦”。

【方剂名称】 新逍遥散。

【方剂功效】 疏肝、安神。此是治疗子烦的基本方。

【适应症候】 痰火型：心烦胸闷，心悸胆怯，恶心，吐痰，苔黄腻，脉滑数。肝火型：心烦易怒，头晕目眩，胁胀咽干，舌红，脉弦。虚火型：心中烦闷，午后潮热，口干咽燥，渴不多饮，舌红，脉细数。

【方剂组成】 柴胡 6 克，茯神、丹参、百合各 20 克，麦麸（包煎）50 克，合欢、夜交藤、杏仁、川芎各 15 克。

【使用方法】 水煎服，每日 1 剂。

【辨证加减】 痰火加竹沥、黄芩、橘红，肝火加栀子、黄芩、麦冬，阴虚加竹茹，知母、麦冬，气虚加党参、黄芪、陈皮，心惊胆怯加人参、麦冬、桂圆肉。

【画龙点睛】 寐则神安。

【锦囊妙招】 青竹茹 30 克，煎汤服。

【验方荟萃】 裴励斋《活人验方辑要》：党参、茯苓、麦冬、生地黄、黄芩、知母、甘草各 3 克，竹茹 1 团，水煎空腹服。

八、妊娠腹痛（胞阻）

这里讨论的妊娠腹痛病是胞脉阻滞所致，因此又称“胞阻”。

妊娠合并消化性溃疡、急性阑尾炎、急性胆囊炎、胆石症、肠梗阻、泌尿系统结石均可引起腹痛。妊娠急性阑尾炎误诊率高，流产、早产率大，因此主张立即手术。胆囊炎、胆石症主张保守治疗，控制饮食，禁水、食，解痉、止痛，高糖、高蛋白、高维生素、低脂肪饮食，必要时胃肠减压。泌尿系统结石及肠梗阻者处理原则与非妊娠期同。

【方剂名称】 减味四五汤。

【方剂功效】 益气养血，化气行水。

【适应症候】 妊娠小便闭而不通，或间有数滴，小腹胀满而痛，坐卧不宁，神倦懒言，舌淡，苔白，脉虚。

【方剂组成】 当归、炒川芎各 10 克，炒白芍、茯苓、泽泻、炒白术各 15 克，艾叶适量。

【使用方法】 水煎服，每日 1 剂。

【辨证加减】 先兆流产加桑寄生、川断、菟丝子，心烦加麦冬、知母、麦麸，恶阻加竹茹、枇杷叶、石斛，胎萎不长加黄芪、枸杞子、当归，小便痛加槐米、石韦、土茯苓，水肿加黄芪、猪苓、车前子。

【画龙点睛】 属气虚血少，膀胱不能化气行水所致，宜气血双补为主，祛痰利气为辅，气行则膀胱开，血行则膀胱利。

【锦囊妙招】

（1）胡椒 5 克，芒硝、小茴、桂枝各 15 克，薤白、乌药各 15 克，葱须适量，以上共捣如泥，外敷患处。

（2）选八珍汤加姜半夏、陈皮、良姜，一般 1~3 剂即可收功。

【验方荟萃】

方一：肝气郁结型，逍遥散去薄荷、生姜加苏梗。出血加旱莲草、白芍炭、鱼鳔珠，大便干加草决明、肉苁蓉、蒸首乌，痰湿郁闭型，二陈汤加苏梗、桔梗、枳壳、白术。

方二：裴励斋《活人验方辑要》。

（1）脾肾虚弱者，党参、白术、熟地黄各30克，扁豆、山药、山萸肉、杜仲各15克，枸杞子6克，炙甘草3克，水煎服，每日1剂。

（2）气滞血瘀者，顺气散。草果1个，元胡、五灵脂、没食子各3克酒引，水煎服，每日1剂。

九、妊娠咽痛

升麻3克，桔梗6克，水煎服，每日1剂。

十、妊娠乳痛

（1）皂角1个，烧灰存性，酒送下。

（2）陈皮30克，白芥子15克，水煎服，每日1剂，连服3日。

十一、妊娠腹胀

大腹皮、青皮、桑白皮、五加皮、姜皮各9克，水煎服，每日1剂。

十二、妊娠腰痛

公猪腰子2个，食盐2克，蒸熟焙干蜜丸，每次9克，空腹开水送下。

第五章　产后病

第一节　概　　述

产褥期内，产妇发生与分娩或产褥有关的病症，称为产后病。产后三病：痉、郁冒、大便难。产后三冲：冲心、冲肺、冲胃。产后三急：呕吐、盗汗、泄泻。产后三审：腹痛、大便、乳汁。产后三禁：大汗、竣下、利小便。

多虚、宫瘀为产后病的主要特点。补益气血是治疗产后病的基本原则。以补益气血为主，开郁勿过耗散，化瘀不宜过量，消导必须扶脾，清热勿过苦寒，辛温不要过汗，补虚不滞邪，攻邪不伤正。产后病的代表方剂为参芪益枳生化汤，补气血药量要大，活血药量要小，味要少。恶露不净，要逐瘀。

产后不论何症，多属气血不足，阳气虚弱。头痛不能用解表药，腹痛不能用寒凉药，胁痛不能用疏肝药，腹胀不能用消导药，呃逆不能用降气药，水肿不能用利水药，发热不能用退热药，拘挛不能用除风药，便秘不能用泻下药，乳少不能纯用通乳药，幻视、狂言不能单用镇静药。

第二节　产后恶露不绝

正常情况下，产后3周恶露即净，若超过3周仍不净，则为产后恶露不绝。生产后恶露不绝的原因很多，如子宫内膜炎，部分胎盘、胎膜残留，子宫肌炎或盆腔感染，子宫黏膜下或肌壁间肌瘤，子宫肌腺瘤，子宫过度后倾、后屈，羊水过多，胎盘过大等。子宫收缩无力影响子宫复旧，也可导致恶露不绝。

诊断方法：注意分娩中有无宫腔内操作，胎盘、胎膜是否经过检查，子宫复旧情况如何。必要时做诊断性刮宫，刮出物送病理检查。刮宫也是一种治疗。治疗方面尚可使用子宫收缩剂，以促进子宫收缩。有炎症可使用抗生素。

恶露为血所化，产后气血两虚或瘀血停留均可导致恶露不断。产妇体质虚弱，气阴不足，产时失血耗气，正气愈虚；或产后操劳过度，劳倦伤脾，气虚下陷，不能摄血；或因产后感受热邪，或肝郁化热，以致热扰冲任，迫血下行，导致恶露不止。产后胞内瘀血停留或胞脉空虚，寒邪乘虚入胞，与血相搏，瘀血内阻，血不归经，以致恶露淋漓，日久不尽。

治疗应着重补虚和祛瘀，补虚应以补益气血为主，祛瘀当配合理气药，取气行则血行之意。产后子宫内膜炎等生殖系感染而致恶露不止者，使用清热解毒法，不可拘泥于“产后宜温”之说。此外，收敛止血也不可忽视，可与活血化瘀法配合应用，通中有守，相辅相成。恶露止后，常用益气养血药，以强壮体质，恢复健康。

【方剂名称】 参芪益枳生化汤。

【方剂功效】 益气养血，活血逐瘀。本方是治疗产后一切疾患的基本方剂。

【适应症候】 分娩3周后，恶露量或多或少，色或淡红或深红，或有血块，或有臭味或无臭味。多伴有腰酸痛，下腹坠胀疼痛，有时可发热、头痛、关节酸痛等，妇科检查发现子宫复旧不良。

【方剂组成】 黄芪50克，益母草、炒枳壳各30克，党参20克，当归24克，炒川芎、炒桃仁各12克，炮姜2克，炙甘草10克。

【使用方法】 黄酒、童便各半煎服，每日1剂。

【方药分析】 当归补血活血，祛瘀生新为君；川芎、桃仁行气化瘀为臣；姜、酒、童便温经、散寒，下行为佐；甘草调和诸药为使。产后多虚，故加党参、黄芪，产后多瘀，故加益母草、枳壳。

古人用姜，细致入微，治呕者姜汁，如新加黄龙汤；和胃者煨姜，如逍遥散；温中者干姜，如理中丸；利水者姜皮，如五皮饮；本方用炮姜，入血散寒、温以止痛也。

【辨证加减】 瘀热加虎杖、重楼，湿热加土茯苓、薏苡仁，纳呆加白豆蔻、佩兰，少腹空坠加人参、升麻，腹冷加肉桂、艾叶，发热加大黄、芒硝，恶露日久不止加地榆炭、血余炭，人流后加马齿苋、贯众，烦躁不安加灯心草，惊悸不安加炒枣仁，口舌干燥加五味子，大便秘结加肉苁蓉，伤食加二丑，伤面食加生建曲，伤肉食加焦山楂、生山楂，伤菜食加广藿香、食盐，风寒咳嗽加杏仁、桂枝，风热咳嗽加天花粉、陈皮，体虚咳嗽加天冬、栝楼仁，头痛加双钩丁、全虫，小便清长加益智仁，恶露不绝加生三七，体倦、气促、汗出，为脱证，加人参，带下量多加生龙牡、乌贼骨，腹痛者喝姜汤，热敷关元穴，酌加附子、姜。

【画龙点睛】 产后无实证、新产多瘀证或产后多寒症，宜益气、养血、温阳，生化汤有养血、化瘀、温阳三种作用，称为“血块圣药”。本方据证加味，或逐瘀，或益气，或解表，或安神，或消食，或宽胸，或止泻，仅此一方，变化无穷。

【锦囊妙招】 生化汤加荆芥、苏叶名为荆苏生化汤，用于产后发热；加荆芥、乌梅、蒲黄名为生血止崩汤，用于产后血崩；加人参、茯神、柏子仁、益智仁、陈皮名为安神生化汤，用于气血虚而神魂无依的妄言妄见；加党参、白术名为消食生化汤，用于产后伤食不消化；加木香、陈皮名为宽胸生化汤，用于产后生气致胸膈满闷；加肉桂、茯苓、泽泻名为止泻生化汤，治产后腹泻。

【验方荟萃】

方一：气虚，补中益气汤加益母草、炒枳壳。血瘀，生化汤加肉桂、益母草、贯众炭。血热，保阴煎加益母草、旱莲草。

方二：湿热，红藤汤。红藤、败酱草、白花蛇舌草各30克，贯众20克，蒲黄、牡丹皮、栀子各10克，水煎服，连服5剂。

方三：瘀热，缩宫生化汤。炒枳壳、益母草各30克，重楼15克，虎杖根20克，刘寄奴、当归、炒川芎、炒桃仁各10克，炮姜炭5克，生甘草10克。

方四：气血虚弱，参芪蒲灵生化汤。生化汤加党参、黄芪、熟地黄、蒲黄、五灵脂。

方五：马勃1个，红糖30克，沸水500毫升，沏茶喝，每日1次。

方六：炒山楂30克，童便煎服，每日1剂。

方七：宫缩无力，参附汤。

方八：胎盘滞留，生化汤加人参、益母草。

方九：针刺三阴交、足三里、合谷。

【附】 谈谈“生化汤”

“生化汤”出自清代《傅青主女科》，因此方有生新化瘀之功而得名，病家、医家皆视其为产后圣方。

处方如下：当归24克，酒川芎9克，益母草3克，桃仁（去皮尖）14枚，炮姜1.5克，炙甘草1.5克。

方剂分析：当归补血活血为君，量宜大勿小；川芎理血中之气，桃仁行血中之瘀，芎仁为臣，量宜适中，过则伐气动血，欠则行活不足；炮姜入营血为佐药，助归草以生新，佐芎仁而化归，量微为宜；益母草引药达胞，炙甘草调和诸药，适可而止。

煎药方法：傅氏用黄酒童便各半煎服，旨在养阴除热，引败血下行。添水2碗，煎至1碗，常开两剂，将两剂之药渣合煎为第三料，于4小时内相继服完。君药当归对子宫似有“两向性”的作用，其水溶性、非挥发性、结晶性成分能兴奋子宫肌，使收缩加强，故煎时宜稍久，旨在缩宫逐瘀；反之煎时短暂，所含挥发油能弛缓子宫肌，影响逐瘀；临床验证，添水2碗，煎至1碗，实乃恰到好处。

用药注意：产后受寒，胞宫有瘀乃本方之适应证。大凡产后7日以内多瘀，用之为宜；7日以后多虚，应扶正为主，用此宜慎；大凡产后发热恶寒，恶露不止，是热瘀证，勿用此方。

第三节 产后腹痛

产后腹痛又称“儿枕痛”，多见于经产妇，尤其是急产以后。若发生在产后1~2日内，哺乳时特别明显，乃子宫收缩引起。气血虚弱，寒气凝滞是其病因病机。参照“产后恶露不绝”的治疗方法。若是胃寒痛，用温法。

【方剂组成】 当归、川芎、吴茱萸、酒白芍、独活、黑姜、肉桂、细辛各3克，水煎服，每日1剂。

第四节 产后发热

产后24小时至10日，体温达到或超过38℃者，称之产后发热。

最多见的产后发热是由产褥期生殖系统感染所导致，如会阴裂伤或会阴切开伤口感染、子宫颈炎、子宫内膜炎、子宫肌炎、盆腔结缔组织炎、输卵管炎、盆腔腹膜炎及栓塞性静脉炎等。

发热、腹痛和异常恶露是其最主要的临床表现。可依靠临床症状、体征及妇科检查、血常规、血培养和后穹隆穿刺等进行确诊。

另外，泌尿系统、乳腺以及呼吸系统感染也易引起产褥期发热。

中医认为产后发热主要是产后气血骤虚，复感外邪，邪热与血瘀互结，结聚于胞宫。或是下焦有瘀血停留，挟热而起。也有产后百脉空虚，腠理不密，卫外之阳不固，以致风寒之邪乘虚袭入，营卫不和而致外感发热。还有由于产时失血过多，阴阳暴虚，阳无所附，以致阳浮于外的血虚发热。

【方剂名称】　荆苏益桃归芎汤。

【方剂功效】　养血逐瘀，调和营卫。

【临床症候】　病因不同，表现不同。产道感染表现为发热，头痛，寒战，局部红肿，或恶露增多，混浊而有臭味，或恶露不多，子宫有压痛；盆腔炎表现为下腹痛，盆腔组织压痛；腹膜炎表现为腹肌紧张，压痛、反跳痛；尿路感染，可见尿频、尿急、尿痛、肾区叩痛、小腹坠痛等；乳腺炎，局部有红、肿、热、痛或脓肿等体征；呼吸系统感染则有鼻塞、咽痒、咳嗽、头痛、关节痛等症状出现。

【方剂组成】　益母草 30 克，当归 15 克，桃仁、川芎、甘草各 10 克，荆芥、苏叶各 6 克，炮姜 2 克。

【使用方法】　水煎服，每日 1 剂。

【辨证加减】　感染病毒加虎杖、槟榔，感染菌毒加地丁、重楼，尿路感染加槐米、郁金，乳腺炎症加蒲公英、金银花，风热感冒加木蝴蝶、连翘，便干漏臭加大黄、芒硝，气虚加黄芪、党参，血虚加当归、白芍，营卫不和加芍药、桂枝，汗多加龙骨、牡蛎。

【锦囊妙招】

（1）大黄 15 克，血竭、红花各 3 克，共为细末，此为 1 日量，分 2 次，黄酒冲服，连用 2 日。

（2）大黄 30 克，血竭、朱砂各 9 克，共为细末，用铜盆将米醋熬糊，与上药为丸，每次 9 克，每日 3 次，开水冲服。

（3）大黄、二丑各 15 克，血竭 3 克，红花 1.5 克，以上共为细末，分早、晚两次，黄酒冲下。

【画龙点睛】　产后无实证，新产多瘀证，治宜补血、活血、逐瘀血为主。邪毒于下者，鱼腥败酱虎楼汤；时邪于上者，气虚参苏饮、血虚银翘散；瘀热荆苏益桃归芎汤。对邪毒于下者，药要用够，量要用足，必要时中西医结合治疗。

【养生保健】　产妇应采取半卧姿势休息，注意外阴清洁。同时注意补充营养和维生素，保持水、电解质平衡。

【验方荟萃】

方一：产道感染，五味消毒饮合失笑散，酌加鱼腥草、败酱草、益母草、牡丹皮、桃仁，少腹剧痛应配合生化汤。

方二：产后感冒，生化汤加荆芥、防风、苏梗、葛根各 3 克，钩藤 5 克，水煎服，每日 1 剂。

方三：血虚发热，八珍汤去川芎。阴虚发热，生化汤加何首乌、熟地黄、山萸肉。高热不退加羚羊角、鲜竹沥、玳瑁。

方四：月间疾，大黄 15 克，血竭 3 克，红花 1.5 克，共为细末，黄酒下。

方五：单方，老蜂巢适量，焙干研为细末，红糖水冲服，连服 15 日。

【西医治疗】 根据细菌培养结果和药敏试验，选择敏感抗生素，并注意厌氧菌感染的可能性。重症病例可少量多次输血，高热时可采取物理降温，尿路感染者应多饮水，结合尿培养结果选择抗生素。

第五节　产褥中暑

产褥中暑，即“产后郁冒”，指的是产妇在高温、高湿环境下，体内产热不能及时散发引起的急性热病。本病由产后体质虚弱，又逢夏季室温过高，湿度过大而引起。

产妇亡血多汗，血虚津伤，阳气独盛于上，复因感寒邪，气机壅塞，上焦不通，胃气失和，津液不足，因而见发热、呕吐、汗出、便秘，甚则眼黑、头眩、神昏口噤、昏不知人。

【方剂名称】 汗证汤。

【方剂功效】 益气、固表、敛肝。主治产褥中暑、产后自汗、产后盗汗。

【适应症候】 先兆症状是大量出汗、四肢乏力、口渴头晕、眼花、胸闷、心悸。之后发热（可达 40℃以上），水、电解质代谢紊乱（如恶心、呕吐、胸闷），神经功能障碍（如头剧痛，重则昏迷、谵妄、抽搐），面色潮红，血压下降。

【方剂组成】 煅龙骨、煅牡蛎、生黄芪、山萸肉、麦麸各 30 克，党参 20 克，炒白术、炒白芍、五味子各 15 克。

【使用方法】 水煎服，每日 1 剂。

【方剂分析】 汗出不止乃肺虚，谓土不生金。参芪术培土生金，补脾益肺为主。加敛肺之五味子，敛肝之白芍，敛肾之山萸肉为臣。煅龙骨、煅牡蛎收涩止汗为佐，麦麸为麦之外皮，除引药直达病所汗孔外，还可宁心安神。

【辨证加减】 恶露不绝加炒地榆、仙鹤草，失眠心悸加合欢、柏子仁，便秘改炒白芍为生白芍，呕恶口黏加白豆蔻、淡竹茹，贫血加黄精、当归，虚寒加肉桂、制附片。

【画龙点睛】 气血共存，精血同源，互补共扶正。滋阴潜阳、养血敛肝，汗止则可期。

【验方荟萃】

方一：气血虚弱型，选生脉保元汤。黄芪 30 克，炒白芍 15 克，肉桂、生甘草各 5 克，姜枣引，水煎服，每日 1 剂，连服 3 剂。

方二：气血不和型，选柴胡参归汤。柴胡、炒白芍、党参、当归各15克，炒枳壳20克，生甘草5克，水煎服，每日1剂。

方三：瘀热型，选加味生化汤。生化汤加荆芥、防风、葛根、钩藤、苏叶。

方四：风寒表证，选葱姜香苏饮。香附、陈皮各10克，苏叶5克，葱姜引，水煎服，每日1剂，连服2剂。

【西医治疗】

（1）对症治疗，如物理降温，纠正水、电解质与酸碱紊乱，积极防治休克。

（2）静脉滴注氯丙嗪以抑制体温调节中枢，扩张血管，加速散热，松弛肌肉，减少寒战，降低器官代谢和氧消耗量，防止身体产热过多，同时要密切注意患者血压情况。

第六节　产后尿潴留（尿失禁）

产妇产后6~8小时不能排尿，子宫底达脐以上水平或在子宫前方扪及囊块者为尿潴留。

产后尿潴留的发生，是因为产程延长，胎先露压迫膀胱时间较久，使膀胱三角区黏膜充血、水肿，膀胱肌肉收缩功能发生暂时性障碍，对膀胱内压力增加欠敏感引起的。部分产妇因为会阴切口缝合局部疼痛引起尿道括约肌痉挛而使排尿困难。有时产妇也会因为恐惧心理而不敢排尿。

中医称该病为“癃闭”，病因是膀胱和三焦功能失常。膀胱为储尿之器，而尿液之排泄，又赖于三焦之气化。若三焦气化失职，就会发生排尿异常。

产时失血较多，气随血耗，以致肺脾之气不足。上焦为肺之分野，乃“水之上源”，肺气虚则不能通调水道，下输膀胱；中焦为脾之分野，气机升降之枢纽，脾气虚则不能升清降浊，水液潴留，不得下泄；下焦为肾之分野，肾为水脏，主开阖而司二便，与膀胱相表里，产时肾气多受损伤，不能温煦膀胱，气化不行，开合失常，遂小便不通。因此，治疗该病应补调肺、脾、肾之气。

【方剂名称】　人参棉皮三升汤。

【方剂功效】　补脾，益肾，举陷。

【适应症候】　产后小便不通，或小便失禁。

【方剂组成】　陆地棉根皮、金樱子、炒枳壳各30克，人参10克，升麻、桔梗各3克，炙甘草6克。

【使用方法】　水煎服，每日1剂。

【方剂分析】　妊娠小便闭，乃气虚子宫下移压迫膀胱所致。气升则膀胱升，膀胱升则小便利。产后无实证，中气、元气受伤后，气陷于下，运化失职，开合失常，小便或频或闭。棉根皮补脾益气，人参大补元气，加上三种升提之药，标本兼治，开合自然正常。棉根皮易得，无须花钱，若不便，可用大量黄芪替代，成人量为50克。

【辨证加减】　腰酸加桑螵蛸、石菖蒲，腹胀加乌药、桂枝，尿闭加车前子、冬葵子，遗尿加白芍、白薇。

【锦囊妙招】

（1）肉桂、沉香各1克，琥珀1.5克，共为细末，冲服。

（2）生姜15克，葱白15根，大蒜2瓣，食盐适量，水少许，共捣如泥，外敷于脐。

（3）食盐炒热，布包熨小腹。

（4）针刺三阴交、关元、中极等穴。

【验方荟萃】

方一：气陷阳衰型，选益气导尿汤。党参、茯苓、炒白术各12克，炒扁豆、肉桂、升麻、桔梗、乌药各10克，水煎服，每日1剂，连服3剂。

方二：阳虚水停型，选加味五苓散。白术20克，泽泻、猪苓、茯苓、炒白芍各15克，肉桂、炒苍术、石菖蒲各10克。水煎服，每日1剂。

方三：气虚型，五苓散（白术20克，泽泻、猪苓、茯苓各15克，肉桂10克）加党参15克，生黄芪30克，车前子（另包）20克，蟋蟀10克，水煎服，每日1剂。

方四：针灸三阴交、关元、归来、中极、水道。实证加曲池、外关，虚证加脾俞、肺俞。

【西医治疗】

（1）解除产妇恐惧心理，帮助下床排尿，或用温开水冲洗外阴，刺激膀胱收缩。

（2）不能自主排尿者可肌内注射卡巴可0.25毫克，使膀胱肌肉收缩。

（3）导尿，如导尿超过800毫升，则应保留导尿管，并给予抗生素以预防感染。

第七节　产后缺乳

产后乳汁甚少或全无，称为缺乳，也称“乳汁不足”“乳汁不行”，为产科常见病之一。

妇女妊娠后，胎盘产生大量雌激素和孕激素，乳房中的乳腺腺胞及腺管得以增殖发育，成为产后泌乳的组织基础。其周围的平滑肌细胞是乳汁排出的力量源泉。生乳反射和射乳反射主要有脑垂体前叶产生的催乳素和脑垂体后叶产生的催产素发挥作用而完成。

乳汁过少的原因：乳腺发育较差，产后出血过多，情绪欠佳导致乳汁分泌不畅等。感染、腹泻等也可引起乳汁缺少。

本病有虚、实之分。虚者多为气血虚弱、乳汁化源不足所致，一般以乳房柔软而无胀痛为辨证要点；实者则因肝气郁结或气滞血凝，乳汁不行所致，一般以乳房胀硬或痛，或伴有身热为辨证要点。临床需要结合全身症状全面观察，以辨虚实，不能单一以乳房胀痛一症而定。缺乳的治疗大法，虚者补而行之，实者疏而通之。

【方剂名称】 钟山王通乳汤（标）。

【方剂功效】 益气，通乳。

【适应症候】 产后乳少。

【方剂组成】 钟乳粉、川断各15克，穿山甲5克，通草3克，王不留行、路路通、桔梗、漏芦、鹿角霜各10克，陈皮20克。

【使用方法】 配合服猪蹄、鱼、虾等食品，炖熟后在汤中加入黄酒200毫升疗效更佳。

【方剂分析】 口服血肉有情之品为主，配和养乳、通乳之药为副。药理研究川断、冬葵子有促进乳汁分泌的作用。

【辨证加减】 气虚配参芪术苓汤（人参30克，黄芪100克，白术、茯苓各15克），血虚配四物汤。

【锦囊妙招】

(1) 兔耳朵2只，焙干研面，黄酒冲服。

(2) 实证：王不留行10克，通草、柴胡各3克，水煎服，每日1剂，连服3剂。

(3) 维生素E，每次200毫克，每日3次，连服5日。

【画龙点睛】 以补为主，乳汁为气血所化，气血充沛，乳汁充盛，因此以补益气血为主；以通为辅，乳头属肝，肝气条达则乳道通畅。以逐为贵，新产妇最好先服生化汤3剂，重用枳壳、益母草，然后再服此方；分型为要：虚则补之，郁则舒之，食不引乳者难治。下有瘀血，乳汁分泌必少。

【验方荟萃】

方一：地锦草10克，水煎服，每日1剂。

方二：四叶参30克，水煎服，每日1剂。

方三：排骨汤可代替猪蹄。

方四：蝎子2条，研面后，装入鸡蛋内，外用红土泥包，煨熟后食之，每日1个，连用5日。

方五：黑漏芦10克，通草5克，钟乳粉、赤小豆各60克，水煎服，每日1剂，连服3剂。

方六：核桃仁7个，香油炸后食之，每日1次。

方七：全蝎子7个，穿山甲6克，装入鸡蛋内，炖服，每日1次，连服3日。

方八：刺猬皮10克，炒黄研末，黄酒冲服，每日1次，连用2日。

方九：复脉汤加炒桃仁、远志。党参40克，麦冬、小生地黄各20克，炙甘草、炒桃仁、黑芝麻各15克，炒阿胶、远志各10克，姜枣引，水煎服，每日1剂，连服3剂。

方十：通乳散。

(1) 炙黄芪、陈皮、升麻各9克，穿山甲12克，当归、小茴、王不留行、漏芦、甘草各6克，江米适量，水煎服，每日1剂。

(2) 通草、王不留行、穿山甲各9克，冬虫夏草3克，鸡蛋7枚，水煎服，每日1剂。

方十一：黄芪60克，党参、当归、麦冬各20克，白芷、桔梗各9克，穿山甲、王不留行、通草各3克，猪蹄1个，水煎服，每日1剂。

方十二：四物汤加穿山甲 7 片，通草 3 克，猪蹄 1 只，水煎服，每日 1 剂。

方十三：白面汤入黄蜡 1 小块，常服增乳。

方十四：炒芝麻适量，常服有效。

方十五：杨毓书下乳方。穿山甲、王不留行、通草、血见愁、漏芦、香白芷、全栝楼、鹿角霜各 10 克，当归尾 15 克，棉芪头 30 克，黄酒适量引。身体弱，气血虚，倍加黄芪、熟地黄，气郁加香附、青皮、陈皮各 10 克，受凉加麻黄、荆芥各 5 克。水煎服，每日 1 剂，连服 5 日。

方十六：生麦芽 30 克，路路通、漏芦各 10 克，通草 5 克，炖好的猪蹄 1 只，水煎服，每日 1 剂。气虚配四君子汤，血虚配四物汤。

方十七：麦芽对乳汁有调节作用，生麦芽可通乳，熟麦芽可回乳，炒麦芽可运乳。

方十八：食不引乳，用钟乳蛇床汤。穿山甲、王不留行、麦冬、蛇床子各 10 克，钟乳粉 30 克，水煎服，每日 1 剂。

方十九：气郁型，选疏肝通乳汤。柴胡、川芎各 6 克，当归、木通、穿山甲、王不留行、漏芦各 10 克，通草 5 克，水煎服，每日 1 剂，连服 3 剂。

方二十：瘀血内阻型，选加味桃红四物汤。炒桃仁、红花、当归、炒川芎、炒白芍、熟地黄、紫苏叶、通草各 3 克，鸡蛋 1 枚，水煎服，每日 1 剂，量少效佳，一般 3 剂愈。

方二十一：虚寒型，当归、炒白芍、海藻、威灵仙、川断、刘寄奴、穿山甲、王不留行各 10 克，醋青皮、防风、细辛各 3 克，水煎服，每日 1 剂，连服 3~5 剂。

方二十二：鸡蛋 3 枚，鲜藕 250 克，加水煮熟，汤、藕、蛋一齐服，每日 1 剂，连服 5~7 日。

方二十三：豆腐 500 克，王不留行（炒）10 克，水煎后，吃豆腐，喝汤。

【西医治疗】

（1）受孕前后补充叶酸、维生素 B_{12} 及铁、钙、锌等元素。

（2）胎儿出生后 2 小时以内，吸吮母亲乳头约 30 分钟。

（3）开奶前，不喂水及其他奶制品。

（4）分娩后泌乳少的产妇服维生素 E 200 毫克，每日 2~3 次，连服 5 日。

【附】 回乳

【方剂名称】 回乳汤。

【方剂功效】 通经、回乳。

【方剂组成】①口服药：生麦芽 150 克，当归、赤芍各 15 克，川牛膝 30 克，三七粉 3 克，冲服。②外用方：浓芒硝水外敷。

【使用方法】 水煎服，每日 1 剂。

【方剂分析】 麦芽含有类似溴隐亭类物质，能抑制泌乳素分泌；有回乳和催乳的双向作用，其作用不在于生用或炒用，而在于剂量大小的差异，即小剂量催乳，大剂量回乳。本方大量用生麦芽 150 克，回乳为主。女性以血为本，血之所化，平素为经水，产后为乳汁，故用当归、赤芍、三七活血通经，川牛膝引药下行。经血通而乳汁自回。

【辨证加减】　瘀血加红花。

【锦囊妙招】

（1）番泻叶5克，泡茶，2日。

（2）莱菔子30克，水煎服。

（3）黄花菜20根，泡茶喝。

【验方荟萃】

方一：熟地黄、炒川芎、炒白芍、当归身各6克，醋香附、炒麦芽各3克，水煎服，每日1剂，连服3日。

方二：烧葱白5~7根，口服，配合芒硝50克，水煎湿敷乳部。

方三：陈曲炒黄为末，每服6克，白开水冲下。

方四：当归身、熟地黄各6克，川芎、炒白芍、炒栝楼、醋香附、炒麦芽、甘草各3克，姜3片，水煎服，每日1剂，连服3日。

方五：麦芽100克，川牛膝30克，水煎服，每日1剂，连服3日。

【西医治疗】

（1）已烯雌酚5毫克，每日3次，连服3日。

（2）维生素B_6两片，每日1次，连服5日。

（3）溴隐亭2.5毫克，每日2次，连服12日。

第八节　产后血栓性静脉炎

产后细菌侵犯，感染子宫静脉，进而扩展到卵巢静脉、髂内静脉、髂总静脉及阴道静脉、下肢静脉，尤以卵巢静脉多见的疾病称产后血栓性静脉炎。

本病发病机制多因妊娠期盆腔静脉血管床扩大，腹压增大，静脉回流缓慢，产后剥离面的栓塞性血管成为细菌滋长的良好基地，如受感染即可侵入子宫静脉而扩散到髂总静脉、下肢静脉、卵巢静脉甚至左肾静脉，血栓随之延伸。

中医产后“坏疽”“脱疽”的描述与本病类似。其发病机制是产时失血过多，四肢百骸空虚，筋脉失于濡养及产后气血营卫失调，腠理不密。若起居不慎，则风、寒、湿乘虚而入，郁久化热，留着经络使气血运行受阻。根据中医审证求因原则，其病因多为“寒湿阻滞经脉”和“湿热阻滞经脉”两大类，因此，该病的治疗方法宜在补气血、津液的基础上活血通络，温经散寒，凉血清营。

【方剂名称】　加味递增活血方。

【方剂功效】　活血，化瘀，通络，解毒。

【适应症候】　产后1~2周，发热（继生殖系统感染后出现弛张热，持续数周）、寒战和患侧红、肿、热、痛。

（1）髂静脉栓塞：患侧疼痛、压痛。

（2）股静脉栓塞：局部肿胀、发白、温度升高，有时可触及硬索状静脉，称为“股白肿”。

（3）脓毒性肺栓塞：引起脓毒血症，多并发感染性休克和迁移性脓肿，最常见的是肺脓肿。

【方剂组成】 当归 20 克，川芎、桃仁、红花、三棱、莪术、虎杖、重楼各 15 克，生水蛭、土鳖虫、九香虫各 10 克，制马钱子 0.5 克。

【使用方法】 水煎服，每日 1 剂。

【方剂分析】 制马钱子散结、消肿、通络，经验证明乃消痞之良药，当归、川芎养血，桃仁、红花活血，三棱、莪术破血，水蛭、土鳖虫通络，故曰递增。虎杖化瘀解毒，破流血症结，重楼清热解毒，抗肿瘤结聚，九香虫温肾解毒，推陈出新，共奏活血、化瘀、消瘤之效。

桃仁含杏仁苷、杏仁酶，抗血栓、抗纤维化、改善微循环；红花抑制血小板聚集，增强纤维蛋白溶解，降低血黏度；三棱挥发油可显著延长凝血酶对纤维蛋白的聚集时间；莪术挥发油抗炎、抗凝聚、抗水肿；水蛭含水蛭素、肝素、抗血栓素，临床用于抗凝血、抗血栓、抗肿瘤；土鳖虫含氨基酸及微量元素，溶解血栓，软化血管；虎杖、重楼、九香虫抗多种细菌及病毒。

【辨证加减】 气血虚加黄芪、党参，肾阳虚，加干姜、肉桂，热毒加红藤、败酱草，体胖加昆布、海藻。

【验方荟萃】

方一：热型，蒲地花甲乳没汤。蒲公英 30 克，生地黄、红花、穿山甲各 10 克，制乳香、制没药各 5 克，水煎服，每日 1 剂。

方二：肝胃不和型，加味枳术汤。炒白术 20 克，炒枳实、青皮、郁金各 10 克，水煎服，每日 1 剂。

方三：肝气不和型，加味逍遥散。透骨草、罗勒各 10 克，当归、赤芍各 20 克，茯苓、炒白术各 15 克，干姜、薄荷各 5 克，水煎服，每日 1 剂。

方四：气滞血瘀型，血府逐瘀汤合香苏散。当归、赤芍、炒川芎、川牛膝、香附各 20 克，生地黄、炒桃仁、红花、甘草、枳壳各 10 克，柴胡 5 克，水煎服，每日 1 剂。

【西医治疗】 采用大量抗生素，一般不用肝素治疗，但肺栓塞者可适量使用。如肝素治疗无效，则需考虑卵巢静脉结扎。

第九节　产后便秘

产后饮食正常而大便不畅，或数日不解，或大便干结疼痛，难以解出者谓之。主要是血虚津亏导致，治宜养血润燥。

【方剂名称】 归芍乌云三仁汤。

【方剂功效】 养肝血，滋肾阴，润肠通便。

【适应症候】 血虚者，大便干痛，头晕目眩，饮食正常；气虚者，大便不坚，乏力，气短，自汗；肠燥者，大便艰涩难排，口渴，腹胀，口臭，溲黄。

【方剂组成】 当归、生白芍、肉苁蓉各 20 克，栝楼仁、火麻仁、杏仁、生首乌各 15 克。

【使用方法】 水煎服，每日 1 剂。

【方剂分析】 归芍养肝，乌云（首乌、肉苁蓉）滋肾，三仁润肠通便。

【辨证加减】 脾虚加黄芪、党参，脾陷加升麻、炒枳壳，食滞加山楂、鸡内金，燥实加大黄、芒硝（注意中病即止）。

【画龙点睛】 舟行水中，无水则舟停。亡血伤津，肠燥灼津所致，治宜养血润肠；无力划舟，舟亦停，脾虚、肾虚所致，治宜补益脾肾。

【锦囊妙招】

（1）蜂蜜 30 克，冲服。

（2）生白芍 30 克，甘草 10 克，水煎服，每日 1 剂。

（3）转腹功：如转呼啦圈一样，自右向左，从升结肠到横结肠，降结肠，乙状结肠，按顺时针方向反复运动。

（4）补中益气丸，照说明双倍量口服。

【验方荟萃】 实热者玉烛散，《儒门事亲》四物汤加大黄、芒硝、甘草；阴虚者，两地汤；气虚者，当归补血汤；血虚者，四物汤。

第十节　产后关节痛

产后一周之内，营卫不和，出现肢体某一部分的疼痛属于正常现象，经休息或调养后，关节仍有胀痛、麻木，重者称为产后关节痛。其病机是血虚之体感受收引凝滞之寒邪或重浊黏滞之湿邪，阻遏经脉、关节、肌肤，影响了气血正常的运行。

【方剂名称】 活龙双五汤。

【方剂功效】 补益肝脾肾气，驱除风寒湿瘀。

【适应症候】 产后关节疼痛，伴有头晕心慌，气短懒言，面㿠白或黄，背痛，腿软，足跟痛，或恶露不尽，色暗有块。

【方药组成】 生黄芪 50 克，炒白芍、穿山龙、地龙各 15 克，羌活、独活、桂枝各 10 克，海风藤、络石藤、夜交藤、鸡血藤、青风藤各 20 克，姜 7 片，大枣 7 枚。

【使用方法】 水煎服，每日 1 剂。

【辨证加减】 气虚加党参、白术、茯苓，血虚加当归、熟地黄、山萸肉，上肢痛加桂枝、桑枝、姜黄，腰痛加桑寄生、补骨脂、杜仲，足跟痛加补骨脂、川断、黑豆，眼痛加首乌、阿胶、枸杞子，下肢痛加川牛膝、木瓜、炒苍术，头痛加白芷、川芎、细辛，痛甚加防己、元胡、威灵仙，寒痛加肉桂、干姜、橘红，痛甚加制乳香、制没药、醋元胡，久痛入络加土鳖虫、全虫、蜈蚣。

【锦囊妙招】 气血虚选十全大补汤，脾肾阳虚选益气强督汤，肝肾阴虚选萸地巴菟增力汤或六味地黄汤加杜仲、牛膝（主治足跟痛），内虚外实选独活寄生汤。

【画龙点睛】 本病乃本虚表实，以虚为主，虚实夹杂。病机为精血不足，百骸失濡，经脉阻滞。外感者，风以游走为主；寒以痛为主；湿以困重为主。痛喜按，为虚，痛惧按，为实；喜寒为热，喜热为寒；胀多为气滞；不移为瘀血。

【验方荟萃】

方一：气阳两虚型，黄芪桂枝五物汤。黄芪 30 克，桂枝 10 克，白芍 20 克，姜 7 片，大枣 3 枚，水煎服，每日 1 剂，连服 10 剂。

方二：风湿型，当归 20 克，桂枝 10 克，独活、桑寄生、秦艽、生牡蛎各 15 克，水煎服，每日 1 剂。下肢痛加杜仲、牛膝、木瓜各 20 克，上肢痛加防风、羌活、秦艽各 10 克，腰痛加补骨脂 20 克，川断、狗脊各 15 克。

方三：药酒方。当归、桂枝、威灵仙各 9 克，川芎、川断、秦艽、陈皮、半夏、甘草各 6 克，姜黄、麻黄、木瓜、乳香、川牛膝、肉桂各 3 克，木香 2.4 克，制附子 4.5 克，冰糖、红糖各 60 克，白酒泡服，每次 10 毫升。此方妙在温经、通络、活血、化痰，又加冰糖、红糖，味道好，疗效好。

方四：肝肾阴虚型，独活寄生汤。

方五：瘀血型，身痛逐瘀汤。

方六：温灸方。灸天应、阳陵泉、曲池、外关、命门、肾俞、八髎，每日 1 次。

第十一节　产后胃脘痛

【方剂名称】 砂吴桂生化汤。

【方剂功效】 益气血，温脾胃，散寒邪。

【适应症候】 产后胃脘痛，喜暖喜按，泛吐清水，大便溏薄，舌淡、脉弱。

【方剂组成】 砂仁、吴茱萸、肉桂、炒杏仁（代替桃仁）、炮姜、炙甘草各 10 克，当归、炒川芎各 15 克。

【使用方法】 水煎服，每日 1 剂。

【方剂分析】 当归、川芎养气血为君；吴茱萸、肉桂、炮姜温脾胃为臣；砂仁调气；杏仁活血、制酸为佐；炙甘草和诸药为使。

【辨证加减】 伤寒食加肉桂、吴茱萸，伤面食加神曲、麦芽，伤肉食加山楂、砂仁，酸腐臭气加神曲、砂仁，完谷不化加益智仁、肉豆蔻，恶心呕吐加丁香、厚朴，水泻加车前子、白术，赤白痢加黄连、肉豆蔻，日久加党参、黄芪。

【画龙点睛】 宜温，宜散，宜补。

第十二节　产后抽搐

产后气血暴虚，百骸少血濡养，忽然手足筋脉拘搐，甚或口噤牙紧，称为产后抽搐。现代医学认为该病多由缺钙引起，属于“子痫”者，另见有关章节。

【方剂名称】 圣愈三妙龙牡汤。

【方剂组成】 党参、怀牛膝各20克，黄芪30克，当归、川芎、熟地黄、炒白芍、炒苍术、煅龙骨、煅牡蛎各15克。

【使用方法】 水煎服，每日1剂。

【验方荟萃】

方一：缺钙。黑牛角15克，槐米、桃花各9克，指甲3克，血余炭1.5克，上药焙黄研细末，黄酒送下，每次5克，每日2次。

方二：缺血。木耳60克，当归、苍术、制附子片、川羌活、川断、威灵仙、防风、牡丹皮、木瓜、川牛膝各3克，五加皮、透骨草各1.2克，黄酒250克，红豆、小米各适量，煎好后，将患处蒙上被褥，趁热熏洗，每日1次，连续3~5次。

方三：血瘀。鸡蛋2枚，中伏天蝎子2只，将活蝎子装入鸡蛋内，封口，房檐下阴干备用。

方四：三棱、莪术、五灵脂、元胡各30克，共为细末，益母草120克水煎浓缩，和以上药末为丸，百草霜为衣，每丸重30克，每日1丸，连服15日。

第十三节　产后腹泻

本病属于现代医学慢性结肠炎的范畴。产后腹泻与一般腹泻不同，西药治疗收效慢，难根除。究其病因，实系产前泄泻失治未愈，产后抗病能力减低，使病情加重。或因产后胃肠虚寒，骤食肥甘厚腻，脾胃虚弱不能健运，或失护脐腹，受冷伤阳，不能运化水谷等。

【方剂名称】 加桂理中汤。

【方剂功效】 益气温中，健脾助运。

【适应症候】 产后腹痛、腹泻，甚则完谷不化，且经久难愈。

【方剂组成】 肉桂、人参（或野党参，或红参）、干姜、炙甘草各10克，炒白术20克，红糖30克。

【使用方法】 水煎服，每日1剂。服药期间，忌生冷、油腻。

【方剂分析】 据现代药理研究，肉桂、干姜刺激胃肠道，促进消化液分泌，抑制肠内异常发酵，能使气体排出，缓解胃肠道平滑肌痉挛；人参作用于垂体而兴奋垂体—肾上腺皮质系统，增强对有害刺激的抵抗能力；甘草甜素解毒，流浸膏保护溃疡面；白术利尿，使水走常道而泻自止。本方干姜温中祛寒，白术健脾燥湿，人参补气益脾，肉桂炽肾行血，黄芪补脾气，温肾阳，止泄泻。

【辨证加减】 水泄加茯苓、车前子，腹胀加川厚朴、炒枳壳，纳呆加砂仁、公丁香，便血加地榆炭、白及粉。

【画龙点睛】 党参多是人工栽培，年少质薄，宜选用野党参，因其年久质厚，温补力强。若是便血应将干姜改为炮姜。产后多虚多瘀，若新产后有瘀血证者，宜先服生化汤3~5剂，然后再服本方。

【锦囊妙招】 见内科，胃风汤。

【验方荟萃】

方一：野马齿苋若干，红糖适量，煎汤口服，连服3日。

方二：柳树洞内虫屎，熬后兑入红糖，水煎服，每日1剂。

方三：当归、川芎、莲肉各9克，山楂30克，煨木香3克，酒杭芍、吴茱萸、吴萸连、煨肉蔻各6克，共为细末，每次3克，开水送下。

方四：大腹皮、陈皮、藿香、红花、神曲、健曲、益母草各9克，栝楼仁、桃仁、苏木、山楂、地丁各12克，杏仁、枣仁、香附、荆芥穗、槟榔、莲肉各6克，竹叶1.5克，灯心草1克，红糖适量，水煎服，每日1剂。

方五：糖山楂、白术、车前子各20克，当归、川芎、红花、姜灰、桃仁、炙甘草各2克，水煎服，每日1剂。

方六：香砂六君子汤加肉桂、山楂、乌药。

方七：山楂15克，红糖30克，连服2~3次愈。

方八：鸡蛋1枚，入黄丹6克，面裹，烧熟，白开水下，每日1次。

方九：霜打茄子3个，焙干，加红糖适量，冲服，每日1次，连服3日，此方也治五更泻。

方十：扁豆秆120克，水煎服，每日1次。白痢加白糖，红痢加红糖冲服。

第十四节　产后口渴

【方剂名称】 加味人参五苓散。

【方剂功效】 化气行水，运脾理水，生津止渴。

【适应症候】 产后口渴。

【方剂组成】 党参30克，土白术、茯苓、泽泻各15克，猪苓、桂枝、川羌活、陈皮、甘草各10克。

【使用方法】 水煎服，每日1剂。

【方剂分析】 产后无实证。脾虚，中焦水气不运，津不四布；肾虚，下焦水气不化，津不上乘，所以烦渴欲饮水。运用本方，使气机化，水道利，中焦复其转输之机，下焦复其蒸腾之力，则诸症自除。

【画龙点睛】 本方之行水，乃引水上行，利水乃理水行于常道。

第六章　妇科杂病

第一节　女性不孕症

一对夫妇未避孕，有正常性生活，同居 2 年，而未受孕者称女性原发性不孕，古称“全不产”。若有妊娠史，不避孕，两年不孕称继发性不孕，古称“断绪”。能孕但不能生育活婴，如习惯性流产，称“妊娠荒废”。不孕症属于女性方面的原因简单叙述如下：

1. 非器质性因素　心理因素、体重因素、营养因素、运动因素、药物因素、环境因素等。

2. 外阴、阴道、宫颈、子宫病变　子宫先天性畸形、子宫肌瘤、子宫内膜炎、子宫内膜异位症、重度宫颈炎等均可影响精子的通过和受精卵的着床。

3. 输卵管病变　输卵管炎、输卵管不通畅或输卵管发育不全均可影响精卵结合。

4. 内分泌失调　排卵障碍、多囊卵巢综合征、甲状腺疾病等均可导致不孕。

5. 免疫因素　由生殖系统抗原的自身免疫或同种免疫所引起。如精子、精浆、卵子透明带及卵巢内产生甾体激素的细胞均为特异性抗原，引起免疫反应，产生相应抗体，阻碍精子与卵子结合受精，从而导致不孕。

6. 遗传因素　染色体异常可引起性腺发育或生殖器官异常。

女方检查包括基础体温测量、阴道脱落细胞及宫颈黏液、子宫内膜活检，输卵管通液及子宫输卵管造影、B 超、宫腔镜、输卵管镜、腹腔镜检查，性交后精子穿透力实验、免疫实验，染色体测定等。男方检查有精液检查、前列腺液检查、内分泌功能测定、免疫学检查、输精管造影、睾丸活体组织检查、染色体测定等。

单纯应用西药治疗女性不孕事实上有许多不足之处，比如机体对西药调节的被动性，化学药品疗效的不稳定性以及激素类药的副作用等。因此临床上主张辨病与辨证相结合治疗不孕症。

国医认为受孕的机制在于肾气旺盛，精血充沛，“天癸至”，任通冲盛，月事如期，两精相搏，合而成形。“天癸”者，是泛指与人体性腺发育有关的各种内分泌腺的功能活动，由于这些内分泌腺功能的协调，才能冲任充盈，天癸至而不竭，而肾气的盛衰就直接影响了这种天癸的生殖功能。

总之，不孕症的内因是由于禀赋虚弱，肾气不足而冲任亏损，气血失调；外因为风寒侵袭，或痰闭胞宫，或瘀阻胞络所致，其中寒、湿、痰、瘀又相互关连，互为因果。为了便于叙述，下文以现代医学所述不孕症的常见原因为标题，应用中医理论分型施治。

一、非器质性因素

1. 心理因素 不孕症患者存在着复杂的心理危机、心理威胁和情绪紧张，表现为早期焦虑、意外和惊讶、内疚感、犯罪和挫折感、抑郁、烦恼、愤怒、孤立处世、处事偏激、性功能紊乱等。

情绪紧张、心理创伤可引起“紧张激素”的释放，肾上腺素和去甲肾上腺素浓度增高，儿茶酚胺的浓度改变，多巴胺、内啡肽、褪黑素水平提高，催乳素增加，促性腺激素减少，卵泡液甾体类激素下降，干扰生殖系统引起排卵障碍。

常见有以下几种类型：

（1）肝气郁结型。

【方剂名称】 麦椒归芎调气汤。

【方剂功效】 调气活血、抑乳通经。

【适应症候】 多年不孕，月经延期，经来腹痛，行而不畅，有小血块，经前乳房胀痛，精神抑郁或烦躁易怒，苔薄白，脉弦。

【方剂组成】 炒麦芽 30 克，川花椒、炒枳壳、桔梗各 10 克，杏仁、当归、川芎各 15 克，全栝楼 20 克。

【使用方法】 水煎服，每日 1 剂。

【方剂分析】 枳壳降气，桔梗升气，杏仁理肺气，栝楼宽胸膈，郁结在胸内之气，经过上、下、左、右之疏通则气能顺，症自除；炒麦芽、川花椒抑制乳汁分泌，当归、川芎通经活血，可调顺下丘脑—垂体—卵巢轴。

【画龙点睛】 过度紧张、焦虑不安易对内分泌轴产生影响，抑制排卵，中医则认为情志刺激影响气血运行导致月经不调引起不孕。另外本方对经前期紧张综合征有显著疗效。

【养生保健】 重视心理和社会因素的作用，对患者理解、同情和支持，注意夫妻同治。

（2）气血不和型。

【方剂名称】 调经总方。

【方剂功效】 行气、活血。

【适应症候】 月经或前或后，量或少或多，色暗有块，少腹胀痛不适，全身时痛，或见散在瘀斑，舌暗脉涩。

【方剂组成】 丹参、酒香附各 20 克，生卷柏 15 克，当归、郁金、红花、木香、泽兰叶各 10 克。

【使用方法】 水煎服，每日 1 剂。

【画龙点睛】 旺盛血液循环似能恢复下丘脑、垂体的正常功能，继发性不孕而非子宫因素引起者用此方往往收效。

【验方荟萃】 裴励斋《活人验方辑要》：熟地黄、巴戟天、白术各 30 克，党参、黄芪、枸杞子各 15 克，柴胡 1.5 克，水煎服，连服 3 个月。

2. 体重因素 体重过轻或过重可导致下丘脑功能紊乱而不排卵，体重减轻10%～15%，或禁食2周，不孕可增加4.7倍左右；超重20%，亦可导致不排卵，待体重下降15%后，月经自行恢复，并有大约77%可受孕。

（1）体重过重，痰湿阻络型。

【方剂名称】 海昆母鸡苍附导痰汤。

【方剂功效】 化痰，活血。

【适应症候】 多年不孕，形体肥胖，面㿠白，头晕心悸，身重纳呆，胸闷泛恶，月经量少，白带黏稠，苔白腻，脉滑或细。

【方剂组成】 鸡血藤、制香附、陈皮各20克，盐海藻、昆布、益母草、炒苍术、姜半夏、茯苓各15克，制南星、炒枳实、生甘草各10克。

【使用方法】 水煎服，每日1剂。

【方剂分析】 二陈汤化湿去浊，增进饮食。海藻、昆布降血脂、血糖、血压，促进病理产物的吸收（如脂肪、炎症渗出物）；鸡血藤清除血管壁的免疫复合物；益母草改善微循环，抗病理损害；香附促进血液循环、缩小肿块；苍术降血糖，增加钠、钾排泄量。

【画龙点睛】 正常标准体重（千克数）=身高（厘米）-105，上下浮动10%为大致正常。此型多见于肥胖性生殖无能症以及甲状腺功能低下。

【验方荟萃】 裴励斋《活人验方辑要》：生白术60克，党参、黄芪、茯苓、当归、半夏各9克，柴胡、陈皮、升麻、甘草各3克，水煎服，每日1剂。

（2）体重过轻，脾阴不足型。

【方剂名称】 消渴汤圣愈三消饮。

【方剂功效】 益气健脾，养阴生津。

【适应症候】 消瘦体轻，失眠多梦，口渴心烦，腹泻，溲赤。

【方剂组成】 黄芪、玄参各30克，山药、苍术、茯苓、党参、当归、熟地黄、白芍各15克，川芎、神曲、麦芽、山楂各10克。

【画龙点睛】 体重过轻的病机是气血虚弱，津液不布。圣愈汤是气血双补的圣药，“黄山黑苍地”（黄芪、山药、玄参、苍术、地骨皮）是治疗中消（糖尿病）的药物，三消饮是提高消化能力的药物。津布则体肥，食多则肉赢。

【验方荟萃】 熟地黄30克，当归、白芍、山萸肉各15克，水煎服，每日1剂，连服3个月。

3. 营养因素（神经性厌食） 引起营养不良的原因：长期胃肠功能紊乱，食物摄取不足；肺结核、疟疾引起严重贫血；年轻女性为了减肥，强迫性拒食或吃减肥药物，使进食中枢抑制引起厌食，致使体重下降25%以下。

【方剂名称】 十全大补汤。

【方剂功效】 益气养血，振奋脾阳。

【适应症候】 面色无华，唇甲淡白，头晕心悸，四肢乏力，月经量少色淡，甚则闭经，舌淡，脉细。

【方剂组成】 炙黄芪30克，党参20克，炒白术、茯苓、炒白芍、当归、川芎各

15克，炙甘草、熟地黄、肉桂各10克。

【使用方法】 水煎服，每日1剂。

【方剂分析】 十全大补汤中四君子汤补气，四物汤养血，肉桂温经益火、振奋脾阳而使生化有源，黄芪益气帅血、通利血脉而使血源充盈。此方刺激造血系统，尤其当归、黄芪中含维生素B_{12}、叶酸、维生素B_2、维生素C及微量铁元素，增加血红蛋白含量。

【画龙点睛】 抑制下丘脑促性腺激素释放激素的合成和分泌，导致闭经、不孕，同时还可有甲状腺功能低下，出现畏寒、低血压、便秘等症状。

4. 运动因素 芭蕾舞演员或马拉松运动员等由于经常从事剧烈运动，从而干扰下丘脑促性腺激素释放激素的脉冲式分泌，导致下丘脑—垂体—肾上腺功能增强，使血中内啡肽、皮质醇、雄激素、儿茶酚胺、胆固醇、前列腺素、黄体生成激素增高，促性腺激素释放激素降低，导致可逆性排卵障碍。

5. 药物性因素 长期服用精神安定药（如氯丙嗪）、抗抑郁药、类固醇药物（避孕药，雌、孕激素）、降压药（利血平）、胃肠类药（胃复安、多潘立酮）、减肥药，可抑制下丘脑分泌促性腺激素释放激素，导致无排卵、月经紊乱、闭经，也可使血清催乳素升高。

6. 环境因素 影响女性生育功能潜在的环境因素有：有机染料、有机苯（制鞋业）、石油类（橡胶业）、有机硅（电绝缘）、苯及衍生化合物（尿素、甲醛）、无机汞等。

二、外阴、阴道、宫颈、子宫病变

1. 外阴疾病 无孔处女膜，即“纹”。可引起阴道、子宫、输卵管、腹腔积血，导致闭经、外阴胀痛、腹痛、大小便困难，也可形成子宫内膜异位症，治疗方法为切开引流。

女性假两性畸形，又称先天性肾上腺增生症，中医称为“角”，是一种常染色体隐性遗传性疾病。其表现为外阴畸形及阴蒂肥大，儿童期多毛、皮肤粗厚、喉结隆起、声音沙哑。成年后身小粗壮，虽智力正常，但乳房不发育、无月经、性交难、不孕。该病的诊断依据主要是测量17-羟孕酮。针对该病，应采取糖皮质激素、盐皮质激素联合治疗。

真两性畸形：同时具有卵巢和睾丸。

2. 阴道疾病

（1）先天性无阴道：先天性副中肾管发育不良。

（2）阴道隔：阴道纵隔、横隔、斜隔、处女膜坚韧，妨碍交合，即中医所说“螺”，指阴道中有“螺纹”。

（3）外阴阴道瘢痕：由炎症和损伤导致，临床表现为大小阴唇粘连、性交困难、性交痛、经血不畅、阴道积液或积脓。

（4）生殖道瘘管：与消化系统器官（直肠和结肠）或泌尿系统器官（输尿管、膀胱、尿道）的异常沟通，即粪瘘或尿瘘，表现为大小便失禁、局部炎症。

（5）阴道炎症：严重的阴道炎改变阴道酸碱度，引起大量微生物和白细胞增生，降低精子活力，减少精子在阴道的生存时间，甚至吞噬精子等，均可引起不孕。

1）滴虫性阴道炎。带下增多，黄色泡沫状，间或有灼热痛、性交痛，镜下见滴虫，阴道黏膜有散在的红色斑点。

2）霉菌性阴道炎。带下增多，色白如豆腐渣或凝乳状，或水样，阴部奇痒，夜间尤甚，心烦不安，妇检阴道壁上有白色膜状物。

3）细菌性阴道炎。以灰白色、均质状、鱼腥臭味白带为特征，淋病者脓性白带，并有尿道炎及前庭大腺炎。

4）弓形体感染。急性期表现为全身淋巴结肿大或压痛，慢性期表现为视网膜脉络膜炎，妊娠期导致流产、早产、死胎、高血压、早破水、新生儿窒息。若垂直感染胎儿，发生先天性弓形体病，表现为视网膜脉络膜炎、脑内钙化、脑积水三大特征。

5）性传播疾病。以上治疗均见有关章节。炎症引起不孕的机制：①阴道 pH 值受卵巢激素的影响，排卵期呈弱碱性，有利于精子的成活，炎症时大量白细胞消耗精液中存在的能量物质，影响精子成活率、活动力、穿透力以及进入宫腔精子数。②阴道是重要的生殖免疫器官，阴道炎导致精子死亡和精子抗原释放，促进阴道内抗精子抗体生成，影响精子的活力和穿透力。③细菌或病毒产生的内毒素可诱发巨噬细胞和中性细胞产生一氧化氮，一氧化氮可杀死精子和抑制精子活动力。④细菌性阴道炎可增加流产风险。14 周前流产率比 20 周前流产率高 5 倍。⑤性病通过胎盘屏障垂直感染胎儿，导致子代先天性感染和畸形。

3. 宫颈病变　宫颈与子宫病变占女性不孕的 10%，如结构异常、感染、宫颈黏液异常、宫颈免疫学功能异常、宫腔粘连等。

（1）宫颈畸形。先天性无子宫颈、子宫颈发育不全等。治宜成形术、矫形术。

（2）宫颈位置异常。子宫过度后倾、后屈或前倾、前屈。矫治预后好。

（3）子宫颈炎。宫颈是内生殖器官的重要防护屏障，极易受到损伤和感染从而导致不孕。

【方剂名称】　宫颈炎丸（外用），五草汤（内服）。

【方剂功效】　清热解毒。

【适应症候】　白带量多，呈黄白色脓样或夹血丝，外阴瘙痒，接触易出血，下腹部或腰骶部疼痛，妇检宫颈糜烂或肥大。

【方剂组成】　①内服：鱼腥草、败酱草、白花蛇舌草各 20 克，龙胆草 10 克，生甘草 15 克。②外用：白矾、乳香、没药、蛇床子、钟乳石、雄黄、硼砂、儿茶、血竭、广丹、冰片。

【使用方法】　内服药，水煎服，每日 1 剂，连服 7 日。外用药等份为面，调制后外涂患处。

【画龙点睛】　可选用鱼腥败酱虎楼汤。辨证施治见带下病有关章节。

【西医治疗】　激光、冷冻、微波、射频、聚焦超声波等物理疗法。

（4）宫颈黏液异常。宫颈管腺体是卵巢激素的重要靶组织，其黏液分泌呈周期性变化，与内分泌失调、宫颈炎症等有关。宫颈和宫颈黏液有容纳精子、排除精液的非精浆成分、滤过形态异常的精子、培养精子、储存精子和延长精子存活时间等作用。

【方剂名称】 三二四六汤。

【方剂功效】 补益肝肾，填精壮阳。

【主要症状】 久婚不孕，性欲减退，白带量少或缺如（阴道干涩症），围排卵期没有透明、水样、长丝状的分泌物，往往有性交痛及泌尿系统感染，多伴四肢乏力，形寒肢冷，脉微舌淡。

【方剂组成】 当归、川芎、仙茅、紫石英、五味子、车前子、菟丝子、覆盆子、枸杞子各15克，熟地黄、白芍各12克，女贞子、补骨脂20克，旱莲草、仙灵脾各10克，紫河车5克。

【使用方法】 水煎服，每日1剂。

【方剂分析】 阴道干涩乃肝肾功能不足所致，宜壮元阳、补肾精、养肝血。二紫六子壮元阳，养精气；二至补肾阴，二仙补肾阳；四物养肝血，旺盛子宫血液循环；六子乃植物传宗接代之品，以子补肾，促进性欲，动植物互补。

现代药理研究表明，紫河车含绒毛膜促性腺激素，有促进乳腺和女性生殖器官发育的功能。含有的多种酶，可参与甾体激素，如雌激素及孕酮的代谢，影响月经周期。胎盘球蛋白从胎儿胎盘及产后血液中提取而得，主要成分是丙种球蛋白，具有增强抵抗力及抗过敏的作用；仙茅水煎液可明显增加大鼠垂体前叶、卵巢和子宫重量，卵巢人绒毛膜促性腺激素/黄体生成素 HCG/LH 受体特异结合力明显提高；补骨脂酚有雌激素样作用，能增强阴道黏膜角化，增加子宫重量。

【辨证加减】 气虚加西洋参，血虚加阿胶，阳虚加鹿胶。

【画龙点睛】 白带少者用活血法及补肾法疗效好，此方亦治子宫发育不良。中医“阳得阴助则生化无穷，阴得阳生而源泉不竭”的道理与西医“子宫内膜在增殖的基础上进入分泌期，雌孕激素共同支配子宫”的理论相吻合。此方由“二至”“二仙”“二紫”“五子”共同组成，阴阳俱补。临床应参考基础体温，按证候中阴阳盛衰的情况调整药量。此方对病因不明或者兼证阙如的不孕患者也常可奏效。

此方实际上是得生丹和七子汤，旨在补肾活血。

【锦囊妙招】 不孕症蜜丸：益母草90克，当归、紫河车、黄精各60克，首乌、川断各50克，木香、赤白芍、炒川芎、川羌活、沙苑子、女贞子、覆盆子、五味子、枸杞子、车前子、菟丝子、韭菜籽、生熟地黄各30克，楮实子、蛇床子各15克。

【使用方法】 共为细末，炼蜜为丸，每次10克，每日3次。注意蛇床子对胃有刺激，用量不要太大。

【西医治疗】

1）治疗宫颈炎。

2）促排卵治疗。

3）雌激素疗法，排卵前1周应用。

4）改善阴道和宫颈局部环境：甲硝唑溶液灌洗提高清洁度；用生理盐水或5%葡萄糖溶液阴道灌洗，利于精子通过；用0.5%~1%碳酸氢钠溶液于性交前30~60分钟进行阴道灌洗；黏蛋白溶剂阴道灌洗改善局部酸性环境，提高精子成活率。

（5）宫颈免疫学功能异常。宫颈和宫颈黏液具有生殖免疫屏障的作用，精子和精浆抗原是一个庞大的抗原系统，能制动和凝集精子，影响活力和穿透力导致不孕。中医治疗用减抗汤，见有关章节。

该病可采用以下治疗方法：使用避孕套、性交中断、体外排精法治疗 3~6 个月；夫妇于月经周期的 1~10 日同服泼尼松龙 40~80 毫克，或月经周期的 5~11 日同服甲泼尼龙 32 毫克，每日 1 次。除此外，也可以采用辅助生育法。

4. 子宫病变　子宫型不孕占到了女子不孕症的 30%~40%。

（1）子宫畸形。子宫发育不良，形态容积异常，内膜分泌化不良，肌层发育不良等导致子宫不容纳精子，不利于孕卵植入、精子存活，胚胎发育障碍，胎盘位置异常等。

医学影像学检查、造影检查、内窥镜检查、内分泌功能检查、细胞遗传学检查均可明确诊断。

确诊后可采取矫正畸形，促进发育、加强孕期保健等治疗方法。

（2）子宫发育不良（幼稚子宫）。

1）肾阳虚型。

【方剂名称】 无价保真丸。

【方剂功效】 补气，养血，壮阳，填精。

【主要症状】 经少、后错或闭经，腰酸、无性欲，小便清长，白带清稀，脉迟，舌淡。

【方剂组成】 熟地黄 240 克，当归、茯苓各 90 克，杜仲、酒川芎各 45 克，覆盆子（蒸）、枸杞子、金樱子、菟丝子、仙灵脾（油炒）、金石斛各 30 克。

【使用方法】 以上共为细末，蜜和为丸，每次 10 克，早晚各 1 次。若为汤剂，可适当减量，小黑豆为引，按岁每岁 1~2 粒。

【辨证加减】 气虚加党参、黄芪，寒甚加干姜、肉桂，腹凉加川花椒、附子，兼痰加石菖蒲、制南星，白带多加鸡冠花、金樱子。

【画龙点睛】 补脾气、壮肾阳、活气血为基本法则。必须注意过阳伤阴、滋阴生湿、过活伐气。用枸杞子、金樱子、石斛填精益髓以阴中求阳，加茯苓以淡渗利湿，配四物养中有活，虽常服而无弊，实妙方也。

【西医治疗】 放置节育环，同时用序贯人工周期。一般为 3~4 个月。

2）气血虚型。

【方剂名称】 香断红胶十全大补汤。

【方剂功效】 益气养血。

【适应症候】 月经量少色淡或闭经，面色萎黄，四肢乏力，头晕心慌，脉细舌淡。

【方剂组成】 黄芪 50 克，香附 20 克，川断、党参、白术、茯苓、当归、白芍、熟地黄各 15 克，红花、肉桂、川芎、甘草各 10 克，阿胶、鹿角胶各 12 克。

【使用方法】 水煎服，每日 1 剂。

【辨证加减】 肾阳虚加菟丝子、锁阳、杜仲，肾阴虚加山萸肉、黄精、女贞子。

【画龙点睛】 补气生血，养血生气，气血互补，经能化血，温煦生血。

【验方荟萃】 加减毓麟珠：十全大补汤去川芎加菟丝子、鹿角霜、杜仲。

3）肾虚肝郁型。

【方剂名称】 二紫逍遥五子汤。

【方剂功效】 补肾、疏肝。

【适应症候】 月经先后无定期，量少色暗有块，胸闷，心烦，乳胀，脉弦。

【方剂组成】 紫河车、甘草各 10 克，紫石英、当归、白芍、茯苓、白术、覆盆子、枸杞子、菟丝子、车前子、香附子各 15 克，柴胡 6 克。

【使用方法】 水煎服，每日 1 剂。

【辨证加减】 气郁加香附、郁金，血瘀加桃仁、红花，阴虚加枸杞子、首乌，阳虚加仙茅、巴戟天。

【锦囊妙招】 四逆散合寿胎丸，柴胡、枳壳各 10 克，芍药、菟丝子、桑寄生、川断各 15 克，甘草 5 克，水煎服，每日 1 剂。

（3）宫腔粘连。宫腔粘连主要由损伤性刮宫、宫腔感染、手术损伤等原因破坏了子宫的组织结构和功能，导致月经不调、内膜异位、不孕、病理妊娠等。

【方剂名称】 桃红四物汤。

【方剂功效】 养血，活血。

【适应症候】 人流后闭经，伴周期性少腹痛，孕激素试验子宫不显示撤退性出血，探针不易探入或达不到宫底。妇检子宫大小正常，妊娠试验阴性。

【方剂组成】 桃仁、川芎、当归各 15 克，熟地黄 12 克，红花 10 克。

【使用方法】 水煎服，每日 1 剂。

【辨证加减】 阳虚加仙茅、仙灵脾，虚甚加附子、干姜，阴虚加女贞子、首乌，虚甚加鹿胶、龟胶，气虚加党参、黄芪，肝郁加郁金、香附，化火加牡丹皮、栀子，瘀血加三棱、莪术，瘀甚加穿山甲、皂刺。

【画龙点睛】 药理试验证明川芎、红花促纤维蛋白溶解，预防组织粘连，抑制纤维母细胞合成胶原，使肿胀纤维变细，增生的组织转化吸收。一般连服 22 剂，若不来经，停药 7 日后再服。

【锦囊妙招】 刮宫过度，子宫内膜受损，影响受精卵植入，用得生丹（木香、当归、益母草、炒白芍、炒川芎、川羌活）合五子衍宗丸治疗。

【西医治疗】 子宫探针或宫腔镜分离粘连后，放置宫内节育器或细小 Foley 导管，待月经恢复正常后 3 个月取出，术后给予雌孕激素周期治疗，以促进内膜生长和功能恢复。

（4）子宫肌瘤。子宫平滑肌瘤是单一祖细胞的遗传性异常克隆的结果，是性激素依赖型肿瘤，较小者不影响妊娠，大的黏膜下肌瘤可引起不孕和流产，妊娠期肌瘤生长加速，绝经后消失。治疗见有关章节。

（5）子宫内膜炎。病原体作用子宫内膜，局部炎性细胞浸润和炎性介质的渗出呈现胚胎毒作用，不利于精子成活和受精卵着床，炎症累及输卵管引起梗阻性不孕，破坏内膜使宫腔粘连导致月经不调及不孕，妊娠感染通过胎盘感染胎儿引起胎儿畸形及早产。证治见有关章节。

（6）子宫内膜息肉。慢性炎症、异物、胎盘残留并发感染等，炎性使子宫内膜局部血管和结缔组织增生形成蒂性息肉状赘生物突出于宫腔内或宫颈管内，不孕症患者检出率3%~5%，无症状发生率为10%。妨碍精子存留与受精卵着床，影响胚胎植入与胎盘发育，合并输卵管炎引起梗阻性不孕，合并卵巢炎引起无排卵性不孕。

临床表现为月经过多、经期延长、经间期出血、痛经，原发或继发性不孕症，有反复流产及死胎史，子宫体大，伴有下腹坠痛、白带增多、性交后出血。子宫内膜息肉≤2厘米，一般无须治疗，宫腔镜下切除后流产率较高。

（7）子宫内膜异位。参照子宫内膜症篇。

三、输卵管病变

该病占女性不孕的40%，导致输卵管病变的因素有：①慢性输卵管炎：细菌、病毒、原虫、支原体的感染。②子宫内膜异位症。③输卵管积水。④慢性输卵管积脓、结核性输卵管炎、输卵管非特异性炎症、输卵管结构异常或发育不良、肿瘤压迫等。

中医有以下几种类型：

1. 少腹热瘀型

【方剂名称】　膈下逐瘀汤。

【方剂功效】　清热，化瘀。

【适应症候】　低热起伏，腰骶酸痛，下腹坠胀，口苦咽干，溲赤便秘，白带色黄或白，质稠，阴痒，月经有血块，色暗，舌红脉数，妇检少腹有条索状物或块状物。

【方剂组成】　当归、川芎、桃仁、牡丹皮、赤芍各15克，五灵脂、乌药、元胡、甘草、香附、红花、枳壳各10克。

【使用方法】　水煎服，每日1剂。

【辨证加减】　偏湿加黄柏、苍术，偏热加红藤、败酱草，偏瘀加皂刺、穿山甲，积水加泽泻、赤小豆，包块加三棱、莪术。

【画龙点睛】　血府逐瘀汤偏重于胸部以上的血瘀症，如胸痛、头痛、心痛、失眠、多梦，近代用于治疗心脑血管病、肝硬化、眼底出血等。少腹逐瘀汤治因寒湿凝滞的少腹部血瘀症，如闭经、痛经、崩漏等。本方具有扩张血管，改善循环的效果，用于膈以下的气滞血瘀症，如腹中或胁下的症瘕积聚。治疗输卵管不通贵在坚持，一般3个月到1年时间可治愈，疗效优于青霉素、链霉素。

【锦囊妙招】　可配局部热敷或中药煎剂灌肠。

（1）大黄、透骨草30克，芒硝200克，荆芥、防风各12克，甘草15克。

（2）大黄120克，黄酒250克，将药浸酒中，酒尽为度，晒干再加百草霜12克，共为细末炼蜜为丸，每丸重30克，每次1丸，开水送下（此方乃长垣县制药厂产品“黑虎丸”的配方）。

（3）藏红花、罗勒（活血化瘀作用最好，善治痛风发作）各2克为面，装入开有小孔的鸡蛋内，蒸熟，待月经干净后连吃9日。

【验方荟萃】

方一：败酱草、红藤各30克，虎杖、丹参、苦参各10克，夏枯草、三棱、莪术各

15 克，浓煎至 100 毫升，保留灌肠，经净 3 日起，连用 14 日。

方二：乳香、没药、穿破石、赤芍、山柰、丹参各 100 克，共为细末，加酒 30 毫升，调成糊状，摊于纱布上，制成直径 20 厘米药膏，热水袋置上保温，每日 1 次，每次 1 小时，连用 15 日。

方三：通管药中以穿山甲、威灵仙、水蛭、路路通、刘寄奴、皂刺、丝瓜络等最为常用。伴有炎性包块时，可酌用三棱、莪术、夏枯草、鸡内金、牡蛎等软坚消肿之品；输卵管积水、积液、积脓者，加益母草、瞿麦、琥珀、苏木、白花蛇舌草、泽泻等药。

方四：裴励斋《活人验方辑要》：当归、白芍、槟榔、五灵脂各 9 克，元胡、肉桂、蒲黄、郁金各 6 克，川牛膝、穿山甲、鳖甲各 4.5 克，水煎服，每日 1 剂。

2. 少腹寒瘀型

【方剂名称】 少腹逐瘀汤加味。

【方剂功效】 温经、活血。

【适应症候】 继发不孕，少腹隐痛，喜暖喜按，腰骶酸痛，肛门坠胀，常在劳累、性交、月经前后加重，小便频数，白带清稀，脉沉。

【方剂组成】 当归、川芎、赤芍、川楝子各 15 克，小茴、干姜、元胡、生蒲黄、五灵脂、木香、肉桂各 10 克，没药 5 克。

【使用方法】 水煎服，每日 1 剂。

【辨证加减】 气虚加党参、黄芪，阳虚加葫芦巴、乌药，寒甚加附子、细辛，阻塞加皂刺、穿山甲，包块加三棱、莪术，积水加薏苡仁、泽泻。

【画龙点睛】 本方“祛瘀，种子，安胎，尽善完美”，被称为“种子安胎第一方”，临床验证本方有促进下腹血液循环及病灶吸收的作用，最适应寒滞血凝的慢性输卵管炎及卵巢炎。

【锦囊妙招】

(1) 生地黄、熟地黄、女贞子、旱莲草、仙茅、仙灵脾、制首乌、枸杞子、香附、益母草、金樱子、圪针皮（以阳坡母圪针为好）各 30 克，以上药物煎熬四次成膏状，加白酒 250 毫升，置容器内炖蒸 30 分钟，3 日内服完，同时配合热敷关元穴，每日 3~5 小时。

(2) 大黄 8 克，斑蝥（去头足）7 个，桃仁、藿香、木香各 10 克，红花 3 克，共为细末，水泛为丸，如绿豆大，每次 10 粒，空腹黄酒送下，忌油盐 7 日，大肉 100 日。

(3) 野当归（全）1 个（大约 40 克），藏红花 2 克，红糖 50 克，月经来潮第 1 日，晨起空腹服第 1 剂，晚上吃第二剂，一般 1~2 剂愈。

【验方荟萃】

方一：当归、杜仲、砂仁各 2.4 克，陈皮、茯苓、茴香 2.1 克，益母草 3.6 克，红花、乌药、甘草各 1.2 克，每月经期第二日服 2 剂。

方二：裴励斋《活人验方辑要》：大黄 30 克，三棱、莪术、当归尾各 15 克，小茴、川芎、红花、白芍各 9 克，神砂 6 克，皂矾 3 克，木香 1.5 克，炼蜜为丸，3 克重，早晚各服 1 粒。

方三：狗脊、红糖各 60 克，每日 1 剂。

3. 少腹痰瘀型

【方剂名称】 台海山水母鸡汤。

【方剂功效】 行气活瘀，化痰散结。

【适应症候】 继发不孕，体胖形肥，身重乏力，口黏胸闷，带下黏稠，月经量少，少腹时痛，舌下静脉瘀胀，脉沉涩，检查少腹有块状物或条索状物。

【方剂组成】 乌药、生水蛭、浙贝母各 10 克，盐海藻、荔枝核、橘核仁各 15 克，焦山楂、益母草、生牡蛎、鸡血藤各 20 克。

【使用方法】 水煎服，每日 1 剂。

【方剂分析】 素体肥胖，多湿多痰，气机不畅，胞脉受阻，不能摄精成孕。本方重用贝母、海藻、牡蛎化痰软坚，乌药、荔枝核、橘核仁暖肝理气，山楂、鸡血藤、水蛭化瘀通络，益母草引诸药直达病所，全方共奏破瘀化痰、通络调经之效。

【辨证加减】 参照前两型。

【画龙点睛】 继发性不孕，体质胖者多见此型，单一的活血或化瘀疗效欠佳，二者结合疗效更满意。

【锦囊妙招】 巴豆霜、百草霜、生乳没、当归等份为细末，朱砂为衣，每丸重 7.5 克，每次 1 丸，五更服。服药后若腹泻用红糖水解，连服 5 个月。此方来源于长垣县制药厂，多用于经产妇因输卵管堵塞所致的不孕症。

【西医治疗】 明确堵塞部位，在月经后 3~5 日施行经宫腔通液术、输卵管手感插管疏通术、经宫颈气囊输卵管修复术、宫腔镜插管通液术或经腹、腹腔镜实行输卵管阻塞手术复通术。

四、内分泌失调（下丘脑—垂体—卵巢轴功能紊乱）

1. 排卵障碍 女性不孕，排卵因素占 40%左右，常见病因有卵巢病变（特纳综合征，即 X 染色体缺一条、单纯性腺发育不全、未破裂黄素化综合征）；垂体疾病（垂体肿瘤、席汉氏综合征）；下丘脑损伤（颅咽管瘤、脑外伤）；甲状腺或肾上腺功能亢进或低下。另外，黄体功能不足也可以影响囊胚植入。

（1）肾阳虚衰型（先天性卵巢发育不全）。

【方剂名称】 三胶二紫二仙椒香汤。

【方剂功效】 峻补肾阳，益精活血。

【适应症候】 月经潮迟，婚久不孕，月经后错或闭经，量少色淡，性欲淡漠，腰膝痿软，少腹不温，小便清长，大便不实，白带清稀，舌质淡，脉沉细或沉迟，基础体温测定多为单相。

【方剂组成】 鹿角胶、龟板胶、阿胶（烊化）各 12 克，紫河车 5 克，紫石英、川花椒、仙灵脾各 10 克，仙茅 15 克，酒香附 20 克。

【使用方法】 水煎服，每日 1 剂。

【方剂分析】 陈士铎云："胞胎之脉，所以受物者，暖则生物，而冷则杀物矣。"因此选用血肉有情之药温肾益精，选用能温善活的川花椒、香附来促进排卵。

【辨证加减】 阴痿加枸杞子、川断，寒甚加干姜、肉桂。

【画龙点睛】 本病多见于先天性卵巢发育不全，不排卵的不孕患者。宫寒是常见原因。

【锦囊妙招】 大熟地黄、锁阳、肉苁蓉各30克，巴戟天、枸杞子、川牛膝、杜仲、青盐、韭菜籽、东楂、小茴各15克，神曲、炒麦芽各9克，核桃仁1 000克，以上13味煎汤后入核桃仁，煎干吃核桃仁，男女双方均吃，吃至月经至。

【验方荟萃】

方一：罗元恺促排卵汤：菟丝子、巴戟、仙灵脾、枸杞子、当归、党参、熟附子、熟地黄、炙甘草。

方二：裴励斋《活人验方辑要》：巴戟天、白术各30克，党参、菟丝子、芡实、茯苓各15克，车前子6克，肉桂3克，水煎服，每日1剂。

方三：紫河车大造丸、艾附暖宫丸、安坤赞育丸合用。紫河车大造丸乃血肉有情之品，调补劳损，振奋生肌，重在补肝肾，强筋骨。艾附暖宫丸养血温补冲任二脉。

方四：姜汁外敷肚脐。

方五：热水坐浴会阴部。

方六：针刺关元、三阴交穴。

（2）肝肾阴虚型（卵细胞质量差）：

【方剂名称】 益雌汤。

【方剂功效】 滋肾，养肝。

【适应症候】 多年不孕，月经紊乱，量少色紫或闭经，头晕失眠，咽干口苦，心悸不安，五心烦热，舌红，少苔，脉细数。

【方剂组成】 薏苡仁、丹参各20克，益母草、女贞子、当归、熟地黄、川芎、枸杞子、川断各15克，旱莲草、小茴各10克。

【使用方法】 水煎服，每日1剂。

【方剂分析】 此型多见于卵泡发育不良，雌激素分泌不足，经少或先多后少，不排卵，基础体温单相，卵泡期体温不超过36.3℃。中医学机制是天癸不足，肾水不养肝木，肾精不化肝血。方中女贞子、旱莲草、枸杞子滋补肾水；熟地黄、当归、白芍、川芎、丹参、益母草入肝养血，肝肾充盈，天癸自盛，雌激素水平增加无疑。药理研究：小茴有雌激素样作用，薏苡仁可以兴奋子宫平滑肌，诱发排卵。

【辨证加减】 气虚加黄芪、太子参，血虚加阿胶、龟胶，气滞加香附、郁金，阳虚加枸杞子、菟丝子。

【锦囊妙招】 促排卵汤：紫河车、黄精、肉苁蓉、制首乌、生地黄、熟地黄、川断、山萸肉、车前子、金樱子、五味子、覆盆子、补骨脂、枸杞子、女贞子、益母草、鸡血藤各等份，配制成蜜丸，每次10克，每日2次。

（3）痰瘀互结型（卵巢局部血液循环欠佳）：

【方剂名称】 圣愈香郁桃红汤。

【方剂功效】 补益气血，理气活血。

【适应症候】 月经稀少，甚至闭经，经来量多，乳晕可见粗黑毛，基础体温测定成单相。

【方药组成】　黄芪30克，党参、香附20克，当归、川芎、赤芍、熟地、郁金、桃仁各15克，红花10克。

【使用方法】　水煎服，每日1剂。

【辨证加减】　阴虚加女贞子、旱莲草，阳虚加仙灵脾、仙茅，卵泡不破裂加皂刺、透骨草。

【画龙点睛】　卵泡质量差，直接影响受精卵的分裂和发育，或移植后胚胎着床障碍。

【验方荟萃】　胚胎着床障碍在排卵后服滋肾育胎丸，党参、白术、熟地、首乌、枸杞子、川断、巴戟天、杜仲、菟丝子等份为末，炼蜜为丸，每次10克，每日2次。

（4）排卵障碍的中药周期治疗方法。

1）平时（调理期）。补肾活血，多选补肾调冲汤、圣愈汤、寿胎丸等。常用药物是当归、山萸肉、地黄、白芍、仙灵脾、香附、砂仁。

2）经后（增殖期）。滋肾活血，多选益雌汤、二至丸、四物汤、六味地黄浓缩丸等。常用药物是枸杞子、五味子、首乌、女贞子、龟板、黄精、地黄、山萸肉、桑葚、龟板、山药。

3）真机期（排卵期）。调理肝脾、气血，多选得生丹、逍遥丸、七制香附丸、四物汤、生化汤等。常用药物是薏苡仁、牡丹皮、丹参、茺蔚子、木香、牛膝、泽兰、丹参、香附、牛膝等。

4）经前（黄体期）。温补肾阳，多选益黄汤、五子补肾丸、无价保真丸等。常用药物是菟丝子、巴戟天、川断、仙灵脾、杜仲、覆盆子、紫石英、当归、川芎等。

5）月经期（剥脱期）。活血逐瘀（排除陈旧性经血，避免留瘀），多选八珍益母丸、生化汤。常用药物是益母草、炒枳壳、当归、川芎、川牛膝等。

（5）排卵障碍的辨病治疗。子宫发育不良，紫河车、鹿角胶、香附、丹参、川断、枸杞子等。多囊卵巢综合征，制马钱子、牡蛎、皂刺、贝母、僵蚕、天竺黄、白芥子、胆南星、橘红等。高泌乳素血症，夏枯草、柴胡、枳壳、青皮、麦芽、薄荷、牛膝、川花椒等。黄素化不破裂综合征，肾阴虚血瘀者，熟地黄、山萸肉、女贞子、鳖甲粉、川断、丹参、牛膝、合欢皮、柏子仁等；肾阳虚血瘀者，紫河车、菟丝子、川断、枸杞子、覆盆子、鹿角胶、五灵脂、红花、川芎等。

（6）排卵障碍的西医治疗。

1）月经周期或撤退性出血的第5日，氯米芬50毫克，共服5日，时间3~5个周期，若无效，增至100毫克，3~4个周期仍不排卵，则证明氯米芬无效。

2）若单用氯米芬治疗无效，在末次服药5日后（或者在卵泡直径大于18毫米后24~36小时或者E2≥300飞克/毫升）加用人绒毛膜促性腺激素1 000单位，注射后32~36小时排卵，嘱连续两天同房。

3）并发症：多胎5%，流产10%~25%，血管神经失调（潮红、恶心、头痛、乳胀、脱发、视昏等）。

4）氯米芬治疗失败的补救措施：治疗6个周期仍未妊娠，须氯米芬合用其他药。

针对多毛者，从月经周期第1日加地塞米松0.5毫克，一旦妊娠，立即停药；对宫颈黏液分泌异常（氯米芬有对抗雌激素作用）者，月经周期的10~16日加用补佳乐1~2毫克/日或倍美力0.625毫克/日；对泌乳者，从月经的第1日开始，加用溴隐亭2.5~5毫克/日，一旦妊娠，立即停药。

2. 多囊卵巢综合征 多囊卵巢综合征基本的生理病理改变是雄激素分泌过多和胰岛素抵抗。占不孕病例的30%。

（1）平时。据情选马路皂刺稳经汤（制马钱子0.5克，路路通、皂角刺、当归、川芎、熟地黄、白芍各15克，益母草30克，丹参、香附各20克，柴胡6克，郁金、山萸肉、黄精、巴戟天、菟丝子各15克）或消瘰丸（浙贝母、生牡蛎、红花、炙甘草各10克，荔枝核、橘核仁、桃仁各15克）加减，主要是对卵巢的多变而设。

西医治疗：

1）恢复正常激素分泌，调整月经周期：达英-35（醋酸环丙孕酮），适用雄激素作用较强的患者，每日1片，连用21日，连用1~2年。

2）妈富隆（地索高诺酮），月经周期的第1日服用，用法同上。

3）肥胖和胰岛素抵抗的治疗：减肥和应用二甲双胍。

（2）促孕。据情选五子得生丹，可中断雌激素过度刺激子宫。覆盆子、枸杞子、车前子、菟丝子、五味子、当归、炒白芍、炒川芎各15克，木香、益母草、川羌活各10克。五子得生丹适时用（一般在月经周期的15~20日运用）可使月经来潮。

西医治疗：月经周期的第5日起，氯米芬50~150毫克/日（可根据患者体重和以往治疗反应决定），共5日。B超下，卵泡直径达18~20毫米时，可肌内注射人绒毛膜促性腺激素5 000~10 000单位，以诱发排卵。若无效，加用尿促性素，于月经周期第5日，肌内注射1支，连用5日。若三个卵泡同时发育，应停用人绒毛膜促性腺激素，以防卵巢过度刺激综合征。

可参照排卵障碍的治疗方法。

3. 多毛症与男性化 多毛症是因雄激素分泌过多而引起的面部和躯干的毛过度增长，多与卵巢不排卵和周期性月经失调有关。男性化是一种临床综合征，除多毛（头发、睫毛、眉毛不受性激素影响，胡须、耳前、鼻、耻骨上、躯体之毛受男性激素影响，腋下、阴毛、四肢、下腹部受男女激素的影响）外，还有阴蒂肥大、声音低沉、肌肉发达、面部痤疮、男性脱发、女性第二性征减退或消失及闭经。

多与多囊卵巢综合征，卵泡膜细胞增殖症、卵巢男性化肿瘤、先天性肾上腺皮质增生症、库欣综合征及其他因素（特发性、药物、应激、高催乳素血症、妊娠期、绝经后等）有关。

依据病症不同选择口服避孕药、糖皮质激素、孕酮、氟他胺、螺内酯等不同药物。肥胖型多毛的妇女，减肥后多毛可缓解40%~55%。

4. 催乳素分泌异常

（1）生理性：催乳素是脉冲式分泌，夜多昼少，黄体期多，卵泡期少，足月妊娠时比正常高10倍，分娩前下降，产后2小时达高峰，紧张、性交、运动、刺激、哺乳均可使催乳素升高。

（2）药物性：如雌激素、避孕药、多潘立酮、西咪替丁、利血平等药。

（3）病理性：①下丘脑病变，如邻近肿瘤、脑膜炎、脑外伤、假孕。②垂体疾病，垂体肿瘤、空蝶鞍综合征等。③系统性疾病，甲状腺功能减退、肾功能不全、严重肝病等。

中医治疗参照有关章节。

西药主要是溴隐亭2.5毫克，每日1~2次。

5. 甲状腺疾病

（1）甲状腺功能亢进：促性腺激素的含量增加，引起下丘脑—垂体—卵巢系统功能紊乱，睾酮、雌三醇增加，引起子宫内膜增生，出现月经过多、月经频发、经期延长、痛经、经前期紧张症等。妊娠后，出现剧吐、高血压、心力衰竭、死产、新生儿智力障碍等。西医治疗该病用安定、心得安；丙硫氧嘧啶，300~600毫克/日，分3~4次口服，或他巴唑15~30毫克/日，控制后，改为维持量；甲状腺危象用碘化钾。

（2）甲状腺功能低下：多来自碘缺乏地区，有便秘、畏寒、精神呆滞、智力低下、记忆力减退、嗜睡、语言迟钝、声音低沉、水肿、眼窝深陷、反应迟钝、体温降低、心率缓慢等症状，常出现月经不调、闭经和不孕。治疗用左甲状腺素钠25~100微克/日，每隔四周增量25~50微克/日；或次选甲状腺素片，15~30毫克/日，以后逐渐增量至90~180毫克/日，待症状好转后，改为维持量，60~120毫克/日。

6. 黄体功能不全　黄体功能不全含黄体发育不全、过早退化、萎缩不全、孕激素分泌不足和子宫内膜分泌不良引起的月经不调和生育功能缺陷综合征。不孕妇女中该病占5%~15%，早产中该病占35%左右，习惯性流产中该病占20%~60%，促排卵治疗的该病占50%左右。

黄体功能不全的病因有遗传因素、促性腺激素释放激素分泌异常、甲状腺因素、子宫发育不良、低胆固醇血症（机体不能提供充足的底物合成甾体激素导致孕酮减少）、前列腺素分泌异常（子宫内膜总前列腺素分泌增加，前列环素减少）、子宫内膜异位症、高催乳素血症、高雄激素血症、药物因素等。

参照闭经款下黄体功能不全以及子宫发育不全的治疗方案。

【方剂名称】　益黄助孕汤。

【功能主治】　补益肝肾。主治黄体功能不全引起的不孕及习惯性流产。

【方剂组成】　当归15克，川芎10克，熟地黄12克，白芍15克，仙灵脾10克，仙茅12克，菟丝子15克，桑寄生12克，川断15克，阿胶10克，山萸肉15克，枸杞子15克，巴戟天12克，肉苁蓉15克。

【使用方法】　水煎服，每日1剂。此方从经净1周开始服用。连服7~15日。

【辨证加减】　月经后加女贞子、旱莲草，排卵前加香附、郁金，排卵后加党参、黄芪。

【药物分析】　益黄汤是复方，其中有妇科圣方四物汤，即血家百病皆能通之方，有增加黄体功能的二仙汤，有营养子宫的寿胎丸。因肾主生殖、生长和发育，因此要重用补肾药，选滋补肾精的山萸肉、枸杞子，温补肾阳的巴戟天、肉苁蓉。

【画龙点睛】　增殖期补肝血、滋肾阴，排卵期理肝气、调气血，分泌期益脾气、温肾阳。

五、免疫因素

精子、精浆、卵子透明带和卵巢等抗原均可产生自身免疫或同种免疫，产生相应的抗体，阻碍精子和卵子的结合，从而导致不孕。

1. 精子免疫 精子有大量的特异性表达的精子抗原，可以引起男性的自身免疫反应，也可以引起女性的同种免疫反应。

（1）自身免疫：睾丸局部血睾屏障的存在，睾丸是人体的免疫器官之一，睾丸及附睾炎症、输精管受伤等都可导致精子的特异性抗原接触循环系统的免疫细胞产生抗精子抗体，从而导致精子的凝集现象，影响精子的运动。

（2）同种免疫：宫颈上皮细胞产生分泌型抗体，当生殖道黏膜炎症破损或精浆中的免疫抑制物受到破坏，精子和精浆中的抗原物质引起女方的同种免疫反应，制动精子，使精子发生凝集。

2. 女性体液免疫异常 女性体内可产生抗透明带抗体，改变透明带的性状，阻碍受精乃至植入过程，从而导致不孕。

抗心磷脂抗体可引起种植部位小血管内血栓形成，导致胚胎种植失败。

子宫内膜局部细胞免疫异常。子宫内膜有大量的免疫细胞可帮助绒毛实现免疫逃逸，有利于胚胎种植。这种免疫细胞如 NK 细胞、T 细胞和 B 细胞的功能异常均可导致种植失败。

【方剂名称】 减抗汤。

【方剂功效】 活血，减抗。

【主要症状】 婚久不孕，性交前后精子化验，发现精子穿透黏膜能力差或死精子。

【方剂组成】 木香、川羌活各 10 克，当归、炒白芍、益母草、炒川芎各 15 克。

【使用方法】 水煎服，每日 1 剂。

【方剂分析】 此方有四大作用。养血，当归、白芍、川芎；调肝，木香、川芎；养肝血，当归、白芍；调气机，羌活上升，木香下降，共抗免疫反应。

【画龙点睛】 精液内含多种蛋白，可作为抗原，在女性生殖道主要是宫颈上皮吸收后，产生免疫反应，继而在女方血液中或生殖道局部产生抗体，此抗体对精子具有凝集和制动作用，性交时对精子产生不利影响，影响受孕。

【锦囊妙招】 家传女科至宝丹：当归（酒炒）120 克，益母草 500 克，木香 30 克，柴胡（醋炒）60 克，川芎 15 克，白芍 120 克，蜜丸，金箔为衣。每日 1 丸，黄酒下，一般 1 月有孕。市售得生胶囊与家传女科至宝丹雷同。

【验方荟萃】 阴虚知柏地黄汤，阳虚二仙汤，湿热茵陈蒿汤，血瘀桃红四物汤。

【西医治疗】

（1）使用避孕套避孕半年至一年。

（2）积极治疗生殖器官急慢性炎症。

（3）强的松 15 毫克/日，连服 3~6 个月或甲基强的松 90 毫克/日，月经周期第 15~21 日开始服用。男方存在抗精子抗体也应同时服用。

六、遗传因素

遗传性不孕涉及性分化过程中，性染色体组成、性腺分化、性激素及功能三种因素。染色体异常见特纳综合征、性腺发育不全、真两性畸形；性腺发育异常见真两性畸形、单纯性性腺发育不全；基因突变见雄激素抵抗综合征、囊性纤维病等。

【附】　对不孕症相关问题的讨论

一、要对患者进行受孕知识的教育

不孕症治疗，性交前的准备程序，性交的时间和方法，性交后的处理是非常重要的环节。

1. 性交前的准备工作

（1）督促夫妇双方学习有关性的知识，进行关于性交知识的辅导，如介绍基础体温测定方法、排卵试纸条测定方法、超声检测时间以及性交前的有关注意事项。

（2）男方应在排卵前5~7日避免同房，多于7日精子易老化，少于5日精子数目减少，活动力差。

（3）对于各种妇科炎症要彻底治疗。因为阴道炎、宫颈炎影响精子穿透力，子宫内膜炎无法为受精卵提供营养，甚至会杀死精子或受精卵。

（4）纠正过度后屈或过度前屈的子宫，使宫口对照阴道后穹隆。

（5）免疫反应所致的不孕，要用避孕套半年左右。或少量短期应用肾上腺皮质激素。

2. 性交的时间和方法

（1）排卵指征。

1）一般是下次月经前14日，但个体的差异、遗传因素、情绪、环境、气候、运动等因素都可影响排卵。有人是月经周期的第10日排卵，有人是月经干净后的第3日排卵，个别人是经期排卵，久别重逢可以突然排卵。

2）基础体温：双相体温时，排卵可发生在最低体温日前、最低体温日、体温上升日，一般最低体温日向高温转变时最易受孕。基础体温最低点是黄体生成素峰的终点，体温上升前2~3日为排卵时间。

3）宫颈黏液：排卵前1~2日或当天，稀薄透明样的白带增多，可达0.4~1.5毫升，多伴性欲亢进；宫颈黏液拉丝（拇食指腹相合后拉开）超过10厘米以上；注意个别人在两次月经中间出现少腹隐痛、白带突增，阴道点滴出血也是排卵征象；此时E2水平≥300皮克/毫升；黏液涂片呈现典型羊齿状结晶提示即将排卵；宫颈外口扩张松弛。

4）血中E2测定：卵泡早期5~50皮克/毫升，排卵前3天达200皮克/毫升，前2天300皮克/毫升，至黄体生成素峰前24小时≥400皮克/毫升，其后24~48小时排卵，与B超符合率达80%以上。

5）B超检测：月经干净后第5~7日检测出一组小卵泡，第8~12日检测出优势卵泡，直径达10毫米或更大，通常只有1个，以后以每日增大2~3毫米，发育成未成熟卵泡，成熟卵泡特征是：直径≥17毫米，位于卵巢边缘，边缘清晰，透光度好，80%左右可见卵丘结构，卵泡周围出现透声环。排卵的超声特征：80%卵泡消失，卵泡壁塌陷，形态不规则，卵泡内出现密度较高光点。

6）排卵试纸条：黄体生成素（LH）血峰值后24~35小时，或尿峰值（大于35单位/升）后12~24小时排卵。试纸条若出现两条红线，不太红时，一般4~8小时后排卵，要每隔2小时测1次，若双红，4小时以内排卵。双红明显时即可同房。

7）超声：月经周期第7~8日或排卵治疗5日后，卵泡直径小于10毫米，3天测1次，卵泡直径10~15毫米时，2日测1次；大于15毫米每日测1次，每次检测时间最好一致。18~23毫米为成熟卵泡，小于14毫米不见增长，或15~17毫米不大反小为不成熟卵泡黄素化，18毫米以后不破而继续增大为未破裂卵泡黄素化。从排卵到卵泡完全消失大约需要10分钟。

（2）性交时间。

1）坚持排卵期性交。精子在阴道内的酸性环境中仅能存活2.5小时，在宫颈内为2~5日，在宫腔内为24小时，在输卵管内为2~5日；成熟卵母细胞维持的受精时间为24小时以内，12小时内受精能力较强。排卵前48小时和排卵后12小时内易获得成功。2次性交不比1次成功率高。

2）临床上当卵泡直径达到18~20毫米或长、宽、厚三径线中有2个径线大于20毫米者，尿黄体生成素峰阳性应立即注射人绒毛膜促性腺激素5 000~10 000单位，并于当天下午同房；若卵泡最大直径为18毫米，长、宽、厚三径线中有2个径线达18毫米，尿黄体生成素峰阴性，则可在当晚10时注射人绒毛膜促性腺激素5 000~10 000单位，第2日上午同房；若尿黄体生成素峰阳性，处理同上。

（3）性交方法。

1）心态平衡，思想放松，争取双方性高潮一致。

2）性交时女性抬高臀部。

3）性交后卧床15~30分钟，使宫颈外口浸于阴道后穹隆的精液池中。

4）人工授精：授精时间选在预测的排卵期，取仰卧位，抬高臀部，将细软塑料管插入颈管内，缓慢注入处理过的精液0.5毫升，注射器保留5分钟后取下，颈口周围再注射0.5毫升精液，然后紧拢双腿，仰卧1小时。

3. 性交后的相应处理

（1）基础体温测定黄体期短于11日的为黄体发育不全，应在性交后肌内注射孕酮或口服地屈孕酮或温肾补阳药，如二仙二紫汤。

（2）继续测基础体温，若超20日（黄体期）则受孕可能性很大。

（3）习惯性流产的患者更应该坚持测温，若体温突然下降则为流产征象。

（4）子宫颈松弛者平时和性交后要服补气升陷药。

（5）注意补充叶酸、钙剂、维生素（一般主张在受孕前后3个月服用）。

二、加深对“不育”的认识和治疗

有一部分以不孕就诊的患者，并非不孕，而是屡孕屡坠，就是早期习惯性流产，这叫不育，临床有如下体会：

(1) 习惯性流产患者夫妇双方应做全面检查，有条件可做血型及细胞染色体检查，以明确流产的原因。

(2) 月经后错和早期流产的区别：月经后错经色暗红，持续出血，平时月经不正常；先兆流产血色鲜红或土红，劳累后或大小便时阴道出血且平时月经正常。

(3) 习惯性流产月份的前两周开始服保胎药，隔日或每日1剂，服过易流产月份4周。

(4) 流产最常见的类型是气血两虚，肝肾两亏，不要受“产前一团火”的影响而用凉血伐气之品。

(5) 习惯性流产多阳虚，先兆流产多气陷。

三、治疗不孕不育症用药时间至为重要

月经一月一行，行而有信，受“肾—冲任—天癸—胞宫”相互协调关系的支配，而“求子之道，贵在调经”，因此根据病情在月经周期的不同时期针对性用药，在不孕症治疗上有重要意义。现分述如下：

(1) 月经先期者，应在排卵期后用药效佳，属于黄体期短且功能不良者，排卵后用温补肾阳药；中医分型气虚者补，气陷者升，肝疏太过者敛，肾秘藏失者固，热者清之，虚热者滋之。经期应禁寒凉，禁热燥，禁温通。

(2) 月经过多者，经前宜补益气血或调补肝肾，经期第3日应酌加止血药；经期延长要注意黄体萎缩不全的情况，经前选活血逐瘀药；据证气虚者补，以增强体质；血热者清，以消除炎症；瘀血者逐，以收缩子宫。

(3) 月经过少者，经前属气血不和者理气血，属痰湿阻闭者化痰活血，属气血双虚者补益气血，属肝肾不足者滋养肝肾，经期据情活血化瘀旺盛血行。

(4) 月经稀发者，闭经可选周期性用药法，一般讲，卵泡期宜滋补肝肾，排卵期应行气活血，黄体期应气血阴阳俱补。

(5) 输卵管不通，用药时间在月经期前后。

四、重视肾在治疗不孕症方面的作用

祖国医学的肾，包括了现代医学的神经、内分泌、生殖、泌尿、免疫等系统的部分功能，而不孕病因中的“丘脑—垂体—卵巢内分泌轴”失调，卵巢与子宫功能衰退以及免疫因素所致的不孕无不与肾相关，经云：“肾主蛰，封藏之本，精之处也”“天癸至，任脉通，月事以时下”。可见肾主人体的生殖，天癸相当于女性性腺激素，滋肾阴似有增加雌激素的作用，补肾阳似有增加孕激素的作用，所以说，无论是青春期、中年期，还是老年期肾的作用均超过其他脏器。

五、不孕症常用中成药

1. 妇乐片

组成：蒲公英、大青叶、大黄（解毒）、川楝子、元胡（理气）、牡丹皮、赤芍、

大血藤、忍冬藤（凉血活血）、甘草。

功效：解毒，活血。

主治：盆腔炎。

包装：3板/盒，10片/板。

用法：0.5克，每次5片，每日2次。

2. 丹鳖胶囊

组成：白术（脾）、杜仲（肾）、当归、丹参、三七（养血）、桃仁、三棱、莪术（破血）、海藻、鳖甲（软坚）、半枝莲（解毒）。

功效：补益脾肾，活血化瘀，软坚散结。

主治：子宫肌瘤，炎性包快。

包装：0.38克/粒，45粒/瓶。

用法：每次5粒，每日3次。

3. 桂枝茯苓胶囊

组成：牡丹皮、赤芍、桃仁、茯苓、桂枝。

主治：子宫肌瘤、卵巢囊肿、子宫内膜异位症。

包装：0.31克/粒，三板/袋，10粒/板。

用法：每次3粒，每日3次。

4. 止痛化症胶囊

组成：党参、黄芪、白术、山药（脾）、丹参、当归（血）、肉桂、炮姜（温）、元胡、川楝子（理气）、蝎子、蜈蚣、土鳖虫（通络）、败酱草、鱼腥草（解毒）。

功效：益气温阳，活血解毒。

主治：经少、经迟、闭经、虚寒性盆腔炎。

包装：0.3克/粒，12粒/板，2板/盒。

用法：每次5粒，每日3次。

5. 保胎灵

组成：阿胶、菟丝子、川断、桑寄生（寿胎丸）、白术、山药（补脾）、枸杞子、杜仲、巴戟天（肾阳）、熟地黄、五味子、白芍（肾阴）、牡蛎（钙）。

功效：补脾，益肾，养宫。

主治：各种流产、经少、宫小。

包装：0.3克/片，18片/板，2板/盒。

用法：每次5片，每日3次。

6. 得生胶囊

组成：木香、当归、益母草、白芍、川芎、柴胡。

功效：调经养血，理气化瘀。

主治：气血不和型及免疫过强型不孕症。

包装：0.45克/粒，6粒/板，2板/盒。

用法：每次2粒，每日2次。

7. 红金消结胶囊

组成：香附、柴胡（气）、三七、血藤（血）、鼠妇、蚂蚁等。

功效：软坚，化瘀。

主治：乳腺增生、卵巢囊肿、子宫肌瘤。

包装：12粒/板，3板/盒。

用法：每次4粒，每日3次。

8. 散结镇痛胶囊

组成：血竭、三七、浙贝、薏苡仁。

功效：化痰，活瘀。

主治：痛经、子宫内膜异位症。

包装：0.4克/粒，30粒/瓶。

用法：每次4粒，每日3次，孕妇慎用。

9. 调经促孕丸

组成：略。

功效：温肾健脾。

主治：经后、经少、不孕。

包装：5克/袋，10袋/盒。

用法：每次1袋，每日2次。

10. 坤灵丹

组成：略。

功效：补脾益气，滋肾温肾。

主治：月经不调、不孕症、习惯性流产。

包装：30丸/板，2板/盒。

用法：每次15丸，每日2次。

11. 毓麟珠

组成：八珍汤加杜仲、鹿角霜、川花椒（临床常加香附、丹参、紫河车）。

主治：肾虚型不孕症。

方解：八珍气血双补，紫河车、杜仲、鹿角霜温补肾阳，丹参、香附调理气血、理顺冲任，川花椒温督引药。

12. 定坤丹 略。

13. 赞育丹 略。

附：精液检查正常值

精液量≥2.0毫升，精子密度≥20×10^6/毫升，总精子数≥40×10^6/毫升，向前运动精子（a级+b级）≥50%，活精子≥50%，正常精子形态≥15%，白细胞<1×10^6/毫升。精子数量<20×10^6/毫升为少精子症。

第二节 女性性功能障碍

性欲是一个极复杂、多层次、多含义的概念，是生物学、心理学、社会学和宗教文化相互作用的终点。有来自触觉、视觉、听觉、嗅觉、味觉的感官刺激，也有性幻想、性意识、性知识、性经验的条件刺激。性行为分目的性、过程性、边缘性。性反应周期分性欲期、兴奋期、持续期、高潮期、消退期。生理因素、心理因素、社会因素都能影响性行为。

女性性反应受神经系统调控及内分泌系统调节。中枢神经系统对非条件刺激通过脊髓低级中枢完成反射，条件性刺激通过大脑皮层及下丘脑高级中枢在神经递质的参与下调控其作用。在内分泌系统调节中，雄激素最重要，雌孕激素对促进生殖器官分化成熟及功能维持起到关键作用。

病因：

（1）心理因素，如羞怯、忧郁、焦虑、畏惧、紧张、憎恨、悲痛等。

（2）绝经因素，如雌激素水平下降导致生殖器官萎缩、阴道干涩、盆底肌肉张力降低等。

（3）手术因素，如卵巢切除术、外阴根治术、子宫或阴道手术、乳癌根治术（敏感区破坏）等。

（4）放疗因素。

（5）神经性因素，如癫痫、糖尿病、脊髓损伤等。

（6）血管因素，如心脑血管病、高血压、糖尿病等影响髂动脉及其分支的血流，导致阴道、阴蒂供血不足而影响功能。

（7）妇科及阴道系统疾病，如子宫内膜异位症、阴道炎、尿道炎、尿失禁等。

（8）药物因素，如改变精神状态、神经传导、血流、性激素水平的药物。

（9）其他因素，如妊娠及产后的因素；性知识、性技巧缺乏等。

【方剂名称】 香断参熟补益阳肉汤。

【方剂功效】 益气，补肾，壮阳。

【适应症候】 性厌恶，阴道干涩，高潮困难、延迟、缺如，性交痛，阴道痉挛等。

【方剂组成】 人参10克（另煎），熟地黄20克，九香虫10克，补骨脂15克，益智仁、淫羊藿、锁阳、阳起石、川断各10克，枸杞子、菟丝子各15克，鹿茸3克（酒或盐开水冲服，或用鹿角霜代替），巴戟天10克，海马1克（研末冲服），肉苁蓉10克。

【使用方法】 水煎服，每日1剂。

【方剂分析】 治阴痿有以下几个原则：补后天之本，即益脾气，多选用人参。补先天之本，即壮命门之火，选用补骨脂、淫羊藿、锁阳、阳起石、续断、枸杞子、菟丝子、鹿茸、巴戟天等。滋补肾精，熟地黄、肉苁蓉。固精，益智仁（或芡实、刺猬皮、五味子、山萸肉）壮阳道，九香虫（或蜂房、蜈蚣）。

【辨证加减】 乏力加黄芪、怀牛膝，失眠加麦麸、茯神，阴道干涩加女贞子、旱莲草，肝郁加当归、白芍，血瘀加当归、蜈蚣，带多加虎杖、重楼。

【锦囊妙招】 不一定肾类（动物外生殖器）最好，常服羊肉汤、牛肉汤、核桃仁最妙。

【画龙点睛】 善补阳者阴中求阳，故用熟地。养先天者先益后天，故用人参。鹿茸昂贵，可用紫河车、鹿胶代替。疗程3~6个月。

【验方荟萃】

1. 艾叶灸　肝俞、肾俞、命门、关元、中极、足三里、三阴交，温灸每日1次。

2. 肝郁型　逍遥散。

【西医治疗】　主要为心理治疗；更换性交方法；诱导法；性感集中训练；自我刺激训练；盆底肌肉训练；药物，如磷酸二酯酶-5抑制剂、前列腺素E、黑皮质素激动剂、多巴胺激动剂、性激素、抗抑郁药；原发病治疗。

第三节　阴　　冷

阴冷是妇人阴中寒冷，甚至腰骶部（盆腔）或少腹自觉寒冷，多伴有性欲淡漠，亦可导致不孕。

【方剂名称】　紫石四逆补肾调冲汤。

【方剂功效】　温阳、补肾。

【适应症候】　妇人阴中寒冷，甚至腰骶部（盆腔）或少腹，自觉寒冷，多伴性欲淡漠，亦可导致不孕。

【方剂组成】　紫石英30克，干姜10克，熟附子、当归、白芍、山萸肉、熟地黄、黄精、山药、巴戟天、菟丝子各15克，艾叶5克。

【使用方法】　水煎服，每日1剂。

【辨证加减】　气虚加党参、黄芪，气陷加升麻、枳壳，肾虚加肉豆蔻、补骨脂，性冷漠加仙灵脾、九香虫。

第四节　阴　　吹

阴吹是个别身体衰弱、精神抑郁之人，阴道经常有气排出，状如放屁，自己无法控制，严重时有声，连续不断，多见于阴道壁和盆腔组织松弛及一些神经官能症。

【方剂名称】　乌壳樱倍补中汤。

【方剂功效】　补气、升陷、固肾。

【适应症候】　妇女阴道有气排出，并带有响声的一种疾患。

【方剂组成】　生黄芪50克，党参、炒枳壳各30克，炒白术、当归、金樱子各15克，升麻、乌梅肉、炙甘草各10克，五倍子5克。

【使用方法】　水煎服，每日1剂。

【辨证加减】　便秘加肉苁蓉、生白芍。

【验方荟萃】　蜂蜜30克，香油6克，每日1次，清晨空服，开水冲服。

第五节 梦　交

梦交是梦中与异性发生性行为。一种无意识或潜意识的性心理活动，梦中有性快感，可伴忧虑、恐惧等。

一、肾虚血热型

【方剂名称】 甘麦知柏地黄汤。

【方剂功效】 滋肾，清热，安神。

【适应症候】 妇女在睡眠中，恍惚迷离，梦与别人交合，醒后仍能记忆。一般梦与亲人交配重，梦与其他动物交配更重。

【方药组成】 炙甘草 10 克，麦麸 50 克，黄柏、牡丹皮各 12 克，知母、怀山药、熟地黄、泽泻、茯苓、山萸肉各 15 克。

【使用方法】 水煎服，每日 1 剂。

【辨证加减】 思虑过度加秦艽、乌梅，阴虚阳亢加磁石、牡蛎，心肾不交加夜交藤、合欢皮，心悸怔忪加山萸肉、桂圆肉，气血虚弱加党参、黄芪。

【锦囊妙招】

(1) 相思病，肝火盛，选秦艽乌梅汤加柴胡、生地黄、黄芩、白芍、甘草。

(2) 男女性功能亢进，阴虚火旺，选大补阴丸（熟地黄、龟板、知母、黄柏）加牡蛎、丹参。

(3) 意淫，脾肾虚极导致，十全大补汤。

【画龙点睛】 男子精盛则思室，女子血盛则欲动。独阴无阳，志欲不随，乍寒乍热，宜壮水之主以制阳光。白淫多见寡妇、尼姑，情欲难以满足，肝脉弦出寸口，阴中流出白色无臭的液体，郁火者丹栀逍遥丸，肾虚者金锁固精丸。应与白浊区别，白浊多是湿热下注，尿道流出秽浊黏稠的分泌物，湿热者龙胆泻肝汤，肾虚者六味地黄汤合萆薢分清饮加益智仁。

【验方荟萃】 犀角地黄汤（无犀角，可用紫草、大青叶替代）合四物汤加天冬、麦冬、石菖蒲、远志、炒枣仁、柏子仁。

二、心肾虚弱型

【方剂名称】 芸戟汤。

【方剂功效】 安心宁肾、涩精秘气。主治白淫、意淫。

【适应症候】 头晕耳鸣，四肢乏力，失眠多梦，梦与鬼交，或白天稍有欲念，大量白带溢出（即意淫，同男子滑精），有达到性兴奋的感觉。

【方剂组成】 肉苁蓉、巴戟天、补骨脂、茯苓、煅龙骨各 15 克，白胡椒 1 克，朱砂（冲服）1.2 克，五倍子 5 克。

【使用方法】 水煎服，每日 1 剂。

【方剂分析】 本证属脱证，茯苓、白胡、巴戟天、补骨脂，阴阳俱补，五倍子、龙骨涩精秘气，朱砂安心宁肾，虽无参、茸，仍能标本兼治。

三、脾肾两虚型

【方剂名称】 参芪六味地黄汤

【方剂功效】 补脾、益肾。

【适应症候】 心烦失眠，梦与鬼交，惊悸汗出，在女则意淫，白淫，六脉虚细，舌淡，无苔。

【方药组成】 党参 20 克，黄芪 30 克，熟地黄、茯苓、山萸肉、牡丹皮、山药、泽泻各 15 克。

【使用方法】 水煎服，每日 1 剂。

【方剂分析】 意在先后天同补，况山药补脾胃，功不比白术差，山萸肉补肝血，力不比当归弱。

【辨证加减】 失眠加麦麸、丹参，心慌加桂圆肉、益智仁，腹泻加附片、车前子，阴吹加升麻、红参。

【画龙点睛】 满席正人君子，岂容小人在座！血气所凑，其气必虚。要注意心理调节，心态平衡，倡导唯物主义，反对邪门歪道。

第六节　蝴蝶斑

蝴蝶斑又称黄褐斑，是发生于面部的常见色素沉着性皮肤病。本病的发生与女性激素代谢失调有关，常见病因有月经失调、妊娠、口服避孕药、日光暴晒、精神创伤等。雌激素、孕酮、日光照射均可使表皮基底层黑色素细胞内所含黑色素量增多而使皮肤颜色变黑。

中医认为气机不畅，肝郁化热致血液瘀滞于颜面；或痰湿内停，阻碍气血运行于颜面；或气虚不能统血于颜面；或血虚不荣于颜面；或肾阳蒸腾气化失职，血液布散有碍等。

【方剂名称】 归芎郁金五白汤。

【方剂功效】 养肝润肺、活血通络。

【适应症候】 面部出现黄褐色、暗褐色或深咖啡色的斑片，常对称分布于颊部，呈蝴蝶形，亦可累及前额、眉弓、眼周、颧部、鼻背、鼻翼、上唇等颜面皮肤。斑片形状不一，或圆形、或条形。一般无自觉症状，有的妇女在月经前加重。

【方剂组成】 茯苓 20 克，百合、炒杏仁、香白芷、白附子、郁金、川芎、当归各 15 克。

【使用方法】 水煎服，每日 1 剂。

【方剂分析】 当归、川芎养肝，杏仁、百合润肺，白芷、白附、茯苓、郁金通络增白。一般无兼症 1 个月愈，有兼症 3~4 个月愈。

【辨证加减】 寒瘀加茴香、荆芥穗、红花，肾阳虚加仙茅、仙灵脾、锁阳，阴寒盛加肉桂、干姜、葫芦巴（或吴茱萸），热瘀加蒺藜、地骨皮、蝉蜕（生地黄也可用），痰瘀加石菖蒲、泽泻、瞿麦，肝郁加柴胡、青皮、路路通，脾气虚加党参、黄芪、白术，失眠加丹参、茯苓改茯神。

【画龙点睛】 由深黑，颜色逐渐变淡，粗糙，恢复正常。

【验方荟萃】

方一：常服逍遥丸，瘀热用丹栀逍遥散。

方二：肾虚型。六味地黄汤重用熟地黄、牡丹皮。

方三：肝虚型。茯苓（渗湿）40 克，生地黄、玄参各 30 克，当归尾、白芍、川芎、桔梗、甘草各 10 克，水煎服，每日 1 剂。

方四：艳容膏。白芷、菊花各 9 克，白果 20 个，珍珠粉 15 克，猪胰 1 个，研细，余捣烂拌匀，以蜜炖之，晚搽晨洗面部。

方五：玉肌散。真绿豆粉 240 克，滑石、白芷各 30 克，白附子 15 克，共为细末，每晚用数钱，蜂蜜搅匀，搽面。

方六：丝瓜络洗澡，先轻洗后重至全身发热发红为止，每天坚持。

方七：新鲜嫩柿叶晒干研末，雪花膏调匀外涂患处。

【西医治疗】 内服维生素 C，外用 5%白降汞软膏、3%过氧化氢溶液、10%~20%氢醌单苯醚软膏等脱色剂。亦可用 0.1%维甲酸、5%氢醌、0.1%地塞米松配入亲水软膏中外搽。

第七节　痤　　疮

痤疮中医称“粉刺”“酒刺”“青春痘”。多发生于颜面。

挤出白色粉渣，称白色粉刺型痤疮；有黑色角化物，同时伴有许多红丘疹，称黑头粉刺型痤疮；先有粉刺，后有炎性丘疹及结节，称寻常痤疮；若兼见囊肿，称囊肿性痤疮；若同时伴有瘢痕疙瘩，称聚合型痤疮。

中医则认为过食辛辣、肥腻、甜食，大便秘结，精神紧张，内分泌失调使心、肺、肝、胆、胃蕴热熏蒸于面导致。

1. 热瘀型

【方剂名称】 治痤二三四五汤。

【方剂功效】 清肺、活血、解毒。清肺热、凉三焦、养肝血、解火毒。主治寻常型痤疮。

【适应症候】 皮疹色红，可见脓头，能挤出白色粉渣，多遗留凹陷瘢痕，溲赤，便秘，舌红，脉数。

【方剂组成】 桑白皮、地骨皮各 15 克，黄芩、金银花、蒲公英、地丁各 20 克，生地黄、赤芍、当归、川芎、野菊花各 15 克，黄连、大黄、天葵子各 10 克。

【使用方法】 水煎服，每日 1 剂。

【方剂分析】 二皮泻肺热，解腠理之毒；三黄（可用虎杖、槟榔、大血藤代替）凉三焦，祛三焦之热，四物养肝血，以泻上浮之火，五味消毒饮疗疔毒，拔毛囊深部积久之毒。

【辨证加减】 肝胆湿热加龙胆草、茵陈蒿，脾胃湿热加苦参、土茯苓，肝郁化火加牡丹皮、栀子，肺胃热盛加石膏、薏苡仁，脓加连翘、重楼，疙瘩加蒺藜、皂刺，脓多难愈，酌选仙方活命饮。

【画龙点睛】 三黄可用虎杖、槟榔、大血藤代替。

【锦囊妙招】 在脓多难愈时可酌选仙方活命饮。

【验方荟萃】 金银花、野菊花各适量，泡茶喝。肝经湿热，龙胆泻肝丸；心肝有热，芩连四物汤；相火炎上，知柏地黄汤。

2. 虚瘀型

【方剂名称】 蒺皂白血圣愈汤。

【方剂功效】 益气养血，温经化瘀。主治毒邪已去，留痕难消的痤疮。

【适应症候】 痤疮经久不愈，面色灰暗，皮疹颜色暗红，经暗色紫、有血块，舌暗，脉沉涩。

【方剂组成】 党参、血参、鸡血藤各 20 克，黄芪 30 克，当归、川芎、赤芍、蒺藜、皂刺、白附子、白芷、杏仁各 15 克。

【使用方法】 水煎服，每日 1 剂。

【方剂分析】 圣愈汤益气养血，血参、鸡血藤活血化瘀，蒺藜、皂刺、白附子、白芷、杏仁调理营卫、疏通经络。

【辨证加减】 下寒加干姜、肉桂，上湿加土茯苓、薏苡仁。

【验方荟萃】

方一：针刺大椎、曲池、合谷、三阴交、血海等穴。

方二：面巾蘸水外敷 2~3 分钟，每日 1 次。

方三：红花、丹参、小生地黄、益母草各 30 克，水煎服，服 1 个月。

方四：生晒参 2 克，枇杷叶 10 克，桑白皮 6 克，黄芩、黄连、黄柏、大黄、甘草各 3 克，水煎服，每日 1 剂，连服 200 日。大黄、硫黄各等份为末，凉水拌成膏状，外涂患处。

方五：新鲜香附子洗净，捣烂取汁，外涂患处。

方六：大黄、硫黄等份为细末，用百部酒外涂患处。

方七：睡前用肥皂液涂患处，晨起洗去，忌服辛辣、油腻食品。

方八：病毒灵 50 片，强地松 10 片，共为细末，用氯霉素注射液调涂患处。

方九：花露水外涂。

方十：勿用香皂洗脸，勿用护肤霜、增白剂等，一般用清水洗脸，若面有灰尘、污垢、油脂等，先用毛巾揩净，再用洗涤剂洗涤毛巾，自身分泌的油脂就是很好的护肤霜。

第八节　特发性水肿

特发性水肿又称“瘀胀症”。全身瘀胀且肿，晨起颜面肿，傍晚下肢肿，按之弹性好。是水、盐代谢紊乱，细胞外液在皮下间隙异常增多的疾病。多发于35~50岁女性，多伴有月经量少或闭经。

【方剂名称】 棱莪郁血巴大仙汤。

【方剂功效】 补肾，活血，消肿。

【适应症候】 面部烘热或躁汗。身体瘀胖，早晨面部肿胀，手瘀而无力；中午腹部满闷，撑胀而气短；午后下肢酸困。行经前后、劳累后、结扎后症状加重。

【方剂组成】 血参20克，三棱、莪术、郁金、巴戟天、肉苁蓉各15克，仙灵脾10克。

【使用方法】 水煎服，每日1剂。

【方剂分析】 巴戟天、仙灵脾、肉苁蓉温肾，有建肾之蒸腾气化之功；郁金、丹参行滞，以散气血之不通；三棱、莪术活血，以去血凝络闭之结聚。全方温肾化气、调理气血，化气则水行，血调则瘀散。

【辨证加减】 肾虚加济生肾气汤（山药、茯苓、泽泻、车前子、黄芪、附子），脾虚加升陷汤（黄芪、升麻、知母、柴胡、桔梗），纳差加山楂、麦芽，痞满加白蔻仁、丁香，经少加香附、川牛膝，带多加鹿角霜、金樱子。

【画龙点睛】 先小便不通而致水肿、闭经，病在水分；先经不通而致小便不通、水肿，病在血分。肾虚不能蒸腾气化水湿者，补肾为主；脾虚不能运化水湿者，补脾为主。选升陷汤意在“善治水者，不治水而治气”。郁金乃郁中之金，既能破有形之血瘀，又能破无形之气郁。黄芪可用至60克。

【验方荟萃】

方一：输卵管结扎后水肿，母鸡1只，去净内脏，将小茴10克，陈皮10克，生姜7片，黄芪120克，装入鸡内，勿放盐，炖食，服后自觉胸有蚁走感，力增、胀失，一般服3只鸡，水肿消失。

方二：阳水者五苓散，阴水者肾气丸。

第九节　癔症（歇斯底里）

祖国医学称癔症为“脏燥”。

【方剂名称】 龙牡夜芍甘麦大枣汤。

【方剂功效】 养心安神。

【适应症候】 妇人精神忧郁，烦躁不宁，无故悲凄，苦笑无常，喜怒无定，频作呵欠。

【方剂组成】 麦麸（包煎）50克，夜交藤、生龙骨、生牡蛎、炒白芍、甘草各20克，大枣10枚。

【使用方法】 水煎服，每日1剂。

【方剂分析】 本方重用麦麸，补益心气、养心安神为君，白芍养阴，柔肝、平肝为臣，更配生龙骨、生牡蛎平肝、安神，夜交藤养心、安神，大枣益脾、安神为佐，甘草缓肝急。调诸药为使，全方心、肝、脾同补，则神安脏不燥矣。

【辨证加减】 瘀加丹参、琥珀，痰加茯神、淡竹茹，心肾不交加合欢皮、川牛膝（引火下行），心虚加炒枣仁、柏子仁，心热加蒲公英、金银花。

【画龙点睛】 以甘麦大枣为主。安神麦麸疗效优于小麦。

第十节 吊阴痛

吊阴痛是自觉阴部向上到乳房如有两条筋抽痛难忍之感觉。

【方剂名称】 吊阴痛方。

【方剂功效】 养血安神，理气止痛。

【适应症候】 妇女除少腹、小腹胀痛之外，伴有外阴掣痛，牵引两侧乳头亦痛。

【方药组成】 当归15克，炒白芍、麦麸、青皮、陈皮各30克，川楝子、元胡、郁金各12克，甘草10克。

【使用方法】 水煎服，每日1剂。

【辨证加减】 乳房胀痛属寒加吴茱萸、川花椒，属热者加重陈皮用量，妇科炎症加虎杖、重楼。

【锦囊妙招】

（1）虚寒型：归萸芍姜汤，当归20克，吴茱萸、炒白芍各15克，干姜10克，水煎服，每日1剂。

（2）气血虚弱型：加味甘麦大枣汤，当归、炒白芍、制附片、川楝子各10克，麦麸60克，生甘草15克，大枣30枚，水煎服，每日1剂。

【画龙点睛】 贵在养血、理气、安神、缓急。更年期患者多是激素水平下降所致，应注意补充肾阴。

【西医治疗】 雌激素疗法，口服补佳乐或外用雌二醇乳膏。

第十一节 骶骨坠痛

骶骨坠痛不是独立疾病，劳累后腰痛、腰部急慢性损伤、腰肌劳损、椎间盘脱出均可引起。性交后、劳累后、经期前后、节育环异常、泌尿系异常均可引起。

【方剂名称】 萸枳益气强督汤。

【方剂功效】 益气，升陷，强督。

【适应症候】 骶骨坠痛。

【方剂组成】 炒枳壳 120 克，黄芪 50 克，山萸肉、补骨脂各 30 克，制马钱子 0.5 克，党参、怀牛膝、陈皮各 20 克，炒白术、茯苓、枸杞子、川断、狗脊各 15 克，升麻、甘草各 10 克。

【使用方法】 水煎服，每日 1 剂。

【辨证加减】 骨盆寒冷加制附子、干姜、肉桂。

【验方荟萃】 生黄芪 30 克，肉桂 5 克，炒白芍、当归、鹿角霜、炒白术、怀牛膝各 15 克，升麻 20 克，千年健、寻骨风各 10 克。水煎服，每日 1 剂。

第十二节　子宫脱垂

子宫脱垂是指子宫从正常的位置沿阴道下降子宫颈外口达坐骨棘水平以下，甚至子宫全部脱出于阴道口外，并常伴发阴道前、后壁膨出。本病多见于经产妇，与生育有密切关系。

临床上根据其脱垂的程度分为三度。Ⅰ度为子宫颈下垂到坐骨棘水平以下，不超越阴道口，距处女膜缘少于 4 厘米。Ⅱ度为子宫颈及部分子宫体脱出于阴道口外。Ⅲ度为子宫颈及子宫体全部脱出于阴道口外。

现代医学认为本病病因是由于支持子宫正常位置的韧带及盆底肌肉组织受到损伤，或过度松弛，尤其是后位子宫，子宫纵轴与阴道纵轴一致。腹压增加时，子宫沿阴道方向向下脱出，而形成不同程度的子宫脱垂。

国医称“阴挺”“阴菌”“阴脱”或“产肠不收”。病机是身体素虚，分娩时难产、产程过长、用力太过；或产后过早参加体力劳动，以致脾虚气弱，中气下陷，维系子宫的胞络松弛，不能固摄宫体，移位下坠；或产育过多，肾气耗损，不能维系子宫，因而下坠。

临床表现：肾虚冲任不固，带脉失约见腰酸腿软，小腹下坠，子宫脱出；肾虚膀胱气化失司，见小便频数，以夜间尤甚；脾虚中气不足，中阳不振，见面色少华，四肢无力，少气懒言；脾虚不能运化水湿，湿浊下注，见带下量多、清稀；脾虚生湿，郁久化热，湿热下注，见带下量多，色黄质黏腻有臭气。

【方剂名称】 乌壳樱倍补中汤。

【方剂功效】 补气升陷。

【适应症候】 站立或劳动时会阴部下坠感，走路与劳累时腰酸加重，常伴月经过多。或有肿物自阴道脱出，初起当腹压增加时脱出，经休息或卧床后能自动回缩，病情发展则脱出的肿物越来越大，甚则终日脱于阴道外，非经手回纳不能自行复位。严重时脱出的肿物充血、水肿、肥大，甚至无法回纳，长期暴露在阴道口外，局部上皮增厚，黏膜角化，又因长期与内裤摩擦而发生糜烂，溃疡感染，渗出脓性分泌物，有时伴阴道前壁膨出（膀胱膨出）及阴道后壁膨出（直肠膨出），引起尿潴留，排尿困难，尿路感染，甚至导致张力性尿失禁，子宫脱出严重时输尿管常发生移位、弯曲，易引起输尿管积水、肾盂积水、直肠膨出、排尿困难。

【方剂组成】 生黄芪50克，党参、炒枳壳各30克，炒白术、当归、金樱子、乌梅、升麻、炙甘草各10克，五倍子5克。

【使用方法】 水煎服，每日1剂。

【方剂分析】 脾气健则中气升，本方重用党参、黄芪、白术、甘草补中益气，升麻、枳壳升阳举陷，五倍子、金樱子、乌梅收敛固摄。

【辨证加减】 肾虚加山萸肉、枸杞子，肿痛加黄柏、车前子。

【锦囊妙招】

（1）内服方：补气强督汤（见附录），炒枳壳用量可达120克。

（2）外用方：五味子45克，蛇床子60克，枯矾15克，炒椿白皮120克，水煎熏洗患处。

【画龙点睛】 补脾益肾强肌为要。

【验方荟萃】

方一　泽兰叶煎浓汤熏洗即收。

方二　雄黄30克，冰片0.6克，轻粉、鳖头（煅黄）各3克，葱管藜芦6克，共研细末，瓷罐收藏。先用川芎当归汤（川芎、当归、白芷、甘草、胆草各等份），每次15克，煎汤浴洗患处，随后搽药，早晚各1次。。

方三：枳壳60克，水煎，先熏后浴，每日2次。

方四：红、肿、痛、痒、干涩者，苦参、蛇床子、黄柏各15克，乌梅、五倍子各6克，水煎，先熏后洗。

【西医治疗】

（1）非手术：采用子宫托并配合一般支持方法，加强营养，增进体质，注意适当休息，保持大便通畅，避免增加腹压和重体力劳动。

（2）手术：Ⅱ度、Ⅲ度子宫脱垂者，应根据患者的年龄，生育要求及全身健康情况，选择手术方式。如阴道前后壁修补术加缩短主韧带及子宫颈部分切除术，或阴道子宫全切和阴道前后壁修补术，或阴道前后壁修补术，或阴道纵隔形成术。

第十三节　卵巢囊肿

祖国医学称“肠覃”。病因主要是内伤七情，气滞血瘀，血脉受阻，瘀结成块；或寒湿凝滞，结而成形。

【方剂名称】 马黄昆海棱术五苓散。

【方剂功效】 益气，化瘀，利湿。

【适应症候】 卵巢囊肿。

【方剂组成】 制马钱子0.5克，生黄芪30克，泽泻20克，昆布、海藻、赤茯苓、炒白术各15克，三棱、莪术各12克。

【使用方法】 水煎服，每日1剂。

【方剂分析】 马钱子乃化瘤、去囊、散结之圣药，黄芪、白术益气、增强免疫，昆布、海藻化痰、散结，三棱、莪术有活血之效，赤茯苓、泽泻备利湿之能。

【辨证加减】 瘀甚加杏仁、红花，体胖加白芥子、天竺黄，炎症加虎杖、重楼。

【锦囊妙招】 重在合理使用马钱子，亦可配合巴蜡丸。

【验方荟萃】 枳壳 30 克，香附 20 克，茯苓、泽泻各 15 克，僵蚕、川贝母、昆布、鳖甲、全虫、桃仁各 10 克，水煎服，每日 1 剂。脾虚加党参、黄芪，热毒加败酱草、半枝莲。

【西医治疗】

（1）生理性卵巢囊肿（边界清，无回声，壁不厚，内透声佳，一般月经后可消退）的治疗，从月经第 5 日起，妈富隆每日 1 片，连服 21 天，停药后来月经，一般两个疗程可愈。

（2）病理性囊肿手术切除。

第十四节 子宫肌瘤

子宫肌瘤主要是由不成熟的子宫平滑肌细胞增生所致，故又称子宫平滑肌瘤。

子宫肌瘤均自子宫肌层长出。当肌瘤被肌层包围时称为肌壁间肌瘤；若向子宫浆膜面发展，突出于子宫表面，即称为浆膜下子宫肌瘤；当肌瘤向子宫腔发展，覆盖于子宫黏膜下，则称为黏膜下肌瘤。

一般认为子宫肌瘤的主要发病因素为长期大量持续的雌激素刺激，尤其在只有雌激素作用而无孕激素作用时，更易发生。但不仅限于此，子宫肌瘤的发病可能还与其他因素有关，目前尚不明了。

根据增大的子宫和月经过多，或淋漓不净等临床表现，子宫肌瘤一般不难诊断。若临床检查不能肯定时，可通过测探宫腔、诊断性刮宫、B 超及子宫腔碘油造影术加以确诊，但需要注意与子宫恶性肿瘤、子宫内膜异位症、卵巢肿瘤等相鉴别。

该病在国医上属于“症瘕”范畴，与“石瘕”相似。

病因是气滞、血瘀、湿热瘀结、痰积所致。肝、脾、肾三脏功能失调，寒气客于子门，瘀血凝结，蕴久化热，与内湿相合，结积成瘤。治疗采用行气导滞、理血散积、活血化瘀、消症散结、清热化湿、祛瘀散结、理气化瘀、导痰消积诸法。当肌瘤患者出现崩漏时，可采用塞流、澄源、复旧诸法调治。

【方剂名称】 递增活血方。

【方剂功效】 养血，活血，化瘀，消瘤。

【适应症候】 多数肌瘤无症状，仅于体检时发现。黏膜下肌瘤或较大的肌壁间肌瘤，可出现月经过多或淋漓不净；增大的子宫肌瘤亦可出现白带增多或邻近器官的压迫症状；肌瘤红色变性时或浆膜下肌瘤发生蒂扭转时，可发生剧烈腹痛。此外，尚有 1/3 的患者可伴有不孕。

【方剂组成】 制马钱子 0. 5 克，桃仁、红花、三棱、莪术、虎杖、重楼各 15 克，生水蛭、土鳖虫、九香虫各10克。

【使用方法】 水煎服，每日1剂。

【辨证加减】 气血虚弱型加黄芪、当归、白术，体型肥胖型加昆布、海藻、山楂，月经过多型加急性子、枳壳、海螵蛸，热毒结聚型加红藤、败酱草，质硬加鸡内金、郁金、夏枯草。气滞血瘀型选行气香苏饮，肝胃不和型选加味枳术汤，肝气不和型选加味逍遥散，气血有热型选蒲地花甲乳没汤（蒲公英、生地黄、红花、穿山甲、制乳香、制没药）。

【锦囊妙招】

（1）以上诸药可为细面，炼蜜为丸，每次9克，每日2次。

（2）巴蜡丸：巴豆去壳，置于熔化的黄蜡液中，取出后，每服3~5粒，每日3次，凉开水冲服，连服3~6个月。

（3）母鸡1只，内脏洗净，将小茴200克，蜂蜡200克，装入鸡肚中蒸，蜡化肉熟，甜吃、忌盐，每7日用1只鸡，连用2只鸡。

【画龙点睛】 平时以活为主，经时以逐为主。妙在制马钱子。

【验方荟萃】

方一：赵琛系列方。桂枝茯苓丸加龟板、牡蛎、僵蚕、鸡内金。出血量多加益母草、贯众炭、田三七、茜草，白带增多加金银花、白芷、海螵蛸、白果仁，体质虚弱加黄芪、党参、白术，瘀血加当归、川芎、水蛭、土鳖虫，气滞加青皮、川楝子、海藻、橘核仁。

方二：祝谌予系列方。生黄芪30克，桑寄生20克，白芍、川断、柴胡、党参、麻黄、阿胶、茜草、乌贼骨、艾叶、干姜炭、升麻炭、荆芥炭、血余炭各10克，水煎服，每日1剂，连服30剂。此方对子宫内膜异位症也有较好的疗效。

方三：《妇科教材》。气滞型：香棱丸（木香、丁香、枳壳、小茴行气导滞，青皮、川楝子理气止痛，三棱破血中之郁气，莪术逐气分之血滞）。血瘀型：桂枝茯苓丸。痰湿型：导痰汤加鳖甲。

方四：《李氏家藏·妇科治验》。

（1）莪术、三棱、大黄、川芎各60克，芒硝250克，核桃100个，河水15碗，用砂锅将上药煮干，每次5~7个核桃，米酒冲下。

（2）破积丹：蜂虫、白胡椒、川花椒、黑豆各7个，大枣1枚，核桃仁1个，合为1丸，每日1丸，黄酒引。

（3）紫金丹：木香、丁香、沉香、三棱、莪术、斑蝥（糯米炒）各9克，蜈蚣2条，巴豆（不去油）300粒，为细末，枣肉为丸，豌豆大小，每次2粒，每日2次，黄酒下。

方五：裴励斋《活人验方辑要》。

（1）天龙通经散，蜈蚣（又名天龙）1条，大黄30克，郁金、芦荟、天南星、半夏、三棱、莪术、五灵脂、穿山甲各6克，巴豆（去油）、蝎子各1.5克，僵蚕、胡黄连、甘草各3克。共为细末，红糖120克搅匀，蒸后，研为细末，每次9克，每日3次，直至痊愈。

（2）症瘕丸：白胡椒、白矾等份为末，熟麦曲糊丸如桐子大，每次 4.5 克，每日 2 次。

（3）青皮、陈皮、三棱、莪术、槟榔、大黄、元胡、肉桂、红花、神曲、麦芽、山楂、小茴、桑白皮、石头花、铜绿、酥鸡骨各 15 克，二丑 9 克，核桃仁 30 克。共为细末，炼蜜为丸，每次 9 克，每日 2 次，凉开水送下。

【西医治疗】

（1）非手术疗法：采用人流术和雄激素治疗。

（2）手术疗法：凡肌瘤较大，症状明显而其他方法治疗无效者，可采用手术治疗，如黏膜下肌瘤经阴道摘除术，经腹部肌瘤剔除术和全子宫切除或次全切除术。

第十五节　宫颈癌

宫颈癌是通常发生在宫颈阴道部或移行带的鳞状上皮细胞及颈管内膜的柱状上皮细胞交界处的恶性肿瘤。

大多由癌前病变（不典型增生）发展为原位癌，进而成为浸润癌，但不是所有的宫颈癌均存在不典型增生，或者所有的不典型增生均将发展为癌。

临床表现在早期一般没有症状，或仅在阴道检查时，可见表浅的糜烂，一旦出现症状多已进入中、晚期。

本病的病因尚不完全清楚，但认为与早婚、多产、宫颈糜烂、宫颈裂伤、性交过频、包皮垢及精神刺激等因素有关。研究发现与单纯疱疹病毒感染有关。

本病的诊断主要依据临床表现、妇科检查、宫颈刮片细胞学检查、阴道镜检查、碘实验、活体组织病理学检查。

本病属中医“崩漏”“五色带”等范畴。多属冲任虚损，督脉失司，带脉失约的情况下，毒邪凝聚，阻塞胞络。

【方剂名称】　黄蜂土鸡薏天莪汤。

【方剂功效】　解毒活血，以毒攻毒。

【适应症候】　白带增多或阴道出血。白带可呈浆液性、米汤样或洗肉水样，可有恶臭味。阴道出血开始多见于性交或检查后，量常少而能自止，以后则可能有经间期或绝经后少量不规则出血，晚期则出血较多。疼痛多见于晚期患者，可见腰骶部持续性疼痛，下肢放射性疼痛。晚期宫颈癌压迫或侵犯膀胱或直肠可有尿频、尿痛或血尿，排便困难，里急后重，黏液血便。晚期还可见贫血、消瘦、发热等症状。

【方剂组成】　薏苡仁、天花粉各 20 克，土茯苓 15 克，莪术、鸡内金各 10 克，露蜂房、黄药子各 6 克。

【使用方法】　水煎服，每日 1 剂。

【方剂分析】　蜂房、黄药子、天花粉解毒治癌，薏苡仁、土茯苓祛湿，莪术、鸡内金化瘀。药理研究证实，黄药子、土茯苓可抑制肿瘤细胞生长，治疗乳腺癌、宫颈癌等。

【辨证加减】　脾虚加黄芪、党参，纳呆加白豆蔻、厚朴，热毒加白花蛇舌草、半枝莲，腹痛加白芍、元胡，腹胀加木香、枳壳。

【锦囊妙招】

（1）鸦胆子去硬壳 20 粒，置空心胶囊内，于每次服汤药时吞下，每日 1 次。

（2）宫颈癌出血，陈石灰、马勃等份为末，外撒癌肿处，外用带线棉球堵之。

【画龙点睛】　解毒活血，以毒攻毒。此方使用于宫颈癌、葡萄胎手术后。

【西医治疗】　治疗可分手术治疗、放疗与化疗。主要药物有甲氨蝶呤、顺铂等。

第七章　乳房疾病

第一节　乳汁溢出症

乳汁溢出症又称“乳汁自出”“乳泣”。本病与卵巢、垂体前叶分泌的催乳素、肾上腺皮质激素及甲状腺素有关，还与卵巢、垂体前叶、肾上腺皮质、甲状腺功能的不平衡有关。

病因系气血虚弱，气不摄乳或肝郁化火，乳为热迫。前者气血双补，佐以固摄，后者疏肝解郁，佐以清热。

【方剂名称】 生脉玉屏龙牡汤。

【方剂功效】 益气，固表，敛肝，固乳。

【适应症候】 妇女非哺乳期从一侧或两侧乳头溢出乳汁，滴沥不止，犹如屋漏；或涓涓而下，湿透衣服，饮水则溢乳更多，色质稀薄或正常，乳房松软无结块，亦无压痛。

【方药组成】 炙黄芪 45 克，煅龙骨、煅牡蛎各 30 克，麦冬、五味子、炒白术各 15 克，白糖参、防风各 10 克。

【使用方法】 水煎服，每日 1 剂。

【方剂分析】 乳汁自溢乃脾虚固摄失职，肺虚卫外不能，肝气疏泄太过所导致。生脉散益气生乳，玉屏风散益气固乳，煅龙骨、煅牡蛎敛肝涩乳。

【辨证加减】 病重加芡实、山萸肉，后坠加当归、升麻，恶漏不净加益母草、炒枳壳，肝经郁热加丹栀逍遥散。

【锦囊妙招】 服用花柴皮若干。

【画龙点睛】 益气固表，佐以收涩。

第二节　急性乳腺炎

急性乳腺炎是乳房最常见的外科急性化脓性疾病，多由金黄色葡萄球菌或链球菌感染所致。往往发生于产后尚未满月的初产妇。孕期发生名“内吹乳痈”，产后发生名“外吹乳痈”。

病因有四：七情刺激，郁结化毒；膏粱厚味，化热壅滞；乳汁不通，瘀积酿脓；产后血虚，外感热邪。可有“传囊”和“袋脓”之变。治疗以清热解毒、消肿散结、疏肝理气、活血化瘀等为主。脓肿形成则切开引流。

【方剂名称】 黄虎土楼消毒饮。

【方剂功效】 解毒、理气、活血。

【适应症候】 先有乳头皲裂或乳汁瘀积现象，某一部分有胀痛和硬结，可见发热、头痛、纳少、便秘，继之高热，寒战，局部红、肿、热、痛，白细胞计数增加。由单纯炎症开始，逐步形成乳房蜂窝织炎，以致脓肿。常伴有同侧急性淋巴结炎。

【方剂组成】 生大黄5克，虎杖、紫花地丁、野菊花、金银花各20克，土贝母15克，重楼、天葵子各10克，蒲公英30克。

【使用方法】 水煎服，每日1剂。将过滤后的药渣外敷患处。

【方剂分析】 生大黄、虎杖、土贝母、重楼解热瘀，天葵子、蒲公英、紫花地丁、野菊花、金银花清热毒。

【辨证加减】 热重加连翘、陈皮，肿块加乳香、没药，气郁加青皮、陈皮，发热加柴胡、黄芩。

【锦囊妙招】

（1）鹿角霜9克，黄酒冲服。

（2）橘皮30克，甘草3克，水煎服，每日1剂。

【画龙点睛】 解毒同时，必须配合理气、活血的药物。

【验方荟萃】

方一：荆芥、防风、甘草各10克，大黄30克，芒硝200克，煎汤外敷患处。

方二：仙人掌、明矾各适量，捣烂外敷。

方三：野菊花叶适量，捣烂外敷患处。

方四：芦荟叶适量，捣烂外敷。

方五：鲜蒲公英叶适量，捣烂外敷。

方六：鹿角霜9克，黄酒冲服，每日1次，连服2日。

方七：按摩乳房，用木梳背向乳头方向梳之。

方八：紫荆皮150克，独活50克，赤芍60克，白芷30克，菖蒲45克，共为细末，与凡士林调匀成膏，外敷患处。

方九：大麦芽60克，水煎服，每日1剂，连服1~3日。

方十：六神丸研面，凡士林调后搽患处，连用3日。

方十一：金银花30克，蒲公英60克，生甘草30克，水煎服，早晚各1次，另将药渣外敷患处。

方十二：首乌30克，茄蒂7个，黄酒引，水煎服，每日1剂。

方十三：当归15克，陈皮30克，甘草10克，若有硬块加白芷15克，水煎服，每日1剂，连服3~5剂。

方十四：麦花适量焙焦，研末，黄酒冲服，连服1~3日。

方十五：蒲公英、金银花各15克，陈皮、连翘各12克，全栝楼15克，水煎服，连服2~3剂。

方十六：乳痛。乳香、没药、血竭、轻粉、官粉、滑石、儿茶各10克，肪脂油

120克，以上共捣如泥，外敷患处。未溃即散，已溃生肌。

方十七：膏药方。

（1）当归、血余炭各30克，白芷2克，槐条20厘米，香油250克，官粉120克，熬至滴水成珠，加丹制膏。

（2）乳疮膏药：乳香、没药、官粉、铜绿、紫草、白矾各9克，血余炭9克，共细末以香油250克，熬至滴水成珠，再入炮人甲少许，片刻即可。本方也治各种肿毒。

（3）乳疮膏药方：香油120克，黄蜡、血余炭、官粉、乳汁少许，黄丹60克，先将香油熬至滴水成珠后入四味，熬成再下黄丹即成膏药。

（4）榆树皮适量，熬膏药外用。

方十八：洗乳方。

（1）苍术、天花粉、蒲公英各9克，黄柏、白术、防风、荆芥、白芷、菊花、菖蒲、金银花、官桂各6克，黄芩4.5克，薄荷3克，大黄5克，青杨树皮1块，凤仙草1棵，水煎滤出液加入陈米醋300克，熏洗患处。

（2）当归、川羌活各9克，白芷、甘草各6克，蜂房3克，熬水熏洗。

（3）黄香、白矾各30克，香油、百草霜各120克，官粉15克，共研细末，香油拌搽，用油纸封袋，将乳头装入油纸上穿数小孔，药敷乳头。

（4）乳香、没药各9克，血竭、儿茶各6克，冰片1.2克，蓖麻子10个，蜂蜜30克，葱白2个，共研细末，捣烂敷于疮上。

（5）龙葵全草若干，水煎浓缩如膏，贴患处，一般2~3天痛止肿消。

（6）醉忍冬汤：金银花、蒲公英各60克，二味以好酒煎之。小量渐饮之，醉后可见其功。

（7）血见愁、地骨皮、牡丹皮、生地黄、金银花、胆草、过山龙各等份，捣细与葱白共捣如泥，外敷患处。

（8）百草霜、海螵蛸、乳香、没药、熊胆、儿茶、龙泉粉、绿豆粉、麝香等份，共为细末，外敷患处。

（9）姜黄、白芷、赤芍、天花粉、蒲公英、连翘、大黄各6克，共为细末，半酒半茶调涂患处。

方十九：蒲公英、金银花各15克，玄参、天花粉各9克，荆芥穗、甘草各3克，青橘叶7片，水煎，饭后服。

方二十：栝楼仁9克，乳香、没药、甘草、青皮各4.5克，当归尾、赤芍、川芎、白芷、木通、天花粉、忍冬、防风各3克，皂刺1.5克，水2碗，煎成后，入酒1盅，再煎三沸，温服。

方二十一：生黄芪、当归各9克，川芎6克，白芷4.5克，红花1.5克，穿山甲、甘草各6克，水煎服，每日1剂。

方二十二：生黄芪21克，当归身15克，白术、柴胡、通草各9克，木通2.1克，王不留、穿山甲9克，甘草3克，猪肺煎成汤去肺，入药再煎饭后服。

方二十三：生川乌、生草乌各15克，川花椒、皂刺各9克，共为细末，每服2.4克，小茴3克为引，用黄表纸一块包药烧药，每次服0.6~0.9克，入开水碗中，外入小茴搅匀服下。忌：鸡肉、香椿、荞麦面。本方治乳疮，无论破与不破，连服即好。

方二十四：青皮散。青皮、穿山甲、白芷、甘草、土贝母各 2.4 克，为细末，温酒调服。

方二十五：活鲫鱼 1 条，鲜山药（大小如鱼长）1 段，共同捣烂，外敷患处，以纸盖之。

方二十六：乳香、薏苡仁、防风、知母、陈皮、木通、香附各 3 克，没药、川芎、甘草、当归、贝母各 1.5 克，金银花、栝楼仁各 6 克，鲜橘叶 20 片，水酒各半煎，饭后服，一般 4 剂愈。

方二十七：乳痛奶疖。活螃蟹 10 余只，取脚爪尖 21~24 克，阴阳瓦上炙黄为末，陈酒送下。

方二十八：栝楼 1 个，水煎服，每日 1 剂。

方二十九：小升丹。潮脑 9 克，朱砂（研粉）9 克，五倍子（捣碎）60 克，黄蜡（切成薄片）90 克。制法：锅底之上，依次放置潮脑、五倍子、黄蜡、朱砂，用新碗覆盖，然后用约 7 厘米宽的纸条，贴封碗边与锅接触处，贴好后，用细土把锅碗中有空隙填满和锅平口为止，用两手对压装好的土谨防碗动，加热 4 小时左右，在未烧之前，将碗底上放些湿土，以碗底上的湿土干后即可，然后撤灯放凉，将所剩药品用竹刀刮下，储瓶内备用。主治：一切乳症，痈疽久不收口，未成能消，已成能溃，溃后能收。

方三十：炒白芍、黄芩、当归、连翘、栝楼霜各 2.4 克，甘草 1 克，苏梗、柴胡、川芎各 2.1 克，醋香附 3 克，金银花、贝母各 4.5 克，橘叶 30 片，水煎服，每日 1 剂。

方三十一：青皮、青橘叶各 30 克，柴胡 3 克，水煎服，每日 1 剂。

方三十二：乳瘰溃烂。雄性鼠粪（学名：两头尖）、川楝子（经霜）、露蜂房各 9 克，煅灰存性，为末，酒下，每日 1 剂。

【西医治疗】 应用抗生素。

第三节　乳　　裂

【锦囊妙招】

（1）乳裂粉：丁香适量为粉，与鸡蛋黄油混合后，外涂患处（丁香含挥发油，对多种细菌有显著的抑制作用，并能麻醉或杀灭微生物，对皮肤无刺激且吸收良好，因此有利于乳裂的愈合，此方亦治肛裂、足跟皲裂症）。

（2）丁香 2 克、南瓜疙瘩 1 个烧灰，鸡蛋黄油和匀，外涂患处。

（3）霜后小茄苞焙干研成细面，香油调搽患处。

（4）玉米须灰，香油调搽。

【验方荟萃】

方一：南瓜秧烧百炼成灰，香油搅搽患处。

方二：猪乳头 2 个，焙黄研面，香油调外涂。

方三：白芷、五味子等量为末，山西陈醋调成糊状外敷，每日 2 次。

方四：轻粉、冰片各 1 克，霜打茄子（烧灰）1 个，共为细末，香油调搽患处。

方五：大叶杨叶（抽筋焙干）10 克，霜打茄子（焙干）1 个，加枯矾少许，与脂肪油适量共捣如泥，外搽患处。

方六：煮熟的鸡蛋黄炼油后，外涂患处。

方七：黄蜡 1 份，香油 9 份，化后制成蜡油丸，外涂患处。

方八：炉甘石、狗骨头、冰片按 3∶2∶1 的比例焙干研为细末，外撒患处。

方九：乳裂膏药。槐条五节（炸黄色），紫草、防风、荆芥、乳香、没药各 3 克，香油 250 克，黄腊 30 克，血竭（研面）少许，以上先将各药熬枯后，待槐条黄色取出，黄腊放碗底，将药油倒入，再兑血竭搅匀，外涂患处。此方亦治火烫伤。

方十：乳香、没药、血竭、儿茶、明雄、金银花、防风各等份，共研细末，以荞麦面加水调匀，外敷患处。

方十一：轻粉 3 克，红粉很少许，大丁香 2 克，煅青石面少许，冰片少许，共研成细末，油搓外用。

方十二：白及面生蜂蜜调敷。

方十三：青龙拔毒散（半起半长）。轻粉 3 克，大丁香 1.2 克，青石面 1.5 克，冰片少许，将上药研细后再兑入红粉少许，外撒患处。

方十四：芥菜、白矾各适量，共捣如泥，外涂患处，每日换药 3 次。

第四节　乳腺增生病

乳腺增生又称慢性囊性乳腺病、乳腺小叶增生，多发生于年龄在 20~40 岁的妇女。一般认为与卵巢功能失调有关，黄体素分泌减少，雌激素量相对增多。对于单侧者，病变范围局限者，或有迅速增长、质地变硬者要三个月进行一次复查，排除癌变可能。

现代医学多用雄激素治疗，效果不理想且副作用大。

本病属于祖国医学“乳癖”范畴，与肝、胃、冲、任等经脉有密切关系。治以疏肝理气，佐以活血化瘀或化痰散结。

【方剂名称】 两皮三虫四仁汤。

【方剂功效】 理气活血、软坚化瘀。

【适应症候】 周期性乳房胀痛，常发生或加重于月经前期。扪查时肿块呈结节状，大小不一，质韧而不硬，与皮肤和深部组织之间并无粘连，可被推动，但与周围组织的分界并不清楚。肿块在经期后可能有所缩小。腋窝淋巴结不肿大。病程长、发展慢、有时有乳头溢液。

【方药组成】 青陈皮、炒麦芽各 30 克，川牛膝 20 克，橘核仁、荔枝核、栝楼仁、僵蚕各 15 克，川花椒、蜂房、鳖甲各 10 克。

【使用方法】 水煎服，每日 1 剂。

【辨证加减】 瘀重加三棱、莪术，络阻加穿山甲、浙贝母，偏气滞加香附、枳壳，痰聚加远志、马钱子，偏血瘀加郁金、红花。

【锦囊妙招】 远志100克，栝楼仁40克，白酒500克，浸泡1周，滤后饮用，每次10毫升，每日2次，两周后局部见效。坚持用可愈。鹿角霜研细，豆油和匀，纱布固定。

【画龙点睛】 麦芽抑制促乳激素，川牛膝引药下行。

【验方荟萃】

方一：陈皮15克，羊奶橘叶7片，小茴10克，水煎服，每日1剂，连服15~30剂。

方二：浙贝母、白芷等份为末，每服6克，白酒引，郁症加白蒺藜，有孕忌用白芷。

方三：鲜橘叶适量，夏枯草、香附（童便炒）、青皮等份，研末，陈米饭为丸，如梧桐子大，每次6克，用白面汤送下。

方四：当归、白芍、柴胡、茯苓、白术、薄荷、白芥子、川楝子各10克，水煎服，每日1剂，连服10~30剂。

方五：麦椒红膝汤加味。川花椒10克，炒麦芽30克，红花、川牛膝、荔枝核、橘核仁各12克，水煎服，每日1剂，排卵后连服5剂。

方六：生麦芽60克，神曲15克，陈皮、炒白芍、生甘草各10克，焦山楂20克，水煎服，每日1剂，连服60日。

方七：陈皮六一散（二芍柴栀三消二血陈）。陈皮、糖山楂、鸡血藤、京赤芍各30克，血参根20克，神曲、炒麦芽、醋柴胡、炒白芍、山栀子各10克。水煎服，每日1剂。

第五节　乳房纤维腺瘤

乳房纤维腺瘤约占乳房疾病的50%，好发部位是乳房的外上方，70%是单发。无自觉症状，发病慢，扪之质坚韧，边界清楚，表面光滑，容易推动，多呈圆形、椭圆形。月经周期对肿块的大小并无影响。

本病与雌激素活跃有密切关系，多发生于性机能旺盛时期，即18~25岁。妊娠期增长特别快。虽属良性，但有恶变可能。一旦发现应手术治疗。

本病属中医“乳癖”范畴。治以疏肝理气，化痰散瘀。治疗参考乳腺囊性增生。

【附】　妇产科常用英文缩写

一、激素

促肾上腺皮质激素 ACTH　抗利尿激素 ADH　乙烯雌酚 DES

雌酮 E1　雌二醇 E2　雌三醇 E3　炔雌醇 EE　卵泡刺激素 FSH　促性腺激素 Gn　黄体生成素受体 LHR　绝经期促性腺激素 HMG　垂体促性腺激素 HPG　绒毛膜促甲状腺激素 HCT　生长激素 GH　黄体生成激素 LH　黄体生成激素释放激素 LHRH　前列腺素 PG　催乳激素 PRL　睾酮 T　甲状腺激素 T_4　促甲状腺激素 TSH　绒毛膜促性腺激素 HCG　干扰素 IFN

二、病名

羊水栓塞 AFE　艾滋病 AIDS　细菌性阴道病 BV　完全性葡萄胎 CHM　原位癌 CIS　功血 DUB　子宫内膜异位症 EMT　妊娠糖尿病 GDM　新生儿溶血症 HDN　葡萄胎 HM　呼吸窘迫综合征 RDS　盆底功能障碍 PFD　妊高征 PIH　弥漫性血管内凝血 DIC　盆腔炎 PID　性传播疾病 STD　多囊卵巢综合征 PCOS　宫内发育迟缓 IUGR　早产 PTL

三、化验

抗原 Ag　抗体 Ab　甲球蛋白 AFP　碱性磷酸酶 AKP　酸性黏多糖 AMP　基础代谢率 BMR　癌抗原 125CA125　细胞表面抗原 CSA　噬伊红细胞指数 EI　红细胞沉降率 ESR　乙型肝炎抗原 HBsAg 乙型肝炎核心抗原 HBcAg　乙型肝炎 e 抗原 HBeAg　乙型肝炎免疫球蛋白 HBIg

四、病原体

甲型肝炎病毒 HAV　乙型肝炎病毒 HBV　丙型肝炎病毒 HCV　戊性肝炎病毒 HEV　人乳头瘤病毒 HPV　单纯疱疹病毒 HSV　沙眼衣原体 CT

五、时间

末次月经日期 LMP　前次月经日期 PMP　预产期 EDC

六、其他

静脉滴注 ivgtt　阴道避孕环 CVR　下丘脑—垂体—卵巢轴 HPO
自然避孕法 NF

外科

第一章　疮疡感染

第一节　概　　论

一、概述

广义的“疡”，包括一切外、伤科疾病。狭义的“疡”，指痈疽之类。古代常将“痈”“疽”“发”混称。痈者，壅也。疽者，阻也。发者，为痈之大者。疖者，肿不过寸。疔者，坚硬如钉。

病因：外感六淫，内伤七情，饮食不节，房劳及金刃所伤。

特点：头面挟风，中部多郁，下部偏湿。

诊断：辨别阴证、阳证、半阴半阳证。

治法：初期以消为主，火盛宜清，热壅宜下，风舒湿利。阴阳不和者调之，经络闭塞者通之，热痛凉之，寒痛温之，燥痛润之，虚痛补之，实痛泻之，风痛除其风，湿痛导其湿。脓郁闭者开之，恶肉败溃者引之。

二、用药凡例

凡医疮疡先分表里，表证恶寒，宜用荆防败毒散；里证发热，可用内疏黄连汤。疮势已成，托里消毒为正要。内脓将溃，十全大补最相宜。人参养荣汤治疮溃及虚热发作，木香沉气饮疗肿块及湿热结聚。饮食不佳选香砂平胃，精神不振用参术回阳。气血虚弱八珍汤最为要领，盗汗自汗独参汤一味可愈。溃疡多痛，乳香定痛为正治。脾虚下陷，补中益气效必良。

口燥谵语是实火，宜用黄连解毒汤。心烦衄血是血热，要用犀牛地黄汤。古方治痈疽，常用仙方活命饮；今时医发背，遂用神授卫生汤。蟾酥丸在外科称为独圣，护心散解内毒号曰无双。谁知蜡丸双膜双心，可羡有味。又赞玉红膏生肌长肉，祛病呈祥。

急肿，肉肿而疮不肿；慢肿，疮肿而肉不肿。脾气下陷，溏泄及肛门坠，升陷须补中益气汤。表实者身体发热，无汗恶寒，里实者脉大身热，便燥口干。若表证急者，先用荆防败毒散，以解其表；里证急者，先用四顺清凉散，以攻其里；表里相兼者，宜用防风通圣散。热与实，通与秘，其中消息知端倪，通多不足，秘多有余，实热虚实分证治。阳以阴，阴以阳，此中表里要辨详。不分表里胡乱治，轻变重而重变亡。医者贵在多应变，不可偏执用其方。

三、分期选方

（一）溃脓期

1. 洗、敷剂

（1）消毒液：大黄、黄连、芒硝各15克，地骨皮30克，水煎，外洗患处。

（2）消肿饼：生蜜、生葱、猪胆各适量，共捣饼，敷患处。

（3）消肿散：明雄15克，明矾10克，蟾酥（酒化）2克，藤黄5克，用毛笔蘸药搽患处，用于一切红肿、毒疖。

（4）米醋1勺，加明矾1小块，葱白15厘米，煎沸后，涂患处。

（5）明矾为末，入新汲水内，搅匀，纱布湿敷。

（6）葱头捣烂炒熟敷患处，凉则换之。

（7）菜园小生地黄捣烂，敷之。

（8）五倍子适量炒为末，米醋调搽患处。

（9）大黄适量为末，醋调涂。

（10）重楼、黄芩、黄连、大黄、乳香、没药、明矾、明雄等份为末，冰片少许，米醋、胆汁拌药为糊，外敷。

（11）陈荞面、麦面各250克，硫黄500克，共为一处，凉水和糊，外敷（也治一切阴疮）。

（12）陈米醋1壶，官粉1撮，熬膏外涂。

（13）仙人掌1块（剥皮去刺），土大黄9克，明矾9克，共捣如泥，敷患处。

（14）猪胆3个，姜250克，醋1盏，共合一处，外涂。

（15）蜈蚣1条，焙为末，猪胆调搽。

（16）白及0.6克，雄黄1.5克，蟾酥少许，共细末，鸡蛋清调匀，外敷。

（17）新鲜猪胆1个，装生石膏粉若干，阴干，加少量冰片，研细，外撒患处。

（18）新鲜蒲公英全草，洗净捣烂，外敷患处。

（19）壁虎7只，泡于500毫升乙醇内，7日后，取浸泡液外涂患处。

（20）乌鸦窝1个，截下树枝煎汤，外洗患处。

（21）鲜马齿苋适量，捣烂如泥，外敷患处。

（22）生红薯去皮，捣烂外敷患处，每日1次。

（23）鲜蒲公英全草，鲜马齿苋，鲜凤仙草各适量，共捣如泥，外敷患处。

（24）老南瓜蒂烧炭，菜油调之，外敷患处。

（25）新鲜公鸡屎摊于白布上，外敷患处，一般1次愈。

（26）池塘污泥摊于棉白布上，外敷患处。

（27）蜂糖、大黄各120克，蜂房12克，木香6克，先将后三味药粉碎后，再兑蜂糖，调敷患处。

（28）煅石膏30克，松香、白芷各9克，樟脑6克，轻粉1.5克，冰片0.3克，共为极细末，猪油调涂患处。

（29）洗疮方：黄芩、白芷、羌活、地骨皮、蜂房、当归、赤芍、甘草各10克，水煎后，洗患处。

（30）四虎散：治痈疽痛硬，如牛之皮，不作脓者，宜用半夏、天南星、草乌、狼毒各30克，共为末，猪肾同捣如泥，敷疮上。

（31）五倍子、蜂糖30克，米醋500克，三味熬成膏外敷。

2. 围剂

（1）隔蒜灸法：治一切痈疽，肿硬疼痛或不疼或麻木或色白、色紫，不起发，不作脓，最宜多灸。独蒜两头选中间位置，切至二分厚度，用艾炷按蒜上灸之，蒜败再换。

（2）神应围药：陈石灰250克，生南星、生半夏、白及、赤芍各30克，为细末，适量与大葱头（连须）共捣烂外敷。

（3）阳症围药方：天花粉、黄柏、姜黄、薄荷叶、人中白、浙贝母、五倍子、芙蓉叶各90克，白芷、天南星、白及、白蔹各45克，大黄、天花粉各150克，共为末，敷患处。

3. 口服剂

（1）补遗方：乳香（去油）、没药（去油）各6克，大白、黑丑、母丁香、醋三棱、醋莪术、巴豆、荆芥、桔梗、大黄、赤芍、川乌、草乌各5克，蜈蚣1条，共32味，各为极细末，称准和匀，水滴成丸，如萝卜子大，朱砂为衣，每次1克，煮酒送下。

（2）鸡蛋1枚，打在碗内搅拌匀，入芒硝3克，炖熟，用150克白酒，饮尽为度。

（3）未溃前疼痛，伴有便秘，宜服用黄连解毒汤之类；溃后久痛为虚，宜服用八珍汤加黄芪。

（4）当归24克，生黄芪、金银花各15克，甘草6克，水煎服。

（5）解毒汤：金银花120克，蒲公英、玄参各30克，当归尾60克，水煎服。

（6）内托散：当归尾（酒洗）、白芷、牛蒡子、黑丑、穿山甲（土炒）、大黄各6克，金银花（酒洗）15克，姜、枣、黄酒引，水煎，温服。

（7）千金内消散：金银花250克，当归尾、赤芍、天花粉、皂刺、黄芩、大黄、朴硝、防风、麻黄、牡蛎、连翘各6克，水酒各半煎服。

（8）移山倒海方：丝瓜（霜打）1个，找孔，入蚯蚓10条，将口塞住，火烧存性为末。乳香、没药（去油）各15克，麝香1克，明雄3克，蟾酥1克，共为细末，黄蜡30克，化开，候四边冷，入前药末，和匀为丸，如绿豆大，每次1克。毒在上肢，用麻黄、甘草、桂枝各3克，水煎送下；毒在身体中部，用羌活、独活、防己各3克，防风4.5克，姜5片，葱白7寸，煎汤下；毒在下肢，用牛膝、木瓜、羌活、独活各3克，煎汤下。

（9）五虎败毒散：全蝎、僵蚕、牙皂、穿山甲各9克，生大黄15克，研细，每次2克，黄酒冲服。

（10）辨证施治：发渴属气血两虚，宜服用八珍汤补益气血。泄泻属脾虚用六君子汤加砂仁。溃时呕，属阴虚，宜滋阴，用六味地黄汤。溃后呕属脾虚，宜健脾，用参苓白术散，湿则加倍白术量。

（二）脓成期

1. 中药麻醉药

（1）麻药酒：麻黄、胡茄子、姜黄、川乌、草乌各等份，闹羊花加倍量，泡于75%乙醇中备用。

（2）麻药膏：生川乌尖、生草乌尖、生南星、生半夏、荜拔各15克，蟾酥12克，胡椒、生细辛各30克，共为细末，用烧酒调敷。

（3）孙武散：荜拔、生半夏、天南星、肉桂、乳香、没药、胡椒各3克，川乌、三七、蟾酥、草乌各9克，丁香2.4克，麝香少许，花蕊石7.5克，风茄子9克，共为细末，入瓷瓶内，用时敷之。

（4）内服方：白芷、制半夏、川芎、木鳖子（去壳）依法炮制，乌药、牙皂、当归、大茴、紫荆皮各60克，木香15克，川乌、草乌各30克（俱生用），共为细末，每次3克，黄酒调服。若神智昏沉，饮盐水即解。

2. 开口药（疮疡已成，用药后排脓）

（1）吃疮虎：方剂组成及用法详见本章末附录三的5。

（2）代刀丹：方剂组成及用法详见本章末附录三的6。

（3）破口散：蚕茧虫蛾1个，焙黄为末，外用。

（4）破口豆：巴豆1个，烧存性，为末撒疮，膏药贴之。

（5）黄白粉：雄黄、枯矾各3克，共末外撒。

（6）破疮牙：牛牙（煅）为末，香油调后，点患处。

（7）小虫屎（或糖鸡屎）为末，水调敷。

3. 半起半长药（既可化腐，又能生肌的药物）

（1）桃红散：方剂组成及用法详见本章末附录三的10。

（2）八宝丹：方剂组成及用法详见本章末附录三的11。

（3）青龙散：方剂组成及用法详见本章末附录三的7。

（4）化腐生肌散：方剂组成及用法详见本章末附录三的9。

（5）祛腐生肌散：乳香、没药各等份，外用。

（6）海马拔毒散：方剂组成及用法详见本章末附录三的8。

（7）生熟二地散：方剂组成及用法详见本章末附录三的15。

（8）巴豆生熟各半，为末，外撒患处。

（9）制乳香、制没药各2克，煅石膏15克，朱砂3克，硼砂、冰片各1克，共为细末，外撒患处。

（10）黑药：土鳖虫适量，青布1块，包青盐少许，红土泥外包，煅后入地去火毒，将布、盐研细，撒患处。

（11）白药：海马生用起，煅用长，各半研细，半起半长。

（12）疮流水不止：轻粉研细面，撒之。

（13）腐尽生肌散：儿茶、乳香、没药各9克，冰片3克，麝香0.3克，血竭、汉三七各9克，有水加龙骨3克，欲收口加珍珠30克。

（14）拔毒起药方：麝香、冰片各0.3克，郁金2克，雄黄1克，巴豆霜3克，共研细末，外用。

（15）玉红散：枯矾、雄黄等份为末，朽肉多，多用枯矾，朽肉少，多用雄黄。

（16）拔毒散：滑石、广丹、冰片、轻粉、枯矾等份共研细末用。

（17）红膏药：乳香、没药、枯矾、黄丹各等份，水飞炒为末，香油 60 克，熬至滴水成珠时再放黄蜡 15 克，化开入碗内，搅匀成膏，用纸摊，贴患处。再加当归、生地黄各 15 克，亦可生肌长肉。

（18）消毒散：大黄、黄连各 15 克，朴硝 9 克，地骨皮 30 克，水煎后，用鸭毛蘸洗患处。

（19）阴疮：白降丹。食盐、明矾、皂刺、火硝各 30 克，水银 15 克，研成末，入罐内火煅，撒患处。

4. 平胬药 方剂组成及用法详见本章末附录三。

5. 渗水药 轻粉研细末，撒上即愈。

6. 止痒药 寒水石、滑石、龙骨、海螵蛸（炙黄）、密陀僧、轻粉、银珠、官粉、血竭、槟榔各 3 克，枯矾 15 克，冰片 1 克，共为细末，外用艾叶、血余炭、地骨皮、香油、陈米醋、肪脂油共合一处，熬之去渣，用油调上药搽患处。

7. 内服药

（1）四炒散：当归 26 克，甘草 3. 6 克，金银花、生黄芪各 15 克，白酒引，上疮加川芎，下疮加川牛膝，侧疮加柴胡、桂枝、羌活，乳疮加青皮、陈皮、蒲公英，面肿加白芷、漏芦，便秘加芒硝、大黄，透毒加皂刺、炮山甲，止痛加连翘、天花粉、乳香、没药，疔毒加党参、附子、干姜、肉桂，阴毒加重楼。

（2）蜡矾丸：黄丹、明矾等份为末，铜器化蜡，澄清徐入矾末，放香油少许，或蜜 30~60 克搅匀，为丸，如绿豆大小，朱砂为衣，每次 10 丸，渐加至 20 丸、30 丸、40 丸，或温酒、开水、米汤冲下。

（3）烦热发渴，急用独参汤补之。

（4）房劳、脓多、汗下致日晡潮热、口干作渴、夜不寐，四物汤加补中益气汤。

（5）透脓散：黄芪 30 克，当归、制川乌各 9 克，白芷 6 克，酒白芍 4. 5 克，天花粉 6 克，炮山甲 3 克，皂刺 4. 5 克，水煎入酒一盅，即日破脓头。

（三）愈合期

（1）生蛇皮 1 具，鳖甲 1 具，血余炭 30 克，鸡内金 15 克，焙干研为细末，加少许冰片，外撒患处。

（2）鸡蛋黄 10 个，搅匀后放在铁锅内加热，由黄变黑，渐出油，纱布过滤后，外撒患处。

（3）活蚯蚓 100 克，加冷水泡，直至将泥水吐完，取出装入大口瓶中，加白糖 1 把，待蚯蚓化完，用鸡毛蘸涂疮，每日 3~4 次。

（4）雄黄、炮指甲、血余炭、天灵盖各等份为末，外撒患处。

（5）血余散：方剂组成及用法详见本章末附录三的 18。

（6）陈石灰研为极细末，外撒患处。

（7）旧橡胶鞋烧炭研末，外撒患处，此方也治烧伤。

（8）黄丹、枯矾各15克，木香、轻粉各8克，共细末，猪胆汁浸，干后研细外用。

（9）熟石膏15克，朱砂5克，象皮10克，麝香3克，血竭10克，乳香、没药（均去油）各6克，冰片4克，研细用。

（10）官粉（煅成黄色）、黄柏、乳香、没药、儿茶等份为末，外撒患处。

（11）珍珠散：煅珍珠、煅海马、乳香、没药（去油）、血竭、儿茶各3克，冰片1.5克，麝香1克，共细末，外用。

（12）煅石膏、朱砂、明雄、麝香、冰片共研细末外用。

（13）珍珠象皮散：乳香、没药、血竭、儿茶各3克，珍珠、龙骨各1.5克，冰片1克，象皮3克，研细末，外用。

（14）海龙粉：方剂组成及用法详见本章末附录3的17。

（15）收口散：煅龙骨3克，象皮6克，煅石膏15克，儿茶、轻粉、乳香、没药（去油）各6克，琥珀1.5克，白螺蛳壳（煅）6克，共为细末，外用。

（16）太素膏：轻粉9克，冰片、天灵盖各1.5克，共为细末，用猪脊髓油调匀摊绢帛上，贴之。

（17）久疮不合，疮口渗清水：官粉、黄香各3克，轻粉2克，冰片1克，共研细后外用。

（18）口服剂：疮口不敛因脾胃不壮，气血不旺，治宜大补，佐以活血。亦可用鲜大叶杨叶30克，水煎服，每日1剂。

（四）疮疡结痂期

（1）润肌散：当归、生地黄各15克，入香油120克内，熬数十沸后去渣，加黄蜡30克，瓷瓶内收藏备用。治一切疮疖结痂后干痛及冬月手足冻裂并烫火伤。

（2）蛋黄油外涂。

（3）黄蜡1份，香油9份，熬后外涂。

第二节　痈

一般常见的痈有急性化脓性淋巴结炎（颈痈）、急性化脓性腮腺炎（发颐）、流行性腮腺炎（痄腮）、急性化脓性蜂窝织炎（搭背）、急性化脓性腱鞘炎（手腕痈）。依据部位又分手发背、肋痈、中脘痈、脐痈、腹皮痈、少腹痈、臀痈、囊痈、子痈、大腿痈、膝痈、委中痈、鱼肚痈、足背痈、肺痈、肝痈等。

一、急性化脓性淋巴结炎

急性化脓性淋巴结炎即“颈痈”，是发生于颈部的痈肿。多发生于下颌、耳后、颈侧。初起肿如杏核，后如鸡卵，肿痛、发热、恶寒。

（1）巴蜡丸：巴豆（去皮）置熔化的黄蜡液中，捞出备用，成人量5~8粒，每日3次，空腹凉开水送服。

（2）炒五倍子、百草霜等份为末，酒调敷患处。如破口不收，用米醋煮桑叶贴之。

（3）蓖麻子1把，明矾15克，将蓖麻子捣如泥，加入明矾拌匀涂患处，每日换1次药。

（4）三仙丹：方剂组成及用法详见本章末附录三的12。

（5）乳香、没药、轻粉、血竭花、儿茶各9克，共研细末，炼蜜为丸，共7丸，每日早晨服1丸。忌猪头肉。对杨梅疮、下疳、小便肿烂、肛门烂痒肿等有效。

（6）皂刺30克，红糖15克，水煎服。

（7）茄子柄煎水服，出汗愈，重用5柄，轻用2柄，2~3次有效。

二、急性化脓性腮腺炎

急性化脓性腮腺炎即“发颐”，发病急，焮红肿痛，伴发热、身痛。参照流行性腮腺炎治疗。

三、流行性腮腺炎

流行性腮腺炎即“痄腮”，冬春季节，好发于儿童，传染性强，起病急骤，两腮肿胀疼痛，发热，恶寒。

（1）鲜苍耳棵水煮取汁，熬至膏状，外敷患处。

（2）鲜柳叶水煮取汁，熬至膏状，外敷患处。

（3）鲜蒲公英、鲜地丁、鲜堰堰苗各适量，熬膏外敷。

（4）鲜仙人掌去除表面绒毛芒刺，洗净后加入少量明矾，捣烂如泥，外敷患处。

（5）鲜天花粉、鲜车前草各适量，与盐少许捣如泥，外敷患处。

（6）花椒树根附近的土，用水调成泥状，外敷患处。

（7）赤小豆捣成粉，鸡蛋清调敷患处。

（8）明矾、雄黄各3克，用75%乙醇调成糊状，外敷患处。

（9）夏枯草30克，水煎服，每日1剂。

（10）牛黄解毒丸为粉，醋调成糊，外敷患处。

（11）如意金黄散适量，醋调外敷患处。

（12）青黛5克，紫金锭1片，为粉，醋调外敷患处。

（13）鲜九额头狮子草熬膏外敷患处。

四、颌下蜂窝组织炎

下颌蜂窝织炎是指颌下间隙的急性化脓性炎症，主要表现有颌下区丰满，淋巴结肿大、压痛。多见于下颌智齿冠周炎、下颌后牙周炎、牙槽脓肿等牙源性炎症的扩散，其次为颌下淋巴结炎的扩散。

（1）点燃芭蕉扇，取炭，用生棉油拌搽患处。

（2）黄芩、黄连、黄柏、大黄各10克，生石膏（先煎）50克，地丁、板蓝根、红藤各30克，虎杖20克，生甘草10克，水煎服，日1剂。

（3）青黛20克，明矾、黄柏、重楼各10克，冰片、薄荷脑各5克，制成散剂，茶叶水调成糊状，外敷患处。

（4）新鲜土三七叶捣烂外敷患处。

第三节　疖

疖是一种发生在皮肤浅表的急性化脓性疾患。有头者，为毛囊疖，无头者，为汗腺疖。日久不愈，形成“蝼蛄疖”及多发性疖。

（1）小儿软疖：大枳壳（去白）1个，将接触皮肤的部位磨平，面糊涂边，合疖上，白出脓血而愈。

（2）地丁、野菊花、蒲公英各15克，明矾3克，甘草6克，水煎服，连服3日。

（3）雄黄、蜂房（炒）、五倍子等份为末，猪胆汁调搽患处。

（4）小儿暑疖：地肤子、黄柏、野菊花各30克，明矾10克，水煎湿敷患处。

（5）发际疮：明矾、黄蜡、冰片等份，装入红辣椒根部，装适量油点燃，滴油冷储，外涂患处。

第四节　疔

疔，亦称“疔疮”，古称丁。其病位发无定处，而以颜面、四肢部多见，其特点是疮形虽小，但跟脚坚硬，犹如钉钉之状。

发于印堂者叫“眉心疔”（深部毛囊炎），发于颧骨者叫“颧疔”（面部疖肿），发于鼻孔内者叫“鼻疔”（鼻前庭疖），发于唇部者叫“唇疔”，发于指部者叫“指疔”（脓性指头炎），火毒走经络，红丝显现于皮肤之上叫“红丝疔”（淋巴管炎）。

（1）夏月中伏，从苍耳棵虫眼处将茎撕开，找苍耳虫7条，放置于100毫升的蓖麻油中，再兑冰片末、朱砂末各3克，7日后将虫取出，置于疔毒中心部，外涂鱼石脂软膏。

（2）萝卜适量，小火煎汤，浓缩成膏，外涂患处。

（3）田三七叶捣成糊状，外涂患处。

（4）紫花地丁鲜草，捣烂如泥，外敷患处，每日1次。

（5）鲜地丁全草60克，水煎服。俗话说“是疮不是疮，喝碗地丁汤”。

（6）糖适量，葱白适量共捣如泥，外涂患处，每日1次。

（7）唾液涂患处，每日数次。

（8）面部疖肿：将蜗牛捣烂，外涂患处。

（9）好米醋2碗，熬成稠糊，贴之。

（10）藤黄15克，黄柏、青黛各30克，共研细末，用醋调搽。

（11）米醋、碱面各适量，先用面围患部，再倒入米醋和碱面，约30分钟，每日2~3次。

（12）闹羊花棵适量煎熬膏药，兑入川乌、草乌粉各少许，外用。小儿疖毒用笔蘸药圈之。

（13）芙蓉叶、菊花叶同煎水，频洗或捣烂敷之。

（14）黄豆1小把，放在口中嚼成糊状，敷于患处。

（15）煅石膏90克，煅石灰30克，共为细末，桐油调搽，止痛出脓。

（16）阿魏1克，巴豆10个（火炙去皮），绿豆（水浸去皮，春30个，夏50个，秋20个，冬10个）合一处，共研细末，用脂肪油捣为泥，外敷患处。

（17）草乌头30克，巴豆（去皮）7个，蟾酥3克，麝香0.3克，共为细末，面糊和后做锭子，阴干插入。

（18）硇砂3克，白芷、雄黄、苍耳子、甘草各1.5克，共为细末，取蟾酥做锭，如铁丝粗，将疔刺破，锭入内。

（19）追毒丹：蟾酥（干用酒化开）、蜈蚣（酒浸炙干黄）、硇砂、轻粉、白丁香各3克，雄黄、巴豆（去壳不去油）各6克，俱为细末，调水为丸，朱砂为衣。

（20）荔枝肉1~2个，蜗牛3~4个，与鸡粪同捣，入升药少许，刺破皮肤涂上，疔根自出。

（21）治疔膏药：乳香1粒，麝香米粒大，黄连（为粉）、连翘（为粉）各2克，桃仁（去皮）2个，上药同蛤蟆肝、膈、肺共一处，捣如泥，外敷。

（22）白胶香、制草乌、五灵脂、广地龙、木鳖子各10克，制乳香、制没药、当归各5克，菖蒲3克，香墨2克，以上共为细末，调敷于患处。

（23）家菊花的花、茎、叶加水煎服，每日数次，亦可将叶捣烂外敷于患处。

（24）蚰蜒适量，焙干为细末，用香油调成糊状，外敷患处。

（25）活壁虎1只，捣烂后加冰片少许，外敷于患处，数次。

（26）疔毒丸：雄黄、大黄、巴豆（去皮）各9克，置于石臼内，捣烂，面醋煮糊为丸，如凤仙子大，病重者23丸，病轻者21丸，再轻者19丸，热水送服。服后，或有噎感，或腹泻，泻甚，新井水饮之，忌食冷物、鱼、葱、羊、马肉。

（27）面上生疔肿痛：活蟾蜍1只，用小刀划开蟾蜍前胸，将肝取出，贴于疔上。

（28）起疔方：天花粉、倒退（煅存性）、白及各3克，斑蝥（去翅足）10个，巴豆（去油）6个，脑砂1.5克，共为细末，用蟾酥末捻成药锭，上患处。

（29）红丝疔：于红丝所到尽处，急用针刺之，挤出恶血，再嚼浮萍根敷之，抑或外敷如意金黄膏，内服仙方活命饮或黄连解毒汤或五味消毒饮。

第五节　有头疽

有头疽是中医外科常见病。其特点是初起在皮肤上即有粟粒脓点，继则灼热、肿胀、疼痛、易向深部及周围扩散，脓头亦相继增多，溃后状如蜂窝。由于脓液一时不易畅泄，所以肿块范围常在10~13厘米，甚者大可盈尺，症状严重者，亦引起疽毒内陷。

一、脑疽

脑疽即“对口疮”“脑后发”“项后痈”。在项后部皮肤上，初起有粟粒状脓点，根盘坚硬，焮热红肿，疼痛麻痒，继而皮肤糜烂溃破，易向深部及周围扩散，因脓头较多，溃后状如蜂窝，肿块范围常在13厘米以上，多伴有寒热、头痛、便秘、口干、食欲不振等全身性症状。

（1）陈石灰研细，入马蜂窝孔内，在孔表面撒上硫黄粉，反置于砂锅片上，于下加热之后，硫黄火焰将蜂孔封严，焙干，研为细末，好米醋或香油拌成糊状，外涂患处，连涂3~5日。

（2）藤梨根（鲜者佳）用量不拘，切断加水煮三沸，去渣重熬至滴水成珠，摊于白布上，贴于患处。

（3）鲤鱼尾1个（或小鱼数条），捣碎，加冰片少许，外敷患处。

（4）茄子皮（焙干），明矾、冰片等份为末，撒于患处。

（5）小鱼200克，冰片少许，共捣如泥，外敷患处。

（6）食盐1.5克，葱白3柱，活蛤蟆3个，蜂蜜30克，共捣一处，外敷患处。

（7）牙皂1个，加上妇女头上梳下的垢泥9克，生山药9克，捣匀敷疮。

（8）牵牛子叶、槐米适量，生姜3片，捣敷患处。

（9）鸡内金、大黄等份研细末，醋调敷。

（10）蜣螂（俗称推车虫、屎壳郎）瓦上焙干，入冰片少许，以水和匀敷患处。

（11）黄蜡、带蛹马蜂窝30克，车前草叶无论多少，捣浓为度，疮干再敷，以好为度。

（12）乳香、没药各6克，明雄3克，蟾酥5克，白桑皮、官粉各25克，葱3克，姜3片，脂油60克。重者加麝香少许，痒甚者加花椒3克，上药共捣如泥用油单纸摊贴。

（13）粳米火煅存性，研为面，外撒。

（14）硫黄45克，僵蚕、朱砂、川乌、草乌、蟾酥各1.5克，麝香0.6克，冰片0.3克。先把硫黄入锅内化开，后入川乌、草乌、僵蚕搅匀，再入蟾酥、朱砂搅匀，再入麝香、冰片，研匀备用。

（15）妇人头上油垢9克，黑背鲫鱼一个，约重30克，猪眼睛1对，共捣烂外敷。

（16）内服方：

1）党参9克，川芎、茯苓各4.5克，桔梗、羌活、柴胡、枳壳各6克，独活、前胡、甘草各3克，牛蒡子、薄荷各4.5克，姜引。

2）白菊花120克，甘草12克，水煎服。

3）金银花120克，羌活6克，白芷3克，荆芥9克，防风5克，皂刺6克，独活6克，当归120克，大黄9克，甘草6克，水煎服，葱引。

4）当归、金银花各120克，赤芍、天花粉各9克，陈皮10克，皂刺、牛膝各5克，川羌、玄参各15克，蔓荆子6克，独活、白芷、甘草各3克，水煎服。

二、搭手

搭手即“搭背”，是臂部皮下、肉脉的急性化脓性炎症。局部焮红肿痛，毒势易聚，溃脓稠黄，全身寒热。

（1）白菊花尖1把，地骨皮1把，男血余炭1团，黄丹30克，官粉9克，黄蜡15克，先用香油120克将前三药炸焦捞出渣，再入官粉、黄蜡，熬至滴水成珠，加黄丹成膏待用。

（2）干姜15克，置于砂锅上焙干，分别将黑皮以及黄面刮下，研为细末，去烂肉，上黄面，生新肌，上黑面。

（3）大黄6克，广木香0.6克，蜂房60克，共为细末，与蜂蜜60克调匀，外敷。

（4）乳香、没药、官粉、轻粉、铜绿各9克，广丹、朱砂各6克，姜、葱、生抓地虎（别名：上山草）、熟抓地虎（炒）各120克，脂肪油捣烂，外敷患处。

（5）鳖甲1个，砂锅炒焦，研极细末，加冰片少许，外撒。

（6）铜绿、枯矾、黄香、官粉各15克，研细为粉，桐油摊贴。

（7）广丹（炒紫）、黄香（炒）各等份，共为细末，置生桐油纸上外贴（纸用针刺数孔）。

三、背疽

背疽即“发背”。有头疽发于背部正中者。症见焮红、肿胀、疼痛。

（1）猪胆汁、蜂蜜各半，与面、葱共捣如泥，外敷患处。

（2）五倍子、蜂蜜各30克，米醋500克，共熬成膏外敷。

（3）龟板、官粉等份共研细末，外用。

（4）煨石膏9克，寒水石6克，黄丹、硫黄各3克，共研极细末，将鸡蛋黄熬出油调敷。

（5）乳香、没药、官粉、轻粉、铜绿各9克，朱砂、广丹各6克，与姜30克，葱120克，脂肪油共捣如泥外敷。

（6）大黄10克，吴茱萸5克，共研细末，菜油调涂。

（7）枯矾、官粉、松香、黄丹等份为末，生桐油和之，先用油单纸扎孔，将药撒一层，再以油纸折盖，外敷患处。

（8）铜绿3克，明矾、黄香各120克，官粉60克，以上共为细末，桐油120克调匀，外敷于患处。

（9）海马（炙）1对，冰片、银珠各9克，枯矾、松香、官粉、广丹各30克，共为末，外用。

（10）马蜂窝（春夏用新鲜的，秋冬用干的）洗净放干，烘烤成焦黄色，研为细末，香油调匀，搽患处，每12小时换1次药，至痊愈。

（11）鲜马齿苋适量捣烂，取汁留渣，饮汁敷渣，至愈。

（12）皂刺若干，焙干研极细末，香油拌搽患处。

（13）乳香、没药、枯矾、广丹、蜂房等份为末，与猪板油共捣如泥，外用。

（14）露蜂房120克，大黄12克，蜂蜜30克，各研细末，将蜂蜜用小火化开，入药熬膏，外涂。

（15）乳香、没药各9克，五倍子6克，糯米面2把，共研细末，米醋调为糊状，摊布上，外敷患处，每日换药1次。

（16）癞蛤蟆1只，捣如泥，摊于白布上，贴患处。

（17）先用开水将患处洗净，再将适量辣椒皮贴患处，每日换1次。

第六节 化脓性骨髓炎

化脓性骨髓炎在中医称“阴疽”“附骨疽”“骨痈”“贴骨疽”“咬骨疽”等。好发于儿童长骨，先寒战、高热，而后患肢疼痛，3~4周后，逐渐出脓，溃后脓水淋漓，常有死骨脱出，缠绵难愈。

（1）市售红升丹，配制成锭剂，放置于深部窦道内，隔日换药1次。

（2）大叶杨树皮适量，水煎浓缩为膏，外敷于患处1月，适用于骨髓炎死骨形成，难以脱出，疮口不收者。

（3）榆树地面下的第二层皮若干，熬成糊状，兑香油，外涂患处，连用1~4个月。

（4）透骨丹：蟾酥、硼砂、轻粉、巴豆各15克，蜗牛2个，麝香0.3克，先将药研细后，放巴豆、蜗牛，再研后入瓷瓶收藏，临用时将疮头轻轻拨破，挑药如米大小，纳入疮口，外以膏药敷盖。

（5）制乳香、制没药各60克，天然牛黄0.6克，麝香1克，共为细末，每次2克，每日3次，白开水送服。

（6）生黄芪、金银花、蒲公英、板蓝根、川木瓜各30克，全当归、京赤芍、草红花、骨碎补、伸筋草、透骨草各15克，大青叶50克，水煎服，每日1剂。

（7）金银花30克，制乳没各10克，白扁豆、苍术、鳖甲、当归各12克，水煎服。若恶心加半夏、砂仁，腹胀加焦三仙、川朴，失眠加柏子仁、茯神。

（8）骨膜炎：陈醋500克，葱500克，放在锅内熬8分钟后，持续小火，频搽患处。

（9）十宣散：当归、党参各20克，黄芪50克，川芎、防风、白芷、肉桂、厚朴、桔梗、甘草各10克，水煎服，热酒下。

（10）生半夏、生山栀、生白芥子各等份为细末，与葱汁、白蜜捣烂成膏外敷。

（11）艾叶500克，硫黄、雄黄各15克，以水同煮半日，捣烂温敷。

（12）木鳖子（去油）6克，乳香、没药（去油）各4.5克，远志12克，白及45克，香附30克，葱白15克，共为细末，入蜜捣膏敷之。

（13）阴疮生痒：蛇床子30克，艾叶、明矾、杏仁各15克，川黄连9克，水煎洗。

第七节　淋巴结结核

淋巴结结核即“瘰疬”“老鼠疮”“鼠瘘”“马刀侠瘿”。颈下、颌下或腹股沟浅表淋巴结结核，不知痛痒，累累如串，久则溃脓，脓水清稀，形成窦道及溃疡，经久难愈。

一、外敷剂

（1）新鲜猫眼草（俗称九头狮子棵）25 千克，新鲜烟苗 10 千克，新鲜秋树叶 5 千克，猫头 1 个，加水共熬，4 小时后，去渣浓缩成膏状，外敷患处，溃否皆宜。

（2）若碰到吸鼠的蛇（或蛇 1 条，刚生的老鼠 3 只），放置于瓷坛内，埋于地下 0.5 米处，百天即化为油，将药液涂于患处，肿消，溃烂愈合。

（3）巴豆霜、明雄、枯矾、荆芥穗各等量为细末，醋调糊状，外敷患处。

（4）小蛇 1 条，放于锅内煮，离骨后去骨熬膏，外敷患处。

（5）蜂房适量，焙干研末，醋调外敷。

（6）土贝母、夏枯草、生牡蛎、芙蓉叶、盐海藻、盐昆布、山慈菇等量为细末，好米醋熬膏，去火毒，与药粉搅拌成膏，外敷患处。

（7）五倍子、香油等份外用，治瘰疬溃破。

（8）蝮蛇（俗称活土地蛇，河南、河北产，红色最好，麻色次之）3~5 条，蜈蚣、蝎子、壁虎各 5 只（活），香油 1 250 克，黄丹、冰片、樟脑各 50 克。

制法：油沸后，将蛇兑入，皮肉熬化，捞骨后将其他三虫下锅，小火熬 20 分钟，至糊状，退火下丹，搅拌匀，温度 20℃时，再将冰片下入搅匀，起丝装入瓶中，摊膏药，没化脓 5 日换药 1 次，已化脓将膏药中心剪个小孔，每 3 日换 1 次，以吸收脓水，初期一般 3 月愈，严重者 4 月愈。

（9）夏枯草 500 克，枯矾、冬虫夏草各 6 克，轻粉 9 克，猫头骨 1 个，桐油 500 克，熬油去渣，滴水成珠后，加广丹 180 克成膏外用。

（10）香油 240 克，乌鸡 1 个，用油炸焦去肉，再入地龙 1 碗（去屎）炸焦，再入黄丹 120 克，轻粉 15 克，乳香（去油）、血竭各 3 克，布摊贴患处。

（11）鼠（去毛）1 个，血余炭适量，陈猪油炸熬取液，加黄蜡外用。

（12）全蝎、肉桂 60 克，白芷、黄连、黄柏、黄芩、当归、穿山甲各 30 克，生地黄、赤芍各 15 克，海藻（洗三次晒干）75 克，木鳖子（切碎）15 克。

制法：用香油 650 克，浸泡上述中药 5 日，熬焦去渣，将油称准，香油 60 克，用净黄丹 30 克，熬至滴水成珠，先入白蜡 5 克，黄蜡 9 克，即下黄丹，再下官粉 30 克，用桑枝不停地搅拌成膏，用冷水浸泡 3~4 日，再用小火化开，入去油没药、阿胶各 9 克，麝香 3 克，血竭 6 克，朝南燕窝泥 15 克，雄黄、朱砂各 3 克，两头尖（鼠粪）21 克，白升丹 12 克，以上为极细末，入膏内搅匀，用时隔汤熔化，外贴。

（13）荆芥梗煎汤温洗患处后，用樟脑、雄黄等份为末，香油调搽患处。

（14）生山药（去皮）1条，蓖麻子2个，捣敷患处。

（15）羊粪、杏仁各15克，烧灰为末，猪髓油调搽。

（16）狗油120克，香油500克，油炸猫头1个，土蛞蛇1条，搅熬至滴水成珠后，加官粉250克，制成膏药外用。

（17）巴豆7个，木鳖虫3个，乳香、黄香各6克，蓖麻子5克，铜绿1.5克，杏仁7个，共杵成膏外敷。

（18）断肠虫（断肠沙）焙黄为末，贴患处。

（19）烧田螺适量，研末掺之。

（20）夏枯草、金银花、蒲公英、椿芽尖、楸芽尖各等份，共熬成膏药，外用。

（21）香油600克，大附子2个，穿山甲10片，杏仁50个，槐白皮1片，浸香油内10日，熬时入血余1团，蟾蜍1个，白花蛇1条，再加乳香、没药各9克，黄丹收成膏，外用。

（22）小老鼠不拘多少，烧灰为末，陈肪脂油调搽。

（23）蝙蝠散：蝙蝠1个，猫头1个，煅碎为末，湿则干搽，干则用油调搽。

（24）收口药：龟板（煅）埋于地中49日，青果（阴干煅）等份同研细末，外用。

（25）五倍子（炒黑）120克，川贝母15克，海粉（炒黑）60克，生半夏、川乌、甘草、生南星、草乌各3克，共研细末，熟蜂蜜、茶汁和匀，米醋调敷。

（26）柳树叶1竹篮，煮浓去叶，熬膏，入轻粉15克，雄黄3克，陈醋调匀制膏，外敷。

（27）蛇1条，野酸枣棵树芽适量，水煮熬膏，外用。

（28）海藻、浙贝母各30克，蓖麻子15克，用香油120克，熬至滴水成珠，滤去渣，入乳香、没药（去油）各3克，再熬稠关火，入猫头骨（煅）、蜣螂（炙）、磁石（醋煅）、生明矾各15克，乘滚拌匀，乘软取出切条备用，用时摊开贴患处。

（29）蜂房内有活蛹者，用明矾末入孔内，火煅枯为末，香油调涂，若溃后有脓水者，干粉撒患处。

二、口服剂

（1）活蝎子1只，置于桃核内，泥封，煨熟，研末，黄酒冲服，不拘时日，以消为度。

（2）活壁虎（火焙焦黄）30条，早晚各服1条，配馒头吃，适用于未溃者，个别服后身上出红疙瘩，数日自消。

（3）猫爪草、夏枯草、连翘、玄参、川贝母、生牡蛎各15克，每日1剂，水煎服，连用30日。

（4）蝎子、黑蜘蛛各6只，蛇蜕1克，上药共为末，加入两枚鸡蛋内，空腹食之，7日为一个疗程。

（5）蜈蚣1条（研末），装入开口的鸡蛋内，外用面粉包好，用麦秆火烧熟后食蛋，每日1枚，连服20日。

（6）蝎子15克，核桃仁150克，共为末，分10包，每日1包，开水冲服，共服60包。

（7）核桃1个，劈开放入壁钱7个，用铁丝捆住，炕焦研末，开水冲服。

（8）川贝母240克，竹沥油2大碗，贝母入竹沥内，浸透取出，阴干再浸再干，以竹沥尽为度，研细末，每次6克，空腹服，姜汤下，连服40日。

（9）皂角（去皮）250克，夏枯草、玄参各500克，共为细末，炼蜜为丸，如桐子大，每次9克，空腹服。

（10）昆布、海藻、夏枯草、酒香附、甘草各15克，熟鸡蛋20枚，每日2枚，口服。

（11）天花粉、苦参各15克，皂角刺49个，土茯苓500克，共煎当茶喝。

（12）木鳖子3个，香油熬后，为末，黄酒送下。

（13）全蜈蚣1条，僵蚕7个，入500毫升白酒内，泡7日之后，每次10毫升，每日3次。

（14）穿山甲2片，僵蚕2个，全蝎（酒洗）2条，蜈蚣（酒煮）2条，瓦上焙成干黄，共为细末，黄酒引，每7日1剂。

（15）土贝母、白芷各15克，共为细末，酒引，连服3剂。

（16）将核桃劈成两半，将一半挖去肉，以蝉蜕塞实对合，用山泥包好，煅存性，研细，陈酒冲下，每次服1枚，连服1个月。

（17）消瘰丸：玄参120克，醋煅牡蛎、川贝母（去心）各120克，炼蜜为丸，每丸9克，开水送下，每日2次。

（18）鼠粪入鸡蛋（倒去蛋清）内，搅匀，用皮纸封固小口，蒸熟去壳，酒送下，隔日1枚。

第八节　深部脓疡

深部脓疡即“流注”，是毒邪流窜于肌肉深部的脓肿，发无定处，随注随生，此起彼伏，在身体各部不断形成多发性脓肿，局部漫肿结块，皮色不变，不痛或微痛。据证可参照痈的治疗方法。

市售红升丹，配制成锭剂，放置于深部窦道内，隔日换药1次。

【附1】　外用药的配制方法

1. 药粉的配制要领

（1）消肿药物不宜过细，半起半长药、生肌敛疮药必须研细。

（2）配方中同时具有朱砂、轻粉、硫黄的药（剧毒，共研易起化学反应），贵重药如珍珠、牛黄、麝香，黏药如松香、乳香、没药、血竭、儿茶、冰片，必须分别研。

（3）特殊药宜另行加工。

牛黄易飞扬，酌加少量清水，先压成颗粒再研碎；珍珠略加水，再入钵内，研细，珍珠有裂缝，再研细；朱砂量大水飞，忌用铁器；蟾酥在牛乳中浸几日后再研细；冰片易黏附于钵及研柱，应先湿润钵及研柱；松香应先熔化，浇于石板上，冷却成薄饼，再研；水银见粉即收缩，往往不能研开，若加些铝制的牙膏包装，可将水银熔化，易于和其他药混合。

2. 膏药的熬制要领

（1）准备物品：大铁锅1口，口径约2尺，木制锅盖1个，粗1厘米的槐条1根，长82.5厘米，铁丝筛，细铜筛。

（2）安全第一。熬膏时戴口罩、眼镜、手套，准备湿麻袋、锅拍盖，热油起火，迅速压盖，汽油洗手，远离火种。

（3）温度：药炸枯黄不焦，油约200℃，滴水成珠，油约400℃，下细料（如乳香、没药、樟脑、肉桂、阿魏、冰片等），油约100℃。

（4）把握滴水成珠。判断方法用槐条蘸油液，滴入水盆中，油珠向内收缩，用手指捏珠，不粘手，油烟由青转白谓之滴水成珠。

（5）掌握下丹比例：春秋季，500克油（煎后）加250克丹（夏季300克，冬季200克）。

（6）丹药分布均匀：方法是加丹后，两手反复拉叠，直至看不到红色为止。

（7）老嫩程度：膏半冷时，挑少量滴入冷水中，粘手丝不断，为太嫩；断而脆，为太老。

【附2】　常用膏药

1. 万能膏

（1）天南星、大黄、桃仁、羌活、半夏、草乌、川乌、红花、独活、当归各12克。制法：上述药及生姜30克，葱白适量，血余1团，入香油500克内，炸枯捞出，用绢滤渣，用上好松香500克，加入滤过的清油内，熬至如核桃花状（小沸），先加入密陀僧60克，再徐徐加入硫黄末250克；投此二味时，务须慢慢撒入，不可太多太快，以滴水成珠时为度，将此膏药倾入水中去毒。主治内湿痈疽瘫痪、鹤膝风等。

（2）避风膏药：明矾9克，川花椒9克，血余炭9克，枣树皮9克，大艾9克，鸡蛋3枚，香油250克。制法：先将油熬滚将鸡蛋炸焦捞出，再入各药，等药炸焦滤渣，去火毒，再入白蜡。

（3）玉红膏：少年头发15克，香油600克，炸焦后去渣，再下鸡蛋10枚，炸枯去蛋，继下黄蜡150克，化开搅匀，最后下黄丹150克，用槐条搅匀，去火毒，备用。

2. 散疙瘩膏药　蜈蚣5条，全蝎7个，乳香、没药各9克，细辛、血竭、儿茶、当归、穿山甲、羌活、大活、白芷各6克，红花3克，生地黄9克，广丹150克，香油500克，依法制膏。

3. 败毒膏　当归、川芎、白芍、大黄、黄连、金银花、穿山甲、乳香、没药、黄柏、甘草、三棱、莪术、阿魏各6克，官粉15克，香油250克，广丹120克，黄蜡15克，熬膏外用。

4. 乳腺炎膏　榆树皮熬膏药外用，摊在生白布上外敷患处，一般1次愈。

5. 腮腺炎膏 苍耳子棵熬膏药，摊在生白布上外敷患处，一般1次愈。

6. 代针膏

（1）代针膏：乳香0.6克，白丁香、巴豆炒黑、碱各1.5克，共为细末，热水调匀，点疮头。

（2）代针灰膏：桑木灰、矿子灰、荞麦秆灰、茄棵灰各30克，加水煎熬，去渣浓缩成膏，用膏在患处划十字。此方亦治黑痣。

（3）硼砂、血竭、轻粉各4.5克，蜈蚣1条，蟾酥1.5克，雄黄3克，冰片少许，麝香0.3克，共为细末，蜜和为膏，在疮有头处，用小针刺破，点药少许，次早脓自出。

7. 发背膏

（1）全当归、白芷、赤芍、玄参、生地黄、白芷、白蔹、荆芥、防风、白薇、金果榄、大黄、五倍子、皂刺各15克，麻子、栀子、连翘、牛蒡子、肉桂、穿山甲各9克，木鳖子10个，桑蛾、黄连各6克，香油1 000克，依法熬至滴水成珠，入黄丹（大约500克），再入乳香、没药、阿魏、轻粉各10克粉剂，去火毒备用。主治痈、疽、疖子、疔毒、发背等。

（2）白菊花尖1把，地骨皮1把，男血余炭1团，入香油120克炸焦捞出渣后，滴水成珠后，入黄丹30克，黄蜡15克，官粉9克，去火毒，备用。

8. 疔毒膏

（1）穿山甲、象皮各30克，栀子80个，槐、桑、柳、榆各枝如指粗约16.5厘米各5根，用香油600克，将药泡油内3日，炸焦黑色，再入头发30克，炸化滤净（将穿山甲、象皮捞出为末，同血竭、儿茶各6克，朱砂5克混合，备用），将油熬至滴水成珠待温时（将油称准500克），下黄丹（水飞过的）240克，和备用部分搅匀，入凉水内去火毒，抽拉几十次备用，能治一切疔毒恶疮。

（2）巴豆去油皮、核桃仁去皮，等份捣成膏，陈胭脂调涂。

9. 收口膏

（1）沸腾的香油120克内，入黄蜡60克，搅匀后加琥珀、乳香、没药各2克，珍珠3克，冰片1克，共为细末，去火毒备用。

（2）麻油120克沸后，血余炭6克，再入黄蜡12克，槐枝搅匀后，下乳没（去油）、儿茶、血竭、轻粉各3克，煅寒水石、煅龙骨、龙衣各9克，上药用之前共为细末，搅匀摊膏。

10. 阴疮膏 附子、肉桂、川乌、草乌、大戟、芫花、甘草、甘遂各21克（或加干姜42克），香油煎熬，去渣加丹，熬膏。

11. 湿毒膏

（1）冷茶洗疮拭干，桑树根（土中鲜白皮，去掉根部粗皮）皮，切细与生猪油在石臼内捣碎为糊，敷后用油纸盖之，将帛扎紧，一般4~5次即愈。

注意：凡治湿疮切不可用升药及冰片，非但不能奏效，反致溃烂难愈。

（2）枯矾、官粉、黄柏、松香、明雄各等份，搽撒患处。

12. 烧伤膏药

（1）雷村膏药方：当归、赤芍、白芷、肉桂各30克，川乌、草乌各15克，麝香0.4克，乳香、没药、明雄各9克，木鳖子5个，香油500克，依法制膏。

（2）当归、生地黄各30克，入香油120克，油煎枯去渣，入黄蜡30克，搅匀成膏。发背疽溃烂者亦效。

13. 散块子膏

（1）油250克熬沸后，加入川乌、草乌、阿魏、羌活各9克，斑蝥、红娘、穿山甲、乳香各6克，刺猬皮半张，蛇蜕半张，血余1团，鸡蛋1枚，逐步下药、煎、炸、去渣，熬至滴水成珠后，依法下黄丹60克左右，去火毒，拉匀备用。

（2）巴豆米、栀子、杏仁、大葱头各7个，与蜂蜜、白面、枣仁各120克，捣匀成膏后再入皮硝60克，捣匀敷患处。

14. 杖伤膏

（1）猪板油500克，熬去渣再入黄蜡90克，同熬滴水，软硬适中，再下乳香、没药（去油）、儿茶各3.6克，冰片3克，共为细末即倾入，候温，再加轻粉9克，布上摊贴，3日满口，5日平复。

（2）核桃仁120克，同白胡椒（1岁1粒）捣敷，扎好不用洗，不可解动，一夜即愈。

15. 瘫痪膏（亦治痢疽、鹤膝风）　天南星、大黄、桃仁、羌活、半夏、草乌、川乌、红花、独活、当归各12克，入香油500克内，再加生姜30克，葱白适量，血余1团，熬至枯时，用绢滤渣，然后入松香500克于滤过的油内，再熬至油起花时，加入密陀僧60克，硫黄末250克，投此二味时，务须慢慢撒入，不可太多太快，滴水成珠时，将此膏药倾入水中去火毒。

16. 筋骨痛膏药　桐油、香油各250克（或香油500克），熬后先加穿山甲、猪鬃各60克，滤渣，再加乳香、没药各60克，滤渣，熬至滴水成珠后，依法下广丹，而后倾入水盆去火毒，拉匀备用。

【附3】　简易疡科包

1. 疮疡麻药

【药物组成】　麻黄、胡椒、姜黄、川乌、草乌等份，闹羊花量加倍，共为细末，用烧酒调敷患处。

【功效】　止痛。

【主治】　疮疡切开前用。

2. 疮疡消毒液

【药物组成】　大黄、虎杖、芒硝各15克，地骨皮30克，水煎，洗患处。

【功效】　活血、解毒、消肿。

【主治】　疮疡消毒。

3. 疮疡搽药

【药物组成】　煅石膏30克，松香、白芷各9克，樟脑6克，轻粉1.5克，冰片0.3克，共为极细末，熬熟猪油调涂患处。

【功效】 解毒、去湿。

【主治】 诸疮，脓疱疮。

4. 无名肿毒群方

方一：明矾不拘多少，为末，入新汲水内，用粗纸3张浸内，将1张贴患处，频频贴之，更贴十数次，肿消。

方二：五倍子炒为末，米醋调搽患处。

方三：大黄为末，醋调涂。

方四：重楼、乳香、没药、冰片、明矾、明雄各等份，米醋调为糊状，外敷。

方五：仙人掌1块（剥皮去刺），土大黄、明矾各9克，将上药共捣如泥，敷患处，每日换2次。

方六：陈醋1铁勺、明矾1块、葱头1根，化开，温洗患处。

方七：乌鸦窝1个，戳下树枝煎汤外洗患处。

方八：鲜马齿苋适量，捣烂如泥，外敷患处。

方九：生红薯去皮，捣烂外敷患处，每日1次。

方十：鲜蒲公英全草，鲜马齿苋，鲜凤仙草各适量，共捣如泥，外敷患处。

方十一：老南瓜蒂烧炭，菜油调之，外敷患处，一般用3~4次，肿能消，溃能愈。

【功效】 清热、解毒、消肿。

【主治】 无名肿毒。

5. 吃疮虎

【药物组成】 明雄6克，巴豆（去皮油）6克，枯矾9克，荆芥穗3克，共为细末。

【功效】 去腐肉。

【主治】 疮疡（腐肉不去新肉不生）。

6. 代刀丹

【药物组成】 巴豆（去皮油）、广丹各10克，雄黄、枯矾各5克，共为细末，外撒患处，

【功效】 代替切痈的刀具。

【主治】 已溃疮疡。

7. 青龙散

【药物组成】 轻粉3克，红粉2克，丁香1克，煅青石面少许，冰片少许，将上药研细后兑红粉。

【功效】 半起半长。

【主治】 已溃疮疡、乳裂。

8. 海马拔毒散

【药物组成】 海马（炙）1对，穿山甲、朱砂、水银各3克，明雄9克，冰片、麝香各0.3克，共研细末，入水银研（不见星），药撒患处。

【功效】 拔毒。

【主治】 疮疡成脓期。

9. 化腐生肌散　干姜15克，置于砂锅上焙干，分别将黑皮以及黄面刮下，研为细末，去烂肉，上黄面，生新肌，上黑面。

10. 桃红散

【药物组成】 轻粉、赤石脂9克（煅）、煅石膏各9克，铅粉6克，冰片2克，血竭3克，以上研为极细末，用鸡毛撒疮上。

【功效】 定痛、生肌。

【主治】 疮疡。

11. 八宝丹

【药物组成】 乳香、没药（去油）、血竭、轻粉各6克，儿茶、龙骨各3克，冰片2克，铅粉3克，研为极细末。

【功效】 化腐生肌。

【主治】 毒腐已尽，新肉生迟。

12. 三仙丹

【药物组成】 水银、明矾、火硝各30克。

制法：明矾、火硝研碎，放入锅底，摊平，然后将水银放在手巾内，挤在药的上面，挤完后，盖上碗，用沙土将碗内的空隙填满，填满与锅口平为止，用两手对压装好的土以防碗动，然后将碗底上放一片湿纸，用小火烧一炷香，然后转入中火一炷香，再转入大火一炷香，冷定取出即可。

【功效】 解毒。

【主治】 毒疡、梅毒。

13. 去胬粉

【药物组成】 用蘸有浓盐水的纱条湿敷患处后，将乌梅肉煅灰外撒。

【功效】 去胬。

【主治】 诸疮胬肉如蛇头凸出寸许。

14. 打手膏药

【药物组成】 五倍子、蜂蜜各30克，米醋500克，三味熬成膏。

【功效】 解毒敛疮。

【主治】 背痈。

15. 生熟二地散

【药物组成】 化腐者，用生；生肌者，用焙；半起半长者，生、焙各半。生即晒干的地骨皮，焙即焙的地骨皮。研细撒于患处。

【功效】 半起半长。

【主治】 疮疡。

16. 生肌长皮散

【药物组成】 雄黄、炮指甲、血余炭、天灵盖各等份为末，外撒患处。

【功效】 生肌敛疮。

【主治】 疮不收口。

17. 海龙粉

【药物组成】 龙骨、血竭、红粉霜、乳香、没药、海螵蛸、赤石脂、煅石膏各0.3克，为细末，外敷患处。

【功效】 生肌拔毒。

【主治】 腐肉不去，新肌难生。

【方剂分析】 大凡生肌散内都要配红粉去腐生肌，30克药末配入红粉1~1.5克。

18. 血余散

【药物组成】 血余炭3克，1枚鸡蛋黄焙干，轻麻蝇头烧灰少许，共研细末，外撒。

【功效】 生肌敛疮。

【主治】 疮不收口。

第二章　外伤病（理、化、动物伤）

第一节　外伤出血

血液从伤口流出体外称外伤出血。多见于刀割、刺伤、碾压伤、子弹伤等。

一、外用剂

（1）紫金散：降真香研极细末外用。止血快，无疼痛，次日即结痂，不留瘢痕。

（2）炒陈石灰、韭菜根、雄黄共捣一处为末，外用。

（3）刘寄奴研末，外撒。

（4）马勃干粉，外撒患处。

（5）马蹬草研极细末，撒患处。

（6）陈石灰250克，加适量水拌匀，过滤液烘干，与大黄30克，研极细末，外用。

（7）生龙骨15克，松香9克，枯矾、乳香各6克，共为细末，外用。

（8）栀子（烧炭）7个，生石膏、花蕊石各15克，田三七3克，麝香0.3克，研细末外用。

（9）苦叶苗（俗称堰堰苗）晒干为末，外用。

（10）生姜烧炭，外用，阴疮最宜。

（11）老枣树皮烧炭研末，外用。

（12）鲜柳芽晒干研末，加冰片少许，外用。

（13）小蓟焙干，研细，外用。

（14）田三七6克，血余炭3克，研为极细末，外用。

（15）鸡毛烧炭为末，外用。

（16）生石灰30克，生大黄27克，为末后，炒至红色，加开水180毫升，明矾0.3克，搅匀3小时后过滤，过滤液外涂。

（17）鲜韭菜30克，陈石灰50克，共捣如泥，或阴干研末，外撒患处。

（18）煅龙骨适量，研细，外用。

（19）鲜蜂王浆适量，外涂患处，包扎。

（20）菊三七叶适量，捣烂外敷患处。

（21）川大黄、生石灰等份为末，外撒患处。

（22）将唾液涂于伤口，鲜三七叶揉碎外敷。

（23）血余炭、呋喃西林粉各等份，加少许冰片，研细末，外撒患处。

（24）取鲜尿液，将患处洗净后，用手指压迫3~5分钟。

（25）陈石灰为末，加水搅匀滤过，取极细末，烘干，再与等量大黄粉共研，备用。

（26）开封火柴盒侧面黑纸外贴患处。

（27）氯霉素针2支，氢化考的松2支，甘油10毫升，75%乙醇70毫升，混合后加止血敏1支，外涂患处，此方也治疗头癣。

（28）槐树第二层皮15克，水煎服，每日3次。

（29）仙人掌去刺捣烂外敷。

（30）车前子30克，鸭毛炭20克，用于擦伤、扎伤等不需缝合的伤口。

（31）煤油外涂患处。

（32）刀剪七厘散：麝香、冰片各0.4克，血竭30克，没药、红花各5克，儿茶6克，朱砂4克，研细外用。

（33）紫珠草、花蕊石各1.2克，乌贼骨2.4克，血余炭0.3克，研末内服或外用。

（34）蒲黄0.6克，一枝黄花0.9克，为细末外用。

（35）茜草根为粉，治疗各种血症。

（36）外伤奇痒：鲜仙人掌去刺，剖成两面，再用乙醇擦伤口消毒，将仙人掌贴在伤口处，用胶布固定，每日2次。

二、内服剂

（1）车前子30克，水煎服。

（2）明矾漱口，可治牙龈出血。

（3）血余炭、小蓟各等份为末，炼蜜为丸，每丸9克，每次1丸，每日3次，对小便出血疗效最好。

（4）地木耳10克，水煎服，治疗小便出血。

（5）马蹬草1株，水煎服，每日1次，连服3日。

第二节　跌打损伤

包括刀枪、跌仆、殴打、伤挫、刺伤、砸伤、运动伤等，伤处多有疼痛、肿胀、出血或骨折、脱臼等，也包括一些内脏损伤。

一、外用药

（1）防风、荆芥、甘遂各适量，煎汤外洗。

（2）绿豆粉适量，炒后研末，鸡蛋清调涂患处。

（3）生狗头（煅）1个，指甲（煅）、血余炭各3克，松香15克，共研细末，外用。

（4）鸡骨（煅）、松香等份为末，韭菜汁拌后阴干，研末用。

（5）麻油 120 克，沸后下白蜡 30 克，藤黄 9 克，备用。

（6）桃花散：年久风化石灰适量，炒至桃花色存性，锦大黄 30 克焙脆研末，香油调敷，当日敷更妙。

（7）加味鼠灰散：陈石灰 180 克，大黄 30 克，童子头发灰、乳香、没药、炒蒲黄各 9 克，石灰与大黄同炒至石灰紫色为度，研细末，取未开眼小鼠捣烂，与药捣匀为饼，布包悬挂阴处，研末，用韭菜汁拌敷。

（8）生蟹 1 只打极烂，用滚热酒倾入，连饮数碗，并以蟹渣外敷患处。

（9）松肉葱白膏：鲜肥猪肉 1 000 克，葱白 750 克，松香（研细）90 克，共捣为膏，摊贴患处，或布裹扎。

（10）头面跌仆青紫：用生半夏末适量，醋调敷患处。

（11）杖伤后，伤处用热童便酒或红花酒浸揉，用熟豆腐敷，日换数次；或白萝卜煮半熟，打碎趁热外敷。

（12）取适量老黄瓜籽，洗干净后晾干，然后焙黄为末，用清水调成糊状，涂在患处，再用纱布包好。

二、内服药

（1）明矾、三七各 30 克，乳香、没药、血竭、儿茶、朱砂各 6 克，共为细末，每次 6 克，黄酒下。

（2）麻黄（烧灰存性）、血余炭各 30 克，乳香（去油）9 克，共为细末，每次 9 克，温酒下。

（3）官桂、乳香、没药、广木香、羊踯躅、川羌活各 15 克，川芎、元胡、紫荆皮、五加皮、牡丹皮、醋郁金、乌药各 3 克，共为细末，泡于 5 000 克白酒内，每次 10 毫升，每日 3 次。

（4）闹羊花子 30 克（火酒浸炒 3 次，童便浸 1 次焙干），乳香、没药（不去油）、血竭各 9 克，共细末，每次 1 克，酒下。

（5）七厘散：当归尾、红花、桃红、酒大黄、自然铜（醋煅）各 3 克，土鳖虫（去头炙焦）15 克，黄麻根（烧灰存性）、血竭、乳香、没药、儿茶、朱砂、雄黄、古铜钱（醋煅）各 9 克，麝香 1.5 克，骨碎补（去毛）9 克，共为细末，每次 0.36 克，陈酒送下，出汗为度。

第三节　骨　　折

骨骼因遭受外力的伤害，使其完整性、连续性遭到破坏叫骨折。通常由生活、交通、工业、农业、运动、灾害、战争等损伤因素造成。

（1）复位后，用韭菜、葱白、生姜各 15 克，白胡椒 10 粒，栀子 5 枚，红糖 30

克，面粉 60 克，共捣烂摊成饼状敷患处。

（2）复位后，嫩母鸡 1 只，杀后连毛骨剁烂如泥，将鸡血和内再剁，敷于患处，用绸包紧，每 3 日一换。

（3）好米醋与白面粉共调糊状，外敷患处，每小时换 1 次，5 日后每天换 1 次药。

第四节　烧　　伤

烧伤是指沸水、滚油、蒸汽、烈火、电、化学物质或放射线等各种因素作用于机体而引起的一种急性损伤性疾病。

一、沸水烫伤应急措施

（1）立即用洗衣粉外撒患处，然后用市售北京市光明中医院烧伤疮疡科研究所研制的“湿润烧伤膏”（“美宝”牌烧伤湿润膏）外涂患处。

（2）立即用碱面外撒患处。

（3）立即用生姜汁涂于患处，36 小时即可。

（4）牙膏外敷患处，每日数次。

（5）新鲜鸡蛋清外涂患处，不起疱，不留痕。

（6）蛋黄油外涂或蛋清调绿豆粉外涂。

（7）若起疱，用秋花膏外涂（秋树花装入罐中，过夏变成黑膏）或用地磨膏（地木耳，即地曲连，焙干研细，香油调膏）外涂。

（8）豆腐 1 块，白糖 30 克，共捣成糊，外敷患处。若已溃烂，可加大黄面 3 克入内。

（9）消毒棉花球蘸 75% 乙醇，外涂患处每日数次，此方能止痛、消炎、去疱，愈后不留痕。

（10）老黄瓜水适量涂于伤处。

（11）立即用湿煤外敷患处，此方避免起泡，干后再换。

（12）面酱、冰片少许，搅匀，涂患处。

（13）陈酒浸之。

二、粉剂

（1）猪毛菜适量，烧灰撒患处。

（2）野兔子毛外撒患处。

（3）大黄研末，外撒患处。

（4）福建产蛇伤药研极细末，外撒患处，1 日结痂，5 日愈。

（5）赤石脂、寒水石各 50 克，大黄、黄柏各 40 克，荆芥 10 克，地骨皮、防风各 15 克，共为末，香油拌后外敷。

（6）黑茜草 30 克，雄黄 15 克，冰片 0.3 克，乳香、没药各 6 克，专治火疮热毒肿痛，消烂浸淫，水皮肉不能收口。

（7）收口散：治疗烧伤后期残留溃疡，制炉甘石30克，熟石膏60克，黄升、轻粉、枯矾各6克，冰片4克，青黛12克，煅龙骨20克，共为极细末，装瓶备用。

（8）清疡散：大黄、石膏、七叶一枝花各30克，青黛、龙骨各6克，血余炭6克，炉甘石15克，血竭、儿茶、海螵蛸、珍珠、五倍子各6克，冰片0.3克，诸药分研为极细末，用120目（非法定计量单位，每平方英寸上的孔数）的筛子过筛后拌匀，清创后去皮屑或脓痂，暴露创面，撒粉于创面。

三、油剂

（1）烧伤膏：地木耳适量（地曲连）洗净晒干，猪毛菜适量烧炭为末，研为细末，用大众雪花膏或者香油拌搽患处。

（2）黄蜡1份，香油9份，熔化后，外涂患处。

（3）生地榆研极细末，外撒患处，或滴香油适量。

（4）麻秆蘸香油，点燃后落下的油灰，外涂患处。

（5）麻油炸大黄，去渣熬膏，外涂患处。

（6）胎鼠泡于香油内，以不露鼠为度，埋于地下1米，100日后，取油涂患处。

（7）蛇去皮炼油，外涂患处。

（8）野兔子毛烧炭为面，香油调搽。

（9）大麦芒若干，烧炭研面，香油调搽。

（10）鸡骨焙干研面，香油调搽。

（11）苦参适量，焙干研面，香油调敷。

（12）血余1团，用香油炸后去渣，再入紫草若干，炸后过滤，兑黄蜡若干，冷却后外涂患处。

（13）大黄粉与适量香油和少量冰片，调和后外涂患处。

（14）干南瓜秧适量烧炭研面，香油拌搽，每日数次。

（15）绿豆衣（绿豆芽皮为末）适量，冰片少许，香油调搽。

（16）大黄60克，生地榆30克，共为细末，香油调搽。

（17）老黄瓜皮焙黄为末，香油适量，调匀涂患处，每日换药3次。

（18）生萝卜汁1碗，生大黄细末30克，香油调敷。

（19）百草霜9克，轻粉4.5克，研细末，香油调敷。

（20）虎杖适量，研为细末，香油调搽。

四、糊剂

（1）面粉与纯净水和成糊状，外敷患处。

（2）楸树花适量，装入罐内，埋于地下67厘米处，百日后化为黑糊，外涂患处。

（3）桐花装入瓶内，捣踏实，用塑料布将瓶口封好，隔1个月后，桐花即变为黑糊，用毛笔涂患处。

（4）地木耳洗净晒干，研为细末，用大众雪花膏拌搽患处。

（5）猪毛菜烧炭为末，撒患处，疮面干者用大众雪花膏拌后涂于患处。

（6）猪毛菜灰、血余炭粉、炮指甲粉搅匀，将大众雪花膏、少量甘油、少量药油（将虎杖、地榆、紫草适量预先泡于香油中）作为赋形剂，搅匀后备用。

（7）地榆炭、大黄各15克，寒水石、熟石膏各60克，上药共为极细末，存于瓷瓶内，临用时以香油（或菜油）调成糊状涂于烫伤处，每日换药1次。

五、搽剂

（1）生石灰水泡笨槐枝若干，2日后滤汁，外涂患处。

（2）生香油50毫升，饱和石灰水500毫升，用生槐条搅拌后，外涂患处。

（3）取墨汁少许，与蛋清搅匀，外涂患处，每日数次，不留痕迹，适用于Ⅰ度烧伤和浅Ⅱ度烧伤。

（4）地龙30条，白糖250克，搅拌约5分钟后出橙黄色透明液，涂药后2~3日创面渗出形成纤维蛋白膜，7~10日脱痂痊愈。

（5）榆树皮（去外皮烧成黑炭）、生大黄、黑地榆、艾叶茎、白及各100克，黄连、黄柏各120克，研为极细末，加入65%乙醇500~1 000毫升，再加入0.9%氯化钠溶液1 000~1 500毫升，庆大霉素针剂40毫升，混匀即成烧伤液。

（6）紫霜：紫草90克，白芷、金银花、大黄各60克，氯霉素（或氟哌酸）5克，制成油剂或水剂，外涂。

六、膏剂

（1）槐、桑、柳、桃、枣等树条，血余炭、川椒、浮小麦各适量，与香油120克，同熬至焦黑色，去渣后，再熬一小会儿，入黄蜡1小块，青黛45克，熬至滴水成珠，黑色如漆，去火毒，敷于软布上，贴患处，一般3~4日愈。

（2）头发洗净，干燥后，放入香油中炸焦，过滤去渣，兑广丹适量为膏，外涂患处。

（3）黄蜡1份，香油9份，熔化后，外涂患处。

（4）将香油煎滚，加入白蜡、白蜜调匀，待冷，敷于伤处即止痛。

（5）取生石灰澄清水（占总量的2/3），香油（占总量的1/3）融合在一起，搅拌至糊状，涂抹患处。

（6）刘寄奴30克，冰片0.6克，香油90克，将三味共为细末香油调糊搽之。

（7）陈石灰、三黄散合一处，香油调涂。

（8）生大黄为末，入生蜜和匀，敷患处。

（9）大黄、石膏各60克，儿茶30克，共为细末，茶叶汤调涂。

（10）儿茶、大黄、官粉各3克，共为细末，油调涂。

（11）青盐，轻粉、枯矾、黄香各3克，为末，香油调涂。

（12）指甲12克，血余炭1团，官粉30克，浮小麦1把，花椒10克，黄蜡9克，香油60克，熬膏外用。

（13）将猪毛煅存性研末，加轻粉、硼砂各少许，香油调涂，和匀外敷，无瘢痕。

（14）将鸡蛋黄炒出油1杯，调生大黄末30克搽之。

第五节　冻　　疮

冻疮是冬令之时，因风雪严寒侵袭肌肤，搏结于血气所引起的一种局部或全身性损伤。轻者局部肿胀麻木，痛痒青紫，重者破烂成疮，甚至肢体坏死。

一、未溃型

（一）洗剂

（1）茄子棵秆（茎）、大叶杨叶、棉籽仁各适量，共熬外洗。

（2）茄子棵秆、辣椒秆各适量，水煎，加草木灰少许，外洗。

（3）白开水1盆，加盐适量，每日洗30分钟，连洗5日。

（4）白酒500毫升，泡鲜樱桃50枚，冬月取此酒涂患处。

（5）10%辣椒酊100毫升，二甲亚砜10毫升，混匀涂患处。

（6）鸽子粪若干，麦苗1把，棉花根皮1把，煎汤洗患处。

（7）当归25克，山西陈醋500毫升，小火煎熬30分钟，适温后蘸洗患处20~30分钟，每日2~3次。

（8）辣椒面90克，干姜末30克，大蒜片30克，三味药放于500毫升75%的酒精内7日，滤渣，放樟脑9克，密储，用时涂于患处，用于未溃者。

（9）白萝卜挖4个凹洞，置于火旁烧，凹中见水，取水外涂患处。

（10）鲜橘皮3~4个，生姜30克，加水2 000毫升，煎煮30分钟，每次泡洗30分钟，3~4次。

（11）荆芥50克，紫苏叶、桂枝各15克，加清水2 000毫升，煮沸后温洗患处。

（二）敷剂

（1）新鲜家雀脑涂患处。

（2）肪脂油、蜂蜜各等份，熔化后，外涂患处。

（3）山楂100克，烧熟捣烂，外敷患处。

（4）鲜山楂适量，捣烂如泥，外敷患处。

（5）葱白皮适量，贴患处，连贴5日。

（6）黄柏、大黄等份为末，香油调涂。

（7）夏季三伏天中午温度最高时，取大蒜几瓣捣烂，放在阳光下稍晒，将蒜泥抹患处，连用3~4次，防止冬季复发。

（8）冻疮处红、痒，用市售达克宁霜外涂。

（三）口服剂

四物汤合当归四逆汤：当归、白芍、桂枝各15克，细辛6克，通草、川芎、甘草各10克，大枣10枚，水煎服，连服5剂，服药时间在每年冬至前后。

二、已溃型

（1）母鸡油 20 克，炼开去渣，入黄蜡 10 克，撤火成膏药，外涂患处。

（2）黄柏 20 克，白蔹 10 克，未溃者煎汤洗，已溃者将两药研末，香油调搽患处。

（3）猪蹄甲适量，烤焦研末，香油若干，调敷冻伤处。

（4）鸡爪放入锅中炒至酥焦，研细，加冰片少许，撒于疮面，包扎。

（5）雉脑膏：雄雉脑 1 枚，黄蜡、清油三味，小火熬成膏，用大蒜梗煎汤洗后涂疮。

（6）羊油炸血余炭，外涂。

第六节　动物伤

一、狗咬伤

木鳖仁糊：1 小时内用 20%肥皂水洗涤患处，12 小时内用高浓度新洁尔灭洗涤干净。木鳖仁 30 克（去壳炒黄），捣成糊状，外敷患处（木鳖仁水浸出液或醇浸出液对麻醉动物有降压作用，但毒性大，木鳖仁因其毒性大故对狂犬病毒有效）。

二、蝎蜇

症见大片红肿，剧烈疼痛，并可出现红线与肿核，严重时出现流涎、恶心、呕吐、嗜睡、寒战、高热，个别人出现手足痉挛，应及时抢救。

（1）用火罐或气罐拔出毒汁。

（2）雄黄、枯矾等份为末，茶水调涂患处。

（3）石灰水洗涤患处。

（4）蜗牛 1 个，捣成糊状，外敷患处。

（5）新鲜泡桐树第二层皮，外贴患处，用布包好。

（6）取氨水、碳铵或尿素外用患处。

（7）疼痛剧烈者，用普鲁卡因注射液封闭患处。

（8）用浓糖水外涂。

（9）煤油外涂。

三、蜂蜇

蜂蜇后，伤处有瘀点，周围起红斑样丘疹或风团，重则潮红肿胀，往往有水疱形成，瘙痒、剧痛，头晕、恶心，甚则昏迷、死亡。

（1）米醋搽洗伤口。

（2）人乳涂搽。

（3）香皂水涂抹。

（4）雄黄加适量植物油调涂，同时服解热止痛散。

四、蛇咬伤

（1）仙人掌捣烂外敷患处，连敷3日。

（2）瓶耳小草（俗称一枝箭）直接捣烂外敷患处，一棵即愈。

（3）明雄黄15克，五灵脂30克，共研细末，每次6克，陈酒送下。

（4）雄黄、五灵脂、白芷、贝母各等份，冲服，每次6克，每日1次。

（5）香白芷（为末）9克，麦冬煎汤调服，可有腥黄水从疮口出。

五、蜈蚣咬伤

蜈蚣咬伤处先有两个瘀点，四周红肿，其痛彻骨，常有红丝出现。严重者出现恶心、呕吐、头晕、心慌、四肢麻木。

（1）耳屎外敷患处。

（2）蛞蝓涂上，其痛止。

（3）五灵脂研末，水调敷。

（4）烟袋油外涂患处。

（5）甘草、雄黄等份研末，油调外涂患处。

六、鼠咬伤

乌梢蛇油外涂患处，涂后自觉凉甚，2日愈。

七、蚊咬

（1）浓肥皂水外涂患处，至肿消。

（2）蒜涂患处。

第三章　筋伤病

第一节　落　　枕

落枕即“失枕”入睡前无任何症状，晨起后颈背部明显酸痛、颈部活动受限。多与睡枕、睡眠姿势、外感风寒等有密切关系。较重、轻久难愈者，叫“漏肩风”“五十肩”“老年肩”“冻结肩”等，是指肩关节疼痛、活动强直的老年关节囊的慢性炎症，相当于现代医学的肩关节周围炎。

（1）红花 15 克，泡于白酒 15 克内，5 分钟后，点燃，灭火，用酒搽洗患处。

（2）葛根、白芍、甘草各 30 克，水煎服，连服 1~5 日。

（3）针刺大杼配悬中穴。

（4）针刺后溪穴。

第二节　颈椎病

颈椎病是一种常见的老年病。椎间盘发生退行性病变，纤维环弹力减退，椎间盘向四周突出，椎间隙狭窄，椎体边缘骨质增生，椎间不固定，黄韧带肥厚、变性，钩突关节增生及小关节的继发性病变。这些结构上的变化可导致颈椎椎管或椎间孔的变形、狭窄，以致直接刺激、压迫影响血运使颈部脊神经根、脊髓、椎动脉及交感神经发生功能或结构上的损害，并引发相应的临床表现。

脊神经根型，有落枕史，颈、肩疼痛、僵直、活动受限；脊髓型，颈肩痛伴有四肢麻木、力量减弱或僵硬，痛觉减弱或消失，手部肌肉萎缩，也可有胸腹部紧缩感，大便失禁，小便频繁；交感性，颈肩痛伴有头痛、枕部痛、头晕、头胀、视昏、流泪，或耳鸣、耳聋，一侧面部无汗或多汗，或手麻木、发凉、肿胀，或心律不齐、心动过速、心动过缓等；椎动脉型表现为椎动脉供血不足之症状，如头晕、恶心、呕吐、四肢麻木，但无意识障碍。

（1）治疗操：仰头看天，回头看脚跟，晃脖子，甩胳膊，做伸展运动，睡觉不枕枕头，倒步走，做俯卧撑，举手攀单杠，用头写米字，伸颈如鸭伸脖子鸡叨食。

（2）铁砂醋炒，外敷患处。

（3）山萸肉 30 克，水煎服，每日 1 次，连服 5~10 日。

（4）蛇 1 条，泡于适量白酒内，以淹为度，15 日后，将酒外涂患处。

（5）金毛狗脊30克，泡于白酒500毫升内，7日后服，每次1盅，每日3次，连服10日。

（6）热敷治疗肩周炎，彻夜治疗，坚持则效。

（7）米醋泡黑豆治肩周炎、颈椎病。

（8）家槐叶、桑叶、艾叶加水2 500克，熬至黄绿色洗患处，1次30分钟，1剂用3日，治疗1个月。

第三节　腰　痛

腰痛是以腰痛、腰酸或疲胀不适为主的一种症状。大致有韧带劳损、筋膜劳损、腰肌劳损、第三横突综合征及梨状肌综合征等。多由风寒湿邪侵袭、过度劳累、用力姿势不正确等导致。

一、气血不和型

（1）佛茴汤：小茴、川佛手各20克，枳壳、柴胡、土鳖虫各10克，大黄5克，水煎服，每日1次。主治闪腰岔气。

（2）墓头回、小茴、生甘草各10克，水煎服，连服5日。

二、肾气不足型

（1）骨碎补、补骨脂、川断、田大云、巴戟天、川木瓜、川牛膝、黑杜仲、当归各15克，小茴10克，黑豆每岁1粒，食盐少许，水煎服。

（2）杜仲、补骨脂、川断各15克，小茴10克，研为细末，用竹刀将猪腰切开，撒药入内，用面包住，蒸熟后1次食完，连用3次。

（3）炒杜仲30克，放入砂锅内，与猪腰子2个炖服，吃肉饮汤，连用5次。

三、脾肾虚弱型

益气强督汤，党参20克，黄芪30克，白术、茯苓、川断、狗脊、骨碎补、补骨脂各15克，怀牛膝20克，制马钱子0.5克，水煎服。

四、气血不足型

十全大补汤，党参20克，黄芪30克，白术、茯苓、甘草、当归、川芎、白芍、熟地黄各15克，肉桂10克，水煎服。

五、风湿阻络型

（1）寻骨风（俗称猫耳草）30克，水煎后，加红糖少许，黄酒冲服，每日1次，连服30日。

（2）腰腿痛：三七（鲜品）适量，捣烂外搽患处。

第四节　良性关节炎

一、外用药

良性关节炎是指关节X线检查正常、没有外伤病史、没有红肿热的临床症状，没有很强的危害性而患者自觉关节有酸痛感的关节疾病。酸痛感觉遇寒冷和潮湿加重，温暖和干燥时减轻。

（1）鲜姜适量，洗净捣烂如泥，每晚敷患处6~8小时，连用15日。

（2）杨花200克，红辣椒250克，水煎后。趁热熏洗患处，每次30分钟，连用3~7日。

（3）鲜凤仙花适量，放于适量高度白酒内10日，每次10毫升，每日3次，口服。

（4）白酒适量，点燃后快速取少许，揉搽患处，每次3~5分钟，连用3~5日。

（5）每旬让蜂蜇1次，10~15次（注意：蜇后局部可肿5日左右）。

（6）先取姜黄1片，将患处搽热，用狗皮膏药（北京产）1张烤热摊开，将云南白药撒在膏药上，贴患处，护膝固定，15日后揭下。

（7）闹羊花、苍术各120克，童便煎数滚后，贴患处。

（8）大肥皂角（去核）4个，生葱、姜各120克，附子24克，硫黄15克，陈醋500克煎药捣如膏，然后加樟脑、冰片各30克，研敷患处。

（9）蛇1条，泡于500毫升酒内，埋于地下1米处，3个月后，搽涂患处。

（10）闭风膏药：香油250克，将鸡蛋3枚炸焦，捞出加明矾、川花椒、血余、大艾各9克，滤渣后，加白蜡18克，成膏状外敷。

二、内服药

（1）蚂蚁60克，泡于白酒500毫升内，3个月后服，每次10毫升，每日3次，连服30日。

（2）蝎子（研面）、核桃仁各2个，共捣如泥，空腹开水冲服，每日1次，服1年。

（3）芝麻叶50克，水煎服，每日1次，常服。

（4）蝎子、土鳖虫各60克，桃仁120克，共为细末，每次5克，黄酒冲服，连服1~2个月。

（5）市售梨膏糖，按说明口服，连服1月。

（6）大茴、小茴、川佛手、红花各90克，白酒1 500毫升，泡10天，口服，每次20毫升，每日2次。

（7）补骨脂、熟地黄、地骨皮、川木瓜、川牛膝、巴戟天、当归、枸杞子、大力草、鸡冠花、川乌、草乌、元肉、五加皮、桂枝、麦冬、红花、天麻各10克，白酒1 500克，泡后滤渣，每次10毫升，每日2次。

（8）小公鸡（未啼鸣或刚啼）1只，置1 000克米醋内，炖熟，连肉带汤分2次空腹服。

（9）穿山龙60克，泡于白酒500毫升内，5日后服，每次30毫升，每日3次，连服5~10日。

（10）制川乌、制草乌、桃仁、红花、当归、川芎、升麻、乌梅、川牛膝、川木瓜各15克，金银花、大茴、小茴、肉桂、甘草各10克，白酒、红糖各500克，熬成500毫升，每次5毫升，每日2次。

（11）川断、狗脊、桑寄生、补骨脂、杜仲、楮实子、怀牛膝、鹿含草、独活各15克，细辛5克，青风藤、海风藤各20克，水煎服。

（12）生姜5克（加醋）当菜吃，连吃3月。

第五节 风湿性关节炎

风湿性关节炎是一种急慢性结缔组织炎，属变态反应性疾病，可反复发作并累及心脏。临床以关节、肌肉游走性酸楚、重着、疼痛为特征。

（1）黄柏、苍术、天南星、桃仁各15克，桂枝、防己、威灵仙、红花、龙胆草，羌活、白芷、川芎、神曲各10克，水煎服，连服5剂。

（2）生川乌、草乌、生地榆、生杜仲、川牛膝、生甘草、金银花各10克，白糖200克，泡于白酒500毫升内，7日后，每次1盅，每日3次。

（3）僵蚕、豨莶草各10克，生白术、生石膏、忍冬藤、生薏苡仁各30克，蜈蚣3条，威灵仙20克，偏于上肢加桑枝、海风藤，偏于下肢加五加皮、牛膝，水煎服，每日1剂。

第六节 骨性关节炎

即“骨痹”，又名肥大性关节炎、退行性关节炎、增生性关节炎、骨关节病等，其主要病理改变为软骨退行性变和关节与关节韧带附着处骨质增生形成骨赘，并由此引起关节疼痛、强直畸形和功能障碍。

一、腰椎骨质增生

（一）外用方

（1）苍耳子100克，浓煎后加酒湿敷患处。

（2）坚持倒着走，每日2 000米，坚持半月。

（3）将食盐1 000克，铁锅内炒热装入棉口袋，外敷。

（4）山西老陈醋喷洒在纱布上，敷患处，再将装有70℃水的暖水袋置于患处热敷，每次30分钟。

（5）生川芎、铁屑各 1 000 克，分别为末，醋拌，装袋，蒸热，交替使用，每日 1~2 次，每次 1 小时，疗程 1 个月。

（6）麦麸醋拌，装袋蒸热，病患处放置三层毛巾，再放热袋，每次 30 分钟。

（二）内服方

（1）当归、川芎、赤芍、熟地黄、桃仁各 15 克，红花、穿山甲、盐小茴、炒土鳖虫各 10 克，水煎服。

（2）大茴、小茴、川椒各 3 克，白胡椒 3 粒，高良姜 10 克，葱白 7 个，水煎，兑蜂蜜 90 克，口服，每日 1 次。

（3）生白芍 60 克，黄芪 30 克，川断 24 克，川牛膝、川木瓜、仙灵脾、杜仲各 15 克，威灵仙、甘草各 10 克，水煎服，每日 1 剂，连服 3 个月。

（4）香橼（铁篱寨）30 个，柏枝 10 克，水煎服，每日 1 次，连服 1 个月。

二、膝关节骨质增生

（1）坚持保暖，跪坐，下蹲等。

（2）每日晨起及寝前，床上平坐，两下肢伸直并拢，两手掌分别按住两膝，同时向内旋转数十次，再向内外旋转数十次。

（3）鳖甲（焙黄）为末，每次 3 克，酒下，每日 1 次。

（4）白酒洗患处，可暂时缓解疼痛。

（5）苍耳棵适量，捣为糊状，放于白布上，于伏天外敷患处，每日 30 分钟，连用 7 日。

（6）大蚂蚁 30 克，泡于 50 毫升白酒内 7 日，取液涂患处，每日 2 次。

（7）苦叶苗（俗称兔子草、堰堰苗）适量，煎汤服。

（8）芫花全草 5 棵，鸡蛋 4 枚，煮沸 3 分钟后，将鸡蛋打烂，再煮 10 分钟，吃蛋。

（9）铁屑与醋各适量搅拌后外敷患处，局部有热感，连敷 15 日。

（10）鲜姜切片，针刺数个小孔，将顶小底大的艾炷置上，放于双侧膝眼处，点燃，每次 30 分钟，每日 1~2 次。

三、跟骨骨质增生

（一）口服方

（1）枸杞子 50 克，泡于 500 毫升白酒内 14 日，每次 10 毫升，每日 3 次。偏于肾虚者用。

（2）丹参 20 克，水煎服，连服 15 日。偏于气血不和者用。

（3）熟地黄 20 克，鳖甲 10 克，知母 15 克，黄柏 12 克，水煎服。适用于胫热足跟痛（肾阴虚）。

（二）外用方

（1）青砖烧红，放于平地上，湿毛巾叠几层放在砖上，双脚试踩砖，以能承受为度，顿足由快变慢，每日 1 次，约 30 分钟。

（2）米醋500毫升，水煎，趁热外洗患处，每日1次，连洗40次。

（3）阿司匹林药片研为末，普鲁卡因注射液调成糊状，外敷患处。

（4）荆叶装入鞋内，每3日换1次，连用1个月。

（5）独角膏1张外敷患处，每10日换1次，连敷1年。

（6）墓头回、茄子秆各30克，水煎洗。

（7）活蜗牛7个，捣烂敷贴患处，每晚1次。

（8）墓头回、透骨草各1把，熬汤熏洗，每晚1次。

（9）草乌、细辛、防风等份为末，少许水搅匀，铺鞋底。

（10）白芥子粉20克，9度白醋适量调粉为糊状，入夜外敷患处，外用塑料布包好。每晚1次。

第七节 椎间盘突出症（含坐骨神经痛）

椎间盘由于年龄及经常受挤压的缘故，引起退行性变，弹性差，椎间隙变窄、周围韧带松弛，在弯腰提重，椎间盘后部压力增大的情况下，椎间盘纤维环破裂和髓核向外突出多引起坐骨神经痛。疼痛沿大腿后侧向下放射至小腿外侧、足跟部或足背外侧，活动多、久站、久坐、咳嗽、喷嚏、排便等腹压增高时加重。

一、气滞血瘀型

（1）活元甲牛皮香草酒：小茴、木香各6克，陈皮、元胡各12克，穿山甲、川牛膝、独活、甘草各5克，浸泡于500毫升60度酒内，15日后服，每次10毫升，每日3次。本方对肩凝证、急性腰扭伤、椎间盘脱出的气滞血瘀型有效。穿山甲性善走窜，无处不到，抗凝活血，奇妙如神。小茴散寒气，木香行脾气，陈皮理肺气，元胡调血气，牛膝补肾强骨，独活镇静止痛，甘草抗炎而活诸药，白酒行血而通经络，共用气通、血活、痛止。

（2）佛茴乳没汤：川佛手15克，盐小茴、大茴各12克，土白术、炒薏苡仁、炒杜仲、血参根各20克，煅乳香、煅没药各10克，红糖引，水煎服。

（3）血府逐瘀汤加威灵仙、木瓜、桂枝、制乳香、制没药、血竭、儿茶、穿山甲、麦芽、麻黄、红花各15克，水煎服。

（4）木香槟榔丸：枳实、大黄、黄芩、黄连、神曲、白术、茯苓、泽泻各10克，水煎服。

二、气虚血瘀型

（1）白术归芍海桐汤：土白术90~120克，当归、京赤芍各20克，海桐皮、川断、牛膝、桑寄生、穿山甲、陈皮、川羌活、姜黄各15克，威灵仙30克，水煎服。适用于经久难愈的坐骨神经痛、腰椎骨质增生。

（2）笨鸡1只，去鸡杂，将红糖500克装入鸡腹内，用筷子架大砂锅内，加水后放入肉桂 50 克，大力草 100 克，小火熬，吃肉喝汤，服药后盖被出汗，一般 3 只轻，7 只愈。

三、风湿阻络型

（1）苡芥佛沥汤合六君子汤合桃红四物汤：炒薏苡仁 20 克，炒白芥子 12 克，川佛手 18 克，竹沥 20 毫升，党参、土白术、茯苓各 20 克，姜半夏、陈皮各 15 克，甘草 10 克，小生地黄 15 克，当归 15 克，赤芍 25 克，炒川芎 10 克，炒桃仁 10 克，红花 10 克，水煎服，适用于麻木患者。

（2）当归、川芎、熟地黄、党参、陈皮、甘草、枸杞子、狗脊、川木瓜、川牛膝、羌活、桂枝、千年健、寻骨风、五加皮、爬山虎、丁香、水香、松香、红花、桃仁、红曲各 3 克，泡于 3 斤白酒内 7 日，每次 1 盅，每日 3 次。

（3）闹鱼花适量，鸡蛋 1 枚，水煎服，连服 10 日。

（4）蜂房、黄柏、麻黄、川椒各 10 克，桑寄生 18 克，茶叶适量，先泡后煎，每日 1 次，连用 15 日。

四、脾肾虚弱型

（1）益气强督汤合桃红四物汤。酌加苏木、炒土鳖虫、牛膝、炒小茴、没药。

（2）加味圣愈汤：黄芪 30 克，当归、川芎、生地黄、白芍、丹参、红花、苍术、白术、木瓜、牛膝、川断、川羌、独活、桂枝、防风、秦艽、威灵仙、广木香、小茴、血竭各 12 克，白花蛇 1 条，蝎子 12 克，甘草 3 克，2 000 毫升白酒泡药 5 日后，每次 1 小盅，每日 2 次。

（3）川牛膝、当归、五加皮各 25 克，食盐 250 克，炒热，装入布袋内，外敷患处，每日 3~5 次。

第八节　游走性疼痛

游走性疼痛即“行痹”，是指全身关节轮换疼痛的一种疾病。

一、内服药

（1）气滞型：四蔻三香桂砂酒，红蔻、草蔻、白蔻、肉蔻、大茴、小茴、丁香、砂仁各 6 克，元桂、桂枝各 3 克，白酒 500 毫升，泡 10 日后，每次 10 毫升，每日 3 次。

（2）气滞型：柴胡疏肝散，柴胡、白芍、甘草、枳壳、川芎、香附各 10 克，水煎服。肩痛加桂枝、姜黄，胁痛加元胡、郁金，膝踝痛加黄芪、升麻，结石痛加金钱草、海金砂。

（3）气滞化热型：香苏三妙四黄汤，醋香附 30 克，紫苏叶、广陈皮、炒苍术各 12 克，川牛膝 15 克，盐黄柏、黄芩、川黄连各 10 克，醋大黄 3 克，水煎服。

（4）气滞血瘀型：身痛逐瘀汤。

（5）血瘀型：筋骨痛酒，川乌 60 克，草乌、当归、川芎、透骨草、金银花各 30 克，乌梅 7 个，老鹳草 1 大把，白糖 120 克，蒸酒 2 500 克入药，埋地下 7 日后，每次 10 毫升，每日 3 次。

（6）气虚湿阻型：黄芪生脉三妙汤，党参 30 克，麦冬 20 克，五味子 12 克，黄芪 18 克，炒苍术 15 克，盐黄柏、川牛膝、炙甘草各 12 克，水煎服。

二、外用药

（1）疼痛膏药：穿山甲、乳香、没药、腊月猪鬃各 60 克，桐油、香油各 250 克，先将穿山甲、猪鬃入油内熬化去渣，再入群药，熬至滴水成珠，加入黄丹为膏。

（2）展筋丹：血竭 12 克，乳香、没药、儿茶、当归、白芷各 9 克，月石、红花各 6 克，焙干研细，加冰片少许，瓷瓶内储放备用。

（3）豨莶草、大力草、牛抵头草（老鹳草）、葛根，等量熬膏药，外贴患处。

三、点穴

（1）大椎穴，用力指压 8 次，每日 4 次。

（2）点按膈俞、外关穴。

第九节　软组织扭伤

软组织损伤是指各种急性外伤或慢性劳损，以及自身疾病病理等原因造成皮肤、皮下浅深筋膜、肌肉、肌腱、腱鞘、韧带、关节囊、滑膜囊、椎间盘、周围神经血管等组织的病理损害。临床表现为疼痛、肿胀、畸形、功能障碍。

一、腰扭伤

（1）与患者背对背，相互背对方，每日 2~3 次。此方适用于椎间盘脱出。

（2）拔罐选大椎及腰椎相应压痛点。

（3）指压患者双侧合谷穴，使痛感一样，嘱转腰、前后弯腰。

（4）先深吸气将气憋住，然后握拳捶患者胸腔，左右交替，之后深吸气，如此反复 3~5 次。

（5）小茴茎（切碎）9 克，大枣 10 枚，煎成后兑红糖 30 克，连服 1~3 剂。

（6）鳖甲 1 具，先炙后捣再筛，每次 5 克，饭后服，每日 3 次。

（7）小茴少许，研为细末，卷于香烟中，吸之。

（8）豆秧若干，加水煎汤，兑红糖 30 克，口服，每日 2 次，连服 2 日。

（9）麦麸 30 克，明矾 5 克，共捣为末，加白酒搅拌成糊状，外敷患处。

二、关节软组织扭伤

（1）鲜茜草 60 克，水煎服，少量黄酒冲服。

（2）大黄为末，与温水、白酒适量调成糊，外敷患处。

（3）栀子 30 克，红花 10 克，研末酒调外撒患处。

（4）黄豆 100 粒泡于 500 毫升醋中 30 分钟，捣成糊状外敷，每次 30 分钟，一剂药敷 4～6 次。

（5）生姜适量，捣烂如泥，加适量食盐，少许曲酒，拌匀外敷患处，用纱布包好。

（6）白蜡 30 克，藤黄 9 克，入香油内熔后，涂患处。此方能止痛，善止血，可疗火、汤烫伤。

【附】周身通畅术

周身通畅术由河南南阳唐河县按摩师申富贵独创发明，经过四十年、上千例病例的临床验证，证实对内、外、妇、儿的常见病、多发病，尤其是难治病有较好疗效。

他认为“瘀”是百病之源，“通”是治病真谛。人是一个有机的整体，五脏六腑、四肢百骸、皮毛筋骨肉、眼耳鼻舌口等所产生的疾病都是经络不通、气血不畅，只要畅通，大部分疾病就可不药而愈。

他中西医结合，在传统病因（内因、外因、不内外因）的基础上提出病之根本，一是脊源性，即脊柱周围的软组织，由于急、慢性损伤，风寒湿邪的入侵，变僵、变硬，牵拉椎体、棘突、关节，引起错缝、错位，出现酸、麻、胀、痛、热、凉、痒等感觉；二是脏源性，外感六淫，内伤七情，影响经络气血的正常通畅，导致痰饮、瘀血的病理改变，出现诸如心脑血管病、胃肠道炎症、结缔组织病、男女不孕症、肿瘤等；三是局部性，关节、肌肉、组织等，受六淫、外伤的刺激、伤害，影响局部血液通畅而引起疼痛、麻木、重着、出血等症候。

他诊断方法独特，一般不需借助辅助检查（拍片、CT 等）就能基本将病位确定。一是触摸，用拇指沿脊柱方向逐个检查棘突的位置及周围韧带（棘间韧带、棘上韧带），以发现棘突错位（前、后、左、右）、错缝（椎间盘膨出、突出），椎体周围韧带的强直、僵硬程度及牵拉方向。二是测量，借助水平尺、直尺、吊线等工具测量脊柱的侧弯度、骶髂关节的前后错位度（向前错位患侧下肢长，髂前上棘高于健侧；向后错位患侧下肢短，患侧髂前上棘低于健侧）。三是手感，由于病变部位的血运障碍所释放的信号与正常有别，术者手掌伸开，距离病点皮肤 3～5 厘米，上下左右移动，可体验到肌肉组织的松解程度，这需要较长期的临床体验。四是结合临床症状，如颈椎病可出现头痛、头晕、失眠、高血压、低血压、项强、臂痛、手指麻木等；胸椎病可相应出现心慌、胸闷、气短，腹胀、腹痛、便秘等；腰椎病可出现腰、臀、腿部的疼痛等。

他研制了通痹的九种工具，即通痹刀、通痹铲、通痹勺、通痹板、通痹棍、骨膜刮刀、夹脊通畅器、穴位点按器、骨膜修复刀等。根据不同部位、不同的局部改变，选择不同的工具。

对于脊柱常见病，采用先松解，后复位。

松解术是采用自制工具，通过拨、刮、顶、按、点、锯、揉、搓八法，解除病变部位的僵硬、条索、粘连、纤维化、结节、钙化、骨化等组织改变。

用以上诊断方法确定棘突是否向后突出、向左右偏歪。

1. 颈椎复位法

（1）后突：患者坐位，术者站立背后，左手扶紧额头，右手拇指顶紧后突棘突，两手同时用力（勿过度），即复位。

（2）左右偏歪：患者坐位俯首，术者站立背后偏歪棘突方，术者一侧上臂屈曲夹住患者下颌，对侧手拇指顶住偏歪棘突下方，同时对抗用力，可听到“喀嚓”声（有时无声），即复位。

2. 胸椎复位法

（1）胸椎后突（按压复位法）：患者俯卧，术者两手重叠按在后突的棘突上，嘱患者深呼吸，呼时向下按压，“喀嚓”一声即可复位。

（2）胸椎左右偏歪（分压复位法）：患者俯卧，术者一侧手掌鱼际部压在偏歪棘突对侧棘突旁，一侧压在偏歪棘突的下方，嘱患者深呼吸，呼气时两手用力分压，即可复位。

3. 腰椎复位法

（1）按压复位法治腰椎后突：与胸椎后突复位相同。

（2）按压复位法治胸椎前突：患者俯卧，术者双手交叉，分别按错位棘突的上下位置，患者呼气时，双手同时用力，即可复位。

（3）腰椎左右错位（定点复位法）：患者坐位，术者一侧上肢从患者腋下穿过固定肩部，一手拇指顶住偏位棘突，同时对抗用力，“喀嚓”一声，即可复位。

4. 小关节紊乱纠正术　用侧扳法，患者侧卧，贴床下肢伸直，另一下肢蜷曲，术者站对面，一肘按压肩前部，一肘按压臀部，拇指顶紧偏歪的棘突，同时对抗用力，“喀嚓”一声，即可复位。对侧用同样方法施术。

5. 骶髂关节复位术

（1）前错位（4 字复位法）：患者仰卧，健侧下肢伸直，患肢屈曲置于健侧膝关节之上，术者站患侧，一手按患肢膝关节部，一手按健侧髂前上棘处，同时用力，“喀嚓”一声即可复位。

（2）后错位：患者俯卧，屈患肢，放在健侧腘窝处，术者站患侧，面向后，两手重叠，向下按压骶髂关节处，即可复位。

手法复位时，倘若错位处固定难移，须向复正方向的 5～10 度角度用力。骨伤病、骨质疏松、骨结核等禁忌。治愈标准是骨正、筋柔、肉松、脉通，患者没有自觉症状。

作为一个医务工作者，不但要能治别人能治的病，更重要的是要治好别人不能治的病。周身通畅术解决了医学领域内口服药物、按摩、针灸、拔罐、刮痧、手术等方法不能解决的老大难问题。创立了药力不及、及不到位的治疗方法，开辟了治愈脊柱病不需手术、没有创伤、只用手法的新途径。

第四章　溃疡及瘘管

第一节　压　　疮

压疮即“疮”。因久病卧床，患部受压摩擦形成难愈的溃疡。

（1）新鲜鸡蛋内膜，近蛋清的一面展平使口与压疮完全接触，用60瓦台灯，在距患处25~30厘米处，照射30分钟，然后用消毒纱布包好，每日2次，共3日，注意换膜时，用生理盐水将膜湿透后，慢慢揭去。

（2）明矾、陈石灰各等份，与洗净的韭菜根共捣如泥，外敷患处。

（3）石菖蒲适量，水煎外洗患处。

（4）紫草60克，黄连、当归各30克，放入香油中炸枯，去渣放凉后，加冰片6克，搅匀，涂患处，每日换药1次。

（5）烧伤湿润膏外涂患处。

（6）氟哌酸适量研为细末，外撒患处。

（7）据情参照“痈”节治疗。

第二节　慢性下肢溃疡

慢性下肢溃疡即“臁疮”“裤口疮”“裙风”“烂腿”“老烂脚”。本病多见于久立、久坐的中年男性及伴有下肢静脉怒张者，主要发生于小腿内侧。初起瘙痒，继则焮红漫肿，甚则破烂，或滋水淋漓，日久不愈，疮口下陷，边缘高起，形如缸口，疮面周围皮肤颜色暗红或紫黑，起疹，瘙痒。

一、洗剂

鲜鸡蛋清、蒸馏水各40毫升，生理盐水420毫升，混匀用纱布浸泡患处，每1~2小时换1次。

二、涂剂

（1）老圪针棵（野酸枣树棵）适量，点燃余烬置于铁锨处，挤出黑色油，外涂患处，第一次自觉疼痛，流出黄水，约半月愈。

（2）旧草帽烧灰研末，拌棉油外涂患处。

（3）大叶杨叶熬水洗患处，再用杨叶贴之。

三、熏剂

旧胶鞋为绒，艾叶裹为柱状，点燃熏患处，连用5~7日。

四、粉剂

（1）先用过氧化氢，后用生理盐水将患处洗净，白糖研细，外撒患处，每日1次，连用7日。

（2）烟筋（烟叶的筋）、皮硝等份熬水洗净，用黄柏面搽患处。

（3）海螵蛸180克，炉甘石30克，赤石脂60克，煅石膏90克，共研细末，撒用，如疮面黑可加20%的肉桂。

（4）炉甘石煅后为末，撒之。

五、糊剂

（1）血肉有情糊。

1）泥鳅1条，洗净，捣烂为糊，外敷患处。

2）新鲜鳖血滴于火纸上，外敷患处，血干可再滴，连敷3~4次。

3）鸡肝捣烂，外敷患处。

4）河内小鱼120克，捣如泥，贴患处，每7日换1次药。

5）倒退虫适量，地柏枝、豆角皮各30克，将上药放砂锅熬水熏洗，后用大麦芒、韭菜籽各半为面撒患处。

6）血余炭、枯矾等份研匀，猪苦胆调敷患处。

7）轻粉、官粉、炉甘石、花椒各等份，陈猪油60克调糊外敷。

8）生牛肉切碎，捣糊敷。

9）炉甘石用童便制8~9次，猪油调搽患处。

（2）五谷杂粮糊。

1）用生理盐水将患处洗净，小米汤冷置后，外涂患处，3~5日。

2）红薯面外撒患处。

3）豆腐酱熬入官粉30克，摊在白布上贴之。

（3）先用双氧水外洗患处，后用生理盐水洗，甲硝唑敷料外包患处。

（4）臁疮膏：黄蜡30克，枯矾、官粉（炒黄）、铜绿、明雄、川椒、乳香各6克，肪脂油30克，大枣（去核）10枚，共捣如泥外敷。

（5）白萝卜适量捣碎，加水熬成膏，贴患处。

（6）乳香12克，没药9克，黄蜡15克，猪脂油30克，捣成糊状，纸裹点燃，淋油外搽患处。

（7）官粉、轻粉、炉甘石、猪板油各适量，将药共合一处，捣如泥，摊新布贴患处。

（8）杏仁（去皮、尖、油）3个为末，入轻粉少许，敷患处。

（9）香油、柏油各75克，贯众9克，象皮（切片）2克，血余炭1团，共煎去渣，炼制滴水成珠，下炒飞丹15克，后下药，朱砂、儿茶、轻粉、没药（去油）、川椒、樟脑各15克，乳香（去油）10克，血竭3克，共为末，搅匀离火，半凉，下黄蜡8克，官粉45克，熬成膏外用。

（10）大叶杨叶适量，手搓软后，用叶背面贴疮面，每日1次。

（11）夹纸膏：老松香、樟脑、广丹、轻粉等份共为细末，熔化后，香油和之，以油纸据疮大小做夹纸膏，贴之，每3日一换。

（12）黄蜡膏：血余1团，香油30克，先熬油滤渣，再入黄蜡30克，黄香9克，离火后再入血竭、煅赤石脂、煅龙骨各9克，外用。

（13）白芷、黄蜡、飞丹、冰片各等份，葱头捣后，猪髓调敷。

（14）陈石灰（煅）、伏龙肝、百草霜各30克，共为细末，桐油调敷。

（15）松香、枯矾、草木灰各3克，共为细末，香油调敷。

（16）桐油60克沸后，加蜈蚣、独活、防风、甘草各3克，小火熬枯去渣用油，黄蜡膏固定。

（17）飞丹6克，乳香、没药、黄连各1.5克，血竭3克，冰片0.3克，松香15克，共为细末，与蓖麻子18个，葱白带须7根共捣烂，以菜油调敷。

（18）先用花椒熬水洗患处，南瓜藤30克烧灰存性，与豆腐渣焙干为细末，油纸包扎，每3日换药1次。

（19）鲜桑白皮500克，生猪板油120克，共捣做饼外敷，每日1次，6日后换生肌散。

第三节　足跟慢性溃疡

足跟慢性溃疡即“漏蹄风”“脚底风”。本病发于足底，初起足部麻木，皮坚漫肿，或隐隐作痛，破溃难敛。

（1）猪蹄壳洗净，烧成炭，研细，香油调匀敷贴。

（2）白术适量，生熟各半，研为细末，混合后，油调外敷。

（3）白蔹10克，研为细末，用菜油调后外敷。

（4）大量生黄芪，熬汤浓缩为膏，外涂患处，同时服黄芪煎剂。此方亦治火烫伤。

第四节　无名水肿

无名水肿通过相关理化检查未发现体内实质性脏器有异常病变的水肿，是功能性水肿。

（1）桃叶适量加水煎，熬至膏状，外敷患处。

（2）肥皂草（学名“见肿消”）捣烂，外涂患处。

（3）蛇1条，癞蛤蟆1只，老鼠1只，蝎子5条，明雄10克，共置容器内，加入白酒，以淹为度，10日后，用酒涂于患处。

（4）马钱子适量，油炸后去渣，用油外涂患处。

（5）苍耳子适量，置于去杂的母鸡内，煎汤服，每隔5日服1只鸡，连用2只鸡。

（6）头面水肿：蝼蛄（焙干）1只，轻粉0.75克，共为细末，吹鼻内，流黄水，肿自消。

第五章　周围血管病

第一节　血栓闭塞性脉管炎（脱骨疽）

血栓闭塞性脉管炎即“脱骨疽”“脱疽”“脱骨疔”“十指零落”。是以指端缺血性坏死、指节脱落为特征的慢性疾病。

一、内服方

（1）阳虚：制马钱子 0.5 克，制附子（先煎）、桃仁、炒白术各 15 克，肉桂、红花、甘草各 10 克，当归、川芎、党参各 20 克，黄芪 30 克，水煎服。

（2）血瘀：血府逐瘀汤。当归、生地黄、赤芍、川芎、川牛膝各 15 克，桃仁、红花、甘草各 10 克，柴胡、桔梗各 6 克，水煎服，每日 1 剂。

（3）湿热：金银花 120 克，玄参 60 克，地丁 30 克，当归 12 克，制乳香、制没药、甘草各 10 克，水煎服。

（4）黑豆洗净晒干，以 9 度米醋浸泡（醋被豆吸干再加醋，要把豆全浸在醋里），泡 45 日后食。每次 15~20 粒，每日 2 次，空腹服，服 8 个月。

二、外用方

（1）马蜂窝研为末，米醋调匀涂患处。

（2）土蜂窝研细末，醋调搽。

（3）猪胆 1 个，装明雄、冰片各 3 克，阴干为末，鸡蛋清调糊之。

（4）蟾酥 6 克，明雄 3 克，研细末填进黑马嘴里，唾液拌药，外敷患处。

（5）蜘蛛（焙干）1 个，朱砂 1 克，冰片 0.1 克，研细外撒，能使死骨脱落。

第二节　血栓性静脉炎（静脉曲张）

血栓性静脉炎即“恶脉”“赤脉”“黄鳅痈”“痃症”“脉痹”。肢体静脉呈条索状突起，色赤，形如蚯蚓，硬而疼痛。

（1）生黄芪 30 克，党参 20 克，炒桃仁、红花 10 克，三棱、莪术、川牛膝、生薏苡仁、炒苍术各 15 克，水煎服，每日 1 剂，连服 20 日。

（2）正红花油外搽患处，每日数次，用 3~5 瓶。

（3）新鲜罗勒揉搓患处。

（4）参三七为粉装入零号胶囊，每次 3 粒，每日 3 次，口服。

（5）静脉炎外洗剂：透骨草、伸筋草、鸡血藤各 30 克，当归尾、莪术、皂刺各 15 克，红花、川芎各 10 克，水煎外洗。也可治疗妊娠或下肢浅层静脉炎。

第三节　无脉症

无脉症是主动脉及其主要分支的多发性非化脓性炎症。早期肢体冷麻乏力，双侧脉搏不同，测不到血压或出现间歇性跛行。中医治疗参照有关章节的活血化瘀疗法，西医应用肾上腺皮质激素治疗。

第六章　急腹症

第一节　阑尾炎

一、急性阑尾炎

急性阑尾炎即“急性肠痈”，主要表现为右下腹疼痛，腹痛始于胃脘，或绕脐走窜，阵作，数小时至 1 日后，转移至右下腹，右下腹有固定压痛点，或伴有反跳痛及肌紧张。可见恶心、腹胀、便秘。体温可能正常或有轻度升高，化脓性或坏疽性阑尾炎体温可在 38~39℃，穿孔形成弥漫性腹膜炎后体温可高达 39~40℃。

急性阑尾炎并发局限性腹膜炎时有明显腹膜刺激征（压痛、反跳痛、肌紧张），范围不超过下腹部，无扩散趋势；并发弥漫性腹膜炎时，腹痛自右下腹扩散至全腹，伴有腹膜刺激征，且有扩散趋势；形成阑尾周围脓肿时，右下腹出现半岛形肿块，有明显压痛，体温明显升高。

急性单纯性阑尾炎和轻型化脓性阑尾炎宜采用非手术疗法。复发性急性阑尾炎，应根据过去发作的次数，间隔时间的长短加以选择，对发作间隔很久或仅发作 1~2 次者，仍可采用非手术疗法。

（一）内服

（1）清肠饮：金银花、当归尾各 60 克，生地榆、麦冬、蒸玄参各 30 克，生薏苡仁、黄芩、生甘草各 15 克，水煎服。

（2）金银花 30 克，茯苓、牡丹皮、薏苡仁各 15 克，桃仁、赤芍、元胡各 12 克，木香、甘草各 10 克，生姜 2 克，红糖引，水煎服。

（3）黑地榆 500 克，生甘草 60 克，金银花 30 克，水煎服。

（4）鳖甲烧灰存性，研成粉，每次 5 克，开水冲服，每日 3 次。

（二）外用

（1）大黄 30 克，芒硝 200 克，荆芥、防风、甘草各 10 克，水煎外敷。

（2）如意金黄膏外涂患处。

二、慢性阑尾炎

慢性阑尾炎即“慢性肠痈”，右下腹反复发作性疼痛，反跳痛，右足不敢伸。舌淡白。治宜清热解毒通便，理气通络化瘀。

（一）瘀毒型

（1）银地乳没大黄牡丹皮汤。金银花、地丁各30克，煅乳没各5克。大黄、牡丹皮、桃仁、冬瓜仁、芒硝（冲）各20克，水煎服。

（2）鱼腥败酱虎楼汤。七叶一枝花15克，虎杖、鱼腥草、败酱草、大血藤各30克，牡丹皮、大黄、元胡、甘草各10克，水煎服，连服5剂。气虚加党参、黄芪，热毒加金银花、蒲公英，脓毒加地丁、野菊花，湿毒加苦参、土茯苓。

（二）热毒型

金银花地丁汤。金银花、紫花地丁各30克，牡丹皮、炒桃仁、川大黄各15克，芒硝、煅乳没、甘草各5克，水煎服。

（三）瘀滞型

（1）香附15克，栀子、麦芽、枳壳、莪术、山楂、广木香、桃仁、鸡内金、远志、神曲各10克，枳实5克，水煎服。

（2）鬼针草30克，水煎服，连服30日。

三、阑尾周围脓肿

右下腹疼痛，有包块，呈半岛形，有明显压痛，全身发热，纳呆恶心，舌红，脉数。

（1）解散肠痈结聚汤。生白芍、蒲公英、金银花、地丁各30克，甘草、连翘、冬葵子、败酱草、野菊花各15克，制乳没各5克，陈皮、大腹皮、桑白皮、姜皮、枳壳、石菖蒲各10克，丝瓜络适量，水煎服。腹泻加云苓、薏苡仁，便秘加虎杖、大白，脓血便加黄连、黄芩（解散肠痈结聚汤，芍甘乳没翘败酱，菖蒲枳壳丝瓜络，五味五皮共为方）。

（2）鲜姜捣糊，蜜调外敷右下腹压痛点。

第二节　肠梗阻

中医肠梗阻散见于“腹痛”“肠结”“关格”“腹胀”“大便秘”章节中，是肠内容物通过障碍导致，表现为腹痛、呕吐、腹胀、便秘四大症状，具有发病急、变化快、病情重的特点。

一、热结性

本证多由肠腑热郁导致的手术后麻痹性肠梗阻或细菌性腹膜炎，或结聚日久的大便秘结症。症见腹痛拒按，腹胀痞满，身热口臭，口干唇燥，大便秘结，小便黄赤，舌苔黄干或燥刺，舌质红绛，坚敛苍老，脉洪数或弦数。

大承气汤：厚朴30克，枳实、大黄（后下）各15克，元明粉10克（冲服），水煎服（芒硝力峻，以元明粉取代，柔中寓刚。元明粉乃芒硝加萝卜汁制作而成，主要成分为无水硫酸钠，内服至肠，由于渗透压作用，使水分潴留于肠管内不被吸收，由于肠液增多而加强了肠管的反射蠕动，结果发生泻下）。

二、麻痹性

本证属气虚不运的肠梗阻。虽有便意，临厕则竭力努挣，大便仍不能出。面色苍白，神疲气怯，舌淡，脉虚。多见于年老体弱或病后产后之人。

（1）参芪菟升汤：黄芪 30 克，菟丝子、升麻各 15 克，党参、大麻仁、郁李仁、田大云各 20 克，醋大黄（后下）10 克，水煎服（虚秘参芪黄龙汤，麻仁郁李云大黄，年老病后肠无力，服后大便自然畅）。

（2）番泻叶 30 克，水煎服。

（3）推拿或颠簸疗法。

（4）豆油 250 克，服下。

三、蛔虫性

本证症见腹痛绕脐阵作，烦躁不宁，可吐蛔，腹部可及绳索状团状，压之变形，部分可移，呕吐，便秘，苔白，脉平或弦。

槟榔楝皮使君汤：槟榔 30 克，楝皮 15 克，使君子、枳壳 10 克，木香 6 克，水煎服（槟榔楝皮使君汤，选用枳壳广木香，杀虫通腑效力大，解除梗阻蛔虫恙）。

四、粘连性

本证多有腹部手术史，疼痛剧烈，腹冷喜暖，腹胀便秘，面色青晦。舌淡脉紧。

加味十枣汤：醋大戟、醋芫花、甘遂（面裹蒸熟，煨干研细，分 2 次冲服）、芦荟、皂角、滑石各 6 克，二丑 20 克，生姜 15 克，大枣 10 枚，水煎服。

五、肿瘤性

本证为瘀血滞留所致的肿瘤性肠梗阻或梗阻形成引起的血运障碍。症见腹痛攻撑或腹痛如刺，痛有定处，胀无休止，或可触及痛性包块，吐、便咖啡样物，舌暗红或瘀斑，脉涩。

归云麻仁汤：油当归、田大云、火麻仁各 30 克，郁李仁、桃仁、风化硝（冲服）各 10 克，大黄、生白芍、枳实各 10 克，水煎服（当归、芒硝、麻仁、郁李仁润肠通结、平肝，桃仁活血。升麻升举以缓阻势，甘草清热以去滞腻。大黄、枳实、芒硝为承气汤系列，涤荡肠道，有倾墙倒壁之力，共奏祛瘀通下之功）。

第三节　胆道蛔虫症

胆道蛔虫症即“蛔厥症”。胆道蛔虫症是多种原因引起的肠道蛔虫运动活跃并钻入胆道而出现的急性上腹痛或胆道感染。腹痛为剑突下突发性、钻顶样剧痛，病人面色苍白、坐卧不宁、大汗淋漓、弯腰捧腹、向右肩放射，多伴恶心呕吐，感染可出现高热、黄疸。

（1）气滞型。安蛔汤：明矾 3 克，槟榔 30 克，乌梅、黄连、川椒、苦楝皮、藿香、枳实、大黄各 10 克，茵陈 20 克，水煎服（槟榔、明矾、楝皮杀虫，花椒麻醉虫，藿香、枳实宽中利气，大黄、茵陈利胆，逼虫外出）。痛甚加木香、细辛，杀虫力弱加使君、榧子，发热加金银花、连翘，虚加党参、当归，寒加肉桂、附子（安蛔二白乌梅连，麻醉杀虫椒苦楝，茵陈藿香枳实共，更用大黄驱虫顽）。

（2）虚寒型。乌梅丸：乌梅、干姜、黄连、黄柏、当归、附子各 10 克，川椒、桂枝、人参、细辛各 5 克，水煎服（乌梅丸用细辛桂，人参附子椒姜继，黄连黄柏及当归，温脏安魂寒厥剂）。

（3）花生油两匙先服，大蒜汁若干后服，先安蛔，然后驱虫。

（4）陈醋 60 克，花椒粉少许，加热后服用。

（5）乌梅 1 个，大枣 3 枚，白胡椒 7 个，水煎服，米醋为引。

（6）萹蓄 60 克，水煎后加米醋 30 克，口服，每日 1 剂。

（7）二黄二白藿枳梅花汤：川黄连、槟榔、明矾 2. 5 克，苦楝皮 15 克，乌梅肉、川花椒、醋大黄、炒枳实、广藿香、茵陈各 10 克；疗效 2～3 剂不痛，不痛后用驱虫丸。

（8）槟榔 20 克、牵牛子、醋大黄、花椒各 15 克，水煎服（虫得酸则伏，逢辛则降，遇苦则闭口不食）。

第四节　胆道感染及胆结石

慢性过程则多具脘腹胀闷、嗳气恶心、厌食油腻、大便不爽等症状。

胆道感染 70% 由胆囊凝结物引起，另外，细菌、病毒、化学刺激均可导致胆道感染。

胆石症与胆道感染、胆道堵塞、胆汁代谢异常有关，有反复发作的右上腹疼痛病史，急性发作时，右上腹绞痛，伴恶心、呕吐、反胃，可有发冷、发热的症候。

（1）四金利胆排石汤。金钱草 120 克，海金砂（包煎）、醋郁金、炒鸡内金（先煎）各 15 克，醋青皮、川大黄（后下）、皂角刺、穿破石、路路通各 10 克，制马钱子 0. 5 克，醋莪术 15 克，水煎服，连服 30～50 剂。

（2）金钱草、郁金、滑石、猪苦胆（焙干）各 50 克，制乳香、制没药、甘草、大黄、火硝、明矾各 30 克，鸡内金、穿山甲各 60 克，共为细末，装入胶囊内，每次 4 丸，每日 3 次，连服半年。

（3）金钱草 100 克，茵陈 30 克，炒柴胡 6 克，炒枳实 12 克，黄芩、赤芍药、赤茯苓、醋郁金、生甘草各 15 克，先服 10 剂，再服排石汤（大白、白术各 15 克，虎杖 20 克，柴胡 6 克，枳壳、枳实、陈皮、木香、大黄、芒硝、海金砂各 10 克，胡桃仁 10 枚），连服 5 剂。二方交替应用。

（4）鸡内金 30 克，研面，冲服，每次 10 克，每日 3 次，连服半年。

（5）玉米须30克，加四大碗水，煮沸20分钟，每日1次，连用2个月。

（6）大茴7个，核桃仁（全）7个，熬汤后，加红糖、蜂蜜适量，每日2次，口服49日。

（7）野石榴皮汤：野石榴皮120~240克，熬茶频服，对胆结石及泌尿系统结石疗效均佳。

（8）常吃南瓜。

（9）核桃4个，香油50~100克，煎炒后，拌入冰糖150克，每日3次，连服3日。

第五节　泌尿道结石

尿路结石即“尿石病”，泌尿道结石是指肾、输尿管、膀胱、尿道有结石存在。肾、输尿管结石，症见突然剧烈腰痛，向会阴部放射（肾绞痛），可见血尿、脓尿；膀胱、尿道结石可有尿频、尿急、尿末疼痛等症状。

（1）四金通淋排石汤：金钱草120克，海金砂（包煎）、醋莪术、净石苇、川牛膝各15克、川大黄（后下）、穿破石、路路通各10克，茵陈蒿20克，制马钱子0.5克，硼砂1克，柳叶引，水煎服，连服30~70剂。

（2）川大黄30克，煅硼砂、花木通、西滑石各10克，水煎服，每日1剂。

（3）西河柳10克，鲜萹蓄1 000克，青豆60克，水煎服1月，适用于以血尿主症伴腰痛如折，少腹疼痛难忍的患者。

（4）核桃仁200克，在食油内炸焦酥，加少许白糖捣成糊状。2日分4次内服，服1个月。

（5）鲜柳叶90克，水煎服，每日1次，连服1个月。

（6）车前子20克，车前草30克，海金砂15克，金钱草12克，水煎服，连服1个月。

（7）玉米须适量，加水煎熬，每日1次。

（8）猪腰子1个，切开去白心，洗净后将芒硝6克填入其中，置于锅内隔水蒸食，每日1次，连用30日。

（9）焦胡桃、金钱草、海金砂、净石苇、花木通各30克，鸡内金18克，鱼脑砂、琥珀粉各3克（冲），醋元胡、川楝子、赤茯苓各10克，车前子15克，一般3~8剂可见效。愈后用野石榴皮煎汤代茶饮。

（10）各种鲜菜轮换炒黑木耳，每天2次，连吃1个月。

第七章　生殖系统疾病

第一节　睾丸炎

睾丸炎多由细菌和病毒引起，睾丸疼痛、发热，可诱发鞘膜积液、精索静脉曲张、死精等病。

（1）川佛手30克，水煎服。

（2）硼砂0.3克，水研外涂。

（3）荔枝核30克，煅灰存性，酒调如糊，口服。

（4）核桃仁10个，古币4个，共捣如泥，一次口服。

第二节　鞘膜积液

睾丸鞘膜积液即“水疝”，凡阴囊内有囊性肿块，一般摸不到睾丸，肿块部位透光试验阳性者，即可诊断。

鞘膜积液即“水疝”“偏坠”。阴囊肿胀大小不一，不红不热，肤色亮晶，无痛感，按之即起，偶有囊性感，自觉酸胀、酸痛。

（1）用棉花仁煎水洗。

（2）芒硝200克，大黄、甘草各30克，荆芥、防风各10克，水煎敷。

（3）蝉蜕、苏叶、红花各30克，煎汤外洗或热敷。

（4）五倍子、明矾各10克，水煎外敷。

第三节　阴囊湿疹

阴囊湿疹即“绣球风”“肾囊风”，是发生在阴囊部位的湿疹，与变态反应有关。

（1）蛇床子、当归尾、威灵仙、苦参各15克，水煎数滚，先熏后洗。

（2）葱30根，胡椒、花椒、蛇床子各30克，煎洗。

（3）鸡蛋煮熟，去白留黄，炒出油，外涂。

（4）老杉木（烧灰存性）、苏叶等份为末，油调搽之。

第四节　阴囊潮湿

阴囊潮湿是指阴囊多汗、潮湿、发凉甚至瘙痒、糜烂的疾病。多与药物过敏、情绪变化、内分泌失调、缺乏维生素、真菌滋生等因素有关。

（1）灶心土（煅炒研细），加川椒、小茴适量，再炒，外撒。

（2）枯矾 15 克，蛇床子 6 克，黄柏、大黄、石菖蒲各 30 克，为细末，干掺。

第五节　龟头炎

龟头炎是由内外伤、刺激、感染等因素引起的龟头黏膜炎症。

（1）榆钱 1 把，煎汤洗患处。

（2）星星草烧灰，油调外搽。

（3）蜜煎甘草，频频涂之。

（4）小麦秸烧灰，煎汤温洗。

（5）鳖头 1 枚，烧焦成末，以蛋清调和敷之。

（6）轻粉、红粉、苍术等量研细外撒。痒者加花椒，流水加枯矾。

第六节　腹股沟疝

腹股沟疝即“狐疝”。腹腔内容物，行立则外出少腹滑入阴囊，卧则复入少腹，如狐之出入无定者，小儿多见。

（1）勒马回（俗称瓜子金）适量，加水煮鸡蛋，每次 1 枚，每日 2 次，连吃 10 日。

（2）桃仁 30 个，香橼 3 个，升麻、台乌药各 10 克，水煎服，每日 1 剂，连服 3 日。

（3）天泡子（俗称灯笼棵，别名琥璃泡棵，多生长在棉花地里）熬水滤渣，冲少许红糖口服，早、晚各 1 次。

（4）升麻、软柴胡各 9 克，台乌药 12 克，党参、生甘草各 6 克，水煎服，连服 10 剂。

（5）直疝：荷秆（藕秆）100~150 克，水煎服，连服 1~3 个月。

（6）葫芦巴、盐小茴、吴茱萸、巴戟天、乌药各 10 克，水煎服。

（7）大茴、醋青皮、荔枝核各 90 克，炒黄为末，白酒冲下。

（8）香橼 5 个，鸡蛋 1 枚，煮后将鸡蛋穿数小孔，煮熟吃。

（9）木通、西茴、川楝子、车前子、猪苓、元胡各 4.5 克，茯苓、橘核仁、栀子、当归各 6 克，甘草 1.5 克，水煎服。

（10）乌梅 1 个，苏叶 9 克，红糖 60 克，瘪葫芦（不成熟的葫芦）半个，水煎服。

外用小茴、葱熬水洗。

（11）鸡蛋7枚，斑蝥（去头足）7个，研细末，入鸡蛋内，煮熟食之，每日1个，连服7日。

（12）葱1把（去叶），米醋1盅，葱捣泥，醋调敷。

（13）山楂肉12克，枳实、炒小茴、炒栀子各9克，柴胡、牡丹皮、炒桃仁、大茴各6克，共为细末，糊如桐子大，每日空腹服50丸。

（14）青皮、陈皮、钩藤、葫芦巴、槐子、青盐各3克，水煎服。

（15）牡丹皮、防风、薄荷等份为末，每次6克，酒下。

（16）广木香9克，补骨脂30克，大茴、小茴各15克，青盐4.5克，楝子60克，为末，每次3克，温酒下。

（17）白茯苓、当归各9克，元桂1克，炒大茴、青盐、青皮各2.4克，金樱子、泽漆、荜拨各4.5克，槟榔6克，甘草3克，升麻0.6克，甘澜水引，水煎服。

（18）升麻45克，乌药24克，车前子、小茴各18克，左侧疼痛加柴胡9克，右侧疼痛加羌活9克，水煎服。

（19）木通、川楝子各3克，大茴1.5克，食盐1克，以上共为细末，水酒调服。

（20）荔枝核、小茴各180克，炒橘核、川楝子、盐吴茱萸、升麻各30克，以上共为细末，每次3克，黄酒调下。

（21）灶心土三升，砂锅内炒熟，加川椒、小茴末各30克，拌匀，阴囊贴在上面，冷则换。

第八章　肛门病

第一节　痔　　疮

内痔是直肠黏膜下痔内静脉丛扩大曲张而形成的柔软静脉团（小肉突起），位于直肠末端，齿状线以上。其特点为：无痛性便血，晚期可有痔核脱出。截石位 3、7、11 点处发生称母痔区。

外痔是由痔外静脉丛扩大曲张而成。位于肛管齿状线以下，表面覆盖皮肤。特点是肛门缘赘生皮瓣，逐渐增大，形状大小不一，痔核表面光滑，一般不痛、不出血，自觉肛门有异物感，可分为结缔组织外痔、静脉曲张型外痔、血栓性外痔、炎性外痔等。

一、外用方

（一）洗剂

（1）痔肿消。方剂组成：芒硝 200 克，川大黄、金银花各 30 克，五倍子 15 克，荆芥、防风各 10 克，煎汤坐浴，每次 2 小时。

方剂分析：芒硝主含结晶硫酸钠，常夹杂微量氯化钠。能形成高渗盐溶液，由于渗透压的作用，将痔核内的水分析出，而起消肿的作用；五倍子含没食子酸，对多种细菌有抑制作用；金银花、大黄解毒、化瘀；荆芥、防风促进血液循环，故痔疮肿消结散，此方对各种疮疡也有明显疗效。

（2）白菜疙瘩 7 个，芒硝 250 克，水煎洗，每日 2 次，每次 1 小时。

（3）黄芩、黄连、黄柏、大黄、栀子、凤仙草、槐实、艾叶、茜草各 10 克，水煎洗，每日 2 次，每剂用 5 日。

（4）隔年陈红薯 1 000 克，兑水 2 000 克，煮沸 10 分钟，连秧带水倒入罐内，任其熏蒸，一直到水不再冒气为止，连用 3~5 日。

（5）小生地黄全草 1 把，煎汤洗患处。

（6）食盐 5 克，开水 2 000 克，化温洗患处。

（7）五倍子 4 个，皮硝 1 撮，水 2 碗，煎浓，先熏后洗。

（8）大便后用温开水洗净肛门，可不药而愈。

（9）无花果 500 克煎汤熏洗患处，每次 30 分钟，每日 2 次。

（二）熏剂

（1）五倍子为面，与艾绒合卷在一起，做成圆柱状，点燃熏洗患处，连用 1~3

日。

（2）升麻30克，水煎30分钟熏洗患处，每日1次，连用15日。

（3）地骨皮30克，水煎熏洗患处，每日1次，每次30~60分钟。

（4）选用大个文蛤1个，与核桃叶煎熬，先熏后洗。

（5）白芷、黄柏、夏枯草、紫花地丁各15克，明矾、甘草各6克，水煎滚灌入小壶内，先熏，待半冷后倾入盆内洗，痔熏后可流毒汁。

（6）石上青花苔（炒黄）9克，瓦松6克，明矾、食盐各3克，熬水熏洗以干为之。

（7）鲜紫苏300克，加清水2 000~3 000克，用大火煮25分钟，熏洗患处。

（8）白鸽粪1升，放在罐内以滚水冲入，趁热坐罐口上熏。

（三）锭剂

枯矾50克，明雄、朱砂、广丹、轻粉各10克，制乳没各50克，共为细末与黄蜡100克熔化成膏，制成锭状，睡前塞入肛门。

（四）涂剂

（1）外涂清凉油，每日1次。

（2）用盐水洗肛门半小时，睡后在肛门内挤醋酸氟轻松软膏1/4支，然后用卫生纸贴于肛门，食指中指轻按5分钟，每次按压200~300次，每3日治疗1次，15日愈。

（3）七叶一枝花、明矾等份为细末，唾液调搽患处。

（4）木鳖子适量，加少许陈米醋，徐徐研磨，取汁外涂。

（5）熊胆、冰片等份涂之。

（6）大田螺8~9个，用针挑开，掖入冰片少许，埋土内12小时，去螺水，以鸡毛搭痔疮上，6-7次即消愈。

（7）蚯蚓1条，冰片0.015克，胆矾0.006克，共化为水，点之。

（8）枯矾20克，白丁香、紫丁香各10克，研为极细末，芦荟汁调成糊状涂于患处，胶带固定。

（五）敷剂

（1）瓦松、明矾适量，捣烂外敷，每日1次，每次30分钟。

（2）苦叶苗（俗称堰堰苗）1撮，明矾6克，共捣如泥，敷于患处，每日1次。

（3）羊脂油3克，冰片1.5克，和匀敷之。

（4）清洗患处后，用金霉素眼膏涂在肛门内外，每日2次。

（六）散剂

（1）枯痔散：煅红砒3克，枯矾、乌梅各6克，朱砂（水飞研极细）1克，以上共为细末，外撒。

（2）缩痔：用大鳖头1个，火煅为末，搽痔上即缩进。

（3）蚯蚓（用盐泥裹煨）1条，硼砂、朱砂、雄黄、冰片各等份，共为细末，便后以细纸盛药少许搽之。

二、内服方

1. 气血虚弱型　症见大便时或大便后滴血，痔核脱出，多与饮酒、过劳、便秘、腹泻有关，气短懒言，食少乏力，舌色淡，苔薄白，脉细数。

参归龙牡石禹汤：白干参10克，当归、赤石脂、禹余粮、煅龙牡各20克，三七粉5克（冲服），甘草10克，水煎服。下血鲜红加生地黄、地榆，下血紫红加熟地、牡丹皮，痒加防风、乌梅，脱出加苦参、金银花、黄柏，腹痛加木香、香附。

2. 下焦湿热型 症见痔核脱出肛管外，色紫赤、潮湿，自觉肛门坠胀疼痛，似有里急后重之感，大便不爽，伴有出血、舌淡黄、舌苔厚腻，脉滑数。

赤小豆当归汤：赤小豆（生芽）60克，当归30克，水煎服。热盛加绿豆芽、椿根白皮，湿盛加防风、秦艽，便秘加槟榔、胖大海，痒加乌梅、苦参，疼加乳香、元胡，脓加黄芩、黄连，坠加枳壳、升麻、黄芪，脱肛加使君子、金樱子、老枣树皮。

3. 血络受伤型 症见痔核一般不痛，血色鲜红，或红而污浊，口干舌燥，便干秘塞，脉数，苔黄。

六炭芍花茅根汤：黑牡丹皮、黑椿根白皮、黑山楂、黑槐花、生白芍、金银花各15克，黑荆芥、黑栀子各10克，生甘草6克，水煎服。气血虚加黄芪、当归，中气陷加升麻、枳壳、广木香。

三、单验方

（1）茜草（俗称涩拉秧）3~5根，水煎当茶饮，每次1碗，连服15日。

（2）当归18克，柴胡15克，黄芩9克，升麻6克，甘草12克，大黄依大便而定，水煎服，每日1剂。

（3）枯矾50克，明雄、朱砂、广丹、轻粉各10克，制乳香、制没药各50克，黄蜡100克，前7味为末，放入锅内与已经化热的黄蜡搅拌，制丸如梧桐子大，每次10丸，每日2次，开水冲服。

（4）新鲜猪胆1个，取其胆汁，并将其倒入碗中，1次服用，1~2个即愈。

（5）鳖甲150克（醋涂炙黄，去裙襕），槟榔100克，捣细过筛为散，每天于食前与粥调服，每次10克。

（6）僵蚕、蝎子各1条，共为细末，鸡蛋1枚，煮汤冲服，连服15日。

（7）鸦胆子仁7粒，装于空心胶囊内，每日1次，连服15日。

（8）干黑木耳洗净，饭前1小时吃1撮，嚼后咽下，每日3次，连服10日。

（9）椿根白皮、绿豆芽各适量，捣烂取汁，红糖少许冲服，每日1次，连服5日。

（10）椿根白皮15克，木耳10克，水煎服，每日1次，连服5日。

（11）大黄10克，烧炭研为细末，开水冲服，每日1次，连用3日。

（12）鸦胆子仁7个，鸡蛋2枚，煮沸后3分钟，将鸡蛋敲有缝隙，再煮10分钟后吃鸡蛋。

（13）椿根白皮1把，萝卜青头2寸，共捣如泥，滤汁，加蜂蜜适量，每日2次，连服3日。

（14）当归15克，牛膝、赤芍各6克，黑地榆21克，车前子12克，大黄、甘草各30克，金银花50克，水煎服。

（15）旱莲草阴干为末，调炒米粉糊为丸，如桐子大，每次15克，以人参1.5克煎汤下。

（16）炒槐角120克，地龙（去泥醋炒）、炒贯众、白丁香（酒炒）各60克，煅珍珠3.6克，煅象牙屑、良姜各30克，蝉蜕24克，共为细末，炼蜜为丸，如桐子大，每次9克，白开水冲下，连服10~13日，忌房事、饮酒、恼怒1月。

（17）没药、血竭各15克，蜂房、蝉蜕烧灰存性，木香、麝香各3克，为末，熔化于黄蜡30克中，制丸如黄豆大，早晚各服1丸，烧酒送下。

（18）川黄柏500克，先用童便浸1日，炒干，再用槐花子熬水，浸1日，炒干为末，面糊为丸，如桐子大，白开水下，每次30丸。

（19）川椒9克，研细末，空腹白开水送下。

（20）酒当归、酒赤芍、黄芩、栀子各4.5克，酒川芎、生地黄、荆芥、甘草各3克，防风、槐花、地榆、酒大黄各9克，水煎服。

（21）苍术、大黄、大白各9克，木香4.5克，水煎服。

（22）鸦胆子9克，元肉（包）15克，用后再服归脾丸。

（23）车前子20克，水煎服。

（24）黑地榆、椿根白皮各30克，煨葛根、白糖各15克，水煎服，忌服辛辣食物。

（25）七炭散：黑牡丹皮、黑槐花、黑樗皮、黑地榆各15克，黑山楂、黑荆芥、黑栀子各9克，酒白芍12克，金银花15克，生甘草6克，茅根、竹叶引。

（26）椿根白皮、绿豆芽、白萝卜、红糖各120克，榨汁，每早用开水冲服。

（27）猪苦胆1个，黑豆25克，洗净泡于胆汁中，隔水蒸熟，每日早、晚各服15粒黑豆，白开水冲下。

（28）猪苦胆2~4个，荞麦面200克，合一处做如绿豆大的小丸，蒸20分钟晾干，装瓶备用，每日早、晚各服10粒。

（29）五倍子、胡黄连、青盐各9克，为细末，泡茶喝。

（30）当归、地榆炭、槐花、椿根白皮各60克，红糖少许，水煎服，每日1剂。

（31）椿根白皮30克，绿豆芽、红白糖各120克，将上二味水煎浓汁去渣，成膏状，早、晚各服30克。

（32）槐花、黑地榆、白头翁各15克，水煎服。

（33）先将适量红萝卜放入锅内煮熟，然后再加入适量红糖，水煎数分钟后，吃萝卜喝汤。

（34）气虚便血：用补中益气汤倍用党参，炙槐花、炒地榆各9克，水煎服。

（35）槐花60克，生熟各半，柿饼（去蒂）7个，乌梅14个，共捣为丸，如桐子大，每次空腹服10粒，开水送下。

（36）侧柏叶（蜜浸12小时，晒干）、柿饼（炭火煅过）各500克，共为末，每次15克，空腹陈酒送下。

（37）取荸荠捣汁半盅，倒好酒半盅入内，空腹温服，一般3日即愈。

第二节 肛 瘘

肛瘘即“痔漏”“漏疮”。肛门周围痈疽溃后，脓水淋漓，久不收口，形成瘘管者，称为肛瘘。一般有内口、管道、外口组成。单纯性肛瘘的主要临床症状是肛周痈疽溃后，脓水淋漓，久不收口，坠胀或痛痒。舌红、苔腻。

(1) 黄连闭管丸：川黄连、胡黄连、石决明、穿山甲、鸡内金、生槐花各45克，麝香1.5克（或用蚕茧炭代替），以上共为细粉，炼蜜为丸，如梧桐子大小，每次10克，白开水送下。该方清热祛腐，敛疮生肌，主治单纯性肛瘘。

(2) 化管丸：炒蚕茧40个，酒木鳖子2个，炮山甲9克，炒僵蚕、蝉蜕各6克，烧牙皂2个，枳壳30克，牙猪胆汁拌炒，蜂房1个，共为细末，绿豆粉打糊为丸，桐子大，每次3克，空腹服。

(3) 露蜂房（孔内入盐填满，煅）1个，僵蚕6克，蝉蜕、木香各9克，象牙末、猪胰油（打烂），猪蹄（蜜炙）各15克，煅蚯蚓3克，黄蜡250克，以上共为细末，熔化将药酒渐入，捣匀为丸，如枣核大，每次1丸，空腹白酒送下，连服3丸，疮口自消，隔1日（第5日）吃1丸，第7日吃1丸。

(4) 象牙末60克，炮脚趾甲15克，炙牛骨腮30克，炙猪脚30克，刺猬皮锅内加蜜滚干，以上共为细末，再将地榆、槐角各30克装入猪胃内煮熟捣烂，其水制丸，每次9克，空腹送下。

(5) 痔漏插药方：百草霜、黄连各7.5克，冰片1.5克，麝香0.6克，蜣螂、旱莲草各15克，蚂蟥（瓦上焙焦）15条，共为细末，为丸如粟米大，做成锭子药，自管口插入，约3日后再换药。

(6) 轻粉、乳香、麝香各0.6克，广丹、血竭各1克，以上共末，外撒。

(7) 局部红肿疼痛：苦参、大黄、野菊花各15克，芒硝100克，煎汤外洗。

(8) 如意金黄散或黄连膏外敷。

(9) 瘘管引流不畅时，用红升丹制作的药捻由外口插入引流。

(10) 雄性大蜣螂适量，阴干生研，加冰片少许，将棉纸做条用白及水蘸湿晒干，待硬后再蘸药末于纸上，量漏孔深浅插入，渐渐生肉，其条自然退出。

(11) 痔漏丸：刺猬皮大者1张，小者2张，新瓦上炙脆为末，象牙屑、绿豆粉各30克，青黛9克，槐花末45克，陈细茶15克，共为细末，陈糙米煮烂，与药打糊为丸，每次9克，用金银花汤送下。

(12) 将冰片9克，钟乳石15克，研细末，放入1条鱼口内，3日后，焙干研细，好酒送服。

(13) 菜油500克，血余炭60克，入油熬煎去渣，每日用油1盅，煎鸡蛋3枚，兑象牙末9克，掺在内淡吃，连服3~5剂。

(14) 霜后楝树果，蒸10次，晒10次，每次蒸40分钟，2~3个泡茶，每日1次，服半年。

（15）臭椿树皮、木耳各120克，大茴1个，以雄性猪胃1个，加水煮食，此为1料药。

（16）红皮鸡蛋7枚，黑矾33克，鸡蛋大头处凿一小孔，将黑矾研末填之。面包夹蛋，烧黄，连面带蛋壳吃，第1日吃3枚，第2~3日各服2枚，愈后忌食辣椒。

第三节　肛　　裂

肛门褶纹破裂溃烂，周期性疼痛，伴有肛缘皮瓣赘生者，称为肛裂。

（1）椿根白皮1小把，血余1团，置于1小勺香油内，炸后将渣去掉，放适量黄蜡于油内，冷后外涂肛门，此方也治痔核。

（2）大枣250克，香油120克，用香油将枣炸黄，每次3~5枚，每日3次，忌食辛辣刺激物。

（3）丁香为细粉，与蛋黄油拌匀，外涂。

（4）花椒、食盐各适量，水煎洗患处。

第四节　脱　　肛

脱肛又称肛管直肠脱垂，是直肠黏膜、肛管、直肠全层和部分乙状结肠向下移位，脱出肛门外的一种疾病。多见于小孩、老人、多次分娩的妇女，以及长期腹泻、便秘、咳嗽、内痔等病人。

一、辨证施治

1. 中气下陷型　症见直肠黏膜或直肠全层脱出肛门外，有时便时脱出，有时增加腹压即脱出，里急后重，肛门坠胀，疼痛不明显，伴纳呆，乏力，舌淡，脉细。

乌枳樱倍羌姜补中汤：炒枳壳、生黄芪各50克，党参20克，炒白术15克，广陈皮、乌梅、升麻各10克，醋柴胡3克，当归15克，金樱子20克，干姜、川羌活各10克，五倍子5克，水煎服。

2. 气虚毒结型　症见直肠黏膜脱出，灼热肿痛，血性黏液增多，里急后重，肛门肿胀疼痛，舌质红，苔黄腻，脉洪数。

君白黄地升壳汤：使君子12克，花大白30克，地榆20克，黄芪、炒枳壳各30克，升麻10克，水煎服。

二、单验方

（一）外用剂

（1）蝉蜕为面，外擦患处。

（2）25%明矾注射液1毫升，注射于脱出的直肠上。

（3）五倍子、明矾各10克，水煎后，外洗患处，3~5次。

（4）老枣树皮、石榴皮各6克，明矾5克，芒硝30克，水煎，棉球蘸涂洗患处，每日2~3次。

（5）木鳖子15克，研极细末备用。升麻、乌梅、枳壳各30克，水煎洗患处，擦干后，用上药液将木鳖子末调成糊状，涂抹于患处，将脱出部分复位，令患者躺半小时即可。

（6）生百部、五倍子、土大黄各15克，明矾30克，煎汁坐浴，每日2次。

（7）老柿树皮、石榴皮各1把，灶心土适量，水煎外洗患处，1~2次。

（8）鳖头焙干为末，外撒在脱肛的直肠上或鳖头烘干，研为细末，每次3克，每日1次，适用于儿童脱肛。

（9）霜打蒺藜7棵，水煎熏洗患处，连洗7次。

（10）升麻50克，防风30克，水煎外洗患处，连洗3~4日。

（11）清凉油涂在手纸上，便后外涂患处，每日1次，连涂2~3个月。

（12）重楼根茎用醋磨汁，每日1~3次，外涂患处，然后用纱布压送复位，愈后少复发。

（13）甲鱼颈部砍断，用烤热的瓦片蘸血，涂抹在脱垂的直肠上。

（14）蜗牛（焙干）、马勃、木贼共为细末，外撒患处。

（15）鳖头（煅）1个，枯矾、煅五倍子各1克，共研极细末，掺之。

（16）鳖头灰、五倍子、伏龙肝、生矾末、赤石脂、诃子肉各15克，以上为极细末，葱汤洗净后，将药粉撒于脱出的肠头之上，频频换之，以愈为度。适用于痢后脱肛。

（二）口服剂

（1）刺猬皮6克，焙干研面，槐花、地榆各9克煎汁，空腹冲服，每日3次，连服10日。此方也治疗血痔。

（2）黄芪、党参各9克，升麻1克，水煎服。

（3）苍术、黄芪、当归各10克，升麻、柴胡各1.5克，白术、熟地黄、山药、陈皮、白芍、地榆、甘草各6克，姜、枣引，水煎服。

（4）党参、生枳壳各15克，田大云、广地龙、绿升麻各12克，水煎服，连服3~5剂。

第五节　肛门痒

肛门痒是限于肛周的局部瘙痒症。由于粪便等分泌物刺激、蛲虫感染、激素水平下降、湿疹等因素所引起。

（1）芦荟叶汁涂擦肛门。

（2）蛲虫致痒：可用熟猪肝制成栓剂塞入肛门，或用煤油棉球塞入肛门，或用川楝子开水浸泡后放入肛门。

（3）肛周湿疹：蛋黄油外涂患处。

皮肤科

第一章　化脓性皮肤病

第一节　脓疱疮（黄水疮）

脓疱疮是一种儿童易感染的化脓性疾病，因得病时疮面黄水淋漓，故称黄水疮。多见于2~3岁幼童，常见于头、面、耳、项等裸露部位，肌肤红如云片，在红斑基础上形成黄粟，随之起疱，形如粟米或黄豆，或疱大如核桃，疱内脂水清稀，或痛痒相兼，脓水干枯，形成黄痂或脓血痂，不留痕迹。

（1）渗湿散：苍术、黄柏、枯矾、煅石膏、雄黄各等份，共为细末，棉油拌搽。苍术燥湿，含苍术酮、维生素A样物质，能维持皮肤黏膜的正常功能；黄柏渗湿，含小檗碱，有抗菌、抗皮肤真菌等病原微生物的作用，尤其对溃疡有效；枯矾涩湿，含脱水硫酸铝钾，有广谱抗菌作用，尤其能强力凝固蛋白质，净化混浊生水，促进溃疡愈合；石膏收湿，含水硫酸钙，能提高细胞免疫力，敛疮生肌；雄黄杀虫，含二硫化二砷，对金黄色葡萄球菌、大肠杆菌、毛癣菌等有杀灭作用，且能提高细胞免疫功能。五药同用，对脓疱疮、各种癣症有显著疗效。

（2）猫儿眼（猫眼睛）籽、白矾各少许，焙干为面，香油调成糊状，外敷患处。

（3）鲜泡桐花捣烂，装入瓶中密闭7日，外敷患处4~7日。

（4）新鲜柳花适量，捣烂后外敷患处。

（5）莲房烧炭为末，外撒患处。

（6）玉米须、白矾各适量为粉，加冰片少许，香油调拌，外敷。

（7）鲜马齿苋适量，捣烂外敷患处2日，本方也治小疖肿。

（8）槐子（槐米可代替）、百草霜为末，香油调搽。

（9）全蝎1个，枯矾3克，香油拌搽。

（10）大蜂窝1个，口朝上撒入白矾于内，以桑柴火烧出泡，为末，以香油拌搽。

（11）轻粉15克，官粉15克，猪油30克，火纸一张，用纸包药烧滴油拌搽。

（12）黄柏30克，研末，牙猪苦胆拌搽。

（13）白矾、白面、盐等份，焙干研细，香油拌搽。

（14）白萝卜水洗患处，再用萝卜缨晒干为末，搽之。

（15）将高粱秆上长的黑包焙干研为末，棉油和为糊剂，再用生理盐水洗后外涂。

（16）黄丹（水飞）30克、无名异（炒）3克、官粉（炒）3克、轻粉1克、松香90克，共为细末，入葱管内，用棉线外扎，熔化后去葱候干，共为细末，香油调涂。

（17）野菊花300克，煎服1小时后洗头，每日1次，连用3日。适用于头部黄水疮。

第二节　毛囊炎

毛囊炎即“发际疮”，初起于后项发际，形如粟米、蚕豆，顶见白色脓头，周边有红晕，自感痛痒相兼。

（1）二蜂膏：五倍子30克，马蜂窝1个，生蜂蜜适量（蛋黄油或醋亦可）共合一处外敷。马蜂窝含挥发油、蜂蜡，对急性和慢性炎症有抑制、镇痛的作用，蜂房对多种病原体有抑制和杀灭功效；五倍子对金黄色葡萄球菌、链球菌、绿脓杆菌均有抑制作用，所含没食子酸能沉淀蛋白质，与皮肤、黏膜的溃疡面接触后，其组织蛋白质即被凝固，形成一层被膜而呈收敛作用；蜂蜜有抑杀细菌，增强体液免疫功能，加速肉芽组织生长，促进创伤愈合，本方扶正祛邪，故疗效显著。

（2）雄黄9克，芫花10克，苦参、花椒各6克，共为细末，香油拌搽患处。

（3）将明矾末装入蜂房内，放在瓦上焙干，研为细面，撒在毛囊上，外用荞麦面糊敷患处，每日1次，连敷3日。

（4）五味子研为细末，纯柿子醋调为糊状，外敷患处，每日1次，连用3日。

（5）新鲜儿童尿液500毫升，食盐25克，尿素25克，白酒25毫升，混合后外敷患处，连用10日。

第三节　甲沟炎

甲沟炎是甲周组织急性、亚急性或慢性炎症。以局部红肿、化脓或结痂伴有明显疼痛为特征。属中医“沿甲疔”“代指”“指疔”的范畴。

沿指甲沿儿，称“沿甲疔”；手指头，称“蛇头疔”（化脓性指头炎）；中节指，称“蛀节疔”（手指腱鞘炎）；生于指腹，称“蛇腹疔”。

（1）脓指消炎粉：蜈蚣1条，雄黄、枯矾各0.5克，为面装入鸡蛋内，病指入内，火烤1小时。雄黄体外对金黄色葡萄球菌有100%的杀灭作用，能杀灭大肠杆菌；枯矾为失去结晶水的白矾，除对金黄色葡萄球菌、痢疾杆菌有抑制作用外，燥湿作用较强，有利于对患处炎症渗出液的吸收。蜈蚣能改善微循环，并有明显的镇痛抗炎作用。三药合用活血解毒、消肿止痛。

（2）猪胆（或鸡胆）1个，入雄黄末0.3克，也可加入蚯蚓或白芷粉适量，与胆汁搅匀后，套在指头上2~3小时。

（3）斑蝥少许为面，撒患处，用膏药贴患处8~20小时。

（4）芒硝150克，大黄30克，明矾、荆芥各10克，甘草20克，熬成浓缩液，将病指入内浸泡，每次30分钟，每日数次。

（5）活蟹捣烂，外敷患处。

（6）白垩土加水搅成稠糊状，裹于病指。

（7）川黄连 15 克，泡于 75%乙醇 200 毫升内，2 日后，外涂患处，每日数次，连用 7 日。

（8）黄香适量为面，老陈醋调成糊状，外敷患处。

（9）公猪胆 1 个，明雄 2 克（研细末），蜈蚣（焙干）1 条研细末，兑入猪胆内，用面糊口。

（10）蛇头背疮出血不止：木耳 3 大块，炒黄为末，黄酒冲下即止。

（11）鸡蛋去黄，蝎子粉少许入内，套于病指。

（12）石灰面、肪脂油调敷带到指头上止痛即消。

（13）仙人掌去刺皮，石膏、白矾各适量，捣烂如泥，外包，每 10 分钟换 1 次，5 小时自愈。

第四节　丹　　毒（火丹）

丹毒是一种皮肤突然发赤，色如涂丹，游走极快的传染性皮肤病。发生于初生婴儿或小儿，称“赤游丹”（游火）。发生于头面部，轻者称“抱头火丹”，重者称“大头瘟”。发生于下肢的称“流火”。特点是全身发热、恶寒、便秘、溲赤，患处焮赤灼热。

（1）新鲜蚯蚓适量，放入适量白糖内，化为水后外涂患处。

（2）芒硝 150 克，大黄 30 克，明矾、荆芥各 10 克，甘草 20 克，熬成浓液，外敷患处，每次 30 分钟。

（3）将冬青叶捣烂加入鸡蛋清，外敷患处。

（4）柏叶、蚯蚓泥（韭菜地佳）、黄柏、大黄各 15 克，赤小豆、轻粉各 9 克，共研细末，新汲水调搽。

（5）大黄、山栀、黄柏、雄黄、天南星等份为末，将瓦松捣汁，与药粉调匀后调敷。

（6）刺鳝鱼尾血（或京墨）同蚰蝓捣烂外敷患处。

（7）鲜紫苏、鲜凤仙花（连根叶）洗净，捣烂外敷。

（8）生石灰水上面的漂浮物，兑桐油，搅拌后外涂。

第二章　真菌性皮肤病

真菌性皮肤病因真菌感染所致，病原体相同，表现部位不同，治疗方法大同小异。临床可分手癣、足癣、体癣、头癣、甲癣、股癣等，虽分节论述，但可互相参照应用。

第一节　足　　癣

足癣即“脚湿气”“烂脚丫”“香港脚”“脚烂疮”“脚气”“臭田螺”，常发于脚趾间或足底部，潮湿糜烂，伴有发痒，冬轻夏重。

一、洗剂

（1）苦参、苍术、金银花、荆芥、防风、羌活、花椒、艾叶各9克，加槐条熬水洗之。

（2）鲜泡桐花不拘量，煎汤洗患处，每日1次，连用5日。

（3）葛根60克，米醋50克，水1 500毫升，煎至1 000毫升，分6次洗患处，每日洗2次，连用3日。

（4）地骨皮30克，生甘草15克，水煎外洗患处，连用7日。

（5）柏子仁60克，置砂锅内煮沸，边熏边洗，连用3~5日。

（6）苦参20克，干姜6克，水煎30分钟，泡脚15分钟，连用4~7日。

（7）生川乌5克，草乌5克，黄芩30克，地骨皮5克，荆芥20克，防风20克，花椒30克，蝉衣15克，川芎20克，桂枝15克，白蒺藜30克，白芷15克，明矾100克，蒜辫子2根，泡于3 000毫升食醋中，煎洗患处。

（8）荆芥、防风、红花、皂刺各18克，明矾30克，苦参20克，好米醋2 500克，煮沸，先熏患处后洗，每次30分钟。

（9）蛇蜕1条，煎汤外洗患处。

（10）盐水（或温开水，或韭菜水，或薄醋）泡脚，每日1次，外涂两面针牙膏或白糖或龙胆紫或香蕉皮或呋喃西林粉或生蒜汁，连用5日。

二、膏药方

（1）皂矾、明矾各120克，儿茶12克，侧柏叶250克，加水煎汤，外洗患处，抑或上药共研成末，凡士林调成膏状，外搽患处。皂矾、明矾均解毒杀虫，对厌氧菌、皮肤癣菌、白色念珠菌均有抑制和杀灭作用，且能强力凝固蛋白质，净化混浊生水，促进溃疡愈合。儿茶是儿茶树的干枝加水煎汁浓缩而成的干浸膏，体外实验对多种皮肤真菌及金黄色葡萄球菌、多种杆菌等有抑制作用。

（2）苍术、川黄柏各30克，生地黄、白芷各15克，全当归9克，川椒6克，香油250克，前六味药入油内熬枯，绵纸过油去渣，熬至滴水成珠，每500克净油入黄丹150克，熬成膏药。

（3）广丹、雄黄、当归各7.5克，川乌、草乌各3克，乳香、没药各6克，木香0.45克，桐油250克熬成膏，外敷。

（4）金银花藤叶、大杨叶，用水熬膏贴之。

（5）生山药30克，白糖75克，共捣一处，敷之。

（6）屈屈苗（叶叶苗、苦叶苗）揉软后，外搽患处。

（7）新鲜柳叶适量，捣烂成糊状，外敷患处。

（8）乳香、没药、桑白皮、柳叶、烂纸伞、脂肪油，共捣如泥外敷患处。

（9）新大蓟5千克，捣烂取汁，加白糖60克，口服。

（10）枳壳、鸽子粪、花椒、棉籽仁、黑豆、黑芝麻各等份，捣敷患处。

（11）硫黄、蛇床子各30克，明矾、枯矾、樟脑、炒花椒、冰片各15克，飞盐1克，共为细末，以生猪板油捣如泥，外涂。

（12）乳香、没药、轻粉各6克，铜绿5块，黄香、官粉、姜各30克，肪脂油90克，葱白1把，蓖麻子（去壳）1把，捣成糊状，外敷患处。

三、粉剂

（1）取新鲜猪胆1个，放入适量白矾，扎口阴干，研为细末，外撒患处。

（2）硫黄24克，白矾12克，花椒6克，盐5克，共研细末，醋调搽之。

（3）硫黄24克，白矾12克，花椒、黄香、轻粉各6克，共研细末，用醋（或脂肪油）调搽之。

（4）黄丹（或雄黄）适量，研为细末，掺之。

（5）鹅皮掌黄皮阴干，烧灰存性，为末搽。

（6）红升丹少许，白糖适量，捣碎外敷。

（7）硫黄、苍术等份炒研为末香油和搽。

（8）氯霉素、解热止痛片、强的松、维生素C各等份为末，外撒患处。

（9）湿癣：芦荟60克，炙甘草30克，研极细末，先将癣洗净，调敷之。

（10）大露蜂房1个，以生矾填入孔内，放入破罐，仰口朝上，用炭火煅，研末撒之。

（11）五黄散：鸡爪、大黄、硫黄、雄黄、姜黄、藤黄各等份，为细末，菜油调涂患处。

四、搽剂

（1）狼毒30克，好醋500毫升，泡5日后，取汁外涂患处，连用5~10日。狼毒含狼毒素，有抑制真菌、金黄色葡萄球菌及链球菌生长作用，醋液酸涩杀菌，故对各种癣症有效。

（2）干碘酊棉球，夹在脚缝间。

（3）麦秆燃烧后，用陶瓷盆倒扣盖好，用盆底上的湿水外搽患处，每日数次。

（4）蛇蜕 1 条，蝎子 2 个，老陈醋 200 毫升，前 2 味泡于陈醋中 30 日，取汁外涂患处，每日 3 次。

（5）白矾、青皮各等份，共研细末，用水调搽。

（6）干癣：银珠、朱砂、雄黄、枯矾、官粉、圪针灰、铜绿各 3 克，乳香、黄柏、黄连各 6 克，共为细末，香油调搽。

（7）干湿癣方：硫黄 24 克，明矾 12 克，川椒 6 克，鲜土大黄根汁调搽，顽癣加醋和之。

（8）大黄、穿山甲、芒硝、白芷、丁香、防风、土茯苓、麦芽、甘草各 6 克，水煎敷患处。

（9）新鲜羊蹄叶不拘多少捣烂加川椒、白糖、食盐少许，以布包之，浸好醋内，半日后，取布包，外搽，连用 3 日。

五、其他治法

（1）鲜大蓟、鲜小蓟、鲜蒲公英各 250 克，捣烂取汁口服，每日 1 次，连服 3~5 日。临床验证干品疗效较差，最好用新鲜药材。

（2）荆叶适量，垫于袜底，连用 4 日。

第二节　手　　癣

手癣，中医俗称“鹅掌风”，是丝状真菌感染手部所致。表现为手掌或手指局部干燥、脱屑。

（1）白鸽粪为末，烧烟，熏患处。

（2）黄香点燃，滴下之液，搽手。

（3）青背浮萍晒干，在瓦上焙，烟熏患处，待手掌发热之时，用侧柏叶捣汁涂之。

（4）柏树叶适量，放入锅内加水煮沸，先蒸后洗，每日 3 次，7 日为 1 个疗程。

（5）瓦楞子、当归、苦参、荜拨各 10 克，浸泡于 750 克镇江米醋内 3 日，即可外用。

（6）辣椒粉若干，配豆腐 1 小块，揉搓患处。

（7）海桐皮、百合各 30 克，水煎洗患处。

（8）鸦胆子 15 克，泡于装有醋、酒各 500 毫升的广口瓶内，7~10 日后，将患手放于内 30~60 分钟，每日 2 次。

（9）马钱子适量，油炸后，滤液外涂。

（10）艾叶 200 克，煎成浓膏，外涂。

第三节　头　　癣

头皮感染致病性真菌引起头癣，多发生于儿童，分黄癣、白癣、黑癣，中医称为“秃疮”。

（1）灵药膏：百草霜、雄黄各30克，胆矾18克，轻粉3克，榆树皮9克，共为细末，猪胆汁调匀，剃头后搽之。

（2）皂矾（炒）3克，土楝树子（炒）9克，黄豆（炒）15克，川椒（炒）3克，共研细末，以豆腐泔水洗，待干燥后，用柏油调涂。

（3）黄连、枯矾、白矾各3克，川花椒、硫黄各4.5克，川大黄、黄柏各6克，蛤蜊粉2.4克，若无发处加海螵蛸，有发处以此方，共研细末，陈米醋调涂。

（4）强的松1片，氯霉素1片，共为末，加75%乙醇10毫升内，搅匀外涂患处。

第四节　甲　　癣

甲癣即“灰指甲”“鹅爪风”“油炸甲”“灰甲”“虫蛀甲”。甲壳色似油煎，多见中老年及病后，甲呈灰黄色凸凹不平。

（1）凤仙花、白矾各适量，捣成糊状，树叶或麻叶外包，敷于病甲上，用树叶或菜叶包住，每日1换。

（2）市售冰硼散、阿司匹林等份为末，醋调敷患处。

（3）熟鸡蛋白泡于米醋内搅拌成膏状，外敷病甲。

（4）10瓣大蒜捣烂如泥，泡于100毫升米醋内，2小时后将病指浸入醋内20分钟，连用15日。

（5）灰指甲用剪子剪掉，大蒜捣烂敷在患处，每日3次，待新指甲长出痊愈为止。

（6）药棉蘸白醋涂患处，早晚各1次。

（7）青皮核桃捣烂取汁，用注射器吸汁，装上针头，顺甲缝滴渗入甲床，每日2~3次。

（8）生半夏蘸醋研磨取汁，外涂患处，每日数次。

（9）鸦胆子20克，生百部30克，白酒、醋各0.25千克，浸泡10日后外用，每次30分钟，每日3次，连用15日。

（10）醋精涂抹灰指甲表面，每日数次。

第五节　体　　癣

体癣即“圆癣”“金钱癣”“铜钱癣”“钱癣”“体癣”。状如苔藓，浸淫滋蔓，多为圆形，形如钱币。中心似愈，周围淡红色丘疹或丘疱疹。治疗参照足癣。

第六节　阴　　癣

阴癣即“股癣”“骑马癣”，发生于大腿阴股内侧、会阴、肛周、尻臀等处，片状红斑、脱屑，赤湿浸淫，经久难愈。治疗参照足癣。

（1）蛋黄油外涂患处。

（2）若有疼痛，丁香少许，研极细，与蛋黄油混合后，外涂患处。

（3）可涂烧伤湿润膏（天津产，美宝牌为佳）。

第七节　花斑癣

花斑癣是一种角质层浅表皮肤病，多见于盛暑季节易出汗的人，表现为多汗部位片状皮损。治疗参照足癣。

（1）补骨脂 40 克，泡于 75% 乙醇内，8 小时后取滤液外涂患处。

（2）轻粉、海螵蛸各等份，外撒患处。

第三章　病毒性皮肤病

第一节　带状疱疹（缠腰火龙）

带状疱疹即“蛇串疮”“缠腰火丹”“长虫遛”“火带疮”“火腰带毒”“蛇丹”。先有微热、乏力、纳呆，皮肤灼热及针刺痛，继则出现绿豆大小疱疹如串珠。

（1）地龙白糖液：蚯蚓 1 条，水泡使其排出粪便，泡于白糖内，取汁外涂患处。蚯蚓含蚯蚓素、蚯蚓毒素，能有效抗病毒、增强免疫力；白糖能形成高渗溶液，由于渗透压的作用，将疱疹内的水分析出，而起到消肿、止痛的作用。

（2）生石膏研为细末，用小米乳搅拌为糊状，加入冰片，外敷患处，每日 2 次。

（3）全栝楼、广地龙各 30 克，红花 15 克，生甘草 10 克，头煎、二煎口服，三煎外敷患处。

（4）王不留行 10 克，炒成黄褐色，碾碎后加冰片 6 克，再碾碎装入瓶中备用，同时用蛋清调成糊状涂患处，每日 3 次。

（5）蓖麻子适量去壳，捣碎外敷患处。

（6）胡麻、黄芩、当归尾、川芎、白芍、生地黄、苍术各 3 克，连翘、蝉衣、甘草各 1.5 克，水煎服。

（7）柏叶散：柏叶炭、大黄、赤小豆、川芎、雄黄、轻粉、蚯蚓屎等份研末，香油调搽。

（8）棕榈灰、雄黄共为细末，肪脂油调搽。

（9）刺鳝鱼尾血，同蛞蝓捣敷。

（10）冬青叶捣烂，加入鹅蛋清，混匀后涂抹患处。

（11）绿豆 50 克，竹叶 1 把，水煎后，兑鸡蛋 2 枚，白糖 50 克，口服，每日 2 次，连用 3 日。

（12）烟袋油外涂患处。

（13）雄黄适量，与新鲜鸡小肠适量，共捣如泥，涂于患处，一般 2 次愈。

第二节　单纯疱疹

感冒后抵抗力减低，口唇周围出现的疱疹，渗液多。治疗参照带状疱疹。

第三节　疣

疣是一种较常见的皮肤良性赘生物，是一种自身病毒感染性疾病。发生于头、手叫“千日疮”“瘊子”，即“寻常疣”；发生于颜面、前臂者，叫“扁瘊”，即“扁平疣”；有液者，叫“鼠乳”“水瘊子”，即“传染性软疣”；发生于脚，叫“跖疣”；发生于生殖器及肛周者，叫“尖锐湿疣”；细软丝状者，叫“线瘊”，即“丝状疣”。

（1）鸦胆子去皮捣碎，再用醋精浸泡后（或唾液）敷在患处。

（2）潮虫 10 个，捣烂，外搽，1 周后不知不觉痊愈。

（3）补骨脂 30 克，为末，浸泡于 75%的乙醇 100 毫升内 7 日，外涂患处。

（4）石炭酸外涂患处，正常皮肤用胶布粘贴，不留瘢痕。

（5）将紫皮蒜洗净、去皮、切片，摩擦直到蒜汁湿润瘊子和周围皮肤为止，每天 3~4 次，连用 1 月。

（6）丝瓜叶涂擦患处。

（7）用地里捡回的肋骨，外涂患处，每日数次。

（8）香墨蘸水，涂于患处，每日数次，连用 2~3 日。

（9）急性子、公丁香各等份为末，唾液调后外涂患处，每日 1~2 次。

（10）用细尼龙线缠在瘊子根部，再用大蒜涂擦，五日脱落。

（11）陈醋少许倒在碗里，用 1 块姜泡在醋里，切见新茬，外涂患处，每日数次。

（12）香蕉内皮涂患处，胶布固定，早、晚各 1 次。

（13）棉花蘸煤油（汽油也可）在疙瘩上反复擦，每日数次，每次几分钟。此方也治鸡眼。

（14）无花果叶白津涂于患处，每日数次。

（15）茼蒿适量，炒吃，包饺子吃，一个月后即愈，且不复发。

（16）地梢瓜秧，取白汁外涂患处，连用 7 日。

（17）荆芥洗净，纱布裹出汁，外涂，每日数次，10 日愈。

（18）香头灰烬，用唾液粘于疣上，用火点之，会听到响声，10 日后自行脱落。

（19）猫眼草白色分泌物外涂。

（20）芝麻花外涂。

（21）蜈蚣 2 条，泡于 75%的乙醇内 7 日，外涂患处。

（22）新鲜干星星草 1 根，用剪子在其一端剪个尖，顺疣根部穿过，大疣用 2 根草，呈“十”字形穿透，小疣用 1 根草，呈“一”字形穿透，然后将外露部剪掉。

（23）古石灰，研极细面，用指尖蘸少许，揉按患处，每日数次。

（24）新鲜蒺藜 1 把，煎汤浓缩，涂于患处。

（25）上海产龙虎清凉油外涂，疗程 1 个月。

（26）病毒灵 2 片，维生素 B_{12}片，每日 3 次，连服 1 个月。

（27）市售鸡眼膏，外贴患处，每 3 日 1 张，共用 3 张。

（28）鸡油外涂患处。

（29）蜘蛛网缠于疣体根部。

（30）板蓝根、薏苡仁、木贼各 30 克，紫草 15 克，水煎服，连服 1 月。

（31）蒜切片，鲜面外搽。

第四节 疥 疮

疥疮是疥虫引起的接触性、传染性皮肤病，俗称“虫疥”“癞疥”“干疤疥”。多发于手指、指缝、腕曲、肘内、乳晕、小腹、阴户、臀下等处。先从手始，剧痒，丘疹，水疱。

（1）10%~20%硫黄软膏外涂患处。

（2）蛇床子、苦参、芜荑各 30 克，雄黄 15 克，枯矾 36 克，硫黄 15 克，轻粉、樟脑各 6 克，大枫子肉、川椒各 15 克，为细末，生猪油调搽。

（3）芝麻、枯矾、绿豆、硫黄粉各等份，共为细末，香油拌搽患处。

（4）轻粉、水银、樟脑各 6 克，核桃（去皮）、大枫子（去皮）各 20 个，巴豆（去皮）、斑蝥各 24 个，共为细末，拌涂。

（5）明矾、花椒各 6 克，硫黄 12 克，将白萝卜剖开挖孔，扎好放灰火内煨枯研末，入葱白 3 根，同好猪油捣烂，以布包擦。

（6）花椒皮、天南星各 6 克，官粉 0.6 克，香油拌擦。

（7）阴囊肿痒：花椒烘脆，研细末，蛋黄油调涂。

（8）闹羊花水煎后外涂。

第四章　神经障碍性皮肤病

第一节　皮肤瘙痒症

皮肤瘙痒症是无原发皮疹，仅有瘙痒的一种皮肤病，即“风瘙痒”。如仅在阴部，称“阴痒”“绣球风”“肾囊风”“谷道痒”等。

（1）自尿（新鲜）外洗。

（2）蛋黄油外涂。

（3）水辣蓼30克，煎汤放温后洗患处，每日1剂，连用3日。

（4）小米1勺，加水2碗，水煎30分钟后，兑入红胶土适量，再熬15分钟，去渣喝粥，连用3日。

（5）麦麸50克，水煎服。

（6）白酒加明矾末少许，外搽患处，每日2次，连用3日。

（7）牛唾液外涂患处。

（8）新鲜黄蒿或干黄蒿热水泡2分钟，涂搽患处，每日3次，一般10~20次。

（9）华山参60克，煎汤外洗患处，连洗1~2次。

（10）芫花根3克，加水煮鸡蛋，每日食1枚蛋，连用3日。

（11）花椒1把，开水沏之，焖好后，纱布蘸之外涂。

（12）季节性皮肤瘙痒症：羌活、独活、甘草、桔梗、川芎、赤芍、前胡、柴胡、茯苓、蝉衣、丹参、大黄各10克，生地黄16克，金银花15克，水煎服，连服5剂。

（13）大枣10枚，生姜10片，用瓷器熬，每次熬30分钟，每日3次，每天1剂，饭后饮用，最后1次将枣吃掉。

（14）潘生丁、维生素C，照说明服。

（15）梨皮涂患处。

（16）千里光500克，煎水洗澡。

（17）芦荟汁涂患处。

（18）猪血300克，猪板油100克，煮熟服食，每2日1次。

（19）蝉衣1克，研细末，每日2次。

（20）蒺藜20克，皂刺20克，水煎服。

（21）苦参、蛇床子、地肤子各20克，水煎服。

（22）阴囊炎：先用生地黄、甘草各30克煎汤泡洗，后取3条新鲜蚯蚓水泡后取出，与红糖30克，共捣如泥，外敷患处。也可用蛋黄油外涂患处，一般5日愈。

第二节 神经性皮炎

神经性皮炎的特点是项、肘、膝及尾骶等处皮肤出现红斑疹，融合成片，表面粗糙，状如苔藓，对称分布，剧烈瘙痒。西医称“银屑病”，也称“牛皮癣”，而中医则称为“松花癣”。

（1）九头狮子草（别名猫猫眼）白津外涂患处。

（2）野酸枣树棵的蒸馏液外涂患处（可用化验室蒸馏方法取得）。

（3）构树皮、酸酱草各适量，共捣挤汁，外涂患处。

（4）旧牛皮鞋底，火炙存性，与生花椒等份为末，棉油调擦。

（5）小麦放在薄青石上，将石烧红，用铁铲挤出麦油，外涂患处。

（6）白酒、明矾、鲜尿各适量，搅拌后外洗患处。

（7）米醋750毫升，芦荟、白矾、甘草各30克，煎熬处涂患处，每日数次。

（8）茶叶水泡适量生石灰，取液外涂患处。

（9）外敷市售“肤即宁”胶布，连用1月。

（10）斑蝥7个，大白15克，酒泡7日后，外洗患处，起疱用盐水外涂，疱消再涂，连用7次。

（11）鲜柏枝（带叶）1 000克，香橼15枚，明矾3克，三味药煎汤后去渣，浓缩后与棉籽油适量煎膏，摊在棉布上外贴患处，连用3次。

（12）将患处用盐水洗净，取怀孕第1胎的母牛尿，外涂患处，每日3次，连用10日。

（13）老陈醋拌厨房内的陈尘，外敷患处。

（14）用自己的尿洗患处，每日1次。

（15）鲜韭菜洗净捣烂如泥，纱布包裹，外搽患处，每日数次，连用2日。此方对手足麻木也有良效。

（16）大枫子去壳，轻粉适量，与猪胰脏共捣如泥，外敷患处。

（17）苦楝子若干焙焦，研面，然后用香油调成糊状，外搽患处，连用7~10日。

（18）陈菜油常涂。

（19）用醋泡蛋液外涂患处。

（20）用鲜白头翁叶外涂患处。

（21）雄黄3克，巴豆（去外壳）30克，捣碎，四层纱布包裹外涂，每次2分钟，每日3~4次，若见局部红肿、水疱，3~4日后可自行消退。

（22）青核桃皮涂搽患处。

第五章　过敏性疾病

第一节　荨麻疹

荨麻疹俗称抓疙瘩，即“瘾疹”“风疹块”“风蓓蕾”。丘疹性荨麻疹则称“水疥”。皮肤出现红色或白色疹块，发无定处，时隐时现，瘙痒无度，消退后不留痕迹。

（一）辨证施治

1. 脾胃不和型　山楂60克，乌梅5枚，甘草10克，水煎服，每日1次，连服3~5日。

2. 胃滞化热型　加味平胃散（二地三消刺红公）。炒苍术、川厚朴、广陈皮、寸曲、糖山楂90克，地肤子20克，皂刺15克，蒲公英30克，紫花地丁20克，红花12克，连服3剂。热盛出疹，肺热源于胃热。

3. 营卫不和型　浮萍苍防肤柳汤。浮萍草60克，防风24克，地肤子30克，苍术9克，以葱白、河边小柳树的地下根红皮20克为引。水煎服，连服3剂。此方也治缺乳。

4. 心经瘀热型　地肤子30克，枣根皮15克，冬瓜皮30克，枸杞藤30克，水煎服。

5. 血虚生风型　当归饮。当归、川芎、白芍、熟地黄、何首乌各15克，黄芪30克，防风、川椒、荆芥各5克，丹参20克，甘草10克，水煎服。

6. 风寒外袭型　酒浮萍草60克，防风24克，地肤子30克，苍术9克，葱白、马鞭草引。风寒加麻黄3克，羌活9克；妇女经来即病加桃仁、红花各6克；儿童食积加神曲9克，麦芽12克；见腥即病加山楂30克，草果仁9克。

7. 气血不和型　酒当归6克，白芍、金银花、乳香各4.5克，酒川芎、枯矾、白矾、防风、牡丹皮、川椒、蒲公英、没药、血余、白及各3克，水煎服。风寒加麻黄3克，羌活9克；瘀血加桃仁、红花各6克；食积加神曲9克、麦芽12克；食肉过敏加山楂30克，草果仁9克。

8. 肝肾不和型　甘草20克、五味子15克，乌梅、防风各10克，柴胡6克，水煎服，连服5剂。

9. 心脾两虚型　炙黄芪、薏苡仁各30克，山药、炒枣仁、当归各15克，土扁豆、酒白芍各9克，白茯苓、柴胡、远志、蝉衣各4.5克，元桂、甘草各3克，姜枣引，水煎服。

10. 血瘀经脉型　鬼针草、红糖各30克，水煎服，连服1~3剂。

（二）单验方

（1）地肤子 30 克，水煎服，每日 1 剂。

（2）鲜牛奶 350 毫升，每日 1 次，口服 30～60 日，适用于遇寒即发经久不愈的患者。

（3）新鲜大蓟 100 克（干品 50 克），水煎服，每日 1 剂。

（4）高浓度盐水，外涂患处。

（5）白癣皮 15 克，薏苡仁、五味子、甘草各 20 克，蝉衣、防风各 5 克，水煎服。

（6）益母草 30 克，水煎服。

（7）蝉衣适量为粉，蜜和为丸，每次 9 克，每日 2～3 次。

（8）麻黄 6 克，连翘、赤小豆各 20 克，水煎服。

第二节　结节性红斑

结节性红斑即“瓜藤缠”“梅核丹”。可能包括现代医学中的变应性血管炎、硬红斑等病。女性多见，好发于春秋两季，主要小腿部起红斑结节，兼见关节酸楚，或见低热等。

1. 痰瘀结聚型　结节消（桃红棱莪薏茵三妙汤）。宣木瓜、薏苡仁、茵陈各 20 克，生甘草、荆三棱、莪术、炒桃仁、川牛膝各 15 克，红花 10 克（后下）。水煎服，连服 5 剂。

2. 气血虚弱型　参芪六味汤。党参 40 克，炙黄芪 30 克，熟地黄、炒山药、茯苓各 20 克，泽泻、牡丹皮各 15 克，大砂王 5 克，水煎服。

3. 气滞血瘀型　山药鸡金三妙行气桃红汤。香附、丹参各 30 克，山药、鸡内金各 20 克，炒苍术、川牛膝、盐黄柏各 12 克，广陈皮、紫苏叶、炒桃仁、红花各 10 克，生甘草 3 克，水煎服。

第三节　慢性湿疹

慢性湿疹是遍发全身的瘙痒、渗出性皮肤病，即“浸淫疮”。外耳湿疹称“旋耳疮”“月食疮”；口唇周围湿疹称“羊胡子疮”；臀部湿疹称“坐板疮”；阴囊湿疹称“绣球风”；下肢湿疹称“湿臁疮”“湿毒疮”；尿布皮炎称“湮尻疮”“红臀”“婴儿臀部红斑”；漆过敏症称“漆咬疮”“漆毒”。

一、浸淫疮

（1）黄柏、苍术、枯矾、轻粉、蛤粉、青黛、松香、官粉各等份，共为细末，香油调搽。

（2）冰片 0.3 克，韭菜 500 克，共捣如糊搽之。

（3）中西结合渗湿散：氯霉素 6 片，痢特灵 3 片，地塞米松 3 片，维生素 B_{12} 8 片，扑尔敏 3 片，苦参、青黛各 10 克，硼砂、元胡粉各 7 克，朱砂、煅石膏、轻粉各 1 克，冰片、元胡、黄柏、枯矾、明矾各 2 克，炒五倍子 6 克，滑石 4 克，以上共为末，撒在溃疡面上。

（4）艾叶、桃叶、柳叶各 100 克，水煎服，去渣，外洗患处。

（5）小麦放在光滑的青石上，用铁熨斗烧红，挤出水，用药棉蘸油，外涂患处，每日 3 次，连用 3 日。

（6）鸭蛋 7 枚，桂圆肉 20 克，冰糖 40 克，小火煎，空腹服下，连服 30 剂。

（7）强的松 5 片，研为末，大众雪花膏拌搽，连用 2 日。

（8）柳叶 60 克，水煎外敷患处，连敷 6~10 次。

（9）八角枫适量，水煎服，连服 5~10 次。

（10）蟾蜍 1 只，水熬服，2 日内服完，7 日后结痂。

（11）苦叶苗（别名叶叶苗、兔子草）白色物质，外涂患处，连用 3 次。

二、臀部湿疹

（1）黄柏、石膏、枯矾各等份，先用花椒水洗净患部撒药。

（2）密陀僧 1 克，硫黄 6 克，石膏 4. 5 克，共末，猪油调涂患处。

（3）用 8~9 月的西瓜，皮刮薄存性，切至 1 毫米厚，日中晒脆研细，疮有脓则干掺，无脓则将自己的津涎调末敷上，少顷，疮中即流出水来，一般 2 次即愈。

三、口唇周围湿疹（羊胡子疮）

（1）山羊胡子烧炭为末，棉油调擦患处，连用 3 日。

（2）冰硼散撒患处。

（3）黄香、官粉各等份研细末，如有黄水加黄丹外撒。

（4）碧玉散：黄柏、大枣（炕焦）各 15 克，黄香、硫黄各 3 克，共为细末，香油拌涂。

（5）大枣 7 枚，将大枣烧灰存性，香油调和，涂患处，每日 3 次。

四、面部湿疹

（1）厨房内墙上的浮灰加入温开水中，洗患处，连洗 1~3 日。

（2）黄丹、黄柏、铜绿、白芷各 9 克，枯矾 3 克，共研细末，菜油搽 1~2 次。

（3）明松香（入葱管内煎过、冷却）、飞丹（煅）各 30 克，血余（煅）9 克，研细末，菜油调搽。

（4）五倍子（炒）30 克，枯矾 7. 5 克，没药（去油）6 克，飞丹（炒）15 克，蛇床子（炒）21 克，白芷 18 克，轻粉 9 克，明雄黄 3 克，乳香（去油）6 克，共为细末，用老松香、熟猪油调搽。

五、外耳湿疹

（1）口嚼白米成膏，外敷。

（2）炮山甲15克，广丹、枯矾各6克，冰片少许，共为细末，外撒患处，无分泌物，香油调涂。

（3）葛根烧炭研为面，香油调搽患处。

（4）松香用草纸卷之，浸于菜油内半日，点火，使油淋下，加飞丹、枯矾调匀，冷却后研细，搽之。

（5）蝼蛄1只，烧细末外撒患处。

（6）槟榔30克，枯矾、官粉、硫黄各15克，研细末，香油调涂。

（7）杨花（砂锅片焙干）为末，香油拌搽。

（8）黄柏15克，官粉12克，轻粉1克，共为细末、香油调搽。

六、渗出性皮炎

（1）七叶一枝花、黄芩、生黄柏、川黄连、紫花地丁、蒲公英、青黛、胡黄连各20克，共为细末，米醋调为糊状，外敷患处，每日2次，连用2日。

（2）黄柏、薏苡仁、苍术、甘草各20克，蝉衣5克，水煎服。药渣亦可用来外敷患处。

七、尿布皮炎

京万红烫伤膏外涂，每日3次，连用3日。

八、阴囊湿疹

蛋黄油外涂。

九、面部红疹

（1）鲜生猪油外涂患处。

（2）大蒜涂于患处，每日数次。

十、日光性皮炎

（1）市售乐肤液适量外涂患处，连用1~2日。

（2）猫眼草10克，水煎服，连服5剂。

（3）西咪替丁，照说明服。

十一、洗衣粉过敏

鲜白屈菜叶适量，揉碎，搽患部，连搽2次。

十二、药物疹

（1）汞、锌过敏：蜂房为面，香油拌搽。

（2）鲜蚯蚓25条，白糖12.5克，浸渍液湿敷患处。

（3）地骨皮30克，徐长卿15克，水煎服。

（4）地骨皮、乌梅、白芍各15克，丁香5克，水煎服，每日1剂。此方对过敏性疾患以及皮肤划痕症均有效。

第五节 天疱疮

身见燎浆水疱，疱壁薄而松弛，未破不坚，鼓起无力，推之可移，破后不易愈合，多有痒感，感染后见脓疱。

（1）鲜蒲公英根、叶共捣如泥，外敷患处。

（2）石膏、黄柏、青黛各等份，为细末，新鲜侧柏叶取汁调敷。

（3）黄柏、银珠各4.5克，轻粉、雄黄、滑石、侧柏叶粉各3克，煅寒水石、铅粉、青黛各6克，辰砂1.5克，共为细末，丝瓜叶绞汁，调搽患处。

第六节 单纯糠疹

单纯糠疹即“吹花癣”“桃花癣”，发于春月，生于面上，斑如圆钱，色白或淡红，有白屑，微痒。

（1）尿涂患处。

（2）炒盐加唾液外涂。

（3）枯矾少许，外搽。

（4）猪胆汁调之外涂，连用3日，一般可愈。

（5）威灵仙、石菖蒲、首乌、苦参各等份，牛膝、苍术、胡麻、甘草、川芎、当归各减半，水、酒煎服。

（6）桃树胶1块，棉油渣等份为末，姜汤冲服。

（7）雄黄、黄丹、白芷、荆芥各等份，姜少许，入葱管内为末，烧黑，香油拌搽。

第六章　汗腺及皮脂腺疾病

第一节　汗　　斑

汗斑即“紫白癜风”“花斑癣”“夏日斑”，胸背部出现紫白相间的皮疹，汗多易延，略有皮屑，轻微瘙痒。

（1）密陀僧 24 克，雄黄 12 克，共研极细末，以姜蘸搽之。

（2）夏枯草适量煎浓汁，外涂。

（3）贝母、天南星等份为末，姜蘸搽之。

第二节　出汗不良症

出汗不良症是汗管口闭塞引起的汗液潴留，又称汗疱疹，表现为手足部对称性发生水疱、脱屑，无瘙痒，易复发。

（1）猪胰（去油）1 具，花椒 10 克，酒泡 3 日，用酒搓手，每日数次。

（2）花椒 10 克，白米醋各适量，共捣如泥，搓手，每日数次。

（3）当归、荜拨、苦参各 10 克，共为末，泡于米醋内，7 日后频涂患处，每日 1 小时，连用 7~28 日。

（4）柏叶适量，水煎后，熏洗患处，每次 30 分钟，连用 3 日。

（5）土地黄鲜叶适量，搓手，每日 3 次，每次 30 分钟，连用 3~5 日。

（6）维生素 C 注射液外搓患处，连用 10 日。

第三节　手　　汗

手汗是局限性多汗症的一种，是原因不明的功能性局部异常多汗。

（1）五倍子适量，研细水调敷脐。

（2）黄芪、葛根各 30 克，荆芥 10 克，煎汤 1 盆，趁热熏洗患处，每次 15 分钟，连用 3 次。

（3）枯矾、葛根各 30 克，水煎洗患处。

第四节　脚　　汗

脚容易出汗，多与遗传有关，由于支配汗腺的神经丰富和敏感所引起。

（1）枯矾若干，研为细末，外撒袜子内，每日 1 次。

（2）在洗脚盆温水中倒 1/3 的啤酒，再把脚放在啤酒液浸泡 15 分钟，连用 3 日。

（3）白萝卜 50~100 克，切片煎汤洗脚。

第五节　痱　　子

痱子即“痱毒”“痤痱”“痱瘟”，暑月里，身上会长出集簇的明亮小泡，常发生于头面、颈项、胸背、肘及腋窝，并伴有刺痒。

（1）腊月备收藏瓶，至端午节，将黄瓜置于内封好，暑日外涂。

（2）滑石 15 克，绿豆粉 120 克微炒，共研细末，外撒。

（3）枣叶为粉，外撒患处。

（4）苦参 120 克，大菖蒲 60 克，河水五瓢，同煎数滚，入雄猪胆汁，外用。

（5）黄瓜汁轻擦患处，每日 6 次。

（6）青黛粉外撒。

第六节　脚　　臭

脚臭是由于脚心汗腺多，容易出汗，汗液里，含有乳酸及尿素，加上细菌繁殖并分解角质蛋白，就会散发臭气。

（1）复方新诺明 2 片，磨碎后放入鞋内，穿上干净的袜子。

（2）2 000 毫升水加花椒 30~40 粒，食盐 1 汤匙，煮沸后小火加热 15 分钟，待水温适宜时洗脚，在水中泡 15 分钟即可。

第七节　腋　　臭

腋臭即“狐臭”，是指腋下汗出具有特殊臭味的一种皮肤病。

（1）自尿趁热洗患处，连用 15 日。

（2）枯矾 3 份，轻粉 1 份，研细外撒。

（3）青木香为粉，醋调成膏，外涂。

（4）白芷 10 克，丁香 20 克，密陀僧 15 克，分别研细和匀，外撒。

（5）桂圆核6枚，胡椒27粒，为末，待腋出汗时，药棉蘸粉外涂。

第八节　酒糟鼻

饮酒人鼻头及两边红赤，可见丘疹、脓疱，血丝显露，之后颜色紫红或紫褐，局部增生肥厚，最后呈隆状突起，形成鼻赘。

（1）大枫子6克，水银1克，核桃仁12克，以上共捣如泥，布包外涂患处。

（2）水银、核桃仁、樟脑、大枫子各6克，冰片1.2克，共捣如泥，用布包好，外涂。

（3）白附子、白芷、杏仁、硫黄等份为末，加冰片少许，猪板油搅拌调匀，外搽患处。

（4）细辛、白菊花各等份为末，蛋黄油调涂患处。

（5）鲜枇杷去毛，蜜炙煎服，连用15日。

（6）木鳖子（去壳）、大枫子（去壳）、轻粉、硫黄各等份为细末，唾涎液调搽，亦治粉刺。

（7）枇杷叶（去毛）30克，栀子15克，共为细末，每次9克，温酒下。

（8）苦参、防风各6克，荆芥、炒苍术各5克，蝉蜕、木通、桔梗各3克，甘草2克，水煎服。

第七章　物理性皮肤病

第一节　手足皲裂

手足皲裂是指手足皮肤干燥和开裂，多种原因可导致，如手足癣、慢性湿疹等，多于冬季发生。

（1）洗净脚，先穿塑料袋，再穿袜子，扎好但勿紧，入睡不脱，坚持3日。

（2）归地紫黄蜡：地骨皮、紫草、川大黄、当归各15克，放于100毫升香油中炸枯，过滤去渣，入10克黄蜡，熔化后，隔火外涂患处，连用1~3次。

（3）三黄片5片，每日3次，连服1个月。

（4）五倍子适量研为细末，与牛骨髓共捣之，外敷患处，连敷3~5日。

（5）清油15克，小火煎沸后，先入黄蜡1块，煎化再入光粉、五倍子少许，熬至稠紫色为度，外敷。

（6）十滴水3瓶，肝素钠软膏1支，维生素E丸20丸，润肤油少许，共一处拌匀，每日3~5次，涂于两手。

（7）伤湿止痛膏贴患处。

（8）丁香粉、鸡蛋黄油搅拌后外涂患处。

第二节　鸡　　眼

鸡眼即“肉刺”，根陷肉里，顶起硬结，中褐边淡，近似鸡的眼珠。

（1）鸡油外涂。

（2）脚洗净，将胶布剪一小口，贴于足，使鸡眼暴露，用少量尿素撒在鸡眼上，外盖胶布。

（3）患处洗净泡软，取汪汪狗（草本植物）茎2根，斜形剪断，缓缓刺入病变部位，呈“十”字形。

（4）紫皮独角蒜1个，葱白16.5厘米，合捣为泥，外敷患处，一般7日见效。

（5）地骨皮、红花各等份为面，白酒调成糊状外敷患处，3~5日待鸡眼软化或开口，则挑掉，此法不痛、不出血，不留瘢痕。

（6）鸦胆子仁3克，去皮研细，将鸡眼老皮削呈凹面，放药粉，胶布固定，3~4天即消。

（7）刀片刮去角质后，潮虫捣烂外敷患处，连用 3 日。

（8）葱白捣烂，外敷患处。

（9）骨的粗糙面，每晚摩擦 2~3 次，连用 15 日。

（10）局部消毒后，取氢氧化钠 1 粒，敷于鸡眼顶部，胶布固定，4~6 小时后鸡眼自行脱落。

（11）秋季葱叶内的分泌物（俗称“葱鼻涕”）涂于鸡眼上。

（12）芝麻花适量捣烂为泥，外敷患处，连敷 30 日。

（13）蜈蚣、硼砂、白矾各 3 克，香油浸之，置于容器内，埋于地下 3 米处 1 个月，取出涂于患处。

（14）鸡蛋 4 枚，煮熟泡醋内 24 小时，吃蛋。2 日后，用针剥去鸡眼即愈。

（15）生姜片，先将患部用温开水洗软，再用生姜用力擦至有痛感，每日 1 次。

（16）血竭、儿茶各 9 克，乳香、没药（去油）、干姜、土茯苓、朱砂、轻粉各 6 克，共为细末，以 7 枚大枣肉为丸，如豌豆大，蜜水泡，每日 3 次，白开水下。

（17）炒二丑、枯矾各 30 克，炒五倍子 2 个，煅鸡蛋内皮、炒官粉各 30 克，共末搽之。

（18）热水将脚洗净，擦干后，将食盐抹在鸡眼上，然后用手摩擦食盐，每次 7 分钟，每日 2 次。

第三节 胼　　胝

胼胝即“脚垫”“脚底老茧”，是发生在手掌、足底部位的局限性表皮角质增厚，触之坚实，是皮肤对长期机械刺激的一种保护反应。

（1）硫黄末，撒在胶布中心处，黏患处。胶布不掉勿换药，20 天，老茧变软脱落。

（2）嫩葱皮贴在患处，再用胶布或止痛膏盖住，反复贴。

（3）碱面 1 份，生石灰 2 份，配成糊状，外涂患处，连涂 2 次。

（4）洗净蜈蚣 2 条，无名异 2 克，共为细末，撒于胶布上，外贴患处。

（5）荸荠剖开外敷。

第八章　色素性皮肤病

第一节　白癜风

白癜风即“白驳风”，是色素脱失而发生的白色或乳白色斑。

（1）白癜净：雄黄、硫黄、蛇床子各 100 克，密陀僧 50 克，轻粉 15 克，共为细末，醋调之，外搽患处。

（2）苘麻（野棉花籽）15 克，泡于 50 毫升的高度白酒内，7 日后酒变成黄褐色，外涂患处，每日 4 次，至酒完为止。

（3）熟菟丸：熟地黄 30 克，菟丝子 30 克，楮实子 15 克，蒸首乌 10 克，川羌活 10 克，明天麻 10 克，旱莲草 10 克，炒白芍 10 克，水煎服，每日 1 剂，连服 30 日。

（4）炒黑芝麻，早晨取 3 匙，慢慢咀嚼，白开水冲下，常服。

（5）大枣 50 克，荷包蛋 1 枚，睡前服用。

（6）蛇 1 条，浓煎，涂搽，每日数次。

（7）补骨脂 15 克，姜黄 10 克，黄柏 6 克，白酒 500 毫升，泡 1 周，外用。

（8）苍耳子粉炼蜜为丸，每丸 6 克，每日 2 次。

第二节　黑　　痣

黑痣即“黑子”，自幼发生，为褐黑色圆形小斑点，略高起皮肤，无痛痒感。

（1）生石灰 2 份，碱 1 份，兑糯米搅匀，外涂。

（2）密陀僧煅为细末，蜡油和匀，外涂患处，每日 1 次。

（3）鲜威灵仙 180 克，煎后去渣，与桑柴灰、风化石灰各 250 克，熬成稀膏，瓷器收藏，用时点患处。

（4）用水调石灰 1 盏，如稠粥样，将糯米置内，经一宿之后，当米色变如水晶样时，挑少许置于痣上。

第三节　雀　　斑

雀斑即“雀子”“雀子斑”“蝇子屎”，与遗传有关，在日晒部位出现褐色斑点的皮肤病。

（1）生石灰2份，碱面1份，共为细末，开水调成糊状，外点患处。

（2）白丑适量，研细，蛋清调膏外涂。

（3）白茯苓适量，研细，白蜜调，外敷。

（4）密陀僧、硫黄等份为末，以蓖麻仁、羊骨髓调成膏，每日外涂2次。

（5）茄子切成小片，外搽患处。

（6）玉容散：白僵蚕、白附子、白芷、山柰、硼砂各9克，石膏、滑石各15克，白丁香3克，冰片1克，为末，用人乳调搓患处。

第九章　鳞屑性皮肤病

第一节　头部单纯性秕糠疹（头皮屑）

头部单纯性秕糠疹（头皮屑），即抓头时，有大量灰白色粉屑落下，常见于干性头皮的人。

（1）生皂角为末，洗头，每日1次，连用7日。

（2）硫黄皂洗头。

（3）洗衣粉洗头。

第二节　银屑病

银屑病即“松皮癣”“蛇虱”“干癣”“白癣”“狗癣”“风癣”，是大小不等，界线清楚的红斑，覆盖银白色鳞屑，剥去白屑，可见小出血点。冬春季加重，夏季减轻。

（1）硫黄、花椒各等份，与鸡蛋黄搅拌（在蛋壳内），焙干研细，香油调搽。

（2）蒜片搽癣后，用土大黄粉与香油拌成糊状外涂。

（3）将小麦若干，置于薄片石头上加热，用石块挤出麦油，将油涂抹于患处。

（4）火硝少许铺在砂锅片上，置水银3克于火硝上，火炼后，调匀为末，以醋调，涂患处。

（5）羊角秧断处白汁，外涂患处，每日数次。

（6）烟叶熬水，洗患处。

（7）蒺藜10棵，白矾60克，水煎洗患处。

（8）黑槐树枝500克，大蒜250克，生石膏60克，水煎，外洗患处。

（9）新鲜葱尖、蒜尖、韭菜尖各适量，捣烂外敷患处。

（10）炒槐花粉5克，每日2次，温开水冲服。

（11）山豆根15克，夏枯草、七叶一枝花各30克，水煎服。

（12）脑益嗪50毫克，每日3次，连服1个月，停7日后再服，皮损消失后，改为每日50毫克，每2日1次，连服15天。

（13）去屑汤：大枫子9克，僵蚕、全虫各10克，首乌、当归、黄连各15克，炒防风20克，蛇蜕12克，水煎服，连服8~10剂。

（14）巴豆去皮，黄蜡为衣，每日2次，每次5粒，凉开水冲服。

（15）生石膏 30 克，泡茶喝，连服 30~60 日。

（16）大葱、生石膏各 30 克，水煎服，每日 1 剂，连服 10~30 日。

第三节　鱼鳞病

鱼鳞病即“蛇皮癣”“蛇鳞”“蛇身”“蛇皮”，发病多有家族史，主要表现为周身肌肤甲错，如蛇皮或鱼鳞。

（1）猪骨髓熬油，外涂患处，每日 1 次。

（2）强的松、地塞米松各等份为末，用大众雪花膏拌搽患处，此方也治皮肤皲裂症。

（3）口服补肾调冲汤（见妇科）。

（4）口服当归饮子加黑芝麻。

第十章　毛发性皮肤病

第一节　白　　发

四十岁以上的中老年人，白发自鬓角开始，继而花白乃至银发满头，属正常现象。有少数青少年白发者，若无任何症状，常有家族遗传史，也不必按疾病论治。但白发伴有视物不明、健忘、腰膝疲软、不耐劳作等症状时，须服药治疗。

（1）精虚血弱型：久病或大病之后，头发白，或稀疏，或分叉，或枯萎，四肢无力，腰膝酸软，失眠健忘等。

宜服用乌归郁麻丸：蒸首乌 30 克，全当归、黑芝麻各 15 克，郁李仁 10 克，汤剂者，将芝麻略捣，合熬，早、晚各 1 次，连服 1 月；丸剂者，将芝麻炒后杵，合用药粉，蜜为丸，早、晚各服 1 丸。阴虚加熟地黄、女贞子、旱莲草，阳虚加菟丝子、楮实子、枸杞子，肝郁加羌活、天麻、郁金，心血虚加枣仁、柏子仁、合欢皮，肝亢加珍珠母、川牛膝、牡丹皮。

（2）水不涵木型：头发在较短时间花白，甚至全白，多为所思不遂，或烦劳太过，以致肝旺血燥，发根失濡。

宜服用乌归知柏二至丸：蒸首乌、当归、女贞子、旱莲草、苦参、熟地黄、茯苓、山药、山茱萸、泽泻、牡丹皮各 15 克，知母、黄柏各 12 克，水煎服。

（3）心脾两虚型：头发渐白，面色无华，多伴有四肢无力，腰膝酸软，心慌气短等症状。

宜服用人参麦米二豆汤：小麦 2 500 克，玉米 1 500 克，扁豆、红豆各 5 000 克，人参 1 500 克，共为粉，熬粥或压面条食之。

（4）黑豆 30 克，制首乌 10 克，煎汤服，连服 3 个月。

（5）蒸首乌、黑芝麻、炒黑豆各 500 克，共研细粉，每次半汤匙，每日 3 次，连服 3 个月。

（6）蒸首乌、全当归、黑芝麻、郁李仁各等份炼蜜为丸，每丸 9 克，每日 2 丸，服 2 个月。

（7）夜交藤 30 克，泡茶，连服 1 个月。

（8）取适量黑槐条，加水煎熬 30 分钟，放温后洗头。

（9）核桃仁 15 克，每日 3 次，口服。

第二节 斑 秃

斑秃指头发突然成片脱落，又称“鬼剃头”“油风”“落发”。可发生于任何年龄，但以青壮年为多，突然发生，无任何症状。

（1）归地汤。全当归、焦生地黄各 30 克，水煎服。此方养血、滋阴、补肾、养肝，是各型脱发的基本方。

（2）鲜白头翁根，外搽患处。

（3）旱莲草 20 克，水煎服，连服 30 日。

（4）补骨脂 30 克，水煎浓缩，外涂患处。

（5）生姜 10 片，泡于白酒 100 毫升内，生姜蘸药液，外擦患处。

（6）鲜侧柏叶 30 克，泡于 100 毫升 75%乙醇内，7 日后，用滤液外涂。

（7）黄香、黄丹、官粉、枯矾、血竭、鬼茶、铜绿、石决明各等份，共为细末，棉油调搽。

（8）鲜白头翁根，捣，外敷患处，每日 1 换，连用 5~10 日。

（9）生姜取汁，外涂患处，连涂 2~3 周。

（10）温米泔水洗头后，用嫩枣树皮 1 把的蒸馏液涂患处。

（11）侧柏叶阴干研末，以香油调之，每日蘸之搽发。

（12）干红尖辣椒 10 克，放于 30 毫升白酒内，浸泡半月，经纱布过滤后，外涂患处。

（13）半夏 60 克，泡于白酒 500 毫升内，24 小时后，外涂患处。

（14）五倍子、白矾旺火炒干为末，香油拌搽。

（15）白鸡子油、松香、小儿头发，香油煎成膏药外涂。

（16）黄丹、黄香、铜绿各 6 克，白矾 10 克，甘草 2 克，共为细末，香油拌搽。

（17）闹羊花 25 克，骨碎补 50 克，浸泡在 75%乙醇 250 毫升内，7 日后，用滤液外涂患处。

（18）芫花适量为末，猪油调敷患处。

（19）枳壳（焙黄）、松香各等份为末，砂锅焙，烟尽为度，油泥和匀，外搽。

（20）黑壳高粱面、食盐各等份，同和一处，火烧如灰，研末，棉油搽涂。

（21）狼毒、马钱子各适量，香油熬枯去渣，调搽患处。

（22）轻粉、苦矾、文蛤、苍术各等份为末，香油调搽。

（23）川花椒、轻粉、白矾、苦矾、官粉、大黄、黄柏、铜绿为细末，香油调搽。

（24）蛋黄油搽患处。

第三节　脂溢性脱发

中医上俗称脂溢性脱发为“白屑风”“面游风”，主要症状是脱发，头发油腻发亮，或有白色糠秕状鳞屑脱落，日久在头顶或前额两侧，呈均匀性或对称性脱发。

（1）全当归30克，焦生地黄30克，水煎服。肾阴虚者改生地黄为熟地黄，加蒸首乌，痒感加蝉衣、苦参、蛇床子，肾阳虚加菟丝子、枸杞子，脾虚者加白茯苓、炒山药、生黄芪。

（2）杏仁、五倍子各等份为末，泡于适量白酒之内3日，每日3~5次，外涂患处。

（3）大黄50克，细辛、山柰各10克，川椒5克，泡于90%乙醇内1个月，用时加冰片少许，每日3次，连涂患处1个月。

（4）生地黄、当归各30克，甘草6克，水煎服，连服10剂。

（5）小米乳洗头，每日1次，连洗5日。

（6）生地黄、熟地黄各60克，水煎服，每日1次，连服30日。

（7）每日早晚各用双手手指自前到后梳头发50~100次，8个月至1年。

（8）桑白皮250克，煎汤外洗患处，连洗1~3次。

（9）母牛舐患处。

（10）熟菟丸：熟地黄、菟丝子各30克，楮实子、蒸首乌、川羌活、明天麻、旱莲草、炒白芍各10克，水煎服。

（11）炒黑芝麻，早晨取3匙，慢慢咀嚼，白开水冲服。

（12）每天晚上煮50克大枣，沸后加入鸡蛋1枚，每日1次。

（13）中成药：依证酌选，肝热选龙胆泻肝丸，气血虚选十全大补丸，肝郁选逍遥丸，肾阴虚选六味地黄丸，瘀血选血府逐瘀口服液。

第四节　虚劳脱发

虚劳脱发多见于久病、大病、产后，轻者发稀，重者全脱，甚者汗毛均脱。多伴面色晄白，头晕耳鸣，腰膝疲软，肢冷畏寒。

（1）气血虚弱：十全大补汤。

（2）脾肾虚寒：附子理中丸合五子补肾丸。

第十一章　甲　　病

第一节　甲剥离

甲剥离症状是指甲发白发空，从指甲游离缘起与甲床分离。治疗本病宜服柴芍骨碎六味地黄汤，该方滋阴清热、补肾，主治肾经火虚型甲剥离症及指甲塌陷症。

方剂如下：骨碎补、炒白芍各 20 克，柴胡 10 克，山茱萸、炒山药、牡丹皮、泽泻、熟地黄、茯苓各 15 克，水煎服。

方中白芍、柴胡引肝肾之火以归元，骨碎补、六味地黄汤滋补肝肾而补肝之余。此方乃清朝沈源编纂的《奇证汇》所记载："有人患指甲尽行脱下，不痛不痒，此乃肾经火虚。方用六味汤加柴胡、白芍、骨碎补，治之而愈……"此方经多次验证，甲脱服之复生，未脱服之防脱，对指甲塌陷者疗效甚佳。

第二节　甲　　病

指（趾）甲凹陷，或干枯，或断裂无华，或颜色变黑。

（1）矾枣丸：杀虫、复甲。用流水淘净大枣，去皮核，与黑矾等量共碾如泥，制成绿豆大小丸，每次 7~10 粒，饭后服，每日 1 次。此方亦治甲、乙型肝炎及各种肠道寄生虫病，如钩虫病（俗称黄胖子病）。

（2）厚甲属肝热，服龙胆泻肝汤。

（3）薄甲属血虚，宜参芪四物汤。

（4）反甲属瘀热，宜丹栀逍遥汤。

（5）匙状甲属气血瘀滞，用枣皮丹参内服兼外用。

第三节　甲下血肿

甲下血肿多由外伤导致甲床之下血肿，若不及时处理，可致指甲脱落。

甲下血肿，火针点甲，血出即愈。

第四节 手足逆剥

手足逆剥即“手足逆胪”，是指手足爪甲际的皮肤，枯剥倒卷翘起的疾病。

本病因缺乏维生素 A、维生素 D 所引起，治疗为口服维生素 A、维生素 D 丸。

第十二章　囊瘤性皮肤病

第一节　坐骨结节囊肿

坐骨结节顶端滑囊由于年老、激素水平下降、坐具坚硬挤压等原因，导致囊内充血、水肿、浆液渗出增多、囊壁增厚、粗糙而形成囊肿。

（1）制马钱子 0.5 克，研细末装入鸡蛋内，搅匀面围，煨熟吃蛋，每日 1 次，连用 30 日。

（2）采用申富贵“周身畅通术”，疏通周围组织。

第二节　腱鞘囊肿

腱鞘囊肿即“胶瘤”“筋结”，指筋膜部发生的囊状肿块。腕关节多见。

（1）金戒指蘸唾液外涂囊肿，每日数次，连用 30 日。

（2）将适量醋渣装入布袋内，加热敷患处，连敷 2~5 日。

（3）手攥暖气管以替代热敷，每日 4~5 次，每次 10~15 分钟，一般一年愈。

（4）伤湿去痛膏或麝香虎骨膏贴，然后用红外线灯烤。

（5）针灸：围刺法。

第三节　血管瘤

血管瘤即“血瘤”，是发生于血管组织的肿物，瘤体或红或紫，按之褪色或缩小，溃破后，血不易止。

（1）甘草、甘遂各等份为细粉，加水为膏，用毛笔蘸甘草膏外涂病体四周，继用另一支笔蘸甘遂膏涂在病体上，每日 3 次。

（2）用甘草煎膏以笔涂四周，将芫花、大戟、甘遂各等份为末，醋调，另以新笔涂于甘草圈内，勿近甘草，一般涂 3~4 次愈。

（3）系瘤法：将芫花根洗净，带湿不得犯铁器，于木石器中捣取汁，用线 1 条浸半日或一宿，系瘤经宿自落。如未落，换线，落后以龙骨、诃子敷疮口即合。兼去鼠奶痔，依上法，累用极好。若无芫花根，可用花代替，泡浓水浸线。

第四节　脂肪瘤

脂肪瘤即“肉瘤”，发生于皮下或肌肉，或软或韧，光滑无根，生长缓慢。

（1）消瘤方：用极细生铁屑，入醋拌，铜勺内煅干再煅，如此 3~4 次，研极细，用醋调敷患处。

（2）枯瘤散：灰苋菜（晒干烧灰）、荞麦（烧灰）、风化石灰各等份，三味合一处，淋汁 3 碗，慢火熬成霜，取下配后药。木鳖子（去油）3 个，巴豆（去油）60 粒，胡椒 19 粒，明雄 3 克，人参 6 克，共为末，入前药和匀，以瓷瓶内收藏，不可见风，用时以滴醋调匀，用新羊毛笔蘸点瘤。如血瘤破以发灰掺之，粉瘤破以白麻皮烧灰掺之，外以膏贴好，自能敛口收功。

（3）软瘤膏：海螵蛸、血竭、轻粉、龙骨、象皮、乳香各 3 克，共研细末，用鸡蛋油调匀，用甘草洗净患处后外敷。瘿瘤枯落后，用此搽贴，生肌收口。

（4）海带丸：海带、海藻、贝母、青皮、陈皮各等份共为末，蜜丸，每丸 9 克，食后含 1 丸。

（5）西洋参每 2 日 1 次，每次 3 克，早上蒸服。

第十三章　原因不明的皮肤病

第一节　硬皮病

硬皮病即“皮痹”，是皮肤发硬，麻木不仁，轻则硬肿成片成条，重则皮坚如革，骨节疼痛，步履艰难，甚则喘鸣气促，缠绵难愈。

（1）党参、当归、鸡血藤各30克，白术18克，黄芪60克，陈皮、柴胡各12克，升麻6克，红花、牛膝、桂枝、谷芽、鹿胶、阿胶各15克，水煎服，每日1剂，连服30~60剂，愈后，可用补中益气丸巩固疗效。

（2）透骨草30克，桂枝15克，红花10克，水煎服。

（3）制草乌15克，川花椒10克，艾叶15克，煎汤湿敷。

（4）山萸肉30克，木香10克，水煎服。

第二节　皮肌炎

皮肌炎即“肌痹”，其特征是肌痛无力，行动困难，甚则进食不易，胸闷气短。可见面颊发紫，眼睑虚肿，四肢潮红。

党参20克，黄芪50克，炒白术15克，白茯苓15克，制马钱子0.5克，川断15克，狗脊15克，骨碎补20克，怀牛膝20克，水煎服，连服150~365剂。

五官科

第一章　眼科疾病

第一节　麦粒肿

麦粒肿即“针眼”“偷针”“土疳”“土疡”。初起睑弦某处微痒，滞涩不舒，局部微涩微肿，继而硬结隆起，形如麦粒，3~5日便生脓汁，轻者消散自溃而愈，重者缠绵难愈，时有复发。

（1）将中指中节用线缠之。

（2）盐水热敷患处。

（3）茶水调如意金黄散外敷。

（4）铜币或铜扣蘸唾液外涂患处，每日数次，连用15~30日。

（5）荆芥、防风、赤芍、天花粉、皂刺各10克，野菊花、地丁、虎杖各20克，甘草6克，水煎服，每日1剂，连服3日。

（6）生石膏、金银花各30克，连翘、牡丹皮、条黄芩、山栀子各12克，西滑石、荆芥、防风各10克，水煎服，每日1剂，连服3剂。

（7）花椒1小撮，为末，开水送服。

（8）异烟肼0.4克，维生素B_1 30毫克，每日3次，连用1~7日。

（9）鸭跖草适量榨挤取汁，点患处。

（10）用黄连3克浸泡于适量乳汁之中，1日后滤汁点眼。

（11）苍术10克，白芷、薄荷、金银花各6克，煎后熏眼，每次10~20分钟，每日3~5次，一般3日愈。

第二节　霰粒肿

霰粒肿即“眼胞痰核”“目疣”“胞生痰核病”，眼胞皮色不变，内生硬核如豆，推之移动，不痛不痒。

（1）生南星、生半夏各等份为末，醋调外敷。

（2）紫金锭水调匀，外涂患处皮肤。

（3）生鸡蛋1枚，敲1小洞，入川贝末1克，糊好，煮食之，每日吃3枚。

第三节　睑缘炎

睑缘炎是指睑缘皮肤、睫毛囊的炎症。俗称“烂眼皮”“眼癣”。睑缘红赤溃烂，痒痛时作，有灼热感，病情顽固，易反复发作，多见老年人，亦见小儿。

（1）黄连、黄柏、大黄各6克，水煎去渣熬为膏状，加煅甘石（煅七次为细末）60克拌匀，再入冰片0.3克，用香油或人乳调涂。

（2）蛋黄油外搽患处。

（3）柳叶适量，水煎，外洗患处。

（4）用黑天茄梗熬水，入黑矾少许，每日洗眼3~5遍。

（5）灯心草1把，水煎，外洗患处，每日数次。

（6）炉甘石30克，黄连、荆芥、防风各9克，水煎滤渣，外敷患处。

（7）肪脂油15克，化白蜜少许入肪脂油内，再加黄蜡9克，待融化后，加轻粉3克搅匀，涂抹患处。

（8）眼痒，白糖少许为细末，点眼，每日3次。

（9）用蜂蜜或蜂王浆涂抹患处，每日数次，一般4日愈。

第四节　泪囊炎

泪囊炎主要因鼻泪管阻塞所致，遇冷空气即流泪，也叫“冷泪症”。慢性感染后，内眦肿而赤热，流泪破溃，手指腹压迫泪囊可有黏液或脓性分泌物溢出，溢脓即“漏睛疮”。慢性称“眼漏”“窍漏”“睛漏”“漏睛”，即慢性泪囊炎。眼角常流脓性分泌物，拭之即有，局部不红不肿。

（1）荆芥、防风、薄荷、木贼、菊花、蒺藜、甘草各10克，煎汤熏洗双眼，连用3日，适用于见风流泪。

（2）谷精草20克，白蒺藜、枸杞子各10克，共为面，羊肝为丸，如梧子大，每次5粒，每日2次，饭后服。

（3）连辛荆防四物汤：当归、川芎、生地黄、防风、白芍、蔓荆子、柴胡、黄连各10克，细辛5克。泪多者加白蒺藜、木贼各10克。水煎服，每日1剂。

（4）自秋时，冷水洗头，如此耐寒锻炼，能治冷泪症及过敏性鼻炎。

（5）炉甘石3克，海螵蛸1.5克，冰片适量，研细外涂，数日可愈。

第五节　结膜炎

一、流行性结膜炎

流行性结膜炎由细菌感染引起，多流行于春夏季节，中医认为是风热邪毒侵入白睛，称为“暴风客热病”。

（1）桑叶10片，煎洗患处，每日数次，忌吃猪头肉、香菜。

（2）皮硝6克，乌梅3个，水1盅，煎至半盅，用棉球蘸水洗患处，每日3次。

（3）用10岁以下小儿晨起中段尿洗眼、滴眼，一般2日愈。

（4）当归尾、胆矾、铜绿各0.3克，防风、赤芍、荆芥、川黄连各0.6克，杏仁（去皮尖）24个，煎洗患处。

（5）患眼对侧拇指内侧横纹赤白肉际处，针刺出血。

（6）蝉僵荆防四物汤：荆芥、防风、当归、川芎、白芍、生地黄各12克，蝉衣、僵蚕、金银花各10克，水煎服，连服5剂。

（7）车前子50克，薄荷叶10克，水煎，外洗患处。

（8）秦皮30克，水煎，外洗患处。

（9）青盐斗7个，装竹筒内，盐泥封护，置于煤火盖房，烘干后，取出加冰片少许，二味共研极细末，装入盛有胆汁的公猪胆内，胆汁点眼。

二、外伤型结膜炎

外伤型结膜炎因外伤或飞虫伤及导致，可引起眼睑肿胀，结膜充血，甚至红似鸡冠。

（1）凉血散火汤：当归、川芎、赤芍、生地黄、桃仁、红花、葶苈子、黄连、金银花、连翘、防风各12克，羚羊角（冲服）5克，水煎服，每日1剂，连服5~10剂。

（2）龙胆草15克，加水250克，煎好后，加少许盐，滴患处。

三、产前结膜炎

（1）芩翘荆防四物汤：当归、白芍、川芎、生地黄、荆芥、连翘、陈皮、黄芩各10克，水煎服，每日1剂。

（2）苍术15克，水煎服，每日1剂，连服5~10剂。

四、经期结膜炎

（1）调经汤：荆芥、防风、当归、川芎、红花各10克，丹参30克，葛根20克，血竭2克（冲），乳香5克，水煎服，每日1剂。胀痛者加木香、香附，刺痛者加元胡、苏木，头痛者加川芎、白芷，经不止者加地榆、川断，充血严重者加三七、茜草。

（2）黄柏30克，野菊花10克，水煎，过滤后滴患处。

五、病毒性结膜炎

（1）藿香 15 克，白茅根 30 克，水煎服，每日 1 剂，连服 5 剂。

（2）木贼、野菊花、车前草各 30 克，水煎服，每日 1 剂。

第六节　角膜炎

外伤、感染、免疫反应均可导致角膜发炎，可表现为患眼疼痛、流泪、畏光。

一、疱疹性角膜炎

（1）公猪胆 1 个，青盐斗 7 个，装入竹筒内，用红土泥封口，炕干，与冰片少许，共为细末，点眼用，一般 7 日愈。

（2）泻肺汤：桑白皮、地骨皮、知母、黄芩、麦冬各 15 克，水煎服，每日 1 剂，连服 10 剂。结膜红者加生地黄、赤芍、红花各 10 克，白膜厚者加石决明、蝉衣、地骨皮各 12 克，咽干、舌燥者加石膏 30 克，射干、天花粉各 12 克。

二、穿孔性角膜炎（乌睛内陷）

加减杞菊地黄汤：熟地黄、白芍、山药、茯苓、枸杞子、柏仁、菊花各 12 克，青盐引，水煎服，每日 1 剂，连服 20 剂。服至陷平为止，虚者加党参 15 克，细辛 6 克，制没药 10 克。

三、浅层角膜炎

去风清热汤：荆芥、防风、蔓荆子、薄荷各 10 克，桔梗、独活、赤芍、前胡、柴胡、知母、黄芩各 10 克，水煎服，每日 1 剂，连服 6~10 剂。

心火炎上者加黄连、当归尾，肝火盛者加青葙子、龙胆草，胃火盛者加石膏、芒硝，肺火盛者加栀子、桑白皮，肾火盛者加知母、黄柏，脾虚者加黄芪、党参，肾虚者加熟地黄、楮实子。此方亦治疗结膜炎、巩膜炎。

四、陈旧性角膜炎

角膜部分由于疾病而失去透光的特性，代之以瘢痕组织而影响视力。

（1）鲜水蛭（去除腹内杂物）3 份，蜂蜜 1 份，搅匀 8 小时后，过滤点眼，每日 3~4 次。

（2）痘后云翳：神砂、明雄各 15 克，赤金 20 张，牙硝、白矾各 9 克，麝香 1 克，冰片 0.3 克，共为极细末，取少许，人乳调，外滴眼。

（3）退云散：泥片、硇砂、浮水甘石、熊胆、花珍珠、明雄、牛黄共为细末，乳汁调后点眼。

（4）红大麻 7 个去硬皮，鸡蛋 7 枚，煮吃。

(5) 清凉眼药：炉甘石（煅）4.5 克，乳香、没药各 0.75 克，硇砂 0.3 克，朱砂、冰片各 1.5 克，麝香 0.45 克，赤金 15 张，共为极细面，人乳调，取少许，外滴患处。

第七节　电光眼炎

电光性眼炎是眼部受紫外线过度照射所引起的角膜和结膜浅层炎症反应。先有眼部异物感，然后发生剧烈刺痛、灼痛、畏光、流泪、眼睑痉挛，并伴头痛。

治疗电光眼炎取新鲜人乳点眼，每日 3 次。

第八节　眼肌痉挛

眼周肌肉、眼睑不自觉地跳动谓眼肌痉挛。

加味牵正散：全虫、僵蚕、白附子各 5 克为粉冲服，黄芪、白芍、赤芍、生地黄、川芎各 15 克，水煎服。干涩感明显者加麦冬、玄参，痒感明显者加蝉衣、蔓荆子，跳动次数多者加蜈蚣、牡蛎，入夜加重者加夜交藤、钩藤。

第九节　弱　　视

眼球无器质性病变，由于斜视、屈光性参差、屈光不正、废用性、先天性等原因导致单眼或双眼视力达不到 1.0 者称弱视。

(1) 用自己唾液涂在眼缝、眼皮上，每日 10 余次，连用 1 年。

(2) 早上把盐放在舌尖下，唾液拌匀，后将此唾液涂在眼内。

(3) 正转眼球 30 圈，倒转眼球 30 圈。养成习惯的方法是上厕所时进行。此方法也可以预防白内障。

第十节　近　　视

近视是因为眼睛的屈光度数太大导致眼轴太长，看远模糊，看近清楚。

(1) 党参、黄芪、枸杞子、熟地黄、巴戟天各 15 克，白术、茯苓、当归、川芎、白芍、石斛、肉苁蓉、泽泻、菊花各 12 克，升麻、甘草各 6 克，水煎服，每日 1 剂，连服 60 日。

(2) 黄精 45 克，黑豆 5 克，白糖 7.5 克，水煎服，每日 1 次。

(3) 用 10%红花眼药水点眼，每次 1~2 滴，每日 2~3 次。

（4）天茄棵250克，加水熬汁滴眼，每日3~5次。

（5）五味子、石菖蒲、远志各9克，车前子、菟丝子、茯神各10克，枸杞子、石决明、紫丹参各15克，红参8克，红花2克，水煎服，每日1次，亦可改汤为丸。

第十一节　远　视

当调节作用处于松弛状态时，来自无限远或5米以外的视标的平行线进入眼球后，经过屈光中间质的折光作用焦点于视网膜后面，在视网膜上形成一朦胧圈，结果导致不清晰的物像，称为远视。

多见于眼球发育不良或遗传因素，使眼球前后轴短，临床表现为视力减退和视疲劳。

45岁以后，晶状体逐渐硬化，调节力逐渐减退导致近视模糊，称为老视。

（1）枸杞子50克，黑豆500克，水1 000克，白酒500克，水沸后加三味合煮1小时，捞出晾干备用。每次50粒，每日2次。此方亦治弱视、白内障、玻璃体出血等老年性眼疾。

（2）黑芝麻炒熟为末，每次20克，早、晚各服1次。

（3）刚泡的茶水，将眼放在杯口上，用手捂住杯口周围，以防热气过快散失，每次10分钟左右。

第十二节　夜　盲

夜盲是夜间或白天黑暗时，不能视物或视物不清，对弱光敏感度下降，暗适应时间延长的一种疾病。

（1）猪肝1个，金银花100克，水煎服。

（2）石决明、夜明砂各6克，猪肝、白羊肝各30克，在肝中间盛药，用麻绳扎，淘米水煮熟，临睡时服。

（3）羊肝1个，用竹刀切开，塞入谷精草30克，瓦罐内煮熟，不时服之。

（4）苍术20克，水煎服，每日1次。

第十三节　产后视物昏花

（1）党参、麦冬、枸杞子、熟地黄、生地黄、天花粉、甘草各10克，水煎服，每日1剂，连服10剂。

（2）石决明、草决明、夜明砂、望月砂各等份，猪肝、肺各1个，用竹刀切开，去白筋，将诸药入内，煮熟食之。

（3）乌羊肝丸：当归（酒浸晒干）、酒白芍、川芎、首乌（九蒸）、覆盆子（炒）、山萸肉、炒旱莲草（酒蒸拌）、白茯苓（乳拌）、血余炭、生地黄（酒洗）各 120 克，共为细末，再用熟地黄 360 克，黑羊肝 1 个（竹刀切片），加水、酒煮 1 昼夜。取浓汁大约 1 碗拌药内，炼蜜为丸，如桐子大小，每次 50 丸，空腹酒下，每日 2 次。

第十四节　乌珠疼

（1）夏枯草 30 克，川羌活、甘草各 9 克，水煎服，每日 1 剂，连服 5 剂。

（2）珠子草 60 克，煎汤洗眼，连洗 3 日。

第十五节　视物变形

视物变形是指所视物体性状发生改变。多由于黄斑病变，视网膜、脉络膜病变，白内障初期、不规则散光等因素所引起。

车前子 20 克（包煎），川羌、防风各 10 克，细辛 3 克，党参、玄参、茯苓各 15 克，水煎服，每日 1 剂。视一为二者加千里光、狗脊，视静为动者加龙骨、牡蛎，视动为静者加天麻、独活，视赤如白者加青葙子、狗脊。

第十六节　青光眼

正常眼压为 11~21 毫米汞柱，青光眼是由于房水分泌、排出障碍导致眼压升高，出现眼痛及同侧头痛、虹视、雾视、严重者恶心呕吐。

（1）芦荟、二丑、丁香各 5 克，磁石 100 克，共研细末，装入胶囊内，早、晚各服 3~5 粒，饭后 1 小时服用。

（2）天麻、升麻、炙麻黄各 9 克，川芎 12 克，水煎服，每日 1 剂。

（3）市售“一把抓”，按常规量口服，以泻为度。

（4）槟榔浓缩液点眼。

（5）芦荟、丁香、二丑各 50 克，磁石 100 克，共为细末，装入胶囊，每次 3~5 粒，饭后 1 小时服，30 日为 1 个疗程。

第十七节　白内障

白内障即晶体混浊。出现视力下降、眼前固定黑影，并常出现单眼复视、视物显多或屈光改变。可分为老年性、先天性、外伤性、并发性、代谢性、药物性、中毒性等。

（1）晨起，用两手的食指、中指从两眉中间由内向外按压100次，一年见效。

（2）明矾、胆矾、五味子、乌梅各6克，加水1碗，放铜盆内泡7日，昼置屋，夜放院，取本品点眼，每日1次。

（3）蒺藜20克，水煎服，红糖引，连服30剂。

（4）硼砂9克，黑铅15克，火硝24克，水银15克。先将黑铅放锅内熔化为水，加入水银捣匀，待凉成块，放礌碗内研细，加入煅至无水的、单研的硼砂，单研细的火硝，之后共研，研至不见水银星为度。将药面放置阳城罐内，铁丝捆住，盐泥封固，升华后，放凉取出升药，研细备用。

（5）田大云、山萸肉、枸杞子、党参各30克，水煎服，连服1~2年。

（6）白术、白及、白茯苓各等份，磨细，每日10克，与鸡蛋共煎饼，亦可加入少许盐及面粉，宜坚持不可中断，服药期多吃坚果、动物肝脏、牛奶等。

（7）磁朱丸，照说明服用，有效。

第十八节　玻璃体出血

玻璃体出血又称“飞蚊症”，患者自觉眼前暗影飘动。多由于眼外伤、视网膜血管性病变、糖尿病并发症等原因引起。

（1）桑葚熬汁去渣，将洗净的黑豆倒入汁中，小火浸后，晒干备用，每日盐汤冲服100粒，连服3个月。

（2）第一步：清热利湿。狗脊30克，车前子、猪苓、木通、栀子、苍术各12克，大黄6克，水煎服，每日1剂。第二步：清热凉肝。玄参30克，黄芩、生地黄、赤芍、菊花、青葙子、蒺藜各12克，水煎服，每日1剂。第三步：益肾滋水。石菖蒲、枸杞子、白茯苓、炒山药、泽泻、菟丝子、肉苁蓉、熟地黄各12克，水煎服，每日1剂，每步连服20剂药。

第十九节　冷泪症

冷泪症是清稀泪液经常外溢，目无热感，亦无赤痛的一种眼疾。多由泪点位置异常、泪道阻塞、排泄功能不全所引起。

（1）猪蹄1只，冰糖50克，炖猪蹄加冰糖服，连服5~7日。

（2）自秋日起，用冷水洗头、洗脸、洗眼，以提高耐寒能力，到冬季遇冷风则不流泪。

第二十节　倒　　睫

睫毛向后方生长，且能触及眼球的不正常情况。

（1）木鳖子1粒，敲皮去仁，捣烂如泥，放置消毒棉之上，将棉卷成长圆形，左眼倒睫放入右鼻孔，右眼倒睫放入左鼻孔，于临睡前放入，一般1日愈。

（2）五倍子50克研细，与适量蜂蜜、醋搅拌均匀成糊状，涂于睑缘2毫米处，每日1次，连涂10日。

第二章　耳科病

第一节　外耳道疖肿

外耳道疖肿即“耳疔”“耳疮”“耳门痈”“黑疔”，耳道内生一粟型小疮，灼热痒痛，周围轻度红肿，终至腐化成脓。

（1）大黄、姜黄、槟榔共为细末，醋蜜调和，搽患处。

（2）五倍子（炒黄），研细末，水调涂之。

（3）溃前用如意金黄散，溃后用化腐生肌散。

（4）黄芩、黄柏各 12 克，枯矾 6 克，冰片 3 克，共细末，置于 500 毫升香油内，浸泡 24 小时后，过滤后外涂。

第二节　急性化脓性中耳炎

急性化脓性中耳炎即“急性耵耳”，常见耳内流脓、胀闷、耳鸣，并伴有畏寒、高热、头痛、耳痛，听力下降等症状。

（1）芒硝研水滴入耳内，用棉花塞住，渗干为度。

（2）明矾少许，韭菜若干，共捣如泥，滤出水，滴耳，有痛感，每日 1 次。

（3）勒马回草适量，熬膏药，外涂患处。

第三节　慢性化脓性中耳炎

慢性化脓性中耳炎即“慢性耵耳”，常见耳内流脓，或黄稠不黏，或清黏如涕，或深褐恶臭，经年累月，时轻时重。以下各方均先用过氧化氢溶液清洗。

（1）猪胆 1 个，装入适量明矾，阴干后研为细末，用细管将散剂吹入耳内 1~2 次。

（2）紫草 10 克，煅龙骨 3 克，冰片少许，香油浸泡 3 日后，滴耳。

（3）蜗牛 1 个，蛇蜕 10 克，捣烂后油浸 7 日，滴耳。

（4）全虫 1 只，冰片、枯矾、木耳各等份细末，吹入耳内，3~5 次愈。

（5）梁上灰若干，水煎，取澄清液滴耳。

（6）香附刮去黑皮，研为细末，香油调之，滴耳。

（7）菖蒲、制附子各等份，共为细末，香油调后滴耳。

（8）蛋黄油，亦可加冰片，滴耳。

（9）黄连3克，煅石膏5克，枯矾1克，冰片少许，共研细末，吹入耳内。

（10）黄连1克，冰片0.3克，为细末，猪胆汁调匀滴耳。

（11）枯矾30克，广丹8克，乌贼骨3克，龙骨0.75克，麝香、冰片各0.3克，共末吹入耳内。

（12）枯矾、黄香、官粉各等份共为细末，吹入耳内。

（13）血余炭3克，冰片0.3克，共为极细末，吹入耳内。

（14）元肉1个，包白矾少许，砂锅片上焙干，共为细末，入冰片少许，香油或奶调和滴耳。

（15）煅黄鱼牙齿，加冰片少许，研末，菜油调和滴耳。

（16）链霉素1克，煅明矾1克，共为细末，吹入耳内。

（17）蔓荆子、桑白皮、菊花、前胡、升麻、赤芍、土茯苓、生地黄、木通、炙甘草等份水煎，空腹服。

（18）煅龙骨、五倍子、乳香、枯矾、血余炭等份为细末，搽净脓水，吹之。

（19）白果核烧灰存性，入冰片少许，研细吹入耳内。

（20）石榴花瓣炙脆研末，加冰片少许，共为细末，吹入耳内。

（21）陈皮6克，冰片1克，共为细末，吹入耳内。

（22）香附适量，研末，吹入耳内。

（23）明雄3克，枯矾2克，共为细末，装入猪胆内，阴干，吹入耳内。

（24）金丝荷叶捣汁滴耳内。

（25）鲜荷叶同蜗牛捣汁滴入。

（26）桑螵蛸1个烧灰研细，吹入耳内。

（27）黄柏（盐炒）、枯矾各等份为末，吹入耳内。

（28）活蚯蚓1条洗净放入碗内，加白糖3克，化成水后滴耳。

（29）鸡苦胆1个，用胆汁少许滴耳内，每日3次。

（30）乌贼骨末，吹入耳内。

（31）蛇蜕1个，泡入香油内1小时，捞出后点燃，滴油入杯内，放入适量枯矾搅匀，阴干后吹入耳内，共10日。

（32）生半夏10克，75%乙醇30毫升，泡24小时后，过滤滴耳，每日3次。

（33）黄柏、明雄、冰片各适量，共为细末，香油调和滴耳内，每日2次，滴后用棉球塞住。

（34）白矾、猪肝各等量，小火焙干压粉，喷入耳道，每日1次。

（35）氯霉素片糖衣去掉，研细面，外撒耳道内。

（36）知母、黄柏、苦参各60克，熟地黄240克，牡丹皮、茯苓、泽泻各90克，山萸肉、山药各120克，共为细末，每次10克，用防风10克煎汤送服。

（37）肝亢化热型：磁牡术芍麦地汤，醋磁石30克，生牡蛎20克，土白术、炒白芍、麦冬、焦生地黄各15克，生甘草10克，水煎服，大枣、葱引，每日1剂。

(38) 肝肾脾虚型：益气聪明汤，潞党参、生黄芪、葛根、蔓荆子、炒白芍各15克，黄柏、升麻、炙甘草各5克，水煎服。

(39) 先服磁石牡蛎汤（醋磁石、生牡蛎、土白术、杭白芍、麦冬、焦生地黄、西甘草、大枣、葱白头）6剂，再服安神复元汤（黄芪、党参、当归、枸杞子、升麻、黄芩、黄连、黄柏、元肉、甘草、知母、防风、枣仁、远志、蔓荆子、麦冬、石斛）4剂。

(40) 蛇蜕（剪碎）适量，鸡蛋2枚，搅匀，煎熟，空腹服。

(41) 蚕茧去壳焙干，加冰片少许，研细，吹入耳内。

(42) 五倍子、冰片各等份，研细外用。

(43) 石榴花（焙干）、枯矾、人指甲（焙干）各等份为末，外撒患处。

(44) 白矾3克，樟脑2克，冰片1克，食盐1克，共为细末，吹入耳内。

第四节　耳内出血

耳内出血多由外耳道损伤或鼓膜损伤所导致。

(1) 杏仁炒黑研末，吹入耳内，棉裹。

(2) 五花龙骨煅后研细末，吹入耳内。

(3) 肉芽组织导致可用鸦胆子去油存渣外敷，注意胶布剪孔保护好肉。

第五节　耳道异物

耳道异物多见于儿童，异物有石子、豆类、种子、飞虫等。

(1) 麻绳一头散，涂胶外吸。

(2) 蚰蜒入耳：用奶滴入耳内即化为水。

(3) 韭菜、鲜地龙、大葱捣碎，取汁滴耳。

(4) 蜈蚣入耳：用鸡肉置耳边即出，葱汁、韭菜汁亦可。

(5) 夜间将耳向灯一照，虫即出来。人要远离，虫见人即不出。

(6) 葱汁滴入耳内。

(7) 香油滴入耳内。

(8) 虫入耳不可惊动，若在左耳，手紧闭右耳及两鼻孔，努气至左耳虫自出，右耳亦然。

第六节　耵聍栓塞

耵聍腺分泌耵聍与尘土积块堵塞外耳道，有瘙痒感，甚至听力减退。

皂荚30克，加水4 000毫升，熬至2 000毫升，过滤加防腐剂，滴耳，一般2~3小时软化，3~4日溶解。

第七节 耳　　鸣

耳鸣是累及听觉系统的许多疾病不同病理变化的结果。病因复杂、机制不清。主要表现为无相应的外界声源或电刺激，而主观上在耳内或颅内有声音的感觉。中耳炎、耵聍、梅尼埃病、心脑血管病、神经退行性变均可引起。

一、虚火上炎型

（1）炒苍耳子10克，沏茶喝，常服，适用于老年性耳鸣、耳聋，此方有抗衰老作用。

（2）石毛妮30克，水煎服，每日1剂，连服10~30剂。

（3）熟地黄、山萸肉、麦冬、白芍各30克，柴胡、栀子、白芥子各10克，水煎服，每日1剂，连服10~20剂。

二、髓海空虚型

（1）骨碎补30克，水煎服，30日。

（2）猪耳朵1个，黑大豆100克，白背木耳4克，木通3克，先将猪耳朵烧刮干净切片，与其他一起放入锅中，加盐、水适量，煮至烂，吃渣喝汤，每日2次，10个猪耳朵为1个疗程。

（3）用鳖胆汁灌耳。

（4）常服六味地黄浓缩丸。

三、窍道血瘀型

（1）田三七30克，瘦猪肉100~150克，先将田三七用温开水洗一下，放碗内蒸15分钟以便于切片。头次放两小碗水，蒸40分钟左右（先大火后小火），第一到第五次，喝汤不吃渣，汤喝2/3，留1/3，继续蒸；第六次汤肉全吃完，田三七吃完更好，每天早、晚各服1次。

（2）桃仁、红花、炒川芎、熟地黄、炒白芍、当归、葛根各15克，鸡血藤30克，水煎服，每日1剂。气滞加荔枝核、橘核仁，嗜睡加石菖蒲、苍耳子。

（3）通灵丸：麝香0.2克，全蝎14只，薄荷叶14片，焙干，研末，吹入耳内，或带线棉球塞耳，或加香油滴耳。

（4）桃红菖远导痰汤加味：炒桃仁、苍耳子各10克，红花6克，九节菖蒲、远志、法半夏、茯苓、陈皮、生甘草、胆南星、炒枳实各12克，祛痰灵20毫升（冲服），车前子（包煎）15克，石毛妮10克，水煎服，每日1剂，连服5剂。

（5）鸣天鼓：每日清晨或睡前，用两手掌摩擦生热，紧按于两侧耳郭，手指并拢于头顶及枕部，中指点弹，每次20~50次，弹毕做深呼吸5次，至少坚持6~12月。

第八节　耳　　聋

听觉系统中传音、感音及听觉传导通路中听神经和各级中枢发生病变引起听功能障碍，产生不同程度的听力减退，统称为耳聋。噪声刺激、外伤、精神压力、用脑过度、动脉硬化、药物中毒等均可引起耳聋。

凡是治疗耳鸣的方法均可试用于耳聋。

一、热型

（1）用竹筒蒸鲫鱼胆滴之。

（2）炒苍术、炒白术、炒香附、姜生地黄、槟榔各2克，玄参、黄柏、川芎各3克，酒黄连、酒黄芩、炙甘草、木香各0.7克，盐陈皮5克，生姜引。

（3）蚯蚓1条，葱叶1个装入，日晒出水，滴耳。

（4）取老鼠胆汁滴入耳中，2~3次。

二、瘀型

（1）穿山甲（烧研）0.3克，用棉裹塞耳，口含真磁石1块，感觉耳内有声后，须臾自会气通。

（2）牡荆子30克，酒渍7日，去渣喝。

（3）通瘀锭：巴豆1个，斑蝥3个，元寸、冰片各少许，共为细末，葱汁、蜜和丸如麦粒形，棉包塞耳中，响声大，勿惧，放置21日方可去。

（4）通气丸：甘遂、甘草各1.5克，元寸0.3克，研末，葱汁调，棉包塞入耳。

（5）鳖尿点入耳（欲得鳖尿，镜一照，用莲叶盛之）。

（6）巴豆去油1粒，石菖蒲3节，全虫1只，共为细末，用布包好，塞入耳内一夜取出。

（7）北细辛研末，熔入黄蜡为丸，如鼠粪大，以绵裹塞耳。

三、虚型

（1）瘦猪肉500克，豆腐250克，大葱250克，石菖蒲200克，同煮，食肉、豆腐，喝汤，可以分次服，连服3~5日。

（2）兔脑髓滴之。

（3）乌雄鸡油滴之。

（4）生驴脂、生花椒各适量，研为细末，绵裹塞耳。

（5）捣蟹汁滴耳。

（6）乌贼骨适量，研为细末，用蛋黄油拌匀后滴入耳内。

（7）乌梢蛇熬膏，绵裹塞耳。

（8）当归6克，柴胡、羌活、生地黄、防风、党参各2克，附子、肉桂各3克，水煎服，每日1剂。

（9）病后耳聋方：猫尿灌耳（以蒜搽猫鼻即尿）。

（10）病后耳聋：大肉500克，葱白120克（带须），入砂锅内煮，吃肉喝汤。

四、药物中毒性耳聋

（1）黄精、川芎、葛根、麦麸各30克，水煎服，每日1剂，连服30~60剂。

（2）维生素 B_1、维生素 B_{12}、叶酸、654-2，按说明书口服。

五、内耳眩晕症

（1）仙鹤草60克，水煎服，连服5剂。

（2）白果仁、干姜各6克，水煎服，每日1剂。连服5剂。

（3）川芎、白术、泽泻各30克，水煎服，每日1剂，连服5剂。

（4）茯苓、白术、桂枝、甘草、半夏、陈皮、丹参各20克，水煎服，每日1剂。

（5）阿托品每次0.3毫克，每日3次，连服1~2日。

第三章　鼻　　病

第一节　鼻道炎

鼻腔内黏膜红肿，患者自觉疼痛的疾病。多与过食辛辣厚味、饮水少、便秘有关。

（1）元胡粉、黄连素等量为末，帛包，临睡前置于一侧鼻孔内，晨起取出，连用5日。

（2）杏仁去皮尖，捣为膏，以人乳调搽。

（3）玄参适量为末，香油调涂患处。

（4）壶垢（烧炭）、石钟乳、胆矾、冰片各等份，共为细末，吹入鼻内，出黄水，每日2~3次。

（5）鼻中流黄水不止：用丝瓜近根10~16厘米烧灰存性，酒调服。

（6）鸡粪（烂黄）、荔枝肉共为细末，涂上即愈。

第二节　单纯性鼻炎

单纯性鼻炎即“鼻窒”，是鼻腔黏膜和黏膜下层的可逆性慢性炎性疾病。症见鼻塞、多涕。多于夜间、寒冷时加重，白天、劳动后减轻。

（1）临睡时，用清水洗净鼻腔，将葱白捣烂取汁，消毒棉球蘸汁塞鼻，左右交替。

（2）蜂巢若干，嚼服，连服3~5个月。

（3）每日晨起，在鼻翼两侧（迎香穴），用大拇指上下往返按压100次，坚持30~60日见效。

（4）枯矾、肪脂油各等份捣烂和匀，棉絮包裹，塞鼻孔。

（5）辛夷花12克，鸡蛋2枚，水煎，吃蛋喝汤。

（6）滴鼻净4支，庆大霉素注射液8万单位，扑尔敏1支，混合后滴鼻。

（7）苍耳子、辛夷花、丝瓜络、甘草各10克，石膏50克，白芷、大白、虎杖各20克，水煎服，每日1剂。

第三节　过敏性鼻炎

过敏性鼻炎即“鼻鼽”，身体对某些过敏原敏感性增高而出现以鼻黏膜病变为主的异常反应。分常年发作型变应性鼻炎和季节发作型变应性鼻炎。表现为先鼻痒，后喷嚏，然后有大量的清水鼻涕。

（1）按摩双侧迎香穴，每日1次，按摩60日。

（2）土豆捣烂取汁，滴入鼻内，每日2次，连用10日。

（3）黄芪30克，白术15克，防风、蝉衣、木灵芝各10克，水煎服，连服10剂。

（4）黄芪30克（1小把），泡开水，当茶服。

（5）蒜适量泡于醋中1个月，制成蒜醋液，每次熏30分钟，7日换1次。

（6）用冷水洗头，提高耐寒能力。

第四节　萎缩性鼻炎

萎缩性鼻炎是以鼻黏膜萎缩、嗅觉消失、鼻腔内有结痂形成为特征的一种发展缓慢的鼻病，可有鼻塞、鼻出血、鼻出臭气、头痛等症状。

萎缩性鼻炎与缺乏维生素及内分泌功能紊乱有关。

（1）清臭饮：黄芩、黄连、赤芍、藁本、生地黄、石菖蒲、远志各3克，甘草2克，水煎服，每日1剂。治鼻中有臭气。

（2）治鼻不闻香臭：炒桑白皮10克，水煎服，每日1剂。

（3）丝瓜10克，瘦肉50克，炖汤服。

（4）鱼腥草60克，煎汤滴鼻，连滴20日。

（5）蜂蜜涂鼻黏膜。

第五节　鼻窦炎

鼻窦炎即“鼻渊”“脑漏”，主要症状为鼻流浊涕，通气受碍，嗅觉减退或消失，多伴头晕、头胀、头痛。

一、热毒瘀结型

（1）白蒺藜、川黄连各10克，水煎滴鼻。

（2）甘遂、甘草各等份为末，炼蜜为丸，如黄豆大，取药棉少许，裹药塞入鼻孔中，左右交替。

（3）通气丸：通草、炮附子、细辛各3克，共为末，蜜丸棉包塞鼻孔即通。

（4）七叶一枝花、地骨皮、野菊花、生甘草各15克，虎杖、白花蛇舌草、半枝莲各20克，生石膏100克（先煎），炒苍耳子、薄荷叶、皂角刺各10克，辛夷花5克（后下），水煎服，每日1剂，连服15~30剂。疾病日久酌加黄芪。

（5）苍耳子10克，水煎服，每日2次。

（6）地骨皮、红糖各30克，水煎服，每日1剂，连服5剂。

（7）空青（一种古老的玉料，含铜的碳酸盐矿物）3克，羚羊角6克，辛夷花9克，当归12克，炒川芎12克，共为细末，每次3克，睡前服，若无羚羊角可用滑石、寒水石代替。

（8）刀豆（小火焙干）9克，为末，酒下。连服3剂。

（9）丝瓜藤近根处1~1.7米，烧存性，酒调服。

二、气阳两虚型

（1）补中益气汤原方加附子、肉桂各10克，水煎服，10剂。

（2）用羊卵子（去膜切片大者佳）1对，酱油、陈酒搅匀，放瓷碗内，隔汤煮熟，以陈酒送饮，连用3~5次。

（3）巴蜡丸，每次服5粒，每日3次。

第六节　鼻息肉

鼻息肉即鼻痔，泛指鼻窍内所生赘疣之物。

（1）芫花、射干各适量，共为细末，棉球蘸末，塞于鼻孔内，每日1次。

（2）藕节（烧炭）有毛处一节，乌梅（焙干）30克，为末吹患处。

（3）硇砂3克，轻粉、雄黄各0.9克，冰片0.15克，研为细末，水调点之。

（4）轻粉6克，杏仁、甘遂各3克，枯矾、草乌各5克，研为细末，吹入息肉之上。

（5）轻粉6克，杏仁（去油）7粒，白矾少许，为末吹之。

（6）七月七日收甜瓜蒂阴干，临用取0.3克，研为细末，加白矾少许，绵裹塞鼻。

（7）霜梅1个，蓖麻仁7粒，明矾少许共捣如泥，棉裹塞鼻。

（8）南瓜蒂1.5克，研为细末，加麝香少许，吹入鼻道内。

（9）苦丁香6克，细辛、辛夷花、苍耳子各5克，焙僵蚕9克，冰片0.5克，研为极细末，吹入息肉上。早晚各1次，连用7日见效，20日息肉消失。

（10）苍术30克，白芷20克，乌梅、五味子各15克，水煎，蒸汽吸入，每日3~4次，连用1~2个月。

（11）清凉油外涂迎香穴，每日数次，连用30~60日，效佳。

第七节　鼻出血

鼻出血即“鼻衄”，属中医血症范畴。炎症、外伤、肿瘤、结核、血液病、高血压等病均可引起。

一、外用方

（1）新鲜鬼针草适量，揉为团，塞于鼻内。

（2）黄荆芥叶揉烂，塞于出血鼻孔内20分钟。

（3）血竭、蒲黄各等份为末，与红霉素软膏调敷于双侧鼻中隔黏膜上。

（4）血余炭、乌梅各1个，煅后研细末，吹鼻中立止。

（5）黑栀子、百草霜、煅龙骨、煅牡蛎、京墨、血余炭煅存性，为细末，将纸捻水湿后蘸药放于鼻孔内。

（6）黑栀子研细末，吹鼻中。

（7）血余炭少许，研为细末，吹入鼻中。

（8）乌贼骨、槐花各20克，研为细末，棉球蘸后，塞入鼻孔。

（9）凉水洗足。

（10）生吴茱萸适量，研细末，酒调敷涌泉穴。

（11）大蒜5瓣，生地黄15克，韭菜120克，捣烂如泥，铜钱大，约1分厚，左鼻出血，贴右脚心，右鼻出血，贴左脚心。

（12）芦荟6克，研细，油纱蘸药，填塞患侧鼻孔内。

二、内服方

（1）韭菜根适量洗净，水煎后，加入红糖冲服，每日1剂，连服3日，治火不归原的鼻衄。

（2）鲜三七叶1把，煎汤服，每日2次。

（3）柏铃若干，放砂锅片上焙干，加水，煎后加红、白糖各少许，口服，每日1~2次。

（4）鲜三七叶1把，净血余炭少许（布包），茅草花若干，红糖少许，煎汤服。

（5）大生地黄、炒栀子各15克，黄连2克，甘草15克，水煎服。

（6）红糖120克，鲜三七叶1把，血余炭15克，水煎，兑红糖服。

（7）栀子、土黄芪、玄参各9克，水煎服，每日1剂。

（8）绿豆粉30克，细茶6克，嚼为细末，凉水调服。

（9）茜草30克，水煎服，每日1剂。

（10）韭汁适量，冲服。

（11）酸枣树根皮（去粗皮）30克，水煎服，每日1剂。

（12）麦冬、生地黄各15克，水煎服，每日1剂。

（13）鲜兰草捣烂取汁，饮下。

（14）食盐5克，食醋200毫升，凉开水300毫升，搅匀口服。

（15）大黄、黄芩、生地黄、牡丹皮、赤芍各等份，为末，装入胶囊，每次5粒，每日3次。

（16）梧桐子焙干研末，每次30克，冲服。

第四章　咽喉病

第一节　急性扁桃腺炎

急性扁桃腺炎即“乳蛾”“蚕蛾”“喉蛾”。发病急，初感乏力、恶寒，咽痛影响吞咽，扁桃体红肿或白点星布。

（1）牛灯金蝶豆梗汤：木蝴蝶、金果榄、灯心草各 10 克，山豆根、桔梗各 6 克，牛蒡子 12 克，生甘草 15 克。化脓加皂刺，痰多加僵蚕，肝火加夏枯草。

（2）青皮核桃 3 个，砸碎，水煎，兑鸡蛋 2 枚，口服 1~2 次。

（3）食盐少许，用筷子头蘸盐点于患处，每日 2~3 次。

（4）点刺少商穴出血。

（5）移蛾方：大蒜 1 瓣，井沿绿苔 1 团，官粉 1 块，共捣如泥，杏壳半个，将药装入，放于合谷穴（手虎口内），胶布扎住，起疱即愈。

（6）蓖麻子 90~120 克，杵去壳捣烂，铺夹在草纸内，挤榨使油渗于纸，去蓖麻屑。将草纸点燃，吸入。

（7）硼砂 3 克，胆矾 6 克，共为细末，入青鱼胆内阴干，研末加山豆根 3 克，瓷器收藏，吹患处。

（8）土牛膝捣汁，滴鼻孔。

（9）白丁香（研细）30 个，加砂糖制成 3 丸，每次 1 丸，绵裹含口。

（10）助手扶患者头部，用持针器夹紧三棱针将乳蛾点破即愈。此方亦治扁桃腺周围脓肿。

（11）朴硝 6 克，口内含化。

（12）虎杖、蒲公英、半枝莲各等份为末，每次 5 克，每日 3 次。

（13）山豆根、鬼针草各等份为末，每次 3 克，口服。

第二节　扁桃腺周围脓肿

扁桃腺周围脓肿即“喉痈”，是发生于咽喉部的痈疡。参照急性扁桃腺炎的治疗。

第三节　急性咽炎

急性咽炎即“急性喉痹”。起病急，初起咽部干燥不适，粗糙、灼热，继之咽痛明显，吞咽不利，可有声嘶及发热症候。咽部深红，蒂丁肿而下垂，软腭迟缓。治疗可与急性扁桃腺炎互参。另外酌选以下治法。

（1）金果榄3克，每日3次，开水冲服。

（2）猫儿眼草（泽漆）10克，煎汤后，兑鸡蛋1枚，口服，每日3次。

（3）地梢瓜（又名小羊角秧、羊奶棵）10~30克，水煎服，每日1剂，连服1~3剂。

（4）鬼针草30克，水煎服，每日1剂，连服1~3剂。

（5）软枣适量，煎汤服。

（6）白矾适量，研细末，与香油配制成丸如梧桐子大，每次3粒，每日3次，连服3日。

（7）灯心草1把煎汤，白糖调饮，每日2次。

（8）白僵蚕9克，水煎服，每日1剂。

（9）胖大海10克，泡茶服。

（10）射干9克，梢瓜秧30克，水煎服，每日1剂。

（11）射干15克，香橼1个，水煎服，每日1剂。

（12）玄参30克，贝母15克，薄荷9克，水煎服，每日1剂。

（13）漏芦根30克，水煎去渣，加鸡蛋2枚，打荷包蛋吃。

（14）香橼3个，泽漆3棵，白糖引，水煎服。

（15）木炭（桑木最好）烧红，立即放入凉水中，取木炭，加白糖服。此方对过敏性咽炎疗效最好。

（16）雄黄30克，郁金30克，巴豆（去皮油）14粒，研细末，米醋为丸，每次服1.5克。

（17）桔梗30克，甘草15克，荆芥9克，防风9克，僵蚕3克，薄荷9克，水煎服，每日1剂。

（18）冰片、川椒各0.6克，黄连3克，铜绿、官粉各1克，蜜、酒、棉籽油一处熬后加牛黄0.3克，口服。

（19）百草霜和蜜为丸如芡米大，新汲水冲服。

（20）白鸡苦胆1个，温开水冲服。

（21）僵蚕、炒白矾（半生半熟）各等份为末，每次3克，竹沥油加姜汁调灌，排出顽痰。

（22）猪牙皂7个，加蜜、鸡蛋清少许，温服，即吐出风痰毒气。

（23）鲜侧柏叶捣汁，加入白蜜调和。

（24）乌梅（去核）1个，明雄黄3克，枯矾1.5克，捣烂成膏，制成丸剂，丸如绿豆大，1 丸，放舌底下含化。

（25）生巴豆半粒，川贝母 1 粒去心共研烂，灯心汤灌下即愈。

（26）土牛膝适量，水煎服。

（27）冰片、火硝、胆矾、青黛、僵蚕、硼砂各等份，共为细末，吹之即愈。

（28）胆矾 0.05 克含口内，恶涎自出，吐之。

（29）百草霜、枯矾各等份为末，吹于患处。

（30）僵蚕、冰片、牛蒡子、胆南星各 3 克，明矾、马勃各 1.5 克，青黛 0.3 克，雄黄 0.6 克，研为细末，吹入喉内。

（31）蜂房灰、白僵蚕等量为末吹入喉内。

（32）灯心草 3 克，黄柏、枯矾各 2 克，冰片 1 克，共为细末，吹患处。

（33）牛黄 0.3 克，雄黄 1 克，硼砂 3 克，共为细末，每次 0.3 克吹喉内。

（34）黄连、白凤仙花子各 2 克，共为细末，吹至喉。

（35）冰片 1 克，僵蚕 2 克，硼砂 7 克，牙硝 22 克，共为细末，吹至喉。

（36）灯心草烧后，吹至喉。

（37）米醋调皂角末，涂颈下或患处。

（38）深针委中穴，出血。

（39）五倍子 1 个，上开一口，明矾指头大 2 块，为末入内，用纸封固，煨熟，揭纸，冷却为细末，香油调，鸡毛尖扫患处，吐水 3~4 次。

第四节　慢性咽喉炎

慢性咽喉炎即“慢性喉痹”。咽部似有物感，咳之不出，咽之不下，病程日久，咽部发红、发暗。可参照急性扁桃腺炎和急性咽炎治疗。

一、气滞型

（1）玄参、肉桂各 9 克，川厚朴、小茴各 12 克，大枣 7 枚，焦枣 7 枚（放煤火盖上炕干），共为细末，先熔化白糖 500 克后，再加药粉，熬成糊状，含化。

（2）野豌豆苗全草 1 把，煎汤服，连服 2 日。

（3）党参 15 克，丁香 9 克，柿蒂 9 个，水煎服，连服 1~3 剂。

（4）市售南阳产的“噎膈饼”，按常规量坚持服用 60~70 盒。

（5）三棱、莪术、元胡、莱菔子、建曲各 10 克，豆根、桔梗、海沉香、射干各 5 克，共为细末，分 3 次饭后服下。

二、热瘀型

（1）枸杞子、胖大海、牛蒡子、生甘草各 30 克，水煎服，连服 3 日。

（2）农历 5 月 5 日采楝花 1 撮，水煎，加入鸡蛋 1 枚煮熟，喝汤食蛋。

（3）九头狮子草、红糖各 15 克，水煎代茶饮。

（4）甘草、桔梗、金银花、生地黄、菊花、竹叶、木蝴蝶各 10 克，水煎服。

（5）醋大黄 5 克，灯心草 3 克，生桔梗 5 克，生甘草 5 克，开水泡服。

（6）灯心草 15 克，生石膏 60 克，板蓝根 20 克，金银花 20 克，麦冬 40 克，竹叶引，水煎服。

（7）蛇蜕蘸香油以棉籽油灯点着，滴于盘内，温开水冲服。

（8）冰片 3 克，豆根 60 克，月石、金银花、川黄连各 12 克，甘草、薄荷各 24 克，乌梅 14 个，共为细末炼蜜为丸，如桐子大小，时时噙之自愈。

（9）鸡内金 9 克，火硝 6 克，木香 3 克，为末，白酒送下，每次服 0.3 克。

（10）海带 30 克，藿香 9 克，顺香、青皮、陈皮、桔梗、山豆根、川厚朴、木香、大茴、三棱、莪术、甘草各 6 克，白酒 250 克，入鸡蛋 1 枚，将上药兑入茶壶内，埋地下，7 日后取出，每次 10 毫升，每日 3 次。

三、痰瘀型

（1）清半夏 15 克，厚朴、苏叶、檀香、香附各 9 克，茯苓 18 克，生白芍 24 克。水煎服，每日 1 剂，连服 6 剂。

（2）栝楼苏蒡汤；全栝楼 1 个，薤白头 20 克，炒苏子 15 克，炒牛蒡子 15 克，水煎服，每日 1 剂。便秘者加川大黄、生甘草，咽痛明显者加条黄芩、蜜金银花各 30 克，胃脘痞满者加川厚朴、川佛手。

（3）神曲、木香、枯矾、枳壳、砂仁、鸡内金、昆布、蜂蜜、香油各 30 克，为丸如黄豆大，每次 10 粒，服完为一个疗程。

（4）蟾蜍 1 只，蚯蚓 7 条，白胡椒 7 粒，绿豆 7 个，共入蟾蜍口内缝口，瓦焙干共为末，米面糊为丸，如豌豆大，每日 10 丸，姜汤下。

四、阳虚型

（1）大黄、制附子 10 克，细辛 6 克，水煎服，连服 5 剂。

（2）大梨中间挖口，放入白胡椒（每岁 1 粒），用白面外包，煨熟吃梨，每日 1 个，连服 5 个。

（3）细辛、地丁各等份研细，以鼻吸入。

五、阴虚型

（1）蜂蜜适量，鸡蛋 1 枚，半碗开水沏之，每日 1 次。

（2）用 1 汤匙酱油漱口 1 分钟后吐出，反复 3~5 次。

（3）浓茶水加少量蜂蜜，每隔 20 分钟润喉慢咽，连服 2~3 日。

（4）生地黄、玄参、麦冬各 15 克，桔梗、甘草各 10 克，水煎服，每日 1 剂，连服 5 日。

（5）牡丹皮 15~30 克，赤芍 15~30 克，川芎 10 克，生地黄、麦冬、玄参各 15 克，黄柏 6 克，甘草 5 克，水煎服，每日 1 剂，连服 3~5 剂。

（6）蜂糖、猪油各 500 克，西茴（研极细过箩）、芝麻（研碎）各 120 克。加水适量，熬至膏状，每次半汤匙，含化，每日 8~10 次。

（7）红梨 1 500 克，生姜 200 克，用纱布包好榨取汁，再将核桃仁 200 克捣烂，与香油 200 克、蜂蜜 200 克同倒入砂锅内，煎至糊状，每日早晚各服 1 汤匙，笼蒸热服。

（8）白砂糖、蜂蜜、芝麻各 500 克，八角茴香 7 个，碾碎，熟鹅蛋 1 枚去壳，与上药混匀，蒸熟备用，每次 3 小匙，每日 3 次，开水冲服，可服 1~2 剂。

（9）鲜芝麻花 5 片，嚼后咽下，每日 2 次，连服 3 日。

（10）生地黄、玄参、槐米、胖大海各等份，泡茶喝。

（11）晨起中段尿 100~150 毫升，每日 1 次，连服 7 日。

（12）西洋参切片每次 1 片，含软后细嚼慢咽，每天 3 次。

第五节　喉　　炎（音哑）

喉炎是喉黏膜的急慢性炎症。急性喉炎可有发热、声嘶哑，讲话费力，重者失音，同时咽干痒、异物感，阵发性咳嗽等症状。

（1）热邪结聚：玄参、甘草各 30 克，木蝴蝶、蝉衣、诃子、胖大海、射干、豆根、桔梗片各 12 克，水煎服，每日 1 剂，连服 3 剂。

（2）脾肺虚弱：山蝴汤（山内路路楝，蝴桔玄天门）。炒山药 15 克，鸡内金、路路通、川楝子、木蝴蝶、桔梗、蒸玄参、天冬、麦冬、生甘草各 10 克，酒水各半，煎汤频服，连服 10~15 剂。

（3）百合、甘草、杏仁各 10 克，红糖、饴糖、姜、枣引，水煎频服。

（4）米醋 1 小杯，火烧 3~4 滚后，加入儿茶 2 克，温服。

（5）人乳、白蜜、梨汁各 120 克，香椿芽汁（如无新鲜者，用干者研末）120 克，煮熟，不拘时服。

第六节　声带息肉

声带息肉是发生于声带固有层浅层的良性增生性病变，是一种特殊类型的慢性喉炎。与用声过度、上呼吸道感染、理化刺激、内分泌紊乱、变态反应等因素有关。

（1）山楂 30 克，水煎服，每日 1 剂。一般 15 日见效或痊愈。

（2）核桃 3 个，鸡蛋 2 枚，水煎服，每日 1 剂，连服 10~15 日。

第七节 误服金属物

一、误服铁针、铁器

（1）青蛙眼 2 只，开水冲服。

（2）误服铁针：磁石研面，与黄蜡（熔）和捏为丸，凉水送下，裹针从大便排出。

（3）韭菜炒半熟，大量服。

二、误服铜钱

核桃肉 120 克，荸荠 500 克，共捣，酒送下。其钱即消，自大便而出。

三、鱼刺卡喉

（1）威灵仙、草果仁各 45 克，砂仁 30 克，小火慢煎缓缓咽下，鱼刺即被软化，顺流而下。

（2）大量韭菜，炒半熟，服下。

（3）吞醋，仰面频频漱口。

（4）硼砂 10 克，徐徐含化。

（5）山楂 30 克，水煎服。

（6）食盐适量，含化。

第五章　口腔病

第一节　口中异味

味觉异常者称为口中异味。

一、口臭

口臭常由胃热引起。

（1）甜瓜籽研末，蜂蜜和丸，刷牙后含于口中。

（2）儿茶、桂花、硼砂、南薄荷叶各15克，甘草熬膏为丸，噙化。

（3）川黄连、绿升麻、黄芩、牡丹皮、赤芍药各15克，生石膏30克，生地黄20克，水煎服，每日1剂，连用3日。便秘加大黄、大白，头痛加荆芥、薄荷，牙龈出血加小蓟、栀子。

二、口苦

口苦常由心热引起。

黄连、黄芩、黄柏、大黄各10克，水煎服，每日1剂。

三、口酸

口酸常由肝热引起。

吴茱萸5克，黄连10克，杏仁、海螵蛸、甘草各15克，水煎服，每日1剂。

四、口甜

口甜常由脾胃有湿引起。

苍术、厚朴、陈皮、甘草、白蔻仁、法半夏、茯苓各10克，水煎服，每日1剂。

五、口咸

口咸常由肾阴虚引起。

熟地黄20克，牡蛎、知母、黄柏、丹参各15克，水煎服，每日1剂。

六、口辣

口辣常由肺热引起。

桑白皮、地骨皮、茯苓、白芍各15克，水煎服，每日1剂。

七、口香

口香常由胃湿引起。

砂仁、白蔻仁、佩兰、厚朴、苍术、法半夏各10克，藿香、甘草各5克，水煎服，每日1剂。

现代医学认为：烂苹果味是糖尿病，臭鸡蛋味是肠道积滞，发霉味是肝炎，氨味是尿毒症，等等。另外，心理压力大导致唾液分泌减少，口腔疾病（如龋齿）均可引起口腔内异味。

第二节　复发性口腔溃疡

复发性口腔溃疡即“口疡”，又称阿弗他性口炎或口疮，可能与过敏反应、内分泌紊乱、消化系统疾病、情绪紧张、免疫反应等有关，有周期性复发的规律。

每次发作均有剧烈的烧灼感，咀嚼、咸辣刺激更甚，进食困难，大便干结或少数人便稀。1个或多个直径不足0.5厘米的圆形溃疡，多在唇内侧或舌尖、舌缘处，中心稍凹陷，呈淡黄色或灰白色，周围红润，重者愈合留疤痕，周边高起不规则。

一、外用药

（1）鳖子灰涂于患处，连用1~2次。

（2）乌梅炭、枯矾、儿茶各10克，硼砂3克，珍珠粉1克，冰片3克，研为极细面后，加冰片密封，先用盐水漱口，撒药后闭口3分钟。

（3）用消毒纱布将患处搽干净，白口疮撒红糖，红口疮撒白糖，每日1次，连用2日。

（4）蜘蛛8个，绿豆7个，置于葱叶内，烤干后加冰片少许，研为细末，外撒。

（5）朱砂、玄胡粉、硼砂各等份，加冰片少许，研为细末，外撒患处。

（6）壁钱、倒退、川黄连各等份为末，兑冰片少许，研为极细末，外撒患处。

（7）柳条、白矾各适量，水煎滚干，取出柳条，研细外用。

（8）黄连、枯矾、黄丹、黄柏、冰片、琥珀各等份，共为细末，香油拌涂。

（9）绿豆粉面、冰糖、冰片、百草霜、白矾装葱叶内待干共研细末，外撒患处。

（10）将西瓜皮焙干，加入冰片研极细末，吹口内，每日3次。

（11）大杨树皮外白皮，焙干，加入红糖适量，外撒患处。

（12）月石9克，秋石3克，枯矾4.5克，青黛3克，冰片0.3克，共为细末，外撒患处。

（13）五倍子1个，装白矾、指甲片，焙干，研细末，搽患处。

（14）公蚕蛾不拘多少，焙干研面，加入白糖适量，外撒患处。

（15）牛黄、冰片、硼砂、辰砂各0.3克，明雄、青黛各0.6克，牙硝4.5克，黄连、黄柏各 2.4 克，共为细末，外撒患处。

（16）五倍子、人中白、月石、秋石、枯矾、青黛、冰片研极细末外撒患处。

（17）黄柏 3 克，黄连 1.5 克，青黛 1.5 克，元桂 0.3 克，冰片 0.3 克，共研细末，外撒患处。

（18）黄连、细辛为末，外撒患处。

（19）黄连、黄柏、儿茶等份为细末，外涂患处。

（20）薄荷叶、僵蚕、青黛、朴硝、白矾、火硝、川黄连、硼砂各 15 克，雄猪胆适量阴干，共细末，每 30 克上药加冰片 1 克，研为细末，吹入患处。

（21）白螺蛳壳烧灰加儿茶少许，共为细末，吹入患处。

（22）煅儿茶 3 克，人中白、煅钟乳石各 2.4 克，冰片 1.5 克，硼砂、黄柏、薄荷各 1.8 克，珍珠粉 0.3 克，牛黄 0.01 克，甘草 1.5 克，先将黄柏、薄荷、甘草研细过细筛，然后将儿茶等药，研细筛净，珍珠另研，再入冰片、牛黄（不用筛），外撒患处。

（23）薄荷 18 克，青黛 9 克，人中白、儿茶各 12 克，冰片 1.5 克，青果（皮核灰）14 个，西瓜皮（干研）6 克，共为细末，外撒患处。

（24）白灵药方：炉甘石 30 克，黄连 3 克，黄芩、黄柏各 6 克，将三黄煎浓汁，将甘石放在银锅内烧红收汁，约 9 次，晒干研细，加冰片 1.5 克，外撒患处。

（25）马蜂窝 1 个，白矾研末入蜂窝内，桑柴木烧干，研末香油调涂。

（26）槟榔烧灰入轻粉少许为末，香油调涂。

（27）川黄连 3 克，黑炮姜 0.3 克，共为细末，干撒或香油拌涂。

（28）五倍子、密陀僧各等份为末，外撒患处。

（29）五倍子、煅石膏、青黛各等份为末，外撒患处。

（30）市售“皮康王”外涂患处，连涂 5 日。

（31）穿山甲（炮）、雄黄、枯矾各等量，研为细末，外撒患处。

（32）冰糖适量，加热熔化，研为细面，外撒患处。

（33）新鲜柳树内皮若干，焙干研为细面，外撒患处。

（34）霜打小茄子切片晾干，研为细末，撒于患处，每日 3~5 次，连用 1~2 日。

（35）枯矾、明雄、青黛、月石、鸡内金、川黄连 3 克，冰片 1 克，共为细末，将溃疡表皮用三棱针剥去，将药粉撒患处。

（36）冰片 4.5 克，甘草 2 克，儿茶 0.6 克，龙骨 0.36 克，黄柏、薄荷各 1.5 克。春夏用薄荷 1.5 克，儿茶 0.6 克；冬用薄荷 1.15 克，儿茶 0.45 克。走马牙疳加珍珠粉 0.15 克，西牛黄 0.1 克。共为极细末，外撒患处。

（37）人中白、黄柏各 30 克，青黛、枯矾、文蛤各 9 克，冰片少许，紫甘蔗皮灰 15 克，共为细末，外用。

（38）丁香为面，外涂患处。

二、远治药

（1）吴茱萸少许为面，乳汁调后外涂天庭穴，外用已贴墙上的对联纸盖住。

（2）地龙、吴茱萸各6克，醋调为糊状，外敷双足心（涌泉穴），6小时后去掉。

（3）生南星、生半夏、吴茱萸各3克，冰片少许，共为细末以鸡蛋清（或香油）和匀，敷（男左女右）脚心。

（4）少商穴点刺放血。

（5）巴豆1粒，新鲜山药适量，外敷印堂穴处。

（6）大腿弯中紫筋上（委中穴）用银针刺出血。

三、内服药

1. 心火上炎型

（1）柳条（鲜）去皮，口中含化。

（2）大黄10克，水煎服。

2. 脾胃实火型

（1）山豆根30克，水煎服，每日1次，连服3日。

（2）金银花、黄芩各4.5克，连翘、枳实、甘草、栀子6克，黄连1.5克，大黄9克，灯心草引。

（3）泻心汤。

（4）川黄连净为末，每次服1勺，蜜水调下。

3. 虫致　驱蛔灵，每日2次，每次2片，连服2日。

4. 湿热熏蒸型

（1）苦土香薷茵陈汤：茵陈30克，香薷5克，苦参、土茯苓各15克，水煎服。

（2）生地黄、木通各6克，白术、赤芍、猪苓、泽膝、甘草各3克，肉桂1.5克，水煎服。

（3）白术、车前子（包煎）、山楂炭各15克，黄连10克，水煎服。日1剂。适用口腔溃疡与腹泻交替出现的病人。

5. 阴虚火旺型

（1）栀麦首乌六味地黄汤：山萸肉、牡丹皮各6克，炒山药、炒栀子、茯苓各3克，蒸首乌、麦冬各9克，炙甘草4.5克，水煎服。

（2）金银花15克，玄参、射干、连翘各9克，桔梗6克，肉桂、黄连、炮姜各1.5克，甘草1克，水煎服，温服。

（3）熟地黄、当归、马勃、防己各9克，荆芥、防风、柴胡、黄芩酒制各3克，上元桂1.5克，炙甘草3克，水煎服。

（4）黄柏泡水含之。

（5）金银花20克，生地黄、玄参、栀子各15克，黄芩、黄柏各10克，大黄、豆根各5克，水煎服，白糖引，每日2次。

（6）金银花、山豆根、苦桔梗、麦冬、天花粉、生玄参、车前子各25克，生地黄50克，水煎服，每日1剂，连服5剂。

6. 下焦虚寒型

（1）椒盐附子理中汤：白术、茯苓、制附子各15克，干姜、川椒、肉桂各10克，青盐1克，炙甘草10克，水煎服。

（2）羊油煎鸡蛋，每次1个，每日1次，连服2日。

（3）附子理中丸，1丸，每日2次，连服3~5日。

（4）核桃壳30~50克，水煎2次，早、晚各服1次。

（5）成药“脑心舒口服液”，常规量口服，连服7~10日。

7. 脾胃虚弱型

（1）补中益气丸3盒，照说明服。

（2）党参、茯苓、苍术、白术4.5克，白芷、桔梗、金银花各3克，甘草1.5克，灯心草引，水煎服。

（3）蜂蜜涂患处。

（4）冰糖为末，同乳汁放入葱叶内，放碗内隔水炖化，取出汁涂患处，每日3~5次。

（5）黄芪、薏苡仁、土茯苓各30克，附子（先煎）、炒白术、甘草各30克，水煎服。

（6）产后烂嘴：黑苍术、白茯苓、柳木炭各15克，黑栀子、黑黄柏、黑黄芩各9克，黑荆芥、黑防风、黑黄连、黑肉桂、建青黛各6克，水煎服。

（7）鲜鸡蛋1枚，去皮放置碗内，加白酒30~50毫升，搅匀，口服，每日1次，连用3日。

（8）市售螺蛳，适量口服，连服3~5日。

（9）元肉10克，鸡蛋2枚，煎汤服，每日1次。

第三节　多型渗出性红斑

多型渗出性红斑即“口糜”。糜，烂也。重于口疡，以发热、满口糜烂，色红作痛为特点。

治疗用黄连、黄芩、黄柏、藿香、青黛各10克，大白、虎杖、野菊花、地丁各15克，水煎服，每日1剂。

第四节　疱疹性口炎

疱疹性口炎即“口疳”“脾瘅”。以口内溃烂小如针尖，灼热疼痛，小儿流涎拒食，恶寒发热为特点。

（1）黄连、黑炮姜、人中白、雄性鸡肝各等份，共研细末，外搽患处。

（2）生香附、生半夏各等份为末，蛋清调后做饼，按男左女右敷脚心。

（3）山萸肉、牡丹皮、炒山药、炒栀子、茯苓、蒸首乌、麦冬各6克，炙甘草4.5克，水煎服。

（4）白酒1盅，入冰片少许和匀，用笔尖蘸药水，涂抹疮面。

第五节　白色念珠菌病

白色念珠菌病即“鹅口疮”“雪口”“白口糊”，口内白斑雪片，舌上白屑如米。有的感到灼痛，婴幼儿拒食、流涎、烦躁不安，兼见低热症。

（1）公鸡头1个，焙干研细末，外撒患处，连用3次。

（2）五倍子面包火煨后，研面，外撒患处。

（3）制霉菌素研碎，水浸搅匀，外涂。

（4）山楂、建曲、炒麦芽、穿山甲各1.5克，连翘2.4克，天花粉、胡连、上下甲各1.2克，郁金1克，枳实1.2克，灯心草引，每2天1剂。

（5）硼砂0.21克，火硝0.1克，冰片0.15克，铜绿0.03克，共研极细末，外涂。

第六节　唇　　炎

唇炎即“唇风”“唇瞤”，表现为唇周围以瘙痒、糜烂、脱屑为特征。有光化性，糜烂性，湿疹性，剥脱性。

（1）白菜圪垯2个切片，熬汤，熏蒸患处，每日2次，每次30分钟。白菜汁对复发性口腔溃疡亦有效。

（2）硼砂、黄柏、白矾各1克，冰片0.15克，共细末外用。

（3）海螵蛸、煅石膏、炒黄柏各等份，为细末，水拌涂。

（4）唇干：桃仁捣烂，与猪油调匀外涂。

（5）蛋黄油外涂。

（6）瓦松、生姜各适量，加盐少许，捣泥外用。

第七节　舌　　肿

舌肿指舌体突然肿大，体内热结或外感风寒。

（1）蒲黄散频搽舌体。

（2）三棱针刺舌下金津、玉液两穴，令出血。

（3）盐汤漱口后，元胡粉60克，加少许水，搅拌外涂。

（4）出血：乌贼骨、蒲黄各等份为细末敷舌上。

（5）突然舌体肿大伴口歪眼斜（外感风寒所致），羌活、防风各30克，黑豆250克，水煎服，一般1剂愈。

（6）连翘、栀子、酒黄芩、黄连、玄参、桔梗、升麻、葛根各10克，薄荷、甘草各5克，水煎服。

第八节　沟纹舌（舌裂）

沟纹舌可能与维生素B_2、烟草酸缺乏及银屑病有关，或者与药物过敏有关。一般无症状，少有灼痛或麻辣感，表现舌面有深陷凹沟。

（1）鸡蛋壳10个，焙干炒黑，研为细面，分为6份，每日1份，口服。

（2）维生素B_1缺乏：麦麸30克，水煎服，连服10日。

（3）虫积导致：驱蛔灵，常规量口服，适用于舌裂、渗血，核黄素、黄连素等药均无效者。

（4）微量元素缺乏：葡萄收获季节常服葡萄，坚持30~60日。

第九节　舌出血

舌出血即“舌衄”，指舌头出血。

（1）槐花炭，研末，外用。

（2）五倍子、乌梅核（炙研）、蒲黄各3克，共为细末外用。

第十节　舌下腺炎

“蛤蟆肿”，是由于舌下腺腺体远端堵塞所导致。

舌下腺炎即“重舌”，多为舌下生一形状如小舌者，小舌肿大，坚硬疼痛，导致舌粗短难伸，言语、饮食不便，口涎增多。

（1）三棱针刺舌下金津、玉液两穴，令出血。

（2）黄连、黄芩、大黄各10克，虎杖、大白、野菊花、地丁各20克，甘草10克，水煎服。

（3）甘草20克，防风、栀子各15克，生石膏50克，藿香5克，水煎服。

第六章　牙　病

第一节　牙龈炎

牙龈炎一般无自觉症状，时有发痒和胀感，当食物嵌塞或硬物充填至牙间，引起龈乳头炎表现为自发性剧烈疼痛、冷热刺激痛和显著探痛。局部鲜红或紫红，肿胀而松软或增生外翻、龈缘糜烂。

各种牙病所导致的以牙痛为主要症状的均可选用以下方药。

一、漱口剂

（1）柏树根、荆子各适量，水煎漱口。

（2）海桐皮10克，水煎后漱口，每日数次。

（3）白芷3克，川椒5克，丁香3克，煎汤漱口，每日数次。

（4）白酒口含。

（5）核桃根二层皮1把，水煎成浓汁，每日漱口2~3次，或口服。

（6）明矾适量为面，凉开水搅开漱口，每日数次。

（7）生石膏、生升麻、玄参各15克，细辛9克，水煎含漱。

（8）生草乌、生川乌各5克，花椒粉10克，煎汤漱口，每日数次，勿咽下。

（9）鳖甲焙干研成细末，储于干燥器皿中备用，临用时，取鳖甲粉0.5克，放在烟斗内烟叶的表面上，点燃当烟吸。

（10）花椒、艾叶、血余炭、姜各适量，醋煎漱口。

二、外用剂

（1）新鲜生姜1片，放于患处，上下牙咬紧，持续3~5分钟。

（2）冰片加热升华，研为细末，酒调，揉按患处对应点后，令患者吸气。

（3）薄荷叶、蛇蜕各等份，研为细末，外撒患处。

（4）生茄子皮，放于闭风处过夜，以去毒火，与蜂蜜拌匀，涂于痛处。

（5）川椒、巴豆各2粒，焙后研为细面，细布包裹，置于患处，上下牙咬紧，勿咽。

（6）干姜、良姜、木通、麻黄各等份，共为细末备用，疼痛时压迫健侧鼻孔，将药粉吸入患侧鼻孔。

（7）紫皮独头蒜捣烂外敷，左侧痛敷右足心，右侧痛敷左足心。

（8）薄荷10克，荜拨、没食子各5克，蟾蜍1克，朱砂2克，共研细末，外擦患处。

（9）川乌、草乌、威灵仙、透骨草、干姜、全当归、防风各9克，入香油500克炸枯捞渣，熬至滴水成珠后，下广丹250克，制膏敷贴，牙痛贴耳门到听会穴上，偏头痛贴太阳穴。

（10）西瓜剖开去瓤，挂露天日晒，经霜降取下，研末搽牙。

（11）火硝3克，冰片0.3克，明雄黄0.3克，元明粉1.5克，为细末，外搽。

（12）芦荟叶贴患处，吃饭时去掉，饭后再敷。

（13）半枝莲捣烂外敷。

（14）甲硝唑含在牙痛处。

（15）当归、川芎、细辛、荜拨各等份，共为细末鼻吸之。

（16）核桃仁打碎兑入碎烟叶吸之。

（17）硇砂、青盐、硼砂、火硝、雄黄、冰片各等份，研细外用。

（18）川乌、草乌各等份，为末，搽牙上，口水不可咽。

（19）川椒、细辛、白芷、防风各10克，浓煎漱口。

（20）干姜、良姜、细辛、官桂、雄黄、牙皂、火硝各等份，全蝎1只，每用少许，牙痛搽患处；本方也适用于腹痛、头痛。吹鼻孔，男左女右，若头痛，左痛吹右孔，右痛吹左孔。

（21）全蝎（炒）2个，煅石膏9克，共为细末，搽之。

（22）良姜（用刀刮末）粉，吹入鼻孔。

（23）荜拨、良姜、细辛、蒙花各3克，共为细末，吹鼻，男吹左，女吹右。

（24）川乌、川椒各1.2克，荜拨2.1克，细辛1.8克，薄荷1.5克，冰片0.6克，麝香0.3克，共为细末，左痛吹右，右痛吹左。

（25）生石膏60克，硼砂21克，冰片1克，僵蚕3克，共为细末，收装于瓷瓶内，吹、敷。适用于牙疳、牙痛、口疮、牙龈炎、喉痹。

（26）仙人掌去刺洗干净，从中剖开一分为二，贴患处，次日早晨去掉，晚上再敷。

（27）丝瓜络适量烧炭外搽患处。

（28）两面针牙膏外涂患处。

（29）大蒜去皮含于牙龈肿处。

三、内服剂

1. 风火

（1）生地黄、生石膏、牡丹皮、赤芍、地骨皮各15克，醋青皮、防风各10克，全荆芥、生甘草各5克，水煎服，每日1剂。

上门牙痛乃心火，加川黄连、麦冬；下门牙痛属肾火，加知母、黄柏；上两旁牙痛属胃火，加川芎、白芷；下两旁牙痛属脾火，加白术、白芍；上左磨牙痛属胆火，加川羌、龙胆草；下左磨牙痛属肝火，加柴胡、栀子；上右尽磨牙痛属大肠火，加大黄、枳实；下左尽磨牙痛属肺火，加桔梗、酒黄芩。头痛加藁本，恶心加厚朴，牙根烂，黄连捣末外搽。歌曰：石膏地黄芍药丹，荆防青皮地骨甘。

（2）荆芥、防风、川牛膝、川木瓜、生地黄、生甘草各9克，水煎服，每日1剂，连服3剂。

（3）独活、生地黄各9克，水煎服，每日1剂。

（4）羌活、大活、苍术、防风、蔓荆子、藁本、川芎各9克，甘草3克，水酒各半煎服。

（5）苍耳子6克（炒黄）研细末，加入鸡蛋内，不用油盐，调匀煎熟，每日1剂，连服3剂。

（6）马鞭草200克，水煎15分钟，与生石膏150克，搅和沥汁，加白糖250克，半温饮下，每日1剂，连服2剂。

（7）白术、酒白芍各4.5克，川芎、柴胡各2克，升麻、防风、黑栀子、酒洗胆草、桔梗、炙甘草各3克，细辛1.5克，水煎服，每日1剂。

（8）生地黄、荆芥、防风、大黄、连翘、制川乌、制草乌各3克，水煎服，每日1剂。

2. 实热

（1）生地黄、熟地黄、生石膏各60克，辽细辛6克，炒川芎、丹参各30克，白芷、川牛膝各15克，升麻5克，水煎服。方中生地黄入心经，清血分热；熟地黄入肾经，降龙雷火；生石膏入胃经，乃清热泻火之专药；川芎、白芷是治头痛之专药；升麻引药向上；牛膝引火向下；丹参化瘀安神；细辛镇静止痛；共奏清热泻火安神止痛之效。

心经有火加黄连、麦冬，肾经虚火加知母、黄柏，肺热加黄芩、桔梗，肝热加败酱草，胆热加龙胆草，脾热加川大黄。歌曰：牙痛芎芷两地辛，升石牛膝与丹参，清热升降兼止痛，循经按脏细追根。

（2）蜀羊泉（红耳坠）20克，水煎服，每日1剂。

（3）鲜大蓟、小蓟各适量，捣烂取汁后加适量白糖，口服。

（4）马鞭草100克（或鲜草200克），生石膏25克，水煮30分钟，口服。

（5）小叶杨树二层皮60克，红糖30克，水煎服，每日1剂。

（6）冬凌草100克，熬至膏状，口服，4小时见效。

（7）地骨皮30克，鸡蛋2枚，水煎服，每日1剂。

（8）蜂房、鬼针草各适量，水煎服，每日1剂。

（9）石膏15克，生地黄10克，升麻6克，葛根10克，大黄8克，水煎服，每日1剂，每日2次。

（10）香蕉皮1个，冰糖30克，加水炖服。

（11）黄连、黄芩、煅石膏、升麻、细辛、生地黄各6克，水煎2剂。

（12）酒知母、盐黄柏、枳壳、甘草各6克，酒大黄9克，生地黄15克，石膏12克，牛蒡子、牡丹皮、葛根、薄荷各3克，姜3片，水煎服，每日1剂。

（13）大黄15克，川芎9克，茶叶3克，水煎服，每日1剂。

（14）生石膏9克，生地黄6克，青皮、大黄各3克，牡丹皮、柴胡、枳壳、栀子各2克，荆芥、防风、甘草各0.6克，水煎服，每日1剂。

（15）柴胡、细辛、辛夷、乳香各3克，升麻、天花粉、枳壳、连翘、黄柏、厚朴、酒大黄各9克，水煎服，每日1剂。

（16）火硝、石膏各12克，大黄15克，柴胡、栀子、甘草各9克，水煎服，每日1剂。

（17）熟地黄60克，当归、牛膝各15克，肉桂10克，水煎服，每日1剂。

（18）红霉素2片，消炎痛1片，甲硝唑2片，地塞米松2片，每日4次，连服3日。

3. 肝火

（1）地骨皮、桑白皮、夏枯草、甘草、香附各30克，水煎服，每日1剂，连服3日。

（2）茵陈、地骨皮各50克，加水600毫升煎15~20分钟，滤液沸后煮鸡蛋（男1枚，女2枚），水煎服，每日1剂。

（3）水葱30克，鸡蛋2枚，水煎服，每日1剂，连服3~8日。

（4）生气痛：夏枯草30克，滑石15克，生甘草10克，水煎服，每日1剂。

（5）丹参30克，水煎服。

（6）蒸大黄12克，当归、山楂肉各9克，醋半夏7克，川芎、白芷、柴胡、盐知母、酒黄柏各10克，川断6克，肉桂2.4克，姜引，水煎服，每日1剂。

4. 虚火

（1）生地黄、白芍各15克，升麻10克，大黄5克，水煎服，每日1剂，连服2剂。

（2）兼心烦：生石膏、怀牛膝、代赭石各30克，薄荷12克，水煎服，每日1剂。

（3）红糖、豆腐各适量，炖后服。

（4）熟地黄、生石膏、夏枯草各30克，蒸首乌、玄参各15克，辽细辛、防风、薄荷、大黄各6克，水煎服，每日1剂，连服1~2次。

（5）入夜痛：当归、牡丹皮、青皮、生地黄、荆芥、防风、甘草各12克，生石膏30克，水煎服，每日1剂。

（6）元肉125克，黑豆100粒，水煎服，每日1剂。

（7）生地黄、熟地黄、川芎各20克，细辛3克，白芷15克，蜂房1个，甘草10克，水煎服，每日1剂，连服3~5剂。

（8）熟地黄、玄参、煅石膏各30克，水煎服，每日1剂。

（9）生地黄、熟地黄各30克，大黄、地骨皮、骨碎补各15克，水煎服，每日1剂。

（10）加味六味地黄汤：熟地黄15克，炒山药、蒸萸肉、玄参各6克，茯苓5克，牡丹皮、酒知母、盐黄柏、煅石膏、炒川芎各3克，细辛2克，水煎，饭后服。

（11）熟地黄、酒当归、酒生地黄、酒川芎、甘菊各10克，蔓荆子、醋石决明、牡丹皮、炒牛膝、黑栀子、防风、薄荷各2克，水煎服，每日1剂。

（12）熟地黄 24 克，煅石膏 15 克，玄参 5 克，甘草 3 克，水煎服，每日 1 剂。

（13）劳累后牙痛加重属气虚，服补中益气丸。

5. 肾阳虚

（1）干姜、良姜、紫苏、麻黄各 10 克，水煎服，每日 1 剂，连服 3 日。

（2）薄荷、肉桂、细辛、良姜各 10 克，共为细末，分 3 次煎服。

（3）附子理中丸，照说明服。

（4）茜草 30 克，红糖引，水煎服，每日 1 剂。

（5）肉桂 9 克，黄连 9 克，白糖引，水煎服，每日 1 剂。

第二节　急性牙周脓肿

急性牙周脓肿即“牙疔”“穿牙疔”“穿牙痈”，脓肿常生于两旁牙缝内，初期如粟米，连腮痛，龈红、光亮、肿胀，其后肿如豆，齿牙动摇，龈缝流脓，甚者发热，舌下淋巴结肿大。

参照牙龈炎及坏死性龈炎的治疗方法。

第三节　慢性牙周脓肿

慢性牙周脓肿即“牙菌”。生于牙龈，其色紫黑，或暗红，其形高低似菌，牙龈生有瘘道，流脓不断。

参照牙龈炎及坏死性龈炎。

第四节　急性牙槽脓肿

急性牙槽脓肿即“牙痈”“牙痈风”。初起牙龈微肿，继之红焮高肿，腐溃流脓，甚则腮颊颐肿，齿动而不能合，牙床肿硬，兼有身热、口渴、便秘症状。

（1）鱼腥败酱虎楼汤，口服。

（2）参照脓肿治疗方法。

第五节　智齿冠周炎

智齿冠周炎即“牙咬痈”。起病急，尽根牙龈红肿，流脓，牙关拘紧，齿不能开，甚者形寒、身热、口干、便秘。

（1）马鞭草 30 克，水煎服，每日 1 剂。

（2）大黄30克，芒硝100克，虎杖20克，重楼15克，甘草20克，水煎漱口，每日数次。

（3）黄连、当归、生地黄、牡丹皮、地骨皮、虎杖、重楼各15克，生石膏50克，水煎服，每日1剂。

第六节　下颌骨骨髓炎

下颌骨骨髓炎即“骨槽风”“牙叉”“牙叉发”。起病或急或缓，初觉腮颊隐痛，肤色不变，继之漫肿坚硬，经久不愈，身有潮热，之后皮肤日增红肿，牙关紧急，饮食困难，最后自溃，溃后流脓，难以愈合，患侧下唇麻木，牙齿松动或脱落。

（1）凉膈散：大黄、芒硝、栀子、连翘、黄芩、甘草、薄荷、竹叶各10克，研末，每次6克，每日2次。

（2）苍术、白附子（面包火煨）各30克，白芷、细辛、麻黄、甘草各9克，薄荷6克，共为末，每次服6克，黄酒下，服后出汗。

（3）黑老婆虫焙研细末，用香油拌外涂。

（4）雄黄3克，白矾（飞）0.6克，共为细末，装入牙猪苦胆内阴干贴之。

（5）新鲜合欢皮，煎后漱口。

（6）已溃，红升丹做成锭子药外用，后用收口药。

第七节　坏死性龈炎

坏死性龈炎即“牙疳”。初起牙龈红肿，剧痛流涎，臭秽难近，恶寒发热，继之牙龈腐烂出血，覆盖灰白或灰黄色薄膜，揩之出血，牙根宣露，牙齿松动。

（1）人中白9克，雄黄、冰片各1克，元寸0.5克，共为细末，外搽患处。

（2）明雄、明矾共为细末，先用米泔水洗净后，外搽患处。

（3）人中白6克，黄柏、薄荷、青黛各2克，冰片1克，共为细末，先洗后搽。

（4）人中白6克，青黛1克，黄柏3克，牛黄0.3克，冰片1克，寒水石6克，白僵蚕1.5克，研为细末，入瓷瓶用。

（5）旱莲草60克，生白矾、枯矾、生石膏、熟石膏各15克，共为细末，外搽患处。

（6）白矾装入五倍子内，煅后同研外撒。

（7）人中白9克，铜绿1克，雄黄1克，元寸0.45克，冰片1克，共为细末，外搽患处。

（8）硼砂、枯矾3克，芦荟1.5克，青黛、雄黄、轻粉各0.6克，泥片0.3克，共为细末，外敷患处。

（9）人中白9克，黄连、青黛、天花粉、硼砂3克，儿茶3克，薄荷、甘草各1.5

克，牛黄、珍珠各0.6克，冰片0.3克，共为细末，先洗后涂。

（10）五倍子炒焦30克，枯矾、铜绿各3克，共为细末，先以米泔水洗净，掺之。

（11）黄柏、花椒、柏仁各3克，共为一处，水煎漱口，不可咽下。

第八节　坏疽性口炎

坏疽性口炎即“走马牙疳”“痧豆口疳”“走马疳”“水癌”，婴幼儿痘后体虚，自牙龈开始，迅速黑腐，快如走马为主症。

（1）青黛、黄柏、薄荷各0.6克，儿茶、人中白各3克，去掉口腔白膜后吹药。

（2）胆矾3克，生矾1.5克，麝香0.3克，为末外用。

（3）五倍子、青黛、枯矾、黄柏等份为末，盐汤漱口后，外搽。

（4）乳香、没药、儿茶各9克，鸡中金、冰片各少许研极细末。先用米泔水漱口数次后，撒药面，每日3次。

（5）人龙在瓦上焙干，研极细末，加青黛少许研匀吹入即愈。

（6）黄柏、铜绿研细末，加水漱口。

（7）口服马乳，牛乳、羊乳亦可。

第九节　牙本质过敏症

牙本质过敏症是牙齿受到物理、化学等刺激，比如冷、酸、甜、尖硬物刺激时，引起酸痛症状，它不是单独的疾病。

（1）荜拨6克，白芷12克，细辛6克，良姜8克，花椒6克，五倍子15克，海螵蛸20克，共为细末，在60%乙醇250毫升中浸泡1周，放入棕色瓶内，每隔1日用棉球蘸搽2分钟，连用3次。

（2）鲜葱叶嚼之。

（3）大黄15克，白酒15毫升，兑白开水至满杯，反复冲喝。

（4）黑豆30克，水煎服，连服30日。

（5）醋糖各半，放入瓶内搅成浓浆，饭前服15克。

（6）细辛3克，徐长卿10克，水煎漱口。

第十节　龋　齿

龋齿常是由于睡前吃糖类食物或久病体弱，导致牙本质或牙髓出现过敏疼痛，甚至牙髓炎、根尖周炎、牙槽脓肿等表现，局部见沟窝变黑、龋洞形成、牙髓病变等。

（1）丁香适量，研为细粉，棉球蘸后塞入龋洞。

（2）薄荷6克，花椒9克，用水拌匀放在瓷碗内，后将樟脑3克研细置上，将碗合住，用纸封好碗口，炭火升，青烟出为度，取碗上升起之药，瓷瓶收藏，外搽。

（3）柏树二层皮适量，焙干捣碎，装入旱烟袋内吸满口勿咽，停一会儿吐烟，再吸。

（4）葱籽适量，点燃后，烟熏患处。

（5）白芷、板蓝根各3克，花椒5克，樟脑9克，共末火纸卷熏之。

（6）苦参、野槐条煎水漱口。

（7）棉花籽点燃，余烬按牙。

（8）夏枯草、桑白皮、香附子、生甘草各30克，水煎服。

（9）大枣、江豆各适量，水煎服。

（10）韭菜籽1撮，煎后熏洗。

第十一节　牙龈出血

牙龈出血即“牙宣”，牙龈在吸吮、刷牙、咀嚼较硬食物时出血，唾液中带血丝，甚至自发性出血者称为牙龈出血。多为慢性炎症（如牙周炎、牙髓炎），菌斑、牙石刺激，过敏因素，内分泌紊乱等因素所引起。

（1）苋菜（云纤菜）若干，晒干，烧炭研为末，外撒出血处。

（2）草决明水煎漱口后，蒺藜根适量，焙焦研细，撒患处。

（3）荆槐散：荆芥穗、槐花各等份，研细为末搽之。

（4）纸包蟾酥少许，按之。

（5）大黄适量，研细，外撒。

（6）生石膏30克，黄柏15克，五倍子15克，儿茶6克，水煎至200毫升，每次漱口5～10分钟。

（7）枸杞子20克，水煎连渣服。

（8）牙齿松动诸方适用本病。

（9）外撒冰硼散。

第十二节　牙齿松动

牙齿垂直方向活动范围不超过0.02毫米，若超过即为牙齿松动，主要有牙周炎及牙根本身病变引起，症见咀嚼无力、不适、牙齿疼痛等。

（1）羊骨100克，盐20克，水煎，凉后漱口，每日数次。

（2）牢牙散：当归、川芎各30克，青盐、细辛各2克，冰片少许，共为末，清晨搽牙，满口漱良久，亦可咽下。

（3）固齿丹：五倍子、甘草、黄柏、薄荷、儿茶各1克，龙骨0.6克，蔗皮灰、人中白各 1.5 克，青黛、枯矾、冰片各 0.3 克，黄牛粪（炙存性）1 个，共为细末，外搽。

医学心悟

第一节 理 悟

一、学好中医基础理论是打开中医之门的金钥匙

中医的根是中国文化，中国文化的基础是天人合一，是宏观地看天、地、人；中医基础理论是中国文化的一部分，是经过实践验证的结晶，是应用科学；中医基础理论的根是四大经典，是无数专家、学者反复研究、推敲、归纳的结果，是厚积薄发的结晶。

那么，在人生短暂的几十年中，如何使宝贵的时间，产生超强的效益呢？我们必须找出成功的捷径，捷径是将厚书读薄，而中医四大经典的薄书就是《中医基础理论》。只要学好中医基础理论，就能基本把握临床各科、各病的生理、病理、诊断、治法等。

二、师承是快学中医的捷径

师承是创新的源泉，熟练地掌握、运用老师的经验，可以少走弯路或不走弯路，抄近路。

师承要看门道，要不耻下问，多提疑问；问后，要查一下出处，翻阅一下有关资料，从理论上解释清楚。再带着问题求教老师，让老师再说得透彻一些。学学问问，问问学学，就叫学问，时间长了，就成了有学问的人。

师承不要照搬，要学其法，回头找中医的基本理论解释，找它的诀窍和独到之处，要破除迷信，掌握实质，忌讳人云亦云，知其然不知其所以然。

师承也要搞中西医结合，理论与实践结合，辨病与辨证结合，药物性能与药理分析结合，通过继承求发展。

师承犹如师古，师古而不能泥古，前人的书是好，但也是人写出来的。昨日之今人乃今日之古人，今人是明日之古人。历史的局限性，知识的片面性在所难免，要继承科学的，抛弃唯心的、迷信的东西。

师承后，要将老师的经验，通过自己再经验。验证时多问为什么，成功了，悟一下，失败了，也要悟一下。经过反复推敲、感悟、归纳及不断实践，不断修订，不断完善，最后变成自己的东西。

总之，一个好的行之有效的经验，就像一块钢，只有经过千锤百炼，才能成为好钢。

三、阴阳学说是中医理论的总纲领

有人说中医是阴阳先生，说对了。不管内、外、妇、儿哪个科，也不论眼、耳、鼻、舌、口、皮、毛、筋、骨、肉哪个病，其生理、病理、诊断、治疗的理论基础都是阴阳学说。

一个中医，如果不懂阴阳，犹如盲人摸象，很难知道疾病的真相。而掌握了阴阳，就会以不变应万变，就会在临床中举一反三，游刃有余。

调理阴阳是中医治病的关键。“阴平阳秘，精神乃治”，阴平阳秘意味健康，治疗过程就是平衡阴阳、平衡寒热、平衡内外、平衡上下、平衡升降的过程。调理阴阳的方法是：阳病治阴，阴病治阳，损其有余，补其不足，寒者热之，热者寒之，调阴顾阳、寒药佐热、外病调内、治下安上等。

换言之，阴阳学说的理论实质是一分为二、对立统一、互相转化的辩证理论，朴素地、辩证地阐明了人类生命的起源、本质、生理、病理、诊断、防治等规律。

四、衷中参西，是出成果的一条道路

中医现代化不是西医化，将中医的道理用现代化的语言解释清楚，让人听明白，中医就现代化了。任何一味药，任何一个方剂，任何一个中医领域的道理，应用时都要结合一下西医。理论结合不要忘记中医的精髓，整体观念，辨证论治。实践结合不要忘记以中药治疗为主。

中西医各有所长，各有所短。都不要夜郎自大，更不能坐井观天。有的西医说，中医不治病，只是安慰剂，那是他没读那家书，当然就不识那家字，因为隔行如隔山。有的中医说，西医只会治急病，不会治慢病，那是他没干过西医。

因此，中医要做贡献，想出成果，就必须热衷于中医，参考西医，中西医结合，取长补短，扬长避短。

五、西医学习中医的诀窍

有一位名西医问我索要中医看病的诀窍，我说：别按你西医那一套，就按中医的阴阳、五行、病因、脏腑、八纲等基本理论去认识疾病、处理疾病，那么你就掌握了诀窍。有的医生搞中西医结合，但又过分强调西医的理论，结果束缚了自己的手脚，影响疗效。我举几个例子说一下。

1. 贫血 西医治小细胞性贫血补铁，大细胞贫血补维生素 B_{12}，再生障碍性贫血兴奋骨髓；中医则认为气能化血，精能化血，当归补血汤、十全大补汤、参附汤虽不含铁，也不含维生素 B_{12}，却收效显著。

2. 支气管炎 支气管炎虽是病原体导致的炎症，但不一定需要消炎，抑制和杀灭病原体。依据肺不虚不咳、脾不虚不久咳、肾不虚不咳不喘的道理，不用清热解毒的药物，采用补肺、脾、肾的方法，使顽固性咳嗽痊愈。

3. 冠心病 冠心病活血化瘀是基本治法，为中西医之共识，然而因体质之不同、兼症之区别，应采取不同的治法。诸如阳虚温阳，用附子、肉桂；脾虚益脾，用人参、黄芪；痰湿化痰，用半夏、橘红等。

4. 破伤风 破伤风是破伤风杆菌导致的疾病，西医选破伤风抗毒素，而中医则用益气解表的方法，使毒邪自内向外排出，往往起死回生。

5. 慢性结肠炎 慢性结肠炎不能只从局部的渗出、增生、溃疡考虑，要从脾的运化失职、肾的开阖失司、小肠的泌别清浊功能失常等诸多方面考虑。

6. 胆囊炎 虽为炎症，但不以抗菌为主，应考虑肝的疏泄功能失常，腑气不通，就会胁痛、恶心、呕吐，只要疏肝通腑，则胆囊炎症自除。

7. 痔疮 痔的形成多是久坐久立，导致中气下陷，加上过食辛辣厚味、肛门不洁、便秘等因素，致痔核红肿热痛。应用补脾、升陷之法可使痔核上收；应用解毒、活血、消肿的中草药煎汤坐浴，可使痔核变小。

8. 高血压 西医治高血压，采用镇静、降压、利尿之法。中医不用上方而血压自降。如水不涵木，用滋水涵木法；阴盛于下，格阳于上，用温下清上法；热扰神明，用清热法；瘀血内阻，用活血化瘀法；心肾不交，用交通心肾法；脾虚肾寒，用补脾温肾法；肝阳上亢，用镇肝潜阳法；冲任不调，用调补冲任法等。

六、治病要有特色

业医，必须有特色，说大了叫体系，说小了叫个性，尤其是中医。有自己的看病技巧、用药规律、体会经验。这就是社会上常说的“不怕千般会，就怕一招鲜”，于是就有诸如“温热派”“附子先生”“寒凉派”“大黄先生”“逍遥先生”“六味先生”“补中先生”“越鞠先生”等各种派别。体系的形成首先要博采众方，即所谓“普遍撒网”，然后经过不断实践、不断完善，方可“重点得鱼”。

辨病与辨证相结合，家传方与老师方相结合，中药药性与现代药理作用相结合，尽量多用土单验方，尽量不用贵重药，是我用药的基本原则。如补气的四君子汤加黄芪、肉桂、陈皮，达到补气快、副作用少的目的；理气的逍遥丸，将茯苓改为茯神，再加麦麸，以偏重安神；治脾虚型腹泻，不用参苓白术散，而用车术汤（车前子、白术），加附子、地锦草而起到前利后涩、益气温阳的作用。结合自拟方剂，如益气强督汤治脾肾虚弱，补肾调冲汤治月经不调，黄芪益枳生化汤治产后诸症等。

七、高度重视体质因素

与生俱来的体质决定一生的好发疾病，因此，个体化养生，防患于未然，针对性治病，治病则见效快。分体质用药可矫正亚健康状态，预防疾病发生、发展，杜绝、减轻易患疾病。

将人体分为健康型、气虚型、血虚型、阴虚型、阳虚型、气郁型、血瘀型、痰湿型、湿毒型、过敏型等十种体质，每一个人都有一种主导的体质特征。仔细观察自己的吃、喝、拉、撒、睡，喜、怒、忧、思、悲、恐、惊，眼、耳、鼻、舌、口，皮、毛、筋、骨、肉，分析一下，琢磨一下，就会大体知道自己是什么体质。了解个人体质的核心，实行个性化养生，跨越等待我们的疾病陷阱，从而达到健康长寿的目的。

健康体质的特点：体态壮美，矫健有力，脸色红润，头发光泽，耳聪目明，声音洪亮，喜笑颜开，作息有节，饮食得度，倦而能睡，醒而神清，二便正常，舌淡红、苔薄白，脉和缓有力。

偏激体质分为九种：

（1）气虚体质者，四肢无力，精神倦怠，容易疲乏，气短心慌，声音低弱，动则汗出或劳累后烦热，易感冒或反复感冒，时有食欲不振。舌质淡白或有齿痕、舌苔腻。

（2）血虚体质者，心悸失眠，头晕目眩，面色无华，妇人月经不调，量少或经闭不行，脐腹作痛，崩中漏下，或妊娠胎动不安，或产后恶露不下，脉涩，舌淡。

（3）阴虚体质者，头晕目眩，烦躁失眠，齿痛发脱，耳鸣、咽干，两颧发红，五心烦热，遗精、盗汗，劳嗽，消渴，梦交，须发早白，或腰痛、脊背痛，男痛引睾丸，女痛引少腹，或经常便秘。或性交后头痛，用脑后口干，或健忘，或足跟痛，或爪甲干枯，或月经量少等。

（4）阳虚体质者，气怯神疲，少腹拘急，腰痛腰酸，半身以下常有冷感，小便不利或小便反多，大便不实，泻痢频作，肢节麻痹或水肿，舌淡，体胖，脉弱。

（5）痰湿体质者，体胖腹大，额头油光，脱发，肿眼泡，身无力，易汗出，或胸脘痞闷，或嗜睡纳呆，或口香口甜，苔腻，脉滑。

（6）湿毒体质者，心悸易烦，口苦腹胀，恶心纳呆，大便不畅，小便短黄，男性阴囊潮湿，女性白带增多，面见青春痘，多有嗜酒史，易患疮疖、黄疸、热淋等病，舌质偏红、苔黄腻，脉滑数。

（7）气郁体质者，急躁、易怒、愤世、自责、郁闷、太息、忧愁、欲哭、情感脆弱、敏感多虑，或两胁作痛、头痛目眩，或月经不调、乳房胀痛，苔薄白，脉弦。

（8）血瘀体质者，皮肤粗糙干燥，身体某部时有疼痛，牙龈容易出血，或色素沉着，或皮肤瘀斑，或失眠、心烦、胸闷，或心悸、怔忡，女性月经色暗有块，或痛经、闭经，舌暗红，边有瘀点或瘀斑，唇暗或两目暗黑，脉涩或弦紧。

（9）过敏体质者会出现打喷嚏（如冷空气过敏），咳嗽（如苯过敏），哮喘（如花粉过敏），腹泻（如大豆过敏），阴痒（如精液过敏），荨麻疹，紫癜，水肿等，针对不同过敏原有不同表现。

八、健康长寿的三大要素

健康要素为自然因素、环境因素、人的因素。

（1）自然因素，主要有和煦的阳光（蓝天、白云），鲜活的空气（负氧离子含量高），优质的水源（如清新、弱碱，含有利于人体的矿物质）。生活在这样的环境下，人就不生病或少生病。相反，密切接触烟雾、工业废气、汽车尾气，喝污染的水就易得癌症。

（2）环境因素，弦振活体流场，磁场使微量元素与人体交合与再造，绿水青山使负氧离子增加，人就不生病或少生病。而微生物微粒、放射性元素、固体微粒、无机溶解物、有机化学制品等可导致饮水污染，施用硝酸盐化肥可导致土壤污染，人就易病。

（3）人的因素，主要要保持心态平衡，科学饮食，适量运动。首先，心态要平衡。放下困扰与纷争，心态归零，快乐是一种能力，兴趣是长寿的关键。爱是和谐之本，人类要重拾友善，唯仁者寿。贪婪与私欲会毁灭人类，历来唯利是图的商人不懂得养生。心态不平衡的人容易患精神、神经系统，癌肿等疾病。其次，要科学饮食。最好的药物是营养，适当饥饿是长寿的妙诀，科学饮食是长寿的法宝。如喝牛奶补钙、吃核桃养脑、食洋葱防癌等。过食肥甘厚味、嗜酒的人易患高血压、冠心病、糖尿病。

癌肿致因往往是口服含添加剂的食品，如用硫黄熏蒸馒头，加膨松剂（高铝）油条，加防腐剂、水分保持剂的月饼，加甜味剂的饮料，加着色剂的腌菜，被霉菌污染的食品，熏烤的肉食，高脂肪，高盐，饮酒，饮水污染，蔬菜农药残留等。最后要适量运动。适量说到底是度的问题，运动忌太过与不及。顺应自然、起居有常，动以养形、静以养神，节制房事、保精护肾，日行万步，不破坏生物钟。

总之，“物竞天择，适者生存”。把握三要素，就必然健康、长寿。

九、心态好是防病的关键

弘扬“利导”思维，控制“弊导”思维，力求避免怒、忧、思、悲、恐、惊对人体的伤害，保障“元神之府”对五脏六腑、四肢百骸的调控能力。

(1) 怒，人的一生，烦心事十有八九，要顺其自然，处之坦然。我的一位患者，年仅 50 岁，患有高血压病，他总是看不惯社会，看不惯别人，动辄暴跳如雷，终因吵架导致脑出血而死亡。

(2) 忧，我还见过一位患者，相信“生死轮回”，答应骗子将辛辛苦苦半辈子挣来的钱捐出来，准备下一辈子花。可仔细一想，自己拼搏一生，用血汗换来的钱咋能让别人夺走呢？不捐吧，答应人家啦，况且又是下一辈子自己花的，极其矛盾的心理使她彻夜不眠，不思饮食，形体憔悴，生不如死。

(3) 惊，有一位患者，本来作息正常，生活规律，可突然有一日梦与人交，青春年少，偶有一次，并非怪事，可此人偏让算命者解梦，解者危言耸听，谓之妖魔缠身，致使此人心惊肉跳，疑神疑鬼，夜不能寐。

(4) 悲，一位意外丧夫的女性患者，整日哭哭啼啼，悲痛欲绝，不到三个月，就患肺癌，不出一年，就被病魔夺去了生命。

笑一笑，十年少，愁一愁，白了头，让笑带来健康，让乐换来长寿。

十、无病防病，有病防变

常言说：无病了，防患于未然，将疾病消灭在萌芽状态。有病了，掌握疾病的转变规律，使疾病好转向愈，而不能或尽量避免向坏的方面转化。

如有流产病史的患者，孕前要吃药，以提高精子、卵子的质量，提高受孕的能力，提高养育的水平。孕后要吃药，要吃过易流产月份最少一个月。补脾、肾、气、血；补冲、任、督、带。提高脾气的升提功能，提高肾气的生殖、生长、发育功能，提高气统帅血的功能，提高血生气的功能，让冲脉聚血养胎，让任脉妊养胞胎，让督脉温煦发育，让带脉约束诸脉。

十一、发现疾病征兆，掌握转变规律

长期坐在电脑旁工作易患颈椎病，要学会做颈部保健操；肥胖人易患高血压、冠心病、糖尿病，要科学饮食和加强锻炼；多吃海鲜及啤酒的人，易患痛风，要控制饮食，活血化瘀；有习惯性便秘的人易患痔疮、胆囊炎、阑尾炎等，要注意保持大便通畅；高血压患者易致脑血管意外，要避免精神刺激，规律生活，容易大喜大悲的社会活动尽量不参加或少参加，若参加也要预防性服药。

癌症患者早期都有信号。肝硬化患者右上腹刺痛，或进行性消化不良要警惕肝癌；慢性胃病突然出现食欲下降、消瘦要警惕胃癌，中年以上女性出现脓性或洗肉水样白带应警惕宫颈癌；下坠感明显兼大便下血应警惕结肠癌；吸烟人有刺激性呛咳或痰中带血应警惕肺癌；进食时胸骨后闷胀、灼痛、有异物感应警惕食管癌；单侧鼻塞、鼻衄、耳鸣应警惕头颈部肿瘤；疲乏、消瘦、低热应警惕血液系统肿瘤；发热、出血、贫血是淋巴系统肿瘤的早期症状；骨关节或全身不明原因的疼痛是骨骼系统肿瘤早期症状。

十二、扶正是治病的法宝

正气存内，邪不可干。满席正人君子，岂容小人在座！要提高免疫功能，补先天之本肾，养后天之本脾，能防范疾病发生，治愈许多疑难杂症。

（1）感冒经久不愈：多属脾虚，即土虚，土不生金所导致，用培土生金的治疗方法，感冒即愈。

（2）慢性支气管炎：肺不虚不咳，脾不虚不久咳，肾不虚不咳不喘，久咳不愈补先天之本脾，咳伴喘息养后天之本肾，多能收效。

（3）冠心病：冠心病以气虚血瘀型最为多见，通过益气养血的方法，则心慌气短症状改善，脉络瘀阻通畅。

（4）高血压：传统认为，高血压多属肝阳上亢，而产后高血压多属血虚生风，只有益气生血，血压才会恢复正常。

（5）重症肌无力：是病因不明的疾病，只要长期不懈地运用补脾益肾的扶正方法，会使该病痊愈。

（6）皮肌炎：是结缔组织疾病，往往危及生命。依据脾主肌肉的道理，补益脾气，依据先天养后天的道理，温补肾气，坚持一年，疾病可愈。

（7）泌尿系统感染：虽是病原体导致的慢性炎症，但抗生素解决不了复发的问题，按照肾虚不能化气行水，选化气行水的方剂治疗，往往药到病除，且能避免复发之苦。

（8）严重腹胀：腹胀治疗，初学者，往往用理气消胀的治疗方法，实际上多是脾不运化的缘故，只需补中益气则腹胀自除。

十三、最好的治疗方法是锻炼

人就那么高，那么宽，那么厚。构造无非皮、毛、筋、骨、肉，窍道无非眼、耳、鼻、舌、口。药物治疗只是治病的一种途径，但不是唯一的途径。从防病角度看，最好的防病方法是锻炼。从治病角度看，锻炼也是一种最好的治法。比如治疗过敏性鼻炎，对冷空气过敏的患者，主要是耐寒锻炼，秋天后，开始用冷水洗头、脸，加上坚持每日揉按上星、合谷、迎香诸穴，疾病就会痊愈。治疗脑血管病，可以采取快走、跑步等运动方式使身体微微汗出；反复梳头；电热加温帽烘热头部等都能改善脑部血循环，在某种程度上说每一种有效的锻炼相当于吃一服中药的疗效。再比如高血压患者，晨起测血压，然后登山步道，运动后测血压，血压就会下降10~20毫米汞柱。每天坚持跑步。因为跑步是有氧运动，可以加快呼吸、心跳次数，呼出二氧化碳，吸进新鲜氧气，提高心肌收缩力，增强心血流量，促进新陈代谢，加快组织、系统的吐故纳新，降脂、降压、减肥，预防冠心病的发生。另外，拍胸（不要拍在胸骨后心脏的部位），要拍肩胸处，每日 100 次，可预防患冠心病，治疗轻度冠状动脉供血不足。关节病要坚持压腿，活动颈椎、肩关节、肘关节、腕关节、髋关节、膝关节、踝关节，坚持可预防颈椎病、骨股头坏死、膝关节骨质增生及所有关节的退行性病变。前列腺增生患者可以常揉搓会阴部及腹股沟处，俗称“裤裆功”，旺盛前列腺血液循环，预防和治疗前列腺增生等。

十四、营养是最好的药物

科学饮食既可防病，又可治病，因此说营养是最好的药物，重视“食疗”，往往使疾病好于不知不觉之中，不重视食物的调配，可导致许多疾病。曾有一位 20 岁的未婚女患者，14 岁月经初潮，正常行经 3 年，因为减肥，2 年不吃鸡蛋、肉，引起闭经 3 年及眼角膜软化症。

科学饮食是健康的关键，是防治疾病的金钥匙，“会吃”吃出健康，“不会吃”就得疾病。如何把食谱设计简单化，食品多样化，将食物变成享受，通过食物防治疾病呢？其实很简单，就是把所有食品分为十类，采用一般与特殊相结合的方法，把现代的、科学的营养规则应用到日常生活中去。

具体为三句话，“称体重，定胖瘦。看强度，算热量。分份数，理三餐。”

1. 称体重，定胖瘦

（1）计算标准体重：标准体重 = 身高（厘米）－105 =（千克数）

（2）判断胖瘦：多于或少于标准体重的 10% 以内为大致正常。超过正常值 10%～20% 为偏胖，大于 20% 为肥胖。

2. 看强度，算热量

（1）判断活动强度：将不同的工作分为轻体力劳动、中体力劳动、重体力劳动、生活自理和卧床五种。

（2）计算总热量：千卡（非法定计量单位。1 千卡 = 4.184 千焦）/千克×理想体重

轻体力劳动每千克体重每天需 30 千卡热量。体瘦者加 5 千卡，体胖者减 5 千卡。卧床人减 10 千卡，中体力劳动加 5 千卡，重体力劳动加 10 千卡。

3. 分份数，理三餐

（1）一个食品交换份的相关食品数量。食品交换份是将食品按照来源、性质分成几大类，同类食物在一定重量内所含的蛋白质、脂肪、碳水化合物和能量相似，不同类食物所提供的能量也大致相等。把所有食品分为十类，每份所产生的能量都是 90 千卡。

1）谷薯类：干者 25 克，湿者 35 克。

干者：大米、小米、糯米、薏米、高粱米、玉米、绿豆、红豆、豌豆、黑豆、荞麦面、挂面、面粉。

湿者：即谷薯类的加工品。油条、油饼、烧饼、烙馍、馒头、生面条等。

2）肉类：火腿25克，猪肉、牛肉、羊肉均为50克，鱼80克，兔肉100克。

3）蛋类：60克，一般1枚鸡蛋。

4）奶类：鲜奶160克，一般1袋220毫升的牛奶折合1.5份，奶粉20克为1份。

5）豆制品：北豆腐100克，南豆腐150克，豆浆400毫升。

6）蔬菜：一般叶子菜500克，萝卜、青椒400克，南瓜、菜花300克，洋葱、蒜苗250克，毛豆、豌豆70克，山药、藕50克。

7）水果类：苹果200克，香蕉150克，西瓜500克，草莓350克。

8）硬果类：杏仁30粒，核桃仁3个，花生米30粒，葵花籽25克。

9）油脂类：香油、花生油10克。

10）酒类：白酒25克，啤酒180克，葡萄酒75克。

（2）确定食品交换份数：每日需交换份数=每日所需的总热量/90千卡。

（3）进行三餐分配。原则是早上吃饱，中午吃好，晚上吃少。

（4）主、副食分配。主食量产热比不能低于50%，1 200千卡的主食量约为150克，1 600千卡的主食量为250克。多100千卡，主食量增加12.5~25克。

举例：

张某，某机关干部，65岁，已退休，身高170厘米，体重80千克。

步骤1：计算标准体重。标准体重=170-105=65千克

步骤2：判胖瘦。80千克-65千克=15千克，80千克，超重15千克，15/65=0.23超重比例为20%以上，属肥胖。

步骤3：判断活动强度。属于轻体力劳动。

步骤4：计算每千克体重每天所需的热量。30千卡热量（正常人）-5千卡热量（胖人）=25千卡热量。考虑减肥因素，可按每千克体重22千卡计算，65千克×22千卡=1 430千卡。

步骤5：计算食品交换份。1 430千卡/90千卡=16份

步骤6：理三餐。主食9份，副食7份，早6份，午6份，晚4份。

步骤7：制定食谱（举例）。

早：鸡蛋1枚，牛奶1袋，苹果1个，蔬菜200克，油5克，馍35克，汤中粮（稀饭中加粮食的数量）35克。

中：肉50克，豆腐100克，蔬菜200克，油10克，馍70克，汤中粮35克。

晚：稀面条50克，硬果25克，大枣3个，苹果200克，油3克。

年轻人学会吃饭，就会面色红润，体态健美，气质、风度、形象俱佳。中年人学会吃饭，避免高血压、肥胖、冠心病、糖尿病、脂肪肝、痛风等疾病的发生、发展、转化。老年人学会吃饭，就意味着长寿。“有钱难买老来瘦”，血管壁没有赘生物，血液不黏稠，血流通畅，心、脑、肾健康。

十五、常见疾病的食疗方法

现将临床常见症状的食疗方法予以叙述。如恶心，服生理盐水，熬小米稀饭加竹叶；便秘，多吃蔬菜、香蕉、蜂蜜，也可饮冷开水、牛奶、西红柿、醋等；腹泻，寒

证多吃姜，热证多吃蒜；低热，吃些白菜圪垯；疲倦，吃山萸肉、元肉；眩晕，多吃芹菜、绿豆芽、鬼针草、猪毛菜；感冒，多吃蛋黄、干鱼；白带多，多吃山药、扁豆、薏苡仁；心烦，多吃百合、麦麸、蒲公英；腰痛多吃黑豆、茴香、薏苡仁；腿抽筋，多吃胡萝卜、紫菜、蛋黄、小鱼、牛奶；水肿，多吃冬瓜、鲤鱼、绿豆、赤小豆等；滑胎多吃花菜、莴苣、韭菜、鸡肉；男女性功能减退，多食羊肉、核桃、豆浆。

十六、泻下排毒是多种疾患的克星

致病的病原体有病毒、支原体、衣原体、细菌、真菌、螺旋体等，西医要进行细菌培养，药敏试验后，才能用药，选择敏感抗生素。中医排毒，依据寒热、汗出情况，大、小便情况，口渴与否，饮食等情况，虽是朴素的诊断方法，但只要对症下药，毒素就会排出。

有一位发热 8 日，高热不退的住院患者，8 日未解大便，只用了一剂三黄汤，热退身安。有一位阳明经证的发热患者，身大热，口大渴，汗大出，脉洪大，白虎汤 3 剂病除。胆囊炎，用三黄片，只要大便通畅，就能逐渐痊愈。

阑尾炎、胰腺炎、泌尿系统感染等均可泻下排毒而愈。甚至经络、气管、血管、胆管、肠管、尿管、精管、卵管、汗腺管等管道的毒素只要排出，就可通畅无阻，百病不生。如脑血管意外用三化汤，支气管炎用肥儿丸，输卵管炎用鱼腥败酱虎楼汤，痤疮用三黄巨胜汤等，都含有通便排毒的成分。正所谓“有病无病，打扫干净”“要想长生，腹内常空”。

十七、异病同治，同病异治

西医以微观见长，中医以宏观著称。阴阳学说是纲，因此不管内、外、妇、儿，各科遵循的是一个理论。因此，临床上不一样的疾病用相同的方法治疗，一样的疾病用不同的方法治疗。

以脾虚导致的内科常见病为例：久治不愈的感冒（土不生金），支气管炎（脾虚生湿型），肺气肿（肺脾两虚型），顽固型痢疾（噤口痢），慢性结肠炎（脾阳虚型），慢性肝炎（见肝之病，知肝传脾，当先实脾），冠心病（气不行血），高血压（冲任失调型），心力衰竭（气虚不行血），慢性胃炎（脾气不足），呕吐（脾虚导致升降失常），急性肠炎（脾虚不能分别清浊），习惯性便秘（脾虚运化失职），腹胀（脾虚不运），肾盂肾炎（脾虚气机不利，转输失职），顽固性口渴（气化失职），贫血（气虚不化血），发热（脾气虚型），膈肌痉挛（脾阳不振型），中风后遗症（气不行血），面神经麻痹（气虚络阻），性功能减退（脾虚型），重症肌无力（脾阳不实四肢），低血压（脾虚），白细胞减少（脾不统血）等，均可用补中益气的方法治疗。

同样是感冒就有不同的治疗方法。感冒有东西南北、春夏秋冬、男女老少、新感久感、虚实寒热、表里阴阳之不同，因此治法各异。如风寒型选白菜砂糖葱姜汤；内热外寒型选白虎菊丁荆防汤；风热型选白虎菊清解汤；伤湿型选山神香醋汤；表湿选紫萍汤；表里型选防风通圣散；三阳型选黄解元禹壳汤；华盖型选升降散；胸膈型选凉膈散；膜原型选达原饮；胃肠型选藿香正气散；气虚型选玉屏风汤；血虚型选归桂姜甘草汤；阴虚火旺型选六味地黄汤；阳虚型选加桂玉屏附子理中汤；精虚型选姜苏玉屏熟牛肉汤；女性经期易感型选小柴胡汤；正虚邪恋型选地丹花楂补中汤等。

十八、男女的异病同治

无论男女，发病机制同一，如男病遗精，女病梦交，男病滑精，女病意淫，男病阳痿，女病阴痿，男不育、女不孕，国医治法多雷同。

男子主气，气血交会于脐下丹田，射精泻精之余，一月应泻，不泻则自遗。女子主血，气血交会于脐下胞宫，月经泻血之余，一月不行，则身胀痛。男阴茎，女阴蒂，皆能勃起。男思交合，遗精滑泄，女思交合，月经不调，白淫、意淫。男补气能生精，女补气能生血。

性功能减退，男的称阳痿、女的称阴痿。治疗相同，单补肾效差，兼补气效佳。血能化精，治阳痿可用四物汤，精可化血，治阴痿可用五子丸。补肾调冲汤对男女的性功能都有兴奋作用。

男有前列腺，增生可导致尿频、尿等待、尿不净，女无前列腺，亦可导致尿频、尿等待、尿不净，都可用补肾气、固开阖的方法治疗。

女性用的调经药，如得生丹、当归片对男性精子不液化疾病疗效很好。男性用的涩精药，如水陆二仙丹，可治白带过多。男补锌强精，女补锌健卵。克罗米芬治女亦治男，绒毛膜促性腺激素治男也治女。

十九、外病内治，内病外治

皮肤病变是内在脏腑功能失调的外在表现。因此，调内即可安外。慢性湿疹多是血虚生风所致，养血熄风往往使疾病痊愈。如加味当归饮子合过敏汤治疗慢性湿疹。外阴瘙痒按肝经郁滞治疗。

银屑病外涂药疗效差，而扶正活血能取得一定疗效。慢性骨髓炎、股骨头坏死、脉管炎、红斑狼疮等外科病中医治疗都有很好的疗效。内科病如慢性胃炎、糜烂性胃炎、消化性溃疡、慢性结肠炎等可按外科病的治法处理，炎症的基本病理变化是渗出、增生、变性，按疮疡治肯定是捷径，如选蛋黄油、巴蜡丸、丁香粉、痢特灵粉口服。

二十、有钱难买老来瘦

“要想长生，腹内常空”“饭吃七分饱”“一分饥寒，一分健康”“人一生的食粮，是有定数的，吃完了，阎王爷就叫走啦”说的都是瘦能长寿的道理。长寿者，胖人少，瘦人多。肥胖易导致高血压、高血脂、高血糖、痛风、脂肪肝、脑血管及心血管病变。瘦人心脏负担轻，管壁压力小，血液循环好，而心脑血管病是老年人的头号杀手，因此瘦人就长寿。

二十一、女子以肝肾为本

女子以肾为本，因为肾主生殖、生长和发育。肾精能促使天癸的成熟，能化生阴血，主司胞宫，维持经、带、胎、产的正常。肾气不足则见月经先后无定期、崩漏、滑胎、带下、阴挺；肾阳不足则见经行泄泻、经行水肿、宫寒不孕、阴痿；肾精不足则见月经后期、月经过少、闭经、不孕。临床多选紫云寿胎丸等。

女子以肝为本，因为肝藏血，主疏泄。血是月经的主要物质，月经过多、过少，经期延长，闭经，胎萎等都是肝的疏泄失常、藏血障碍所导致。疏泄的目标是情志、气机。妇女多生气，气滞则血凝，疏泄太过则经多，疏泄不及则闭经。气机紊乱则引起月经先后无定期、经期多发症、绝经过渡期综合征等病。临床调气多选用四逆散、调经汤、定经汤、稳经汤，调血多选用加减四物汤、补肾调冲汤、血府逐瘀汤、少腹逐瘀汤等。

传统认为青春期补肾，老年期补脾。实际上更年期、绝经期的许多疾病，也是肾气不足导致的。如雌激素水平低导致的自主神经功能紊乱、骨代谢失常导致的关节退行性变等，均须用补肾的方法治疗。

二十二、膀胱气化功能失常可导致多种妇科疾病

膀胱的主要功能是储藏津液和排泄小便，在人体水液代谢过程中，津液必须通过下焦阳气的气化作用，才能变为尿液而排出体外，前人认为这种津液化尿的气化作用，虽然为肾所主，但也是膀胱的职能。

气化功能失常的膀胱病变，在妇科领域亦不少见。如气化不利的慢性淋证，妊娠小便不通，产后口渴多尿等，医者往往忽视膀胱气化的功能，容易被表面现象所迷惑，头痛医头，脚痛医脚，或者一味相信现代仪器的检查，因为没有阳性体征而束手无策，致使患者到处求医而疗效甚差，临床以五苓散加味治疗，效果甚好。

二十三、发挥中医优势，克服激素、抗生素弊端，提高疗效

药理学家曾指出："妊娠期应用药物治疗时，须警惕有可能影响孕妇与胎儿的药物。最明智的预防策略是除了维持母体健康需要的药物，如铁剂、叶酸、鱼肝油、B族维生素、维生素C之外，其他均避免应用。"

药物对妊娠早期的危害主要是致畸（如腭裂、指畸形等）作用，晚期主要是影响胎儿的中枢神经系统以及导致溶血。如庆大霉素致听神经损害，异烟肼致运动阻滞、惊厥，氨苄青霉素致肾脏损害，阿司匹林致胎儿早产、脑出血，消炎痛致延缓分娩，治疗痛经易致月经过少，安定对妊娠前6个月有致畸作用，地塞米松影响肾上腺、胸腺发育，雌激素、孕激素、睾丸酮可引起两性畸形、阴唇闭合等。再者，激素应用有许多副作用，如雌激素可引起恶心、纳呆的胃肠道反应，可损害肝肾功能，导致乳房胀痛及子宫出血，并且可能引起子宫内膜癌；应用孕激素除恶心、纳呆的胃肠道反应外，还可导致乳胀、水肿、闭经、不孕等。另外，激素作用于子宫，抑制、影响了卵巢的正常分泌作用，使卵巢产生依赖性，破坏了大脑皮质—下丘脑—卵巢—子宫内分泌轴的正常运作。

中医与西医治病手段不一样，但对经、带、胎、产疾病都有非常好的疗效，通过调肝肾、理冲任，养精气、振元阳，使内分泌轴平衡，从而维持正常的生理功能。而且中草药相对副作用少，多是通过调理体质，鼓舞正气而达到祛病的目的。补气血、

活气血能够促进垂体分泌促卵泡激素、促乳激素、促甲状腺激素、促肾上腺皮质激素等，尤其能提高卵巢分泌雌、孕激素的能力。

月经后期病，西医通过应用黄体素，使子宫内膜进入分泌期，从而产生撤退性出血。中医通过活血化瘀，结合不同的体质因素，分别选用益气化瘀、温经化瘀、养血化瘀等方法促进月经来潮。

月经不规则，西医认为是内分泌失调，多主张建立人工周期。中医则认为多是肝肾不足、气血失调，多选用补益肝肾，调理气血之法。肝肾得补，气血通畅，月经自然规则。

白带异常，西医重视微观，要查出是哪一种病原体所导致的疾病，究竟是细菌、病毒引起的炎症，还是支原体、衣原体、滴虫所引起的炎症。中医强调宏观，是脾虚，肾虚，还是湿热？主张扶正，重视内环境的调理。

妊娠期，西医不主张应用抗生素，尽量少用药，以杜绝药物对胎儿的伤害。中医多用补益脾肾的草药，以保护孕妇康健，胎儿茁壮成长。从而使许多妊娠期疾病痊愈，使许多习惯性流产患者喜得贵子。

不孕症中医有许多独到之处，如按热瘀、寒瘀、痰瘀治疗输卵管不通，补肾温阳治疗生殖功能低下，活血化瘀法治疗免疫性不育等。

临床上常用四物汤、定经汤、补肾调冲汤、补脾固冲汤治疗月经不规则。完带汤、鱼腥败酱虎楼汤治疗妇科炎症。益雌汤、润阴汤、易黄汤治疗生殖功能低下。圣愈寿胎丸治疗习惯性流产。五逐瘀汤治疗不孕症。参芪益枳生化汤治疗产后诸病等。

二十四、刮宫过度导致月经过少、闭经、不孕症

月经是子宫内膜的周期性剥脱，刮宫过度破坏了子宫内膜的增殖及分泌功能，导致月经过少、闭经、不孕症等。犹如生长农作物的表层土壤被挖掉，只剩下不能生发的劣质土，导致农作物生长障碍一样。临床上多选用养血的四物汤，滋阴的二至丸，温阳的二仙汤，补肾的寿胎丸，营养子宫从而恢复子宫的正常功能

第二节　法　　悟

一、小把戏，受大益

本书在常见病的“验方荟萃”项中推荐了许多保健知识及小验方，有的病推荐有几十个。读者可千万别小看这些名不见经传的小把戏。

如头常梳，可预防脑血管病；睡觉不枕枕头治疗颈椎病；压腿治疗关节退行性变；眼常转可预防白内障；耳常鼓可预防耳聋；坚持拍胸预防治疗冠心病；深呼吸治疗肺气肿；转呼啦圈治疗习惯性便秘；会阴按摩治疗前列腺增生；便后洗臀部治疗痔疮等。

又如冷水洗头治疗过敏性鼻炎；常嚼泡泡糖预防牙松动；常吃生姜治疗慢性结肠炎；常吃核桃预防结石及老年痴呆；常吃洋葱预防癌症；常喝麸子汤治疗失眠症；常

吃陈皮治疗慢性胃炎等。

再如巴蜡丸治疗胃溃疡；三黄片治疗胆囊炎，鸦胆子治疗阿米巴痢；醋蛋液治疗心脑血管病；鳖甲粉治疗肝硬化；山药治疗糖尿病；当归片治疗月经不调；白果治疗白带多；羊肉治疗阳痿等。

二、汗法治疗破伤风

祖国医学认为“金创得风”。创伤后，失于调治，流血过多，营卫空虚，正气低下，外感风邪，由外达里而发病。肝脏有调节血液的功能，主全身筋脉，如风邪入里传肝，肝血不调，筋脉失于濡养，则见筋脉运动失常的病变，如角弓反张、牙关紧闭、四肢抽搐等症。此为外风引起肝风内动。如未及时控制，就会导致脏腑功能失和，筋脉拘急不止，甚至导致呼吸、循环和全身衰竭。此乃风毒束表，选柴葛解肌汤，以解肌、清热、止痉。旨在逼毒外出，往往效若桴鼓。笔者治一住院病危的破伤风患者，用青霉素及破伤风抗毒素难以控制抽搐，用柴葛解肌汤2剂而愈。

三、泻下药治疗完谷不化

完谷不化是胃的消化能力、脾的运化能力严重下降的结果。导致的原因多属脾虚。从胃的局部考虑，往往是痰黏结聚，若化痰，药轻而病重，因此宜峻泻，选十枣汤。

四、胆囊炎的主要治法是通便

胆囊炎的主要病理改变是疏泄失职，毒邪结聚。通腑泻下是最直接、最有效的治疗方法。用三黄片，简、便、廉、验，清热、活血、通里。细想，消化道一根管子，中无积食，下无宿便，久而久之，炎症怎么会不消呢?

五、温法治疗复发性口腔溃疡

复发性口腔溃疡的形成，西医认为病因可能是内分泌失调、维生素缺乏、微量元素不足、病原体感染、免疫功能下降等，因此相应地采用服强的松、B族维生素、锌制剂等治疗方法，但疗效不可靠，解决不了复发的问题。

中医认为是湿热蕴蒸，因为湿盛则肉腐，热蕴则溃烂。虽然化湿清热有一时疗效，但照样解决不了复发的问题。依据中医治病求本的道理，必须找出该病反复发作的根源。

为什么有湿？是因为脾虚运化湿邪的功能失常。为什么有热？是肾元阳虚亏，阴盛于下，格阳于上的结果。同时，临床也发现，复发性口腔溃疡患者往往有少腹冷，四肢凉的症状。少腹冷，是肾阳虚，四肢凉是脾阳虚，脾阳源于肾阳，温补肾阳理应是治本之法。因此，只有温下，下焦阴阳才能平衡，才能纠正阴盛于下，才不会格阳于上，口腔黏膜才会避免热毒侵犯。只有温补肾阳，才能振奋脾阳，脾阳不衰，方能化湿，无湿则肉不腐，溃疡自愈。与此同时，在补脾温肾的同时，注意标本兼顾，温下清上。所以，针对复发性口腔溃疡，选附子、干姜、肉桂以温暖下焦，苍术、厚朴、甘草以补调中焦，苦参、土茯苓、香薷以清化上焦，则湿热可清利，浮火可归原，溃疡可愈合，治愈不复发。

六、骨盆寒冷的中医治疗

骨盆寒凉，多伴髂前上棘疼痛，有如坐水中感，纳呆、腹胀，甚至完谷不化，必须早期治疗，时间长了，会引起股骨头坏死等疾病。该症多见于绝经后女性。由于卵巢功能下降，雌激素水平低下所导致。多昼轻夜重，动轻静重，治宜温肾活血，轻者选补骨脂、骨碎补、枸杞子、仙灵脾、当归、川芎等药，重者选温肾壮阳的药物，如附子、干姜、肉桂等药。用益气强督汤合附子理中汤加减治疗，注意黄芪量要大，可用至100~150克；黑附子逐渐加量，可用至10克、30克、50克；疗程宜长，可长达1~2年。

七、温肾法是治疗膈肌痉挛的主要方法

膈肌痉挛即呃逆，多兼见嗳气、下午或饮食后加重的腹胀、腹冷、便溏等症，属脾气阳两虚，升清降浊功能失常导致的气机紊乱，而脾阳根源于肾阳，因此，温补肾阳往往药到病除。临床多选用附子、干姜、肉桂、吴茱萸以温暖下焦为主，选党参、白术以补益脾气为辅，配姜半夏、丁香以镇逆，炒白芍、甘草以缓急，十味药疗效可靠。实际上是提高抗病能力、调节神经、镇静、解痉的方剂。腹胀，气虚、气滞均可导致，虚与滞的辨证要点是虚者躺下腹胀减轻，实者躺下、下午或饮食后腹胀加重，气滞致胀，宜理气去胀，气虚致胀，宜补中益气。

八、清热安胎法不适宜习惯性流产、先兆流产

中医界常言“产前一团火，产后一盆冰”“产前以清热安胎为主”。实践证明清热安胎法不适宜习惯性流产、先兆流产。因为此类患者，多是先天禀赋不足，后天脾气虚弱，加上害怕流产，恐则气下，且往往不忌交合，伤及肾气，过劳、跌仆，致气机散乱，症见胎动不安、胎漏下血、腰酸骶坠，胎萎不长，因此，临床不宜清热。用寒凉药，致宫寒失煦，犹如农作物遭受秋之肃杀之气，冬之寒凉之气，能不影响收成吗？然而，选补益气血，温阳子宫的药物，就犹如田地得水之灌溉，肥之营养，光之温煦，可以促进农作物生长。所以，选补中寿胎丸、圣愈寿胎丸补中有温，温中有补，多能养、温子宫，子宫得养，维系有力，而无流产、早产之弊端。

九、感冒不解表

传统中医认为：表证发热，有一分恶寒即有一分表证，宜选择解表药，实际是通过调节体温中枢，出汗来退热。

经证发热，不能用解表之法，因身大热、汗大出，口大渴，脉洪大乃经症的四大表现，要选择既能退热又不出汗的药物，如石膏致密血管，知母止汗消炎，甘草有类肾上腺皮质激素的作用，从而提高应激功能而退热。

腑证发热，也不能用解表之法，发热、痞、满、燥、实、坚，主要是热结与宿便作怪，宜选用清里攻下的治法，热清、宿便除则发热自退。

感冒不一定发热，早期往往以咽痛为主，选咽痛药豆根、射干即可，何须解表？仅有鼻衄，是炎证导致渗出，选解毒脱敏即可，何须解表？发热有汗，针对病原体即可，何用解表？内有宿便，腹胀、便秘，清理肠道即可，何用解表？因此感冒初期，只要不发热，泻下即可，如用三黄汤或三黄巨胜汤，即常说的“有病无病，打扫干净”。

十、有汗发热的治法

发热38℃以上且无汗是解表退热的适应证。而有汗就忌解表了，汗为心之液，汗多即伤津液，大汗即亡阳。一汗再汗，犹如落井下石，火上加油。很多感冒者，不治自愈，求庸医而越治越重就是这个道理。感冒病程基本是由咽痛到流涕，由白涕到黄涕，由清涕到稠涕，最后痊愈。发热有汗用知膏白虎菊丁汤治疗效果很好，即知母、石膏、槟榔、虎杖、野菊花、地丁。

十一、补益可减肥

肥胖与体质因素、过食肥甘、缺乏运动有关。病机主要是脾气虚弱，运化失职，不能吐故纳新，导致肥肉堆积，油脂充斥而成。肥胖者，往往高血压、高血脂、高血糖，多用降脂的药物治疗，如泽泻、山楂、决明子、金樱子等。但这只是治标的方法，治本之法应该通过补益，提高肥胖患者的运化功能，因此多选香砂六君子汤，或参苓白术散，患者的体质不但得到改善，而且肥胖不再反弹。

十二、补益可降压

很多人认为补药可以升压，泻药可以降压。遇到高血压患者处方时缩手缩脚，害怕补能升压。因为古医治病没有血压表，谈不上测血压，没有有关方面的记载。实际上中医是以阴阳为总纲，宏观调控的。只要辨证正确，补药不但不会升压，反而会降压。

如产后高血压，是妊娠中毒症遗留下来的症状。而中医认为“产后无实证”，产后多虚、多寒、多瘀。采用益气、温督、化瘀的治疗原则，选用益气强督汤加味，大补气血与肝肾，收到了意外良好的疗效。如刘某，产前血压升至240/160毫米汞柱，视而不见，无奈终止妊娠。之后，血压在180/120毫米汞柱左右，尿蛋白（++++），查其四肢无力，腰膝酸软，服补肾强督汤半年病愈。再如冯某，县医院住院患者，妊娠后期血压190/120毫米汞柱，嘱令终止妊娠，产后两目失明，附于人后，艰难步行，查贫血貌，唇甲苍白，自述头晕气短，纳呆乏力。按虚劳，大补气血，服十全大补汤30剂，症状改善，食欲大增，食量难以自控。继服30剂，血压恢复正常。

十三、补益治疗贫血

西医治疗单纯性贫血，小细胞性贫血补铁，大细胞性贫血补维生素B_{12}，缺什么补什么，丝丝入扣，固然不错，但疗效缓慢。中医补血，是从提高造血能力入手，理论是“脾统血”“气为血之帅”。如疟疾导致的贫血，用十全大补汤；月经过多导致的贫血，用当归补血汤。

十四、大补治疗胎位不顺

胎位不顺多用保产无忧散，同时配合艾灸至阴穴。胎位之所以不顺，是因为母体气血虚弱，是宫内胎儿无力调整为正常分娩渠道，因此益气养血为治疗大法，选圣愈汤、寿胎丸加味。

十五、补肾治疗瘀胀症

瘀胀属于特发性水肿，活血化瘀乃治疗常法，多用白术归芍青陈葶汤，旨在理气、活血、利尿，但毕竟是治标之法，往往愈后反弹。考虑“肾主水”，治本善后必须“从肾论治”，因此我选方剂济生肾气汤，即六味地黄丸加桂皮、附子、牛膝、车前子，功能补肾、利水、消肿，酌加郁金、丹参、当归、赤芍，疗效甚好。

十六、补脾益肾治疗结缔组织疾病

结缔组织疾病包括干燥综合征、红斑狼疮、类风湿性关节炎、皮肌炎等。病因不明，多与体质基因、免疫反应有关，西医采用肾上腺皮质激素治疗有效，能缓解症状，度过危险期，但是从根本上治愈，一是要增强体质，二是要减少免疫反应，三是要消除症状。选用补脾益肾的益气强督汤，减少抗原抗体反应的活血化瘀的减抗汤，理气止痛的佛茴汤。

十七、补、固五脏治疗多汗症

按照西医说法，多汗是迷走神经兴奋过度而致，而中医则分自汗、盗汗、头汗、手汗、半身汗等，我认为盗汗不一定是阴虚，阵汗不一定是肝热。用固涩治法治疗，效果理想。选固心之丹参，固肝之白芍，固脾之麦麸，固肺之五味子，固肾之山茱萸，加扶正固表要药黄芪，钙剂收涩药牡蛎共七味，疗效奇特。汗出与精神、神经因素有关，如说谎者、害羞者，会汗出。副交感神经兴奋，会汗出，因此在治汗出时，要加入镇静神经的药物，如牡蛎，因为其含胶原钙可以作用于神经肌肉接头而起镇静作用。

十八、老年病的治疗原则

步入老年，脏腑功能衰弱，尤其是脾肾衰弱。经络往往不通，尤其是心、脑、肾、经络。因此，老年病三大治疗原则是补脾、益肾、活血。稍年轻老年人以活为主，年长老年人以补为主。有高血压、高血糖、高血脂倾向者，以滋肾阴为主，多选六味地黄汤。有乏力、气短、腹冷、便溏症状者，以补肾阳为主，多选五子补肾丸，若有头晕、身痛、舌暗症状者，多选三参汤，即人参（阳虚选红参，阴虚选西洋参）、血参、三七参。

十九、心脑血管病用同一个方剂

冠状动脉粥样硬化导致心绞痛、心肌梗死。不同部位导致不同中枢的脑动脉硬化有不同表现，如运动中枢梗死导致偏瘫，视神经梗死导致视野缺损，听神经梗死导致耳聋、耳鸣，小脑梗死导致头晕、走路不稳，自主神经中枢梗死导致汗泌不正常，睡眠中枢梗死导致失眠，大脑有兴奋病灶导致癫痫发作等。病位的不同导致症状各种各样，而病理的改变是一样的，选择同一方剂扩血管、通血管、软血管、活瘀血、清病灶、调血质等，实际上也是治病求本。

结合体质、脏腑辨证、经络辨证、病因辨证、八纲辨证、气血津液辨证选药、用药，使现代医学很多所谓不会去“根”的疾病获得痊愈。如冠心病、高血压、房室传导阻滞、脑血管意外后遗症、癫痫、帕金森病等。

二十、保管九法

血管“瘀病”多见，宜养、宜活、宜通、宜逐、宜扩、宜清、宜化、宜软、宜疏。同时依据体质分别采用益气、温阳、化痰、疏肝等方法。养血管药当归、川芎，活血药桃仁、红花，通血瘀药三棱、莪术，逐血瘀药益母草、川牛膝，扩血管药葛根、赤芍，清血瘀药牡丹皮、地骨皮，化血瘀药郁金、香附，软血管药鳖甲、制马钱子，通络脉药水蛭、土鳖虫。据体质与病症加减，益气药党参、黄芪，温阳药附子、干姜，化痰药海浮石、天竹黄，疏肝药佛手、姜黄。

二十一、症状繁多的脑震荡后遗症以活血为主

脑震荡之后，遗留顽固性头晕，经久不愈的失眠，长达数年的口大渴等，通过活血化瘀均能治愈。水煎剂比中药注射剂好。可选用治疗心脑血管病的保管九法及用药。

二十二、治疗崩漏的三结合

1. 塞流与澄源相结合（出血阶段的治疗）　出血时，需迅速止血，但要辨证用药，不可专事收涩止血，也要辨证求因，不可妄投寒凉药与收涩药。根据辨证情况，选固涩、寒涩、温涩、化涩、逐涩诸法。

（1）固涩：五倍子3克，煅龙骨、煅牡蛎各30克，海螵蛸15克，墓头回10克，山茱萸20克，乌梅15克（据情改为炭剂，酌选2~3味）。

（2）寒涩：地榆15克，白头翁30克，仙鹤草15克。

（3）滋涩：女贞子15克，旱莲草30克，阿胶（烊化）12克。

（4）温涩：鹿角霜10克，炮姜炭5克，艾叶10克。

（5）化涩：蒲黄（包）6克，茜草15克，三七（冲）3克。

（6）逐涩：益母草30克，炒枳壳100克，晚蚕沙10克。

另外，根据出血情况，有血块，内膜厚者选益母草、贯众、蒲黄；无瘀滞淋漓日久者，选煅龙骨、煅牡蛎、川断。

总之，崩漏之病，肾虚为本，脾虚为标；多属虚火，实火少见；表现为血病，但多与气机紊乱有关；温阳不宜桂附（有是证则用是药），养血不赖（不依赖，但可用）归芎；防范留瘀，用刘寄奴、茜草；血肉有情之物有滋养子宫的作用，如鳖甲、乌贼骨、紫河车；防药滞胃，用砂仁、佩兰。

2. 澄源与固本相结合（血止后的治疗） 就是补养气血，修复体质，恢复原有的月经周期。若患者出血已 26 日左右，近两日出血量增多，这时医者一定考虑到这是否是经期的到来，若是月经，这时就不能用止血法，要用因势利导之法。

根据辨证情况：气血两虚者八珍汤加黄芪，气阴两虚者补脾固冲汤合二至汤，肝肾阴虚者减味（减牡丹皮、茯苓、泽泻）六味地黄汤合二至丸，脾肾阳虚者益气强督汤加仙灵脾、仙茅。

创建人工周期：加味圣愈补肾调冲汤，净后服 5 剂，党参、黄芪、黄精、山药（气）、当归、白芍、熟地黄（血）、女贞、山茱萸（阴）、菟丝子、巴戟天、紫河车、鹿茸（阳）。

排卵汤（加膝减抗汤）：净后 12 日开始服，广木香、当归、益母草、白芍、川芎、柴胡、川牛膝。

易黄汤（加减稳经汤）：净后 20 日服，当归、川芎、益母草、丹参、香附、柴胡、郁金、巴戟天、菟丝子、仙茅、仙灵脾、川牛膝、肉桂。

3. 中西医相结合

（1）滋肾阴升高雌激素的药物：女贞子、枸杞子、覆盆子、旱莲草、首乌、白芍、龟胶、阿胶、鹿角胶、熟地黄。

（2）温肾阳升高孕激素的药物：仙茅、仙灵脾、川断、肉苁蓉、巴戟天、补骨脂、菟丝子、紫河车、龟胶、阿胶、鹿胶。

（3）使卵巢萎缩、雌激素下降的药物：当归、香附、川断、枸杞子、人参、紫河车、鹿茸。

多囊卵巢综合征雌激素水平增高，用马路皂刺稳经汤。

另外，不同的年龄段，应选择不同的治法。青中年多属阴虚有瘀，治宜调整、恢复月经周期，促进排卵，可用补肾调冲汤加龟、鳖甲，失笑散；绝经过渡期应止血，多见脾肾虚弱，可用补脾固冲汤加急性子、生棉籽油、女贞子、旱莲草、仙茅、仙灵脾，其中急性子、生棉籽油萎缩性腺，二至、二仙消除症状。

二十三、安胎诸法

有人按西医的说法，孕期坚决不用药。一般不用西药是有道理的，但有病连中药都不敢用，那是错误的。既然有病，就伤害母子，不治就会由小病变成大病，再说很多食物也能治病，更谈不上伤胎。

妊娠期许多疾病是伤害母子的。如恶阻剧吐，导致脱水；子嗽剧咳，导致早产；子烦失眠，导致头晕、头痛；子淋尿痛、尿频，导致肾功能损害；胎位不顺，导致难产；羊水过少，影响胎儿发育；胎盘老化，引起胎儿宫内窒息等，不吃药怎么治病？需要说明的是：因病胎不安者，重在治病，病去则胎安，如湿热带下。因胎而有病者，安胎而病自去。如恶阻。

安胎方法很多，如腹胀，健脾安胎，选党参、黄芪、白术等；腰酸，补肾安胎，选山茱萸、菟丝子等；胸闷，疏肝安胎，选当归、川芎等；心烦，清热安胎，选黄芩、栀子等；腹痛，理气安胎，选砂仁、沉香等；下坠，升陷安胎，选升麻、山茱萸、白芍等。

食疗、土单方安胎治病，疗效奇特。如恶阻，用盐水、小米、竹叶；子嗽用百合、杏仁、九香虫；胎漏用鸡肉、韭菜、桂圆；子烦用灵芝、茯神、麦麸；高血压用杜仲、地龙；泌尿道感染，用槐米、柳叶；先兆流产，用黄芪、升麻。

二十四、破法治疗喉科急症

化脓性扁桃腺炎，常出现高热、寒战、咽痛、难咽食物等症状，西医多用高效抗生素配补液治疗，几日症状难以改善，“不破不立”，只用三棱针将脓肿点刺出血，往往热退身安。

二十五、外洗方治疗痔疮

痔疮一般勿手术。久坐、久立导致静脉回流障碍，引起静脉血栓形成，就是痔。加上肛周不卫生，痔核红肿，就是炎性痔。大黄 30 克，芒硝 200 克，荆芥、防风各 10 克，虎杖、重楼各 15 克，水煎外敷或坐浴，往往药到病除。

二十六、黏膜的吸收功能

鼻腔给药、舌下含药、脐孔塞药、肛周浴药等都是靠黏膜的吸收功能而产生疗效。解热镇痛药滴鼻使许多发热患儿免受服药之苦，注射之痛。舌下给药的快速吸收使心绞痛患者起死回生。脐孔塞药，对痔疮、腹泻、阳痿、遗尿、不孕、盗汗等病有特殊疗效。肛周浴药对脱肛、痔疮尤其炎性痔快捷有效。

二十七、意念“旋转”治疗失眠症

失眠患者，往往生物钟紊乱，躺在床上，不能立即入睡，而是辗转不安，不是蒙眬欲睡，而是神志清楚。不是顺其自然看待事物，而是钻进牛角尖，死活难出来。西药治疗疗效好，副作用大。中药治疗，辨证施治，可又来的慢。

对于失眠患者，意念疗法常有效。意念要形成一个圈，思路是从起点回到止点，如此反复几次，就可入睡。比如，首先从印堂开始，到左手，再到左脚，后到右脚，之后到右手，最后回印堂。如此周而复始，安入梦乡。

二十八、转腹法治疗便秘

便秘常用治法有吃胡萝卜、喝冷开水、喝蜂蜜水、点按委中穴等，而最关键的是定时排便和将排便之事进行到底。最好的治疗方法是转腹。就是像转呼啦圈的动作那样，按顺时针方向自右下腹起，遵循结肠走向，依次是升结肠、横结肠、降结肠、乙状结肠、肛门来转腹，如此反复数次，自然就有便意。有便意，就要出恭，若那一刻错过了，也可能暂时就失去了机会。

二十九、热熨法的临床应用

热熨法的功效是理气止痛、活血化瘀、温补命门，广泛应用于月经后期、月经过少、痛经、闭经、绝经过渡期综合征、虚寒带下、产后腹痛、症瘕积聚、不孕症等。对椎间盘突出、椎体骨质增生、各关节的退行性病变、椎管狭窄等均有显著疗效。临床多用外敷药渣、醋炒麦麸、温灸、热水袋或电器外熨等方法。自创温行活血散（乌药、小茴、肉桂、艾叶各等份），磨为粗末，布包，隔水用笼蒸 30 分钟，腹部先垫毛巾，上置药包，包上加塑料袋，每次 30 分钟，每日 1 次，连敷 1 个月，疗效确切。

三十、拔罐治疗椎间盘突出

椎间盘突出的患者，大椎、脊柱压痛点拔罐有一定疗效。

三十一、耳穴贴豆治耳鸣

王不留行籽贴耳内分泌、肾等敏感点，治疗耳鸣有效。

三十二、治咳药也治泻

临床在治疗慢性结肠炎患者患咳嗽经久不愈时，选用九五止咳饮治咳，对腹泻也有治疗作用。其实，西药的广谱抗生素作用广泛，如某一种抗生素既治球菌、又治杆菌，既消呼吸系统的炎症，又治泌尿系统的炎症。那么清热解毒的中草药对其他系统的炎症消除也就不足为怪了。

分经选药好，但也不要过分强调。鱼腥败酱虎楼汤，既治感冒，又治支气管炎；既治肺炎，又治胆囊炎；既治急性肠炎，又治阑尾炎；既治盆腔炎，又治各种疮疡；如此等等，不一而举。中医消炎药方配合辨证施治疗效显著，如气虚患慢性炎症配黄芪、当归，有宿便配大黄、芒硝，有瘀热配牡丹皮、地骨皮，湿热体质配薏苡仁、槐米。当然，不同的药物对不同的疾病有不一样的疗效。如金果榄对咽喉炎疗效好，鱼腥草对肺炎效果好。

三十三、治不寐不一定运用安神药

中医治病求本，不寐，热扰神明，清热即可，如用蒲公英、金银花；胃不和则卧不安，用山楂、莱菔子即可；肝郁化火，丹栀逍遥散即可；心肾不交，交泰丸即可；瘀血阻络，川芎、葛根即可；痰热上扰连栀温胆汤即可；血不养心，甘草小麦大枣汤即可。

失眠顽固不愈者，可采用化瘀方法，即所谓百药无效，化瘀一法，如川芎、郁金、桃仁、红花、葛根、丹参、琥珀等。倘若煎药不方便，可急用西药西比林或尼莫地平均可。化瘀药治疗失眠的道理是使负责睡眠的中枢循环障碍得到纠正。

三十四、利尿能治顽固性口渴证

口渴欲饮，每日饮 3 000~5 000 毫升，尿检相对密度及尿糖均正常。无热象，非糖尿病，非尿崩症，为何顽固口渴？土不生金，母不救子也。膀胱气化不利，肾蒸腾气化失职，水液蓄而不行，津液不布，故烦渴引饮，用人参五苓散，化气行水，布散津液。党参 40 克，土白术 30 克，茯苓 10 克，福泽泻 10 克，猪苓 10 克，桂枝 2 克，甘草梢3克，一般5剂愈。

三十五、利尿治疗眩晕证

西医治迷路积水用甘露醇，旨在利尿脱水。中医有无痰不作眩的说法。常用治眩方剂半夏白术天麻汤、参芪六味地黄汤，其中黄芪、白术、茯苓、泽泻均有利尿作用。临床多用黄芪30克，白术、云苓、泽泻、车前子各20克，水煎服而取效。

三十六、胃溃疡及糜烂性胃炎的内病外治

消化性溃疡及糜烂性胃炎是内在的溃疡，因此可按外科疮疡治疗。用1∶9的黄蜡油制丸，或巴蜡丸（巴米用黄蜡为衣），每次3粒（黄豆大），空腹服有效。

三十七、完带汤一方多用

治带下，以三仁完带汤为基本方，不论脾虚型、肾虚型、湿热型，稍加减，即见效。方剂组成如下：土白术、炒山药各30克，潞党参、车前子（另包）各20克，炒白芍、盐苍术各15克，荆芥穗、柴胡、陈皮各3克，芡实仁15克，薏苡仁20克，白果仁、甘草各5克。此方脾、胃、肝同治。补脾为主，燥湿、渗湿、利湿。疏肝为副，风木不闭塞于地中，地气自升腾于天上。更配芡实固脾涩浊，白果固肾涩精，薏苡仁解毒去湿。实践中发现该药方治疗急、慢性肠炎，慢性痢疾，慢性泌尿系统感染，甚至慢性支气管炎均有疗效。西医一种抗生素，能抑制和杀灭多种细菌，比如异烟肼既治结核，又治肠炎，根据中药的药理研究，有的药物也有很广的抗菌谱。再说，中医的特点是整体观念和辨证论治，有是证则用是药，一个方剂治多个系统的疾病，就再正常不过了。

三十八、熬制膏药绝招

熬制膏药绝招：一是把握滴水成珠。判断方法用槐条蘸油液，滴入水盆中，油珠向内收缩，用手指捏珠，不粘手，油烟由青转白谓滴水成珠；二是广丹均匀。方法是加丹后，两手反复拉叠，直至看不到红色为止；三是熬膏时戴口罩、眼镜、手套，准备湿麻袋、锅盖，热油起火，迅速压盖，汽油洗手，但必须远离火种。

水银入药方法：水银见粉即收缩，往往不能研开，若加些铝制的牙膏包装，可将水银熔化，易于和他药混合。

三十九、分期、分时用药

哪个年龄段，容易得什么病。月经周期的不同时间，容易得什么病。在不同的阶段，选择不同的治疗方法非常重要。

（1）不同年龄段有不同的发病规律：月经失调，青春期多因天癸不足，肝肾虚弱引起，中年期多因内伤七情、气滞血瘀引起，更年期多因五脏俱衰，功能紊乱引起。

（2）治疗月经病规律：我国多数妇女月经多于月底或月初来潮，因此月底、月初以通为主，月中以塞为主，以适应自然界、人体的变化。

（3）经前、经期、经后治则有别：气血虚弱导致的月经量过多，经前补气血，经期止血，经后补血；气滞血瘀导致的月经过少，经前疏肝，经期活血，经后养血。

四十、血瘀崩漏症的四步治法

第一步：补中有活，症见月经淋漓不断，颜色紫黑有块，小腹刺痛阵作，舌质暗红有瘀，选稳经汤。

第二步：补中有逐，症见血块已出，腹痛大减，经血暗红，出血量少。选补脾固冲汤加益母草、贯众炭、炒枳壳。

第三步：气阴两补，用有雌性激素作用的药，修复子宫内膜。症见少量出血，色鲜红，头晕、乏力、心慌。选补脾固冲汤加女贞子、旱莲草。

第四步：脾肾同补，症见出血已止，四肢无力，腰膝酸软，头晕心慌。选无价保真丸。

四十一、内科病的外治法

（1）感冒：麻黄、香薷各 15 克，虎杖、槟榔各 20 克，为粉，每次 1 克，放入脐中，胶布固定。

（2）咳嗽：白芥子 150 克，甘遂 50 克，细辛 35 克，黄丹 400 克，植物油 500 克，熬膏外涂肺俞、大椎。

（3）哮喘：胡椒 7 粒，桃仁 10 粒，杏仁 4 粒，栀子 3 粒，为粉，蛋清调敷双侧涌泉穴。

（4）呕吐：大黄、芒硝、枳实、厚朴各 30 克，保留灌肠。

（5）胃痛：葱、姜各适量，捣烂炒烫，装袋煨胃脘部。

（6）胃下垂：附子 24 克，蓖麻子仁 24 克，五倍子 18 克，捣烂外敷百会穴。

（7）腹痛：吴茱萸、细辛、川椒、小茴各等份酒调敷脐。

（8）腹胀：生姜适量，挤出汁，炒烫装袋，敷于腹部。

（9）腹泻：姜葱捣烂敷脐。

（10）吐泻：肉桂、丁香、吴茱萸、食盐共为细末，炒热敷脐。

（11）便秘：火麻仁、大黄、郁李仁各等份为末，蜂蜜制成条状，纳入肛门。

（12）结肠炎：土大黄、苦参、明矾各 30 克，地榆炭 15 克，丁香 5 克，水煎浓缩至 100 毫升，保留灌肠。

（13）痢疾：马齿苋、地锦草各 30 克，水煎浓缩至 100 毫升，保留灌肠。

（14）黄疸：苦丁香、白丁香、白胡椒各等份为末，吹入鼻中。

（15）胁痛：郁金、佛手、香附、肉桂各等份为末，酒调敷于章门、期门。

（16）肝硬化腹水：巴豆霜 3 克，轻粉 1.5 克，3 层纱布裹后置于脐上，2 小时后，有痒感取下。

（17）头痛：细辛、川芎、薄荷脑、白芷、荆芥各等份为末，鼻孔吸入。

（18）眩晕：阿托品 1 片，舌下含，每日 3 次。

（19）心悸：王不留行籽贴于耳郭心、小肠、交感等穴位。

（20）不寐：吴茱萸为粉，醋调敷于涌泉穴。

（21）癫狂：牙皂、细辛各6克，樟脑1.5克，为粉吹鼻。

（22）癫痫：马钱子、僵蚕、胆南星、明矾各等份为末，鲜姜为糊，贴于脐部。

（23）水肿：商陆、大戟、甘遂各等份，为细末，放于脐窝中，盖于纱布，胶布固定。

（24）癃闭：葱、姜、盐各适量，捣为糊状敷于脐部。

（25）淋证：槐米、柳叶捣烂敷脐部。

（26）尿频：丁香、肉桂各等份为末，酒调敷脐。

（27）阳痿：附子30克，仙灵脾20克，肉桂10克，硫黄5克，等份为末，酒调敷脐或关元穴。

（28）遗精：龙骨、牡蛎、金樱子各15克，知母、黄柏各10克，醋调敷脐部。

（29）自汗、盗汗：五倍子、郁金各等份为末，蜂蜜调敷脐部。

（30）痹症：当归、川芎、肉桂、川椒、香附各等份为末，酒调敷于患处。

（31）痛风：大黄、川乌、白附子、罗勒各等份为末，凡士林调敷患处。

（32）三叉神经痛：生川乌、生草乌、生南星、白附子各等份，葱姜调敷患处。

（33）高血压：吴茱萸、川芎各10克，硫黄5克，蛋清调敷涌泉穴。

（34）面神经炎：马钱子粉1克，樟脑0.3克，蓖麻子捣烂外敷患处。

（35）面肌痉挛：胆南星、醋芫花各9克，黄芪30克，共为微细粉，酒调敷脐。

（36）坐骨神经痛：当归、川芎、伸筋草、透骨草、海桐皮、花椒、干姜，共为细粉，加入桃仁泥、细盐，白酒各适量，拌匀后装入纱布袋中，蒸30分钟，垫上毛巾，盖一层塑料布，熨患处，每次30分钟。

第三节　方　　悟

一、秘方之探讨

秘方，就是秘不可传的方剂。何而不传？一是赖以生存之宝，二是怕别人学会而抢走了自己的饭碗。“秘方只传媳妇，不传姑娘”，俗话说“嫁出去的姑娘，泼出去的水”，当然只传孙子的母亲，自己的媳妇了。有些秘方，或是不学无术，坐井观天，盲人摸象，夜郎自大，或是故弄玄虚，拉大旗做虎皮，骗人诈财等。

实际上，秘方就是有效的方剂，而有效的方剂是经过验证的方剂。其实，绝大多数秘方其实并不秘，书上都有记载。我的老师赵琛有一个治疗指甲尽脱的方剂，就是六味地黄汤加柴胡、白芍、骨碎补。在他的袖珍笔记上，红笔画，蓝笔圈，批注上写着：“验过多次，千万别忘记。”而实际上这个方剂正是《奇证汇》里治疗甲病的方剂。

二、紫白大补阴丸治愈肺结核空洞咯血

咳呛气急，痰少质黏，或吐稠黄痰，时时咯血，血色鲜红，或胸胁掣痛，伴形体

消瘦，头晕耳鸣，心烦失眠，腰脊酸软，两颧潮红，骨蒸潮热，盗汗，五心烦热，男子遗精，女子经闭。舌质红、苔薄黄少津或光剥，脉细数无力。

紫白大补阴丸，药有紫丹参、白及、黑熟地黄、知母、黄柏、龟板（可用鳖甲替代，或煅龙骨、煅牡蛎替代）。

治肺结核用钙剂，可使病灶钙化，所选血肉有情之龟板、鳖甲、龙骨、牡蛎皆含胶原钙，可使病灶钙化，空洞闭合。杀痨虫以绝其根本，是治疗肺痨的一大法则，故中药选白及抑制结核杆菌的生长；熟地补益肺肾以滋阴，知母、黄柏制服相火，通过补真阴，平相火以消除症状。

三、桃红六味地黄汤治疗舒张压升高

舒张压升高，是动脉壁硬化，管壁弹性差导致，属水不涵木，宜滋水涵木，补益肝肾，用桃红六味地黄汤，其中熟地黄、白芍镇静、抗凝，前者利尿、后者解痉，共起降压、降脂、降血糖的作用；山萸肉利尿降压，茯苓利尿安神，泽泻利尿去脂。山药抗血管硬化，保血管弹性。更配桃仁、红花的扩血管作用（扩张血管，改善微循环），清理免疫复合物作用（吸收和清除沉积在血管壁的免疫复合物），抑制血小板聚集作用（增加纤溶及血管通透性），防止动脉斑块形成作用（抑制血管平滑肌增殖变化），保护缺血性脑损伤作用，而且桃仁镇静中枢，红花持久降压。八味药合用，不愧为治疗高血压疾病的基础方剂。

四、凉膈散治疗胸闷

胸闷一证，轻则属气滞，以胸闷，善太息为特点，宜四逆散或逍遥散治疗；重则属血瘀，以闷且痛为特点，宜桃红四物汤治疗；若闷久不愈，兼见胸膈烦热，口干，尿黄，宜选凉膈散。“热淫于内，治以咸寒，佐以苦甘”。此方取硝、黄之咸寒，荡热于中，连翘、竹叶、栀子、黄芩之苦寒，泄热于上，草、蜜之甘，以缓其急，上清下泄，则胸闷自愈。

五、十枣汤治疗完谷不化

【病案】 王某，不欲饮食，食则泻下完谷，时达半年之久。伴头晕目眩，四肢无力，口干烦渴，胸胁郁闷，肝区隐疼。延医郝某，投以小青龙汤，次请李某，按肝脾有热投药，均无效，患者日见消瘦，举家惊慌失措。此乃：“暴怒伤肝，肝火灼津为痰，顽痰胶固聚凝于胸、肝、胆株连，脾胃受累，为结胸证。”处方：甘遂、大戟、芫花各 5 克，大枣 10 枚，嘱中火煎熬，药后大吐，吐出黏痰一盆，顿觉胸间宽松，有饥饿之感，后以面汤调食而愈。

六、升陷汤的临床应用

大气乃胸中呼吸之气，根源于元气，得养于水谷之气。中气下陷的症状是或寒热往来，或感冒不愈，或气短、心悸，或口渴欲饮，或胸中满闷，或骶部重坠等。其表现散见于无名发热、心肌炎、顽固性口渴、神经症等多种疾病中。阳气不畅处则寒，

阳气郁积处则热，故寒热往来；气陷则土不生金，金虚故感冒难愈；气陷于下，胸中气少故气短；大气陷，心无所附故心悸；气陷不能化气行水，故口渴欲饮；胸中闷，卧下则轻，有别于气郁；骶部坠而不痛，有别于血瘀。药物组成如下：黄芪 30 克，知母 10 克，柴胡、桔梗、升麻各 5 克，背寒加干姜，腹胀加白豆蔻（后下），重坠重用枳壳（每日可用至 150 克），病久加党参，口渴加泽泻，失眠加麦麸。

七、调经诸方的应用区别

月经先后无定期，轻型以气滞血瘀为主，选调经总方。中型以肝肾不足为主，选定经汤。气血瘀滞兼有肝肾虚弱，选稳经汤。

调经总方药物有当归、丹参、郁金、香附、红花、卷柏、木香、泽兰叶等，以行气活血为主，主要调理患者复杂的心理障碍、心理威胁和情绪紧张所导致的月经无定期，症见焦虑、抑郁、烦恼、愤怒、处事偏激、性功能紊乱、经来腹痛、月经行而不畅，有小血块，经前乳房胀痛、不孕等。

定经汤中，当归、白芍养血活血，柴胡、荆芥疏理肝气，熟地黄、茯苓、山药、菟丝子滋肾阴、温肾阳，实际是补肝的四物汤，养肾的六味地黄汤的合方，以调补肝肾为主。功能是兴奋大脑皮质—丘脑—卵巢—子宫内分泌轴，治疗月经紊乱，期、量异常，不孕等。

稳经汤药物有当归、川芎、熟地黄、白芍、山萸肉、巴戟天、菟丝子、丹参、郁金、柴胡、香附等。不仅有四物、六味，还增多了理气活血的药物。既调理气血，又补益肝肾，是前两方的合方。

八、鱼腥败酱虎楼汤的临床应用

此方由鱼腥草、败酱草、虎杖、重楼、野菊花、地丁、红藤、制乳香、制没药、甘草组成，清热解毒、活血止痛、通里攻下。广泛应用于内、外、妇、儿各科，如感冒、支气管炎、肺炎、盆腔炎、阑尾炎等炎症性疾病。

方中鱼腥草、红藤清热解毒，抗多种病原微生物，其中鱼腥草增强白细胞的吞噬能力；败酱草对金黄色葡萄球菌等多种致病菌有抑制作用；虎杖、重楼有广谱的抗菌作用，后者对化脓性球菌的抑制作用经试验优于黄连；野菊花、地丁有显著的抗炎作用，其所含挥发油对化学性炎症作用强；乳香有镇痛、消炎、升高白细胞的作用，并能加速炎症渗出、排泄，促进伤口愈合；没药对子宫先呈短暂的兴奋，而后抑制，水浸剂对多种真菌有抑制作用，所含挥发油抑制霉菌。甘草有类似肾上腺皮质激素的作用，抗菌、抗毒、抗炎、抗过敏。

气虚加党参、黄芪，久病虚寒加肉桂、干姜，热毒加金银花、蒲公英，湿毒加苦参、土茯苓，瘀毒盛加益母草、红藤，便秘加大黄、芒硝，结核加白及、白蔹、杏仁，病毒感染加槟榔、薏苡仁、马齿苋，慢性瘀血加三棱、莪术、姜黄，子宫内膜异位症可加皂刺、鸡血藤、莪术。

九、圣愈寿胎丸治疗羊水过少

羊水过少，只有通过 B 超发现，一般认为，是胎儿泌尿道畸形所导致，西医嘱患者多喝水，采用液体疗法，反复做 B 超，羊水指数难以提高，且加重患者思想负担，有的患者思前想后，多考虑终止妊娠。

中医过去没此说法，临床结合中医理论“肾主水”，水不够，是肾虚不能蒸腾气化，导致津液分布失常，即不能化气行水，治疗要提高孕妇的肾功能。同时胎儿在羊水中生存，若胎儿强壮，代谢正常，尿一泡尿，羊水不就多些了吗！

因此选圣愈汤气血双补，寿胎丸补益肾阳。母儿同治，脾肾共补，往往一周，B 超检查，即可显效。若口干舌燥，可加重黄芪用量，同时配苍术、玄参，此乃治消渴病的原理；若口渴甚，可用五苓散（茯苓、泽泻、白术、桂枝、猪苓）以助肾蒸腾；若夜尿频繁，一夜 3~5 次，可酌加桑螵蛸、益智仁以补肾缩泉，并不影响羊水的增多。

十、ABO 溶血症的中医治疗

胎儿红细胞可能携带来自父体的抗原，表现为胎儿的血型不同于母体。红细胞进入母体的血液循环后，诱导母体的免疫系统产生抗体，抗体通过胎盘进入胎儿循环系统，结合胎儿红细胞，使胎儿红细胞被破坏，导致胎儿和新生儿溶血性疾病。羊水穿刺提示新生儿溶血症发生。B 超检查胎儿水肿、腹水、羊水过多。症见轻型者，出生 1~2 日后出现贫血、黄疸、嗜睡等；重型者，可致流产、早产、死胎或早产，或出生时即有贫血、全身水肿、肝脾肿大、肌张力松弛、黄疸与日剧增，甚至引起新生儿黄疸而致死，如幸免于死者，可留有发育不全，运动功能失调及听力障碍等后遗症。因此，效价居高不下，必须及时治疗。

由于缺乏相应的研究，西医无法治疗，传统中医多按新生儿黄疸的治疗方法，即茵陈蒿汤（茵陈、大黄、栀子）治疗，疗效并不理想。考虑病理机制是抗原抗体反应所致，因此选用减抗汤（广木香 5 克，当归 10 克，白芍 10 克，炒川芎 10 克，羌活 5 克）为主治疗，虚弱多加黄芪、党参，热火多加蒲公英、栀子，湿热加茵陈、败酱草。

药理研究证明溶血乃瘀血现象之一。当归对抗组胺作用显著，能增加诱生干扰素的能力，增强免疫功能，抑制抗体产生，延长移植血管生存期，抗辐射、抗缺氧、抗过敏（解除支气管平滑肌痉挛，双向调节子宫平滑肌功能）；木香有抗组胺的作用；白芍双向调节 IgM 抗体和淋巴细胞的增殖；川芎调整免疫系统，提高 γ 球蛋白及 T 淋巴细胞；羌活抑制血小板聚集。而益脾利湿能阻止胎儿溶血的继续进展。对胎儿黄疸、贫血、水肿、肝脾肿大的症状改善有一定作用。

十一、参芪益枳生化汤广泛应用于产后病

此方通用于产后各种疾病，如产后恶露不下，产后出血过多，产后子宫复旧不良，产后大小便失禁或大小便闭，产后泄、产后大便难、产后大汗、产后感冒、产后关节痛、产后乳汁不足、产后乳汁自溢等。

产后病多，但病理无外瘀、虚、寒。腹痛，气不帅血，寒气入经；恶露不绝，气虚缩胞乏力，瘀血内阻；腹泻，脾气虚，脾阳衰，运化失常；便秘，气虚不行，寒凝水谷；自汗，气不固摄，腠理不密；感冒，气虚，卫外失职；关节痛，气虚寒瘀；缺乳，气血虚，不泌乳。

参芪益枳生化汤是自拟的方剂，选党参、黄芪益气补虚（提高免疫功能，恢复产妇体质），当归、川芎养血活血（生新血，祛瘀血，修复损伤子宫），桃仁化瘀，益母草、枳壳逐瘀（收缩子宫，排出积血），炮姜温经止血，甘草调和诸药。黄芪用量可达100~200克，枳壳逐瘀，枳壳量用至60~150克。

十二、得生丹（减抗汤）治疗精液不液化

正常情况下，刚射出的精液成稠厚的胶冻状，5~20分钟液化，变为稀薄的液体。凝固与精囊分泌的凝固蛋白有关，液化与前列腺分泌的精液蛋白酶有关，若超过60分钟不液化则称精液不液化症。

此类患者多与湿热下注、瘀血内阻、阴虚火旺相关，多相应选用龙胆泻肝汤、血府逐瘀汤、知柏地黄汤治疗。

近几年，采用减抗汤治疗有效。“减抗汤”家传称“女金丹”，加减后制成“得生胶囊”，由“广、当、益、芍、芎、羌”所组成，此方理气活血，抑制免疫过强，对精子不液化有效。

十三、补肾调冲汤治疗精子活动力下降

补肾调冲汤，顾名思义，补肾、肝之方也，何也？冲为血海，肝藏血，共为藏血之脏。精血同源，血能化精，血满精旺，因此，精子的活动力与血之充盈与否密切相关。其组成是：当归、白芍、熟地黄、山萸肉、巴戟天、菟丝子、黄精、山药。寓意滋肾阴、温肾阳、养肝血、调肝气。伴乏力加党参、黄芪、白术、升麻，早泄加海螵蛸、山萸肉、煅龙骨、煅牡蛎，功能低下加川断、仙灵脾，五心烦热加知母、黄柏。

十四、芍柴脂六味地黄汤治甲病

指甲发白发空，从指甲游离缘起与甲床分离。宜选柴芍骨碎六味地黄汤，旨在滋阴清热、补肾。骨碎补、炒白芍各20克，软柴胡10克，山茱萸、炒山药、牡丹皮、福泽泻、熟地黄、茯苓各15克，水煎服。方中芍、柴引肝肾之火以归原，骨碎补、六味地黄汤滋补肝肾而补肝之余。此方乃清代沈源编纂的《奇证汇》所记载的方剂。此方经多次验证，甲脱服之复生，未脱服之防脱，对指甲塌陷、干裂者疗效甚佳。

十五、土单验方，疗效显著

土单验方、祖传秘方疗效神奇，治病简单、便利、有效、便宜。如：

（1）鸡眼、疣特效方：鼠妇（潮虫）捣烂外敷患处。

（2）鼻衄特效方：田三七叶30克，血余炭10克，茅草花15克，红糖引，水煎服，每天2剂。

（3）乳腺炎特效方：榆树皮熬膏药外用，摊在生白布上外敷患处，一次愈。

（4）腮腺炎特效方（万应膏）：苍耳子棵熬膏药，摊在生白布上外敷患处，一次愈。

（5）疮疡初期特效方：将新鲜公鸡屎摊于白布上，外敷患处，一般一次愈。

(6) 化腐生肌散：干姜15克，置于砂锅上焙干，分别将黑皮及黄面刮下，研为细末，去烂肉，上黄面，生新肌，上黑面。

十六、祖传膏药

1. 筋骨疼膏药方 桐油、香油各250克，乳香、没药、穿山甲、猪鬃各60克。制法：先将穿山甲、猪鬃入油内炸枯，滤过再兑乳香、没药，熬焦后去渣，熬至滴水成珠后下广丹，而后倾入水盆，出火毒。

2. 散疙瘩膏药方 蜈蚣5条，全蝎7个，乳香、没药各9克，细辛、血竭、儿茶、当归、穿山甲、羌活、大活、白芷各6克，红花3克，生地黄9克，广丹150克，香油500克，熬制成膏药外用。

3. 治瘫膏药（亦治痈疽、鹤膝风） 南星、大黄、桃仁、羌活、半夏、草乌、川乌、红花、独活、当归各12克，入芝麻油500克内，再加生姜30克，葱白适量，乱发一团，熬至枯时，用绢滤渣，然后入松香500克于滤过的油内，再熬至油起花时，加入密陀僧60克，硫黄末250克，投此两味时，务须慢慢撒入，不可太多太快，滴水成珠时，将此膏药倾入水中去火毒。

十七、内外结合治愈慢性骨髓炎

处方：补骨脂、生黄芪各30克，肉桂、干姜、土鳖虫、威灵仙各10克，当归、山萸肉、枸杞子各15克，水煎，配鸡汤服，用药30剂，外用红升丹，制成锭剂，脱出死骨。慢性骨髓炎须大补脾气、温煦肾阳、活血化瘀，切忌不看体质，一味解毒、清热。

十八、痔肿消

药物组成：芒硝200克，川大黄30克，金银花30克，五倍子15克，全荆芥、防风各10克，煎汤坐浴，每次30分钟。清热、解毒、消肿。

芒硝主含结晶硫酸钠，常夹杂微量氯化钠。能形成高渗盐溶液，由于渗透压的作用，将痔核内的水分析出，达到消肿目的；五倍子是漆树属植物盐肤木的叶或叶柄因受五倍子蚜虫的刺伤而生成的囊状虫瘿，五倍子含没食子酸，对多种细菌有抑制作用；金银花、大黄解毒、化瘀；荆芥、防风促进血液循环，故痔疮肿消结散，此方对各种疮疡也有明显疗效。

引申应用于有红、肿、热、痛表现者，如疮疡红肿期，乳腺炎，外伤血肿，外阴肿痈等疾病。

十九、治痤方理探讨

导致痤疮的原因有：一是内分泌功能失调，雄性激素分泌过多；二是过食辛辣厚味，热毒蕴结肌肤；三是肠有宿便，毒无出路，毒害肌肤：四是五志过极，热多化火；五是应用洗涤剂、护肤品、化妆品等，清除了具有保护皮肤作用的皮脂，腐蚀了正常的皮肤，降低了皮肤抗感染的能力。

治疗原则是益雌抑雄、解肌活血、杀毒通下。益雌就是补肾水，选女贞子、山茱萸。解肌选生石膏、蒺藜。活血选牡丹皮、地骨皮。解毒选苍耳子、槟榔，通下选虎杖、大黄。脓痤加野菊花、地丁。疙瘩加皂刺、白芷。失眠加丹参、夜交藤。

二十、儿科散剂之临床应用

儿科散剂方便适用，节省药材，疗效良好。6个月以下，每日1克；6个月以上，1岁以下，每日2克；1~3岁，每日3克；3~6岁，每日5克。

【白虎菊丁荆防散】 祛风清热，调和营卫。主治风寒感冒，证见低热，喉痒，喉痛，鼻塞多涕，汗出恶风。

虎杖20克，紫花地丁15克，野菊花、荆芥、汜水风、槟榔各10克。

【白虎菊丁清解散】 清热解毒，辛凉解表。主治风热感冒，证见身热面赤，咽痛咳嗽，鼻塞或流涕，舌红，脉数。

生石膏（先煎）30克，虎杖20克，槟榔、紫花地丁各15克，野菊花、薄荷叶、甘草各10克，蝉蜕（去头足）5克。

【白虎菊丁达原散】 清热、解毒。主治流行性感冒，证见头痛，身痛，咽喉肿痛，咳嗽，流稀涕或稠涕，色白或黄，舌红，脉数。

槟榔、虎杖、野菊花、紫花地丁、黄芩、白芍、知母各15克，厚朴、草果仁、甘草各10克。

【九五止咳散】 镇咳、化痰、平喘、抑菌、解毒。主治以咳嗽为主症的各种疾病。

木蝴蝶10克，紫菀、款冬花、百部、杏仁、九香虫、五味子各15克。

【调胃麻杏石甘散】 清热、化痰、平喘。主治热型支气管哮喘。证见喘息、面红、胸闷、口干，痰黄而稠，舌红、苔黄腻而干，脉滑数。

芒硝（冲服）10克，醋大黄20克，生麻黄（去沸沫）12克，炒杏仁12克，生石膏（先煎）30克，甘草10克。

【疳积散】 补养脾胃，化痰理气。主治疳积，证见面色黄白，不思饮食，消瘦，腹泻，便溏，舌淡、舌体胖，脉弱。

黄芪30克，党参、白术、茯苓、甘草、陈皮、木香、白豆蔻各10克，水煎服。

【牛黄散】 荡积清热，主治停食积乳，腹胀便秘。

大黄、牵牛子各等份。

【厚白草二陈散】 清热化痰，消积止呕。主治呕吐。证见食后即吐，心下嘈杂，关脉沉滞，六脉滑数。

广陈皮、茯苓各15克，姜半夏、甘草、川厚朴、广槟榔、草果仁各10克，水煎服。

【五香散】 温胃散寒，行气止痛。主治胃寒痛，证见胃痛暴作，疼痛剧烈，痛时不散，少食痛甚，畏寒喜暖，得热痛减，口不渴，喜热饮。舌质青、苔白，脉弦紧或弦迟。

煅乳香、广木香、海沉香、广藿香、独丁香、白蔻仁各10克。

【腹痛散】 行气、活血、止痛。主治气滞血瘀型腹痛。证见腹痛兼胀，攻窜不定。

炒川芎、酒香附各20克，全当归、炒白芍、醋元胡各15克，企边桂、醋郁金各

10克。

【消胀散】 益脾温肾，调胃理肠，疏肝驱胀。主治腹胀，证见心下痞满，胸膈满闷，满而不痛。

白术20克，枳实15克，陈皮15克，砂仁、香附、木香、乌药、甘草、元胡、佛手、厚朴各10克。

【加减胃风散】 益脾、温肾、活血、止泻。是治疗各型结肠炎的基本方剂。证见大便时溏时泻，迁延反复，完谷不化，饮食减少，食后脘闷不适，稍进油腻食物，大便次数明显增多，面色萎黄，神疲倦怠。舌淡、苔白，脉细弱。

红参、制附子各10克，黄芪30克，土白术、茯苓、全当归、炒白芍、川芎、陈仓米各15克，上元桂、上干姜各5克。

【增力散】 益脾气，补脾阴，和脾胃，祛邪热。主治肝肾虚弱无力症。证见患病日久（或发热，或泄泻）不思饮食，或食而无味，或咽干口燥，舌红、苔少，脉虚数。

神曲、熟地黄、鸡内金各10克，良姜5克，大枣5枚，麦冬、党参、怀牛膝各15克，山萸肉10克。

二十一、小儿疾病的简易治疗方法

小儿的病简单，病种少，多是外感六淫，内伤饮食，即老百姓说的“不是冻着，就是吃着”，只要掌握以下十种治疗方法，常见病就迎刃而解了。

1. 点按合谷与曲池 合谷穴位于第二掌骨桡侧之中点，曲池，屈肘时，肘横纹外端之凹陷处，点按两穴，主治感冒发热、痢疾、咽喉炎。

2. 刺少商穴 少商穴位于拇指桡侧距爪甲角1毫米处，消毒后点刺出血，主治扁桃腺炎、咳嗽、发热。

3. 刺十宣穴 十宣穴位于十指尖端，距指甲1毫米处，消毒后，医者左手握住患儿手，捏住指尖，用15毫米毫针或1毫升注射器针头，点刺出血，然后用棉球压迫即可。主治小儿高热惊厥、癫痫发作、过敏性休克等。

4. 点按委中穴 委中穴位于腘窝横纹正中央，点按主治腹泻、腹胀、呕吐。

5. 刺四缝穴 除大拇指外的其他四指的第一关节横纹中点处，先消毒，医者用左手拇指、食指按紧指两侧，用三棱针轻轻点刺，挤出黄白色或淡红色黏液，主治面色萎黄、纳呆、腹胀的营养不良症、巨细胞性贫血等。

6. 刺遗尿点 穴位在掌面小拇指第二指关节横纹中点处。消毒后，用25毫米毫针，或1毫升注射器针头点刺出血，隔日1次。主治小儿尿床。

7. 点刺扁桃腺 备好漱口液，让助手抱紧患儿头部，术者左手按紧压舌板，右手用持针器夹紧三棱针，将化脓的扁桃体（或扁桃体周围脓肿）点破，出脓或出血，嘱患儿漱口并将漱口液吐出。主治化脓性扁桃腺炎、扁桃体周围脓肿。

8. 点刺长强穴 让患儿俯卧，在尾骨尖与肛门连线中点处，消毒后用15~25毫米毫针，沿骶骨平行方向针刺3~5毫米深，捻转后迅速退针，每日1次，3日为1个疗程。主治小儿顽固性腹泻。

9. 捏脊 让小儿俯卧床上，医者用双手拇指、食指、中指做捏拾状，从尾骨至大椎两侧，自下而上，向上推捏，按中医的辨证施治理论，哪个脏腑有病，到相应腧穴时，用力提拉。如咳嗽，肺俞提拉，腹泻在脾俞提拉，夜哭在心俞提拉等。主治腹痛、腹泻、营养不良、夜间哭闹等。

10. 咳喘停膏 紫菀、款冬花、百部、杏仁、九香虫、五味子、白芥子、甘草各10克，细辛3克，共为细末，取70克药粉，与50克蜂蜜和匀，每次取3~6克摊在无菌纱布块上，据病情选穴，如肺俞、脾俞、神阙、关元、膻中、肾俞、涌泉等。胶布固定，5~8小时去掉。一般贴敷3日。主治感冒咳嗽、支气管炎、支气管哮喘。

第四节 药 悟

一、贵非好，常也妙

在当今社会，“物以稀为贵”加上市场调节，使医界处方越来越大，用药越来越贵。冬虫夏草，菌体而已，为特权者进贡，因而暴炒；穿山甲，胶原钙而已，因奖金多，所以天价；全虫，高蛋白而已，因费时费力而价昂。其实，阿胶大补，极目无驴！海狗肾壮阳，不如羊肉！金银花解毒有功，但野菊花更高一筹！

难怪我的老领导，年近八旬的草药专家李仁恕说：“我中年满山找稀缺之药，老年地头河边找普通草药。贵药不一定治病，便宜药不一定不治病，你的土单验方报面向老百姓，是在积德呀！”

二、不要过于强调中药的色、味归经

任何事情都是相对的，而不是绝对的。历史的局限性、医学家的片面性同样存在于医学领域内。有道理但不是绝对有道理，刻意地套搬只会束缚自己的手脚，只有广开思路，才会发现真谛，才会有所创造，有所前进。书本上的东西、古人留传下来的东西不一定正确。有些是个性，不一定是共性。

传统医学认为药品的五色与五脏相应，如赤入心，白入肺，青入肝，黄入脾，黑入肾。枸杞子是赤色的，而是补肾的药；山药、茯苓、黄芪是白色的，而是补脾的药；佛手不是青的、却是理肝气的药；仙灵脾、金毛狗脊、锁阳颜色并不黑，却能补肾，如此等等，不一而举。另外，传统医学还认为五味与五脏相应，如苦入心，辛入肺，酸入肝，甘入脾，咸入肾。而实际上很多药并非如此。如大黄味苦，不入心，而泻大肠；五味子味酸，也能入肺止咳；枸杞子味甘，不入脾而能补肾；芒硝味咸，不入肾而为泻下良药。

总之，不论脏腑，用药机制同一，不宜过分强调药物归经，如治咳止泻、治泻止咳、镇静止汗、利尿止渴、治痢止带、泻下长寿等，都说明归经不是绝对的。

三、按现代药理研究应用中药与辨证施治相结合

中医有两大特色，一是整体观念，一是辨证论治。辨证施治，按证选药是独到之

处。倘若与西医的药理研究结合起来，相得益彰。

闭经泌乳综合征是肝肾失调的结果，应从肝肾论治。选麦椒红膝稳经汤治疗，该方剂中稳经汤补肾养血，补肾养血能营养胞宫使冲任满盈，疏肝理气，防止肝气疏泄太过，从而抑制乳汁分泌。药理研究生麦芽、川花椒抑制泌乳，红花、川牛膝通经抑乳。这里麦、椒、红、膝既有疏肝作用，又有抑乳功效，故收效甚佳。

再如血脉蕴热，移热于胃，胃失和降的嘈杂病。症见胃脘部似辣非辣，似饿非饿，似痛非痛，犹如空腹食蒜，食生韭菜，恶心嗳气，得食暂止，饮茶稍宽，口干，舌胖，苔薄黄。选枳术橘连神竹姜汤，方剂组成是炒白术 30 克，枳实、橘红、黄连、神曲、竹茹各 10 克，姜汁引，此方乃加味枳术丸，主要是调理升降，兼清热、顺气、化痰，若与药理作用结合，一般五剂可愈。白术为滋补强壮剂，治疗功能性消化不良、慢性胃炎、胃下垂、上消化道溃疡、溃疡性结肠炎、过敏性结肠炎、秋季腹泻、单纯性便秘等消化道疾病。枳实抑制幽门螺杆菌，双向调节胃肠道功能，收缩胆囊，解除小肠痉挛。黄连、竹茹显著抑制白色葡萄球菌、大肠杆菌、痢疾杆菌、枯草杆菌、伤寒杆菌等细菌。神曲促进消化，增加食欲。姜改善局部血液循环，克服黄连之寒，全方扶正祛邪、寒热并用，故治嘈杂。

自拟的腹痛方，组成是全当归、炒川芎、炒白芍、肉桂、酒香附、醋元胡、醋郁金，功效行气、活血、止痛，主治腹痛兼胀，攻窜不定。寒痛甚，食痛嗳腐，瘀痛不移，热痛便秘。方中当归、川芎养血、活血，白芍缓急、止痛，更配理气行滞之圣药香附，疏肝之郁金，化瘀之元胡，温经之肉桂，全方集养、活、调、补、缓、疏、化、温八法为一体，使肝疏泄正常，胃升降正常，气血通畅，痛乃止。从药理作用上说当归、白芍、川芎、郁金、元胡、肉桂、香附都有扩张血管、缓解痉挛、镇静、止痛的作用，当归补血，香附、白芍抑制幽门螺杆菌，川芎抗菌，郁金利胆，元胡愈溃疡，肉桂升高白细胞。

四、广泛应用于临床的高效、易得、价廉的中草药

虎杖的功能是解毒、泻下、降压、降脂、活血、扶正、抗瘤。能抑制葡萄球菌、溶血性链球菌、淋球菌、伤寒杆菌、痢疾杆菌、大肠杆菌、变形杆菌等。由于其七大功能，一是抗菌谱广，多用于原因不明的发热性疾病，不管病原体是病毒或是细菌都有一定的疗效。二是能泻，对腑气不通的消化系统炎症尤为适宜，如溃疡、胃炎、痢疾、胆囊炎等。三是能活，因对多属瘀热导致的妇科炎症如宫颈炎、盆腔炎、乳腺炎等疗效显著。四是能降糖、降压、降脂且有泻下作用，因此广泛应用于代谢综合征及心脑血管病。五是能扶正，因此体虚之人，久病之人患有炎症，用之最宜。

槟榔的作用是解毒、杀虫、抗真菌，且有泻下作用、泌汗作用和增加胃液分泌的作用。因此，临床上利用它的解毒、杀虫作用，广泛应用于各系统的炎症性疾病。利用它的泻下作用，使消化系统炎症热有出路。利用其出汗作用，可一箭双雕治疗病原体引起的发热性疾病。利用它的分泌胃液作用，可治疗有消化不良表现的消化系统炎症。

野菊花有广谱抗菌作用，对痢疾杆菌、伤寒杆菌、大肠杆菌、金黄色葡萄球菌、

溶血性链球菌、白色念珠菌等多种病原微生物有不同程度的抑制作用。抑制乙肝病毒、艾滋病病毒，并延缓病毒所引起的细菌病变，还有降压和抗癌作用。可治疗阴道炎、盆腔炎、咽喉炎、扁桃体炎、支气管炎、肺炎、乳腺炎、中耳炎、淋巴结炎、睾丸炎、脊髓炎等多种炎症。治疗血管神经性头痛、高血压、高血脂及湿疹、痤疮、皮炎、蛇虫咬伤。还应用于原发性肝癌、鼻咽癌、乳腺纤维癌的治疗。

薏苡仁的药理作用是解热镇痛，利水，镇静，消炎；降血压、血糖、血钙；兴奋肠管子宫平滑肌、抑制胰蛋白酶活性、诱发排卵；增强免疫功能，抗乙肝病毒、抗肿瘤。临床用于治疗盆腔炎、阴道炎、生殖器疱疹、风湿性关节炎、椎间盘突出、急性阑尾炎、溃疡性结肠炎、萎缩性胃炎、厌食症、过敏性鼻炎、肺脓疡、支气管扩张、非典型肺炎、脊髓灰质炎、前列腺炎、前列腺增生症、扁平疣、传染性疣、丘疹性荨麻疹、过敏性皮炎等。

价廉效高之中草药在此不一一列举，具体请参考妇科卷。

五、甘草号称“国老”，应用广泛

甘草号称“国老”，是因为它能调和诸药，既像“中药王国”里的皇帝一样，又像“和事佬”，协调臣、臣之间，臣、民之间的关系，即所谓“调诸药而解百毒”。换句话，甘草有类肾上腺皮质激素的作用，像强的松一样，提高人体的应激功能。主要有类肾上腺皮质激素的作用，抗炎症、抗过敏、抗肿瘤，保护咽喉和气管，镇咳（中枢性）、祛痰，抗病毒、原虫、滴虫等病原体，降血脂，抗消化道溃疡等作用，临床应用十分广泛。

六、五味子类甘草，调诸药而解百毒

五味子的药理作用是：①扶正祛邪：滋补免疫系统，清除自由基，提高工作效率。②解毒杀菌：抑制金黄色葡萄球菌、肺炎杆菌、沙门菌、结核杆菌、伤寒杆菌、痢疾杆菌、幽门螺杆菌、艾滋病病毒等多种病原微生物。③止咳化痰平喘：缓解支气管平滑肌痉挛、抑制咳嗽中枢、减少痰涎分泌而起镇咳、祛痰、平喘的作用。④抗过敏：可见五味子有类甘草作用，而它的扶正、抗菌作用与甘草相比，有过之而无不及。

五味子滋肾、敛肺、止咳。主治各类型的支气管炎。肺热配（泻白散）桑白皮、地骨皮、甘草；胃热配（白虎汤）生石膏、知母、甘草；肠热配虎杖根、大黄、槟榔；肝热配双钩藤、僵蚕、薄荷；热甚配重楼、鱼腥草、败酱草；燥热配川贝母、百合、知母；咽痒配蝉衣、僵蚕、木蝴蝶；咽痛配射干、豆根、金果榄；咳甚配百部、杏仁、九香虫；寒嗽配干姜、白胡椒、细辛；气虚配人参、黄芪、核桃仁；气陷配黄芪、党参、升麻；血虚配当归、白芍、熟地黄；咳而遗尿配白芍、甘草、附子；咳而矢气配木通、小茴、白干参。

除此之外，五味子抗过敏，与防风、蝉衣、乌梅、甘草共同组成脱敏汤，治疗荨麻疹、皮炎等疾患。同时，五味子扶正气，与麦冬、人参组成生脉饮，增加机体抵抗力，气阴两补。对肝病能有效地降低转氨酶，恢复肝功能。另外，还能调节神经，对失眠、多梦有较好的疗效。

七、山茱萸治疗元气将脱

人参、附子、黄芪益气固脱，回阳救逆，不知收涩之品，有统摄之力。山茱萸有升高白细胞的作用，抑菌、解痉，对头晕、自汗、盗汗、遗尿、耳聋、腰酸有效，似有阿托品的交感神经兴奋作用。凡元气欲脱，只要血压不低（药理研究该药可降压），宜大量应用，或配参附汤应用，如自拟的增力汤，可用至90~120克。

八、小茴间接补命门火

小茴温奇经脉络，直趋下焦，故补命门之火。肾气丸加补骨脂、小茴治肾虚泄泻、肾虚腰痛有效，其理在此。

九、羊肉治阳痿

羊肉本是治疗产后大虚，胃寒、身冷之药，引申用来兴阳，疗效甚好，比起蝎子、蜈蚣、海狗肾、鹿肾便宜得多，而疗效又不低。实际上那些贵重药也是一种高蛋白，那些动物生殖器在活体雄激素支配下方能发挥作用，动物死去，神经介质如何传递？仅是高蛋白而已；高蛋白兴奋性神经优于碳水化合物，所以食动物肾（阴茎）有效。

十、大黄是长寿药

有些长寿老人的长寿秘诀是大黄泡水喝，可能与大黄的功能有关。大黄解毒，免遭各种细菌、病毒感染。大黄泻下，有病无病，打扫干净，腑气畅通，可使胆汁正常疏泄，免遭肝胆疾病之苦。大黄化瘀，步入老年，多患心脑血管病，活血化瘀，避免心脑血管病。

十一、杀虫药的抗菌解毒作用

寄生虫是有生命的东西，驱虫剂能毒死寄生虫。如杀灭绦虫、蛔虫的槟榔，古代吴又可编著《瘟疫论》，创立达原饮，其中主要药物是槟榔，治瘟疫往往药到病除，现代海南人，口嚼槟榔，预防传染病，确有效果。因此领悟到细菌、病毒、真菌也是有生命的东西，槟榔既然能杀灭寄生虫，为什么不能杀灭细菌、病毒、真菌？几十年来，我用槟榔治疗感冒、气管炎、肺炎、胃炎、肠炎，宫颈炎、盆腔炎等炎症性疾病，杀灭或抑制球菌、杆菌、病毒、支原体、衣原体等致病微生物，疗效确切。

十二、马钱子治疗心脑血管病、结石症、囊肿等

马钱子的药理作用是：①兴奋脊髓反射功能，麻痹感觉神经末梢。②明显镇咳、祛痰（增加呼吸道分泌黏液）、健胃（促进消化液的分泌）、加深呼吸（兴奋延髓呼吸中枢）、升高血压（兴奋血管运动中枢）、提高大脑皮质感觉中枢功能。③水煎剂抑制溶血性链球菌、肺炎双球菌等多种细菌及致病性皮肤真菌。④抗癌。

马钱子临床应用十分广泛，如心脑血管病的活冠汤，中风后遗症用石丹金还吾马勾牛汤，胆结石、泌尿系统结石用黄金排石汤，椎间盘突出症、跌打损伤、骨折肿痛

用益气强督汤，卵巢囊肿用马黄昆海棱术五苓汤，子宫内膜异位症用马甲梭莪通经汤，多囊卵巢综合征用马路皂刺稳经汤，面神经麻痹用独芎牵马芪汤等在治疗中都是含制马钱子的方剂。

马钱子炮制方法及解毒措施是：与荆芥、防风、甘草、桔梗同泡醋中半月，小火煮，煮透后，捞出刮去毛，切片晒干，然后，再用少许香油炸黄，晒干后，土炒，以片上起泡为度。或马钱子浸入香油数日后捞出再炒成黄色。若中毒，用香油 1 盅，白糖 30 克，饮之，或肉桂 6 克，煎汤服。

十三、多糖产生的渗透压治疗食管癌饮食不下

食管癌、胃癌晚期吞咽困难，吐食，倒食，用明月四糖汤。即硼砂（月石）3 克，明矾 15 克，冰糖、白糖、蜂糖、霜糖各 30 克，先将月石、白矾合为细粉，掺四糖熬如饴状，置容器内，每日适量含化。方中乌梅酸消肿，月石腐蚀病灶（缺药可用芒硝代替），四糖能吸引肿物之津（渗透压低的溶液被渗透压高的溶液吸收），共奏消肿、破结、通道之功。

十四、麦麸的功效

甘草小麦大枣汤是治疗妇人脏躁的代表方剂，其中小麦养心神。虫蛀后的小麦叫浮小麦，是用来止汗的。麦麸是小麦去面后的余壳，含大量的 B 族维生素，鉴于此用麦麸代替小麦及浮小麦，可有安神、止汗、调节神经的作用。临床可用来治疗神经症、精神分裂症、迷走神经兴奋所导致的多汗，糖尿病神经病变所导致的麻木、疼痛，末梢神经炎引起的指（趾）麻木。

十五、白津类药的抗过敏作用

【病案】 孟某，双下肢小腿处痒感明显 3 年，局部皮肤增厚，久治无效。诊断为神经性皮炎，嘱采新鲜九头狮子草，掐断后，用白津涂患处，数次外用后告痊愈。

【病案】 冯某，全身大疱，用新鲜蒲公英捣烂外敷患处数次愈。

【病案】 李某，急性湿疹，泥胡菜治愈。

【病案】 张某，急性湿疹，构叶白津治愈。

看来，不管是九头狮子草、蒲公英，还是泥胡菜、构叶均含白津，白津药有选择性的抗过敏作用。

十六、馏油的脱敏作用

【病案】 王某，患散在性湿疹数年，百药无效。用新鲜酸枣树茎（圪针棵）置于烧瓶内蒸馏，蒸馏液外涂患处，数次愈。后推广至有血缘关系的患此病的家人，皆用此方治愈。

十七、蛋黄油的临床应用

鸡蛋煮后取黄，炼油，外涂患处。润肤、解毒、脱敏。主治肛门瘙痒症、肛周湿

疹、阴囊瘙痒症、阴囊湿疹，各种疣、鸡眼等。

十八、渗湿散治脓疱疮

渗湿散组成：苍术、黄柏、枯矾、石膏、雄黄各等份共为细末，棉籽油拌搽。祛湿、解毒，主治脓疱疮（黄水疮）。

苍术燥湿，含苍术酮、维生素A样物质，能维持皮肤黏膜的正常功能；黄柏渗湿，含小檗碱，有抗菌、抗皮肤真菌等病原微生物的作用，尤其对溃疡有效；枯矾涩湿，含脱水硫酸铝钾，有广谱抗菌作用，尤其能强力凝固蛋白质，净化混浊生水，促进溃疡愈合；石膏收湿，含水硫酸钙能提高细胞免疫力，敛疮生肌；雄黄杀虫，含二硫化二砷，对金黄色葡萄球菌、大肠杆菌、毛癣菌等有杀灭作用，且能提高细胞免疫功能。五药同用，对脓疱疮、各种癣症有显著疗效。

十九、单方效无穷

月经先期槐米茶；月经后期糖、姜、酒；月经过少喝豆浆；月经过多白头翁；痛经熬艾叶、小茴可用；闭经吃山楂，勒马回能医；黄体功能不足，核桃与大豆；雌激素水平下降，女贞并山药；淋漓不断益母草；一点不来羊肉汤；青春功血女贞子，更年功血生棉油；更年症多不离麸子、百合，烦热要用桑叶、菊花；乳痛、乳胀，大量陈皮，乳少、无乳，猪蹄、虾鱼。

外阴溃疡，葱叶装黄香，焙干研细外撒；外阴瘙痒，桃叶与白矾，水煎又熏又洗；脾虚扁豆花、白果仁；肾虚小黑豆与枣皮；滴虫臭脚跟、椿树根；霉菌茵陈蒿、土荆皮；妇科炎症离不了野菊花、黄花苗、地骨皮、生薏苡仁。

保胎妙方鸡肉、韭菜、桂圆熬汤服；恶阻小米汤、淡盐水和竹叶。子肿陈葫芦、冬瓜皮；子嗽九香虫、地骨皮；子晕鲜芹菜、绿豆衣；妊娠腹痛艾叶、生姜熬汤服；胎位不正，艾灸至阴，抑或选用升麻、党参。

产后七日内多瘀，益母草配红糖；产后十五日内多虚，羊肉配生姜；产后泻，肉桂、肉豆蔻；产后秘，蔬菜、蜂蜜。

二十、草药让我心悸

从医数十年，伴随我的是顾虑、矛盾、纠结，使命感、责任感使我奋不顾身，经历、教训又使我汗颜、心悸。

曾经有一位医生的处方写“车前子10克”，由于“车”字潦草，司药误认为是“马”字，由于司药基础差，又将“马前子”误认为是“马钱子”，交付取药者马钱子10克，患者药后丧命，司药被判有期徒刑。

“是药三分毒”。华山参治咳嗽疗效好，但最多量不得超1克。假若用到5克，患者就会出现烦躁欲死、彻夜不眠、小便频数、瞳孔散大的表现。龙胆泻肝丸治疗肝经湿热十分有效，但长期应用，就会导致肾功能衰竭而死亡！谁说中药不伤人，那是他没有经验！

我有五怕，一怕读者不识证，寒证用寒药，热证用热药；二怕药量把握不好，尤其是有毒性的药，超量轻则损害肝肾，重则危及生命；三怕大病当小病看，病大药轻，延误病情；四怕只相信偏方，该到医院去偏不去，误了大事；五怕见效就停药，不知道慢病缓治的道理，以致半途而废。

第五节　中西贯通

一、西医博大精深

历史的车轮是向前的，社会是发展的。中医、西医都是医学科学的一部分，各有所长，各有所短。西医不要说中医不治病，中医也不要说西医只会治急病，不会治慢病。在我看来，衷中参西，是出成果的一条道路。中医现代化不是西医化，将中医的道理用现代化的语言解释清楚，让人听明白，中医就现代化了。

二、“亡阴”“亡阳”不是绝症

有一次，一位中医的妻子患大汗淋漓、矢气不断症，他用手紧紧捂着其妻的小腹，让其子请我到他家会诊。这个中医说：“她害的是大汗亡阳证啊，你看汗如珠如油，气陷得放屁不断，舌淡脉弱，我咋补都没效啊，我着手安排后事啦!”屋里桌子的里侧放的是天然人参、参芪精、蜂王浆等补气回阳的药物，此乃迷走神经张力过强，交感神经兴奋不足。我说：“咱换一种思维方法，这是副交感神经兴奋导致的，咱用交感神经兴奋药来对抗一下。”然后我用了硫酸阿托品配合钙剂，注射硫酸阿托品 0.5 毫克，每日 3 次，静脉注射葡萄糖酸钙 20 毫升，每日 1 次。几小时后病情大轻，二日后痊愈，至今已过三十余年，从未复发。

三、发作性头晕用交感神经兴奋药

阿托品、654-2 属交感神经兴奋药，除治疗有机磷中毒、平滑肌痉挛导致的胃、肠疼痛外，对于颈性眩晕、迷路积水导致的眩晕、脑血循环障碍导致的眩晕均有良好疗效。

颈性眩晕是迷走神经张力过强导致，故兴奋交感神经有效；抑制了腺体分泌，故迷路积水消除；扩张血管，改善微循环，故对脑血循环障碍导致的眩晕有效。

四、纠正心力衰竭中药不如西药的效果好

左心衰竭的临床表现是心慌、气短、呼吸困难（咳嗽、咯血，端坐呼吸或阵发性夜间呼吸困难)、急性肺水肿（血性泡沫痰)，可见发绀、心率快、左心室肥大、肺部湿性啰音、交替脉、胸水。右心衰竭临床表现是心慌、气短，水肿、尿少，胃肠道（纳呆、恶心、呕吐）及肝瘀血（腹痛、饱胀、黄疸)、肾瘀血（尿少、夜尿多、蛋白尿）的症状，颈静脉怒张，心脏扩大，心率增快，胸水或腹水等。

治疗原则除病因治疗、限盐外，主要是强心、利尿（多选双氢克尿噻)、抗感染、

镇静（多选苯妥英钠）。

作用快的强心药用于纠正左心衰竭。如用毒毛旋花子苷 K 0.25 毫克静脉注射，需要时 4 小时后再给一次。作用慢的强心药主要纠正右心衰竭，如西地兰或地高辛，地高辛的给药剂量是每日 3 次，每次 0.25 毫克，共 2 天。西地兰的给药剂量是首剂 0.8 毫克，或开始 0.4 毫克，4 小时后再给 0.2~0.4 毫克。

要注意钾的补充；要注意洋地黄化量与中毒量十分接近；每次用药前，必须测量心率，高于 90 次/分，方可用药，单凭脉搏不行，心衰患者往往脉搏短绌。慢性心力衰竭应用维持量时也要高度重视。

五、炎症不是热证

炎症有广义、狭义之分，广义炎症是机体损害与抗损害的过程，狭义炎症局部的表现是红、肿、热、痛、功能障碍。不能一提到炎症，就片面理解为热证，而投寒凉之药，加重病情。如神经系统的面神经炎，多用益气活血通络药，寒则血凝，加重麻痹；消化系统的慢性结肠炎多用温肾益脾药，用凉药，越泻越重；呼吸系统的支气管炎多是土不生金的脾虚证，用寒药则伤脾，久咳不愈；泌尿系统的慢性肾炎多是脾虚血瘀证；外科的骨髓炎多是元气亏败证，寒则影响骨膜的血运；妇产科的输卵管炎多用温经活血药，寒则更加不通；口腔科的口腔炎多用温下清上的药，用寒药更伤真阳；皮肤科的皮肌炎，多用补脾益肾的药，用寒药，则加重无力。如此等等，不一一列举。

第六节　放松入静，顺其自然，是气功治病的关键

放松，就是将身体的各个关节、肌肉松弛下来。入静，就是大脑什么也不想。顺其自然就是不动意念，不加追求，任其自然。放松、入静，顺其自然，能有效地调整机体内环境，改变病理状态，恢复生理活动。

1. 放松，开通人体管道

人体管道，中医叫经络，直大深长为经，细小浅短为络，起沟通内处表里，联系脏腑组织运行气血抗御外邪的作用。经络不通，百病丛生。

不通，影响气机的升降，加气上的呃逆、气下的脱肛、气滞的痞满等。

不通，导致血液循环障碍，如血凝于心则心慌、凝于肝则胁疼，凝于目则失明，凝于耳则耳聋，凝于关节则肿疼。

不通，脏腑必然失养而影响功能活动。如心血虚弱则少寐，肺气虚弱则气短，肝血虚则麻木，脾气虚弱则腹泻，肾阴虚则遗精等。

人体管道，西医称动脉、静脉、气管、内分泌腺、神经通路等，管道栓塞是基本病理变化之一，周围动脉栓塞致脉管炎，冠状动脉栓塞致心肌梗死，脑动脉栓塞致失语、肢体不利，支气管栓塞则肺气肿、肺心病等。

放松解除了肌肉对气管的压迫，缓解了管道的紧张度，扩大了管道的直径，加速了管道内容物的流通，满足了病变部位对营养的需要，恢复了病变组织的生理功能，

达到了减轻或治愈的目的。

2. 入静，加强大脑领导

人体像一个国家一样，大脑是最高权力机构，脏腑、组织、器官等都受大脑皮质的统一指挥，各个中枢像国家部委一样分管各条战线，神经和体液调节像政策和法律一样对气管进行约束。

大脑失控可引起许多疾病，如消化道溃疡、高血压、精神分裂症、神经症，糖尿病等。

入静，两眼微闭，嗅、视、听觉抑制，反射减弱，生化代谢减慢，此时脑血管扩张，血流量增加，有利于智能的开发，脑细胞的活化，加强了皮层的内调功能，纠正了病态下的功能紊乱，克服了个别的优势现象，使中枢抑制扩散，使那些干扰人体生理活动的病理信息，经神经和体液的调节，拨乱反正，使疾病不药而愈。

3. 顺其自然，自然而然

“放松，入静”表明从“自然”开始，大脑皮质的静化调整过程是顺“自然”发展，人体恢复适应自然界的能力，就达到了“自然”境界。

“人以天地之气生，四时之法成”，人类必需的空气源于自然界，深而言之，磁力感应，光的刺激，声的振动，无线电波的传递，食物所含的元素都与人的健康相关，临床上常见的理化刺激所引起的变态反应性疾病，如哮喘、鼻炎、皮疹、风湿病等都说明自然界致病因素的刺激超出了病体的适应能力。

“放松，入静”提高了机体屏障结构的防护能力，加强了细胞的吞噬和解毒力，从而适应了自然界。总而言之：“放松，入静，顺其自然”是气功治病取效的关键所在。

附　录

附录一　嵩山地产中草药

李仁恕（1924—2009），原登封县卫生局局长，“文革”期间，不忘民间疾苦，酷爱采药治病，足涉嵩山东西，遍访山间药农，与河南中医学院药学专家杨毓书切磋研究，分辨药品真伪，挖掘嵩山新药，印证学名，基本理清了嵩颍药草的分布、类别、科属。晚年编著《嵩山地产中草药》。

药名	性味	科别	药用部分	功能	主治	备考
一画						
一叶秋	辛、苦、温，有毒	大戟科	嫩枝、叶、棍	舒筋活血，健脾益肾	虚劳	梯子沟口有
一点血	寒、甘、苦，无毒	秋海棠科	根、茎	生血、活血	血性白带	少林寺南有
二画						
二色补血草	甘、苦、平	白花丹科	带根全草	补血、止血、散瘀	脾胃虚弱	玉皇沟有
八月札	甘、寒	木通科	果实	疏肝理气，活血止痛	肝郁症	
八仙草	苦、辛、寒	茜草科	全草	清湿热，散瘀消肿	淋证	别名：猪殃
八角茴香	辛、甘、温	木兰科	果实	温阳、散寒、理气	胃痛、胆结石	常见调味品
人尿	咸、凉			滋阴降火，止血消瘀	阴虚发热、口腔溃疡	10岁以下童尿
人中白	咸、寒			清热、降火、消瘀	肺气肿	尿垢
人中黄	甘、寒			清热、凉血、解毒	阳明经证，斑疹	甘草入竹筒，内在人粪中制成
人乳汁	甘、咸、平			补血、润燥	电光眼炎	

续表

药名	性味	科别	药用部分	功能	主治	备考
人参果	甘、温			强心肾，补脾胃	低血压	
人指甲	甘、咸、平				鼻衄，尿血，喉蛾，中耳炎，目翳	炮后治疗疮不收口
九香虫	咸、温	蝽科	干燥全虫	理气止痛，温中壮阳	咳、喘，阳痿，消化不良	别名：臭梆梆、棒棒
九节菖蒲	辛、微温	毛茛科	根、茎	开窍，豁痰，祛风健胃	耳聋、腹泻	
九头狮子草	辛、凉	爵床科	全草	祛风、清热，化痰、解毒	小儿惊风，感冒咳嗽，咽炎，神经性皮炎	峡口、李庄、北山有
刀豆	甘、温	豆科	种子	温中下气，益肾	肾虚腰痛	
刀豆壳	甘、平		刀头壳	降气	反胃呕吐，久痢，闭经	交通心肾
刀豆根	苦、温	豆科			头风，风湿腰痛，跌打损伤，胃脘痛	
三画						
山酢浆草	酸、平	酢浆草科		清热利尿，散瘀消肿	肾炎，尿血	
三叶委陵菜		蔷薇科	全草		骨结核，口腔炎	
三叶委陵根	性凉、味涩			清热利湿，止痛补虚	骨髓炎，蛇伤	
三棱草	辛、平、无毒	莎草科	全草	解表透疹	催生，疹不出	
干姜	辛、热	姜科	干根、茎	温中逐寒，回阳通脉	阳虚吐血，阳虚泄泻	
干地黄	甘、苦、凉	玄参科	根、茎	滋阴养血	虚火牙痛	
土人参	甘、平	马齿苋科	全草	健脾润肺	脾虚劳伤，盗汗，自汗，月经不调	别名：栌蓝
土三七	淡、温	菊科	根、全草	活血消肿	外伤出血，乳腺炎	别名：菊叶千里光
土大黄	辛、苦、凉	蓼科	根、叶	清热化瘀，杀虫解毒	咳血、肺脓疡，便秘、紫癜	卵圆叶者名金不换

续表

药名	性味	科别	药用部分	功能	主治	备考
土木香	辛、苦、温	菊科	根	健脾和胃，行气止痛		
土贝母	苦、凉	葫芦科	块茎	散结毒，消痈肿	蛇咬伤	
土牛膝	苦、酸、平	苋科	根、茎	活血散瘀，祛湿利尿	闭经	
土百部	甘、苦、微温	百合科	块根	润肺、杀虫	骨蒸、潮热、咳嗽	别名：羊齿天冬
土人参叶					通乳汁，消肿毒	
土大黄叶				清热、祛风，散瘀、消肿	乙脑、紫癜	
土银花叶		忍冬科	茎、叶	清热、解毒	一切疮疡疔毒	
大麦	甘、咸、凉	禾本科	果实	和胃、宽肠，利水	火烫伤，食滞	
大枣	甘、温	鼠李科	果实	补脾和胃，益气生津，营卫不和	心悸、脏躁	
大黄	苦、寒	蓼科	根	泄热毒，破积滞，行瘀血	热邪结聚	
大青叶	苦、寒		叶	清热解毒，凉血止血	流感，咽喉炎	根为板蓝根
大火草	苦、温，小毒	毛茛科	根	化痰，散瘀，杀虫	小儿疳积	别名：野棉花
大麦醋糟	酸、寒	禾本科		化痰、活瘀	气滞风壅	炒醋糟敷之
大戟	苦、辛、寒，有毒	大戟科	根	泄水饮，利二便	水肿，痈疽肿	
大蒜	辛、温	百合科	鳞茎	行滞，暖胃，消积，杀虫	痢疾、动脉硬化、蚊虫叮咬	
大虎耳草	微苦，辛、寒	虎儿草科	全草	清热解毒，祛风解表	丹毒，疔疮	
大狗尾草	甘、平	禾本科	全草、根	清热，杀虫，止痒	荨麻疹	别名：谷莠子
大蓟	甘、凉	菊科	全草、根	凉血止血，祛瘀消肿	吐血、衄血，尿血	别名：大叶刺角芽

续表

药名	性味	科别	药用部分	功能	主治	备考
大豆黄参	甘、平	豆科	大豆	清热利湿	骨关节烦痛，小便不利，水肿、汗少，胸痞	
大金银花	性平，味甘，气香		全草	镇惊，祛风，败毒	各种感染性疾病	
大丁草	苦、温，无毒	菊科	全草、根	清热，解毒，祛风	风湿麻木，疮，咳喘	山沟多见
大石韦	甘，微寒	水龙骨科	全草	清肺，利尿，通淋	淋证，肾结石	
大肺筋草	辛、甘、平	伞形科	全草	散风清肺，化痰行血	四时感冒，咳喘，闭经	
大麦秸		禾本科		抗癌		
大麦苗			大麦幼苗	利小便	营养不良	
万寿菊叶	甘、寒，有臭气	菊科	叶	清热解毒	痈疮，疔毒，无名肿毒	
万寿菊	苦、凉、微辛	菊科	花序	平肝，清热，祛风，化痰。利小便	小儿惊风	各地栽培
万年青叶	苦、涩、微寒	百合科	叶	强心、利尿，清热、解毒	心力衰竭，咽喉肿痛，咯血、吐血，蛇咬伤	入肾经，专通任督之脉
万年青根	甘、苦、寒，有毒		根、茎	强心、利尿，清热、解毒	心力衰竭，咽喉肿痛，咯血、吐血，蛇咬伤	根有毒性，可导致恶心呕吐，腹泻，期外收缩，完全传导阻滞
山丹	甘、苦、凉	百合科		除烦热，润肺止咳，安神	虚劳咳嗽，吐血心悸失眠，浮肿	
山药	甘、平		块茎	健脾、补肾，益精、降糖	痢疾，消渴，腹泻	
山韭	咸、涩、寒	百合科	全草	益肾	大小便数，烦渴	
山楂	酸、甘、微温	蔷薇科	果实	消食积，散瘀血	内积，产后枕痛，恶露	
山蒜	辛、温	百合科	鳞茎	温中去积，散瘀止痛		
山蟹	辛、平	地星科		清肺，消炎	蟹壳疔疮，子孢治冻疮	煅存性

续表

药名	性味	科别	药用部分	功能	主治	备考
山白菊	苦、辛、凉	菊科	全草、根	祛风镇咳，清热解毒	风热感冒，蛇伤	
山羊肉	甘、热	牛科	肉	补虚，助阳	虚劳内伤，腰膝酸软，阳痿，带下	
山羊血	咸、热	牛科	血	活血、散瘀，通络、解毒	尿血，跌打损伤，吐血，衄血	
山羊肝					夜盲症	
山羊角					专活死血	
山羊油			不落小者风干		心疝	
山豆根	苦、寒	华东蓝	根	清火解毒，消肿止痛	咽炎、扁桃腺炎	
山茱萸	酸、微温	山茱萸	果肉	补肝肾，涩精，固虚脱	虚汗不止，肩周炎	
山药藤	甘、平				皮肤湿疹，丹毒，水煎，外洗患处	
山韭菜	甘、平	百合科	全草	散瘀止疼，强筋壮骨	先兆流产，习惯性流产	
山核桃		核桃科	根、皮，果	养脑，增智	腰痛，阳痿	皮浸洗治脚趾缝痒疹，鲜果皮擦治手、足癣症
山莴苣	微苦	菊科		清热解毒	茎叶煎服清热	研末涂擦去疣瘤
山海棠	辛、温	秋海棠科	全草、果实、根	行气止痛，活血祛瘀	小儿吐泻	孕妇、月经过多者不宜服
山海螺	甘、辛、平	桔梗科	根	消肿解毒，排脓祛痰	催乳，肠痈，扁桃腺炎	别名：羊奶参
山菠萝根	淡、平	百合科	鳞茎	清热，止咳	肺结核咯血，小儿高热	荞麦叶大百合
山野豌豆	甘、温、苦	豆科	嫩茎、叶	祛风湿，舒筋活血，止痛	闪挫伤，阴囊湿疹	
山薄荷		唇形科	全草	解表，清热，止痛	外感头痛，鼻窦炎	
山藿香	辛、凉	唇形科	全草	凉血散瘀，消肿解毒	跌打损伤	

续表

药名	性味	科别	药用部分	功能	主治	备考
山藤秧		葡萄科	根、藤	通经活络	外伤，胃肠道痛，神经性头痛，术后痛	别名：山葡萄
千日红	甘、平	苋科	花序、全草	清肝散结，止咳平喘	头风目痛，咳嗽，气喘	
千里光	苦、寒	菊科	全草	清热解毒，杀虫明目	各种炎症，毒血症，大叶性肺炎	
千金子	辛、温，有毒	大戟科	种子	逐水消肿，破血杀虫	水肿腹胀，积食，症结	
千金藤	苦、寒	防己科	根、茎叶	清热解毒，祛风利湿	风湿痹痛	
千屈菜	苦、寒	千屈科	全草	清热、凉血	痢疾，血崩，溃疡	
川芎	辛、温	伞形科	根茎	行气、散瘀，祛风、燥湿，活血止痛	心绞痛，脑梗死	
女贞子	苦、甘、平	木樨科	果实	补肝肾，强腰膝	阴虚内热，须发早白，卵巢功能低下	
女贞叶	苦、平，无毒	木樨科	叶	祛风明目，消肿止痛		
女贞树皮	苦、平，无毒	木樨科	皮		酒泡治腰膝酸软、烧伤	
女贞根	苦、平，无毒	木樨科	根	散气止痛	咳嗽，白带异常	
女娄菜	辛、苦、平	石竹科	全草	活血调经，健脾行气		
小麦	甘、凉	禾本科	种子、面粉	养心益肾，除烦止渴	失眠、多汗	
小草		远志科		益精补气	虚损、梦泄	
小粉			制面筋后的淀粉		发背，无名肿毒	
小蒜	辛、温	百合科	鳞茎	温中散寒	胸痹	

续表

药名	性味	科别	药用部分	功能	主治	备考
小蓟	甘、凉	菊科	全草、根	凉血止血	疔，疮，痈毒	
小檗		小檗科	根茎、枝	清热燥湿，泻火解毒	急性肠炎	
小麦苗	辛、寒，无毒	禾本科	嫩茎、叶		除烦热，疗黄疸，解酒毒	
小麦皮	甘、凉	禾本科	种皮		虚汗盗汗，口腔炎，泻痢，糖尿病	
小凤尾草	甘、微辛	铁角蕨科	全草	止咳化痰，利膈止血	感冒咳嗽	
小画眉草	淡、凉	禾本科	全草	清热解毒，疏风利尿	角膜炎，结膜炎	别名：星星草
飞廉	苦、平	菊科	全草、根	清热、凉血，散瘀、祛风	皮肤刺痒，尿路感染	
飞来鹤	辛、温，无毒	萝藦科	茎、叶		下乳	久服治瘰疬
马心					健忘	
马兰	辛、凉	菊科	全草、根	清热凉血，利湿解毒	膀胱炎	
马皮					小儿赤秃，牛皮癣	
马肉	甘、酸、寒			除热下气，强腰壮筋		
马肝					闭经、胸闷、乏力	
马陆	辛、温，大毒	圆马陆科	全虫	破积、解毒	痞积	当地叫断肠沙
马齿	甘、平，小毒	马科			惊痫疔疮，牙痛，小儿马痫	
马乳	甘、凉	马科	乳	补血润燥，清热止渴	低钙症	
马宝	甘、咸、凉	马科	马胃肠道结石	镇惊化痰，清热解毒		
马勃	辛、咸、平	马勃科	子实体	清肺利咽，解毒止血	外用治宫颈癌	

续表

药名	性味	科别	药用部分	功能	主治	备考
马骨	甘、凉	马科	骨头粉		头疮，耳疮，阴疮，痈疽	
马唐	甘、寒	禾本科	全草	调中明目，润肺		
马鬃	辛、温	马科	鬃毛、尾毛	祛风除湿，理气散寒		
马尾连	苦、寒	毛茛科	根	清热解毒，燥湿		别名：唐松草
马齿苋	酸、寒	马齿苋科	全草	清热解毒，散瘀消肿	青光眼，白翳	子治漏睛
马兜铃	苦、寒	马兜科	果实	清肺降气，化痰止咳	痔瘘肿痛，咯血失音	
马蹄甲	平，无毒	马科			疗妇人崩漏带下	
马鞭草	苦、凉	马鞭草科	全草、根	清热解毒，利水消肿，活血散瘀	黄疸	
马蹬草	淡、平	铁角蕨科	全草	止血、消炎	外伤出血，子宫出血，肝炎	
四画						
王瓜	苦、寒，无毒	葫芦科	果实	清热生津，消瘀通乳	缺乳	
王不留行	苦、平	石竹科	种子	行血通经，催乳，消肿敛疮	经闭，难产，乳汁不畅	别名：麦蓝子
井底泥	甘、寒		井底灰黑泥土	清热解毒，胎动不安	天疱疮，头风热痛	
凤尾草	淡、微苦，无毒	凤尾科	全草	清热解毒，活血利尿	各种疮疡	别名：井口边草
天牛	甘、温，小毒	天牛科	全虫		小儿惊风，疔肿，箭刺入肉	
天麻	甘、平	兰科	根、茎	熄风定惊	眩晕，眼黑，肢体麻木，半身不遂	
天雄	辛、热，有毒			祛风散寒，燥湿助阳	风寒湿痹，四肢拘挛，心腹冷气	
天冬	甘、苦、寒	百合科	块根	滋阴湿燥，清肺降火	阴虚发热，咳嗽吐血	

续表

药名	性味	科别	药用部分	功能	主治	备考
天仙藤	苦、温	马兜铃科	藤	行气化湿，活血止痛	胃痛，妊娠水肿，产后腹痛，风湿痛	别名：马豆铃苗
天名精	辛、寒	菊科	根、茎叶	清热化痰，破血止血	疔痈，疮毒，皮肤瘙痒	
天花粉	甘、苦、酸、凉	葫芦科	根	生津止渴，降火润燥，排脓消肿	肺燥咳血	
天茄子	性寒，味苦	茄科	果实、种子、叶	祛风止痛	牙痛，头痛	
天泡子	苦、寒，无毒	茄科	果实、种子、全草		利小便，黄疸，慢性咳喘	
天南星	苦、辛、温，有毒	天南星科	块根	燥湿化痰，祛风定惊，消肿散结	口眼㖞斜	
天浆壳	咸、平	萝藦科	果壳	清肺化痰	百日咳，疹不透	萝藦果壳
天萝水		葫芦科	丝瓜水	清热解毒	化脓性扁桃体炎，肺脓疡	丝瓜水，茎中汁
鼠曲草	甘、苦、平	菊科	全草	祛风化痰，清热解毒	气喘，湿疹，下肢溃疡	火绒草、天水蚊草
天荞麦根	酸、苦、寒	蓼科	根、茎	清热解毒，祛风利湿	肝炎，肺痈，咽喉肿疼，白带异常	
无花果	甘、平	桑科	花托	消肿解毒，健胃清肠	便秘，痈疮，疥癣	
无花果叶	辛、平，小毒	桑科	叶	解毒活血	痔疮，肿毒，心痛	
无花果根		桑科	根	解毒活血	筋骨痛，瘰疬，痔疮	
云母	甘、温	矿物	白云母	纳气坠痰，止血敛疮	虚喘	
木瓜	酸、温	蔷薇科	果实	平肝和胃，祛湿舒筋	转筋，吐泻	
木耳	甘、平	木耳科	籽实体	凉血止血	肠风，血痢，血淋，崩漏，痔疮	
木香	辛、苦、温	菊科	根	行气止痛，温中散寒	腹胀腹痛，里急后重	

续表

药名	性味	科别	药用部分	功能	主治	备考
木贼	甘、苦、平	木贼科	全草	疏风散热，解肌退翳	泪囊炎，痔疮	
木通	苦、凉	木通科	木质茎	泻火行水，通利血脉	小便赤涩，淋浊	
木瓜枝	酸、涩、温	蔷薇科	枝叶	祛湿消风	湿痹邪气，霍乱转筋	
木瓜核	酸、涩、温	蔷薇科	种子		霍乱，烦躁	嚼七粒，温水冲之
木瓜根	酸、涩、温，无毒		根		脚气，风湿麻木	
木通根	苦、平			活血行气，祛风利尿	风湿性关节炎，跌打损伤	别名：八月札
木槿子	甘、平，无毒	锦葵科	果实		黄水疮	偏头痛烟熏患处
木槿叶	苦、寒	锦葵科	叶	清热，通下	肠风，痢疾，便秘	
木槿皮	甘、苦、凉	锦葵科	根、茎皮	清热利湿，止痒消积	肠风泻血，脱肛，白带异常，痔疮，疥癣	
木槿花	甘、苦、凉	锦葵科	花	清热利湿，凉血止血	肠风下血，痢疾，白带异常	
木槿根	甘、平、滑	锦葵科	根	清血解毒，利湿消肿	痔疮，咳嗽，肺痈，肠风下血	
太子参	甘、苦、微温	石竹科	根	补气健脾	肺虚咳嗽，脾虚食少，心悸，自汗	
五加皮	辛、温	五加科	根皮	祛风湿、壮筋骨，活血祛瘀	风寒湿痹，筋骨挛急，小儿行迟	
五加叶					跌打损伤肿痛	皮肤瘙痒做菜吃
五谷虫	咸、寒，无毒	蝇蛆科	蝇蛆	清热消积	疳积腹胀，臁疮	
五味子	酸、温	木兰科	果实	敛肺滋阴，生津固涩	肺虚咳嗽，口渴，自汗，盗汗，涩精	
五倍子苗（盐肤木）	温，无毒	漆树科	幼苗		咽喉肿痛，失音	
五气朝阳草	甘、辛、平	蔷薇科	根、全草	祛风湿，活血消肿	腰腿痛，白带异常，崩漏	

续表

药名	性味	科别	药用部分	功能	主治	备考
瓦松	酸、苦、凉	景天科	全草	清热解毒，利湿止血	疔疮，痔疮	
车前	甘、咸、平	车前科	全草	利水，清热明目	黄疸，水肿，小便不通，喉痹，乳蛾	
车前子	甘、寒	车前科	种子	清热明目，利水	黄疸，水肿，小便不通，喉痹，乳蛾	
牛肉	甘、平	牛科	肉	补脾胃，益气血，强筋骨	腰膝酸软	
牛血	咸、平	牛科	血	理血补中	便血，血痢，血虚体弱	
牛肚	甘、平	牛科	胃	补虚劳，益脾胃	产后体弱	
牛肝	甘、平	牛科	肝	补肝，明目，养血	血虚萎黄，夜盲	
牛肠		牛科	肠		厚肠，肠风，痔漏	
牛齿		牛科	齿		小儿癫痫，发背，肿痛，疮口不合	
牛肾			肾脏	补肾益精	五常七伤，阴痿气乏	有一种蛋白酶可引起高血压
牛乳	甘、平	牛科	乳	补虚损，益肺胃，生津润肠	反胃，噎嗝，消渴，便秘	
牛肺		牛科	肺		补肺气，止咳逆	
牛骨	甘、温，无毒	牛科			烧灰治崩中，吐血，带下，肠风泻血，水泻	
牛胆	苦，大寒			清肝明目，解毒消肿	风热目疾，小儿惊风	
牛扁	苦，微寒	毛茛科	茎叶		身皮疮	热气可做浴汤
牛脂	甘、温，微毒	牛科	脂肪		诸疮，疥癣，白秃	多食引发痼疾

续表

药名	性味	科别	药用部分	功能	主治	备考
牛黄	甘、苦、凉	牛科	胆结石	清心化痰，利胆镇惊	热病，神昏谵语，癫痫发狂，小儿惊风抽搐，喉肿	
牛脑	甘、温，微毒	牛科	脑		眩晕，消渴，痞满	
牛筋		牛科	筋	补肝，益气，强筋，续断	腰痛	
牛脾	甘、酸、温	牛科	脾脏	健脾消积	消化不良，食积痞满	
牛鼻		牛科	鼻		妇女缺乳	
牛靥			甲状腺体		喉痹，气瘿	
牛膝	甘、苦、酸、平	苋科	根	活血消肿	生用散瘀消肿，熟用补肝肾，强筋骨	
牛蹄	凉	牛科	蹄	补脾益肾	妇人崩中漏下，赤白带	
牛髓	甘、温，无毒	牛科	骨髓	润肺，补肾，填精，精血亏损	阳痿	
牛口涎		牛科	唾涎		噎嗝，反胃，呕吐	
牛马藤	甘、温，无毒	豆科		行血补血，通经活络	风湿，贫血，四肢麻木，月经不调	少数地方也做鸡血藤用
牛毛七	甘、淡、平	曲尾藓科	全草	滋阴清热，安神，祛风除湿，止血镇痛		
牛毛毡	辛、温，无毒	莎草科	全草		外感风寒，身痛心烦，咳嗽，痰喘	
牛白藤	甘、淡、凉	茜草科	茎叶	清热解毒，祛风除湿，续筋骨		
牛西西	苦、酸、咸	蓼科	根	清热解毒，活血止血，通便杀虫	血小板减少性紫癜	别名：土大黄
牛耳朵		苦苣苔科	根、全草	清肺，止咳止血	清肺止咳嗽，肺结核，红崩白带	别名：石毛妮

续表

药名	性味	科别	药用部分	功能	主治	备考
牛耳草	甘，无毒	苦苣苔科	全草		熬水放凉洗脚治肠炎	小儿 5~10 棵，成人 10~15 棵
牛舌草		蓼科	叶		捣烂敷治乳房红肿	
牛角心	苦、温	牛科	牛角心	止血，止痢，便血	衄血，崩漏带下，消渴	牛角骨质髓心
牛胞衣		牛科	胎盘		臁疮不敛口	
牛喉咙		牛科			反胃吐食	
牛筋草	甘、平，无毒	禾本科	带根全草	清热利湿，伤暑发热	急惊风，黄疸，痢疾	防治乙脑
牛蒡子	辛、苦、寒	菊科		疏散风热，消肿解毒，宣肺透疹	斑疹不透	
牛蒡根	苦、寒	菊科	根	祛风热，消肿毒	风毒面肿，头晕，咽喉肿痛，痈疽，疮疹	
牛蹄甲		牛科			臁疮烂腿，玉茎生疮	烧灰油调敷之
牛蒡茎叶	甘，无毒	菊科	茎叶		头痛，金疮乳痈，皮肤风痒，面目烦闷	通十二经脉，五脏恶气，做菜食令人身轻
牛耳大黄	苦、寒	蓼科	根	清热凉血，化痰止咳，通便杀虫	急性肝炎，慢性气管炎	
牛七藤		苋科	茎叶	温经活血	寒湿痿痹，腰膝疼痛	
牛耳大黄叶		蓼科		清热、解毒通便	头晕，咳嗽无痰，便秘	
气桐子		大戟科	油桐未成熟果实	理气、消积	疝气，食积，月经不调	
手掌参	甘、平	兰科	块根	补益气血，生津止渴	肺虚咳嗽，虚劳消瘦	
毛茛	辛、温，有毒	毛茛科	全草、根	活血，解毒，止痛	黄疸，偏头痛，胃痛，风湿性关节炎，痈肿恶疮，疟疾	

续表

药名	性味	科别	药用部分	功能	主治	备考
毛白杨		杨柳科	树皮	化痰止咳	咳嗽痰喘，慢性气管炎	
毛蕊老鹳草	微辛、温	牻牛儿苗科	全草	疏风通络，强筋健骨，风寒湿痹	关节疼痛	
升麻	甘、苦、凉	毛茛科	根状茎	升阳发表，透疹解毒	中气下陷，久泻久痢，斑疹不透	上盛下虚，阴虚火旺，斑疹已透者忌服
长瓦苇	微苦、甘、寒	水龙骨科	全草	清热利尿，祛湿通络，消肿止血	淋证	解硫黄毒
分心木	苦、涩、平，无毒	胡桃科	果核木质隔膜	固肾涩精	遗精滑泄，淋病溺血	
乌鸦	酸、平	鸦科	大嘴乌鸦	祛风定惊，已劳止血	头风眩晕，小儿惊痫	
乌梅	酸、温	蔷薇科	干燥未成熟果实	收敛生津，杀虫	久咳虚热，烦渴，久泻久痢	
乌梢蛇	甘、咸、平	游蛇科	无内脏全体	祛风通络，风湿顽痹，肌肤不仁	关节结核	
乌鸦头					烂眼边	
乌骨鸡		雉科	去内脏全体	补肾强骨	虚劳	家鸡的一种
乌蛇皮				行血祛风	小儿唇紧，脾热唇疮，白癜风	
乌蔹莓	酸、苦、寒	葡萄科	根、全草	清热利湿，解毒消肿		
乌鸦翅				活血祛瘀	破伤风，针刺入肉，痘疮不出，跌打瘀血	破伤风：烧灰存性研细酒调服
乌头附子尖			川乌头上的尖角	吐风痰，祛寒止痛	癫痫，小儿慢惊，疔疮，疥疮，脐风，寒疝痛	体虚、阴虚、阳盛者忌服
乌桕木根皮	苦、微温，有毒	大戟科	根皮	利水，杀虫，消积，解毒	水肿，腹胀，二便不通	
月见草	甘、温	柳叶菜科	根	强筋壮骨，驱风除湿	痹症	别名：夜来香

续表

药名	性味	科别	药用部分	功能	主治	备考
月季花	甘、温	蔷薇科	花	消肿解毒，活血调经	月经不调，经来腹痛，跌打损伤	
月季叶			叶	活血消肿	瘰疬，跌打损伤，血瘀肿痛	捣敷创伤
月季根	甘、温，无毒				月经不调，带下，瘰疬	
丹参	苦、微温	唇形科	根	活血祛瘀，安神宁心，排脓止痛	心绞痛，痛经	
风轮菜	辛、凉	唇形科	全草	疏风清热，解毒消肿	感冒，中暑，急性胆囊炎	
凤仙花	辛、苦、温	凤仙科	全草	祛风活血，消肿止痛	关节湿痛，跌打损伤，疔疮	
凤仙花	辛、苦、温	凤仙科	花		风湿，腰胁痛，经闭腹疼，产后瘀血	
凤仙根	苦、甘、辛，有小毒	凤仙科	根	活血通经，软坚消肿	风湿胁骨痛，咽喉骨鲠	
凤尾七	甘、涩、苦、温	景天科	小丛红景根	补肾养心，安神明目，活血调经	虚劳	
凤尾草	淡、苦、寒	凤尾蕨科	全草、根	清热利湿，凉血止血，消肿解毒	黄疸型肝炎	
凤眼草	苦、涩、寒	苦木科	果实		痢疾，便血，肠炎，白带异常，尿血、崩漏	别名：臭椿果
凤凰衣	淡、平	雉科	鸡蛋中白皮	养阴清肺	咽痛失音，瘰疬结核	
凤尾贯众	辛、平	鳞毛蕨科	根茎	止血	便血，衄血，崩漏	
六月雪叶		菊科			蛇伤，肿毒	外科用
文蛤	咸、平	帘蛤科	贝壳	清热利湿，化痰软坚	口渴烦热，咳逆胸痹	
文竹	苦、寒	百合科		凉血解毒，利尿通淋		
方解石	辛、苦，大寒	碳酸盐矿物	方解石		胸中留热结气，黄疸，通血脉	

续表

药名	性味	科别	药用部分	功能	主治	备考
火腿	咸、温	猪科	火腿			
火麻仁	甘、平	桑科	种仁	润燥滑肠，通淋活血	便秘	
巴旦杏仁	甘、平	蔷薇科	种子		咳嗽	别名：甜杏仁
双肾草	淡、温	兰科	全草	滋阴益肾	膀胱疝气，白带异常	
孔雀草	苦、平	菊科	全草	清热利湿，止咳	咳嗽，痢疾	别名：藤菊
水芹	甘、辛、凉	伞形科	全草	清热利水	烦渴，黄疸，水肿，淋痛，带下	
水蛇	甘、咸、寒，无毒	游蛇科	肉	消渴烦热，毒利明目		
水银	辛、寒，有毒	液体金属		杀虫，攻毒	癣，梅毒，恶疮，痔瘘	
水葱		莎草科	茎	通利小便	淋证	
水蛭	咸、苦、平，有毒	水蛭科	全体	破血逐瘀，通经	通心脑血管	脑瘫要药
水蓼	辛、平	蓼科	全草	化湿行滞，消肿祛风	痧秽腹痛，吐泻	
水牛皮		牛科	皮		浮肿，小便涩少	水牛皮煮熟切于豉汁中食之
水牛角	苦、寒、咸	牛科	角	清热解毒，凉血	热病壮热，头痛神昏，小儿惊风	犀牛的代用品
水牛尾		牛科		同水牛皮作用		
水龙骨		水龙骨科	根茎	化湿清热，祛风通络	痢疾泄泻，淋病白浊，风痹腰痛	
水仙花		石蒜科	花	祛风除湿，活血通络		
水仙根	微辛、滑、寒，无毒	石蒜科	鳞茎		痈毒，疮毒，虫咬，鱼骨鲠	
水芹菜	辛、凉	伞形科	全草	平肝解表，透疹失眠	麻疹初期，高血压	

续表

药名	性味	科别	药用部分	功能	主治	备考
水苦实	苦、凉	玄参科	全草	清热利湿，止血化瘀	感冒喉痛	
水莎草		水莎草科	全草	止咳化痰	慢性气管炎	
水蜈蚣	辛、平	莎草科	根、全草	祛风解表	风寒感冒，寒热头痛，筋骨痛，咳嗽，痢疾，跌打损伤	
小蛇皮		游蛇科	皮		小儿骨疽，脓血不止	天蛇毒疮：烧灰油调
水红花子	咸、寒	蓼科	果实	消瘀破积，健脾利湿	胁腹食积，水臌	
水苦实根	苦、辛、寒	玄参科	根		风热上壅，咽喉痛	以酒磨服
水苦实果实		玄参科	果实	跌打损伤，劳伤吐血	肾虚腰痛，劳淋	
五画						
玉竹	甘、平	百合科	根茎	养阴润燥，除烦止渴	热病阴伤，咳嗽烦热	
玉米轴	甘、平	禾本科	轴心	健脾利湿	水肿脚气，泄泻，小便不利	玉米心轴
玉米须	甘、平	禾本科	花柱	利尿泄热，平肝利胆	肾炎水肿，高血压，糖尿病	
玉芙蓉	甘，无毒	仙人掌科	茎中汁		怔忡，便血，痔血，喉痛，疔肿	仙人掌汁
玉蜀黍	甘、平	禾本科	种子	益肺利尿		
玉簪叶	甘、辛、寒，有毒	百合科	叶		痈疮，疔疮，蛇虫伤	解斑蝥毒
玉簪花	甘、凉	百合科	花		咽喉肿痛，小便不通，疮毒烧伤	解斑蝥毒
玉蜀黍叶		禾本科	叶		淋漓沙石痛不可忍	抗癌
玉蜀黍根		禾本科	根	利尿祛瘀	淋漓沙石痛不可忍，煎汤频饮	

续表

药名	性味	科别	药用部分	功能	主治	备考
玉簪花根	甘、辛、寒，有毒	百合科		消肿解毒，止血	痈疽，瘰疬，咽肿，吐血，骨鲠	
艾叶	苦、辛，性温	菊科	叶	理气血，逐寒湿，温经止血	胎动不安	
艾片	甘、温、平，无毒	菊科		祛恶气，避瘟疫，杀虫，疗癣	中暑，霍乱，风痰闭窍	
艾实	苦、辛、热，无毒	菊科	果实	温肾壮阳	肾虚腰酸，阳虚内寒	
甘遂	苦、甘、寒，有毒	大戟科		泄水饮，破积，通二便	水肿胀满，二便不通	
甘蓝	甘、平，无毒	十字花科	茎叶	久食益肾，填髓脑，利五脏，调六腑	感冒	别名：洋白菜
甘蔗	甘、寒	禾本科	茎杆	清热生津，下气润燥	热病伤津，心烦口渴	
甘薯	甘、平，无毒	薯蓣科	块根	补虚气，健脾胃，强肾阴		
甘蔗皮		禾本科	茎皮		小儿口疳，秃疮，坐板疮	
甘蔗滓		禾本科	去浆后的滓		秃疮，痈疽，疔疮	
甘菊花露	甘、苦、寒，无毒			清心明目，疏风清头	眩晕，除目翳，消积宽胸	
石韦	苦、甘、凉	水龙骨科	叶	清热，利尿，排石	尿血、尿路感染、结石、肾炎，崩漏	
石灰	辛、温，有毒	石灰岩		燥湿定痛，杀虫，止血	生石灰水溶液治疗烧伤	青石烧成白灰
石花	甘、寒	梅花衣科	全草	养血明目，补肾利尿	淋证	
石蒜	辛、温，有毒	石蒜科	鳞茎	祛痰利尿，解毒催吐	喉风水肿，痈疽，疔疮，瘰疬	
石膏	辛、甘、寒	硫酸盐矿物	矿石	解肌清热，除烦止渴	生用：热病壮热，心烦神昏。熟用：生肌敛疮，外敷痈疽疮疡，久不收口	脾胃虚寒，血虚，阴虚发热者忌服

续表

药名	性味	科别	药用部分	功能	主治	备考
石韦根		水龙骨科	根、茎	通淋消胀，除热止血	淋病，胸膈气胀，虚劳蒸热，创伤出血	
石见穿	苦、辛、平	唇形科	全草	化痰祛瘀，排石	噎嗝，痰喘，肝炎，赤白带，瘰疬	别名：鼠尾草、紫参
石龙子	咸、寒，有毒	石龙子科	全体	破结行水，破血	小便不利，石淋，恶疮，瘰疬，乳癌，乳痈，臁疮	别名：山蝎虎
石龙胆	寒、苦、辛，无毒	龙胆科	全草	清热、解毒	肠疮，疔疮，痈肿瘰疬，目赤肿痛，一切恶疮，疔疮，无名肿毒，火眼	痈疽已破，虚寒者忌服
石防风	苦、辛、凉	伞形科	根		感冒咳嗽，支气管炎咳喘，妊娠咳嗽	
石松子		石松科	孢子		皮肤糜烂	别名：伸筋草，有雌激素样作用
垂盆草	甘、淡、凉	景天科	全草	清热解毒，消肿	咽喉肿痛，肝炎，热淋，水火烫伤，虫蛇咬伤，治无黄疸性肝炎	别名：石指甲
石吊兰	甘、苦、凉	苦苣苔科	全草	清肺化痰，凉血止血，祛湿化滞，通络止痛	肺热咳嗽，吐血，崩带，菌痢，风湿痛，跌打损伤	
石香菜	辛、苦、温	唇形科	全草	祛湿活血，理气化湿	感冒中暑，呕吐，腹痛，泄泻，湿疹，疖肿	
石菖蒲	辛、微、温	天南星科	根茎	开窍豁痰，理气活血，散风祛湿	癫痫痰厥，热病神昏，健忘，气闭耳聋，心胸烦闷，胃腹痛，风寒湿痹，痈疽疮毒，跌打损伤	

续表

药名	性味	科别	药用部分	功能	主治	备考
石硫黄	酸、热，有毒	硫黄矿	原矿物	壮阳杀虫	虚寒，阳痿，泻痢，大便冷	外用治疥癣湿疹，癞疮
石榴叶		石榴科	叶		跌打损伤外敷患处	煎洗治痘疹及风癞
石榴皮	酸、涩、温，有毒	石榴科	果皮	涩肠止血，驱虫	久泄久痢，便血，脱肛，滑精，崩漏带下，虫积腹痛	疥癣外用。内服化结石
石榴花	酸、涩、平	石榴科	花		鼻衄，中耳炎，创伤出血	
石榴根	苦、涩、温	石榴科	根皮	杀虫涩肠，止带	蛔虫，绦虫，久泄久痢，赤白带下	
石蝴蝶	苦、凉	景天科	全草	活血生肌，止血解毒	挫伤，吐血，小儿惊风，胸膜炎，毒蛇咬伤	别名：繁花景天
石菖蒲花		天南星科	花	调经行血		
龙虱	甘、平	龙虱科	全虫	补肾活血	小便频数，小儿遗尿	
龙胆	苦、寒	龙胆科	根茎	泻肝胆实火，除下焦湿热	肝经热盛，惊痫狂躁，乙脑，头痛目赤，咽痛，黄疸热利，肿痛，阴部湿痒	
龙葵	苦、寒，有毒	茄科	全草	清热解毒，活血消肿	疔疮痈肿，丹毒，跌打损伤，慢性气管炎，急性肾炎	
龙舌草	甘、淡、微寒	水鳖科	全草	止咳化痰，清热利尿	哮喘咳嗽，水肿烫伤，痈肿，肾炎水肿，头昏齿痛，心烦失眠，消渴	别名：水车前
龙须草	淡、寒	灯芯草科	全草	利尿通淋，泄热安神	小便赤涩，热淋	
龙舌箭	淡、平	兰科	根	清肺	肺热咳嗽，内伤肺劳，失音咳嗽	杓兰的根

续表

药名	性味	科别	药用部分	功能	主治	备考
龙葵根	甘、寒，无毒	茄科	种子	解毒活血	痢疾，淋浊，白带异常，跌打损伤，痈疽肿毒	
龙葵子	甘、温，无毒			解毒活血	急性扁桃腺炎，疔疮，益男子元气，女子败血	
龙芽草根	辛、涩、温，无毒			益男子元气，妇女败血	赤白痢疾，妇女闭经，肿毒驱虫	
打破碗花	苦、辛、凉，有毒	毛茛科	根	解毒活血	小儿疳积，痢疾，痈疖，疮毒，跌打损伤，杀虫化积，消肿散瘀，秃疮，疟疾	
东风菜	甘、寒，无毒	菊科	全草	活血化瘀	跌打损伤，蛇伤，捣敷	
东风菜根	辛、温	菊科	根	疏风行气，活血止痛	肠炎，腹痛，骨关节痛，跌打损伤	
东风橘根	辛、温	芸香科	根	祛瘀止痛，行气化痰	跌打肿痛，骨折，风湿痛，疝气，感冒，咳嗽，胃痛	
叩头虫	辛、微温，无毒	叩头科	全虫体	强身健骨，截疟	小儿行步迟，筋骨酸痛，四肢痿痹	
叫姑姑			全体		小儿搐风	去头翅，每服1~4只
田螺	甘、咸、寒	田螺科	全体	清热利水	热结水便不利，黄疸，脚气，水肿，消渴，痔疮便血，目赤肿痛，疔疮肿毒	

续表

药名	性味	科别	药用部分	功能	主治	备考
田螺壳	甘、平，无毒	田螺科	壳	和胃止泻，止血化痰	反胃吐食，胃脘痛，泄泻，便血，小儿惊风，脓水湿疮	
田螺厣		田螺科	厣	去目翳		煅存性为极细末点眼
四叶草	甘、平	茜草科	全草	清热利尿，解毒消肿	尿路感染，赤白带下，痢疾痈肿，跌打损伤，抗癌，化脓性脑膜炎，败血症，毒蛇咬伤，皮肤疮毒，水肿	别名：幸运草
生瓜	味、甘、微温，无毒			涤胃，消渴，清暑，益气		别名：菜瓜
生姜	辛、温	姜科	根茎	温中散寒	呕吐痰饮，喘咳，泄泻，发表散寒，止呕开痰，感冒风寒，腹泻	解半夏、天南星、鱼蟹、鸟兽内毒，阴虚内热者忌服
代赭石	苦、甘、平	赤铁矿	矿石	平肝镇逆，凉血止血	噫气呕逆，噎嗝反胃，哮喘惊痫，吐血衄血，肠风痔漏，崩漏带下	孕妇慎用
仙人球	甘、淡、平	仙人掌科	茎	抗菌止咳	肺热咳嗽，痰中带血，痈肿，烫火伤	
仙人掌	苦、寒	仙人掌科	根、茎	行气活血，清热解毒	胃胀，痞满，痢疾痔血，咳嗽，喉痛，肺痈，乳痈，疔疮，烫火伤，蛇伤	

续表

药名	性味	科别	药用部分	功能	主治	备考
仙掌子	甘、平	仙人掌科	果实	补脾健胃	益脚力，除久泻	
仙鹤草	苦、辛、平	蔷薇科	全草	止血、健胃、强力	咯血、吐血，尿血，便血，赤血痢疾，崩漏带下，劳伤脱力，痈肿，跌打，创伤出血	
仙鹤草根芽		蔷薇科	不定芽的根芽	杀虫	绦虫病，滴虫性阴道炎	
白及	苦、甘、凉	兰科	块茎	补肺止血，消肿生肌	敛疮，肺伤咳血，衄血，金疮出血，痈疽肿毒，烫火伤，手足皲裂，溃疡疼痛	
白术	甘、温	菊科	根茎	补脾和胃，燥湿温中	脾胃虚弱，不思饮食，少气虚胀，泄泻，痰饮，水肿黄疸，湿痹，小便不利，头晕自汗，胎气不安	有汗则止，无汗则发，能消虚痰
白豆	甘、咸、平	豆科	种子	调中益气，健脾益肾	补五脏，调中助十二经脉	别名：白眉豆
白苣	苦、寒	菊科	茎、叶		热毒疮肿，口渴	别名：莴苣，产后不可食，令人寒中小肠痛
白芷	辛、温	伞形科	根	祛风燥湿，消肿止痛	头痛，眉棱骨痛，齿痛，鼻渊，寒湿腹痛，肠风痔漏，赤白带下，痈疽疮疡，皮肤瘙痒，疥癣	
白苋	甘、淡、凉			清热解毒	疮肿，牙疳，虫咬，利尿，止痛，明目	走马牙疳：野苋根煅存性，冰片少许研匀涂牙龈

续表

药名	性味	科别	药用部分	功能	主治	备考
白芥	辛、温，无毒	十字花科	嫩茎叶	温中散寒	咳嗽气急，胃腹冷痛，疮疡目疾，痔疮便血	平素热盛者忌服
白矾	酸、涩、寒，有毒		明矾	消痰燥湿，止泻止血，解毒杀虫	癫痫、喉痹痰涎，肝炎，黄疸，胃十二指肠溃疡，子宫脱垂，血滞泻利，衄血，口舌生疮，痔疮疥癣，水火虫伤	
白果	甘、苦、涩、平，有毒	银杏科	种子	敛肺气，定喘嗽，止带浊，缩小便，遗精	哮喘痰嗽，白带，淋病，小便频数	实邪者忌服
白善土	苦、温		白垩块	温中涩肠，止血敛疮	反胃吐血，衄血，眼弦赤烂，臁疮	
白炭					肠风下血，阴囊湿疹，烫伤	坚硬无纹之木炭烧时发白
白前	辛、甘、微温	萝藦科	根、茎	泻肺降气，下痰止嗽	肺实喘症，咳嗽多痰，胃脘疼痛	柳叶白前
白梅	酸、涩、咸、平，无毒	蔷薇科	盐乌梅		喉痹，泻痢，烦渴，梅核气，痈疽肿毒，外伤出血	
白菖	苦、辛、温	天南星科	根、茎	化痰开窍，健脾利湿	癫痫，惊悸，健忘，神志不清，湿滞，痞胀，泄泻痢疾，风湿疼痛，疥疮，去虫断虱	阴虚阳亢汗多，精滑者慎用
白蒿	甘、平	菊科	全草	补中益气，清利湿热	风寒湿痹，黄疸热痢，疥癞恶疮，主五脏邪气，长毛发，令黑	少食常饥

续表

药名	性味	科别	药用部分	功能	主治	备考
白蔹	苦、甘、辛、凉	葡萄科	根	清热解毒，散结生肌	痈肿，疔疮，瘰疬，烫伤，惊痫，血痢肠风，痔瘘肠风	脾胃虚寒无实火者忌服
白薇	苦、咸、寒	萝藦科	根	清热凉血	阴虚内热，风温灼热，多眠，肺热咳血，产后虚烦，血厥。热淋，血淋，风湿疼痛	
白丁香	苦、温	文鸟科	雄麻雀粪	化积翳	疝瘕，目翳，胬肉，龋齿	
白马骨（六月雪）	苦、辛、凉	茜草科	全草	祛风利湿，清热解毒	风湿腰痛，利水消肿，目赤肿痛，齿痛，妇女白带异常，痈疽瘰疬	
白木耳	甘、淡、平	银耳科	子实体	滋阴润肺，养胃生津	虚劳咳嗽，痰中带血，虚热口渴	风寒咳嗽者忌用
白毛藤	甘、苦、寒	茄科		清热祛风，利湿解毒	黄疸，水肿，淋病，风湿关节痛，丹毒，疔疮，疟疾	
白石英	甘、温	石英矿	矿石	温肺肾，安心神	利小便，黄疸，风寒湿痹	
白龙头	苦、寒，有小毒	菊科	根	清热凉血，消肿，解毒	扁桃腺炎，妇女血崩，疖肿，乳痈	
白兰花	苦、辛、温	木兰科	花	止咳化浊	慢性气管炎，前列腺炎，妇女白带异常	
白头翁	苦、寒	毛茛科	根	清热凉血，解毒	热毒血痢，温疟，寒热，鼻衄，血痔	
白杨叶		杨柳科	叶		下肢溃疡	即大叶杨叶。手指打数十下，使叶发软，每疮面内贴一叶

续表

药名	性味	科别	药用部分	功能	主治	备考
白杨枝					消腹痛，燕吻疮	
白芷叶		伞形科	叶		丹毒，风疮	
白杨树	涩、苦、微凉	杨柳科	树皮叶	清热解毒，消炎利水，杀虫	肾炎，感冒，蛔虫，牙痛	大叶杨
白花菜	辛、甘、温	白花菜科	全草		风湿痹痛，跌打损伤，痢疾，白带异常，痔疮，疟疾	本品一次大量或小量多次均可引起中毒。症状为头晕恶心，呕吐多汗，视物模糊，四肢麻木，瞳孔散大
白芥子	辛、温	十字花科	种子	利气豁痰，温中散寒，通络止痛	痰多咳喘，胸胁胀满痛，反胃呕吐，中风不语，肢体麻木，痹痛阴疽	别名：辣菜子
白饭豆	甘、淡、平	豆科	菜豆种子	滋养解热，利尿消肿	水肿脚气	
白砂糖	甘、平	禾本科		润肺生津	肺燥咳嗽，口干燥渴，中虚脘痛，目中热膜，明目	
白刺花	苦、平	豆科		利湿消肿，清热凉血，解毒	膀胱炎，血尿，水肿，鼻衄，便血	
白茅针	甘、平	禾本科	未放花序	止血	衄血，尿血，大便下血，能破血，治消渴	
白茅根	甘、寒			凉血止血，清热利尿	热病烦渴，吐血衄血，肺热喘急，胃热哕逆，淋病，小便不利，水肿黄疸	
白果叶	甘、苦、涩，平	银杏科	叶	益心敛肺，化湿止泻，痰喘咳嗽	胸闷心痛，心悸怔忡，血带泻痢	

续表

药名	性味	科别	药用部分	功能	主治	备考
白果根	甘、温、平，无毒	银杏科	根	益气补虚	白带遗精，配合用其补虚弱劳伤症	
白屈菜	苦、辛、微温，有毒	罂粟科	带花全草	镇痛止咳，利尿解毒	胃肠痛，黄疸，水肿，疮肿，蛇虫咬伤	
白草莓	甘、苦、寒	蔷薇科	全草	祛风，清热解毒	风热咳嗽，百日咳，痢疾，尿血，续筋接骨，腰椎结核，口腔炎，疮疖	
白首乌	苦、甘、涩、微温，无毒	萝藦科	块根	滋养强壮，补血	敛精气，乌须黑发，久病虚弱，慢性风痹，腰膝酸软，神经衰弱，痔疮，肠出血，阴虚，溃疡久不收	鲜品润肠通便，治疗老年人便秘
白芝麻	甘、平	胡麻科	白色种子	润燥滑肠	脾虚便难，小儿头疖	
白粱米	甘、微寒，无毒	禾本科	种仁	补中益气，呕吐烦热	中风心脾热，除胃热，胃虚	粟的一种 别名：小黄米
白蔹子		葡萄科	果实		温疟寒热，结壅热肿	
白僵蚕	辛、咸、平	蚕蛾科	全虫	祛风解痉，化痰散结	中风失音，惊痫，头风喉痹，结核，风疮瘾疹，丹毒，乳腺炎	
白马阴茎	甘、咸、温	马科	生殖器	补肾益气	阳痿，虚弱消瘦，伤中脉绝，阴不起	
白马骨根	凉	茜草科		祛风清热，利湿	偏正头痛，牙痛，瘫痛，目赤肿痛，白带异常，白浊	别名：六月雪根
白毛藤根	苦、辛、平，无毒	茄科	根		风火牙痛，瘰疬，痈肿，痔瘘，流涕	

续表

药名	性味	科别	药用部分	功能	主治	备考
白石榴花	酸、甘、平	石榴科	花瓣	止血涩肠	咳血，便血，吐血，久痢，散郁结	
白石榴根	苦、涩，微温	石榴科	根	祛风湿，杀虫	风湿痹痛，蛔虫，寸白虫，姜片虫，前列腺炎	
白头翁花		毛茛科			疟疾寒热，白秃头疮	内服 3~6 克，外用适量
白杨树皮（大叶杨）	苦、寒	杨柳科	树皮	祛风行瘀，消痰	风痹脚气，妊娠下痢，牙痛，口疮，跌损瘀血	
白花菜子	苦、辛，微毒	白花菜科	种子	散风去湿，活血止痛	煎水洗痔，捣烂外敷治风湿痛	
白花菜根					淋病	
白刺花叶	苦、平	豆科	叶	清热解毒	毒肿	花开水冲泡解暑
白果树皮		银杏科	树皮		铜钱癣，牛皮癣	烧灰油调外搽
白鸡血藤（毛鸡血藤）	甘、平	茜草科	根、全草		黄疸，痢疾，食积痞满，闭经	
白莲花露		睡莲科	花蕾蒸馏所得香水	清暑、凉营	感受暑邪，烦热口渴，喘嗽痰血	
白菊花根		菊科		利水	癃闭	捣汁和酒服
白蜡树叶	辛、温	木樨科	叶	调经止血，生肌	刀伤外敷患处	闭经：树叶研末酒水各半吞服，早晚各 1 次，每次 3 克
白蜡树皮	辛、温，无毒	木樨科	树皮		疟疾，月经不调，小儿头疮	
白屈菜根	苦、涩、温	罂粟科	根	破积消肿，止血止痛	劳伤瘀血，月经不调，痛经，消化性溃疡，蛇咬伤	

续表

药名	性味	科别	药用部分	功能	主治	备考
白螺蛳壳		田螺科		化痰散结，止痛敛疮	热痰咳嗽，反胃，胃痛，吐酸，瘰疬，溃疡，烫伤	
白毛夏枯草	苦、甘、寒	唇形科	全草	止咳化痰，凉血消肿，解毒	气管炎吐血，衄血，赤痢，淋病，咽喉肿痛，跌打损伤，清肝火，养筋血。活血散寒酒煎服，敷疮毒	别名：筋骨草
白头翁		毛茛科	茎叶		腰膝肢节风痛，水肿，心脏病，明目消赘	
瓜蒂	寒、苦，有毒	葫芦科	果蒂	吐风痰宿食，泻水湿停食	痰涎宿食，胸中痞硬，风痰癫痫，湿热黄疸，四肢水肿，鼻塞喉痒痹，泻心火，健脾土，利湿消水，止头痛，衄血	体虚失血，局部无实邪者忌服
瓜子金	辛、苦、平	远志科	全草、根	镇咳化痰，活血止血，安神解毒	咳嗽痰多，吐血，便血，怔忡失眠，咽喉肿痛，痈疽，疮毒，蛇咬伤，跌打损伤，支气管炎	
丛枝蓼		蓼科	全草		腹痛，泄泻痢疾，全身痒	别名：水红辣蓼、水辣蓼。配小飞蓬更好
冬瓜	甘、淡、凉	葫芦科	果实	利水、消痰、清热、解毒	水肿胀满，脚气，淋病，咳喘，暑热烦闷，消渴，痈肿，痔瘘。解鱼毒、酒毒，小儿惊风，润肺消热，痰咳，利水便	

续表

药名	性味	科别	药用部分	功能	主治	备考
冬瓜子	甘、凉	葫芦科	种子	润肺化痰，消痈，利水	痰热咳嗽，肺痈，肠痈，淋病，水肿，脚气，痔瘘，酒渣鼻	
冬瓜叶		葫芦科	叶		消渴，疟疾，泻痢肿毒，蜂叮	
冬瓜皮	甘、凉	葫芦科	果皮	利水消肿	水肿，腹泻，痈肿	
冬瓜瓤	甘、平	葫芦科	果瓤	清热止咳，利水消肿	烦渴，水肿，淋病，痈肿	
冬青子	甘、苦、凉	冬青科	果实	祛风补虚	风湿痹痛，痔疮	
冬青叶	苦、涩、寒	冬青科	叶	活血解毒	烫伤，溃疡久不愈，闭塞性脉管炎，急慢性气管炎，肺炎，尿路感染，菌痢，外伤出血，冻疮，皲裂	
冬葵子	甘、凉、寒	锦葵科	种子	利水滑肠，下乳	二便不通，淋病，水肿，乳汁不下，乳房肿痛，下胞衣	
冬葵根	甘、辛、寒	锦葵科	根	清热解毒，开窍通淋	消渴，淋病，二便不利，白带，乳汁少	
冬青皮	甘、苦、凉，无毒	冬青科	树皮	补益肌肤	烫伤	别名江西草。冬青鲜皮适量，捣烂，加水少许，汁放0.5小时，上浮凝起一层胶状物，取此胶外擦
冬虫夏草	甘、温	麦角菌科	子座及寄生虫体	补虚损，益精气，止咳化痰	痰饮喘嗽，虚喘劳嗽，咯血，自汗盗汗，阳痿遗精，腰膝酸痛，产后久虚	

续表

药名	性味	科别	药用部分	功能	主治	备考
鸟不宿	性温	五加科	茎枝树皮	追风行血	风湿痹痛，紫云风，胃痛	
包谷火焰包		禾本科	玉米黑色雄花序		煎水服，治暑热腹泻	
玄参	苦、咸、凉	玄参科	根	滋阴降火，除烦解毒	热病烦渴，发斑，骨蒸劳热，夜寐不宁，自汗盗汗，津伤便秘，吐血，咽喉肿痛，瘰疬	
玄明粉	辛、咸、寒	原矿物芒硝	无水硫酸钠	泄热润燥，软坚	实热积滞，大便不通，目赤肿痛，口疮，痈疽肿毒，咽肿	
半夏	辛、温，有毒	天南星科		燥湿化痰，降逆止吐，消痞散结	温痰冷饮，呕吐，反胃，咳嗽痰多，胸膈胀满，头痛，头晕，不眠，痈肿	
半支莲	苦、寒	马齿苋科	大花、马齿苋全草	清热解毒	咽喉肿痛，烫伤，跌打损伤，婴儿湿疹，湿疮	
半边苏（香薷）	辛、温，微苦	唇形科	全草	祛风发汗	阴寒闭暑；水肿，急性胃肠炎，发热，鼻衄，口臭	
半边莲	甘、平，无毒	桔梗科	带根全草	利水，消肿，解毒	黄疸水肿，腹胀，泄泻，痢疾，蛇伤肿毒，湿疹，打伤肿痛	
半枝莲	辛、平	唇形科	全草	清热解毒，散瘀止血，定痛	吐血衄血，血淋赤痢，黄疸，咽喉肿痛，肺痈，瘰疬疮毒，癌症，跌打刀伤，蛇咬伤	

续表

药名	性味	科别	药用部分	功能	主治	备考
半夏曲	苦、辛、平		加工品	化痰止咳，消食积	泄泻	
奶椎	甘、平，微温	豆科	果实	催乳		本品七个，皂刺10克，水煎服
丝瓜	甘、凉	葫芦科	鲜嫩果实	清热化痰，凉血解毒	热痢，身热，烦渴，痰喘，咳嗽，肠风痔瘘，崩漏，血淋，乳汁不通，痈肿，疔疮	不宜多服，多则令人倒阳不举
丝瓜子	苦者气寒，有毒；甘者无毒	葫芦科	种子	利水除热	肢面水肿，石淋，肠风，痔瘘	
丝瓜叶		葫芦科	叶	清热解毒	痈疽，疔疮，蛇伤，烫伤	
丝瓜皮		葫芦科	果皮		金疮，疔疮，坐板疮	
丝瓜花	甘、苦、寒	葫芦科	花	清热解毒	肺热咳嗽，咽痛，鼻干，疔疮，痔疮	雌花中谷氨酰胺、天冬胺酸、精氨酸、天冬素的含量比雄花多
丝瓜络	甘、平	葫芦科		通经活络，清热化痰	胸胁痛，腹痛，腰痛，睾丸肿痛，肺炎咳嗽，妇女经闭，乳汁不通，痈肿，痔瘘	灰能止血，治便血，血崩
丝瓜根	甘、平	葫芦科	根	活血通经，消肿	偏头痛，腰痛，乳腺炎，喉风肿痛，肠风下血，痔瘘	
丝瓜蒂		葫芦科	瓜蒂		小儿痘疹	丝瓜蒂同金针菜治一切咽喉肿痛
丝瓜藤	苦、微寒，有小毒	葫芦科	藤	舒筋活血，健脾杀虫	四肢麻木，月经不调，水肿鼻渊，牙宣齿痛，腰痛	

续表

药名	性味	科别	药用部分	功能	主治	备考
六画						
地丁	甘、寒	罂粟科		清热利湿，解毒消肿	疔疮痈肿，瘰疬，黄疸，痢疾，腹泻，目赤，喉痹，毒蛇伤	华南龙胆
地榆	苦、酸、寒			凉血止血，清热解毒	吐血，衄血，血痢，崩漏，肠风，痔疮，痈肿，湿疹，金疮，烧伤	
地锦	甘、温	葡萄科	根茎	活血，祛风，止痛	产后血瘀，腹中有块，赤血带下，风湿筋骨痛	爬山虎
地肤子	甘、苦、寒	藜科	果实	利水便，清湿热	小便不利，淋病，带下，疝气，风疹，疮毒，疥癣，阴部湿痒	
地肤苗	苦、寒	藜科		清热解毒，利湿通淋	赤白痢，泄泻，热淋，目赤，皮肤风热赤肿	
地柏枝	甘、辛、平			止血，清热利湿	吐血，痔血，便血，血崩，刀伤出血，黄疸，淋病，小儿惊风	
地骨皮	甘、寒	茄科	根、皮	清热凉血	虚劳潮热，盗汗，肺热咳喘，吐血衄血，血淋，消渴，痈肿恶疮，高血压	山枸杞根皮
地牯牛	辛、咸、温，有毒	蛟晴蛉科	晴蛉幼虫		砂淋，疟疾，疔疮，瘰疬	别名：倒退虫
地梢瓜	甘、平	萝藦科	全草	补肺气，清热降火，生津止渴，消炎止痛	神经衰弱	全草500克水煎取汁，用汁打鸡蛋2枚，日服2次
地梭罗	淡、凉	地钱科	全体	生肌，拔毒，清热		
地黄叶		玄参科	叶		恶疮，手足癣，盐汤先洗，捣烂外敷	

续表

药名	性味	科别	药用部分	功能	主治	备考
地黄花		玄参科	花	清热解毒，活血止血，利湿通乳	菌痢，肠炎，咳血，吐血，便血，崩漏，外伤出血，湿热黄疸，乳汁不通，痈肿疔疮，跌打损伤	
地骷髅	甘、辛、平	十字花科		宣肺化痰，消积利水	咳嗽，多痰，食积气滞，脘腹痞满，胀痛，水肿，噤口痢，能大通肺气，解煤炭中毒	气萝卜
芋叶	辛、凉	天南星科	叶	止泻敛汗，消肿解毒	泄泻，自汗，盗汗，痈疽肿毒	
芋头	甘、辛、平	天南星科	块根	消肿散结	瘰疬，肿毒，腹中肿块，牛皮癣，火烫伤	
芋梗			叶柄		泻痢，肿毒	
芒硝	辛、苦、咸、寒			泄热润燥，软坚	实热积滞，腹胀便秘，停痰，目赤，丹毒，痈肿	
芝麻壳		胡麻科	果壳		半身不遂：芝麻壳 15 克，酒煎服，出汗	烫伤：芝麻壳存性，遇火伤者麻油调外敷，湿烂者干掺之
吉祥草	甘、平	百合科	带根全草	清肺止咳，理血解毒	肺热咳嗽，吐血，衄血，便血，跌打损伤，疮毒，赤眼，疳积	
老头草	微苦、寒	菊科	全草	清热凉血，益肾利水	急慢性肾炎，蛋白尿，血尿	
老君须	辛、平	萝藦科		补肾健脾，化毒	虚劳久咳，水肿，白带异常，月经不调，瘰疬疮疥	雪里蟠桃

续表

药名	性味	科别	药用部分	功能	主治	备考
老蜗生	甘、平、涩	豆科	全草	清热利湿，舒筋活血，止咳	黄疸型肝炎，坐骨神经痛，风湿筋骨痛，喘咳，痔疮	别名：天蓝苜蓿、接筋草
老鹳草	苦、辛、平	牻牛儿苗科	带果全草	祛风活血，清热解毒	风湿痛，拘筋麻木，痈疽，跌打损伤，肠炎，痢疾	
老枪谷根（红苋菜）		苋科	根	滋补强壮	虚损，头晕，四肢无力	1. 小儿疳积：老枪谷根 12 克，小槐花 9 克，水煎服 2. 本品 30 克，土党参 15 克，四照果 30 克，蔓生千斤拔 30 克，水煎服
西瓜	甘、寒，无毒	葫芦科	果瓤	清热解毒，除烦止渴，利小便	暑热烦渴，热盛津伤	
西瓜皮	甘、凉，无毒	葫芦科	皮	清暑解热，止渴，利小便	烦渴，水肿，口舌生疮	
西瓜霜	咸、寒	葫芦科	结晶		喉风咽痹，口疮，牙疳，咽痛，久咳	
西瓜子	甘、平	葫芦科	仁	清肺润肠，和中止渴		
西瓜子壳		葫芦科			吐血，肠风下血：西瓜子壳、地榆、白薇、蒲黄、桑白皮，水煎服	
西瓜根叶		葫芦科			水泻，痢疾	
亚麻	甘、辛、平，无毒	亚麻科	全草	平肝，补虚，活血	根：慢性肝炎，睾丸炎，跌打损伤；茎叶：肝风头痛，刀伤出血	

续表

药名	性味	科别	药用部分	功能	主治	备考
亚麻子					麻风，皮肤痒疹，脱发，大便干燥，睾丸炎，胃弱大便滑泄	孕妇忌用
再生稻		禾本科		化积除湿，宽肠消胀		
列当	甘、温，无毒	列当科	全草根	补肾强筋	肾虚腰痛，阳痿，遗精，男子五劳七伤，补肾令人有子，祛风血	
小灰灰菜	甘、苦、凉	藜科	全草	祛湿解毒	疮疡肿毒，疥癣，风疹	
百合	甘、微苦，平	百合科	鳞茎	润肺止咳，清心安神	肺痨久咳，咳吐血痰，热病余热，虚烦惊悸，神怯恍惚	中寒便滑者忌服
百部	甘、苦，微温	百部科	块根	温润肺气，止咳杀虫	风寒咳嗽，百日咳，肺结核，老年咳	热咳，水亏火旺者忌用
百合子		百合科	种子		肠风下血，酒炒微赤，研末冲服	
百合花	甘、微苦，微平、寒	百合科	花	润肺清火，安神	咳嗽，眩晕，夜寐不安，天疱，湿疹	
万寿竹	甘、平	百合科	根茎	润肺止咳，健脾消积	虚损咳嗽，痰中带血，肠风下血，食积胀满	
百草霜	辛、温，无毒			止血消积	吐血，衄血，便血，血崩带下，泻痢食积，咽、喉、口、舌生疮	
百蕊草		檀香科	全草	清热解毒，补肾涩精	急性乳腺炎，肺炎，扁桃腺炎，上呼吸道感染，肾虚腰痛，头晕遗精，滑精	

续表

药名	性味	科别	药用部分	功能	主治	备考
百蕊草根				通顺血脉，调气		
夹竹桃	苦、寒，有毒	夹竹桃科	树皮	强心利尿，祛痰定喘，镇痛祛瘀	心脏病，心力衰竭，喘息咳嗽，跌打损伤，经闭	孕妇忌用，不宜久服，过量中毒。内服0.3~1克
百步还阳丹		兰科	带根全草	强心兴奋，活血散瘀	外伤性昏迷，跌打损伤，骨折	别名：兜被兰
邪蒿	辛、温，无毒	伞形科	全草	利肠胃，通血脉	痢疾，主胸膈中臭恶气，利肠胃	
光慈姑	甘、寒，有毒	百合科	鳞茎	散结化瘀	咽喉肿痛，瘰疬，痈肿	别名：老鸦头
吊竹梅	甘、寒	鸭跖草科	全草		咳嗽吐血，淋病，白带异常，痢疾，痈毒	孕妇忌服
竹叶	甘、淡、寒	禾本科	叶	清热除烦，生津利尿	热病烦渴，小儿惊痫，咳逆，吐衄，面赤，小便短赤，口舌生疮	
竹沥	甘、苦、寒	禾本科	竹汁	清热滑痰，镇惊利窍	中风痰迷，肺热痰痫，惊风，壮热烦渴，子烦，破伤风	
竹茹	甘、凉	禾本科		清热凉血，化痰止吐	烦热呕吐，痰热咳嗽，吐血，衄血，崩漏，恶阻，胎动惊痫	
竹黄		肉坐菌科	子坐	镇咳化痰	中风，小儿惊风，胃气痛	
竹黄	甘、寒	禾本科	竹节上储存液	清热化痰，凉心定惊	热病神昏，谵妄不安，中风，痰迷不语，小儿惊风抽搐，癫痫	
竹节草	淡、寒	鸭跖草科	全草	清热散毒，利小便	白浊，根茎捣烂外敷治疮疖	

续表

药名	性味	科别	药用部分	功能	主治	备考
伏龙肝	辛、温		灶中黄土	温中燥湿，止吐止血	呕吐反胃，腹痛泻痢，吐衄便血，妊娠恶阻，痈肿	阴虚失血，热症呕吐反胃者忌服
华山参（热参）	甘、热、苦、涩，有毒	茄科	根	补虚温中，安神定喘	劳伤体弱，虚寒腹泻，失眠，心悸易惊，咳嗽痰喘，盗汗，自汗	不可久服，也不可多服，每次 0.5 克，否则引起尿闭，全身水肿，甚至丧命
延胡索	辛、温、苦	罂粟科	块茎	活血散瘀，理气止痛	心腹诸痛，月经不调，崩中淋露，产后血运暴血冲上，因损下血，恶露不尽，跌打损伤，心痛欲死，腰痛	孕妇忌服
自然铜	辛、苦、平	黄铁矿	天然硫化铁	散瘀止痛，接骨续筋	跌打损伤，筋断骨折，血瘀疼痛，疮疡，烫伤	阴虚火旺，血虚无瘀者忌服
血余炭	苦、温		人头发	消瘀止血	吐血，衄血，牙龈出血，血痢，血淋，崩漏	
大叶藜	平、甘	藜科	全草	止血，活血	月经不调，咯血，衄血，尿血，疮疡肿毒	别名：灰菜、血见愁
向日葵叶			叶	健胃		
向日葵子		菊科	种子	解毒	血痢，透痈脓	
向日葵壳		菊科	果壳	通窍	耳聋	煎汤 10~15 克
向日葵花		菊科	花	祛风明目	头晕面肿，又可催生	孕妇忌用
向日葵根	甘、温，无毒	菊科	根		胸胁，胃脘作痛，二便不通，跌打损伤，消渴引饮，疮流黄水	

续表

药名	性味	科别	药用部分	功能	主治	备考
向日葵花托	甘、温，无毒	菊科	花盘		头痛头晕，牙痛，胃腹痛，月经痛，疮肿，流火	
向日葵茎髓		菊科	梗心		血淋，尿路结石，乳糜尿，小便不利	
全蝎	咸、辛、平，有毒	钳蝎科	全虫	祛风止痉，通络解毒	惊风抽搐，癫痫，中风半身不遂，偏头痛，风湿痹痛，破伤风，淋巴结核，风疹疮肿，血栓闭塞性脉管炎，骨关节结核，流行性腮腺炎	血虚生风者忌用
合欢皮	甘、平	豆科	树皮	解郁和血，宁心消肿	心神不安，忧郁失眠，肺痈，痈肿，瘰疬，筋骨折伤	
全叶青兰	苦、温	唇形科	全草	平喘，镇咳	老年慢性支气管炎	
合欢花	甘、平	豆科	花蕾	舒郁理气，安神活络	郁结胸闷，失眠健忘，风火眼疾，视物不清，咽喉肿痛，跌打损伤	
刘寄奴	苦、温	玄参科	带果全草	破血消肿，敛疮消肿	经闭，胸腹胀痛，产后血瘀，跌打损伤，金疮出血，痈毒，产后余疾	疗金疮出血之要药
衣鱼	咸、温	衣鱼科	全虫	利尿通淋，祛风解毒	淋病，小便不利，小儿惊痫，疮疡，目翳	别名：金金鱼
问荆	苦、凉	木贼科	全草	清血凉血，止咳利尿	吐血，衄血，便血，倒经，咳嗽，淋痛	

续表

药名	性味	科别	药用部分	功能	主治	备考
灯蛾		灯蛾科	全虫		瘘管外用研末撒	灯蛾 10 个、蜣螂 1 个、同放菜缸内一宿，阴干为末，吹入管内，自出水干即愈
灯心草	甘、淡、寒	灯心科	茎髓全草	清心降火，利尿通淋	淋病，水肿，小便不利，湿热黄疸，心烦不寐，小儿夜啼	
灯笼草	甘、淡，微寒	茄科	全草	清热行气，止痛消肿	感冒，腮腺炎，喉痛，咳嗽，腹胀，疝气，天疮	
灯心草根	甘、寒，无毒	灯心草科	根		五淋生煮服之，湿热黄疸，乳痈初起	
决明子	甘、苦、凉	豆科	种子	清肝明目，利水通便	风热赤眼，青光眼，雀目，高血压，肝炎，肝硬化腹水，习惯性便秘	
冰	甘、寒，无毒		冰	退热消暑，解渴除烦	伤寒阴毒，热甚昏迷，中暑烦渴	
冰片	辛、苦、凉			通窍散瘀，明目祛翳，消肿止痛	中风口噤，热病神昏，惊痫痰迷，耳聋，中耳炎，痈肿，痔疮，目赤翳膜，蛲虫病	
冰糖	甘、平，无毒			补中益气，和胃润肺，止咳化痰	虚劳	
壮筋草	辛、苦、平	豆科	根	舒筋活血	肢体麻木，半身不遂	
羊肉	甘、温	牛科	肉	益气补虚，温中暖下	虚劳消瘦，补肾气，益精髓，腰脊疼痛，耳聋，阳痿	

续表

药名	性味	科别	药用部分	功能	主治	备考
羊血	咸、平，无毒	牛科	血	止血，祛瘀	吐血，衄血，肠风下血，妇女崩漏，外伤出血，跌打损伤	
羊肝	甘、苦、凉	牛科	肝	益血补肝，明目	血虚萎黄，消瘦，肝虚目暗，昏花，雀目青盲，障翳	
羊肚	甘、温	牛科	胃	补虚健胃	虚劳消瘦，不能饮食，消渴盗汗，尿频	
羊肾	甘、温	牛科	肾	补肾气，益精髓	肾虚劳损，腰脊疼痛，耳聋，阳痿，尿频，遗尿	
羊乳	甘、温	牛科	乳	温润补虚	虚劳消瘦，消渴反胃，呃逆，口疮，卒心痛	
羊肺	甘、平	牛科	肺	补肺气，调水道	肺痿咳嗽，消渴，水便不利，频数	
羊骨	甘、温	牛科	骨	补肾，强筋骨	虚劳消瘦，腰膝无力，筋骨挛痛，白浊，淋病，久泻久痢	
羊须		牛科			小儿口疮，小儿疳疮，羊须疮	
羊胆	苦、寒	牛科	胆	清肝明目，解毒	风热目赤，青盲，翳障，肺痨吐血，喉头红肿，黄疸，便秘，热毒疮疡	
羊脂	甘、温	牛科	脂	补虚润燥，祛风化毒	虚劳瘦弱，肌肤枯燥，久痢，丹毒，疮疡，疮癣	

续表

药名	性味	科别	药用部分	功能	主治	备考
羊蹄（土大黄、牛舌头）	苦、寒，有小毒	蓼科	根	清热通便，利水止血，杀虫	大便干结，淋浊，黄疸，吐血，肠风，功血，秃疮，疥癣，痈肿，跌打损伤	
羊髓	甘、温，无毒	牛科	脊髓	益阴补髓，润肺泽肌	虚劳瘦弱，肺痿骨蒸，咳嗽，消渴，痈疽，疮疡，目赤，目翳，男女伤中，阴气不足，虚劳腰痛	
羊外肾	甘、温	牛科	睾丸	补肾益精，助阳	肾虚腰痛，遗精、带下，阳痿，消渴，小便频数，疝气，睾丸肿痛	
羊胲子	性、温，无毒	牛科	胃中草结		反胃，解百草药毒，噎嗝	
羊蹄叶	甘、滑、寒	蓼科	叶		肠风便秘，小儿疳积，目赤，舌肿，疥癣	
羊蹄肉	甘、平，无毒	牛科	肉	补肾益精，肾虚劳损	主男子五劳七伤，疗肾虚精竭	
羊蹄实		蓼科	果实		赤血痢疾，主妇人血气	别名：金荞麦
羊蹄草	苦、凉	菊科	全草	清热利水	肠痈，目赤，喉蛾，疗疮肿毒，伤口红肿	
羊胡子草		莎草科	叶、花序		湿疮，黄水疮	小羊须疮，外用油调搽，每日3次
米油	甘、平		粥油	滋阴长力，肥五脏，开百窍	利小便通淋	煮粥时浮于锅上面的浓稠液体
米露			新米、稻米蒸馏液	大补脾胃亏损，生肺金		稻花蒸者更好
米麦皮	甘、苦、寒，无毒		米麦蒸炒磨成面粉	主寒中，除热渴，解烦，消石气		

续表

药名	性味	科别	药用部分	功能	主治	备考
祁州一枝蒿（小飞蓬）	苦、凉	菊科	全草	退热解毒，祛风止痒	口腔炎，中耳炎，结膜炎，风火牙痛，风湿骨痛	开花季节叶含挥发油，能治小儿牛乳过敏性腹泻，还可用于腹泻和内出血
寻骨风	苦、平	马兜铃科	全草根茎		风湿关节痛，腹痛，疟疾，痈肿	
防风	甘、温	伞形科	根	发表祛风，胜湿止痛	风寒湿痹，外感风寒，头痛，眩晕，项强，骨关节酸痛，四肢拘挛，破伤风，骨节痛	
防风叶		伞形科	叶		清中焦热	
防风花		伞形科	花		心腹痛，四肢拘急，行步不得，经脉虚弱，骨节疼痛	
红花	辛、温	菊科	花	活血通经，祛瘀止痛	经闭，难产，死胎，产后恶露不行，瘀血作痛，痈肿	
支柱蓼（红三七）	涩、平，无毒	蓼科	根茎	散血止血，行气调经	跌打损伤，劳伤，吐血，便血，崩漏，月经不调	
红花苗		菊科	苗		外敷消瘀肿	
红旱莲（黄海棠）	微寒，无毒	藤黄科	全草	平肝止血，败毒清肿	头痛吐血，跌打损伤，疮肿	

续表

药名	性味	科别	药用部分	功能	主治	备考
红药子	苦、涩、凉	蓼科	块根	抗菌消炎，活血凉血、止血，镇静解痉，止痛止泻	扁桃体炎，肠炎，胃炎，溃疡病，菌痢，胆道蛔虫症，外伤出血、感染，痈肿，泌尿系统感染，月经不调，崩漏，吐血，衄血，便血，跌打损伤，风湿腰痛	本品能促进溃疡愈合，盐制补肾、止血，碱制健胃。内服：2～6克，制品9～12克，研末冲服。外用研粉外敷，孕妇慎服
红景天	寒、甘、涩	景天科	全草	活血止血，清肺止咳	咳血吐血，肺炎咳嗽，妇女白带，跌打损伤，烫伤	
红辣蓼	辛、温，无毒	蓼科	全草	清热解毒	痢疾，便血，胃痛，疟疾，跌打损伤，小便不利	
红毛五加皮	辛、温，无毒	五加科	树皮	祛风湿，通关节，强筋骨	痿痹，拘挛疼痛，风寒湿痹，足膝无力，皮肤风湿，阳痿囊湿	
红花锦鸡儿	甘、辛、平	豆科	根	健脾强胃，活血催乳，利尿通经	虚损劳热，阴虚咳嗽，淋浊，白带异常	本品具有兴奋神经作用。脾胃虚弱配山里红，煎服。哮喘配羊睾丸，焙干研末冲服
七画						
麦芽	甘、温	禾本科	大麦果	消食和中，下气	食积不消，脘腹胀满，食欲不振，呕吐泄泻，乳胀	
麦奴	辛、寒	禾本科	生黑穗病的麦子	热烦，天行赤热	热毒，燥热发狂，大渴，瘟疫	
麦角	苦、平，有毒	麦角科真菌	麦角菌		子宫出血，产后出血不止，偏头痛	缩宫药

续表

药名	性味	科别	药用部分	功能	主治	备考
麦斛	甘、凉	兰科	全草	清热化痰，生津养胃	肺热咳嗽，劳伤咯血，心烦口渴，食欲不振，月经不调，小儿惊痫，跌打损伤，疔疮	
麦冬	甘、苦、寒	百合科	块根	养阴润肺，清心除烦，益胃生津	肺燥干咳，吐血，咯血，肺痿，肺痈，虚劳烦热，消渴，热病伤津，咽干口燥，便秘	
麦瓶草	甘、苦、凉	石竹科	全草	养阴，活血	虚劳咳嗽，咯血，衄血，月经不调，妇女血劳，内热骨蒸	30~90克，炖母鸡吃
远志	苦、辛、温	远志科	根	安神益智，祛痰解郁	惊悸健忘，梦遗，失眠，咳嗽多痰，痈疽，疮肿	心肾有火、阴虚火旺者忌服
杜仲	甘、辛、温	杜仲科	树皮	补肝肾，强筋骨，安胎	腰膝酸痛，足膝痿弱，小便余淋，阴下湿痒，胎漏欲坠，高血压，阳痿	阴虚火旺者忌服
杜鹃花	酸、甘、温	杜鹃科	花、果实	和血调经，祛风除湿	月经不调，闭经，崩漏，跌打损伤，风湿痛，吐血，衄血	
杜鹃叶	酸、平	杜鹃科	叶	清热解毒，止血	痈肿疔疮，外伤出血，荨麻疹，指疔，眼外伤，外伤出血	
杜鹃根	酸、甘、温	杜鹃科	根	和血止血，祛风止痛	吐血，衄血，月经不调，崩漏，肠风下血，痢疾，风湿痛	

续表

药名	性味	科别	药用部分	功能	主治	备考
杉子	辛、微温	杉科	种子		疝气，遗精，白癜风，乳痈	疝气痛，一岁一粒，烧研酒冲服
杉木	辛、微温	杉科	树枝	辟秽，止痛，湿毒，逆气	漆疮，风湿，毒疮，脚气，心腹胀痛	外用煎水洗，或烧存性，研末调敷，内服煎汤 30 ~ 60 克，虚者忌用
杉叶	辛、微温	杉科	叶		气管炎，牙痛，天疱疮，烧伤	内服煎汤 15 ~ 30 克，外用捣汁涂调
芒果	甘、酸、凉	漆树科	果实	益胃止呕，解渴利尿	闭经，口渴	
豆油	辛、甘、热，微毒	豆科		驱虫，润肠	肠梗阻，便秘	
豆腐	甘、凉	豆科		益气和中，生津润燥，清热解毒	赤眼消渴，休息痢	解硫黄、烧酒毒
豆腐皮	甘、淡、平	豆科		清肺热，止咳消痰，养胃解毒	滑胎，自汗	豆腐皮每食一张，用热黑豆浆送下
豆浆	甘、平	豆科		补虚润燥，清肺化痰	虚劳咳嗽，痰火哮喘，便秘，淋浊	
豆腐渣					疮疡肿毒，大便下血，一切恶疮无名肿毒，裙边疮	生豆渣，捏成饼以帛绑之，每日 1 换，其疮渐小肉渐平。治脚上皮蛀生水孔而皮湿烂者，豆渣贴不要落生水
豆腐泔水	清、凉	豆科			大便下血，疗疮甚效	压豆腐时沥下的淡乳白色液汁
芫花	辛、苦、温，有毒	瑞香科	花蕾	逐水涤痰	痰饮，喘咳，水肿，胁痛，心腹胀满，食物中毒	
芜青	苦、辛、甘、平	十字花科	块根	开胃下气，利湿解毒	食积不化，黄疸，消渴，热毒风肿，疔疮，乳痈	多食令人气胀

续表

药名	性味	科别	药用部分	功能	主治	备考
芫花根	辛、苦、温，有毒	瑞香科	根		水肿，瘰疬，乳痈，痔瘘，疥疮	体虚、孕妇忌服
芜青子	辛、平	十字花科	种子	明目清热，利湿	治盲目暗，黄疸，痢疾，小便不利	实热相宜，虚寒勿用
芜青花	辛、平，无毒	十字花科	花	补肝明目	三月采花阴干，活下筛	
芸薹	辛、凉	十字花科	嫩茎叶	散血	劳伤吐血，血痢，丹毒，热毒疮，乳痈	即油菜。麻疹、疥疮、目疾患者不宜服
芸薹子	辛、温，无毒		油菜籽	行血破气，消肿散结	产后血滞腹痛，血痢肿毒，痔瘘	
苣荬菜	苦、寒	菊科	全草	清热解毒，补虚止渴	菌痢，喉炎，内痔脱出，白带异常	
苣荬花	甘、平	菊科	花		急性黄疸型肝炎	
苋菜	甘、凉	苋科	茎叶	清热利窍	赤白痢疾，二便不通。产后赤白痢：紫苋一握，水煎，取汁，去渣，下米煮粥，空腹食之	脾虚便秘者忌服，痧胀滑泄者忌服。小儿紧唇赤苋捣汁洗之。漆疮痒苋菜煎汤洗之
苋实	甘、寒	苋科	种子	清肝明目，通二便，清盲翳障，目雾不清	乳糜血尿	红苋菜种子，炒至炸花，研细，每服 10 克，糖水送服，每日 3 次。服几次后仍浊不消，用荽菱菜 30 克，水煎服
苋根	甘、寒	苋科	根		阴囊肿痛，痔疮，牙痛，跌打损伤，崩漏带下，阴部冷痛，入腹则肿满，捣烂敷之	

续表

药名	性味	科别	药用部分	功能	主治	备考
花椒	辛、温，有毒	芸香科	果皮	温中散寒，除湿止痛，解毒	积食停滞，心腹冷痛，呕吐，咳嗽，气逆，风寒湿痹，泄泻，痢疾，疝痛，齿痛，蛔虫，蛲虫，阴痒，疥疮	阴虚火旺者忌服，孕妇忌服
花椒叶	辛、热	芸香科	叶		寒积，霍乱，转筋，脚气，漆疮，疥疮	
花椒根	辛、热，微毒	芸香科	根		肾与膀胱虚冷，血淋色暗，煎汤服之	色鲜者忌服
芥子	辛、热	十字花科	种子	温中散寒，利气豁痰，通经络，消肿毒	寒呕，心腹疼痛，肺寒咳嗽，痛痹，阴疽，流痰，跌打损伤	
芥菜	辛、温	十字花科	嫩茎叶	宣肺化痰，温中利气	寒饮内盛，咳嗽痰滞，胸膈满闷	疮疡，目疾，痔疮，便血，平素热盛者忌服
苍术	辛、苦、温	菊科	根茎	健脾燥湿，解郁	湿盛困脾，脘痞胀满，食欲不振，呕吐，泄泻，痢疾，痰饮，水肿，伤风感冒，风寒湿痹，足痿，夜盲	
苍耳	苦、辛、寒，有毒	菊科	茎叶	祛风散热，解毒杀虫	头风，头晕，湿痹，拘挛，目赤目翳，疔疮，热毒，皮肤痒	不可同猪肉食。忌米泔
苍耳花		菊科	花		顽痒，白痢	有抗癌作用
苍耳根	温	菊科	根		疔疮，痈疽，丹毒，高血压，痢疾	忌与猫肉、糯米同用
苍耳虫		菊科	寄生虫		疔肿、痔疮	痔疮：苍耳虫 2.5 克，泡香油外用

续表

药名	性味	科别	药用部分	功能	主治	备考
芡实	甘、涩、平	睡莲科	芡的种仁	固肾涩精，补脾止泄	遗精淋浊，带下，小便不禁，大便泄泻	
芡实叶		睡莲科	叶		衣胞不下，吐血	
芡实茎	咸、甘、平，无毒	睡莲科	花茎	止烦渴，除虚热	内服煎汤 30 ~ 60 克	生熟皆宜
芡实根	咸、甘、平，无毒	睡莲科	根	补脾益肾	疝气，白浊，白带异常，无名肿毒，内服煎汤，外用捣烂	
苎麻叶	苦、寒，无毒	荨麻科	叶	凉血，止血，散瘀	咯血，吐血，尿血，血淋，肛门肿痛，赤白带下，跌打瘀血，创伤出血、乳痈，丹毒	
苎麻皮	甘、寒，无毒	荨麻科	皮	清烦热，利小便，散瘀止血	瘀血，心烦，小便不通，肛门肿痛，血淋，创伤出血	金刀伤：野苎麻阴干，晒燥搓热，取白绒敷之即止血
苎麻花		荨麻科	花茹	清心利肠胃，散瘀	麻疹	
苎麻根		荨麻科	根	清热解毒，止血散瘀	热病大渴狂，血淋，癃闭，吐血，下血，赤血带下，痈肿，跌打损伤，蛇虫咬伤	
芦叶	甘、寒，无毒	禾本科	叶		上吐下泻，吐血，衄血，肺痈，发背	
芦花	甘、寒	禾本科	花	止血解毒	鼻衄，血崩，上吐下泻	烧灰吹鼻止衄血
芦茎		禾本科	嫩茎		肺痈烦热，虚烦，胸心甲错	肺痈：芦茎 30 克、水 500 毫升，薏苡仁、桃仁各 15 克，瓜瓣 12 克，煎服

续表

药名	性味	科别	药用部分	功能	主治	备考
芦荟	苦、寒	百合科	干燥品	清热通便，杀虫	热结便秘，妇女经闭，小儿惊痫，疳热虫积，痔瘘，萎缩性鼻炎，瘰疬	为峻下药，有健胃、通经之功效。孕妇忌服
芦根	甘、寒	禾本科	根茎	清热生津，除烦止呕	热病烦渴，胃热呕吐，噎嗝，反胃，肺痿，肺痈	
芦笋		禾本科	嫩苗		热病口渴，淋病，小便不利	
芦竹沥		禾本科	竹汁		小儿高热，惊风	内服开水冲服
芦竹根	苦、寒	禾本科	根茎	清热利水	热病发狂，虚劳骨蒸，淋病，小便不利，风火牙痛	
芦荟叶	苦、涩、寒	百合科	叶	泻火通经，杀虫解毒	白浊尿血，妇女闭经，带下，小儿惊痫，疳积，烫伤，痔疮，疥疮，痈肿	
芦荟花		百合科	花		咳嗽吐血，白浊	月内婴儿眼不开，芦荟花，煎水洗
芦荟根		百合科	根		小儿疳积，尿路感染	芦荟干根 15～30 克，水煎服
苏木	甘、咸、平	豆科	干燥心材	行血破瘀，消肿止痛	妇女血气心痛，经闭，产后瘀血胀痛，喘急，痢疾，破伤风，痈肿，瘀滞作痛	
苏木蓝（山豆根）	苦、平	豆科	根	清热补虚	喉痒咳嗽，山豆根 10 克，一朵云 3 克，水煎服	（1）盗汗：山豆根 15 克，炖肉食之 （2）外伤出血，研末外敷

续表

药名	性味	科别	药用部分	功能	主治	备考
苏黄耆（土黄芪）	温、甘	锦葵科	根	催乳，补中益气，托疮毒，利尿	虚劳贫血，肺结核，脱肛，子宫脱出，肾炎水肿，糖尿病，疮肿不易外透，乳汁不足	（1）催乳：土黄芪 30 克，猪蹄 2 个，炖熟之。（2）疮肿不易外透者炖鸡肉吃
赤小豆	甘、酸、平	豆科	种子	利水除湿，和血排脓，消肿解毒	水肿脚气，黄疸，泻痢，便血，痈肿。治难产、下衣胞、通乳汁	
赤砂糖	甘、温	禾本科	红糖	补中缓肝，活血和瘀	产后恶露不行，口干呕秽，虚弱血痢	
赤铜屑（铜粉）	苦、平，微毒	铜屑	红铜末		筋骨折伤，外伤出血，烂弦风眼，狐臭	制法：红铜火煅水淬自落下水，淘净，用好酒入砂锅内炒，见火星取研末用
赤小豆叶		豆科	小豆叶		小便频数，遗尿，明目	
赤小豆芽		豆科	豆芽		便血，妊娠胎漏	赤小豆五升，种湿地令发芽，干之，上一物下筛以温酒服方过 7 日，得效便停
赤小豆花	辛、平	豆科	花	清热止渴，醒酒解毒	痁疾，痢疾，消渴，伤酒头痛，痔瘘下血，丹毒，疔疮	
杏子	酸、甘、温	蔷薇科	杏实	润肺定喘，生津止渴		多食可引起疮痈，膈热
杏仁	苦、温，有毒	蔷薇科	果仁	祛痰止咳，平喘润肠	外感咳嗽，喘满喉痹，肠燥便秘	阴虚咳嗽，大便溏者忌服
杏叶	苦，无毒	蔷薇科	叶		目疾水肿，恶疮	煎汤洗眼止泪
杏花	苦、温，无毒	蔷薇科	花	补虚	治寒热痹，厥逆	

续表

药名	性味	科别	药用部分	功能	主治	备考
杏枝			树枝		坠马扑损，瘀血在内，烦闷	杏仁 90 克，细锉微熬，好酒 2 升，煎十余沸去渣，分 2 次空腹服
杏树皮		蔷薇科	树皮		治杏仁中毒	取杏树皮 60 克，削去外表皮，留中间纤维部分，加 500 毫升水煎，煎 20 分钟，灌服
杏树根		蔷薇科	树根	主堕胎	食杏仁过多致迷乱将死，杏树根切碎，煎汤服，即解	
杏叶防风	辛、温	伞形科	根、全草	行气温中，祛风除湿，活血消肿	胃痛，胸腹冷痛，风温麻木，筋骨疼痛，跌打损伤，肿毒瘰疬	
李子	甘、酸、平	蔷薇科	果实	清肝解热，生津利水	虚劳骨蒸，消渴，腹水	食积者不可多服
李子树根	苦、涩	蔷薇科	树根	清热解毒	消渴，淋病，痢疾，丹毒，牙痛	
李树叶	甘、酸、平，无毒	蔷薇科	叶		小儿壮热，惊痫，水肿，金疮	
李树胶	苦、寒，无毒	蔷薇科	树脂		目翳，定痛，消肿	
李核仁	甘、苦、平，无毒	蔷薇科	种子	散瘀利水，润肠	跌打损伤，痰饮咳嗽 ，水气肿满，大便秘结	
李根皮	苦、咸、寒	蔷薇科	皮	清热下气	消渴，心烦，奔豚，气逆，带下，齿痛	
还魂草	苦、涩、平	景天科	全草	解毒消肿，止血	创伤，无名肿毒，蛇伤	蛇伤：鲜还魂草、土大黄、仙茅参、明矾各适量，捣成泥，外敷患处

续表

药名	性味	科别	药用部分	功能	主治	备考
护心草	淡、辛、平，无毒	莎草科	全草	行气调经	妇女痛经，经行延期或经期缩短	
连翘	苦、凉	木樨科	果实	清热解毒，散结消肿	温热丹毒，斑疹，痈疡肿毒，瘰疬，小便淋闭	脾胃虚弱，气虚发热，痈疽已溃，脓稀色淡者忌服
连香树		连香树科	果实		小儿惊风，抽搐，肢冷	连香树鲜果60克，芫荽15克，青石蚕（水龙骨）9克，水煎，空腹服
连翘根	寒、苦	木樨科	根		伤寒在里，身发黄	无根可以实代之。麻黄60克、连翘根30克，杏仁40个，赤小豆1升，大枣20枚，生梓皮1升，生姜60克，炙甘草60克，以水二斗先煮麻黄，后下其他药，煮取3升去渣，分3次服，半日服尽
连翘茎叶		木樨科	茎、叶		心肺积热	内服，煎汤6~9克
旱芹	甘、苦、凉	伞形科	全草	平肝清热，祛风利湿	高血压，眩晕，头痛，面目赤，血淋，痈肿	
旱柳叶	微、苦、寒	杨柳科	嫩枝叶	散风祛湿，清热解毒	黄疸型肝炎，风湿性关节炎，湿疹	(1) 黄疸型肝炎：柳芽15克，水煎服 (2) 风湿性关节炎：初起发热者，柳芽15克，水煎服 (3) 关节肿痛：本品煎汤外洗患处或用柳枝15克，桑寄生、五加皮、桑枝、透骨草各9克，水煎服

续表

药名	性味	科别	药用部分	功能	主治	备考
旱莲花	辛、凉，无毒	旱金莲科	全草	清热解毒	疮毒，目赤肿毒，恶毒犬疮	
牡蒿	甘、寒	菊科	全草	解表清热，杀虫	感冒发热，劳伤咳嗽，潮热，小儿疳热，疟疾，口疮，疥癣，湿疹	（1）喉蛾：牡蒿全草 30～60 克，水煎服 （2）疥疮、湿疹：牡蒿适量水煎外洗患处
牡丹皮	辛、苦、凉	毛茛科	根皮	清热凉血，和血消瘀	热入血分发狂，惊痫，吐衄，便血，骨蒸劳热，经闭，痈疡，跌仆损伤	血虚有寒，孕妇、月经过多者慎服
牡丹花	苦、淡、平，无毒	毛茛科	花	调经活血	月经不调，行经腹痛	
牡丹藤（大口铁线莲）		毛茛科	根茎	活血止痛	关节痛	牡丹藤 1 500 克，加红白牛藤各 30 克，钻地风 60 克，五加皮、红枣、红糖各 250 克，入 5 000克烧酒内，1 个月后早晚各服 1 次，饭前服
牡荆子	辛、温，微苦	马鞭草科	果实	祛风化痰，下气止痛	咳嗽，哮喘，中暑发痧，胃痛，疝气，妇女白带异常	（1）腓肠肌痉挛及下肢水肿：用量 4～6 克 （2）寒咳哮喘：本品 12 克，炒黄研末次服 4～6 克，开水送服 （3）中暑发痧：本品 15 克，每次 3 克，开水送服 （4）耳聋：牡荆子津，酒服

续表

药名	性味	科别	药用部分	功能	主治	备考
牡蒿根	甘、苦、温	菊科	根		风湿痹痛，寒湿水肿	寒湿水肿：牡蒿根30～60克，用一碗水煎至半碗水，黄酒60克，冲服
牡鼠粪	苦、咸、寒	鼠科	粪	导浊行滞，清热通瘀	伤寒，劳伤，发热，腹痛，淋浊，经闭，疳积，乳痛，鼠漏，疔肿	雄褐家鼠
牡狗阴茎	咸、温	犬科，雄性生殖器	狗鞭	补命门，暖冲任	男子阳痿，女子带下	阳事易举者忌之，内热多火者勿服
秃疮花	苦、涩、凉	罂粟科	带根全草	清热解毒，消肿止痛，杀虫	牙痛，咽喉肿痛，疮疥，癣，痈疽，淋巴结核，秃疮	
伸筋草	苦、辛、温	石松科	带根全草	祛风散寒，除湿消肿，舒筋活血	风寒湿痹，关节酸痛，皮肤麻木，四肢软弱，水肿，跌打损伤	孕妇、出血过多者忌服
佛甲草	甘、寒	景天科	全草	清热解毒，消肿	咽喉肿痛，痈肿，疔疮，丹毒，烫伤，蛇伤，黄疸，痢疾	
皂荚	辛、温，微毒	豆科	果实	除湿毒，祛风痰，杀虫	中风口眼㖞斜，头风头痛，咳嗽痰喘，肠风便血，下痢噤口，痈肿，毒，疮、癣、疥、癞	
皂荚子	辛、温，有毒	豆科	种子	润燥通便，祛风消肿	大便干结，肠风下血，里急后重，疝气，瘰疬，肿毒，疮癣	

续表

药名	性味	科别	药用部分	功能	主治	备考
皂荚叶		豆科	叶	祛风解毒，生发	风热疱癣，毛发不生	
皂荚根皮	辛、温，无毒	豆科	根皮	通利关节，除风解毒	风痰，杀虫，风湿骨痛，瘙痒，疮毒及无名肿毒	
含羞草	甘、寒	豆科	全草	清热安神，消积解毒	肠炎，胃炎，失眠，目赤肿毒，深部脓肿，带状疱疹，小儿疳积	
含羞草根	涩、苦、温	豆科	根	止咳化痰，利湿通络，和胃消积	慢性支气管炎，慢性胃炎，小儿消化不良，风湿疼痛	
谷芽	甘、温，无毒	禾本科	稻芽	健脾开胃，和中消积	宿食不化，胀满，泄泻，不思饮食	
谷蓼		柳叶菜科	全草	和胃止痛	止脘腹疼痛，利小便，通月经	别名：水珠草
谷精草	辛、甘、凉	谷精草科	带花茎、花序	祛风散热，明目通翳	目翳雀盲，头痛，齿痛，喉痹，鼻衄	
角蒿	辛、苦、平，有小毒	紫葳科	全草		口疮，齿龈溃烂，耳疮，湿疹，阴道滴虫	
迎山红		杜鹃花科	叶	清肺化痰，解表	感冒头痛，咳嗽，支气管炎	
迎春花叶	苦、涩、平，无毒	木樨科	花		肿毒恶疮，跌打损伤，创伤出血，无名肿毒	
迎春花	苦、平	木樨科	叶	发汗利尿，解热	发热头痛，小便热痛	迎春花 15 克，车前子 15 克，水煎服

续表

药名	性味	科别	药用部分	功能	主治	备考
沙苑子	甘、温	豆科	种子	补肝益肾，明目固精	肝肾不足，腰膝酸痛，目昏。遗精，早泄，小便频数，遗尿，尿血，白带异常	
补骨脂	辛、温	豆科	种子	补肾助阳	肾冷泄，遗尿，滑精，阳痿，腰膝酸软，虚寒咳喘	外用治白癜风
灵芝草	甘、平	多孔菌科	全株	主耳聋，利关节，益精气，保神，坚筋骨	老年慢性气管炎，咳嗽，气喘	对咳、痰、喘三大症均有效
尿泡草	微苦、平	豆科	果实	利尿	肝硬化腹水，血管、神经性水肿，慢性肝炎，水肿	别名：苦马豆。内服煎汤 20~30 枚
阿胶	甘、平	马科动物	驴皮胶	滋阴补血，安胎	血虚，虚劳咳嗽，吐血，衄血，便血，月经不调，崩中，胎漏	脾胃虚弱者慎服
君迁子	甘、涩、凉	柿科	果实	止渴祛烦	令人润泽，养胃，渗湿除烦，调胃止泻	别名：软枣、小柿
陈仓米	甘、淡、平		存仓多年米		病后脾胃虚弱，烦渴泄泻，反胃噤痢	
陈煺骨					赤白久痢，食积停滞，食积及痢	百草镜煅黑研用
陈葫芦	苦、平，无毒	葫芦科	破瓜瓢瓜		水肿胀满，痔瘘下血，血崩带下	
陈冬菜卤汁	咸、寒		卤汁	清热化痰	肺痈吐脓血	腌菜的陈年卤汁

续表

药名	性味	科别	药用部分	功能	主治	备考
附子	辛、甘、热，有毒	毛茛科	子根	回阳补火，散寒除湿	阴虚格阳，大汗亡阳，心腹冷痛，脾泄冷痢，脚气，水肿，小儿惊风，风寒湿痹，拘挛，阴疽，痔瘘及一切沉寒痼冷之症	阴阳盛真热假寒及孕妇忌服 (1) 地胆为之使恶蜈蚣，畏防风、甘草、黄芪、人参、乌韭、大豆 (2) 妊娠不可服 (3) 畏绿豆、犀角，忌豉汁，得蜀椒食盐下达命门。阴虚内热，阳极似阴之症，误用之，祸不旋踵
忍冬藤	甘、寒	忍冬科	茎叶	清热解毒，通络	温病发热，热毒，血痢，传染性肝炎，痈肿，疮毒，筋骨疼痛	毒菌中毒：鲜金银花茎叶适量，用冷开水洗净，嚼细服下
鸡子	甘、平	雉科	鸡蛋	滋阴润燥，养血安胎	燥咳声哑，目赤肿痛，胎动不安，产后口渴，下痢，烫伤	
鸡头	甘、温，无毒	雉科	头	养肝益肾，宣阳助阴，通络活血	小儿痘浆不起，时疹毒疮，堕死胎，安生胎	蜀本草：鸡以丹雄为良，雄鸡头大能发痘或头面阴伏食之最妙，当灌浆时不拘鸡头即鸡肉也妙
鸡肉	甘、温	雉科	肉	温中，益气，补精，添髓	虚劳瘦弱，中虚胃呆，食少，泄泻，下痢，消渴，水肿，小便频数，崩漏带下，产后乳少，病后虚弱	实症、邪毒未清者不宜食

续表

药名	性味	科别	药用部分	功能	主治	备考
鸡血	咸、平	雉科	鸡血	祛风活血，通络	小儿惊风，口面歪斜，折伤，目赤流泪，痈疽，疮癣	（1）结膜炎：乌雄鸡冠血，点眼 （2）疮癣：外涂 （3）百虫入耳：滴之
鸡肝	甘、微温	雉科	肝	补肾阴	肝虚目暗，小儿疳疾，妇女胎漏	
鸡肠			肠		遗尿，遗精，白浊，痔瘘	乌雄鸡者良 （1）遗尿不禁：雄鸡肠一具，炙黄，研细，每食前以温浆水调服 3 克 （2）瘘管：鸡肠一具，棉花籽 250 克，地龙 250 克，将药装入鸡肠内，用阴阳瓦焙黄，研为细末，加槐花适量，研细末，每次服 10 克，每日 3 次，开水送服
鸡胆	苦、寒	雉科	胆	消炎止咳，祛痰解毒，明目	百日咳，慢性气管炎，小儿菌痢，砂淋，目赤流泪，耳后湿疮，痔疮	
鸡脑		雉科	脑		小儿鸡痫：烧灰酒服，难产	白雄鸡者好
鸡子白	甘、凉	雉科	蛋白	润肺利咽，清热解毒	咽喉肿痛，目赤，咳逆，下痢，疟疾，烧伤，热毒肿痛	
鸡子壳		雉科	蛋壳		饮食停滞，反胃，小儿佝偻病，各种出血，眼生翳膜，头身疮，耳流脓	白者用途广

续表

药名	性味	科别	药用部分	功能	主治	备考
鸡子黄	甘、平	雉科	蛋黄	滋阴润燥，养血熄风	心烦不眠，热病惊厥，虚劳吐血，呕逆，下痢，胎漏下血，烫伤，热疮，肝炎，小儿消化不良	
鸡内金	甘、平	雉科		消积滞，健脾胃	食积胀满，呕吐反胃，泻痢，疳积，消渴，遗尿，喉痹，乳蛾，牙疳，口疮	
鸡谷草	苦、甘、凉，无毒	禾本科	全草	清热利水	感冒发热，暑热，腹痛，泄泻，小便赤涩，金疮肿毒	
鸡冠子	甘、凉	苋科	种子	凉血止血	肠风便血，赤白痢疾，淋浊，崩漏	
鸡冠花	甘、凉	苋科	花序	凉血止血	痔疮下血，赤白痢疾，吐血，咳血，血淋，妇女崩中，赤血带下	
鸡冠苗	甘、凉，无毒	苋科	苗		痔疮，痢疾，吐血，衄血，血崩，荨麻疹	
鸡冠草	甘、凉			凉血止血	子宫出血，痔，痢疾	别名：义口委陵菜
鸡屎白	苦、咸、凉	雉科	鸡屎有白色者	利水泄热，祛风解毒	消胀除积，黄疸，破伤风	
鸡屎藤	甘、酸、平	茜草科	根、全草	祛风和血，止痛解毒，消食导滞，除湿消肿	风湿痹痛，腹泻，痢疾，脘腹疼痛，气虚浮肿，头昏食少，肝脾肿大，瘰疬，肠痈，无名肿毒，跌打损伤	

续表

药名	性味	科别	药用部分	功能	主治	备考
鸡眼草	苦、凉	豆科	全草	清热解毒，健脾利湿	感冒发热，暑湿，疟疾，传染性肝炎，热淋，白浊	
鸡嗉子	苦、平	山茱萸科	叶、果实	清热解毒，利水杀虫	肝炎腹水，蛔虫病，烧烫伤	别名：四照花
鸡嗉子花	甘、平	兰科	火烧兰的全草	补中益气，舒郁和中	病后虚弱，吐泻，疝气	
鸡屎藤果		茜草科	果		汁可治虫蜇，冻疮	
驴毛		马科	毛		治头风	忌陈米、麦面。驴毛500克，砂炒黄，置500毫升酒中渍三日，空心细饮
驴头		马科	头		中风头眩，消渴、黄疸	头烧去毛，煮取汁，以浸曲酿酒里
驴肉	甘、酸、平	马科	肉	补中益气	劳损风眩，心烦。主风狂，愁忧不安，能安心气，消渴，黄疸，小儿惊风，风热赤眼	
驴乳	甘、寒	马科	乳汁		须热饮之，治气郁，解小儿热毒，不生痘疹	
驴骨		马科	骨			(1) 历节风：煮汤洗 (2) 消渴：驴骨煮汁服 (3) 小儿解颅：头骨烧灰和油涂
驴脂		马科	脂肪		咳嗽，疟疾，耳聋，疮疥	积年耳聋：生脂和生椒，熟捣绵包塞耳中

续表

药名	性味	科别	药用部分	功能	主治	备考
驴蹄		马科			蹄烧灰敷痈疽，散脓水，油和敷小儿解颅	
驴阴茎	甘、咸、温	马科	驴鞭	益肾强筋	阳痿，筋骨酸软，骨结核，骨髓炎，气血虚亏，妇女乳汁不足	
八画						
玫瑰花	甘、苦、温	蔷薇科	花	理气解郁，活血散瘀	肝胃气痛，新久风痹，吐血，咯血，月经不调，赤白带下，痢疾，乳痈肿痛	
青皮	苦、辛，微温			疏肝破气，散结消痰	胸胁、胃脘疼痛，疝气，食积，乳肿，久疟，癖块	气虚者慎服
青葙子	苦、微寒	苋科	茎叶、根	燥湿清热，杀虫止血	风瘙身痒，疥疮，痔疮，金疮出血	
青蛙	甘、凉	蛙科	全体	清热解毒，补虚利水，消肿	虚劳水肿，疳积，水臌，噎嗝，痢疾，小儿热疸	
青蒜	辛、温	百合科	大蒜	醒脾气，消谷食		多食生痰，心胃嘈杂，伤肝，咳嗽忌食
青蒿	苦、辛、寒	菊科	全草	清热解暑，除蒸	温病暑热，骨蒸劳热，疟疾，痢疾，黄疸，疥疮，瘙痒	
青杠碗（栓皮栎果）	苦、涩、平	壳斗科	果壳	健胃，收敛，止血	果实：痔疮，恶疮，痈肿。果壳：止咳涩肠，咳嗽，水泻，疥癣	

续表

药名	性味	科别	药用部分	功能	主治	备考
青木香	辛、苦、寒	马兜铃科	根	行气解毒，消肿	胸腹胀痛，痧症，肠炎，下痢，高血压	
青风藤	苦、平	防己科	藤茎	祛风湿，利小便	风湿痹痛，鹤膝风，水肿	
青葙子	苦、凉	苋科	种子	祛风清肝	目赤肿痛，障翳，高血压，鼻衄，皮肤瘙痒症，疥疮，疔唇口青。肝脏热毒，冲眼，赤障，青光眼，翳肿，主恶疮，疥癣，治下部虫疮，目涩难开，白翳	（1）鼻衄：青葙子汁灌鼻中 （2）头风：青葙子 15～30 克，水煎服
青葙花	苦、微寒	苋科	花序	清肝凉血，明目祛翳	吐血，头风目赤，血淋，月经不调，白带，血崩	外用水煎洗
青蛙胆		蛙科	胆汁		麻疹并发肺炎	青蛙胆 1 个，白矾少许，搅匀后，分 2 次口服
青蒿子（青蒿、黄花蒿）	甘、寒，无毒	菊科	果实	清热明目，杀虫	劳热骨蒸，恶疮，疥癣，风疹。妇女血气内满及冷热久痢	（1）秋冬用子，春夏用苗或捣汁服，或曝干为末小便冲服，如觉冷用酒煮 （2）积热目涩：采青蒿花或子，阴干为末井水空心冲服 6 克
青蒿根		菊科	根	劳热骨蒸，关节酸痛，大便下血		（1）虚劳发热：青蒿根 3 克，地骨皮 3 克，柴胡 3 克，鳖甲 3 克，石斛 3 克，引用清明柳 3 克，煨点童便服 （2）大便下血：青蒿根单剂煎服

续表

药名	性味	科别	药用部分	功能	主治	备考
青蒿露	苦、寒，无毒	菊科	茎叶蒸的液体	明目退热，清暑辟秽	劳瘦骨蒸，虚热、虚烦，盗汗，久虚，久痢	
青粱米（小米）		禾本科	种仁	补中益气	烦热消渴，泻痢	
青蒿虫			幼虫		急慢惊风，流行性乙脑，脑膜炎，抽搐	本品有镇静作用。急慢性惊风：青蒿虫、朱砂、汞粉各 2 克，为丸如粟米大，1 岁 1 粒，乳汁服
板蓝根	苦、寒	十字花科	根	清热解毒，凉血	流脑，乙脑，流感，肺炎，丹毒，热毒，神昏吐血，咽肿，腮腺炎，火眼，疮疹	体虚而无实火热毒者忌服
松节	苦、温	松科	结节	祛风燥湿，舒筋通络	历节风痛，转筋，挛急，脚气，痿软，鹤膝风，跌打损伤，瘀血	能燥血中之湿
松叶	苦、温	松科	叶	祛风燥湿，杀虫止痒	风湿痿痹，跌打损伤，失眠，水肿，湿疮，疥癣，防流脑、流感，钩虫病	
松油		松科	树脂	杀虫	疮疥	油涂患处
松香	苦、甘、温	松科	松香	祛风燥湿，排脓拔毒，生肌止痛	痈肿，疔疮，痔疮，恶疮，疥癣，白秃，金疮，扭伤，风湿痹痛，疔毒，痔瘘，疠风，瘙痒	不可单服，塞实肠胃。血虚有火及病不关风寒湿所伤而成者，咸不宜服
松根	苦、温	松科	根		筋骨痛，伤损出血，牙痛	

续表

药名	性味	科别	药用部分	功能	主治	备考
松球	苦、温，无毒	松科	球果		风痹，肠燥便难，痔疾，白癜风	白癜风：以葱、花椒、甘草煎水洗，再发青嫩松球蘸鸡子白硫黄同磨如粉涂上8次
松萝	苦、甘、平	松科	松萝丝状体	清肝化痰，止血解毒	头痛目赤，咳嗽痰多，疟疾，瘰疬，白带，崩漏，外伤出血，痈肿，毒蛇咬伤	
松蒿	辛、平	玄参科	全草	清热利湿	黄疸型肝炎，水肿，风热感冒	
松鼠	甘、咸、平	松鼠科	全体	杀疳	消瓜积。结核，胸膜炎	痔疮：以烧黑松鼠粉撒之
松蕈	甘、平，无毒	白蘑科	子实体		尿浊不禁，内服，3~9克，煎汤服或研末服	
松木皮		松科	树皮	祛风湿胜，祛瘀敛疮	风湿骨痛，跌打损伤，肠风下血，远年久痢，疽痈久不收口，金疮，烫伤	(1) 金疮：树皮煅存性，研末按之最止痛 (2) 皮肤瘙痒、湿疮、漆疮，皮煎汤洗 (3) 烧伤：老松树皮烧炭研细，有脓出，时撒之，无脓出时油调涂
松花粉	甘、温	松科	花粉	祛风益气，收湿止血	头旋，眩晕，中虚痛，久痢，诸疮湿烂，创伤出血	
松笔头	苦、涩、湿	松科	幼枝尖端	活血止痛	跌打损伤，小便淋痛	
枪刀菜根		菊科	根、全草	根：利小便。全草：泻火解毒，祛瘀止痛	腹部胀满，无名肿毒	高热：毛柴胡15克，大鹅八肠根9克，煨水服之
枫柳皮（鬼柳树）	辛、大热，有毒	胡桃科	树皮（枫杨）		龋齿痛，疥癣，烫伤	书院河有

续表

药名	性味	科别	药用部分	功能	主治	备考
刺藜	淡、平	藜科	全草	祛风止痒	风疮疙瘩	荨麻疹：刺藜 60 克，煎水外洗
刺沙蓬	苦、凉	藜科	全草	平肝降压	高血压引起的头晕，头痛	内服煎汤 15～30 克
刺玫花、果		蔷薇科	山刺玫花	助消化，调月经	经多，淋病	(1) 月经过多：山刺玫花 3～6 朵煎汤服 (2) 顽固性淋病：刺玫果 1 枚水煎服
刺黄连	苦、寒	小檗科	根茎皮	清热消炎，消肿止痛	肝炎，口舌生疮，小便淋痛，烫伤	内服：煎汤 9～15 克，外用适量研末调涂
刺猬皮	苦、平	刺猬科	皮	降气定痛，凉血止血	反胃，吐食，腹痛，疝气，肠风，痔瘘，遗精	
刺槐花（洋槐树）	树皮有毒				止大肠下血，咯血，妇女血崩	树皮有毒，含有毒蛋白和毒苷成分，可中毒。中毒症状为：2～20 日，手部水肿，局部刺痛，灼疼或胀痛，发痒，全身无力。解：食醋 60 克，蒲公英 120 克，水煎服，避日光照，2～3 日好转
刺蒺藜	苦、辛、温	蒺藜科	果实	散风明目，下气行血	头痛，身痒，目赤，肿翳，胸满，咳逆，痈疽，瘰疬	血虚气弱、孕妇忌服，本品用途较广
画眉草		禾本科	全草		跌打损伤，尿路感染，肾盂肾炎	别名：星星草
茉莉叶		木樨科	叶	清热解表	外感发热，腹胀，腹泻	
茉莉花	辛、甘、温	木樨科	花	理气开郁，辟秽和中	下痢，腹痛，结膜炎，疮毒	

续表

药名	性味	科别	药用部分	功能	主治	备考
茉莉根	苦、温，有毒	木樨科	根	麻醉止痛	跌损筋骨，龋齿，头顶痛，失眠	本品有麻醉作用，内服宜忌
苦瓜	苦、寒	葫芦科	果实	清暑涤热，明目解毒	热病烦渴引饮，中暑痢疾，赤眼疼痛，痈肿，丹毒，恶疮	脾虚寒者食之吐泻腹痛
苦苣	苦、平，无毒	菊科	全草		黄疸，疔疮，痈肿。除面目及舌下黄，重症失眠，折取茎中汁。敷之除根，取汁滴痈立破	(1) 外敷治蛇伤 (2) 霍乱后胃气逆烦：生捣汁食之虽冷甚宜人
苦茄（千年不烂心）	苦、寒	茄科	果实		利尿，神经痛，消肿	全草叫白毛藤
苦参	苦、寒	豆科	根	清热燥湿，杀虫	热毒，血痢，肠风下血，黄疸，赤白带，小儿肺炎，疳疾，急性扁桃体炎，痔瘘，脱肛，皮肤瘙痒，疥癞，恶疮，阴疮湿痒，瘰疬，烫伤	
苦菜	苦、寒	菊科	全草	清热凉血，解毒	痢疾，黄疸，血淋，痔瘘，疔肿，蛇伤。折之出白汁，常点瘊子自落	别名：苦苣菜。脾胃虚寒者忌之
苦蒿		菊科	全草	清热解毒，活血消肿	痈疽，疮毒，无名肿毒，关节炎，外用水煎洗，或敷	

续表

药名	性味	科别	药用部分	功能	主治	备考
苦职	苦、寒，无毒	茄科	全草	清热解毒，利尿	感冒肺热咳嗽，咽喉肿痛，龈肿，湿热黄疸，痢疾，水肿，热淋，大疱疮，疔疮	别名：鬼灯笼。孕妇忌服
苦瓜子	苦、甘，无毒	葫芦科	种子	益气壮阳	肾虚，阳痿，遗精	
苦瓜叶		葫芦科	叶		胃痛，痢疾，疔疮肿毒。疔毒痛不可忍	(1) 苦瓜叶晒干研末冲服 (2) 狗咬伤：苦瓜叶捣烂外敷，送服9克 (3) 鹅掌风：先用苦瓜叶洗后用米糖油涂之
苦瓜花	苦、寒，无毒	葫芦科	花		止痢疾，胃气痛，急性痢疾	鲜苦瓜花20个，捣烂取汁和蜜适量，赤痢加红曲3克，白痢加六一散9克，开水送服
苦瓜根	苦、寒	葫芦科	根	清热解毒	痢疾，疮毒，便血，风火牙痛	
苦瓜藤	苦、寒	葫芦科	藤	清热解毒	痢疾，疮毒，牙痛，小儿胎毒	治红白痢疾，苦瓜藤一握，红痢水煎服，白痢酒煎服
苦地丁	苦、辛、寒	罂粟科	全草	清热解毒	温病高热，烦燥，流感，传染性肝炎，肾炎，瘰疬，腮腺炎，疔疮及其他化脓性感染	(1) 急性肝炎：地丁30克，水煎服 (2) 痢疾：地丁、火线草、地榆煎汤服 (3) 指头感染、淋巴管炎：地丁、野菊花各30克，水煎服

续表

药名	性味	科别	药用部分	功能	主治	备考
苦荬菜	苦、凉	菊科	全草		肺痈，血淋，跌打损伤	乳痈：先在大椎穴旁开二寸用三棱针点刺放血，用火罐拔后，用苦荬菜、蒲公英、紫花地丁捣烂外敷。血淋尿血：苦荬菜一把酒水各半煎服
苦葫芦	苦、寒	葫芦科	果实	利水消肿	水肿、黄疸，消渴，癃闭，痈肿，恶疮，疥癣	虚寒体弱忌服。 (1) 治黄疸水气，大便不通 (2) 治鼻窒气塞，目疾胬肉血翳，取苦寒以降火也；若中毒用黍禾上灰解之
苦菜根		菊科	根		治血淋，利小便	内服煎汤 30~450 克
苦瓠叶		葫芦科	叶		晒干捣碎为末，盛瓷器内	随身带，走路口渴时用末 3 克，入水饮
苦葛花	辛、苦、平	豆科	花		痔疮，解酒毒	(1) 痔疮：苦葛花 6 克、胡椒粉 3 克，开水冲服 (2) 解酒毒：苦葛花 15 克，水煎服
苦葛根	辛、苦、平	豆科	根	清热透疹，生津止渴	治麻疹不出	(1) 透疹：葛根、一枝黄花各 15 克，水煎服 (2) 白口疮：鲜葛根烧炭研末，枯矾粉各 2 克，拌匀，撒患处

续表

药名	性味	科别	药用部分	功能	主治	备考
苦楝皮	苦、寒，有毒	楝科	根皮、杆皮	清热燥湿，杀虫	蛔虫、蛲虫，风疹，疥癣	根皮比树皮疗效高一倍，在地面五寸处好，以果实最毒，叶子最轻，食果5~6粒可引起中毒，症状是头晕，呕吐，下泻。皮中毒甘草白糖解
苦职根	苦、寒，无毒	茄科	根	利水通淋	水肿腹胀，黄疸，热淋	孕妇忌服
苦职果实	酸、平，无毒	茄科	果实		牙痛，天疱疮，疔疮	孕妇忌服。 (1) 牙痛含痛处，或用果实绞汁涂患处，1日3次 (2) 疔疮：果实捣烂外敷患处
苤蓝	苦、辛、凉	十字花科	球茎		小便淋浊，大便下血，肿毒，脑漏。脾虚火盛，中膈存痰，腹内存痰，生津止渴	(1) 大肠下血：烧灰为末，冲服 (2) 脑漏：吹鼻 (3) 中风不语，皮能止渴淋 (4) 阴囊肿大，用苤蓝、商陆切片捣碎外敷
苤蓝叶		十字花科	叶		食积，痰积，恶疮，叶子消食积解百毒。散痰积：茎叶用香油煮，食之，并饮汁	
苹	甘、寒	苹科	全草	清热，解毒，止血	风热目赤，肾炎，肝炎，疟疾，消渴，衄血，热淋，尿血，痈疮，瘰疬	(1) 捣汁饮之治虫咬毒入 (2) 敷热疮

续表

药名	性味	科别	药用部分	功能	主治	备考
苹果	甘、凉	蔷薇科	果实	生津润肺，除烦解暑，开胃醒酒	补中焦，和脾胃，治食后气不通，生捣汁服之。同酒食之治筋骨疼痛	
苹果皮		蔷薇科	果皮		反胃吐痰	开水泡服，内服煎汤30克
苜蓿	苦、平	豆科	全草	清脾胃，利大小肠，下膀胱结石	膀胱结石	用鲜本品捣汁服，用量90~150克
苜蓿根	苦、平，无毒	豆科	根	清热利湿	黄疸型肝炎，尿路结石，夜盲症	(1) 尿路结石：鲜根捣汁，每次服半杯，每日服2次 (2) 黄疸：本品30克水煎服 (3) 夜盲症：鲜根30克，水煎服连渣服，每日2次
苘实	苦、平，无毒	锦葵科	种子		赤白痢疾，眼翳，痈肿，瘰疬	别名：苘麻子
苘麻	苦、平	锦葵科	全草或叶	解毒祛风	痈疽肿毒，痢疾，中耳炎，耳鸣，耳聋，关节酸痛	内服15~30克。外用捣敷。 (1) 痈疽肿毒：苘麻鲜叶和蜜捣敷 (2) 无名肿毒：鲜叶红糖捣敷，日服2次
苘麻根		锦葵科	根		痢疾，小便淋漓	本品60克水煎服
茄子	甘、寒	茄科	果实	清热活血，消肿止痛	肠风下血，热毒疮疡，血淋，血痢，痈肿冻疮，皮肤溃疡	(1) 冻疮：枯茎叶煮汤洗之 (2) 阴挺：内服研末6~9克，外用水煎，洗之 (3) 血淋：茄子叶晒干研末服6克，温酒或盐汤下
茄花		茄科	花		金疮，牙痛	牙痛：取秋茄花干之，旋烧研涂痛处

续表

药名	性味	科别	药用部分	功能	主治	备考
茄根	甘、辛、寒	茄科	根		久痢，便血，脚气，齿痛，冻疮，行肝气，洗皮肤瘙痒之风，瘀走引风，妇人下阴湿痒，阴浊疮	根叶蒸热治瘫痪，风湿筋骨瘫痪，痔疮
茄蒂		茄科	蒂		肠风下血，痈疽，肿毒，口疮，牙痛，发背，痈毒	（1）初起用20个，水煎服 （2）对口疮：鲜茄蒂、鲜首乌等份煮饮
茄稞虫			茎中的一种虫		男女童痨，其症不必如大人咳嗽，吐血，泄精	其虫带绿色黑嘴者是。身体瘦弱：茄稞虫数十条，吃之
茅栗					肺炎，肺结核，丹毒，疮毒	肺结核：茅栗根30克，大青叶30克，虎刺、地念、白及、百合、百部各9克，土大黄6克，猪肺为引，水煎服，食肺服汤
茅草叶		禾本科	叶	通经络	配合风湿药	妇女产后风湿：老茅草叶、石菖蒲、陈艾，水煎外洗
茅栗仁		壳斗科	种仁		失眠	恶刺铁片入肉：生栗打烂外敷。茅栗30克，莲子30克，红枣7枚，白糖60～120克，炖服
枣叶	温、甘	鼠李科	叶		小儿时气发热，疮痈	
枣核	苦、平，无毒	鼠李科	核		胫疮，走马牙疳	3年生陈核中仁，燔之味苦，主腹痛邪气

续表

药名	性味	科别	药用部分	功能	主治	备考
枣树皮	温，无毒	鼠李科	树皮	收敛止泄，祛痰镇咳，消炎止血	肠炎，慢性气管炎，目昏不明，烧伤，外伤出血不止，洗目由昏变明	慢性气管炎：本品3~4月采皮，每次服6克，水煎服，服本品痰量减少，由稠变稀，咳嗽减轻，食欲增加，睡眠好
枣树根	甘、平，无毒	鼠李科	树皮		关节酸痛，胃痛，吐血，血崩，月经不调，风疹，丹毒	
郁李仁	辛、苦、甘、平	蔷薇科	种子	润燥滑肠，下气利水	大肠气滞，燥涩不通，小便不利，大腹水肿，四肢水肿，脚气	用量：3~9克煎汤内服，阴虚液亏及孕妇忌服
郁李根	苦、酸、凉	蔷薇科	根		龋齿痛，气滞积食	
斩龙草	苦、寒，有毒	菊科	全草	清热解毒	痢疾，瘰疬，急性结膜炎，咽喉炎，痈肿，疮，湿疹皮炎	(1) 赤痢腹痛：本品及鼠曲草煎汤服 (2) 急性结膜炎、咽喉炎：本品15克，水煎服 (3) 蛇咬伤：本品叶捣烂外敷患处，茎根60~90克。水煎服 (4) 痈疮肿毒、淋巴结核：本品配薄荷、小毛茛捣外敷
鸢尾	辛、苦、寒，有毒	鸢尾科	根茎	消积破瘀，行水解毒	食滞胀满，膨胀，肿毒，痔瘘，跌打损伤，狂犬病	体虚弱者慎服

续表

药名	性味	科别	药用部分	功能	主治	备考
虎杖	苦、平	蓼科	根茎	祛风利湿，破瘀通经	风湿筋骨痛，湿热黄疸，淋浊，带下，妇女经闭，产后，恶露不下，痔瘘下血，跌打损伤，烫伤，恶疮，癣疾，坚肾，强阴益精，壮筋骨，增气力，敷跌打损伤，可续筋接骨	本药作用很广
虎耳草	性、凉，有毒	虎耳草科	全草	祛风清热，凉血解毒	风疹，湿疹，中耳炎，丹毒，咳嗽，吐血，肺痈，崩漏，痔瘘	
虎杖叶					捣敷治蛇蛟伤	
败酱草	苦、平	败酱科	带根全草	清热解毒，排脓化瘀	肠痈下利，赤白带下，产后瘀滞，肤痛，目赤肿痛，痈肿，疥癣。毒气顽痹	
明党参（土人参）	甘、苦、凉	伞形科	根	清肺化痰，平肝和胃，解毒	痰火咳嗽，喘逆，头晕，呕吐，目赤，白带异常，疔毒，疮疡	气虚下陷，精关不固及孕妇忌服
昆布（海带）	咸、寒	海带科	叶状体	软坚行水	瘰疬，瘿瘤，噎嗝，水肿，睾丸肿痛，带下	
罗勒	辛、温	唇形科	全草	疏风行气，化湿消食，活血解毒	外感头痛，腹胀，气滞，脘腹痛，泄泻，月经不调，跌打损伤，蛇虫咬伤，皮肤湿疹，瘙痒，痛风症	
罗布麻	甘、苦、凉	夹竹桃科	全草	清化降压，利尿	心脏病，高血压，神经衰弱，肝炎，腹胀，肾炎水肿	用法用量：内服煎汤 6～9 克，或泡茶饮

续表

药名	性味	科别	药用部分	功能	主治	备考
罗勒子（光明子）	甘、辛、凉、平	唇形科	果实	活血化瘀	目赤多眵，倒睫，目翳，走马牙疳，痛风症	用法用量：内服24~45克，煎汤服，外用研末点眼。 （1）目昏浮翳，本品7个，睡时水煎服，久服有效 （2）赤眼后生翳膜：本品洗净晒干每用一粒，以筋点眼，闭目须臾自随泪出，翳膜在上，如鱼眼。再易一粒，以病退为度
罗勒根		唇形科	根		小儿黄烂疮，罗勒根烧灰敷之	
知母	苦、寒	百合科	根茎	滋阴降火，润燥滑肠	烦热消渴，下水，补不足，益气，泻肺火，滋肾水，治命门相有余	张元素：凉心去热，阳明火热，泻膀胱肾经火，治热厥头痛，下痢腰痛，喉中腥臭
委陵菜	苦、平	蔷薇科	全草根	祛风湿，解毒	痢疾，风湿筋骨痛，瘫痪，癫痫，疮疥，阿米巴痢疾	
竻苋菜	甘、寒	苋菜科	根、全草	清热利湿，解毒消肿	痢疾，便血，水肿，白带，胆结石，瘰疬，痔疮，疔疮，喉疮，蛇咬伤	
侧柏叶	苦、涩、寒	柏科	嫩枝叶	凉血止血，祛风湿，散肿毒	吐血，衄血，尿血，血痢，肠风，崩漏，风湿痹，细菌性痢疾，高血压，咳嗽，丹毒，腮腺炎，烫伤	与酒相宜，多食也能倒胃

续表

药名	性味	科别	药用部分	功能	主治	备考
佩兰	辛、平	菊科	茎叶	消暑辟秽，化湿调经，发汗利尿	感受湿寒，风热头痛，湿邪内蕴，脘痞不饥，口干，月经不调。用于胃寒，头痛，鼻塞，神经性头痛，传染性热病，腹痛，腰肾痛，结石	阴虚、气虚者忌服。胃气虚者禁用。泽兰与本品相似，泽兰发利为优，佩兰以理气为主
金毛七多（花洛新妇）	辛、涩、平	虎儿草科	根茎	祛风发表，镇痛	伤风感冒，头痛，偏头痛	
金爪儿	酸、苦、凉	根春花科	全草	止血解热，理气活血，拔毒消肿，定惊止抽	蛇伤，小儿急惊：本品、五爪金龙各15克，水煎服	煎汤服15~30克，或捣汁服
金钌菜	甘、凉	百合科	花蕾	利湿热，宽胸膈	小便涩赤，黄疸，胸膈烦热，夜少安寐，痔疮便血，妇女虚汗，血干，消食利湿热。水煎服，治牙痛，夜盲症	
金金棒绢(毛细委陵菜)	甘、平	蔷薇科	块根	生津止渴，补阴除虚	虚劳，白带异常，虚喘	
金沸草	咸、温	菊科	茎叶	散风寒，化痰饮，消肿毒，舒筋活血	寒咳嗽，痰喘，胁下胀痛，疔疮肿毒	
金线草	辛、温	蓼科	全草	祛风除湿，理气止痛，止血散瘀	风湿筋骨痛，咳血，吐血，便血，血崩，经期腹痛，跌打损伤	用量：9~30克，水煎服，外用水煎洗 胃痛：本品茎叶水煎服

续表

药名	性味	科别	药用部分	功能	主治	备考
金挖耳	苦、辛、凉	菊科	全草	清热解毒	感冒头痛，泄泻，咽喉肿痛，痔核出血，痈肿疮毒	
金盏草		菊科	花、全草	利尿发汗，缓下通经	肠痔下血不止	
金盏菊（大金盏）	淡、平	菊科	花根	根：行气活血。花：凉血止血		（1）胃寒痛：本品根（干）60～120克，水煎服（2）疝气：本品鲜根60～120克，水煎服（3）肠风下血，鲜花10朵加冰糖，水煎服
金莲花	苦、寒，无毒	毛茛科	花	清热解毒	上呼吸道感染，扁桃体炎，咽炎，急性中耳炎，急性鼓膜炎，急性结膜炎，急性淋巴管炎，口疮，疔疮	用量：内服煎汤3～6克，外用水煎，含漱（1）慢性扁桃体炎：本品3克，泡茶喝，如急性加倍，加鸭跖草（2）急性中耳炎、结膜炎、淋巴管炎：本品、菊花各10克，生甘草3克，水煎服
金钱草（活血丹）	苦、辛、凉	唇形科	带根全草	清热解毒，消肿利尿，镇咳	黄疸，水肿，膀胱结石，吐血，淋浊，带下，风湿痹痛，小儿疳积，惊痫，痈肿，疮癣，湿疹，脑漏，白浊，热淋，玉茎肿痛，捣汁冲酒喝。纲目：祛风散毒，煎汤洗一切疮疥	用法：外用外敷或煎汤洗，内服捣汁冲酒喝

续表

药名	性味	科别	药用部分	功能	主治	备考
金雀根	苦、辛、平	豆科	根	清肺益脾，活血通脉	虚弱劳热，咳嗽，高血压，妇女白带，血崩，痛风，跌打损伤	别名：金鸡儿
金雀花	甘、温	豆科	花	滋阴和血，健脾	劳热咳嗽，头晕，腰酸，女人气虚带下，小儿疳积，乳痈，跌打损伤	干血劳；本品120~250克，鲜品1 000~1 500克蒸后分多次口服
金银花	甘、寒	忍冬科	花蕾	清热解毒	温病发热，热毒，血痢，痈疮，肿毒，瘰疬，痔瘘	预防流脑、乙脑，金银花、连翘、大青叶、芦根、甘草各9克，水煎代茶饮，每日1剂，连服35日
金蛤蟆	淡、平	雨蛙科	全体	生肌止血，止痛	跌打损伤，骨折，外伤出血	用法用量：内服研末3~6克，外用研末外敷
金樱子	酸、涩、平	蔷薇科	果实	固精涩肠，缩尿止泻	滑精，遗尿，小便频数，脾虚泄泻痢，肺虚咳嗽，自汗，盗汗，崩漏带下	有实火、邪热者忌服，中寒有痞者忌服，泄泻由于火热暴注者不宜用，小便不禁及精气滑脱因于阴虚火炽而得者不宜
金樱叶	辛、平	蔷薇科	嫩叶		痈肿，溃疡，金疮，烫火伤	
金樱花	酸、平	蔷薇科	花		冷热痢，杀寸白虫，蛔虫	《现代实用中药》谓治遗精，遗尿，小便频，久泄，慢性虚汗出，子宫内膜炎
金樱根	酸、涩、平	蔷薇科	根	固精涩肠	滑精，遗尿，痢疾，泄泻，崩漏带下，子宫脱垂，痔疾，烫伤	

续表

药名	性味	科别	药用部分	功能	主治	备考
金刚藤	甘、平	百合科	根茎	清热，除风消毒	崩带，血淋，瘰疬，跌打损伤。嫩叶治下肢溃疡	
金线草根	苦、涩、温	蓼科	根	散瘀，消肿，止痛	跌打损伤，骨折，吐血，痢疾腹痛，月经不调，痛经	《本草拾遗》谓主霍乱中恶心，腹痛，喉痹，蛊毒，痈疽，恶肿，赤白游胗，蛇咬犬毒，酒及水磨服，敷之亦佳
金挖耳根	苦、辛、平，无毒	菊科	根		产后气痛，水泄腹痛，牙痛，乳痛	(1) 产后血虚气痛：本品 9 克，捣烂兑酒服 (2) 水泄腹痛：本品 9~15 克，水煎服
金盏草根（小金盏花）	苦、涩、温	菊科	根		疝气	根 60~120 克（干品 30~60 克）、公鸡 1 只，洗净去肠杂，红酒 120 克，炖 3 小时，分 2~3 次服
金盏银盘（三叶鬼针草）	甘、淡、平	菊科	全草	疏表清热，解毒，散瘀	流感，乙脑，咽喉肿痛，肠炎，痢疾，黄疸，小儿惊风，疳积，疮疡，疥痔	妇女行经期忌服选方： (1) 慢性阑尾炎、胃肠炎：鲜鬼针草 30~60 克，水煎服 (2) 中暑腹痛吐泻：鲜鬼针草 60~90 克水煎服，或绞汁服 (3) 淋浊：鲜鬼针草 60 克，水煎服或捣汁白糖调服 (4) 急性咽炎：鲜鬼针草捣烂绞汁 30~60 克，加蜜或盐少许调服

续表

药名	性味	科别	药用部分	功能	主治	备考
金银花露	甘	忍冬科	蒸馏水	清热消暑，解毒	暑温口渴，热毒，疮痈，专治胎毒及诸疮，痘毒，热毒	《本草纲目拾遗》谓开胃宽中，解毒消火，以之代茶又能散暑。《中药大辞典》谓养血止渴，治温热痧，痘痈，梅毒，血痢
金边龙舌兰	甘、酸、平	龙舌兰科	叶	润肺化痰，止咳	虚劳咳嗽，吐血，哮喘，有祛瘀生新的作用，治肺胃出血，外敷毒疮	
金狗脊黄毛		蚌壳蕨科	根茎上的细柔毛		诸疮出血。止刀伤出血，外用研末撒之	
狐心		犬科	心	补益，镇痉	癫狂症，精神失常	狐心一个，朱砂6克研末，共用磁器同煮，一同服下，用后睡觉
狐头		犬科	头		瘰疬，头晕	外用烧灰研末存性，酒调服治疗瘰疬；捣碎泡酒服治头晕
狐肉	甘、温	犬科	肉	补虚暖中，解疮毒	虚劳，健忘，惊痫，水气黄肿，疥疮	煮食或水煎服
狐肝		犬科	肝		破伤风，中风瘫痪，癫痫，心气痛，明目	烧灰治风痫及破伤风，口紧搐强
狐肠		犬科	肠	止痛	心胃气痛	内服：煅存性研末3~9克
狐胆	甘、苦、寒	犬科	胆		癫痫，心气痛，疟疾	将胆阴干。用法用量：分服研末2~3克

续表

药名	性味	科别	药用部分	功能	主治	备考
狐四足		犬科	足		痔瘘下血。痔瘘泻血	狐四足一副，阴干，穿山甲、刺猬皮各90克，黄明胶、白附子、五灵脂、蜀乌头、川芎、乳香各60克，锉细入砂锅内，固济候干，炭火煅之为末，入木香30克，以芫荽煎汤调下6克，日服3次
狗毛		犬科	狗毛	主难产	烧灰，煎汤服3克，治邪虚，尾毛烧灰敷火伤	治热油烫火烧疮痛不可忍，狗毛细剪，以烊胶和毛敷至疮落渐萎
狗心	甘、酸、咸、温	犬科	心	主忧恚气，除邪	治狂犬咬，除邪气，风痹，疗鼻衄及下部疮	
狗血	咸、平，无毒	犬科	血		虚劳吐血，恶肿，白狗血主癫痫发作，乌狗血主产难，横生，血上涌心者	疔疮恶肿，白狗血频涂之
狗肝	甘、苦、咸、温	犬科	肝		脚气，下痢，腹痛。脚气攻心，作生姜醋进之，当泄，先泄者勿服	(1) 下痢脐下切痛：狗肝一具洗净细切，米1升，煮粥，空腹合蒜吃，葱、盐、酱无忌 (2) 心风发狂：狗肝一具，硝石、黄丹各5克研匀，将狗肝切开，掺药在内，麻绳扎之用水煮熟，去麻，将肝细嚼，用煮肝药汁送下，不拘时

续表

药名	性味	科别	药用部分	功能	主治	备考
狗肾	平，微毒	犬科	肾脏		主妇肾劳如疟者。体热者用猪肾，体冷者用狗肾	内服煮熟
狗肉	咸、温	犬科	肉	补中益气，温肾助阳	脾肾气虚，胸腹胀满，鼓胀，水肿，腰膝软弱，寒疟，败疮久不收敛	热病后忌服，热病食之杀人，发热动火，生痰，发渴。阴虚内热，多火多痰者忌食之，天行病后尤为大忌。痢亦非所宜。本品畏杏仁、恶蒜
狗齿	平，微毒	犬科	齿		癫痫，发背	磨汁治犬痫，烧研醋和敷之发背及鞍疮，同人齿烧灰汤服，治痘疮倒陷
狗宝	甘、咸、平	犬科	胃中结石	降逆气，开郁结，解毒	噎嗝反胃，痈疽，疔疮	(1) 噎食：痛病数月不愈，狗宝为末0.5克，威灵仙60克，盐6克，捣如泥浆水，一盅，搅匀，去渣调服 (2) 痈疽疮疡：狗宝2.5克，蜂房3克，水煎服，日服2次
狗骨	甘、温	犬科	骨	健脾活络，活血生肌	风湿痛，腰腿无力，四肢麻木，久痢，疮瘘，冻疮	烧灰疗下痢，生肌

续表

药名	性味	科别	药用部分	功能	主治	备考
狗胆	苦、寒	犬科	胆	清肝明目，止血消肿	风热眼痛，目赤涩痒，吐血，鼻衄血，聍耳，疮疡	(1) 劳伤，肝气目暗：萤火虫7枚，白犬胆1枚，上药阴干，研细末，每取如黍米点之 (2) 眼痒急赤涩：犬胆汁注目中 (3) 男妇连日吐血不止，五灵脂为末用狗胆汁和丸芡实大，每1丸姜酒化下，不得漱口，进米粥不可太多 (4) 妇人经血不止：狗胆1枚，草木灰6克，上2味合一处拌，分作2次服，煎当归汤调下
狗脊	苦、甘、温	蚌壳蕨科	金毛狗脊根茎	补肝肾，除风湿，健腰脚，利关节	腰背酸痛，膝痛，脚弱，寒湿周痹，失溺，尿频，遗精，带下	用法用量：内服煎汤5~9克，外用适量。治五种腰痛，狗脊60克，萆薢60克，菟丝子30克，酒浸3日，曝干，研末炼蜜为丸如梧桐子大，每日空腹及食前服30丸，以萆薢渍酒3~7日，以此酒下药 宜忌：阴虚有热，小便不利者慎服。本草：萆薢为之使，恶败酱。本草经疏：肾虚有热，小便不利或短涩黄，口苦，舌干忌之。本草汇言：肝虚有火忌用

续表

药名	性味	科别	药用部分	功能	主治	备考
狗脑		犬科	脑		主头风痹痛，疗下部疮，鼻中息肉。治眉毛头发火烧疮斑，毛不生发，蒲灰狗脑外敷	
狗蹄	酸、平	犬科	狗蹄		煮饮之下乳，治癫狂病，风痛	反乌头
狗骨头	甘、酸、平，无毒	犬科	骨头		久痢，崩中带下，头风目眩，创伤出血，瘘疮，小儿诸痫	(1) 下颌骨，烧灰研末泡酒疗诸瘘疮 (2) 恶疮不愈：狗骨头灰黄丹末等份敷之 (3) 长肉生肌：老狗骨头瓦炒 60 克，桑白皮 30 克，当归 5 克，为末，麻油调涂
狗骨头	甘、酸、平，无毒	犬科	骨头		久痢，崩中带下，头风目眩，创伤出血，瘘疮，小儿诸痫	(4) 鼻息肉：狗骨头灰方寸匕，丁香 2 克，研末吹之即为水 (5) 梦中遗精：狗骨头（鼻梁骨）炙黄，睡时酒服 (6) 头风白屑作痒：狗骨头烧灰，淋汁 (7) 打损接骨：狗骨头 1 个，烧存性，为末醋调敷之。狗骨头咸能入血，甘能补血，温能止血故金疮止血也
狗舌头草	苦、寒，小毒	菊科	全草	清热利湿，杀虫	肺脓疡，肾炎水肿，疮肿，疥疮	肾炎水肿：狗舌头草 2~3 棵，捣烂，以酒杯覆敷脐部，每天 4~6 小时

续表

药名	性味	科别	药用部分	功能	主治	备考
狗牙贝	甘、苦、平	百合科	鳞茎	润肺止咳，祛痰，消炎止血	咳嗽哮喘，肺炎，支气管炎，痈肿，疮毒，外伤出血	
狗尾草	淡、凉	禾本科	全草	除热消肿，祛湿	痈肿，疮癣，赤眼。痈疔癣，祛湿消肿	治黄水疮，治眼疾流泪，外用水煎洗
狗乳汁		犬科	乳汁		主青盲	取白狗生子，目未开时乳汁，注目中
狗狗秧	甘、寒	旋花科	根、全草	清热解毒，降压利尿	健胃消食，利大小便，治消化不良，糖尿病，并可促进骨折愈合	高血压：本品30克，煎服，日服2次。小便不利：本品带根，全草45克，糠谷老2~3个，水煎服
狗屎花蓝（布裙）	苦、凉	紫草科	全草	清肺化痰，止血	咳嗽，吐血，瘰疬，刀伤，治脚气壮筋骨，清热止咳，生肌	《成都常用草药》：养阴润肺，清热止咳，治肺痨咳嗽，失音，狂犬咬伤。刀伤生本品捣烂涂之
狗舌头根	苦、寒	菊科	根	解毒利尿，活血，消肿		（1）肾炎水肿：鲜本品30克，捣以酒杯覆敷脐部，每日4~6小时 （2）尿路感染、口腔炎：狗舌头根30~60克，水煎服，加蜜适量调服 （3）跌打损伤：本品鲜品120克，蛇葡萄根白皮等量，捣烂拌酒渣或黄酒烘热包患处

续表

药名	性味	科别	药用部分	功能	主治	备考
饴糖	甘、温			缓中补虚，生津润燥	劳累伤脾，里急腹痛，肺燥咳嗽，吐血，口渴，咽痛便秘	《太平圣惠方》：解乌头、天雄、附子之毒。中满不宜用，呕家勿用。秘结，赤目，疳病者忌服之
肺心草	甘、寒	虎儿草科	全草	清热润肺，消肿止痛	肺结核，腮腺炎，淋巴腺炎，咽炎，带下，热毒疮肿，跌打损伤	9～15克，水煎服。或研末外用
肺形草		龙胆科	双蝴蝶幼嫩全草	清肺止咳，解毒消肿	肺热咳嗽，肺痨咯血，肺痈，肾炎，疮痈	（1）肺热咳嗽、劳伤吐血，本品18克，鲜者加倍，冰糖30克，水煎服
肺形草		龙胆科	双蝴蝶幼嫩全草	清肺止咳，解毒消肿	肺热咳嗽，肺痨咯血，肺痈，肾炎，疮痈	（2）咳嗽、多痰及肺痈，本品6～9克煎汁冲白糖服，或配其他清热药 （3）痈肿：本品捣烂如泥加蛋清外敷患处 （4）肾炎：本品12克，灯心草15克，玉米根30克，水煎服，每日1次 （5）小儿高热：本品6克，冰糖少许水煎服。疮痈疔疽：本品捣烂漫敷患处，每日换3次，再用全草9～15克，水煎服

续表

药名	性味	科别	药用部分	功能	主治	备考
兔肉	甘、凉	兔科	肉	补中益气，凉血解毒	消渴，瘦弱，胃热呕吐，便血	
兔血	咸、寒	兔科	血	凉血活血，解胎中热毒，催生易产	心气痛	腊兔血和茶末120克，乳香末60克，捣丸芡实子大，每次1丸
兔肝	冷	兔科	肝	补肝明目	肝虚眩晕，目暗，昏糊，目翳目痛，治消渴，头昏眩晕，疮疥	
兔骨	平、甘、酸	兔科	骨		久疥醋磨敷之，煮汁服治霍乱吐利。治消渴瘦弱，小便不禁，兔骨和大麦苗煮汁服	
兔脑	温	兔科	脑	胎产不利	冻疮，胎产不利，火烫伤，皮肤皲裂，手足皲裂	
兔儿伞	苦、辛、温，有毒	菊科	根或全草	祛风除湿，活血解毒，消肿止痛	风湿麻木，关节痛，痈疽疮肿，跌打损伤，颈部淋巴结炎，蛇咬伤	孕妇忌服。《陕西中草药》：反生姜
兔头骨	甘、酸、平	兔科	头骨		头痛眩晕，消渴，难产恶露不下，小儿疳积，痈疽疮毒	
兔皮毛					疮久不收，烫伤，难产，产后衣不出	
鱼狗（翠鸟）	咸、平，无毒	翠鸟科	全体或肉		主鲠及鱼骨入肉不出者，痛甚者烧黑为末顿服，煮取汁治常年哮喘	内服煎汤或煅研为末为丸散

续表

药名	性味	科别	药用部分	功能	主治	备考
鱼草		轮藻科	全草	祛痰止咳，平喘	慢性气管炎咳嗽，气喘胸闷	
鱼鳔胶	甘、平	鳔胶	鳔胶	补肾益精，温养筋脉，止血散瘀，消肿	肾虚滑精，产后风痉，破伤风，吐血，血崩，创伤出血，痔瘘	胃呆痰多者忌服。用法用量：内服煎汤9~15克，外用适量。主竹木入肉，经久不出者，取白外敷四边，肉烂即出刺。主月蚀疮，阴疮，痔疮，烧灰用。与酒化服之治破伤风
鱼香草		唇形科	茎叶、嫩枝头	散风热，消肿毒	感冒，胃气痛，鼻衄，疔疮。《四川中药》：健胃止吐，治胃气痛，外用涂脚防皲裂，祛风散热，止血消肿，目赤，回归热，全身麻木，小儿疮，鼻血，感冒	内服煎汤3~6克，鲜品30克，外用水煎洗，或研末用。胃气痛：鱼香草60克，茴香全草30克，鱼秋串250克，水煎服
鱼香根					治一切气痛，红白痢疾	内服煎汤，3~9克，水煎服
鱼腥草	辛、寒	三白草科	带根全草	清热解毒，利尿消肿	肺炎，肺脓疡，疟疾，水肿，淋病，白带，痈肿，痔疮，脱肛，湿疹，秃疮，疥癣	生嚼根防止冠心病心绞痛发作。也可作急救服毒的催吐剂。治妇女外阴瘙痒，肛痛，鱼腥草适量，水煎洗，当地民间用荞麦秸煎水洗也有效 虚寒症及阴性外疡忌服

续表

药名	性味	科别	药用部分	功能	主治	备考
夜交藤	甘、苦、平	蓼科	带叶藤茎	养心安神，通络祛风	失眠劳伤，多汗，血虚身痛，痈疽，瘰疬，风疮，疥癣	
夜明砂	辛、寒	蝙蝠科	干燥粪便	清热明目，散血消积	盲雀，目内外障翳，瘰疬，疳积，疟疾，子死腹中，明目除疟	恶白蔹、白薇。孕妇忌服。用量：内服入酒散，3～9克，外用研末适量
兖州卷柏	辛、平	卷柏科	全草	凉血止血，化痰定喘，利水消肿	吐血，衄血，脱肛下血，痰咳，哮喘，黄疸，水肿，淋病，带下，烫伤	
变蛋	辛、涩、甘、咸、寒	鸡、鸭蛋加工	变蛋		泄肺热，醒酒，去大肠火，治泻痢，能散能收	
油胡桃	辛、热，有毒	胡桃科	种仁返油而变成黑色者	杀虫攻毒	痈肿，疠风，疥癣，杨梅白秃，诸疮	各家论述油胡桃有毒伤人咽肺 治疥疮，瘙痒，疮痒：油胡桃1个，雄黄，艾叶各3克，捣匀棉包，夜卧敷于阴囊勿洗
油桐子	甘，有大毒	大戟科	种子	吐风痰，消肿毒，利二便	风痰喉痹，瘰疬，疥癣，烫伤，脓疱疮，丹毒，食积腹胀，大小便不通	孕妇忌服。 脓疱疮：嫩桐油果切开，将果内流出物涂患处
油桐叶		大戟科	嫩叶	清热解毒，消肿	痈肿，丹毒，下肢溃疡，冻疮，疥癣，烫伤，痢疾，外用捣敷或研末	内煎汤服：15～30克，外用适量
油桐根	辛、寒，有毒	大戟科	根	消食利水，化痰杀虫	消食积，痞满，水肿，臌胀，哮喘，瘰疬，蛔虫病	用法用量：内服煎汤12～18克。孕妇慎服，多服则发呕

续表

药名	性味	科别	药用部分	功能	主治	备考
油菜籽油					肠梗阻，烫火灼伤，湿疹，痈疽，痔瘘，以香油涂之	(1) 风疮不愈：陈菜籽油熬膏药涂之 (2) 烫火伤灼：菜油调蚯蚓屎涂之 (3) 无名肿毒风疹，皮肤瘙痒，湿疹：生菜籽油外涂，一日数次，治疗期间忌用水洗
泡桐花		玄参科	花		上呼吸道感染，支气管肺炎，腮腺炎，急性结膜炎，肺脓肿	
泡桐果		玄参科	果实	祛痰止咳，平喘	慢性气管炎：用泡桐果实400克，水煎去渣浓缩成膏，为一日量，每日3次分服，10日一个疗程	副作用，恶心，头晕，腹痛，腹泻，鼻干等。一般3~4天消失
泡桐木皮		紫葳科	树皮	清热止痛，消肿	风湿潮热，肢体困痛，关节炎，水肿，热毒，疥	用法用量：内服煎汤9~15克，外用捣敷
泥鳅	甘、平	鳅科	肉、全体	补中气，祛湿邪	消渴，阳痿，传染性肝炎，痔疮，疥癣，皮肤瘙痒	用法：内服煮食或烧存性，入散剂，外用烧存生研末调敷
泥胡菜	苦、凉	菊科	全草	清热解毒，消肿祛瘀	痔瘘，痈肿，疔疮，外伤出血，骨折	用法用量：内服煎汤9~15克，外用捣敷或煎水洗。 (1) 各种疮疡：泥胡菜、蒲公英各30克，水煎服 (2) 疔疮：泥胡菜根、苎麻根、折耳根各适量，捣敷患处 (3) 乳痈：泥胡菜、蒲公英适量捣，外敷患处

续表

药名	性味	科别	药用部分	功能	主治	备考
泥鳅滑液		鳅科	泥鳅皮肤黏液		小便不通、热淋：在泥鳅身上撒白糖，使泥鳅与白糖混合，去泥鳅用其液，兑冷开水一盅服	(1) 痈肿：泥鳅十余条，清水洗净，用砂糖半碗搅拌，腻滑涎即出，鳅死去鳅，用此糖糊涂，每日3~4次 (2) 中耳炎：用碗盛取泥鳅黏液滴耳内，干则再换
泽兰（地瓜儿苗）	苦、辛、温	唇形科	茎叶	活血行水，破血，通久疾	经闭，产后腹痛，水肿，跌打损伤，金疮，痈肿	
泽泻	甘、寒	泽泻科	块茎	利水，渗湿，泄热。养五脏，益气力。补虚损五劳，除五脏痞满，起阴气，止泄精	小便不利，水肿，胀满，呕吐，泻痢，痰饮，脚气，淋病，尿血	用法用量：内煎服 8 ~ 12 克。宜忌：肾虚精滑者忌服，畏海蛤，文蛤。凡淋，渴，水肿，肾虚所致者不可服
泽漆	辛、苦、凉，有毒	大戟科	全草	行水消痰，杀虫解毒	水气喘满，痰饮咳喘，疟疾，菌痢，瘰疬，癣疮，结核性瘘管，骨髓炎，治一切恶疮，梅毒	肺源性心脏病：鲜泽漆茎叶60克，洗净切碎，加水500毫升，放入鸡蛋2枚，煮熟去壳刺孔，再煮数分钟，先吃蛋后喝汤，每日1剂
泽泻叶	咸、平，无毒	泽泻科	叶	强阴气，壮水脏，下乳，通血脉	慢性气管炎，乳汁不通。主乳汁不出	用法用量：内服煎汤6~9克
泽泻实		泽泻科	果实	益肾气，强阴，补不足，除邪湿	行痹，消渴	
单条草（泽珠菜、星宿菜）				解热凉血，活血	痈疮，肿毒，跌打损伤	外伤骨折：本品90~150克，捣烂外敷患处

续表

药名	性味	科别	药用部分	功能	主治	备考
宝盖菜	辛、苦、温	唇形科	全草	祛风通络，消肿止痛	筋骨疼痛，四肢麻木，跌打损伤，瘰疬	
空心苋（空心连子草）	根苦、寒，茎叶甘、寒	苋科	根茎叶	清热凉血，利尿解毒	麻疹，乙脑，肺结核，咯血，淋浊，带状疱疹，疔疮，蛇咬伤	用量：内服煎汤60~120克，或捣汁外用。(1) 肺结核咯血：鲜本品60克，水炖服 (2) 带状疱疹：鲜空心苋绞汁涂患处
空心苋（空心连子草）	根苦、寒，茎叶甘、寒	苋科	根茎叶	清热凉血，利尿解毒	麻疹，乙脑，肺结核，咳血，淋浊，带状疱疹，疔疮，蛇咬伤	(3) 淋浊：鲜空心苋全草60克，水炖服 (4) 疔疮：鲜空心苋捣烂和蜂蜜外敷 (5) 毒蛇咬伤：鲜空心苋120~240克，捣烂绞汁服，渣外敷
卷柏	辛、平	卷柏科	全草	生用破血，炒用止血	生用治经闭，跌打损伤，腹痛，哮喘，炒炭用治吐血，便血，尿血，脱肛	用法用量：内服煎2~9克。孕妇忌服。治五脏邪气，女子阴中寒热痛，血闭绝子。止咳逆，脱肛，散淋结，头中风眩，强阴益精，治尿血。外用治刀伤。治热性肠出血，子宫出血，外用接骨
细香葱	辛、温，无毒	百合科	全草葱白头	通气发汗，除寒解表	风寒感冒，头痛，外敷红肿，寒湿红肿，痛风疮疡	

续表

药名	性味	科别	药用部分	功能	主治	备考
贯众	苦、凉	鳞毛蕨科	根茎	清热解毒，凉血止血，杀虫	风热感冒，温热斑疹，吐血，衄血，肠风便血，血痢，带下，蛔虫病，绦虫病	
贯叶连翘	涩、平	藤黄科	全草、带根	清热解毒，收敛止血	咯血，吐血，肠风下血，外伤出血，风湿骨痛，口鼻生疮，肿毒，烫火伤	用法用量：内服煎汤6~9克，外用捣敷。 (1) 吐血：本品15克，水煎服
贯叶连翘	涩、平	藤黄科	全草、带根	清热解毒，收敛止血	咯血，吐血，肠风下血，外伤出血，风湿骨痛，口鼻生疮，肿毒，烫火伤	(2) 劳伤腰痛；本品花叶，炖猪筒子骨服 (3) 口鼻生疮：本品搽鼻 (4) 乳少：小对叶草30克，炖肉吃。烫火伤：本品研末麻油调涂
九画						
首乌	苦、涩、温	蓼科	块根	补肝益肾，养血祛风	肝肾阴亏，须发早白，血虚头晕，腰膝酸软，筋骨酸痛，遗精，崩漏，慢性肝炎，痈肿，瘰疬，肠风，痔疾	大便溏泄，湿痰者不宜服。外伤出血者敷之即止
首乌叶		蓼科	叶		疮肿，疥癣，瘰疬	外用生贴或捣敷
十画						
桂圆肉	甘、温	无患子科	假种皮	益心脾，补气血，安神	虚劳失眠，健忘，惊悸怔忡	
桂圆根					丝虫病，白带异常	
桂圆核	涩			止血止痛，理气化湿	创伤出血，疝气，瘰疬，疥癣，湿疮，狐臭，流涕不止	桂圆壳：治心虚头晕，散风

附录二　常用中药功能介绍

1. **附子**　兴奋垂体—肾上腺皮质、强心、兴奋迷走神经、镇痛、消炎。

2. **干姜**　止呕、止泻、增加食欲、抗睡眠、升压、止汗。

3. **大黄**　解毒、泻下、利胆、利尿、排石、降脂、增加血小板。

4. **地骨皮**　解热、降压（持久）、降糖、降脂、抑菌。

5. **槟榔**　杀虫、抑毒、抑真菌，促进唾液、汗液、胃液分泌，降血压、血糖、血钙，增加肠蠕动，滴眼缩瞳。

6. **五味子**　类强的松。兴奋子宫，解热镇痛，促进胆汁、胃液分泌，抑制胃蠕动，抑菌，降转氨酶，止咳、化痰、平喘、强心、抗过敏。

7. **杏仁**　镇咳、平喘、清除自由基、抗衰老、调节血压。

8. **山楂**　抑菌，收缩子宫，化痰平喘，抗癌，增加消化酶的分泌，降血脂、血糖、血压，扩张冠状动脉，抗心律失常。

9. **金樱子**　促进胃液分泌、止泻、抑菌，治遗精、漏汗。

10. **决明子**　降压、利尿、缓泻、收缩子宫、抑菌。

11. **路路通**　行气止痛、除风胜湿。

12. **枳壳**　促进子宫、胃肠运动。

13. **青皮**　破气散结、疏肝止痛。

14. **香附**　抑制子宫收缩、止痛、健胃。

15. **郁金**　利胆、抗炎、镇痛、抗脂肪肝，抑制胆囊内微生物生长、防止动脉内膜斑块形成、抗癌。

16. **甘草**　抗变态反应、镇咳、祛痰、治疗溃疡、抗肝损伤、抗癌。

17. **黄芪**　促进抗体和免疫球蛋白合成、强心、保肝、利尿、镇静、抗炎、抗肿瘤、抗辐射、抗疲劳、抗缺氧、降血脂、调节血糖、调节血压、促进机体新陈代谢等。

18. **党参**　升高血糖、白细胞、红细胞，强心，收缩子宫。

19. **白术**　利尿、降糖、镇静、升白细胞。治腹泻、胎动不安、眩晕。

20. **茯苓**　镇静、利尿、抗溃疡。

21. **女贞子**　抑菌、升白细胞、乌发。治腰酸。

22. **黄精**　降糖、降压、降脂、抑菌。

23. **合欢皮**　安神、解郁、抗菌。

24. **麦麸**　主治汗症、神经衰弱、抑郁症、精神分裂症、绝经过渡期综合征、末梢神经炎、白血病、远视、丹毒。

25. **丹参**　扩冠、调律、降压、降脂、降糖、抗衰老、抗肿瘤。

26. **当归**　双向调节子宫、抗维生素 E 缺乏，治盆腔炎、动脉炎、脱发。

27. **川芎**　增加心脑血流量，抑制血小板聚集，镇静、降压，抗维生素 E 缺乏，抗粘连、瘢痕、硬化、增生，调整免疫系统。

28. 橘皮 强心、升压、止尿、降胆固醇、消炎。
29. 半夏 镇咳、镇吐。
30. 山药 止泻、止带、降糖、降压。
31. 锁阳 补肾壮阳、强腰润肠。
32. 狗脊 止血、治腰腿痛。
33. 川断 补肝肾、强筋骨、利关节、治崩漏。
34. 枸杞子 降糖、降脂、降压、兴奋迷走神经。
35. 补骨脂 扩张冠状动脉、升白细胞、治疗霉菌。
36. 白芍 缓解子宫、胃平滑肌收缩，扩张冠状动脉及背部血管，抑菌。
37. 熟地黄 强心、凝血、利尿、降糖、抑菌。
38. 牡丹皮 镇静、降压、止痛、抗炎、抗菌。
39. 山萸肉 抗菌、利尿、止尿、止汗、降压。
40. 泽泻 利尿、降脂、抑菌。

附录三　方剂及记忆方法

内科

第一章　体质因素病（含虚劳）

一、气虚体质

四君子黄肉皮汤：四君子（党参、茯苓、白术、甘草）黄（黄芪）肉（肉桂）皮（陈皮）汤。

二、血虚体质

四物汤（当归、白芍、熟地黄、川芎）。

三、阴虚体质

加味六味地黄汤。

四、阳虚体质

萸车五骨，覆杞金菟汤（八子汤）：一（山茱萸）车（车前子）五（五味子）谷（补骨脂），扶（覆盆子）起（枸杞子）金（金樱子）兔（菟丝子）汤。

五、痰湿体质

苍（苍术）附（香附）二陈（半夏、陈皮、茯苓、甘草）三仁（杏仁、蔻仁、薏苡仁）汤。

六、湿毒体质

二三白虎菊丁汤：二皮（牡丹皮、地骨皮）三仁（杏仁、白蔻仁、薏苡仁）白虎菊丁汤（槟榔、虎杖、菊花、紫花地丁）汤。

七、气郁体质

新逍遥散：逍遥散用归（当归）麸（麦麸）芍（白芍），柴（柴胡）神（茯神）合欢丹（丹参）百合。

八、血瘀体质

香丹郁金递增方：香（香附）丹（丹参）郁金递增（当归、川芎、桃仁、红花、三棱、莪术）方。

九、过敏体质

过敏煎：国老（甘草）的屋（乌梅、五味子）像风（防风）衣（蝉衣）。

第二章　传染病

第一节　感冒

1. 预防感冒

（1）祛邪：白虎菊丁汤，白（大白）虎（虎杖）菊（野菊花）丁（紫花地丁）汤。

（2）扶正：油蛋糖盐汤，油（香油）蛋（鸡蛋）糖（白糖或冰糖）盐（青盐）汤。

2. 轻型感冒

（1）风寒型：白菜砂糖葱姜汤。

（2）内热外寒型：白虎菊丁荆防汤，白（槟榔）虎（虎杖）菊（野菊花）丁（紫花地丁）荆（荆芥）防（防风）汤。

（3）风热型：白虎菊丁清解汤，白（槟榔）虎（虎杖）菊（野菊花）丁（紫花地丁）清解（薄荷叶、蝉衣、生石膏、甘草）汤。

（4）伤食型：山神香醋汤。

山（山楂）神（神曲）食（食醋）香（藿香）汤。

（5）表湿型：紫萍汤。

3. 流行性感冒　白虎菊丁达原饮，白（槟榔）虎（虎杖）菊（野菊花）丁（紫花地丁）达原饮（厚朴、黄芩、白芍、知母、草果仁、甘草）。

达原饮用朴槟芩，白芍知甘草果仁，邪伏膜原瘟疫发，疏泄宣壅急先行。

（1）表里型：防风通圣散。

（2）三阳（太阳、少阳、阳明）型：黄解元禹壳汤。

四黄（黄芩、黄连、黄柏、大黄）三解（表荆防，里知黄，半表半里，小柴胡汤。）园（玄参）鱼（禹孙即泽泻）壳（枳壳）汤。

（3）华盖（升降失常）型：升降散。

升（升麻）降（大黄）散，僵（僵蚕）黄（片姜黄）衣（蝉衣）。

（4）胸膈型：凉膈散。

凉膈硝黄栀子翘，黄芩甘草薄荷饶，竹叶蜜煎疗膈热，中焦燥实服之消。

（5）膜原型：达原饮。

4. 胃肠型感冒　藿香正气汤。

5. 虚感

（1）气虚型（反复感冒）：玉屏风汤。

（2）血虚型（久感不愈）：归芍桂姜甘草汤，归（当归）芍（白芍）桂（肉桂）姜甘草汤。

（3）阴虚火旺型：六味地黄丸。

（4）阳虚型：加桂玉屏附子理中汤，加桂（桂枝）玉屏（黄芪、防风）附子理中（附子、甘草、党参、白术、姜）汤。

（5）男性精亏表虚型：姜苏玉屏熟牛肉汤，姜（生姜）苏（苏叶）玉屏（黄芪、白术、防风）熟（熟地黄）牛（怀牛膝）肉（山萸肉）汤。

（6）女性经期易感型：小柴胡汤加味。

（7）正虚邪恋型：地丹花楂补中汤，地（地骨皮）丹（牡丹皮）花（金银花）楂（山楂）补中汤。

第二节　细菌性痢疾

一、湿热痢

1. 基本方　归芍楂花三黄汤。

湿热痢糖山楂，三黄（黄芩、黄连、大黄）连翘榆（地榆）银花，归（当归）芍（白芍）活血护肠壁，香（木香）枳（枳壳）调气痢疾除。

2. 偏方　杨马楂卧车汤。

洋（大杨花）蚂（马齿苋）蚱（山楂）卧（地锦草）车（车前草）汤。

二、瘀滞痢

归芍汤：瘀滞痢，重归（当归）芍（白芍），白（槟榔）萝卜（萝卜子）干（甘草）十（枳实）辆车（车前子）。

三、疫毒痢（阿米巴痢疾）

香连苦参榆翁汤：香（木香）连（黄连）苦参渔（地榆）翁（白头翁）汤。

四、虚寒痢（噤口痢）

姜草附椒汤：姜炒（甘草）麸（附子）焦（花椒）汤。

五、久痢

车术两皮糖米汤：车（车前子）术（白术）两皮（石榴皮、椿根白皮）糖（红糖）米（小米）汤。

附：辨病治痢

（1）结肠黏膜充血水肿期：木耳散。

（2）结肠黏膜溃疡期：薏地石姜汤。

一（薏苡仁）地（地榆、地骨皮）湿（赤石脂）姜（炮姜）汤。

（3）肠壁增厚期（噤口痢）：糖枣花胡胃风汤。

糖（红糖）枣（枣树皮）花（白花蛇舌草）胡（胡桃）胃风汤。胃风汤：胃风十全大补汤，去熟肉蔻附米姜。

第三节　肺结核

一、活动型

紫白大补阴汤：紫丹参、白及加大补阴汤（大补阴汤使火衰，地黄龟板合知柏）。

二、空洞型

百白参粉汤：百（百部、百合）白（白芍、白及）参（沙参、玄参）粉（钟乳粉、珍珠粉）四对汤。

三、结核慢病缓治方

龟鳖及冬丸。

龟（龟胶）鳖（鳖甲）及（白及）冬（天冬）丸。

第四节　急性病毒性肝炎

一、热重于湿型

1. 经验方　退黄汤（白虎蒿酱仙仁平姜汤），白（槟榔）虎（虎杖）好（茵陈蒿）将（败酱草）仙（焦三仙）人（三仁：薏苡仁、杏仁、蔻仁）平（平胃）姜汤。

2. 传统方　茵陈蒿汤，即茵陈蒿汤治黄疸，栀子大黄合成方。

3. 单方　白虎蒿酱玉栀汤，白（槟榔）虎（虎杖）好（茵陈蒿）将（败酱草）玉（郁金、玉米须）栀（栀子）汤。

二、湿重于热型

茵陈五苓散。

三、湿热并重型

银翘散：银翘散治温热疴，竹叶荆牛豉薄荷，甘桔芦根清解法，辛凉平剂用时多。

第五节　慢性肝炎

一、肝郁型

金佛汤：玉（郁金）金（金樱子）佛（佛手）面前，两壶（柴胡、元胡）三炷香（木香、香橼、香附）。

二、肝瘀型

归芍二金三甲散：归（当归）芍（赤芍）二金（郁金、鸡内金）三甲（穿山甲、鳖甲、龟板）散。

三、肝虚型

补肝汤：四物（当归、白芍、川芎、熟地黄）羌（羌活）防（防风）汤。

四、肝热型

石龙芍羊汤：十（石决明）龙（龙胆草）芍（白芍）羊（羚羊角）汤。

五、脾呆型

退黄汤（白虎蒿酱仙仁平姜汤）。

六、脾气虚型

加芪减夏香砂六君子汤。

七、脾热型

生脉蒲地花甲汤：生脉（人参、麦冬、五味子）蒲（蒲公英）地（生地黄）花（金银花）甲（鳖甲、鸡内金代替穿山甲）汤。

八、肾阴虚型

去楝加金一贯煎。

九、肾阳虚型

附理八仙长寿汤：六味地黄汤加麦冬、五味子为八仙长寿丸。

第六节　寄生虫病

一、蛔虫病

使君楝乌汤。

二、胆道蛔虫病

1. 气滞型　安蛔汤。安蛔二白乌梅连，麻醉杀虫椒苦楝，茵陈藿香枳实共，更用大黄驱虫顽。

2. 虚寒型　乌梅丸。乌梅丸用细辛桂，人参附子椒姜继，黄连黄柏及当归，温脏安魂寒厥剂。

三、绦虫病

槟榔石榴根皮汤。

四、钩虫病

榧子大蒜汤。

五、蛲虫病

第七节　破伤风

一、风毒表证型

柴葛解肌汤：节庵柴葛解肌汤，邪在三阳热势张，芩芍桔草羌活芷，石膏大枣与生姜。

二、风毒袭肝型

南天黄虫蜕一两汤：南（南星）天（天麻）黄（黄酒）虫（全虫、僵蚕）腿（蝉衣）一两汤。

三、风毒里证型

加减大黄保命丹。南天黄虫蜕一两：南（南星）天（天麻）黄（黄酒）虫（僵蚕、蝎子）腿（蝉蜕）一两；黄龙青白防薄银：黄（大黄）龙（龙胆草）青（青黛）白（白附子）防（防风）薄（薄荷）银（金银花）。

第三章　呼吸系统疾病

第一节　概述

第二节　慢性支气管炎

一、基本方

九五止咳饮：九（九香虫）五（五味子）止咳饮，冬（款冬花）部（百部）紫（紫菀）杏（杏仁）云（木蝴蝶）。

二、单方

五味子汤。

三、辨证施治

1. 寒咳　艾椒糖姜汤。

2. 热咳　马蝴海龙汤。马（马蜂窝）虎（木蝴蝶）海（胖大海）龙（子地龙）汤。

3. 干咳（燥咳）　母蝴五仁汤。母（川贝母）虎（木蝴蝶）五（五味子）仁（杏仁）汤。

4. 痰咳　皂蒡橘梗汤。

5. 脾咳　桔枳腹皮六君汤。

6. 肝咳（木火刑金型）　升降逍遥散。

7. 肾咳（阴虚火旺型）　白紫大补阴汤。白及、紫丹参加大补阴汤。

8. 小肠咳（下元不固型）　参梗茴香芍药甘草汤。三（人参）更（桔梗）茴香芍甘汤，缓急升陷振元阳。

9. 膀胱咳（气化失职型）　人参五苓散。

10. 下寒上热型　乌梅汤。乌梅丸用细辛桂，人参附子椒姜继，黄连黄柏及当归，温脏安魂寒厥剂。

第三节　支气管哮喘

一、热型

调胃麻杏石甘汤。

二、寒型

炮参牛角汤。

三、痰型

二陈汤合九五止咳饮。

四、外寒里热型

定喘汤：定喘白果与麻黄，款冬半夏白皮桑，杏苏黄芩兼甘草，肺寒膈热可通尝。

五、外寒内饮型

小青龙汤：小青龙汤治水气，喘咳呕哕渴利慰，姜桂麻黄芍药甘，细辛半夏兼五味。

六、脾肾虚弱型

果味核桃增力汤：增力汤。欲增力，市场走，买（麦冬）三（党参）五（五味子）熟（熟地黄）牛（怀牛膝）肉（山茱萸）。

第四节　肺气肿

一、基本方

九五止咳饮。

二、辨证施治

1. 肺脾两虚型　加芪参苓白术散。

2. 脾肾两虚型　果味核桃增力汤。增力汤见支气管哮喘。

3. 气阳两虚型　灵紫参芪艾椒姜桃汤。灵（灵芝）紫（紫河车）参（党参）芪（黄芪）艾（艾叶）椒（白胡椒）糖（红糖）姜（干姜）核桃汤。

4. 本虚表实型　九五止咳饮。

第五节　肺炎

一、热毒型

加味鱼腥败酱虎楼汤合泻白散。

二、休克型

姜桂香椒六君汤。参照治疗肺炎处方。

第六节　肺脓肿

第七节　胸膜炎

一、渗出型（悬饮）

十枣汤：十枣逐水效堪夸，大戟甘遂与芫花。

二、干型

加减柴胡龙骨牡蛎汤：柴胡龙骨牡蛎汤，黄芩人参茯生姜，铅丹桂枝与大枣，柴胡龙牡夏大黄。

第四章　心血管疾病

第一节　高血压

一、水不涵木型（动脉硬化型）

桃红六味地黄汤：降压桃红六味汤，自（紫丹参）兄（炒川芎）下（夏枯草）地（地骨皮）独种（杜仲）粮（良）。

二、气滞血瘀型

川芎汤。

三、血虚生风型（中风先兆）

芎乌归土麻风钩藤僵虫汤：雄（川芎）乌（蒸首乌）龟（当归），土（土茯苓）蚂（天麻）蜂（防风），钩藤僵（僵蚕）虫（蝎子）汤。

四、肝阳上亢型

石杜龙牡芍丹肉汤：石（石膏）杜（杜仲）龙（龙骨）牡（牡蛎）少（白芍）担（牡丹皮）肉（山萸肉）汤。

五、肾元不足型

斛杜萸地巴菟汤：糊（石斛）涂（杜仲）一（山茱萸）地（熟地黄）八（巴戟天）兔（菟丝子）汤。

六、冲任不调型

香杜白果二仙汤：香（香附）杜（杜仲）白果二仙汤。

二仙汤：二仙（仙灵脾、仙茅）之（盐知母）伯（黄柏）已归（全当归）天（巴戟天）。

七、肝火上炎型

夏枯去甘泻白汤：汗（旱莲草）下（夏枯草）泻白（地骨皮、桑白皮、甘草）去草汤。

八、脾肾两虚型

枸杜桃红圣愈汤：枸（枸杞子）杜（杜仲）桃（桃仁）红（红花）圣愈汤（党参、黄芪、当归、川芎、熟地黄、白芍）。

九、心肾不交型

柏枣核桃红糖泥。

十、脾虚肝旺型

薏车山牛五苓散。薏（薏苡仁）车（车前子）山（山药）牛（怀牛膝）五苓散。

第二节　冠心病

一、预防心脑血管病方

养管汤：英（金樱子）雄（川芎）骑（黄芪）马（马钱子）担（丹参）三金

（白金、郁金、鸡内金），东（东楂）明（决明子）桃（桃仁）红（红花）七（三七）寸（神曲）肉（山萸肉）。

二、辨证施治

1. 气滞血瘀型　活冠汤：金（葛根、郁金）元（元胡）牛（川牛膝）马（马钱子）凶（川芎），香（降香）山（山楂）紫（丹参）桃（桃仁）红（红花）。

2. 寒凝心脉型　黄红菖枳栝楼薤白白酒汤：黄（黄芪）红（红花）肠（石菖蒲）子（枳实）栝楼薤白白酒汤。

3. 脾肾虚弱型　三参五骨麦仲精汤：三参（党参、丹参、三七参）五（五味子）骨（补骨脂）脉（麦冬）中（杜仲）精（黄精）汤。

第三节　心律失常

一、基本方

石英（紫石英）苦（苦参）丹（丹参）甘麦大枣汤。

二、辨证施治

1. 阴虚血热型　天王补心丹：天王补心柏枣仁，二冬生地与茯苓，三参桔梗朱砂味，远志归身共养神。

2. 脾肾阳虚型　附片三七复脉汤。

3. 阴虚瘀热型　安神复脉汤：安神复脉滋阴方，诸般安神药相商，单（丹参）找（枣仁）慈（磁石）神（茯神）杀（朱砂）狗（钩藤）虎（琥珀），心衰烦热服之康。

第四节　心肌病

一、热在营血型

二连牛角地黄汤：二连（黄连、连翘）牛角（替代犀角）地黄（生地黄、赤芍、牡丹皮、甘草）汤。

犀角地黄芍药丹，血升胃热火邪干，斑黄阳毒皆堪治，热在营血服之安。

二、气阴两虚型

人参两肉两仁龙牡汤：人参两肉（桂圆肉、山萸肉）两仁（柏仁、枣仁）龙牡（龙骨、牡蛎）汤。

第五节　心包积液

一、气血虚弱型

苓骨补中益气汤：苓（茯苓）骨（地骨皮）补中益气汤。

二、心阳不振型

黄血防已苓桂术甘汤：黄（黄芪）血（血参）防已苓桂术甘（茯苓、桂枝、白术、甘草）汤。

第六节　心力衰竭

一、气阳两虚型（右心衰竭）

黄芪参附五女葶车汤：黄芪参（人参）附（附片）五（五味子）女（女贞子）停（葶苈子）车（车前子）汤。

二、阴虚瘀热型（左心衰竭）

安神复脉汤。

三、阳虚水泛型（右心衰竭）

蒡姜糖牛红枣汤：二丑姜糖红枣汤，黑白二丑各一两。枣二糖四姜一斤，助阳行水疗效彰。

四、心肺亏败型

五味蛤蚧参附汤。

第五章　消化系统疾病

第一节　概述

一、纳呆（萎缩型胃炎）

1. 升降失常型　枳术胡甲芎汤：枳（枳实）术（白术）胡（柴胡）甲（穿山甲）芎（川芎）汤。

2. 脾阴不足型　麦参金熟牛肉汤。

3. 脾气不足型　芪药姜枣四君子汤：芪（黄芪）药（山药）姜枣四君子（党参、茯苓、白术、甘草）汤。

4. 顽痰结聚型　十枣汤：十枣逐水效堪夸，大戟甘遂与芫花。

二、反胃（恶心）

1. 寒型　生活平胃散：生活平胃散，姜蜜小麦盐。

2. 热型　甘黄汤。

三、呕吐（含神经性呕吐）

厚白草二陈汤：厚（厚朴）白（槟榔）草（草果仁）二陈（半夏、茯苓、陈皮、甘草）汤。

四、多食善饥病（胃疸）

莲栀花药茵陈汤：莲（莲子）栀（栀子）花（天花粉）药（山药）茵陈汤。

五、嘈杂（肥厚性胃炎）

枳术橘连神竹姜汤：消补化痰嘈杂方，枳（枳实）术（白术）橘（橘红）连（黄连）神（神曲）竹（竹茹）姜汤。

六、泛酸

乌贝瓦楞甘草汤：乌（乌贼骨）贝（浙贝母）瓦楞甘草汤。

【辨证施治】

1. 胃寒型　吴茱萸（党参、吴茱萸、姜、枣）汤或益智仁配六君子汤。

2. 胃热型　双皮汤（陈皮、栀子皮、沙参、麦门、竹茹、元胡、川芎、川楝子）。

3. 胃湿型　左金六一五苓散去桂加藿汤。

4. 胃虚型　香砂六君子汤加附片、炮姜。

5. 胃实型　调胃承气汤（甘草、芒硝、大黄）。

6. 木旺型　左金六一散（西滑石、生甘草、吴茱萸、黄连）。

7. 寒热错杂气血失调型　调理汤。左金香砂曲元胡，卜枳蔻仁黄莪术，寒热食气血能调，胀嘈便秘服之消。

七、腹痛

腹痛方用归芎芍，郁金香附元桂佐。

八、呃逆（膈肌痉挛）

边姜党骨附半芍甘香汤：边（企边桂）疆（干姜）当（党参）姑（补骨脂）夫（制附片），半（半夏）勺（芍药）甘（甘草）香（丁香）汤。

九、水泻（急性肠炎）

杨马楂卧车汤：洋（大杨花）蚂（马齿苋）蚱（山楂）卧（地锦草）车（车前草）汤（谐音：洋蚂蚱卧车汤）。

十、便秘

归芍乌云三仁汤：归（当归）芍（生白芍）乌（首乌）云（肉苁蓉）三仁（栝楼仁、火麻仁、杏仁）汤。

十一、腹胀

消胀汤：加味枳术丸合加味乌药汤加厚朴、佛手。

1. 脾胃不和型　枳术胡甲芎汤：炒枳实、炒白术、穿山甲、醋柴胡、炒川芎。

2. 肝脾血瘀型　香郁汤：醋香附、醋郁金、广木香、鲜良姜。

3. 脾虚生热型　参苓白术散加减。

4. 脾阳不振型　千金温脾汤：党参、制附片、南肉桂、上干姜、当归、炙甘草、独丁香、醋大黄。

5. 脾虚热盛型　变相白虎汤：党参、生石膏、生知母、生甘草、山药、玄参、滑石、芒硝、姜。

6. 肝脾不调型　香苏散（香附、陈皮、苏子）加党参、青木香。

7. 脾虚气滞型　香砂枳术汤（广木香、砂仁、炒枳实、土白术）。

8. 胃寒肠热型　附子干姜栀子汤。

9. 少腹气结型　藁黄苓通三子养亲汤。

10. 腑结化热型　净腑汤：鲜良姜、醋柴胡、条黄芩、姜半夏、党参、炙甘草、土白术、茯苓等。

十二、呕血

藕血海仙驴皮汤：呕（藕节）血（血余炭）海（海螵蛸）鲜（仙鹤草）驴皮（阿胶）汤。

第二节　慢性胃炎

虎蜂丁厚白金汤：虎（虎杖）峰（蜂房）顶（丁香）厚（厚朴）白（槟榔、白豆蔻）金（鸡内金）汤，各种胃炎疗效彰。

1. 热型（浅表性胃炎）　藿贝朱连汤：藿（藿香）贝（川贝）朱（朱砂）连（黄连）汤。

2. 积滞型　梭莪山楂柴苓汤。

3. 湿型（反流性胃炎）　代藿左金四苓汤：代霍左金四苓散，左金茱连六一丸（吴茱萸、黄连），白术泽泻猪茯苓，吞酸嗳气可安然。

4. 脾虚型（萎缩性胃炎）　吴萸香砂六君子汤。

第三节　消化性溃疡

白榆乌贝乳没散：白（白及）榆（地榆）乌（乌贼骨）贝（浙贝母）乳（乳香）

没（没药）散。

第四节 胃脘痛

一、寒凝气滞型

五香散：寒痛五香散黄酒，乳（乳香）木（广木香）独（独丁香）南（南沉香）豁（广藿香）子（五灵脂）口（白豆蔻），寒重加元（元胡）良姜桂（肉桂），止痉十（芍药）屋（制乌头）歇（蝎子）工（蜈蚣）会。

二、热伤胃府型

白虎竹栀芍药甘草汤。

三、气虚致滞型

补中益气汤。

四、停食气结型

草蔻枳术二陈丸：草蔻（草豆蔻）枳（枳实）术（白术）二陈（陈皮、半夏、茯苓、甘草）丸。

五、胃滞血瘀型

茴香元甲牛皮汤：茴（茴香）香（木香）元（元胡）甲（穿山甲）牛（二丑）皮（陈皮）汤，酌加甘草与红糖。

六、肝气犯胃型

加味正气天香饮：加味正气天香汤，乳木苍芷川芎姜，疏肝理气兼和胃，痛嘐泛酸服之康。

七、瘀阻胃络型

加味失笑散：加味失笑灵蒲黄，元胡赤芍木通姜。

第五节 溃疡性结肠炎

一、脾肾阳虚型

加减胃风汤：胃风十全大补汤，去熟甘加附米姜。

二、肝木乘脾（肠道激惹）型

痛泻要方：痛泻药方陈皮芍，防风白术煎丸酌，调理肝脾力能止，若作食伤医便错。

第六节 肝硬化

一、血瘀重型

归芍三虫四甲散：归（当归）芍（白芍）三虫（蝉衣、僵蚕、土鳖虫）四甲（穿山甲、鳖甲、龟甲、牡蛎）散。

1. 肝热 清肝汤。

2. 肝郁 和肝汤：四物汤加柴胡、栀子。

3. 肝瘀 樱元汤：金樱子、元胡、柴胡、甘草。

4. 肝滞 香郁汤：香附、郁金。

5. 肝虚 补肝汤：四物汤（当归、川芎、熟地黄、白芍）加羌活、防风。

6. 肝外伤 疏肝汤：桃红四物汤（桃仁、红花、当归、川芎、熟地黄、白芍）加青皮、柴胡、枳壳。

7. 脾气虚　香砂六君子汤。

8. 脾血虚　归芍汤。

9. 脾阴虚　参地汤：党参、熟地黄、麦冬、红花、神曲、麦芽、山楂、穿山甲（先煎）、鳖甲（先煎）。

10. 肾虚　六味地黄汤。

11. 肝热肾虚　参芪五味汤：黄芪、熟地黄、山萸肉、竹茹。

二、血瘀轻型

活肝健胃方：臌胀活肝健胃方，茵陈青腹橘砂王，归芍桃红二金甲，活血软坚效堪夸。

三、气滞轻型

舒肝调气饮：舒肝调气青柴蔻，姜黄沉香厚朴有，枳术加味乌药汤，硬化气滞疗效彰。

四、气滞重型

千金化铁丹：千金化铁乌梅八，巴二椒六倍于它，青陈丁香莱菔子，均是五钱（25 克）米汤下。

五、湿热型

清热祛湿活肝饮：清热祛湿茵黄连，木鳖木通大白兼，参归三甲金厚朴，梭莪糖引臌自痊。

六、失养型

蒲金胡连曲麦三甲散：蒲（蒲黄）金（鸡内金）胡连（胡黄连）曲（神曲）麦（麦芽）三甲（龟板、鳖甲、穿山甲）散。

七、脾虚湿困型

消水去胀汤：消水去胀汤方良，白术云苓大麦芒，再加二两赤小豆（100 克），臌胀水道自通畅。

八、水运失常型

三五汤：五苓散合五皮饮合五子汤。

第七节　慢性胆囊炎

黄香兰茵栀四苓汤：黄（大黄）香（藿香）兰（佩兰）银（茵陈）子（栀子）四苓汤。

第八节　胆石症

一、蕴热型

黄金皂马硼，虎穿大柴路汤。

黄（黄芩、黄连、大黄、黄金草）金（金钱草、海金沙、郁金、鸡内金）造（皂刺）马（马钱子）棚（硼砂），虎（虎杖）穿（石见穿、穿破石）打柴（大柴胡汤：枳实、茯苓、柴胡）路（路路通）汤。

二、热毒型

黄金柴枳硝石汤：黄（黄芩、黄连、大黄）金（金钱草、海金沙、郁金、鸡内金、黄金草，黄金草又名石斛）才（柴胡）子（枳实）消（芒硝）石汤。

三、瘀热型

黄金皂马棚，虎穿青莪路汤：黄（大黄）金（郁金、金钱草、海金沙、鸡内金）造（皂刺）马（马钱子）棚（硼砂），虎（虎杖）穿（穿破石）青（青皮）莪（莪术）路（路路通）。

第六章　泌尿系统疾病

第一节　慢性肾盂肾炎

一、膀胱失化、热毒结聚型

三金槐米五苓汤：三金（金钱草、郁金、海金沙）槐米五苓（白术、泽泻、猪苓、茯苓、桂枝）汤。

二、膀胱失渎、湿热结聚型

八正导赤汤。

三、肾阴不足、热邪结聚型

银翘茅车六味地黄汤。

四、肾阴不足、毒热内结型（急性淋病）

通及石莲汤：通（木通）及（白及）石（石韦）莲（莲须）汤。

第二节　急性肾小球肾炎

苡车金土茅草防汤：一（薏苡仁、益母草）车（车前子）金（金银花）土（土茯苓）盖间茅（茅根）草（甘草）房（防己）汤。

第三节　慢性肾炎

一、湿毒瘀结型

土苓药米银红汤：土苓（土茯苓）药（山药）米（玉米须）银（金银花）红（红花）汤。

二、脾肾阳虚型

附桂鸡金五苓汤：富贵（附子、肉桂）基金（鸡内金）五苓（白术、茯苓、泽泻、猪苓、肉桂）汤。

第四节　肾囊肿

茴元甲六味汤：茴（小茴）元（土鳖虫）甲（穿山甲）六味汤。

第五节　泌尿系统结石

黄金皂马硼，牛苓通石汤：黄（大黄）金（金钱草、海金沙）造（皂刺）马（马钱子）棚（硼砂），牛（川牛膝）苓（五苓：白术、泽泻、猪苓、桂枝、茯苓）通（路路通）石（穿破石）汤。

第六节　尿白（膏淋、白浊）

一、湿热下注型

车茯萆木菖柏石汤：车（车前子）夫（茯苓）闭（萆薢）目（木通）尝（石菖蒲）白（黄柏）石（石韦）。

二、脾肾虚弱型

加减补中益气汤。补中益气汤去柴胡加茯苓、巴戟天

第七节　尿血

白旱茅车汤：白（百草霜）汗（旱莲草）毛（茅根）一车（车前子）治血尿。

第八节　瘀胀

一、气滞血瘀型

归芎术苓青陈葶汤：归（当归）芎（川芎）术（白术）苓（茯苓）青（青皮）陈（陈皮）葶（葶苈子）汤。

二、肾气虚弱型

楂肉六味地黄汤：楂（山楂）肉（山萸肉、桂圆肉）六味地黄汤。

三、冲任失调型

棱莪郁血巴大仙汤：棱（三棱）莪（莪术）郁（郁金）血（血参）巴（巴戟天）大（肉苁蓉）仙（仙灵脾），虚肾济生脾升陷。

第九节　顽固性口渴症

人参五苓散：白术、泽泻、猪苓、茯苓、桂枝。

第七章　血液系统疾病

第一节　贫血

一、轻型

补脾益肾生血汤：参芪茯归甘草姜，萸地果子有五味，或加鹿茸疗效彰。

二、重型

炙甘草汤。

第二节　再生障碍性贫血

一、贫血

1. 胃虚型　小建中汤：小建中汤芍药多，桂姜甘草大枣和，更加饴糖补中脏，虚劳腹冷服之瘥。

2. 脾虚型　独参汤。

3. 肾虚型　右归丸：右归丸中地附桂，山药茱萸兔丝归，杜仲鹿胶枸杞子，益火之源此方魁。

4. 元亏型　龟鹿二仙胶：龟鹿二仙最守真，补人三宝精、气、神，人参枸杞和龟鹿，益寿延年实可珍。

二、发热

1. 阴虚发热　青蒿鳖甲散：青蒿鳖甲知地丹，阴分浮热此剂攀，夜热早凉无汗者，从里达表服之安。

2. 气虚发热　保元汤：保元补益总偏温，归草参芪四味珍。

3. 外感发热　咳嗽桑菊饮，发热银翘散。

三、出血

1. 阴虚血热型　水牛角地黄汤合十灰散。

2. 气不摄血型　归脾汤。

第三节　过敏性紫癜

黄牛膏公鹤紫皮蝉僵汤：黄（黄芪）牛（水牛角）膏（生石膏）公（蒲公英）鹤（仙鹤草），紫（紫丹参、紫草）皮（牡丹皮、地骨皮）蝉（蝉衣）僵（僵蚕）汤。

第四节　微量元素缺乏症

第八章　新陈代谢疾病

第一节　糖尿病

一、气阴两虚型

山地玉金汤：黄（黄芪）山（山药）黑（黑玄参）苍（苍术）地（生熟地），紫（丹参）白（白金即葛根）玉（玉屏风散）金丹（女金丹：广当益芍芎）。

二、阴虚内热型

花石白术麦味地黄汤。

花（天花粉）石（石膏）麦（麦冬）味（五味子）地黄汤（萸肉、山药、丹皮、泽泻、熟地黄、茯苓）。

第二节　肥胖症

金决明山楂泻肥茶：金（金樱子、郁金）咖啡（决明子）山楂泻（番泻叶）肥茶。

第三节　高脂血症

白金决明山楂泻肥茶：白（白矾）金（金樱子、郁金）咖啡（决明子）山楂泻（番泻叶）肥茶。

第四节　痛风症

黄柏苍术天南星汤：黄柏苍术天南星，桂枝独活及威灵，桃仁红花龙胆草，羌芷川芎神曲听，中风湿热与痰结，上中下通一方通。

第九章　神经系统疾病

第一节　中风后遗症

一、气虚血瘀型

石丹金还吾马勾牛汤：十（石菖蒲）担（丹参）金（郁金、葛根）换吾（还五汤）马（马钱子）狗（钩藤）牛（川牛膝），不贵（桂枝）吗？

二、气阳两虚型

二乌断狗还五汤：还吾（补元还五汤）两只大黑（川乌、草乌）断腿（川断）狗（狗脊）。

第二节　面瘫

一、气虚络阻型

独芎牵马芪汤：独（独活）芎（川芎）牵（全蝎、白附子、僵蚕）马（马钱子）骑（黄芪）汤

二、气滞络阻型

顺风匀气散：顺风匀气术乌陈，白芷天麻苏叶参。木瓜甘草青皮合，歪痹偏枯口舌瘖。

三、阳虚络阻型

国老双钩黑白芎汤：国老（甘草）双钩（钩藤）黑（川乌、草乌）白（白芷、白僵蚕）熊（川芎）汤。

第三节　癫痫

一、脾虚痰盛型

桂附参苓白术汤：肉桂、附子加参苓白术散。

二、痰热迷心型

温胆汤：二陈汤加竹茹、枳实。

三、痰瘀热结型

白金散：郁金、白矾。

四、肝胃火结型

军丑治痫汤：军丑治痫山楂白（槟榔），麻（天麻）僵（僵蚕）陈（陈皮）虫（蝎子）甘草凯。

五、外伤络阻型

通窍活血汤。

第四节　痛症

一、头痛

1. 肝气郁结型　夏国明藁香芎汤：夏（夏枯草）国（国老：甘草）明（草决明）皋（藁本）香（香附）芎（川芎）汤。

2. 瘀久化热型　川芎茶调汤：川芎茶调散荆防，辛芷薄荷甘草羌，目昏鼻塞风上攻，偏正头痛悉能攘。

3. 脾虚肝郁型　茯人山香花六七汤：富（茯苓）人（人参）山（山萸肉、山药）香（川芎，别名香果）花（菊花）六七（六味药，七两重，故名六七汤）汤。

4. 肾虚风动型　乌归土麻风芎僵汤：乌（首乌）龟（当归）土（土茯苓）马（天麻）蜂（防风）芎（川芎）僵（僵蚕）汤，双勾丁全虫甘草飨。

二、偏头痛

1. 肝气郁结型　夏国明藁香芎汤：夏（夏枯草）国（甘草）明（草决明）皋（藁本）香（香附）芎（炒川芎）汤。

2. 心脾肾虚型　枣国苓芷云芎汤：枣（枣仁）国（甘草）灵（茯苓）芝（白芷）云（肉苁蓉）芎（川芎）汤。

3. 冲任不调型　香巴二仙汤：香（香附）巴（巴戟天）二仙（仙灵脾、仙茅）当（当归）伯（黄柏）母（知母）。

三、三叉神经痛

芎芷丹芍乳没辛汤：芎（川芎）芷（白芷）丹（丹参）芍（白芍）乳（乳香）没（没药）辛（细辛）汤。

四、眉棱骨疼痛

桂附补中益气汤。

五、胸胁痛

1. 气滞血瘀型　丹苏青芎小柴胡汤：丹（丹参）苏（苏叶）青（青皮）芎（川芎）小柴胡汤。

2. 脾肾阳虚型　通草升降固本汤：通草升（桔梗）降（枳壳）固本（党参、黄芪补脾气，补骨脂、菟丝子、覆盆子补肾阳）汤。

3. 水热互结型　大陷胸汤。

六、胃气痛

1. 寒凝胃络型　乌沉参甘姜枣汤：乌（乌药）沉（沉香）参（人参）甘（甘草）姜（生姜）枣（大枣）汤。

2. 痰阻胃络型　七气汤：七气汤，苏（苏叶）姜枣，参（人参）朴（厚朴）元（元胡）桂（肉桂）二陈（半夏、陈皮、茯苓、甘草）好。

七、腰痛

1. 脾肾虚弱型　益气强督汤：四君（党参、白术、茯苓、甘草）骑（黄芪）马（马钱子）断（川断）脊（狗脊）梁，骨碎（骨碎补）补骨（补骨脂）马（升麻）狗（狗脊）牛（牛膝）。

2. 肾气虚弱型　云戟汤：云（肉苁蓉）戟（巴戟天）汤，叁（人参）仙（仙茅、仙灵脾）阳（锁阳），中（杜仲）企（枸杞子）补骨（补骨脂）熟（熟地黄）牛（怀牛膝）肉（山萸肉）。

3. 湿困脾土型　黄苓拴术薏斛桂酒汤：黄（黄芪）绫（茯苓）拴住（白术）一（薏苡仁）壶（石斛）贵（肉桂）酒（烧酒）。

4. 肝气郁结型　加佛天台乌药散：天台乌药木茴香，青楝槟榔巴豆姜。

八、关节痛

1. 气滞寒凝型　舒筋汤（术海沉香蠲痹汤）：舒筋汤，选蠲痹（羌活、防风、当归、白芍、黄芪、姜黄、甘草、鲜姜），沉香酒泡术海宜。

2. 脾肾虚弱、兼有外邪型　加芪独活寄生汤：独活寄生艽防辛，地芍归芎杜苓均，杜仲牛膝人参草，冷风顽痹屈能伸。

3. 气滞血瘀型　身痛逐瘀汤：身痛逐瘀膝地龙，羌秦香附草归芎，黄芪苍柏量加减，要紧灵脂桃木红。

4. 肝肾虚弱型　无价保真丸（云仲四双黄羊汤）：云（云苓）中（杜仲）四双（四物：当归、川芎、白芍、熟地黄。四子：覆盆子、枸杞子、金樱子、菟丝子）黄（小黄草，即石斛）羊（淫羊藿）汤。扶（覆盆子）起（枸杞子）金（金樱子）兔（菟丝子）。

5. 顽症难愈型　乌马汤：乌（制川乌、乌药）马（马钱子）汤用麻（麻黄）草（甘草）沉，三妙（木瓜、牛膝、苍术）红（红花）蝎（蝎子）乳（乳香）没（没药）参。

九、类风湿性关节炎

养活止痛逐水汤：灵（威灵仙）活（独活）鸡（鸡血藤）动（去风药：秦艽、防己）地（生地黄）一（益母草）勺（白芍）香（乳香）药（没药）。

十、腓肠肌痛

1. 血不养筋型　防木牛芍甘汤：防（防风）木（木瓜）牛（怀牛膝）芍（白芍）甘（甘草）汤。

2. 肝经郁滞型　木牛逍遥散：木（木瓜、木防己）牛（牛膝）逍遥散。

十一、足跟痛

1. 中气下陷型　乌壳樱倍补中益气汤。

2. 脾肾阳虚型　益气强督汤。

3. 肝肾阴虚型　增力汤合三妙汤。

第五节　麻木证

一、脾肾虚弱型

参芪六味汤。

二、痰瘀互结型

八珍苡芥夏沥汤：八珍苡（薏苡仁）芥（白芥子）夏（半夏）沥（竹沥）汤，佛手桃（桃仁）红（红花）共煎尝。

三、气血不和型

土甲香瓜红糖酒：土（土元）甲（穿山甲）香（小茴）瓜（木瓜）红糖酒。

四、湿邪下注型

白术薏米佛茴汤。

第六节　震颤症

加味参附汤：震颤参附芪，香果（川芎）红果（山楂）桂（桂枝）。

第七节　重症肌无力

加量加味补中益气汤：无力食龙（续断，别名龙豆）猪（山茱萸）狗（枸杞子），补中参芪超量走。

第八节　低血压

升压汤：黄（黄芪、黄精）甘（甘草）陈（陈皮）桂（肉桂）参（党参）附（附片）汤。

第九节　眩晕

一、气阴两虚型

参芪六味地黄汤。

二、气血不足型

八珍汤。

三、痰湿阻闭型

半夏白术天麻汤。

四、瘀血内阻型

加减递增活血汤。

五、阴虚阳亢型

加味羚羊钩藤汤：俞氏羚羊钩藤汤，桑菊茯神鲜地黄，贝草竹茹同芍药，肝风内动急煎尝。

第十节　汗证

一、基本方

汗证汤：汗证汤用参芪术，龙（龙骨）牡（牡蛎）芋（山萸肉）芍（白芍）五味麸（麦麸）。

二、辨证施治

1. 脾肺虚弱型　玉屏风散。

2. 脾肾虚弱型　芪萸芡竹熟地汤：芪（黄芪）萸（山茱萸）芡（芡实）竹（玉竹）熟地汤。

3. 营卫失调型　桂枝加龙骨牡蛎汤。

4. 阴虚火旺型　当归六黄汤：火炎汗出六黄汤，芪柏芩连二地黄，泻火固表复滋阴，麻黄根加效更强。

第十一节　骶坠

加味益气强督汤。强督汤加枳壳、枸杞子、山茱萸、五倍子。

第十章　精神系统疾病

第一节　精神分裂症

一、心脾肝虚型

甘麦大枣汤。

二、气血瘀滞型

癫狂梦醒汤。

三、痰瘀热结型

栀翘白金调胃汤：栀（栀子）翘（连翘）白金（白矾、郁金）调胃（芒硝、大黄、甘草）汤。

第二节　老年性痴呆

远志益智汤：远志益智常（九节菖蒲）吃肉（桂圆肉，山萸肉），香果（川芎）杏仁与参附。

第三节　癔症

一、笑不休

1. 水不济火型　牛石六味地黄汤：牛（水牛角）石（石膏）六味地黄汤。

2. 气虚痰迷型　定志丸（人茯甘菖志）：人（人参）服（茯苓）肝（甘草）肠（石菖蒲）子（远志）。

二、欲哭（脏躁症）

甘麦大枣汤。

三、心烦

泻青丸：泻青丸用龙胆栀，下行泻火大黄资，羌防上升芎归润，火郁肝经此方宜。

四、恐惧症

温胆汤：二陈汤加竹茹、枳实。

五、呕饭症（神经性呕吐）：

厚朴槟榔二陈汤：厚朴槟榔二陈汤，草果（草果仁）枇杷韭汁姜，脾阳不振呕饭症，气降痰祛疗效彰。

六、奔豚

1. 肾不纳气、下虚上实型　连辛苏子降气汤：苏子降气半夏归，前胡桂朴草姜随，上实下虚痰嗽喘，或加沉香去肉桂。

2. 气阳两虚、气血不和型　奔豚丸。黄芩半夏李根皮，芍药芎归用最易，生葛姜甘须并入，奔豚盛作总能医。

3. 卫虚气逆型　黄芪桂枝汤。

4. 肝郁血瘀型　栝楼薤白合血府逐瘀汤。

5. 肾寒型　神保丸。香（木香）椒（白胡椒）细辛蝎子豆（巴豆）。

七、抑郁症

1. 肝气不和型　逍遥散。

2. 郁久致瘀型　血府逐瘀汤。

八、胃（肠）中痒

花栀四逆散：天（天花粉）栀（栀子）四逆散（柴胡、白芍、枳实、甘草）。

九、胃中热

加味归脾汤：归脾汤加川断、菟丝子。

十、横痃

蒲地花甲乳没桃红汤：蒲（蒲公英）地（地榆）花（金银花）甲（穿山甲）乳（乳香）没（没药）桃（桃仁）红（红花）汤。

十一、百合病

百合知母汤。

第四节　神经衰弱

一、轻度神经衰弱

1. 热扰神明型　蒲银汤：金银花、蒲公英。

2. 心肾不交型　归芎交泰增力汤：归（当归）芎（川芎）交泰（黄连、肉桂）增力（麦冬、玄参、熟地黄、牛膝、山萸肉、五味子）汤。

3. 痰热上扰型　温胆汤。

4. 肝失疏泄型　加减杞菊四物汤。

5. 肝阳上亢型　决明杞菊四物汤。

6. 肝肾阴虚型　麦砂乌紫熟肉汤：买（麦冬）仨（砂仁）斤乌（首乌）紫（紫丹参）熟（熟地黄）肉（山萸肉）汤。

7. 阴虚风动型　乌龟麻风土僵芎汤：乌（首乌）龟（龟胶）蚂（天麻）蜂（防风）土（土茯苓）僵（僵蚕）芎（川芎）汤。

8. 血虚有热型　二连（胡黄连、黄连）四物汤。

9. 血瘀元神型　郁丹递增活血汤。

10. 脾肾虚弱型　归脾加熟汤。

11. 五脏俱虚型　参元五安汤：营养五脏健脑汤，枣柏龙齿洋参尝，茯神桂圆配百合，五味甘草共养脏。

二、中度神经衰弱

1. 脾肾两虚型　全真益气汤。

归附白术增力汤：增力汤，麦参（斤）熟牛肉。

2. 真精亏虚型　人参两胶杞果汤：西洋参、枸杞加龟鹿二仙膏。

3. 真元亏虚型　无价保真丸：府（茯苓）中（杜仲）四双（四物：当归、川芎、白芍、熟地黄。四子：覆盆子、枸杞子、金樱子、菟丝子）黄（小黄草，即石斛）羊（淫羊藿）汤。四子：扶（覆盆子）起（枸杞子）金（金樱子）兔（菟丝子）。

三、重度神经衰弱

1. 髓海不足型　肉胶芥油六味地黄汤：肉（桂圆肉）浇（鹿胶、龟胶）芥（白芥子）油（竹沥油）六味地黄汤。

2. 心虚肝郁型　三宝丹：神经衰弱用三宝，生熟枣仁益柏桃，南天龙琥茴归路，杜芸钩藤朱砂好。

3. 心脾肾极虚型　加减脑灵素。

4. 五脏俱虚型　枣仁河车大造丸：河车大造地天冬，黄柏人参牛膝从，龟板麦冬川杜仲，阴虚劳伤此方宗。

第十一章　男性病

第一节　阳痿

一、脾虚型

归脾汤。

二、肾虚型

云仲四双黄羊丸（无价保真丸）：云（云茯苓）仲（杜仲）四双（四物汤；四子汤：覆杞萸兔）黄（小黄草）羊（淫羊藿）丸。

三、脾肾两虚型

参熟香断补益阳肉汤：参（人参）熟（熟地黄）香（九香虫）断（续断）补（补骨脂）益（益智仁）阳（淫羊藿、锁阳、阳起石）肉（狗：枸杞子，兔：菟丝子，鹿：鹿茸，鸡：巴戟天，猫：仙茅，马：海马）肉（肉苁蓉）汤。

四、瘀血型

母牛双血当归汤：母（益母草）牛（怀牛膝）双血（血竭、鸡血藤）当归汤。

五、湿热型

龙胆泻肝汤。

第二节　遗精

一、实热型

元夜四敛黄草汤：元（玄参）夜（夜交藤）四敛（龙骨、五味子、金樱子、莲子）黄（大黄）白（白矾）草（甘草）汤。

二、虚热型

知柏地黄汤加龙骨、牡蛎。

三、湿热型

龙胆泻肝汤：龙胆泻肝栀芩柴，生地车前泽泻偕，木通甘草当归合，肝经湿热力可排。

四、瘀热型

桂枝汤加煅龙骨、煅牡蛎。

五、脾虚型

聚精丸。

六、肾关不固型

水陆二仙丹合金锁固精丸。

第三节　早泄

参照阳痿遗精的方药。

第四节　不射精（强阳）

第五节　男性不育症

一、精子不正常（少精、无精或死精）

1. 肾虚型　加味八子汤：一（山茱萸）车（车前子）五（五味子）谷（补骨脂）扶（覆盆子）起（枸杞子）金（金樱子）兔（菟丝子）女（女贞子）汤。

2. 瘀血型　得生丹（又名女金丹）：广（广木香）当（当归）益（益母草）芍（白芍）芎（川芎）。

3. 瘀毒型　鱼腥败酱虎楼汤。

二、血精（精囊炎）

荆槐栀地泽蓟茅汤：京（荆芥炭）淮（槐米）之（栀子）地（地榆）择（泽泻）鸡（大小蓟）毛（茅根）汤。

三、精子活动力下降

参照阳痿节。

四、精液不液化

1. 肾阴亏虚型　加味知柏地黄汤：知柏地黄汤加牡丹皮、薏苡仁、虎杖。

2. 肾虚血瘀型　减抗汤合补肾调冲汤。

五、免疫性不育

加味桃红四物汤：桃红四物汤加三棱、莪术、穿山甲、皂刺。

六、精索静脉曲张

少腹逐瘀汤。

第六节　前列腺炎

一、脾虚气陷型

补中益气汤。

二、清浊不分型

萆薢分清饮：萆薢分清石菖蒲，草梢乌药智仁具，或益茯苓盐煎服，淋浊流连自可除。

三、湿热下注型（尿白）

加味四苓散。四苓散加知母、黄柏、栀子、黄芩。

第七节　前列腺增生症

一、血瘀气隔型

归芎棱莪胡麻甲汤：归（当归）芎（川芎）棱（三棱）莪（莪术）胡（元胡）麻（升麻）甲（穿山甲）汤。

二、热蕴膀胱型

车前肉桂汤：癃闭车前肉桂汤，知柏苓泽萹蓄汤。

三、腑实痞满型

黄芪肉桂汤：黄芪肉桂益气阳，知柏甘草标的畅。

第十二章　肿瘤

中医中药治疗

一、对症治疗

二、对病治疗

1. 食管癌、胃癌　明月四糖汤：明（明矾）月（硼砂）四糖（冰糖、白糖、蜂糖、霜糖）汤。

2. 肝癌　加味当归龙荟丸：当归龙荟丸加半枝莲、血参。

3. 肺癌　甘桔花豆五味消毒饮：甘（甘草）桔（桔梗）花（七叶一枝花）豆（山豆根）五味消毒饮。

4. 子宫癌　黄蜂土鸡一（薏）天鹅（莪）汤：宫颈癌用解毒药，黄蜂土鸡一（薏）天鹅（莪）。

妇科

第一章　总论

妇科病治法概要

一、辨证用药

1. 经病　经期失常　经量失常　气血瘀滞

2. 带下病

3. 安胎

4. 乳病

二、辨病用药

三、辨证用方

1. 月经病

2. 带下病

3. 妊娠病

4. 产后病

5. 妇科杂病

6. 乳房疾病

四、辨病用方

五、土单验方

六、一德堂妇科常用药的药理作用及临床应用

九香虫　重楼　虎杖　野菊花　槟榔　薏苡仁　地骨皮　山楂　五味子　蜂房　土茯苓　地榆　地锦草　苦参　金果榄　白矾　马钱子　黄芪　灵芝　何首乌　麦麸　郁金　鳖甲　三七　川芎　丹参　杏仁　益母草

七、妇科常用血肉有情之品

八、地道药材

九、分时而治

十、妇科病常用方剂

四物汤　六味地黄丸　归脾汤　逍遥散　二仙汤　五子衍宗丸　二陈汤

十一、妇产专科处方

1. 调经方剂

（1）调经汤：调经总方归丹参，郁金香附红花群，卷柏木香泽兰叶，行气活血功效准。

（2）定经汤：定经归芍活血先，柴胡荆芥来疏肝，健肾地苓薯菟丝，临症加减效卓验。

（3）稳经汤：稳经四物益丹香，柴金疏肝气血畅，萸地巴菟疗肾虚，临证仔细分阴阳。

2. 治带方剂　三仁完带汤。三仁：芡实、白果仁、薏苡仁。完带汤中土术多，山药人参酒白芍，苍术车前陈皮草，芥穗柴胡服之妥。

3. 安胎方剂　圣愈寿胎丸。

4. 产后方剂　参芪益枳生化汤。生化汤宜产后尝，归芎桃草炮姜良。

5. 调冲方剂　补肾调冲汤。补肾调冲用归芍，一（山萸肉）地（熟地黄）八（巴戟天）兔（菟丝子）黄精药（山药）。

6. 养任方剂

（1）益雌汤：一（薏苡仁）担（丹参）益（益母草）雌汤，二（女贞子、旱莲草）四（四物汤）气（枸杞子）断（川断）魂（茴香）汤。

（2）润阴汤（三二四六汤）：二至（女贞子、旱莲草）二仙（仙茅、仙灵脾）二紫（紫石英、紫河车）四物（当归、川芎、熟地黄、白芍）六子（覆杞车菟脂味：补骨脂、五味子、车前子、菟丝子、覆盆子、枸杞子）汤。

7. 温督方剂

（1）温督汤：温督归（当归）芎（川芎）益（益母草）丹（牡丹皮）香（香附），柴（柴）金（郁金）巴（巴戟天）菟（菟丝子）归（肉桂）仙（仙茅、仙灵脾）姜（干姜）。

（2）益气强督汤：四君芪马断脊梁，骨碎补骨麻枸牛。

（3）益黄汤：四（四物汤）二（仙茅、仙灵脾）寿胎丸（川断、菟丝子、桑寄生、阿胶）。

十二、中医十大类方在妇科领域的应用

十三、妊娠禁忌药

第二章　月经病

第一节　月经周期失调

一、月经先期

1. 虚热型　三二槐紫芍汤：经早热型槐（槐米）紫（紫草）芍（白芍），二至（女贞子、旱莲草）二地（生地黄、地榆）二骨（地骨皮、乌贼骨）合，气虚选用升陷汤，肝郁丹栀逍遥妥。

2. 实热型　清经汤。

3. 肝经郁热型　丹栀逍遥散。

4. 气虚型　补中益气汤。

二、月经后期

1. 实寒型　后期饮：后期圣愈去熟甘，桂姜吴萸牛膝添，三棱莪术化瘀血，诸虚滞瘀当细辨。

2. 虚寒型　益气强督汤。

3. 气滞型　加味乌药散。

4. 瘀血型　血府逐瘀汤。

5. 血虚型　圣愈汤。

6. 肾虚型　七子汤：一（山茱萸）车（车前子）金（金樱子）兔（菟丝子）五（五味子）狗（枸杞子）盆（覆盆子）。

三、月经先后无定期

稳经汤：稳经四物益丹香，柴金疏肝气血畅，萸地巴菟疗肾虚，临证仔细分阴阳。

第二节　月经经期失调

一、经期延长

断榆牡茜芍枳汤：断（川断）榆（地榆）牡（牡蛎）茜（茜草）芍（白芍）枳（枳壳）汤，瘀加三丹（牡丹皮、丹参、赤芍）合七（三七）黄（蒲黄），气虚参（党参）芪（黄芪）血二胶（阿胶、龟胶），二至（女贞子、旱莲草）二仙（仙茅、仙灵脾）修宫墙。

二、经期缩短

参照闭经节。

第三节　月经经血失调

一、月经过多

芪归萸海榆汤：经多芪归萸海榆，茜草醋引最为宜，八纲辨证分证型，清逐涩补治法异。

二、月经过少

人参归地五禽汤：经少虚型参（潞党参）归（全当归）地（熟地黄），狗（枸杞子）兔（菟丝子）羊（淫羊藿）鸡（鸡血藤）猪（山茱萸）肉齐，血瘀杏红气香乌，引经益通川牛膝。

三、崩漏

1. 青春期功能失调性子宫出血　补肾调冲汤（缓用）。

2. 绝经过渡期功能失调性子宫出血　补脾固冲汤：补脾固冲选补中（补中益气汤），一（山茱萸）海（海螵蛸）鱼（地榆）龙（龙骨）木（牡蛎）棉（棉酚）功。

第四节　闭经

一、下丘脑—垂体功能失调性闭经

1. 治标　通经方（治标方）：董（东楂）桂（当归）香（香附），雄（川芎）牛（川牛膝）双鸡（鸡血藤、鸡内金）充（益母草）宫腔。

2. 固本　紫云寿胎丸（治本方）：闭经方依经量少，虚甚紫（紫河车）云（肉苁蓉）寿胎（川断、桑寄生、阿胶、菟丝子）好，苍导（苍附导痰丸）虎（虎杖）车（车前子）治肥胖，瘤用牡（牡蛎）甲（穿山甲）夏枯草。

3. 人工周期　四物汤合寿胎丸。

4. 辨病治疗闭经

二、多囊卵巢综合征（PCOS）

马路皂刺稳经汤：见经期失调症款下稳经汤。

三、溢乳闭经综合征

麦椒红膝稳经汤。

四、黄体功能不全

益黄汤（四物寿胎丸）：四（四物汤）寿胎丸（川断、菟丝子、阿胶、桑寄生）。

第五节　排卵期子宫出血

补肾调冲汤。

第六节　卵巢早衰和无反应卵巢综合征

一、肝肾不足，气血不和型

稳经汤。

二、肝肾不足，元阳虚衰型

益黄汤（四物寿胎丸）。

三、气血阴阳俱虚型

圣愈补肾调冲汤（促性腺激素汤）。

第七节　经期前后多发症

一、功能性痛经

痛经方：痛经方，归芎芍，桂香郁金元胡佐，膜样棱莪加血竭，异位加军琥珀血。

二、子宫内膜异位症

1. 瘀在胞宫　马甲棱莪通经方：马（制马钱子）甲（鳖甲）棱（三棱）莪（莪术）通经方（东楂、肉桂、香附、川芎、川牛膝、鸡血藤、鸡内金、益母草）。

2. 瘀在宫外（倒经）　逆经方：逆经方用荆芥茜，丹芍栀草蚯旱莲，牛膝泽兰益母饮，童便引血血归原。

三、经前期综合征（PMS）

1. 乳胀　乳胀汤：乳胀桃红四物减，陈香丹参郁金添，益母牛膝通经药，增生马钱消瘰丸。

2. 头痛　白菖子血府逐瘀汤：白（白芷）菖（石菖蒲）子（蔓荆子）合血府逐瘀汤。

3. 荨麻疹　桃红四物汤合过敏煎：脱敏桃红四物汤，梅（乌梅）虫（地龙、僵蚕）风（防风）味（五味子）五味尝。

4. 泄泻　四神健固汤：一（薏苡仁）把（巴戟天）四君子（参术苓草）。

5. 水肿　桂车二仙健固汤：桂（肉桂）车（车前子）二仙（仙茅、仙灵脾）健固汤。

6. 口糜　凉膈散：凉膈硝黄栀子翘，黄芩甘草薄荷饶，竹叶蜜煎疗膈热，中焦燥实服之消。

7. 经前泻水　健固汤。

8. 经行胸闷　香郁四逆散：酒香附、醋郁金、软柴胡、炒白芍、炒枳实、生甘草。

9. 经行呕吐　加味理中汤：寒加丁香、蔻仁，湿加半夏、茯苓。

10. 小便痛如刀割　加味八正散。

第八节　绝经过渡期综合征

加味四逆散：更年基方选四逆（柴胡、白芍、枳实、甘草），心虚远枣小麦皮，不交夜交合欢远，浮热知柏炎桑菊，二仙二至枸肉味，天癸不足分选宜。

第三章　带下病

第一节　外阴炎

苦荷部菊黄虎汤：苦（苦参）鹤（薄荷）不（百部）惧（野菊花）黄（大黄）虎（虎杖）汤，芒硝五倍透疮疡，解毒活血凉麻味，痔疮脓肿一扫光。

第二节　外阴瘙痒

枯菊白花叶子汤：枯（枯矾、苦参）菊（野菊花）白（白鲜皮）花（川花椒）叶（艾叶）子（蛇床子）汤。

第三节　外阴白色病变（外阴营养不良性疾病）

丹蝉乌枸补血汤：丹（丹参）蝉（蝉衣）乌（首乌）枸（枸杞子）补血（黄芪、当归）汤。

第四节　非特异性阴道炎

1. 脾虚带

三仁完带汤：完带三仁土术多，山药人参酒白芍，苍术车前陈皮草，芥穗柴胡服之妥。

2. 肾虚带

（1）肾阳虚。七子补肾汤：一（山茱萸）车（车前子）金（金樱子）兔（菟丝子）二五（五倍子、五味子）盆（覆盆子）。

（2）肾阴虚。知柏地黄汤。

3. 湿热带　土楼苦椿菊苡黄虎汤。土（土茯苓）楼（重楼）苦（苦参）椿（椿根白皮）菊（野菊花）苡（薏苡仁）黄（黄柏）虎（虎杖）汤

第五节　滴虫性阴道炎

三生二白二子汤。

外用：三生（生南星、生半夏、生川椒）二白（黄柏、白矾）二子（补骨脂、蛇床子）汤。

第六节　霉菌性阴道炎

二土二白茵毒汤。

外用：二土（土荆皮、土茯苓）二白（明白矾、黄柏）茵（茵陈蒿）毒（狼毒）汤。

第七节　萎缩性（老年性）阴道炎

苍乌虎枯菊白花叶子汤：苍（炒苍术）乌（制首乌）虎（虎杖）枯（枯矾、苦

参）菊（野菊花）白（白鲜皮）花（川花椒）叶（艾叶）子（蛇床子）汤。

第八节　细菌性阴道病

鱼腥败酱虎楼汤。

第九节　子宫颈炎

1. 急性　参考急性盆腔炎。

2. 慢性　清白茶（青黛、枯矾、儿茶）（外用）。

第十节　盆腔炎性疾病

1. 热毒型　鱼腥败酱虎楼汤：鱼腥败酱虎楼汤，野菊地丁共煎尝，活血红藤块乳没，异位皂刺莪术飨。

2. 瘀热型　白山银枳土汤：白（白蔹）山（山楂）银（金银花）枳（枳壳）土（土鳖虫）汤。

第十一节　盆腔瘀血综合征

益气强督汤：益气强督汤方良，四君芪（骑）马（制马钱子）断（川断）脊（狗脊）梁，骨碎（骨碎补）补骨（补骨脂）麻（升麻）枸（枸杞子）牛（怀牛膝），养肌壮骨疗效彰。

第十二节　性传播疾病

一、淋病

二、梅毒

雄轻杏鳖茶矾粉（外用）。

三、尖锐湿疣

苡板贼紫败酱槟马汤：一（薏苡仁）班（板蓝根）贼（木贼）子（紫草）败将（败酱草）兵（槟榔）马（马齿苋）汤。

四、衣原体感染、支原体感染

三黄五味蛇莲汤。三黄（黄芪、黄芩、黄连）五味（五味消毒饮：金银花、野菊花、蒲公英、紫花地丁、天葵子）蛇莲（白花蛇舌草、半枝莲）汤。

五、生殖器疱疹

六、艾滋病

丹芝黄花甘草汤：单（丹参）枝（灵芝）黄（黄芪、黄芩、姜黄）花（天花粉）甘草汤。

第四章　妊娠病

第一节　先兆流产

补中寿胎丸。

第二节　习惯性流产

圣愈寿胎丸。

第三节　早产

萸芍去脂益气强督汤：四君骑（黄芪）马（马钱子）断（川断）脊（狗脊）梁，骨碎（骨碎补）补骨（补骨脂）马（升麻）狗（枸杞子）牛（怀牛膝）。

第四节　不全流产

棱莪参芪益枳生化汤。

第五节　异位妊娠

宫外孕方：赤芍桃，更入丹参乳没熬，三棱莪术元胡香，蒲黄地丁红藤囊。

第六节　妊娠剧吐

妊娠恶阻汤：陈皮壳，竹茹生姜芩术和。

第七节　妊娠高血压综合征

降压方：白芍芎，夏枯杜仲白果龙，钩藤寄生野麻草（罗布麻叶），槐花芹菜引药行。

第八节　母胎血型不合

圣愈减抗汤：广（广木香）当（当归）益（益母草）芍（白芍）芎（川芎）羌（羌活）。

第九节　胎位异常

麻牛圣愈去熟汤。

第十节　羊水过多（子肿）

白术归芎五皮汤：五皮饮用五般皮，陈茯姜桑大腹皮，或用五加易桑白，脾虚腹胀此方宜。

第十一节　羊水过少

来水汤（圣愈消渴五苓汤）：是合方，圣愈、消渴、五苓囊，苍黑茯药女金丹，水旺管通布散畅。

第十二节　胎儿宫内发育迟缓

牡椒十全大补汤。牡（牡蛎）椒（花椒）合十全大补汤。

第十三节　妊娠并发症

一、妊娠合并上呼吸道感染（子冒）

槟榔菊丁达原饮。

二、妊娠合并支气管炎（子嗽）

五九止咳饮：冬部紫杏云。

三、妊娠合并传染性病毒性肝炎

退黄汤：三黄（大黄、黄芩、黄柏），茵陈败酱栀子姜，平胃（苍术、厚朴、橘皮）三仁（杏仁、白豆蔻、薏苡仁）三消（神曲、麦芽、山楂）合，茅车利湿服之妥。

四、妊娠合并肝内胆汁瘀积症

五、妊娠合并尿路感染（子淋）

三金槐米五苓散。

六、妊娠胸腹胀痛（子悬）

子悬选方五理汤，皮（大腹皮、陈皮）梗（苏梗）壳（枳壳）仁（砂仁）五物飨。

七、妊娠心烦（子烦）

新逍遥散用当归芍，柴神术草加丹合，麸欢交藤安神妙，理血杏仁并香果。

八、妊娠腹痛（胞阻）

减味四五汤：四者四物汤减熟地，五者五苓散减猪苓。本方源之《金匮要略》，是当归芍药散和当归散合方。

第五章　产后病

第一节　概论

第二节　产后恶露不绝

参芪益枳生化汤。

第三节　产后腹痛

第四节　产后发热

荆苏益桃归芎汤：产后发热疗效彰，养血活血与逐瘀，对症下药必无恙。

第五节　产褥中暑

汗证汤：用参芪术，龙牡芋芍五味麸。

第六节　产后尿潴留（尿失禁）

人参棉皮三升汤：产后小便通不通，人参金樱与三升，升麻桔梗与枳壳，棉花根皮大量用。

第七节　产后缺乳

钟山王通乳汤（标）：下乳汤，钟（钟乳粉）山（穿山甲）王（王不留行），四路（漏芦、路路通、通草、鹿角霜）通，陈（陈皮）断（川断）梗（桔梗）。

附回乳

回乳汤。麦芽、当归、赤芍、牛膝、三七。

第八节　产后血栓性静脉炎

加味递增活血方：养血者当归、川芎；活血者桃仁、红花；化瘀者三棱、莪术；通络者水蛭、土鳖虫；故曰递增。

第九节　产后便秘

归芍乌云三仁汤。

第十节　产后关节痛

活龙双五汤：活（羌活、独活）龙（穿山龙、地龙）双舞（双五者，黄芪桂枝五物汤、五藤汤）汤。

第十一节　产后胃脘痛

砂吴桂生化汤：仨（砂仁）乌（吴茱萸）龟（肉桂）生化汤（当归、川芎、桃仁、甘草、炮姜）。

第十二节　产后抽搐

圣愈三妙龙牡汤。

第十三节　产后腹泻

加桂理中汤。

第十四节　产后口渴

加味人参五苓散。

第六章　妇科杂病

第一节　女性不孕症

一、非器质性因素

1. 心理因素

（1）肝气郁结型。麦椒归芎调气汤：麦椒归芎（麦芽、川花椒、红花、川牛膝）调气汤，枳楼杏桔（枳壳、栝楼、杏仁、桔梗）四通畅。上下左右理肝气，胸闷乳胀疗效彰。

（2）气血不和型。调经总方：调经总方归丹参，郁金香附红花群，卷柏木香泽兰叶，行气活血功效准。

2. 体重因素（过轻或过重）

（1）体重过重，痰湿阻络型：海昆母鸡苍附导痰汤。海（盐海藻）昆（昆布）母（益母草）鸡（鸡血藤）苍（炒苍术）附（制香附）导痰（广陈皮、姜半夏、茯苓、制南星、炒枳实、生甘草）汤。

（2）体重过轻，脾阴不足型：消渴汤圣愈三消饮。苍（苍术）黑（玄参）茯（茯苓）药（山药）圣愈汤（党参、黄芪、当归、熟地黄、川芎、白芍）合三消饮（神曲、麦芽、山楂）。

3. 营养因素（神经性厌食）　十全大补汤。

二、外阴、阴道、宫颈、子宫病变

1. 外阴疾病

2. 阴道疾病

3. 宫颈病变

（1）宫颈畸形。

（2）宫颈位置异常。

（3）子宫颈炎：宫颈炎丸（外用）、五草汤（内服）。

龙（胆草）蛇（白花蛇舌草）拜（败酱草）国老（甘草）。

（4）宫颈黏液异常：三二四六汤，二至（女贞子、旱莲草）二仙（仙茅、仙灵脾）二紫（紫石英、紫河车）四物（当归、川芎、熟地黄、白芍）六子（补骨脂、五味子、车前子、菟丝子、覆盆子、枸杞子）汤。

（5）宫颈免疫学功能异常。

4. 子宫病变

（1）子宫畸形。

（2）子宫发育不良（幼稚子宫）。

1）肾阳虚型：无价保真丸。

云仲四双黄羊丸：云（云苓）中（杜仲）四双（四物：当归、川芎、白芍、熟地黄。四子：覆盆子、枸杞子、金樱子、菟丝子）黄（小黄草，石斛）羊（淫羊藿）汤。四子汤记法：扶（覆盆子）起（枸杞子）金（金樱子）兔（菟丝子）。

2）气血虚型：香断红胶十全大补汤，香（香附）断（川断）红（红花）胶（鹿角胶、阿胶）十全大补汤。

3）肾虚肝郁型：两紫逍遥五子汤，两紫（紫河车、紫石英）逍遥（当归、白芍、柴胡、茯苓、白术、薄荷、姜）五子（覆盆子、枸杞子、菟丝子、车前子、香附子）汤。

（3）宫腔粘连。桃红四物汤。

三、输卵管病变

1. 少腹热瘀型　膈下逐瘀汤：膈下逐瘀桃牡丹，赤芍乌药元胡甘，归芎灵脂红花壳，香附开郁血亦安。

2. 少腹寒瘀型　少腹逐瘀汤加味：少腹茴香与干姜，元胡灵脂没芎当，蒲黄官桂赤芍药，调经种子第一方。

3. 少腹痰瘀型　台海山水母鸡汤：台（台乌药）海（海藻、橘核仁、荔枝核）山（山楂）水（水蛭）母（浙贝母、益母草、牡蛎）鸡（鸡血藤），三海三母痰瘀恙。

四、内分泌失调性（丘脑下—垂体—卵巢轴功能紊乱）

1. 排卵障碍

（1）肾阳虚衰型（先天性卵巢发育不全）：三胶二紫二仙椒香汤。

（2）肝肾阴虚型（卵细胞质量差）：益雌汤，一（薏苡仁）担（丹参）益（益母草）雌汤，二（女贞子、旱莲草）四（四物汤）气（枸杞子）断（川断）魂（茴香）汤。

（3）痰瘀互结型（卵巢局部血液循环欠佳）：圣愈香郁桃红汤。

（4）排卵障碍的中药周期治疗方法。

2. 多囊卵巢综合征

（1）平时：据情选马路皂刺稳经汤。

（2）促孕：五子得生丹。

3. 多毛症与男性化

4. 催乳素分泌异常

5. 甲状腺疾病

6. 黄体功能不全　益黄助孕汤：益黄（四物汤合二仙汤合寿胎丸）助孕三肉（猪：山萸肉；狗：枸杞子；鸡：巴戟天；肉：肉苁蓉）汤。

五、免疫因素

减抗汤。

第二节　女性性功能障碍

香断参熟补益阳肉汤：香（九香虫）断（川断）参（人参）熟（熟地黄）补（补骨脂）益（益智仁）阳（淫羊藿、锁阳、阳起石）肉（狗：枸杞子，兔：菟丝子；鹿：鹿茸；鸡：巴戟天；猫：仙茅；马：海马）肉（肉苁蓉）汤。

第三节　阴冷

紫石四逆补肾调冲汤。

第四节　阴吹

乌壳樱倍补中汤。

第五节　梦交

一、肾虚血热型

甘麦知柏地黄汤。

二、心肾虚弱型

芸戟汤。

三、脾肾两虚型

参芪六味地黄汤。

第六节　蝴蝶斑

归芎郁金五白汤：归（当归）芎（川芎）郁金五白汤，合（百合）芷（白芷）茯（茯苓）附（白附子）杏仁光。

第七节　痤疮

痤疮在中医称“粉刺”“酒刺”“青春痘”。多发生于颜面。

1. 热瘀型　治痤二三四五汤：二（地骨皮、牡丹皮）三（三黄：黄芩、黄连、大黄）四（四物：当归、赤芍、生地黄、川芎）五（五味消毒饮：金银花、野菊花、蒲公英、紫花地丁、天葵子）汤。

2. 虚瘀型　蒺皂白血圣愈汤：急（蒺藜）造（皂刺）白（白附子、白芷、白杏仁）血（血参、鸡血藤）圣愈汤（党参、黄芪加四物汤）。

第八节　特发性水肿

棱莪郁血巴大仙汤：棱（三棱）莪（莪术）郁（郁金）血（血参）巴（巴戟天）大（肉苁蓉）仙（仙灵脾），虚肾济生脾升陷。

第九节　癔证（歇斯底里）

龙牡夜芍甘麦大枣汤：龙牡（生龙骨、生牡蛎）夜（夜交藤）芍（炒白芍）甘麦大枣（甘草、麦麸、大枣）汤。

第十节　吊阴痛

吊阴痛方：吊阴痛方用归芍（当归、白芍），川楝青皮陈皮多，金（郁金）元（元胡）甘（甘草）麦（麦麸）大枣合，理气活血缓急药。

第十一节　骶骨坠痛

萸枳益气强督汤。

第十二节　子宫脱垂

乌壳樱倍补中汤：乌（乌梅肉）壳（炒枳壳）樱（金樱子）倍（五倍子）补中（生黄芪、璐党参、炒白术、全当归、绿升麻、炙甘草）汤。

第十三节　卵巢囊肿

马黄昆海棱术五苓散。马（马钱子）黄（黄芪）昆（昆布）海（海藻）五苓散。

第十四节　子宫肌瘤

递增活血方：知其寓意，自能记忆。养血者当归、川芎；活血者桃仁、红花；化瘀者三棱、莪术；通络者水蛭、土鳖虫；故曰递增。

第十五节　宫颈癌

黄蜂土鸡薏天莪汤：宫颈癌用解毒药，黄（黄药子）蜂（露蜂房）土（土茯苓）鸡（鸡内金）一（薏苡仁）天（天花粉）鹅（莪术）汤。

第七章　乳房疾病

第一节　乳汁溢出症

生脉玉屏龙牡汤。

第二节　急性乳腺炎

黄虎土楼消毒饮：黄（大黄）虎（虎杖）土（土贝母）楼（重楼）消毒饮（金银花、野菊花、蒲公英、紫花地丁、天葵子）饮。

第三节　乳裂

乳裂粉。

第四节　乳腺增生病

两皮三虫四仁汤：两皮（青皮、陈皮）三虫（僵蚕、蜂房、鳖甲）四仁（橘核仁、荔枝核、栝楼仁、花椒）汤，麦芽牛膝共煎尝，远志牛膝配酒饮，鹿角豆油外敷畅。

第四节　乳房纤维腺瘤

参照乳腺增生的治疗。

后　记

《杏林草根谈》撷取了“一德堂”“泰和堂”几代人的从医经验，参考了众多悠久的杏林真传，可谓上千人的参与，上万人的验证，历经35年的整理，几十次的修改，如今终于付梓了！

我虽是一棵小草，成长并非易事。书虽不是经典，却凝聚着无数人的心血。谨以此书出版，藉此后记一隅，表达对我帮助、关照过的所有人的感恩之情。此恩包括父母养育之恩、良师培养之恩、伯乐推荐之恩、指点迷津之恩、急难相助之恩、上司提携之恩、兄弟手足之恩、同仁协助之恩、病友奉献之恩等。

感谢德高望重的老前辈，科学技术出版社原副总编辑关景明、北京中医药大学东直门医院院长、博士生导师王耀献为本书写序。感谢郑州大学第二附属医院妇产科主任陶银贵，河南中医学院第一附属医院教授吴存亮对本书的策划、修改，感谢登封市嵩山文化研究会执行会长段玉山、常务会长吕宏军对本书发行的支持。

感谢登封市原领导冯保顺、秦淑忠、张守德、彭福玲、王海泉、王国安等对我的知遇之恩。感谢中华医学会原秘书长傅一诚、一五三医院领导胡松茂、范金地为我提供深造机会。感谢解放军总后勤部原领导席青山在京为我安排进修居住之地。感谢登封卫生局历任领导范钦命、张道鸿、李仁恕、李承洲、景中央、李延欣、王召欣、曼国勇、陈湛业给予的行政支持。感谢郑省吾、姜聚池、王秋生、曹顺兴、史五君、李平、王现、胡云兴、吴青杰、王铁怀、李鸿儒、刘法盈、仝绍武、唐延礼、赵松江等诸位恩人雪中送炭的帮助。

感谢原市领导周海琛、付文灿、李德阳、魏治功、张云治、孙洪涛、刘圈对我所办《土单验方报》的题词祝贺。

感谢国家、地方著名书画家佟韦、王有政、单志华、王超、王流章、何彦萍、郑玉崑、宋书范、冯增欣、高山、杨文亮、王西乾、冯承佑、阎保寅、李振川、段德文、薛明辉等为我题写书名、刊名。

感谢登封市妇幼大贤白秀芬，老药农范钦龙，老疡医任登文，老蜂王赵凤林，老医药行家申应林，实验师陈世峰，草药医生朱桂芳，保健师罗仁义。文坛知名人士耿直，老干部梅光明、弋保山，同仁王海健、郑新安、耿怀钦、李宝山、冯春魁、袁洪燕、冯永杰、程海山、王丙炎、屈占营等在《土单验方报》上争相发表专辑。感谢所有无私奉献土单验方的工人、农民、干部、僧人。

感谢老师郑宝成、赵玉坤，老友段西海、李同兴，同事单守敬、阎锦木、韩占国，同学王青海、郑麦娥、陈海水，电脑高手王凤云、刘变霞、陈宝红、王昉的鼎力相助。

感谢登封市“一德堂”堂委会主任、弟弟王德道几十年的心心相印，携手共铸中医事业。感谢汝州“泰和堂”国医继承人副主任中医师赵克让师兄的坦诚、无私贡献家藏。感谢妇产科医师刘环香密切配合中西医结合诊治妇产科常见疾病。

值得庆幸的是，在编书过程中，挖掘出了登封医学宝藏《李氏家藏·妇科集验》《裴励斋·活人验方辑要》等，将之公之于世造福万民，也丰富和充实本书内容。

身为杏林一介草民，为了传承医术，造福百姓，我愿尽绵薄之力。虽然医学知识博大精深，我却痴心不改，斗胆出书，不揣鄙陋，献丑杏林。此书问世，如释重负。

《杏林草根谈》虽然难登大雅之堂，然而我以实事求是的态度，将家传秘方、老师绝招、临床经验昭示于世，我尽到了自己最大的能力，我可以无愧地说：“这是一本治病的书。”

虽存寸草心，难报三春晖。本人才疏手拙，一孔之见，盲人摸象之举，难免有违前辈原意，恳求同仁不吝赐教，敬请读者批评指正。

作者　王德康

王仁寿传略

王仁寿（1918—1981），河南省登封县（现登封市）颍阳镇一德堂人，五代世医，共和国成立初期登封县（现登封市）知名老中医。

对疮疡治疗有独到之处，所配制的丸、散、膏、丹制法精良。善用土单验方、祖传秘方，治病简单、便利、有效、便宜。擅长治疗疮疡、慢性骨髓炎、中风后遗症、溃疡病、关节炎等。编著有《济世锦囊》。

赵琛传略

赵琛（1915—1990），六代世医，河南省临汝县（现汝州市）泰和堂人。内科副主任医师。曾任登封县（现登封市）政协常委、县中医院院长、县书法协会理事长、开封地区医学顾问、郑州市书法协会理事等职。

善用古方治疗内科疑难杂症，见解独特，药专力宏，擅长治疗感冒、神经衰弱、血液病等内科病。通过 62 年的医学实践，熔经方、时方、家方、验方为一炉，撰写《贻谋燕翼》一书，字数达 200 万字，是我省较有声望的名老中医之一。

参 考 文 献

［1］《全国中草药汇编》编写组．全国中草药汇编．北京：人民卫生出版社．1975.
［2］唐志富，王德康，李志敏．长寿宝典．呼和浩特：内蒙古人民出版社．2004.
［3］罗丽兰．不孕与不育．北京：人民卫生出版社．2009.